Radek Hart,
Julia Wolfram

Orthopädische Chirurgie
des Beckens und der
unteren Extremitäten
Seltenere Kapitel

VdÄ

References

1. Karsmarski et al. J Clin Med. 2022;11(12):3442. Published 2022 Jun 15. doi:10.3390/jcm11123442
2. Fortier L. et al. Clin Orthop Relat Res (2011) 469:2706-2715 DOI: 10.1007/s11999-011-1857-3

Radek Hart, Julia Wolfram

Orthopädische Chirurgie

des Beckens und der unteren Extremitäten

Seltenere Kapitel

VERLAGSHAUS
DER ÄRZTE

Die tschechische Originalausgabe erschien 2022 bei Galén (Praha).
Alle Abbildungen in diesem Buch wurden vom Autor zur Verfügung gestellt, bis auf die Abbildung auf Seite 8 (Getty Images - sbk_20d).

www.aerzteverlagshaus.at
1. Auflage 2024

ISBN 978-3-99052-311-7

Konzept Umschlag: Verlagshaus der Ärzte, Irene Danter
Konzept Layout: Verlagshaus der Ärzte, Ing. Eva-Christine Lichtensteiner
Umschlagfoto: Science Photo Library (Sebastian Kaulitzki)
Satz (Umsetzung): Ing. Eva-Christine Lichtensteiner
Projektbetreuung: Hagen Schaub
Druck & Bindung: FINIDR, s.r.o., 73701 Český Těšín
Printed in Czech Republik

Dieses Buch wurde mit den Schriften Quicksand und Adobe Caslon Pro gesetzt.

Aus Gründen der leichteren Lesbarkeit - vor allem in Hinblick auf die Vermeidung einer ausufernden Verwendung von Pronomen - haben wir uns dazu entschlossen, alle geschlechtsbezogenen Wörter nur in eingeschlechtlicher Form - der deutschen Sprache gemäß zumeist die männliche - zu verwenden. Selbstredend gelten alle Bezeichnungen gleichwertig für alle Menschen.

Meiner Ehefrau Lucia und den Kindern
David, Daniel, Denise und Radim
für ihre Unterstützung
und ihren Rückhalt.

In Liebe …
RH

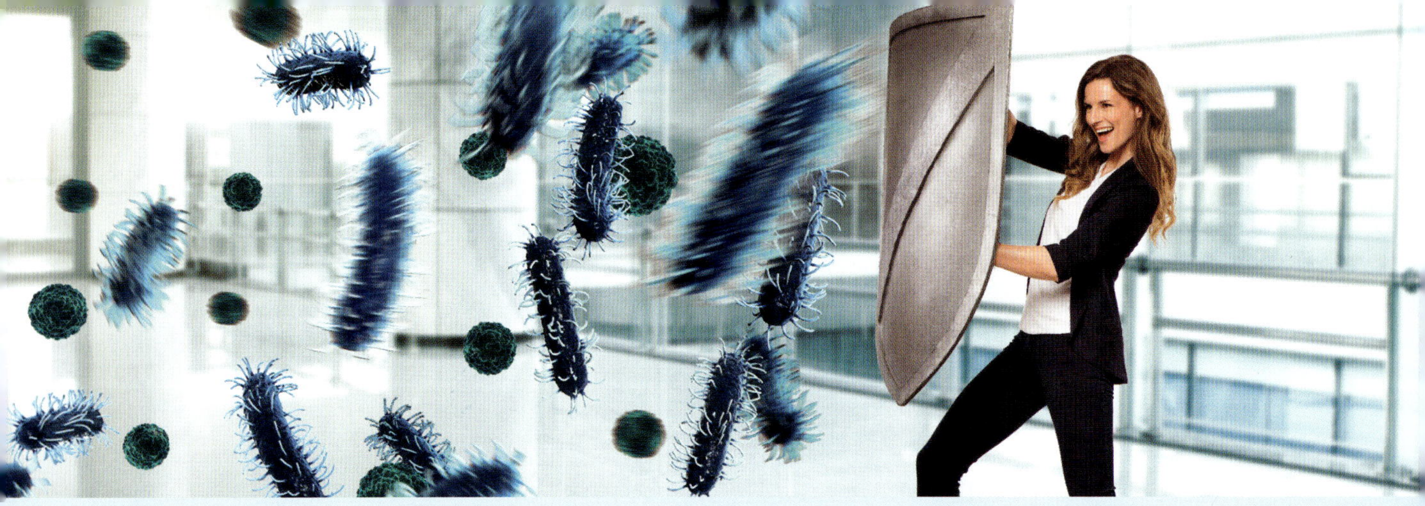

octenisan®: Prävention von postoperativen Wundinfektionen durch aktive Patientenbeteiligung.

Als Gesundheitssystem-assoziierte Infektionen bezeichnet man solche, die mit einer medizinischen Behandlung oder einem Aufenthalt in einer Gesundheitseinrichtung in Verbindung stehen. Zu den häufigsten zählen postoperative Wundinfektionen gefolgt von Harnwegsinfekten, Pneumonien und Sepsis. Allein in Österreich sterben laut Schätzung der *Österreichischen Gesellschaft für Krankenhaushygiene* bis zu 5.000 Menschen jährlich an deren Folgen. Trotz aller Fortschritte in der modernen Chirurgie sowie hoher Hygienestandards in den Kliniken sind Wundinfektionen nach Operationen immer noch gefürchtete Komplikationen mit schwerwiegenden gesundheitlichen und volkswirtschaftlichen Auswirkungen. Nicht zuletzt auch aufgrund der global steigenden Resistenzproblematik der beteiligten Erreger stehen diese Infektionen im Fokus der Öffentlichkeit.

POSTOPERATIVE WUNDINFEKTIONEN IN DER ORTHOPÄDIE

Die Wundinfektionsrate ist bei orthopädischen Eingriffen zwar vergleichsweise relativ gering, durch die stetig wachsende Anzahl an Interventionen sind die Konsequenzen jedoch von besonderer Bedeutung. Infektionen stellen nachweislich einen der Hauptgründe dar, dass Implantate oder künstliche Gelenke in Revisionsoperationen wieder entfernt werden müssen – mit zusätzlichem Risiko für Patienten sowie kosten- und pflegeintensiven (stationären) Nachbehandlungen. Zudem zeigt sich, dass postoperative Wundinfektionen, speziell nach Knie- und Hüftendoprothetik, saisonalen Schwankungen unterliegen: Das Risiko steigt in den wärmeren Sommermonaten um bis zu 30% (Abb. 1)! Aufgrund der wissenschaftlichen Datenlage werden präventive Maßnahmen von internationalen Experten eindringlich empfohlen, um die Patientensicherheit zu erhöhen.

(MULTI)RESISTENTE ERREGER ALS UNSICHTBARE GEFAHR

Die Konsequenzen einer Infektion werden verhältnismäßig bedeutender, sobald (multi)resistente Erreger involviert sind. Das alarmierende weltweite Auftreten (multi)resistenter Bakterien und Pilze schränkt den Einsatz von verfügbaren wirksamen Antiinfektiva für eine erfolgreiche Behandlung dramatisch ein und stellt damit eine enorme Herausforderung in der Therapie dar. Kürzlich veröffentlichten Daten einer internationalen Expertengruppe zufolge wurden bereits im Jahr 2019 schätzungsweise 5 Millionen Todesfälle mit antimikrobieller Resistenz in Verbindung gebracht – Tendenz stark steigend!

PATIENTEN ALS WICHTIGE ERREGERQUELLE

Gesundheitssystem-assoziierte Infektionen hängen bekanntlich nicht immer zwingend mit mangelnder Hygiene in Spitälern zusammen. Vielmehr sind etwa 90% der postoperativen Wundinfektionen auf die eigene Keimflora (v.a. *S. aureus*) der Patienten zurückzuführen. Auf jedem Quadratzentimeter Haut finden sich bis zu zehn Millionen Keime, die zu einer gesunden Hautflora gehören und wichtige Schutzfunktionen wahrnehmen. Im Rahmen einer chirurgischen Intervention wird diese Hautschutzbarriere durchbrochen: Mikroorganismen der körpereigenen Flora können in das Operationsgebiet eindringen, sich vermehren und möglicherweise ernst zu nehmende (systemische) Komplikationen verursachen. Zusätzlich gilt eine Besiedelung mit *S. aureus* in der Nase seit Langem als wesentlicher Risikofaktor für das Auftreten von postoperativen Wundinfektionen.

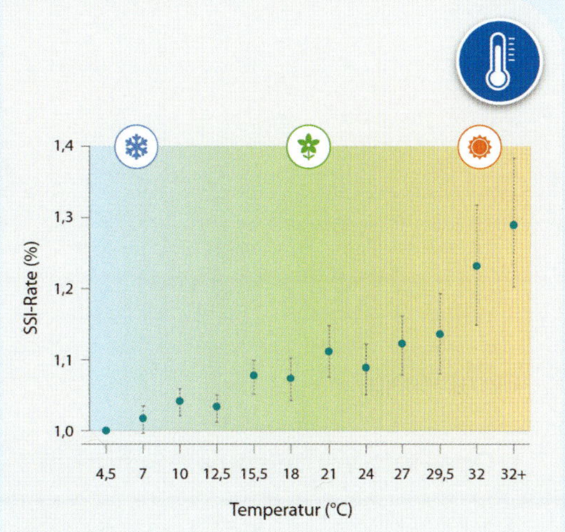

Abb. 1: Korrelation zwischen postoperativen Wundinfektionen (engl. surgical site infections, SSI) und Außentemperatur; Grafik adaptiert aus Anthony *et al.*, 2017.

PATIENTEN AKTIV IN DIE OP-VORBEREITUNG MIT EINBINDEN

Mit einem Bündel optimierter Hygienemaßnahmen kann das Risiko einer Infektion im Operationsgebiet signifikant reduziert werden. Bei der Prävention dieser Komplikation liegt der Fokus der modernen Krankenhaushygiene zunehmend auf der endogenen Flora der Patienten. Die Kombination aus antiseptischer Ganzkörperwaschung mit einer Dekontamination der Nase, die täglich bis zu fünf Tage vor einer geplanten Operation bereits zu Hause durchgeführt werden kann, zeigt evidenzbasierte Erfolge. Die Produkte (z.B. mit dem Wirkstoff Octenidin) werden im Rahmen der sogenannten Patientendekontamination eingesetzt, um die Keimzahl auf der Haut vorrübergehend zu verringern: das Infektionsrisiko kann damit um bis zu 50% reduziert werden! Neben der Ganzkörperwaschung ist vor allem die sorgfältige Reinigung der Nasenvorhöfe wichtig, da v.a. Staphylokokken von dort ausgehend den ganzen Körper besiedeln können. Aktuelle Studien belegen den Erfolg dieser relativ simplen Hygienemaßnahme: signifikant weniger postoperative Wundinfektionen und kürzere stationäre Krankenhausaufenthalte. Durch die aktive Einbindung der Patienten in das präoperative Hygienemanagement können sowohl deren Sicherheitsgefühl als auch Selbstbestimmung maßgeblich unterstützt werden.

OCTENISAN®: DIE NR. 1 FÜR ÖSTERREICHS CHIRURGEN

Laut einer Umfrage unter österreichischen Chirurgen ist Octenidin der meistverwendete antiseptische Wirkstoff für die präoperative Patientendekontamination in Österreich. Darüber hinaus belegen zahlreiche klinische Studien die Erfolge von Octenidin-basierten Produkten (octenisan®) in der Sanierung von MRSA-Trägern sowie in der gezielten und universellen Dekontamination von Patienten auf Intensivstationen bzw. vor Operationen. Im Unterschied zu dem vor allem im amerikanischen Raum häufig eingesetzten Wirkstoff Chlorhexidin begünstigt Octenidin weder Resistenzen noch Kreuzresistenzen gegenüber essentieller Reserveantibiotika (z.B. Colistin) sowie Antimykotika. Dies ist besonders bei präventiven Maßnahmen wichtig, da durch einen zusätzlichen Selektionsdruck im Falle einer (systemischen) Infektion überlebensnotwendige Therapiemöglichkeiten für Patienten drastisch eingeschränkt wären.

Octenidin wird seit über 35 Jahren in verschiedensten Produktformulierungen für unterschiedlichste Indikationen und Anwendungsbereiche standardmäßig eingesetzt. Octenidin wirkt gleichermaßen gegen (multi)resistente Gram-positive Bakterien (wie *S. aureus* einschließlich Mupirocin-resistenter MRSA, ESBL, VRE) und Gram-negative Erreger (inkl. 3/4 MRGN) sowie gegen verschiedene (multi)resistente Pilze (z.B. *N. glabratus, C. albicans, C. auris*).

Literatur auf Anfrage
www.octenisan.at

Über Wirkung und mögliche unerwünschte Wirkungen des Medizinproduktes informieren Gebrauchsinformation, Arzt oder Apotheker.

Inhalt

Einführung

In unserer Arbeit als traumatologische und orthopädische Chirurgen sind wir täglich einem erheblichen Druck ausgesetzt.

Die körperlichen und geistigen Arbeitsbelastungen fordern ihren Tribut – laut WHO ist ein hoher Prozentsatz unserer Kollegen von emotionaler Erschöpfung, Burnout und Depression betroffen.

In der täglichen Praxis werden wir mit komplexen Befunden konfrontiert, die anspruchsvolle Entscheidungen mit komplexen operativen Lösungen erfordern. Insbesondere bei nicht standardisierten und seltenen Eingriffen ist die präoperative Planung von großer Bedeutung. Doch auch bei der Durchführung von Standardoperationen ist eine mentale Vorbereitung sehr wichtig. Die nötigen Schritte inklusive der Behandlung von möglichen Komplikationen sollten so internalisiert sein, dass sie zu jeder Tages- und Nachtzeit sowie unabhängig vom Adrenalinlevel verfügbar sind.

Traumatologie und Orthopädie sind sehr große Themengebiete, die heute kaum mehr von einem Facharzt allein abgedeckt werden können. Insbesondere bei den seltenen Operationen ist es schwierig, über eine ausreichende Expertise zu verfügen, wenn man nicht Teil eines Spezialteams in einem Schwerpunktkrankenhaus ist. Ziel dieses Buches ist es daher, einen Einblick in die selteneren orthopädischen Operationstechniken der unteren Extremität und des Beckens zu bieten.

Die einzelnen Kapitel bestehen jeweils aus einer kurzen Einführung mit einer spezifischen Fragestellung und einer Darstellung der verschiedenen Varianten der operativen Behandlung. Hierbei fließt die praktische Erfahrung des Autors Prof. Dr. Hart mit ein.

Somit soll dieses Buch die Lücken in den umfassenden Übersichtswerken, Operationsatlanten sowie orthopädischen und traumatologischen Lehrbücher mit fundiertem Praxiswissen schließen.

1. Das Hüft-Wirbelsäulen-Syndrom

Eine der häufigsten Ursachen für eine Vorstellung in der orthopädischen Klinik sind gluteale Schmerzen mit Ausstrahlung in die Oberschenkel. Die Ausprägung dieser Symptomatik ist sehr variabel und kann von einem hinkenden Gangbild bis zur Immobilisation reichen. In der klinisch-radiologischen Abklärung werden oft gleichzeitig vorliegende degenerative Veränderungen an Hüften und Wirbelsäule festgestellt auch Hüft-Wirbelsäulen-Syndrom genannt.

Die Schwierigkeit beim Hüft-Wirbelsäulen-Syndrom liegt darin, zu erkennen, welche der Pathologien die Ursache der Schmerzen darstellt, damit eine adäquate Behandlung stattfinden kann. Die häufigste degenerative Veränderung in der Hüfte stellt die Coxarthrose und in der Wirbelsäule die Spinalkanalstenose dar. 25 % der Menschen über 45 Jahre und 80 % der über 55-Jährigen zeigen radiologische Anzeichen einer Coxarthrose. Eine Spondylose, also unspezifische Zeichen einer Abnützung der Wirbelsäule, kann bei 60 % der über 60-Jährigen festgestellt werden. Hierbei stellt die Spinalkanalstenose mit 20 bis 50 % die häufigste Pathologie dar.

Jeder fünfte Patient mit einer Implantation einer Hüfttotalendoprothese leidet auch unter Wirbelsäulenbeschwerden. Die postoperativen Ergebnisse sind hierbei in Hinblick auf Schmerzlinderung (visuelle Analogskala) und Funktionsverbesserung (Harris Hip Score) deutlich schlechter als bei Patienten ohne Spondylosen.

Das Hüft-Wirbelsäulen-Syndrom (HSS) wurde erstmals 1983 von Offierski und MacNab beschrieben (1). Hierbei teilten sie die 35 Patienten in ihrer Studie in vier Gruppen ein. Beim einfachen HSS konnte die Ursache der Beschwerden eindeutig zugeordnet werden, obwohl degenerative Veränderungen an Wirbelsäule und Hüfte nachgewiesen werden konnten. Beim komplexen HSS hingegen konnte der Auslöser der Schmerzen trotz eingehender klinischer Untersuchungen nicht festgestellt werden. Hierbei sind weitere Tests (z.B. diagnostische Infiltrationen) nötig, damit man sich für eine adäquate Behandlung entscheiden kann. Wenn eine Pathologie in der Wirbelsäule die degenerativen Veränderungen in der Hüfte (und umgekehrt) hervorruft, spricht man vom sekundären Hüft-Wirbelsäulen-Syndrom. So kann zum Beispiel eine Hüftbeugekontraktur eine kompensatorische Hyperlordose der LWS hervorrufen. Die vierte Gruppe bezeichnet ein fehldiagnostiziertes HSS. Hierbei wurde die Ursache der Beschwerden nicht erkannt und der Patient hat eine Behandlung erhalten, die seine Schmerzen nicht verbessert hat. Somit umfasst das Hüft-Wirbelsäulen-Syndrom weit mehr als das gleichzeitige Vorliegen einer Coxarthrose mit einer Spinalkanalstenose.

Die Ätiologie ist derzeit noch unklar. Vermutet wird die Kombination aus systemischen metabolischen Veränderungen und einer Degeneration der Hüft- sowie Facettengelenke aufgrund von anatomisch strukturellen Anpassungen. So wird aufgrund einer Coxarthrose häufig eine Haltungsstörung mit einhergehenden Bewegungseinschränkungen und Schmerzen der LWS hervorgerufen. Eine weitere Theorie stellt die chronische Entzündung der Gelenke und Bandscheiben dar. Hierbei kann die aseptische und septische Entzündung differenziert werden. Die aseptische Inflammation wird unter anderem durch die Ernährungsgewohnheiten der modernen Gesellschaft hervorgerufen. Septische Entzündungen werden durch einen Keimnachweis von intraoperativ entnommenen Proben nachgewiesen. Ein Keimnachweis in klinisch unauffälligen Patienten kann in bis zu 50 % der degenerativen Bandscheiben erfolgen. Ein Zusammenhang zwischen der Coxarthrose und Spondylose konnte mehrfach nachgewiesen werden.

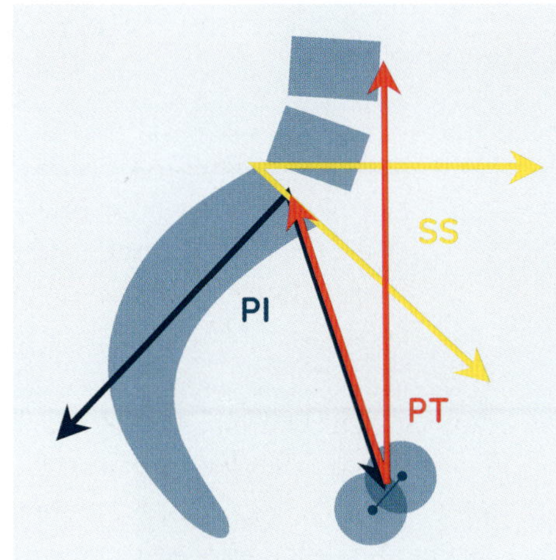

Abb. 1: Schematische Darstellung der Beckenparameter (ausführlichere Beschreibung im Text).

Der Mensch ist das einzige Wirbeltier, das eine aufrechte Position über lange Zeit halten kann. Hierfür ist die doppelt S-förmige Krümmung der Wirbelsäule mit zervikaler und lumbaler Lordose sowie der thorakalen Kyphose nötig. Die ausgeglichene Haltung in der Sagittalebene ist nötig, damit der Körperschwerpunkt im Gleichgewicht liegt und die Belastung der Muskulatur, Gelenke und Bänder möglichst gering bleibt. Obwohl die Krümmung der Wirbelsäule bereits von Hippokrates beschrieben wurde, verstand der französische Orthopäde Dubousset als Erster die Funktion des Beckens als Zwischenknochen, d.h. als „Beckenwirbel". Er beschrieb, dass die sagittale Balance der Rotation der Beckeneingangsebene folgt. Im Alter reduzieren sich die Flexibilität und die Höhe der Bandscheiben, was zu einem allmählichen Verlust der lumbalen Lordose führt. Zudem verlagert sich der Körperschwerpunkt aufgrund der progredienten thorakalen Kyphose nach ventral. Dies zieht eine Reihe von Veränderungen der Hüft-, Knie- und Sprunggelenke sowie der Beckeneingangsebene nach sich.

Die sagittale Profilstörung und ihre optimale Behandlung sind seit über 15 Jahren wichtige Themen in der Wirbelsäulenchirurgie.

Zur Beurteilung des sagittalen Profils werden die Sakralneigung (Sacral Slope, SS), die Beckenneigung (Pelvic Tilt, PT) und die Beckeninzidenz (Pelvic Incidence, PI) ermittelt (Abb. 1).

Bei der sakralen Neigung (SS) handelt es sich um den Winkel zwischen der Deckplatte von S1 und der Horizontalebene (Normalwert 30–50°). Bei zunehmender Neigung des Kreuzbeines in die Horizontalebene nimmt der Wert der sakralen Neigung zu.

Um die Beckenneigung (PT) zu ermitteln, muss zunächst eine Linie zwischen der Mitte der Deckplatte von S1 zum Zentrum der Femurköpfe gezogen werden. Der Winkel zwischen dieser Linie und der vertikalen Ebene bestimmt die Beckenneigung (Normwerte 5–20°).

Die Beckeninzidenz (PI) wird aus der Summe des SS und des PT gebildet. Somit ergibt sich, dass aufgrund des fixierten Wertes des PI eine Zu- oder Abnahme des SS zu einer Änderung des PT führt. Die Beckeninzidenz wird somit als Winkel gebildet, der aus der Verbindung zwischen dem Mittelpunkt der Deckplatte von S1 zur Senkrechten und zur Mitte der Femurköpfe entsteht (Normwert 45–60°).

Somit geben der PT und der SS die Rotation des Beckens in der Sagittalebene als kompensatorische Parameter an, während der PI als morphologischer Wert unabhängig von der Position des Beckens bleibt. Durch die Beckeninzidenz kann die Zielgröße der lumbalen Lordose (LL)

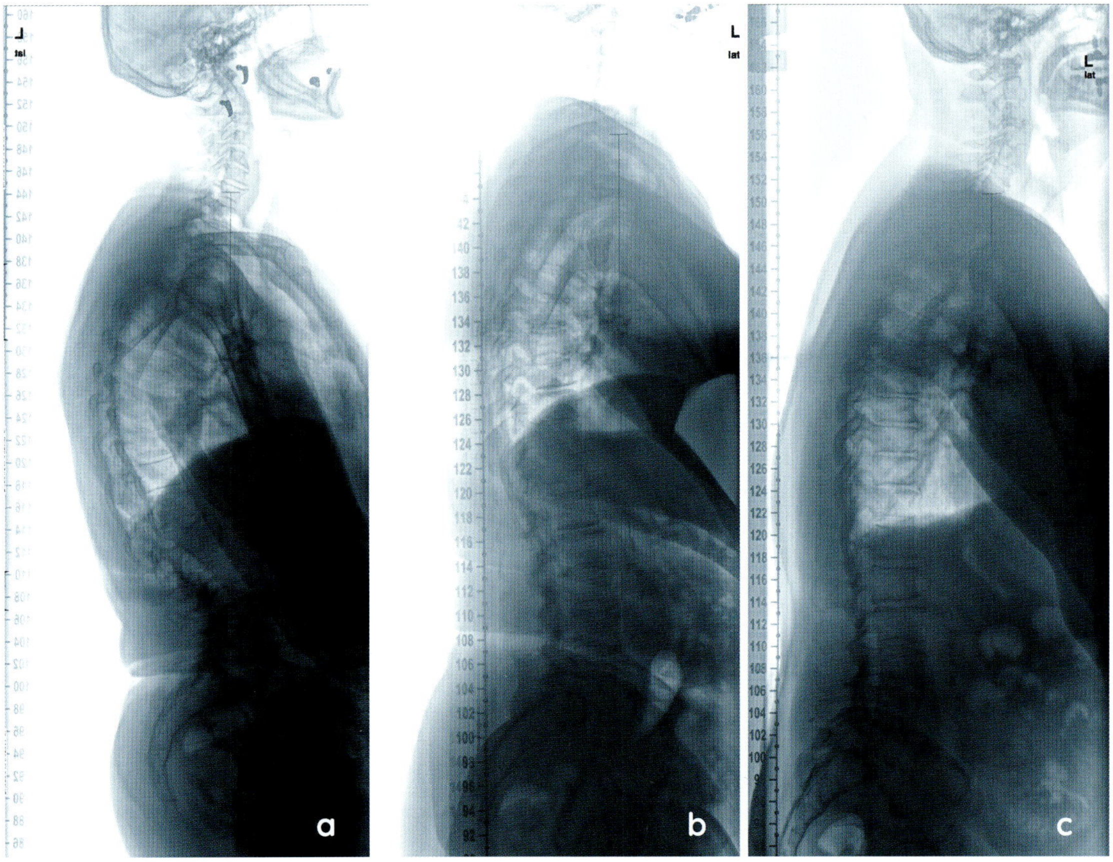

Abb. 2: Beispiele für den Verlauf der Lotlinie (SVA): physiologisch hinter (a) oder durch die Hüftköpfe (b); pathologisch vor den Hüftköpfen (c).

bestimmt werden, welche nötig wäre, damit sich die Wirbelsäule im Gleichgewicht befindet (PI = lumbale Lordose ±9°) (Abb. 1).

Die Ermittlung der lumbalen Lordose (LL) als lokalen Wirbelsäulenparameter erfolgt nach Cobb durch den Winkel zwischen der Grundplatte von TH12 und der Deckplatte von S1 (Normwerte 50–75°). Als globalen Parameter der Wirbelsäule kann die sagittale vertikale Achse (SVA) ermittelt werden. Der Startpunkt dieser vertikalen Linie ist die Mitte des Wirbelkörpers von C7. Hierbei wird der Abstand dieser Linie zu der Hinterkante des Sakrums gemessen. Bei einem physiologischen sagittalen Profil verläuft die SVA durch oder hinter den Femurköpfen. Wenn die SVA vor den Femurköpfen verläuft, ist das Gleichgewicht der Wirbelsäule gestört und der Körperschwerpunkt nach ventral verlagert (Abb. 2, 3). Die Klassifikation der sagittalen Profilstörung erfolgt nach Schwab in drei Graden: SVA < 4 cm, SVA 4–9,5 cm, SVA > 9,5 cm. Damit für die Patienten mit einer sagittalen Dysbalance weiterhin ein aufrechter Stand und Gang möglich sind, muss viel Energie aufgewendet werden. So werden der M. gluteus maximus, der M. erector spinae und der M. quadrizeps femoris übermäßig belastet. Eine Ermüdung dieser Muskelgruppen führt zur Zunahme des PT und somit zu einer Verschlechterung des sagittalen Profils. Dies sollte insbesondere bei der Anfertigung von Röntgenbildern beachtet werden. Optimal wäre vor der Anfertigung von Röntgenbildern daher ein Gehintervall von zumindest zehn Minuten.

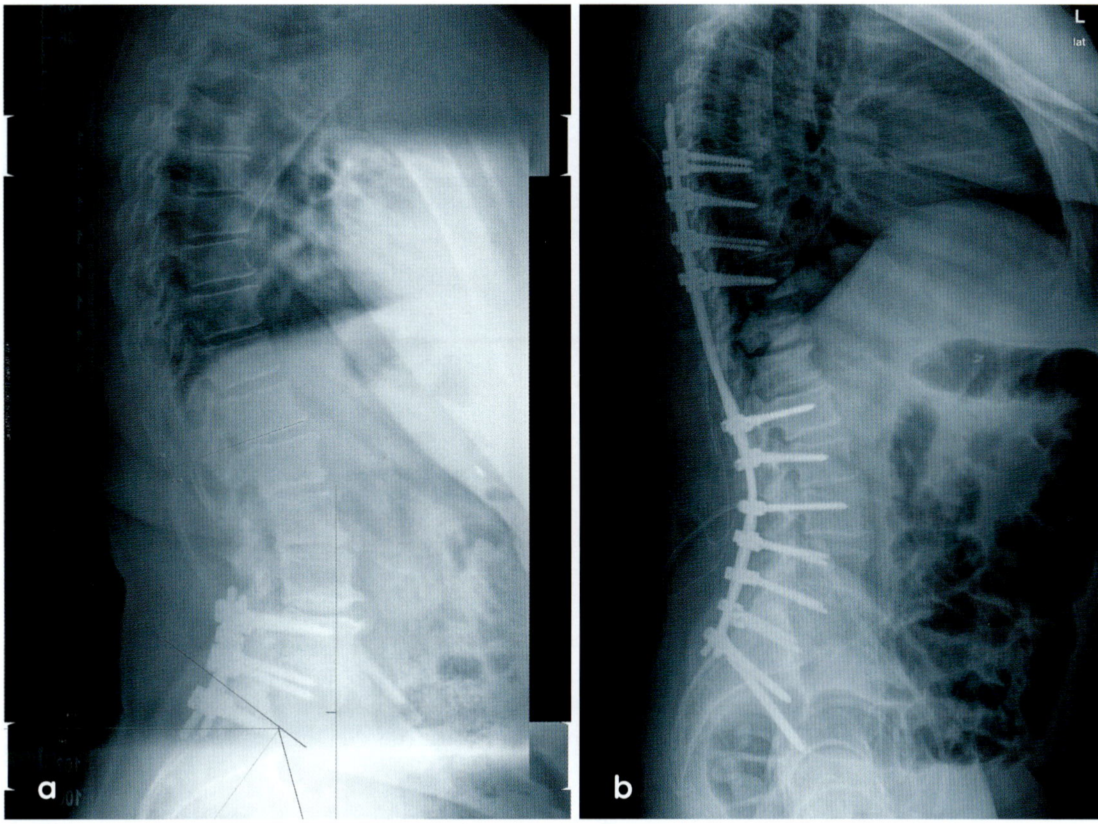

Abb. 3: Sagittale Dysbalance nach vorangegangener Operation am L-S-Übergang und mit deutlicher lumbaler Spondylose (a). Zustand nach Korrektur des Gleichgewichts der Wirbelsäule mit langer dorsaler Instrumentierung (b).

Die Patienten verwenden häufig Rollatoren, Krücken oder andere Hilfsmittel, um einen aufrechten Gang beizubehalten. Des Weiteren führt dies auch zu Adaptationen des Bewegungsapparates. Initial erfolgt die Zunahme der lumbalen Lordose durch eine Reklinationsbewegung der LWS und eine Retroversion des Beckens. Hierdurch wird der PT erhöht und der SS verringert. Die Fortsetzung dieser Bewegung zum Erhalt des Gleichgewichtes wird aus einer Streckung der Hüftgelenke und in weiterer Folge durch eine Flexion der Kniegelenke sowie eine Dorsalflexion der Sprunggelenke erzielt. Als Folge entwickeln sich in allen betroffenen Gelenken zunehmende Kontrakturen sowie Arthrosen. Patienten mit einer höheren Beckeninzidenz haben somit einen größeren Kompensationsmechanismus, um die Änderung des PT durch eine Flexion der Hüftgelenke auszugleichen. Der Winkel zwischen der Achse der Femurdiaphysen mit der Vertikalebene wird als Femoral Oblique Angle (FOA) bezeichnet.

Je größer das Ungleichgewicht der Wirbelsäule, umso geringer ist die Lebensqualität des Patienten. So ist bei ausgeprägten Profilstörungen unter anderem ein horizontaler Blick nach vorne und damit auch die Bewältigung des Alltags meist nicht mehr möglich.

Das Becken fungiert somit als wichtiges Zwischenglied zwischen Hüften und Wirbelsäule. In der klinischen Untersuchung bei Patienten mit Lumbalgien fällt oft ein eingeschränktes

Bewegungsausmaß der Hüften auf. Schmerzen und Bewegungseinschränkungen der Hüfte gehen häufig mit einer Veränderung des sagittalen Profils einher, meist beginnend mit einer Adaptation der lumbalen Lordose (2).

Mit zunehmendem Alter kommt es zu einer Kyphosierung der Wirbelsäule durch eine Reduktion der lumbalen Lordose und eine Zunahme der thorakalen Kyphose. Durch die kompensatorische Retroversion des Beckens verändert sich die Lage der Hüftgelenkpfanne im Raum. Durch diese Bewegung wird der Hüftkopf flächenmäßig weniger überdacht und die gleichbleibende Belastung verteilt sich somit auf weniger Oberfläche. Dies führt meist zu einem raschen Fortschreiten der Coxarthrose. Bei vorliegender Beugekontraktur der Hüften kann der Patient die Ausgleichsbewegung des Beckens zum Erhalt des sagittalen Profils nicht durchführen. So wird das Gleichgewicht bei Hüftbeugekontrakturen und damit bei nach ventral rotiertem Becken durch eine Hyperlordose ausgeglichen. Bei bestehender Spinalkanalstenose oder Neuroforamenstenose kann eine Hyperlordose die Claudicatio spinalis oder Lumboischialgie verschlimmern. Hier ist besonders das Segment L3/L4 zu erwähnen. Aufgrund der ausgeprägten Flexibilität dieses Segmentes findet hier ein großer Teil der kompensatorischen Lordosierung statt. Bei vorbestehender Neuroforamenstenose L3/L4 kann die zunehmende Radikulopathie L3 jedoch eine Hüftsymptomatik imitieren.

Bei einer Beugekontraktur im Kniegelenk aufgrund einer mittelschweren Arthrose erfolgt zum Erhalt des Gleichgewichtes die Streckung der Hüfte bei gleichzeitiger Retroversion des Beckens und Hypolordosierung der Lendenwirbelsäule. In fortgeschrittenen Gonarthrosen liegt gleichzeitig meist eine Kontraktur der Hüftgelenke bei Anteversion des Beckens vor. Bei flexibler Lendenwirbelsäule entwickelt sich eine Hyperlordose, um den Patienten in seiner Balance zu halten. Bei älteren Personen mit rigider LWS kommt es zu einer Verschiebung des SVA nach ventral und somit zu einer Dekompensation des sagittalen Profils (Knie-Wirbelsäulen-Syndrom).

Im klinischen Alltag ist das HSS allgegenwärtig. In einer Studie (3) untersuchten wir 2015 die sagittale Balance von 40 Patienten mit Coxarthrose und Beugekontrakturen von durchschnittlich 17°. Hierbei wurden die spinalen Parameter präoperativ mit dem Ergebnis nach Implantation einer Hüfttotalendoprothese inklusive Release verglichen. Der durchschnittliche PI betrug 57°. Die kompensatorischen Beckenparameter (SS und PT) veränderten sich nur in einem Fall statistisch signifikant. Dies deckt sich mit den Ergebnissen von anderen Studien (4, 5). Die Ursache liegt höchstwahrscheinlich in der eingeschränkten Flexibilität der Wirbelsäule im höheren Alter. Daher kann die Implantation einer Totalendoprothese der Hüfte natürlich zur Behandlung der Coxarthrose, nicht jedoch zur Verbesserung des sagittalen Profils empfohlen werden. Im klinischen Alltag kann jedoch bei vielen Patienten eine Verbesserung der Lumbalgien nach Hüftgelenkersatz beobachtet werden. Ben-Galim et al. (6) konnten in ihrer Studie beweisen, dass nach Implantation einer HTEP die lumbalen Beschwerden gelindert werden, ohne dass sich die Position des Kreuzbeines oder die lumbale Lordose ändert. Auch bei Parvizi et al. (7) verbesserten sich die Lumbalgien bei zwei Drittel der Patienten nach Hüftgelenkersatzoperationen. Jedoch entwickelten 20 % der Patienten innerhalb eines Jahres nach Implantation einer HTEP Schmerzen in der LWS. Piazzolla et al. (8) konnten nachweisen, dass bei Patienten mit unilateraler Coxarthrose und chronischen Lumbalgien eine ausgeprägtere Anteversion des Schenkelhalses auf der betroffenen Seite vorliegt. Ebenso präsentierten sich die Patienten mit einem erniedrigtem PT, während ihre Werte bei LL,

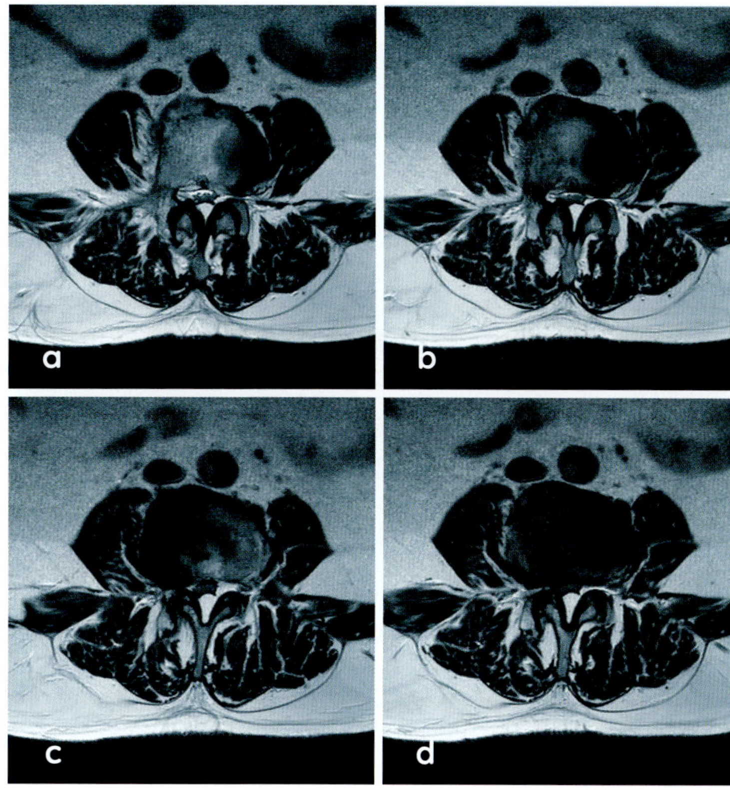

Abb. 4: Beispiele für die verschiedenen Stadien der zentralen Spinalkanalstenose nach Schizas: A (a), B (b), C (c) und D (d).

SS, PI und SVA erhöht waren. Sie konnten durch einen Hüftgelenkersatz eine Korrektur der Anteversion des Schenkelhalses erzielen. Sechs Monate postoperativ zeigte sich ebenfalls eine Normalisierung der spinopelvinen Parameter, wodurch eine Reduktion der Lumbalgien hervorgerufen wurde.

Eine ausführliche Anamnese ist zur Abklärung des Hüft-Wirbelsäulen-Syndroms unablässig. Patienten mit Coxarthrosen berichten häufiger über Schmerzen in der Leiste als Patienten mit degenerativen Veränderungen der Lendenwirbelsäule. Schmerzen im Gesäß kommen bei Patienten mit Spondylosen und Coxarthrosen nahezu gleich häufig vor. Wie Khan et al. (9) aufzeigen konnten, präsentierten sich fast 50 % der Patienten mit Schmerzen, die bis unterhalb des Kniegelenkes ausstrahlten. Hierbei kann klinisch eine Differenzierung zur Lumboischialgie durch eine funktionelle Untersuchung getroffen werden. Patienten mit Spondylarthrosen verspüren bei Reklination der Wirbelsäule eine Verschlechterung und bei Inklination eine Verbesserung der Beschwerden.

Facettengelenkarthrosen sind mit 40 % die häufigste Ursache von lumbalen Schmerzen. Dies zeigt sich durch eine Hyperämie der Facettengelenke in einer SPECT-CT-Untersuchung. Neuroforamenstenosen rufen typischerweise Lumboischialgien hervor, während sich Spinalkanalstenosen mit einer Claudicatio spinalis präsentieren. Die Patienten verspüren nach einer kurzen Gehstrecke Dysästhesien oder Schwächen in den unteren Extremitäten, durch welche sie zum Anhalten gezwungen werden. Durch eine Inklination kann der Spinalkanal in anteroposteriorer Dimension erweitert werden, und der Patient kann sich dadurch ein wenig Linderung verschaffen. Als Differentialdiagnose muss eine Claudicatio intermittens ausgeschlossen werden, welche durch eine ischämische Erkrankung der unteren Extremität ausgelöst wird. Coxarthrosen können keine Symptome ähnlich einer Claudicatio spinalis hervorrufen.

Leistenschmerzen können durch Neuroforamenstenosen L1/L2 und L2/L3 hervorgerufen werden. Schmerzen am Oberschenkel und Knie können durch eine Radikulopathie L3, L4 und teilweise L5 ausgelöst werden. Beschwerden am lateralen Oberschenkel können auch durch eine Degeneration der Sehne des M. gluteus medius (in 20 % der Patienten mit Coxarthrose) (10) oder einen Knorpelschaden am ventrolateralen Labrum der Hüfte ausgelöst werden. Dies lässt sich mit dem C-Zeichen untersuchen.

Kontrakturen des M. iliopsoas und des M. quadriceps femoris können mittels Thomas-Test beurteilt werden. Dieser Test wurde nach dem britischen Orthopäden H.O. Thomas (1834–1891) benannt. Hierbei liegt der Patient auf dem Rücken, sein Becken befindet sich an der Kante des Untersuchungstisches. Der Patient zieht beide Knie zur Brust und ruft so eine Entlordosierung der Lendenwirbelsäule hervor. Die zu untersuchende Extremität wird nun zu Boden bewegt, während das andere Bein weiterhin an der Brust gehalten wird. Wenn die Hüfte nicht vollends gestreckt werden kann, ist der Test positiv. Der Winkel hierfür wird zwischen der Femurachse und Horizontalebene gemessen. Für den Thomas-Test in Bauchlage ist eine passive Streckung ausreichend, die mit einer Hyperlordosierung einhergeht. Hierbei sollte der Winkel unter physiologischen Bedingungen zumindest 20° betragen.

Im Rahmen der klinischen Untersuchung müssen unbedingt die Kennmuskeln der unteren Extremität geprüft werden: Hüftbeuger (L1–L3), M. quadrizeps femoris (L1–L4), M. gluteus medius (L5), M. gluteus maximus (L5–S2), M. tibialis anterior (L4, L5), M. extensor hallucis longus (L5), M. trizeps surae (S1).

In Studien konnte nachgewiesen werden, dass zwischen dem alleinigen radiologischen Vorliegen einer Coxarthrose und der richtigen Indikation zu Hüftgelenkersatzoperation kein Zusammenhang besteht (11). Somit darf die Indikation zur operativen Versorgung mit einer Hüfttotalendoprothese nicht alleine durch eine anteroposteriore Röntgenaufnahme der Hüfte gestellt werden. Um suboptimale Ergebnisse zu vermeiden, müssen neben dem Röntgen eine ausführliche Anamnese und eine ausführliche klinische Untersuchung stattfinden. In der bildgebenden Abklärung der Lendenwirbelsäule sind primär ein AP und laterales Röntgen der LWS ausreichend. Bei Hinweisen auf sagittale Dysbalancen sollte ein Röntgen der gesamten Wirbelsäule anteroposterior und lateral auf einer Platte durchgeführt werden. Bei klinischen Hinweisen auf eine Spinalkanalstenose oder Neuroforamenstenose sollte eine Magnetresonanzuntersuchung erfolgen.

Klassifikation und Behandlung der Spinalkanalstenose wurden 2010 durch die Arbeit von Barz und Schizas revolutioniert. Sie führten das Konzept der Sedimentation von Nervenwurzeln innerhalb des Duralschlauches ein. Wenn im MRT das Absinken der Nervenwurzel der Schwerkraft entsprechend dargestellt werden kann, ist eine operative Behandlung der Spinalkanalstenose noch nicht indiziert. Schizas teilte die Spinalkanalstenose in vier Schweregrade ein. Typ A liegt bei keiner oder nur einer sehr milden Stenose vor. Bei Typ B kann man aufgrund der milden Stenose die einzelnen Nervenwurzeln noch unterscheiden, jedoch wird der gesamte Duralschlauch damit ausgefüllt. Die schweren Stenosen Typ C und D werden durch die Abgrenzbarkeit von epiduralem Fett unterschieden. Als Therapie der Wahl wird bei Typ C und D die mikrochirurgische Dekompression empfohlen.

Wenn die Schmerzen des Patienten nicht eindeutig der Wirbelsäule oder der Hüfte zugeordnet werden können, ist es empfehlenswert, eine diagnostische Infiltration der Hüfte durchzuführen. Aufgrund der Chondrotoxizität der Lokalanästhetika ist es sinnvoll, dies nur bei radiologisch eindeutiger Coxarthrose durchzuführen. Bei einer Linderung der Beschwerden von zumindest 50 % auf diese Infiltration kann dem Patienten die Hüftgelenkersatzoperation angeboten werden. Bei Infiltrationen der Wirbelsäule (intrathekale/epidurale Infiltration, Nervenwurzelinfiltration) ist das postinterventionelle Ergebnis leider nicht in demselben Ausmaß aussagekräftig. Bei anhaltenden Beschwerden nach der Infiltration kann eine Schmerzursache in der Wirbelsäule trotzdem nicht vollständig ausgeschlossen werden.

Die OP-Indikation sollte erst nach eindeutiger Zuordnung der Beschwerden erfolgen. Falls die Schmerzen in gleichem Ausmaß durch die Wirbelsäule und die Hüfte hervorgerufen werden, wird die Reihung der Eingriffe von den begleitenden neurologischen Symptomen abhängig gemacht (Abb. 5).

Das schlimmste Outcome bei Patienten mit falsch identifiziertem Hüft-Wirbelsäulen-Syndrom liegt in einer postoperativen Steigerung der Beschwerden und nötigen Revisionseingriffen. Zudem können die Schmerzen aufgrund von sekundären kompensatorischen Veränderungen der spinopelvinen Parameter nach einem nicht korrekt indizierten Eingriff verstärkt werden.

Blizzard et al. (12) zeigten, dass bei Vorliegen einer Spondylose, eines Diskusprolaps, einer Spondylolisthese oder bei degenerativen Bandscheibenveränderungen das Risiko für Luxationen, Revisionseingriffe, periprothetische Frakturen und Infektionen signifikant erhöht ist. Dies wird hauptsächlich durch die verminderte Lordose und die eingeschränkte Flexibilität der Wirbelsäule ausgelöst. Bei primärer dorsaler Stabilisierung der Lendenwirbelsäule vor der Implantation einer HTEP kommt es ebenfalls zu einer deutlich erhöhten Komplikationsrate. Diese Erkenntnis konnten Barry et al. (13) neben einem deutlich schlechteren klinischen Ergebnis von Patienten mit HTEP nach Wirbelsäulenoperationen bestätigen.

Im Gegensatz hierzu konnten Malkani et al. (14) beweisen, dass Patienten mit initialem Ersatz der Hüfte durch eine Totalendoprothese und sekundäre Fusionsoperation der Wirbelsäule kein erhöhtes Komplikationsrisiko aufweisen (Abb. 6).

Eine Erklärung für die erhöhte Luxationstendenz bei Patienten mit stabilisierter Lendenwirbelsäule liegt in der verminderten Rotationsbewegung des Beckens. Die spinopelvine Akkommodationsfähigkeit ist für die Position der Hüftpfanne im Raum sehr wichtig. Wenn die Beckenparameter wie SS und PT nicht mit eingerechnet werden, kann dies zu einer Instabilität führen. So bewirkt eine Reduktion des Pelvic Tilt eine zunehmende Retroversion und eine Steigerung des PT eine Anteversion der Hüftpfanne, woraus in beiden Situationen eine erhöhte Luxationstendenz resultiert.

Bei einigen Patienten nach HTEP manifestieren sich eine asymptomatische Spinalkanalstenose mit einer Claudicatio spinalis (Abb. 7) und eine Neuroforamenstenose mit motorischen und sensiblen Defiziten entsprechend der austretenden Nervenwurzel. Eine Besserung der

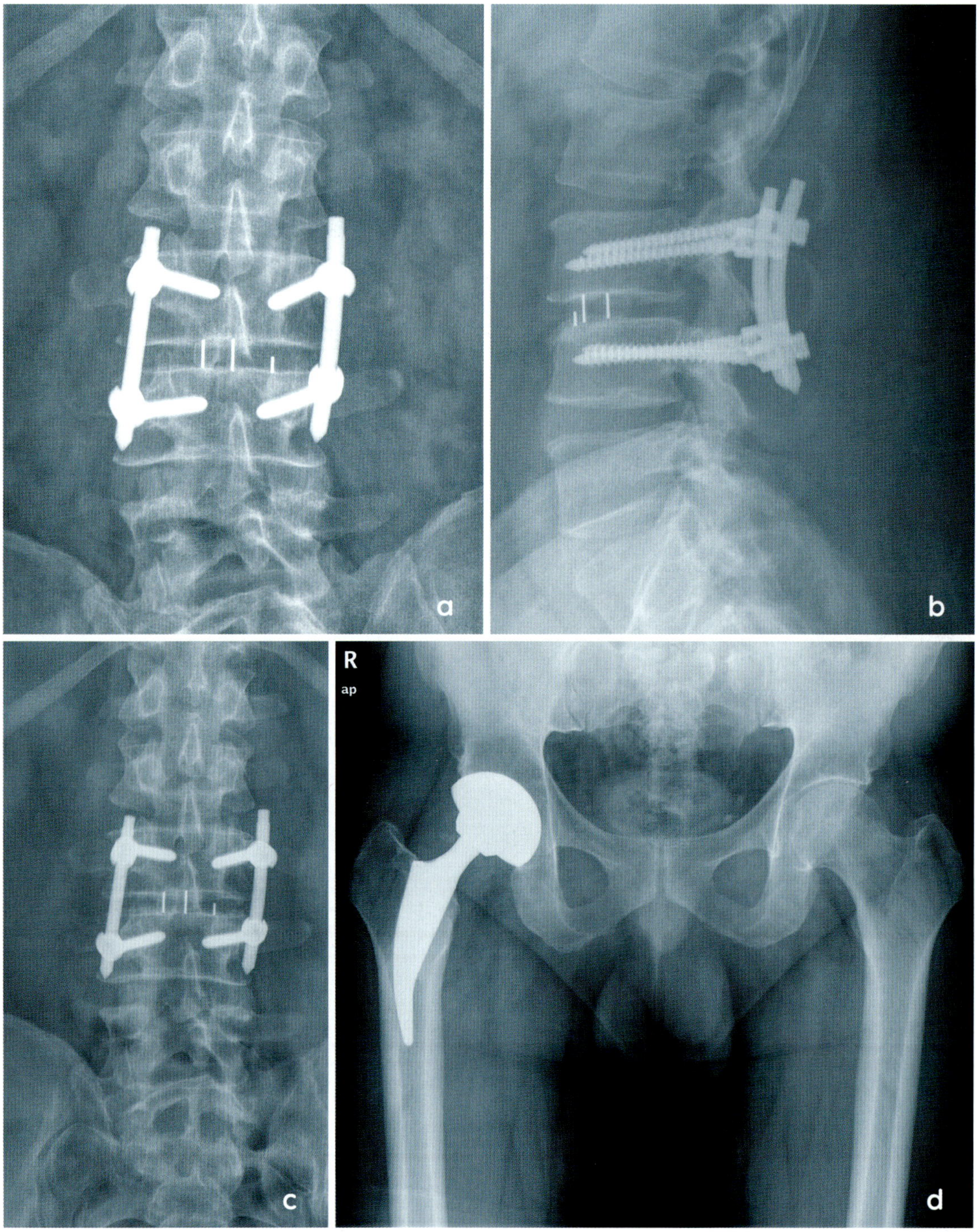

Abb. 5: Bei einem 42-jährigen Mann mit Schmerzen in der rechten Leiste und progressiver Schwäche der rechten Hüftbeuger wurde ein rezessales Impingement der rechten L3-Wurzel durch einen Bandscheibenvorfall festgestellt. Zugleich wurde eine rechtsseitige Coxarthrose festgestellt. Die L3-Wurzel wurde dekomprimiert und das Segment mittels dorsaler Instrumentierung und TLIF behandelt (a, b). Die Schwäche besserte sich innerhalb von vier Wochen. Anschließend wurde eine rechtsseitige Hüftprothese implantiert (c, d).

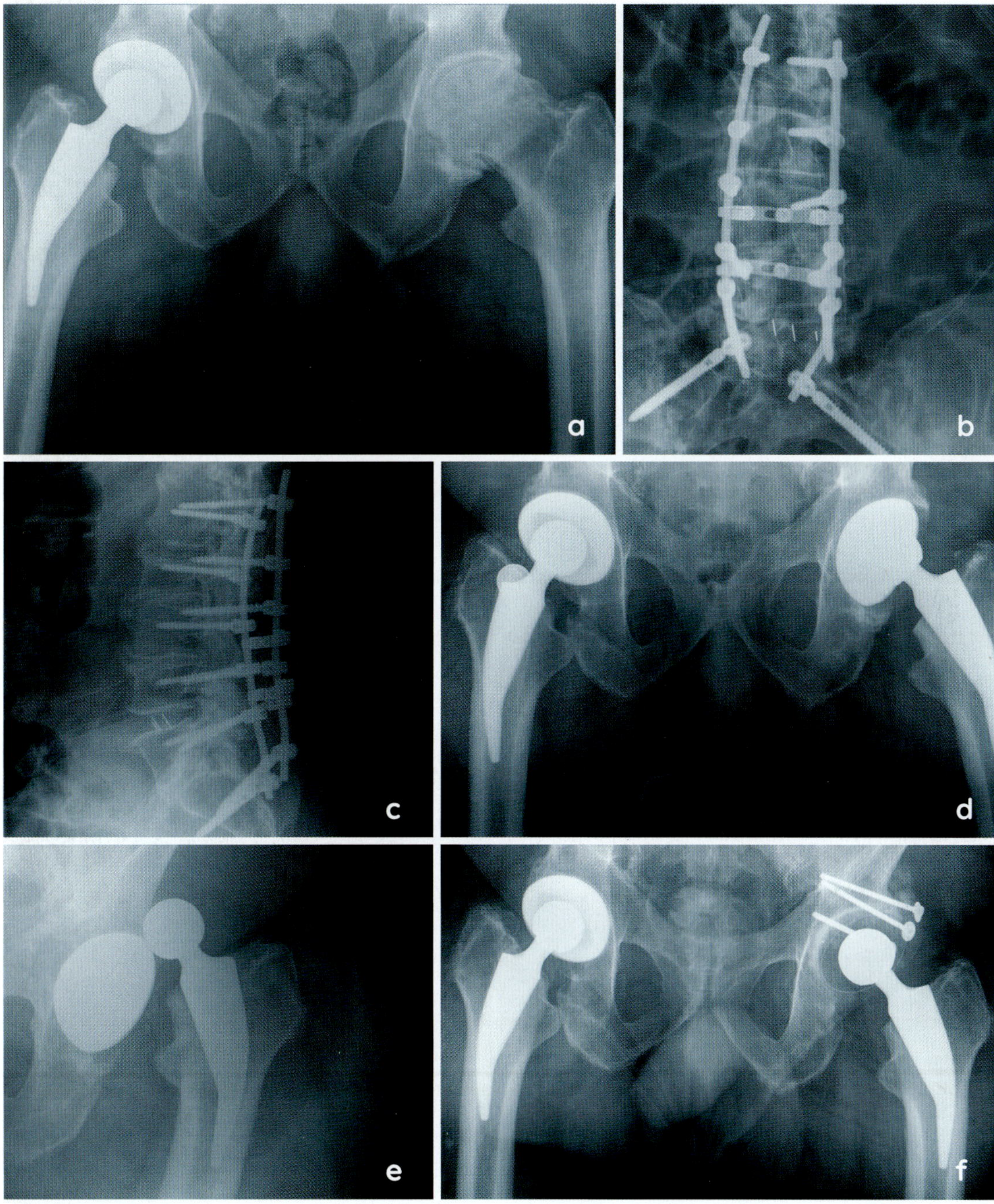

Abb. 6: Ein 61-jähriger Mann mit beidseitiger Coxarthrose und degenerativer multisegmentaler zentraler Spinalkanalstenose der LWS. Ihm wurde in der ersten Zeit eine rechtsseitige Hüftprothese implantiert (a). Die Probleme vertebrogenen Ursprungs verschlimmerten sich in der Folge, so dass eine langstreckige Dekompression und eine instrumentierte posterolaterale Fusion durchgeführt wurden (b, c). Die Claudicatio spinalis klang ab und nur die linksseitige Coxalgie blieb weiterhin bestehen. In der Folge wurde eine zweite Hüftprothese eingesetzt (d). Diese luxierte jedoch wiederholt (e) und der Zustand musste durch eine Reimplantation der Hüftpfannenkomponente mit einer Harris-Acetabuloplastik und einer Antiluxationspfanne behandelt werden (f).

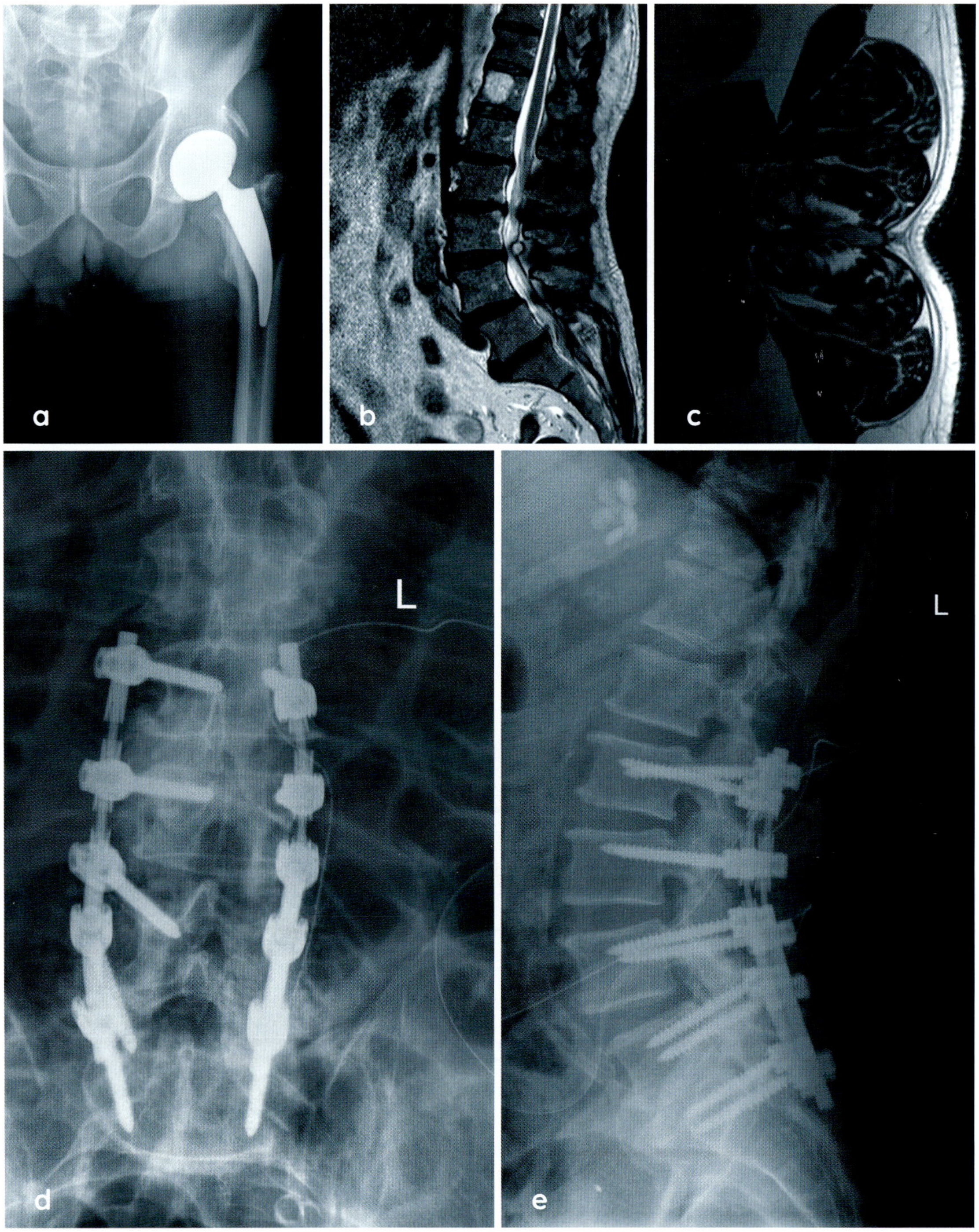

Abb. 7: Männlich, 62 Jahre alt, Implantation einer linken HTEP wegen Coxarthrose (a), bis dahin keine anderen Symptome. In der Folge trat innerhalb weniger Monate eine Claudicatio spinalis auf. Die Magnetresonanztomographie zeigte eine absolute zentrale Spinalkanalstenose im Segment L3/L4, verursacht durch eine vom Facettengelenk ausgehende Synovialzyste (b, c). Aufgrund der begleitenden degenerativen Skoliose und Lumbalgie wurde zusätzlich zur Dekompression eine dorsale Stabilisierung von L2–S1 durchgeführt (d, e).

neurologischen Symptome (z.B. Peroneusparese und Schwäche der Abduktoren bei Affektion der L5-Wurzel) ist nach operativer Sanierung mittels Dekompression lediglich in einem Drittel der Fälle zu erwarten (15).

Bei Patienten mit einer eindeutigen Klinik der Wirbelsäule ist es sinnvoll, primär die Operation der LWS durchzuführen und die radiologisch diagnostizierte, jedoch klinisch stumme Coxarthrose erst sekundär mit einem Hüftgelenkersatz zu behandeln (Abb. 8–10).

Die Klassifikation von Offierski und MacNab (1) kann dabei helfen, all diesen Problemen vorzubeugen. Die Therapieentscheidung beim einfachen HSS ist meist sehr einfach zu treffen. Jedoch sollten die Patienten stets darüber aufgeklärt werden, dass sich nach der Behandlung der primären Symptomatik sekundäre Beschwerden manifestieren können. In den meisten Fällen tendieren Orthopäden im primären Eingriff zu einer Hüftgelenkersatzoperation (Abb. 11, 12).

Beim komplexen Hüft-Wirbelsäulen-Syndrom ist die Entscheidungsfindung zur richtigen Behandlung deutlich schwieriger. Bei einer radiologisch gesicherten Spinalkanalstenose kann die Entscheidung bezüglich einer Operation auf die Klassifikation von Schizas gestützt werden. Wenn sich der Patient mit einer Spinalkanalstenose Grad C oder D mit Claudicatio-Symptomatik präsentiert, sollte vor der Implantation einer HTEP die Dekompression der Stenose erfolgen (Abb. 13). Dies gilt ebenso für Neuroforamenstenosen mit begleitenden neurologischen Defiziten. Das richtige Erkennen und Behandeln von Spondylosen sind zum Erhalt der Lebensqualität des Patienten sehr wichtig (Abb. 14).

In allen anderen Fällen sollte die Behandlung primär mit dem operativen Ersatz des Hüftgelenkes erfolgen (16). Diese Empfehlung gilt ebenso für Fälle, bei denen eine gleichzeitige Kontraktur der Hüfte und eine sagittale Profilstörung vorliegen. Initial sollte hierbei die Beugekontraktur gelöst und die Totalendoprothese implantiert werden. Die Pfannenposition sollte jedoch schon mit Hinblick auf die Korrekturoperation des sagittalen Profils gewählt werden.

Bei einem sekundären HSS wird initial immer die primäre Pathologie behandelt. Hierbei kann als Beispiel die Anteversion des Beckens mit der kompensatorischen Hyperlordose bei Flexionskontraktur der Hüften genannt werden. Durch eine Überreizung der Facettengelenke entwickelt sich häufig eine Arthrose mit sekundärer Spinalkanal- und Neuroforamenstenose. Die operative Sanierung sollte in diesem Fall primär mit dem Hüftgelenkersatz beginnen. In manchen Fällen kann dadurch auf eine Operation der Wirbelsäule verzichtet werden.

Insgesamt zielen alle Untersuchungen und Therapieempfehlungen darauf ab, dass eine falsche Operation vermieden wird und dem Patienten damit unnötiges Leid erspart werden kann.

Beim Hüft-Wirbelsäulen-Syndrom ist es überaus wichtig, die möglichen Therapieoptionen mit dem Patienten zu besprechen und ihm eine Mitverantwortung für seine Gesundheit zu überlassen. Des Weiteren ist eine ausführliche Dokumentation äußerst empfehlenswert.

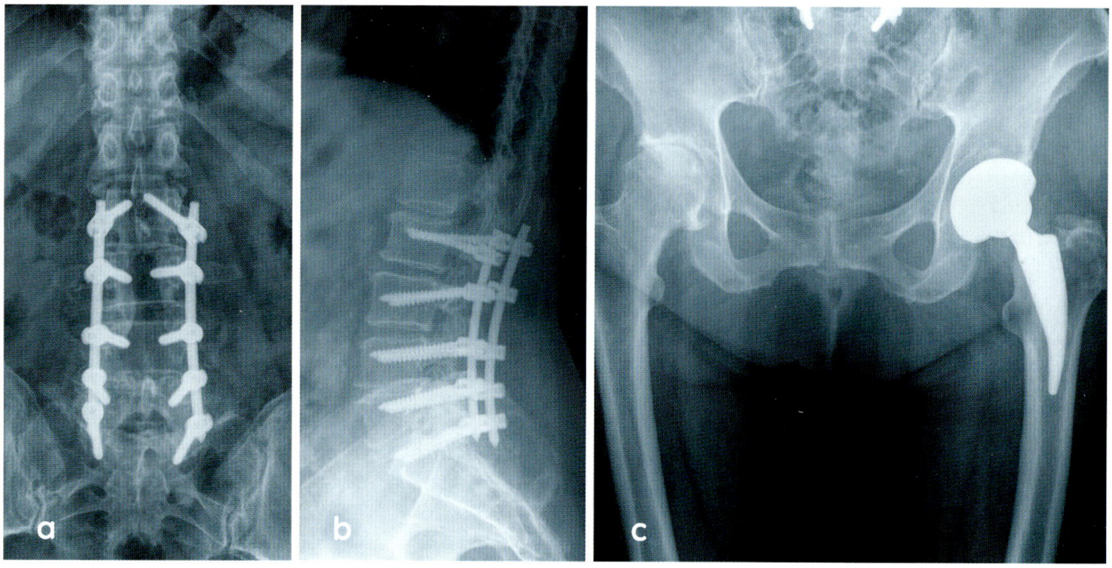

Abb. 8: Patient, 71 Jahre alt, mit absoluter zentraler Spinalkanalstenose in den Segmenten L2–L5 und starker spinaler Claudicatio ohne weitere Beschwerden. Es wurde eine dorsale Stabilisierung mit Laminektomie L2–L5 durchgeführt (a, b). Erst einige Monate später traten Hüftschmerzen auf, worauf ein Hüftgelenkersatz implantiert wurde (c).

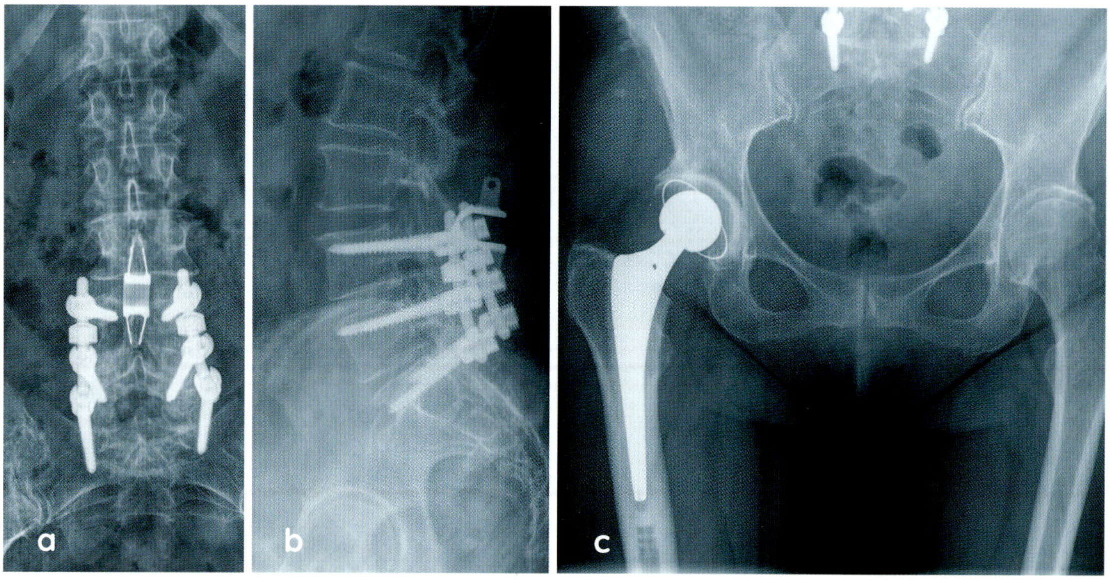

Abb. 9: 68-jähriger Patient mit schwerer zentraler Spinalkanalstenose im Segment L4–S1. Der Patient leidet an einer ausgeprägten Claudicatio und radikulären Symptomen L5 und S1 beidseitig. Die radiologisch nachgewiesene Coxarthrose Grad 3 bereitete dem Patienten keine größeren Schwierigkeiten. Daher wurde eine Laminektomie und dorsale Stabilisierung von L4–S1 durchgeführt. Aufgrund der zentralen Grad-B-Stenose im L3/L4-Segment wurde hier ein interspinöses Implantat eingesetzt (a, b). Nach zwei Jahren verschlimmerten sich die Hüftschmerzen und es wurde ein Gelenkersatz implantiert (c).

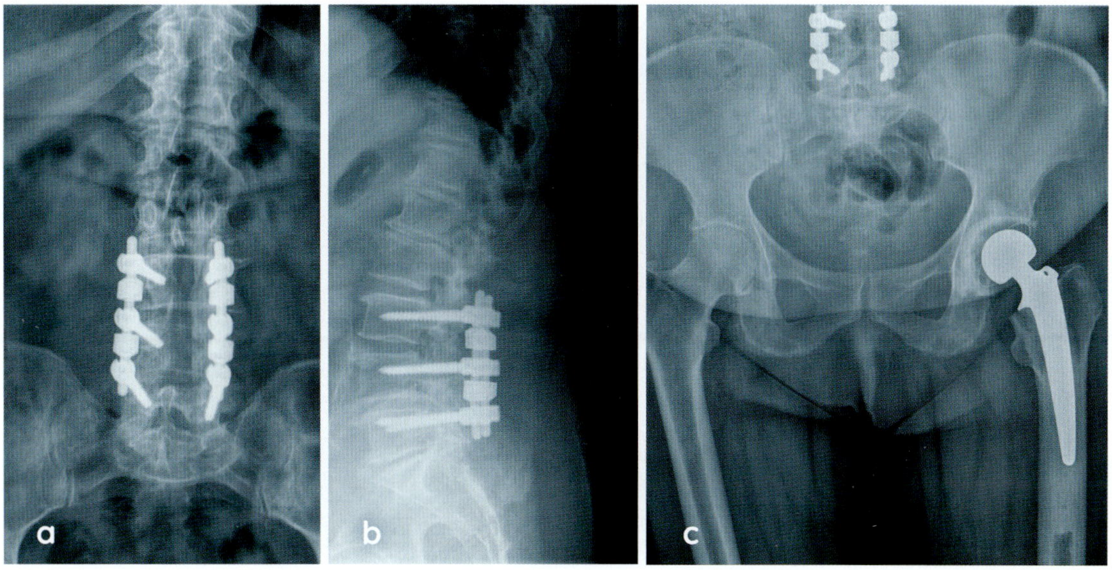

Abb. 10: Patient, 75 Jahre alt, mit absoluter zentraler Spinalkanalstenose in den Segmenten L3–L5 und starker spinaler Claudicatio. Die auf den Röntgenbildern festgestellte Coxarthrose war klinisch praktisch stumm. Daher wurde zunächst eine Laminektomie und eine dorsale Stabilisierung von L3–L5 durchgeführt (a, b). Nach einigen Jahren klagte der Patient vermehrt über Hüftschmerzen, woraufhin eine Endoprothese implantiert wurde (c).

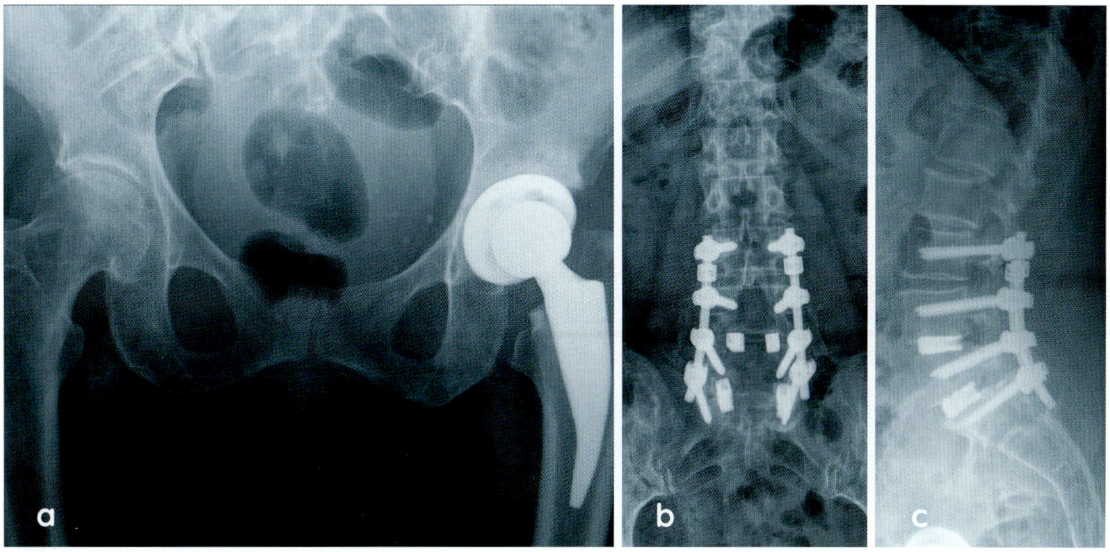

Abb. 11: Ein aktiver Patient, 73 Jahre alt, mit sehr schmerzhafter linksseitiger Coxarthrose und dem Befund einer zentralen Spinalkanalstenose Grad C in den Segmenten L3–S1. Daher wurde zuerst eine Hüftprothese implantiert (a) und erst sekundär eine Dekompression mit dorsaler Stabilisierung L3–S1 durchgeführt (b, c).

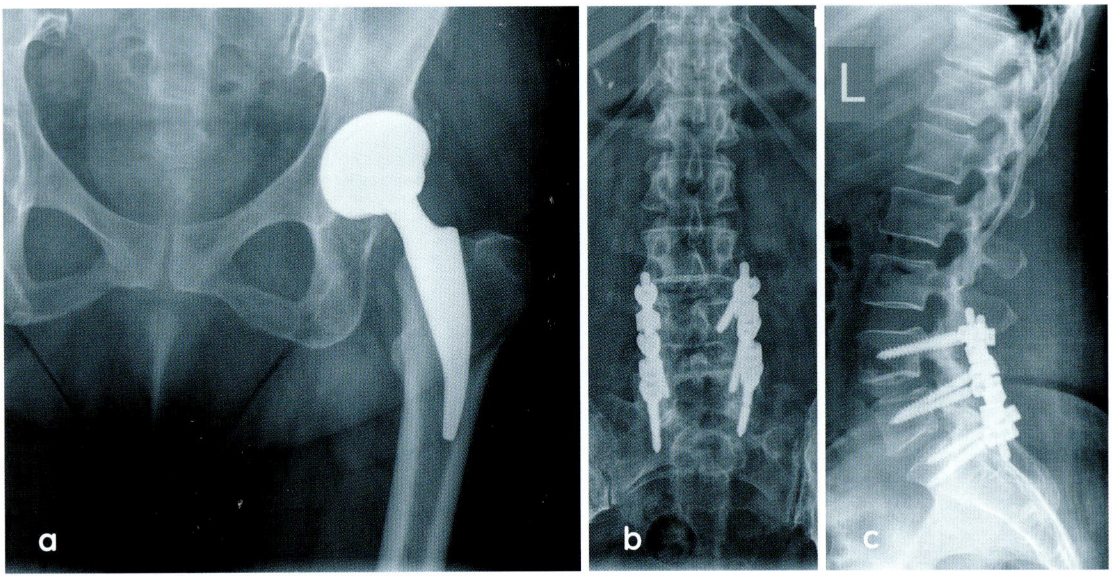

Abb. 12: 60-jährige Patientin mit Schmerzen in der linken Hüfte, Claudicatio spinalis aufgrund einer zentralen Spinalkanalstenose des Segments L5/S1 und Lumbalgie. Das Krankheitsbild wurde von Coxalgien dominiert, daher wurde zunächst ein Hüftgelenkersatz durchgeführt (a) und erst anschließend eine Dekompression L5/S1 mit dynamischer transpedikulärer Stabilisierung durchgeführt (b, c).

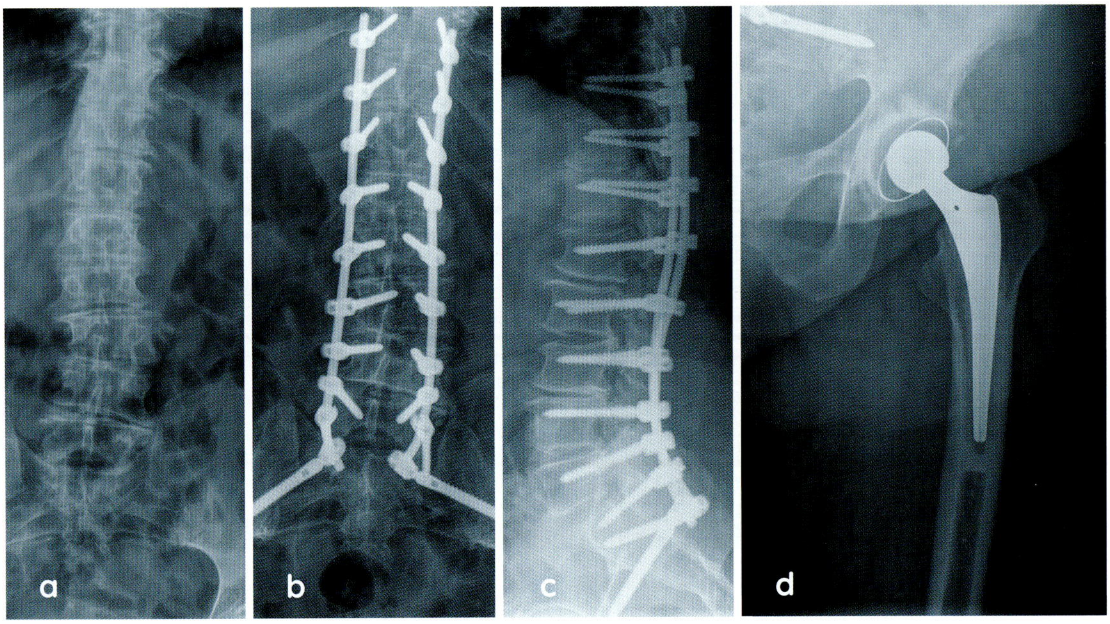

Abb. 13: 71-jähriger Patient mit schmerzhafter degenerativer Lumbalskoliose (a) sowie einer Claudicatio spinalis bei absoluter Spinalkanalstenose L4/L5 und Hüftschmerzen links. Aufgrund der Schwere der vertebrogenen Probleme wurde initial die Wirbelsäule mit einer dorsalen Instrumentierung und Dekompression im Segment L4/L5 behandelt (b, c). Sekundär wurde ein Hüftgelenkersatz implantiert (d).

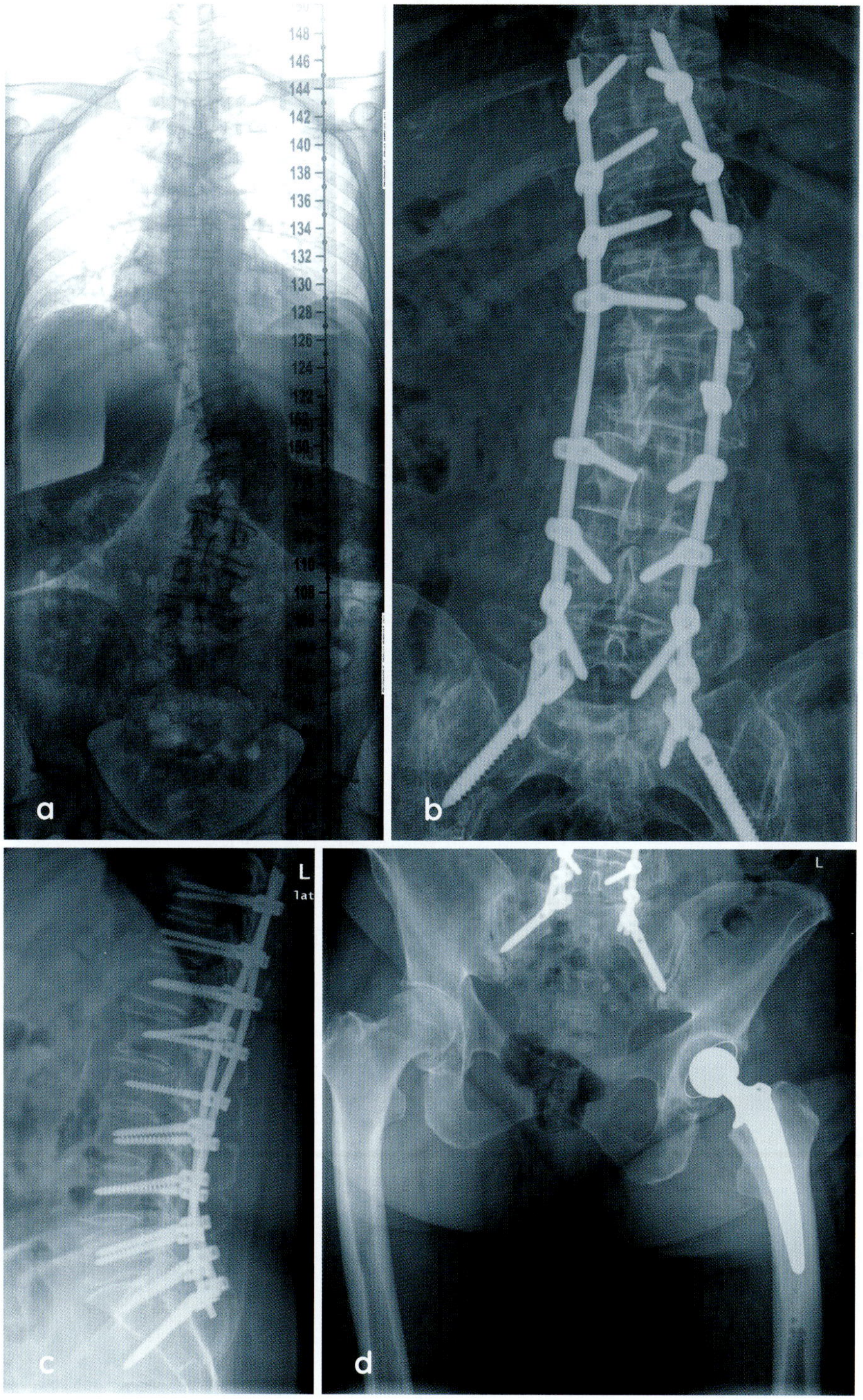

Abb. 14: Patientin, 71 Jahre alt, mit degenerativer Th-L-Skoliose, die bei ihr anhaltende starke Wirbelsäulenschmerzen verursachte (a). Zudem besteht eine beidseitige Coxarthrose, links weiter fortgeschritten, die nur bei längerem Gehen Schmerzen verursachte. Daher wurde zunächst die Wirbelsäule stabilisiert (b, c) und erst später ein Hüftgelenkersatz implantiert (d).

1. Offierski cm, MacNab I. Hip-spine syndrome. Spine. 1983; 8:316–321.
2. Miyagi M, Fukushima K, Inoue G et al. Hip-spine syndrome: cross-sectional-study of spinal alignment in patients with coxalgia. Hip Int. 2019; 29:21–25.
3. Feranec M, Hart R, Šmíd P et al. Neúplná korekce postavení páteře v sagitální rovině po náhradě kyčelního kloubu s flekční kontrakturou. Ortopedie. 2015; 9:15–18.
4. Blondel B, Parratte S, Tropiano P et al. Pelvic tilt measurement before and after total hip arthroplasty. Orthop Traumatol Surg Res. 2009; 95:568–572.
5. Murphy WS, Klingenstein G, Murphy SB et al. Pelvic tilt is minimally changed by total hip arthroplasty. Clin Orthop Relat Res. 2013; 47:417–421.
6. Ben-Galim P, Ben-Galim T, Rand N et al. Hip-spine syndrome. The effect of total hip replacement surgery on low back pain in severe osteoarthritis of the hip. Spine. 2007; 32:2099–2102.
7. Parvizi J, Pour AE, Hillibrand A et al. Back pain and total hip arthroplasty. Clin Orthop Relat Res. 2010; 468:1325–1330.
8. Piazzolla A, Solarino G, Bizzoca D et al. Spinopelvic parameter changes and low back pain improvement due to femoral neck anteversion in patients with severe unilateral primary hip osteoarthritis undergoing total hip replacement. Eur Spine J. 2017; 27:125–134.
9. Khan AM, McLoughlin E, Giannakas K et al. Hip osteoarthritis: Where is the pain? Ann R Coll Surg Engl. 2004; 86:119–121.
10. Howell GE, Biggs RE, Bourne RB. Prevalence of abductor mechanism tears of the hips in patients with osteoarthritis. J Arthroplasty 2001; 16:121–123.
11. Dagenais S, Garbedian S, Wai EK. Systematic review of the prevalence of radiographic primary hip osteoarthritis. Clin Orthop Relat Res. 2009; 467:623–637.
12. Blizzard DJ, Sheets ChZ, Seyler TM et al. The impact of lumbar spine disease and deformity on total hip arthroplasty outcomes. Orthopedics. 2017; 40:e520–e525.
13. Barry JJ, Sing DC, Vail TP et al. Early outcomes of primary total hip arthroplasty after prior lumbar spinal fusion. J Arthroplasty. 2017; 32:470–474.
14. Malkani AL, Himschoot KJ, Ong KL et al. Does timing of primary total hip arthroplasty prior or after lumbar spine fusion have an effect on dislocation and revision rates? J Arthroplasty. 2019; 34:907–911.
15. Pritchett JW. Lumbar decompression to treat foot drop after hip arthroplasty. Clin Orthop Relat Res. 1994; 303:173–177.
16. Fogel GR, Esses SI. Hip spine syndrome: management of coexisting radiculopathy and arthritis of the lower extremity. Spine J. 2003; 3:238–241.

2. Arthrodese des Iliosakralgelenks

Schmerzen im Lendenwirbelbereich können viele Ursachen haben – und nicht alle sind vollständig geklärt. Eine der möglichen Ursachen für Schmerzen in diesem Bereich ist das Iliosakralgelenk (SI). Das SI-Gelenk ist das bewegliche Gelenk (Amphiarthros) zwischen dem Kreuzbein und dem Darmbein und somit die Verbindung zwischen der Wirbelsäule und dem Hüftgelenk. Der Bewegungsumfang dieses Gelenks beträgt nur 3 bis 4°, aber es kann dennoch eine Quelle erheblicher Schwierigkeiten sein. Auf der Kreuzbeinseite ist ein hyalinartiger Gelenkknorpel vorhanden, auf der Beckenseite ist der Knorpel ligamentär. Unter dem Knorpel befindet sich der typische subchondrale Knochen. Ein Teil des Iliosakralgelenks ist mit Synovialgewebe ausgekleidet, sodass das Iliosakralgelenk als echtes Synovialgelenk bezeichnet werden kann. Die Gelenkflächen sind jedoch unregelmäßig. Das Gelenk wird durch starke Bänder verstärkt, die an der Übertragung der Kräfte vom Hüftgelenk auf die Wirbelsäule beteiligt sind. Da der gesamte Bereich sehr gut innerviert ist (L2–S4) und sich hier degenerative Veränderungen entwickeln, kann das SI-Gelenk wie jedes andere Gelenk im menschlichen Körper eine Schmerzquelle sein. Man schätzt, dass 15 % der Lumbalgien ihren Ursprung im SI-Gelenk haben. Diese Probleme beeinträchtigen die Lebensqualität der Patienten in ähnlicher Weise wie chronische Depressionen, schwere chronisch obstruktive bronchopulmonale Erkrankungen oder Herzerkrankungen. Typisch sind Schmerzen beim Positionswechsel, z. B. beim Aufstehen aus einer sitzenden Position, die bis ins Gesäß oder sogar in die Leiste ausstrahlen können (1). Die Beweglichkeit des Iliosakralgelenks ist ein wichtiges Thema, insbesondere für die Physiotherapie. Das Iliosakralgelenk wird nicht primär von Muskeln bewegt. Es hat sich jedoch gezeigt, dass bei Kontraktion bestimmter Muskeln die Beweglichkeit des Iliosakralgelenks deutlich abnimmt, d.h. diese Muskeln stabilisieren das Iliosakralgelenk. Dies gilt insbesondere für den M. erector spinae, den M. biceps femoris und den M. gluteus maximus. Schon eine leichte Steigerung der Aktivität dieser Muskeln führt zu einer Stabilisierung des Iliosakralgelenks, die für die Lastübertragung zwischen Gliedmaßen und Wirbelsäule von großer Bedeutung ist (2).

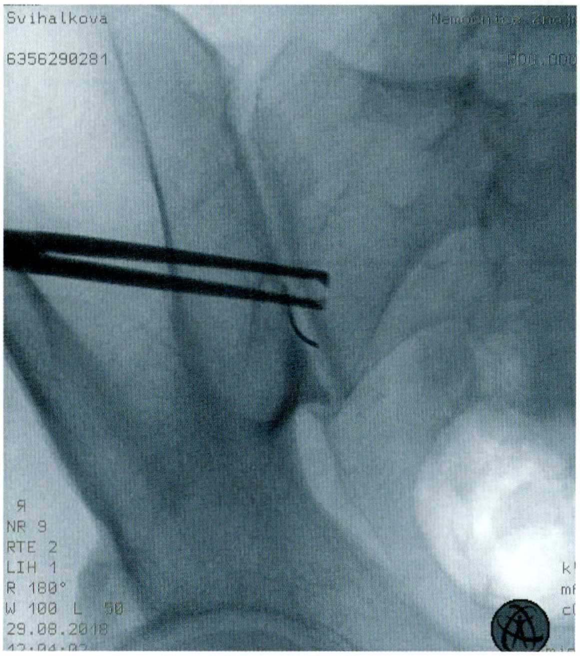

Abb. 1: In das SI-Gelenk eingeführte Nadel (mit Pinzette gehalten).

Die Diagnose von SI-Gelenkschmerzen basiert auf einer sorgfältigen Anamnese (Schmerzen bei Positionswechsel, längerem Sitzen, Treppensteigen usw.), der Positivität von mindestens drei der sechs klinischen Basistests (Jergason, Gaenslen, Menell, FABER, Beckendistraktion und Kompression) und vor allem auf der diagnostischen Anwendung eines Lokalanästhetikums,

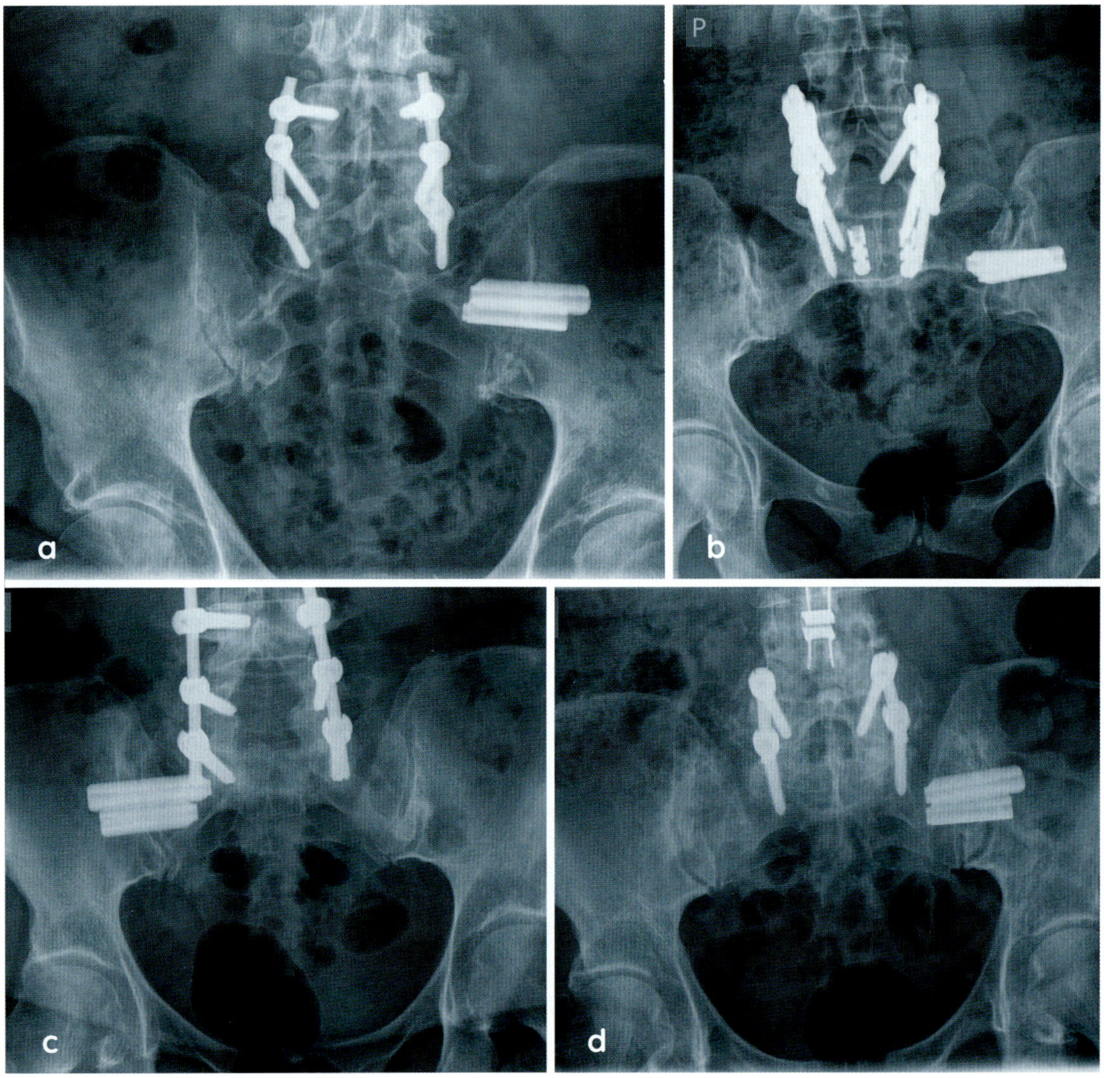

Abb. 2: Beispiele für SI-Fusionen nach Stabilisierungen der Lendenwirbelsäule (a–d).

eventuell in Kombination mit einem Kortikosteroid. Eine SPECT-CT-Untersuchung (Single-Photon-Emissions-Computertomographie), die eine reaktive Stauung im Bereich des Iliosakralgelenks zeigt, oder auch eine einfache CT-Untersuchung, die am besten degenerative Veränderungen im Iliosakralgelenk aufzeigt, ist eine Hilfsuntersuchung. Schmerzen, die von den Iliosakralgelenken ausgehen, werden an unserer Abteilung seit vielen Jahren ernst genommen und behandelt (3). Die Anwendung eines Anästhetikums mit Kortikosteroid (20 mg Methylprednisolon) ist erst nach mehreren Monaten erfolgloser konservativer Behandlung indiziert. Sie wird immer in einem Eingriffsraum unter Durchleuchtungskontrolle oder CT gezielt direkt in das SI-Gelenk durchgeführt (Abb. 1). Der Patient befindet sich in Bauchlage mit einer Neigung zur Seite. Nach der Anwendung wird der Patient 24 Stunden später zur Wirkung der Infiltration befragt (um den diagnostischen Test als positiv zu bewerten, muss der Patient eine Linderung von mindestens 5 Punkten auf der visuellen Analogska-

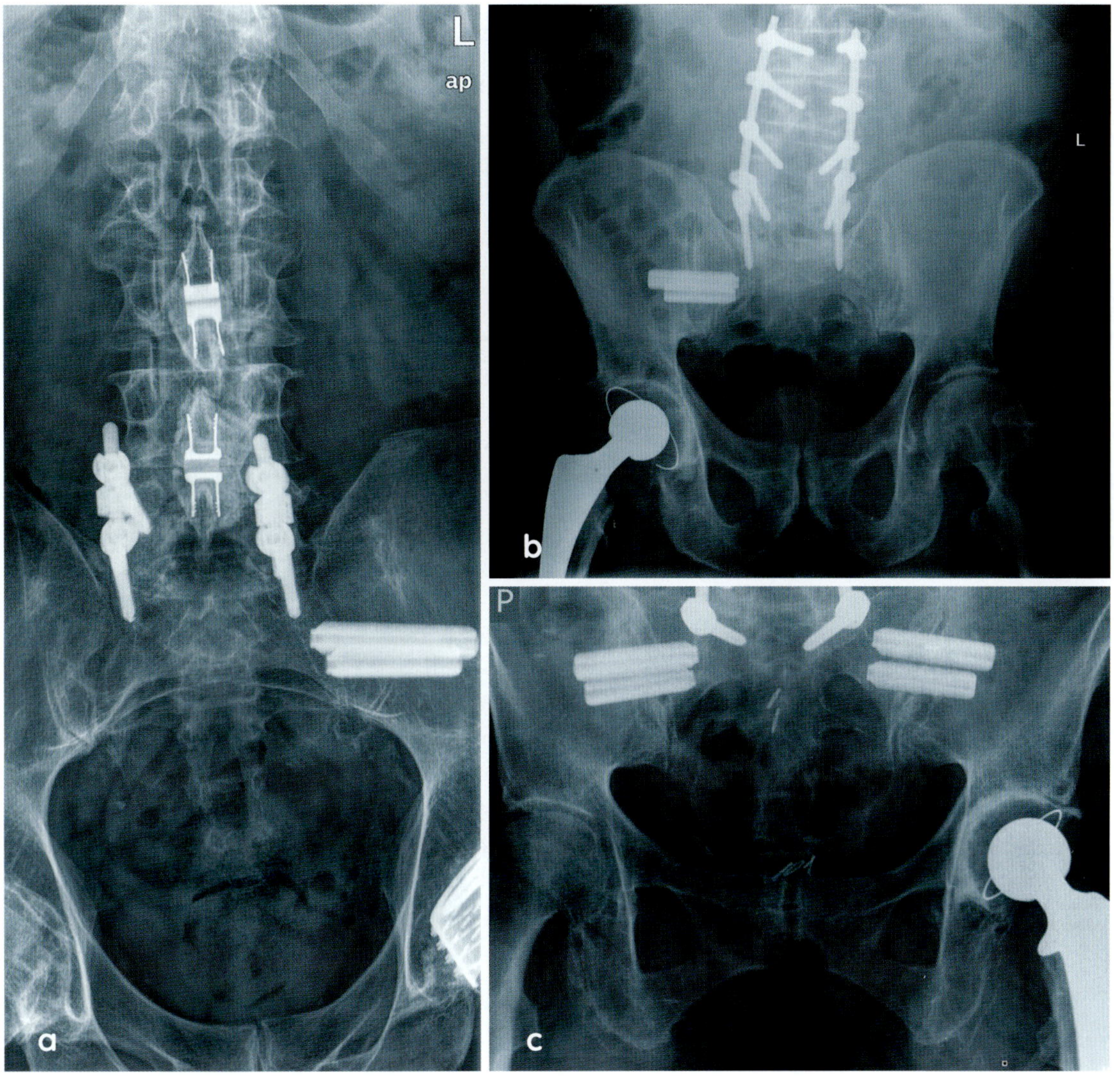

Abb. 3: Beispiele für SI-Fusionen nach Stabilisierung der Lendenwirbelsäule und Hüftgelenkersatz (a–c).

la angeben). Differentialdiagnosen sollten gestellt werden, z.B. für das Bertolotti-Syndrom (gleichseitiger Processus megatransversus, der pathologisch mit dem Hüftknochen verbunden ist). Mehr als die Hälfte unserer Patienten mit Problemen im SI-Gelenk sind Patienten nach einer lumbalen Spondylodese – auch wenn das L5-S1-Segment weggelassen wird (Abb. 2). Häufig betroffen sind ebenfalls Patienten nach Hüftgelenkersatz (Abb. 3), oder es handelt sich um Patienten mit einer erheblichen Einschränkung der Lendenwirbelsäulendynamik bei Spondylose. Wenn die Bewegung in einem Bewegungssegment (in diesem Fall die Wirbelsäule) eingeschränkt ist, kommt es zu einer allmählichen kompensatorischen Vergrößerung des Bewegungsumfangs im benachbarten Segment (hier das SI-Gelenk), begleitet von einer lokalen Hyperämie und der Entwicklung von Schmerzen. Dies wurde beispielsweise durch nuklearmedizinische Untersuchungen oder biomechanische Studien auf der Grundlage von Computersimulationen mit der Finite-Elemente-Methode nachgewiesen. Bis zu drei Viertel der Patienten nach einer lumbalen Spondylodese entwickeln degenerative Veränderungen in den Iliosakralgelenken, insbesondere wenn die Fusion bis S1 durchgeführt wird (Abb. 2). Die Iliosakralgelenkreizung kann weiter zunehmen, wenn zusätzlich das Hüftgelenk (kaudal angrenzendes Bewegungssegment) betroffen ist (Abb. 3). In diesen Fällen ist die analgetische Wirkung der Infiltration kürzer als bei Patienten mit frei beweglicher Wirbelsäule und nativem, gesundem Hüftgelenk; nach unserer Erfahrung beträgt die durchschnittliche Wirkdauer der Infiltration fünf bis sechs Wochen und ist selten dauerhaft. In jedem Fall handelt es sich jedoch um eine entscheidende Untersuchung, die uns anschließend zur Indikation einer SI-Gelenkarthrodese führt (nach zwei diagnostischen Anwendungen von Lokalanästhetika, die mit einer deutlichen Entlastung einhergehen). Andere Autoren (4–6) sind zu einem ähnlichen Ergebnis gekommen. Hat der Patient mit einer einseitigen SI-Fusion Erfolg und hat er auf der anderen Seite die gleichen Schwierigkeiten, bieten wir ihm anschließend eine SI-Fusion auf der Gegenseite an (Abb. 4).

Die konservative Behandlung von SI-Gelenkschmerzen basiert auf Physiotherapie, medikamentöser Therapie und Radiofrequenzdenervierung oder -ablation (1). Bleibt sie länger als sechs Monate erfolglos, ist unter den oben genannten Bedingungen eine Arthrodese angezeigt. Für die Arthrodese des Iliosakralgelenks wurde eine Reihe von Verfahren beschrieben. Frühere Techniken erforderten umfangreiche chirurgische Eingriffe, waren mit Komplikationen verbunden und lieferten keine zuverlässigen Ergebnisse. Smith-Petersen beschrieb bereits 1921 die SI-Arthrodese über einen posterioren Zugang, bei dem er nach Vorbereitung ein massives Knochentransplantat in das SI-Gelenk einbrachte (7). Diese Methode ist nicht schwierig, aber der chirurgische Zugang ist relativ umfangreich, da wichtige Muskeln gelöst werden müssen. Seitdem wurden andere Methoden der offenen dorsalen SI-Arthrodese veröffentlicht (Überbrückungsplatten, Überbrückung mit Stäben, die an transpedikulären Schrauben befestigt sind, usw.) sowie weniger invasive Methoden (Debridement des Knorpels mit einer Hohlfräse, die parallel zu den Gelenkflächen entlang eines Führungsdrahtes in das SI-Gelenk eingeführt wird, gefolgt von der Anwendung eines porösen Implantats mit Gewinde zwischen Kreuzbein und Darmbein entlang desselben Führungsdrahtes).

Eine weitere Option ist die SI-Arthrodese über einen anterioren Zugang. Der ilioinguinale Zugang ist den Traumatologen gut bekannt. Der Hautschnitt beträgt, je nach Konstitution des Patienten, sogar bis zu 20 cm. Mit dem Raspatorium wird subperiostal der M. iliacus aus der Fossa iliaca abgehoben. Auf dem weiteren Weg zum Iliosakralgelenk wird die Gelenkkapsel entfernt und ein spitzer Hohmann-Haken in das Kreuzbein direkt am Iliosakralgelenk eingeführt. Anschließend wird der Knorpel entfernt und die Transplantate von der Innenseite des Os ilium entnommen. Diese werden in das resezierte SI-Gelenk eingesetzt und mit zwei Vierlochplatten von 4,5 mm überbrückt. Die Platten werden V-förmig über das SI-Gelenk gelegt (konvergierend auf dem Kreuzbein) wobei jede Platte mit zwei Schrauben im Darmbein und einer Schraube im Kreuzbein befestig wird. Dieser Ansatz ist genauso umfangreich wie der dorsale Ansatz, und darüber hinaus besteht bei der Fixierung der Platten an der Vorderseite des Kreuzbeins die Gefahr einer Verletzung der lumbosakralen Plexusnerven. Atlihan et al. (8) wiesen nach, dass die Nervenstrukturen in diesem Bereich näher liegen, als viele Chirurgen bisher dachten – die Nervenwurzel L4 und der Truncus lumbosacralis (auf Höhe des distalen Drittels des SI-Gelenks, weniger als 1 cm vom Gelenkspalt entfernt) sind bei der Anwendung der Platten am meisten gefährdet. Auf Höhe der oberen Hälfte des Iliosakralgelenks sollte man nie weiter als 2 cm nach medial über

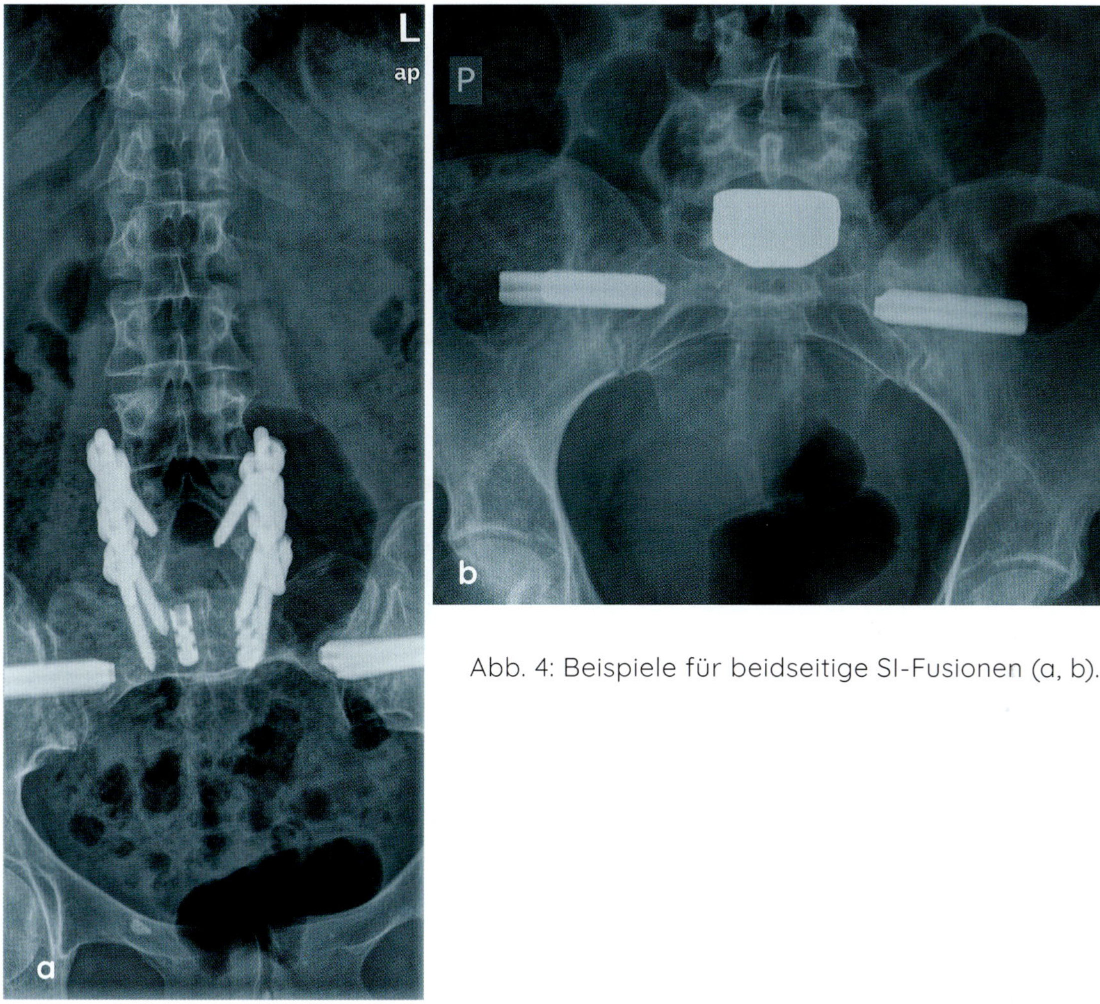

Abb. 4: Beispiele für beidseitige SI-Fusionen (a, b).

das Iliosakralgelenk hinausgehen. Die Komplikationen dieser umfangreichen Eingriffe liegen bei 15 bis 25 % (Lungenembolie, postoperative Neuropathie, Wundheilungsstörungen, Infektionen usw.). In 10 bis 25 % der Fälle muss nach einer offenen Iliosakralgelenkarthrodese Osteosynthesematerial entfernt werden. Die Langzeitergebnisse der offenen Iliosakralgelenkarthrodese sind nicht zuverlässig (50 % gut, 25 % befriedigend und 25 % unbefriedigend), so dass viele Einrichtungen diese großen Operationen aufgegeben haben. Beidseitige offene SI-Fusionen hatten schlechtere Ergebnisse (9). War das Ergebnis jedoch ein Jahr nach der Operation gut, blieb es auch 20 Jahre später gut.

Im Jahr 2004 veröffentlichte der griechische Orthopäde Giannikas eine Technik zur lateralen SI-Arthrodese mit autologen Transplantaten, die aus dem hinteren Teil des Os ilium entnommen und über einen kleinen seitlichen Hautschnitt durch das SI-Gelenk injiziert werden (10). Die Chirurgen entnehmen zwei zylindrische Transplantate mit Cloward-Instrumenten. Anschließend bohren sie mit einer Hohlfräse zwei breite Kanäle von der lateralen Seite durch das SI-Gelenk (die Kanäle haben einen etwas kleineren Durchmesser als die entnommenen Transplantate). Dann werden die präparierten zylindrischen Transplantate in die Kanäle eingebracht. Nach der Veröffentlichung dieser Technik nahm das Interesse an der minimalinvasiven latera-

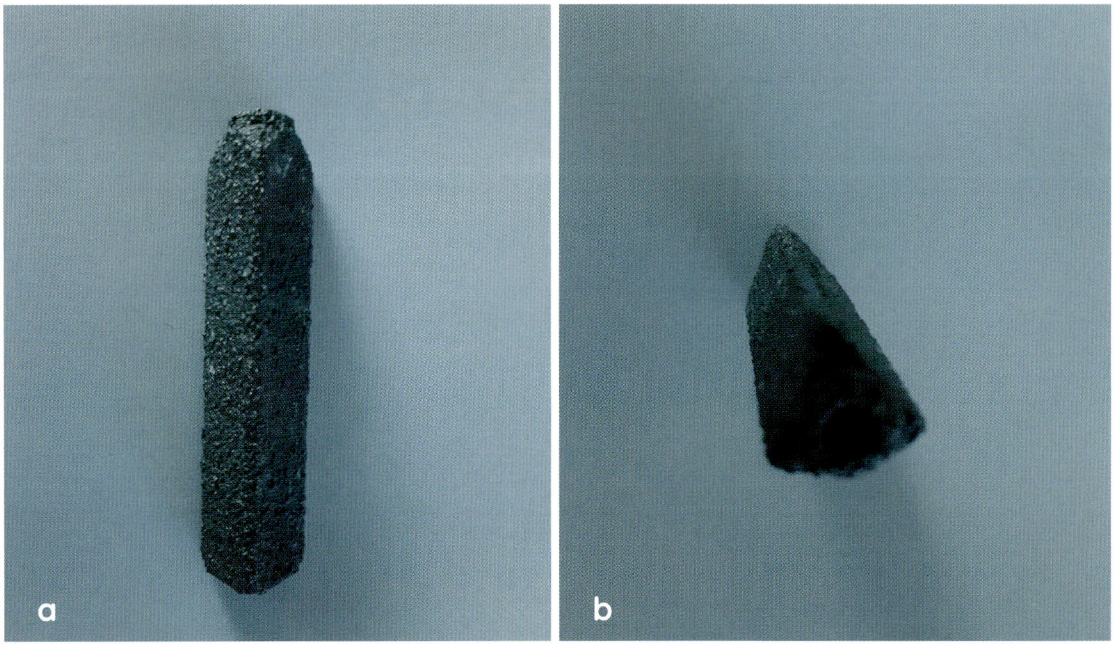

Abb. 5: Kanüliertes dreieckiges Implantat mit poröser Oberfläche (a, b).

len SI-Arthrodese deutlich zu. Es wurde eine Reihe von Implantaten (Schrauben, Hohlkeile, gefensterte Schrauben, hydroxylapatitbeschichtete Schrauben usw.) entwickelt. Heute ist der häufigste Typ das dreieckige Implantat mit einer porösen Oberfläche (plasmagespritzt) (Abb. 5). In der Tat bietet die minimalinvasive Operationstechnik in diesem Fall eine Reihe von Vorteilen gegenüber den früheren offenen SI-Fusionen (in den meisten anderen Bereichen, in denen die minimalinvasive Chirurgie gefördert wird, sehen wir keinen so deutlichen Unterschied zwischen offener und minimalinvasiver Chirurgie – Wirbelsäulenstabilisierung, Gelenkersatz, Fußchirurgie usw.). Die Operationszeit ist deutlich kürzer, der Blutverlust praktisch nicht vorhanden, perioperative Komplikationen sowie infektiöse Komplikationen wurden bisher nicht gemeldet, der Krankenhausaufenthalt wurde auf wenige Tage verkürzt und der Patient verspürt in der Regel bereits am zweiten Tag nach der Operation eine Erleichterung und eine bessere Rehabilitation (1, 11). Die Zufriedenheit nach einer minimalinvasiven lateralen SI-Arthrodese ist besonders hoch bei Patienten ohne begleitende Pathologie in der Lendenwirbelsäule oder Hüfte (Abb. 6). Bei Befunden in der Lendenwirbelsäule ist die Schmerzlinderung möglicherweise nicht so ausgeprägt, da der Patient möglicherweise eine persistierende ursprüngliche vertebrogene Lumbalgie hat. Unsere Erfahrung und die Literatur zeigen jedoch, dass mehr als 80 % der Patienten nach ordnungsgemäß indizierten minimalinvasiven SI-Fusionen eine langfristige Linderung erfahren. Die Ergebnisse nach diesen Eingriffen sind auch besser als bei einer langfristigen konservativen Behandlung, wie in neueren Studien berichtet wird (12). Bei Rauchern scheinen die Ergebnisse etwas schlechter zu sein. Postoperative CT-Scans zeigen eine gute Implantatintegration ohne Anzeichen eines mechanischen Versagens (12).

Seit 2008 verwendet Hart S2AI-Schrauben zur Vierpunktfixierung des Sakralgelenks, bei längerer Instrumentierung bislang ohne Lockerungs- oder Bruchzeichen (Abb. 7) (13). Der Prozentsatz der Revisionen nach SI-Fusionen ist Berichten zufolge sehr gering (bis zu 3 %).

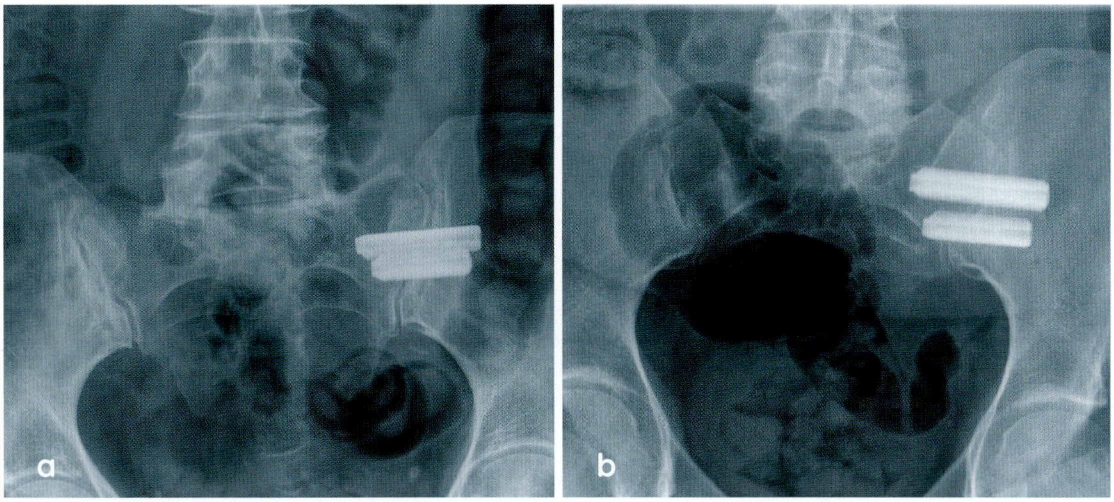

Abb. 6: Beispiele für laterale, minimalinvasive SI-Fusionen (a, b).

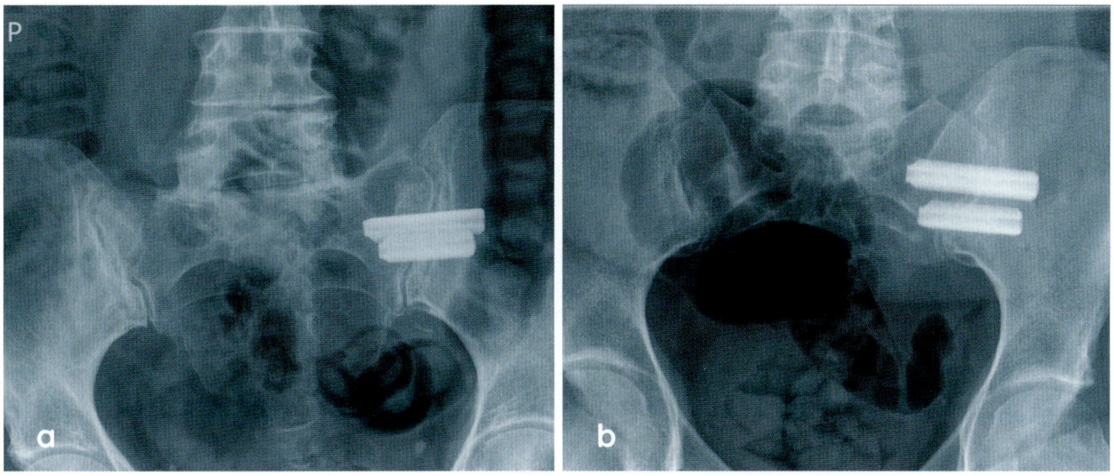

Abb. 7: Ein Fall von schwerer degenerativer Skoliose (a). Zustand nach teilweiser Korrektur durch eine posteriore Instrumentation mit Beckenfixierung mittels SI kreuzenden Schrauben (b).

Wir operieren unter Vollnarkose in Bauchlage mit gestreckten Hüft- und Kniegelenken. Über einen 3 bis 5 cm langen Hautschnitt (je nach Habitus des Patienten) durchtrennen wir stumpf die glutealen Muskelfasern und führen unter Röntgenkontrolle einen Führungsdraht durch die Darmbeinachse in das Kreuzbein ein. Bei diesem Schritt muss man sich der anatomischen Landmarks und ihrer Projektion auf das Röntgenbild bewusst sein. Auf einer genauen seitlichen Aufnahme müssen das Promontorium sacri und vor allem die sogenannte Alarlinie, d.h. die Projektion des oberen Randes des Iliosakralgelenks, sichtbar sein. Nach dem Passieren des Iliosakralgelenks nehmen wir vor dem tieferen Einführen des Führungsdrahtes eine Eintrittsprojektion auf, die uns Aufschluss über die anteroposteriore Lage des Drahtes gibt, und eine Austrittsprojektion, die die Neuroforamina zeigt. Nach

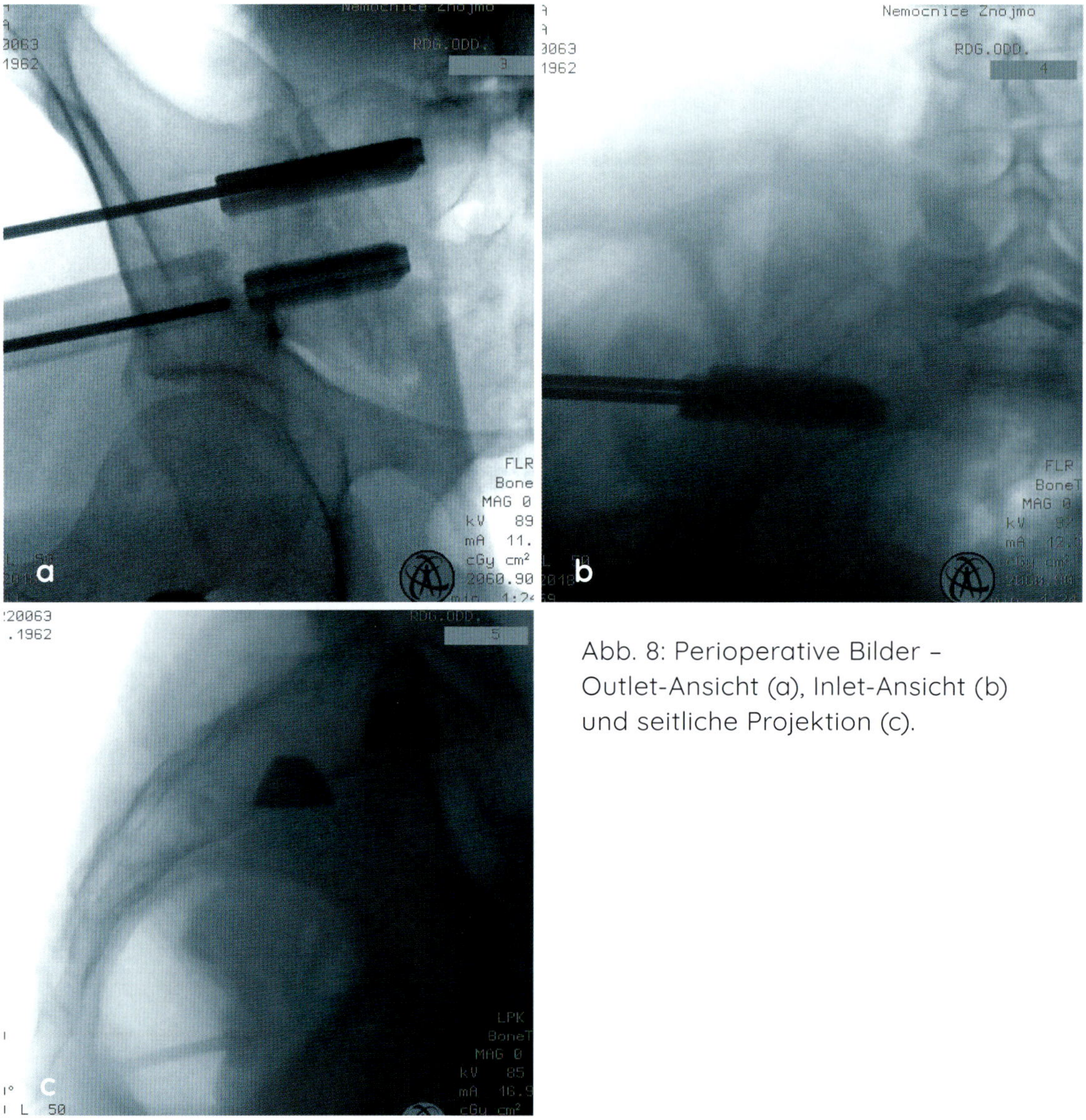

Abb. 8: Perioperative Bilder – Outlet-Ansicht (a), Inlet-Ansicht (b) und seitliche Projektion (c).

dem Einbringen des ersten Führungsdrahtes, in der Regel bis zur Mittelebene (der Raum oberhalb des Neuroforamens S1 ist relativ sicher), bereiten wir das Implantatbett mit einer kanülierten Raspel vor, die entlang des Drahtes eingeführt wird. Letztere ist ebenfalls hohl und wird anschließend entlang desselben Drahtes eingeführt. Das zweite, kaudale Implantat wird auf ähnliche Weise eingebracht (Abb. 8). Das Prinzip des Einbringens dieser Implantate unterscheidet sich nicht grundlegend von der perkutanen Anwendung von iliosakralen Schrauben bei Verletzungen des hinteren Beckenkomplexes (Abb. 9). In unserer Abteilung setzen wir immer zwei Implantate ein. Das erste Implantat ist in der Regel länger und wird in der Sakralregion oberhalb des Neuroforamens S1 eingebracht, wo die Ala ossis sacri ausreichend stabil ist und das Implantat länger sein kann. Das zweite, weiter kaudal gelegene Implantat wird in den Raum zwischen den Neuroforamina S1 und S2 eingebracht (die Einbringungstiefe des Führungsdrahtes und dieses Implantats erreicht normalerweise nicht die Ebene der Neuroforamina). Die Applikation eines dritten optionalen Implantats kaudal des

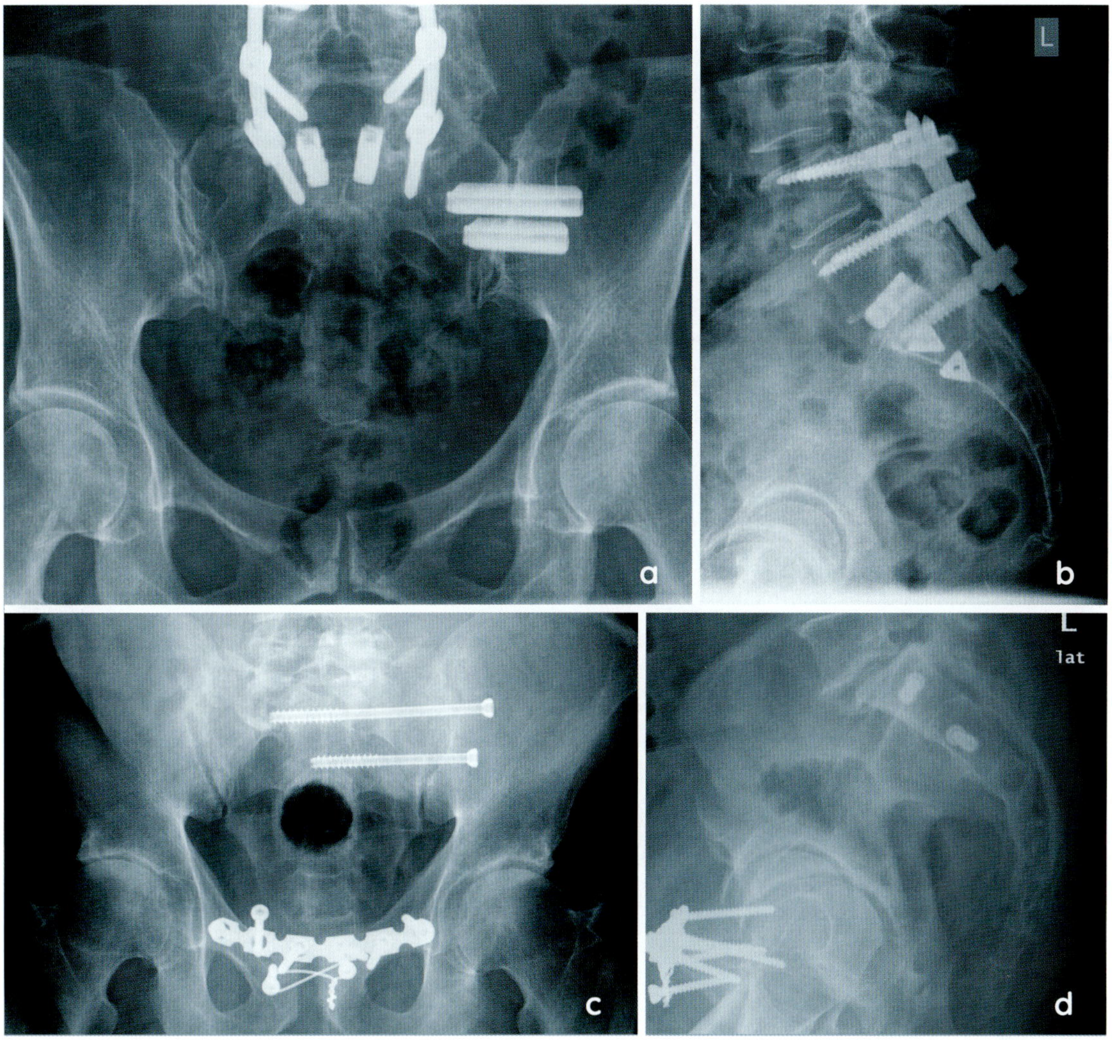

Abb. 9: Vergleich der SI-Fusion (a, b) und der Stabilisierung des hinteren Beckenkomplexes mit iliosakralen Schrauben (c, d).

Neuroforamens S2 ist die technisch anspruchsvollste, da die Ala sacralis hier bereits stark verengt und daher die Gefahr einer Perforation der vorderen Sakralwand am größten ist. Beim SI-Gelenk reicht das Einsetzen von zwei Dreiecksimplantaten aus, um die Flexion-Extension zu beseitigen und damit eine Fusion zu erreichen. Nach der Operation lassen wir den Patienten sechs Wochen lang an Gehstöcken entlasten. Danach erlauben wir die volle Gewichtsbelastung je nach Toleranz.

Schmerzen, die vom Iliosakralgelenk ausgehen, sind relativ häufige Beschwerden von Patienten in unseren Ambulanzen. Die konservative Therapie wird hauptsächlich von niedergelassenen Orthopäden, physikalischen Medizinern und Physiotherapeuten durchgeführt. Wenn deren Möglichkeiten ausgeschöpft sind und die Beschwerden der Patienten anhalten, kommt eine chirurgische Lösung in Betracht. Die Entwicklung der minimalinvasiven Techniken in diesem Bereich in den letzten 15 Jahren war ein echter Segen.

1. Ou-Yang DC, York PJ, Kleck ChJ et al. Diagnosis and management of sacroiliac joint dysfunction. J Bone Joint Surg Am. 2017; 99:2027–2036.
2. van Wingerden JP, Vleeming A, Buyruk HM et al. Stabilization of the sacroiliac joint in vivo: verification of muscular contribution to force closure of the pelvis. Eur Spine J. 2004; 13:199–205.
3. Hart R, Wendsche P, Kočiš J et al. Injekce anestetika s kortikoidem při řešení bolestí sakroilických kloubů po lumbálních stabilizacích. Acta Chir Orthop Traumatol Cechoslov. 2011; 78:339–342.
4. Liliang PC, Weng LK, Liang CL et al. The therapeutic efficacy of sacroiliac joint blocks with triamcinolone acetonide in the treatment of sacroiliac joint dysfunction without spondyloarthropathy. Spine. 2009; 34:896–900.
5. Maigne JY, Planchon CA. Sacroiliac joint pain after lumbar fusion. A study with anesthetic blocks. Eur Spine J. 2005; 14:654–658.
6. Katz V, Schofferman J, Reynolds J. The sacroiliac joint: a potential cause of pain after lumbar fusion to the sacrum. J Spinal Disord Tech. 2003; 16:96–99.
7. Smith-Petersen MN. Arthrodesis of the sacroiliac joint. A new method of approach. J Bone Joint Surg Am. 1921; 3:400–405.
8. Atlihan D, Tekdemir I, Ates Y et al. Anatomy of the anterior sacroiliac joint with reference to lumbosacral nerves. Clin Orthop Relat Res. 2000; 376:236–241.
9. Schütz U, Grob D. Poor outcome following bilateral sacroiliac joint fusion for degenerative sacroiliac joint syndrome. Acta Orthop Belg. 2006; 72:296–308.
10. Giannikas KA, Khan AM, Karski MT et al. Sacroiliac joint fusion for chronic pain: a simple technique avoiding the use of metalwork. Eur Spine J. 2004; 13:253–256.
11. Ledonio ChGT, Polly Jr DW, Swiontkowski MF. Minimally invasive versus open sacroiliac joint fusion. Clin Orthop Relat Res. 2014; 472:1831–1838.
12. Dengler J, Kools D, Pflugmacher R et al. Randomized trial of sacroiliac joint arthrodesis compared with conservative management for chronic low back pain attributed to the sacroiliac joint. J Bone Joint Surg Am. 2019; 101:400–411.
13. Chang TL, Sponseller P, Kebaish K et al. P115. Low profile pelvic fixation anatomic parameters for sacral alarilliac fixation vs. traditional iliac fixation. In: Spine J. 2008; 8(Suppl.5):1S–191S.

3. Beckendiskontinuität

Eine Beckendiskontinuität oder Beckendissoziation ist ein Zustand, bei dem der obere Teil des Beckens vom unteren Teil getrennt ist, in der Regel in Höhe der Hüftpfanne. Die häufigsten Ursachen sind Komplikationen nach Hüftendoprothesen oder Acetabulumfrakturen. In beiden Fällen handelt es sich um seltene, aber schwerwiegende Zustandsbilder. Beim traumatischen Entstehungsmechanismus handelt es sich eigentlich um eine nicht heilende Hüftpfannenfraktur. Tritt die Beckendiskontinuität als Folge des Versagens des Hüftgelenkersatzes auf (d.h. eigentlich als chronisch nicht heilender Ermüdungsbruch), geht sie in der Regel mit einem großen Verlust an Knochenmasse einher. Eine weitere Möglichkeit des Auftretens im Rahmen der Endoprothetik ist eine iatrogene Hüftpfannenfraktur, die während der Implantation einer Hüftpfannenkomponente auftritt.

Eine völlig andere Einheit ist die akute Diskontinuität, d.h. die akute traumatische Acetabulumfraktur (transversal, T oder Y), für deren Behandlung die Repositionierung und stabile Osteosynthese unerlässlich ist. Wenn der Patient jung und gesund ist, führen wir eine Plattenosteosynthese beider Säulen über einen anterioren und posterioren Zugang durch, in der Regel zur gleichen Zeit. Wir versuchen, die zentrale Luxation, d.h. die Quadrilaterale Fläche – die Gelenkfläche des Acetabulums – zu reponieren (Abb. 1, 2). Wir müssen uns jedoch darüber im Klaren sein, dass auch bei einer radiologisch zufriedenstellenden Reposition der Knorpel der Hüftpfanne zerstört wird und sich eine Coxarthrose entwickeln wird. Wenn der Patient über 65 Jahre alt und innerlich gesund ist, kann gleichzeitig mit der Osteosynthese eine Totalendoprothese implantiert werden. Handelt es sich um einen älteren Patienten mit erheblichen Begleiterkrankungen, kann der Bruch in dieser Position ausheilen und ein Ersatz zu einem zweiten Zeitpunkt (frühestens nach drei Monaten) nach sorgfältiger interner Vorbereitung (nach den gleichen Regeln wie bei chronischen Diskontinuitäten) erfolgen.

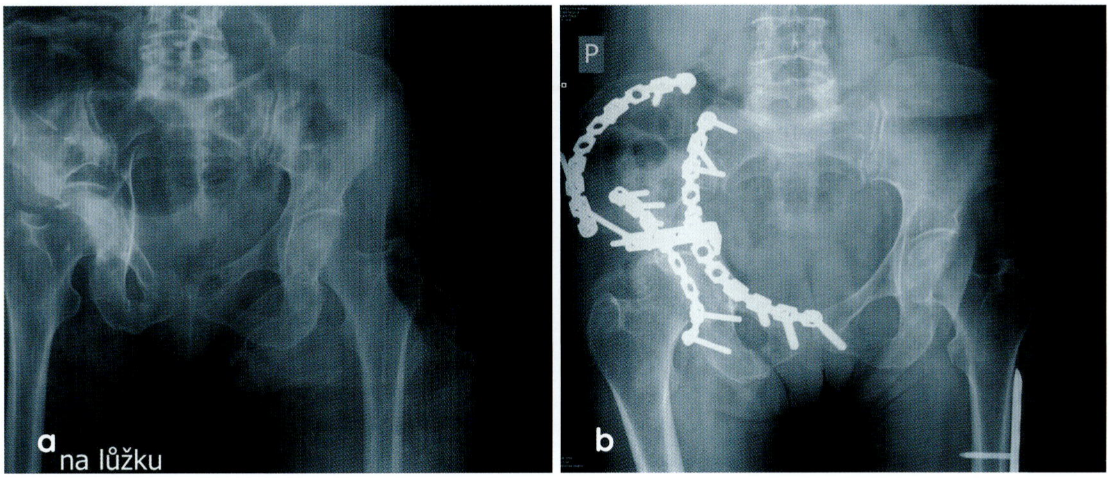

Abb. 1: Komplexe Fraktur der Hüftpfanne (a) und Zustand nach Reposition und Osteosynthese (b).

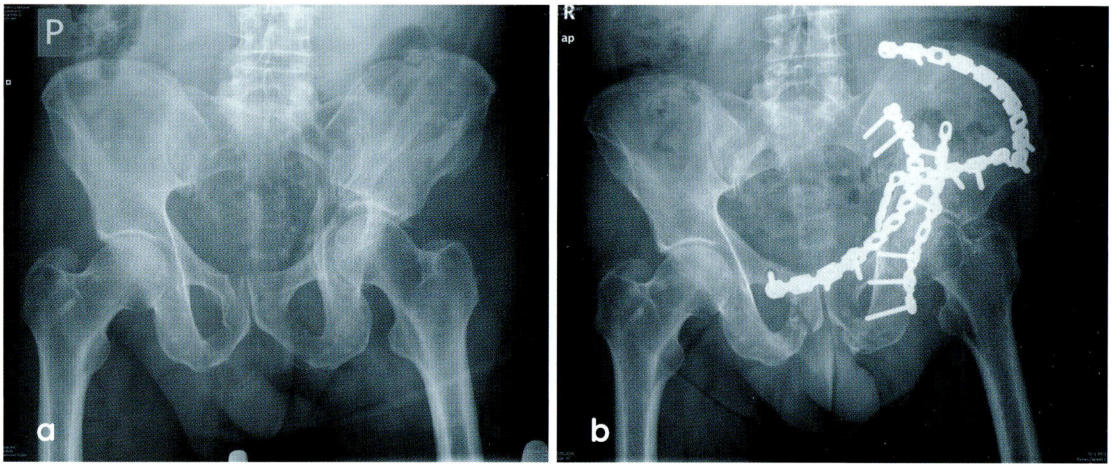

Abb. 2: Fraktur des Acetabulums mit Medialisierung des Kopfes („zentrale Luxation") (a) und Zustand nach Reposition und Osteosynthese (b).

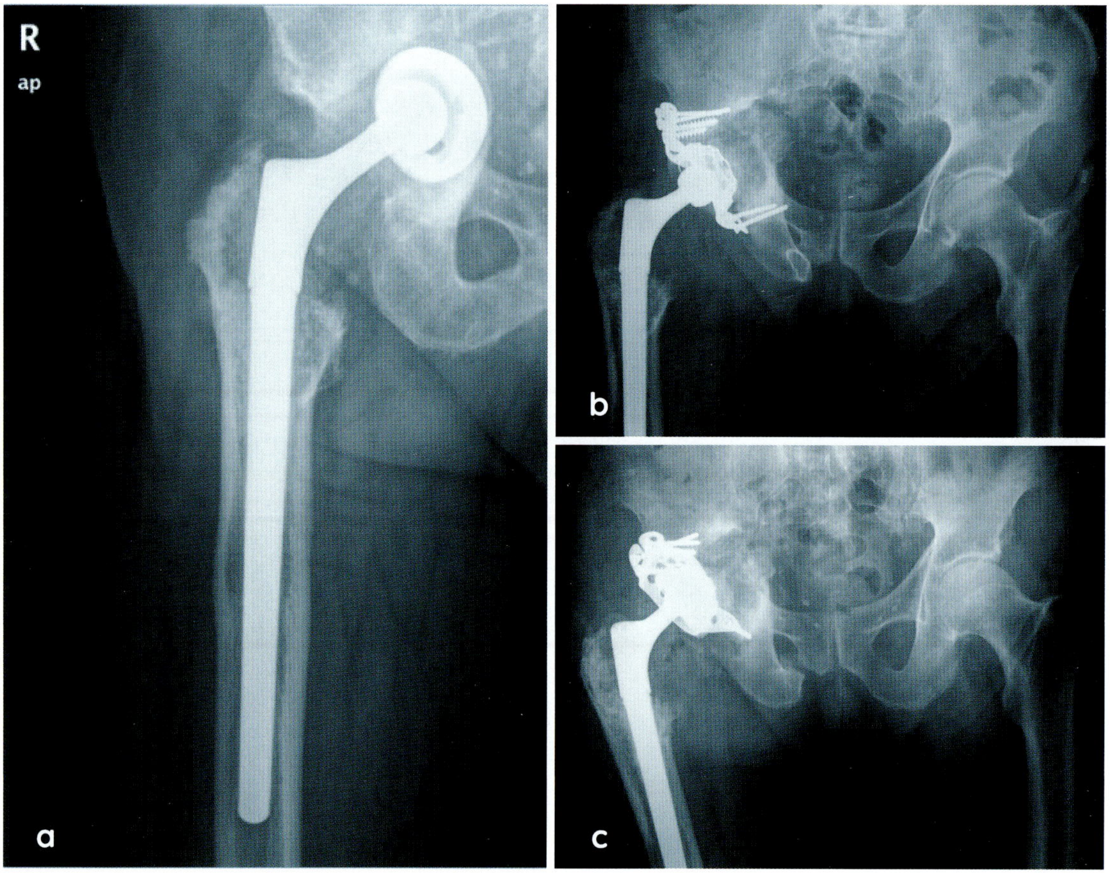

Abb. 3: Beckendiskontinuität nach Hüfttotalendoprothese (a), Spongioplastik und Fixierung mit Burch-Schneider-Schale (b). Versagen des Konstrukts zwei Jahre nach der Operation (c).

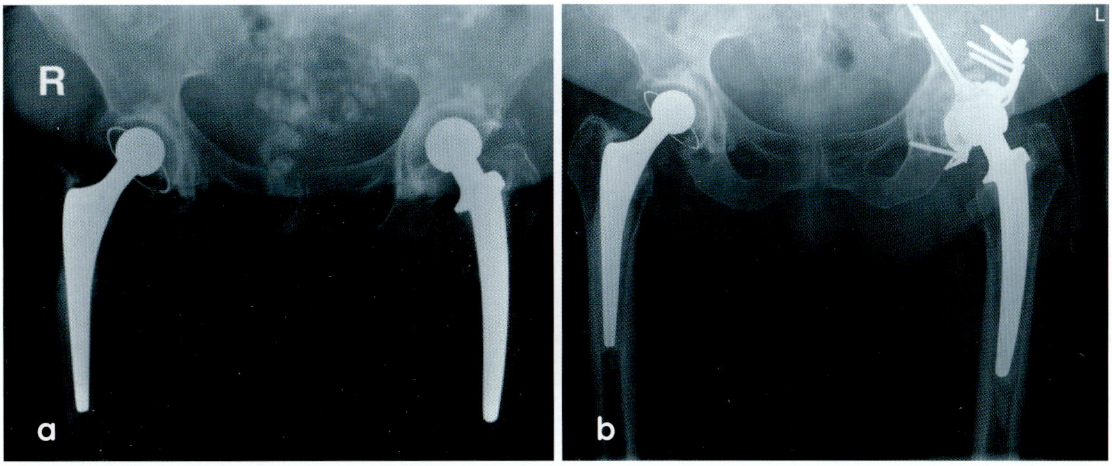

Abb. 4: Das native Röntgenbild zeigt nur die Lockerung der Pfannenkomponente (a), während der Operation wurde eine Beckendiskontinuität festgestellt – Anwendung von Spongioplastik, massivem Homograft und Burch-Schneider-Schiene (b).

Die Inzidenz der Beckendiskontinuität bei Revisionen von Hüftpfannenkomponenten wird mit knapp 1 % angegeben. Sie tritt häufiger bei Frauen auf, weil das kleinere Becken ein größeres Risiko für Stressfrakturen birgt und weil Frauen eine geringere Knochenmineraldichte haben. Beckenfrakturen treten häufiger bei Rheumatikern und bei Patienten nach einer Bestrahlung der Beckenregion auf (die Bestrahlung verringert das Remodellierungs- und Heilungspotenzial der Beckenknochen). Der Verdacht auf eine Beckendiskontinuität kann anhand eines einfachen Röntgenbildes geäußert werden, weitere Untersuchungen sind zur Bestätigung des Verdachts erforderlich. Auf einem nativen Röntgenbild kann man eine Aufhellungslinie oder sogar Knochendefekte in den Hüftpfannenpfeilern, eine Verschiebung des unteren Teils des Beckens nach medial oder seine Drehung im Verhältnis zum oberen Teil erkennen. Die Verletzung der Köhler-Linie ist Ausdruck einer Querverschiebung des unteren Teils des Beckens, während die Asymmetrie des Foramen obturatoris dessen Rotation offenbart. Wenn wir die Diskontinuität nicht erkennen, können wir während der Operation in eine unerwartete Situation geraten, die ein doppeltes Szenario haben kann. Entweder unterschätzen wir die biomechanischen Gegebenheiten und verwenden eine für diesen Fall ungeeignete Standardaugmentation, wie z.B. die Burch-Schneider-Schale (Abb. 3), oder wir haben noch ein massives acetabuläres Homograft zur Verfügung und lösen die Situation damit korrekt (Abb. 4). Wenn auf den Röntgenbildern der Verdacht auf eine Beckendiskontinuität besteht, können wir schräge (45°) Judet-Projektionen anfertigen, um die Linien der Pfannensäulen, insbesondere der hinteren Säulen, zu demonstrieren. Dies ist vergleichbar mit der seitlichen Röntgenaufnahme des Beckens. Am wichtigsten ist für uns aber nach wie vor die CT-Aufnahme mit 3D-Rekonstruktion (Abb. 5). Mit Hilfe der CT können dann Computermodelle konstruiert (Abb. 6) und bei Bedarf 3D-Modelle auf einem 3D-Drucker hergestellt werden (Abb. 7). Diese können dann als Vorlage für die Herstellung individueller Implantate dienen, um Diskontinuitäten auszugleichen (Abb. 8).

Unabhängig von den oben genannten Ursachen für die Diskontinuität steht der Operateur vor zwei großen Problemen. Erstens muss er sich mit der Beckentuberositas befassen und zweitens mit dem Knochendefekt, der in der Regel mit einer Beckendiskontinuität einhergeht. Im

Falle eines Knochenverlustes sind die Größe und die Art des Knochenverlustes entscheidend. Drei im Wesentlichen ähnliche Klassifizierungssysteme für Acetabulumdefekte sind heute am weitesten verbreitet: die Klassifizierung der American Academy of Orthopaedic Surgeons, die Paprosky-Klassifizierung und die Gross-Klassifizierung (1). Die Klassifikation der American Academy of Orthopaedic Surgeons muss nach Berry im Hinblick auf die Beckendissoziation weiter verfeinert werden. Die Paprosky-Klassifikation ist zu deskriptiv und enthält keine spezifische Einteilung für die Diskontinuität. Daher halten wir die einfache Klassifizierung von Gross für die praktischste. Sie umfasst fünf Typen. Bei Typ I liegt kein Knochenverlust vor, bei Typ II ein zentraler (kavitärer) Defekt, bei Typ III bereits ein peripherer (segmentaler) Defekt, der jedoch weniger als 50 % der Hüftpfanne betrifft. Bei Typ IV liegt ebenfalls ein segmentaler Defekt vor, der jedoch bereits mehr als 50 % der Hüftpfanne einnimmt und somit biomechanisch bedeutsam ist. Bei Typ V kommt eine Beckendiskontinuität hinzu. Während bei Typ III die üblichen Techniken (Fossa trabecularis mit Augmentation, Burch-Schneider-Schiene oder Harris-Acetabuloplastik) ausreichend sind, sind die Typen IV und V komplexer. Wird hier eine Augmentation verwendet, die nur für weniger schwere Defekttypen geeignet ist, besteht eine hohe Wahrscheinlichkeit des Versagens der Versorgung. Das Versagen kann zunächst als einfache röntgenstrahlendurchlässige Linie beobachtet werden, die dann vor allem nach medial und kranial fortschreitet, bis sie auch im Bereich der Fixierungselemente (Schrauben) auftritt, die allmählich brechen können. Als deutliche Lockerung der Augmentation gilt dann ein Versatz von mehr als 3 mm und eine Drehung der gesamten Struktur um 5° oder mehr. Die Diskontinuität selbst heilt in diesem Fall nicht aus.

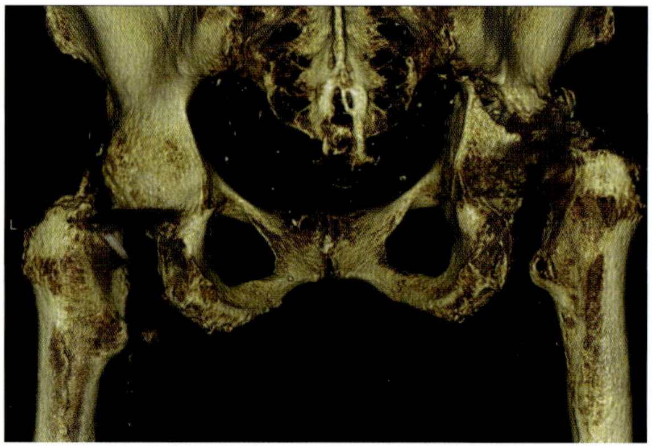

Abb. 5: Eindeutiger Befund einer linksseitigen Beckendiskontinuität auf der 3D-CT-Rekonstruktion.

Die chirurgische Behandlung dieser Zustände ist nicht einfach und erfordert immer eine sorgfältige präoperative Planung. Aus unserer Erfahrung und aus der internationalen Fachliteratur (es handelt sich um Studien an einzelnen, selten an Dutzenden von Fällen) geht hervor, dass ein Stützsystem vom Typ Burch-Schneider-Schiene allein bei einer Beckendiskontinuität nicht ausreicht. Die folgenden Regeln sollten daher immer befolgt werden:

1) Dekortikation der Hüftpfanne, Spongioplastik und Stabilisierung des Beckens,
2) Behandlung des Knochenverlustes,
3) Implantation einer starren Hüftpfannenkonstruktion mit perfekter Primärstabilität.

Die Einheilung der Diskontinuität selbst ist aufgrund der schlechten Knochenqualität, der minderwertigen Gefäßversorgung des Knochens und der sehr dünnen Kontaktflächen an der Hüftpfanne nicht einfach. Für die Stabilität im Bereich der Diskontinuität gibt es dann im Wesentlichen vier Möglichkeiten:

1) Plattenosteosynthese,
2) ein massives strukturelles Allograft, das in beiden Teilen des Beckens mit Schrauben befestigt und von einem Stützimplantat bedeckt wird,

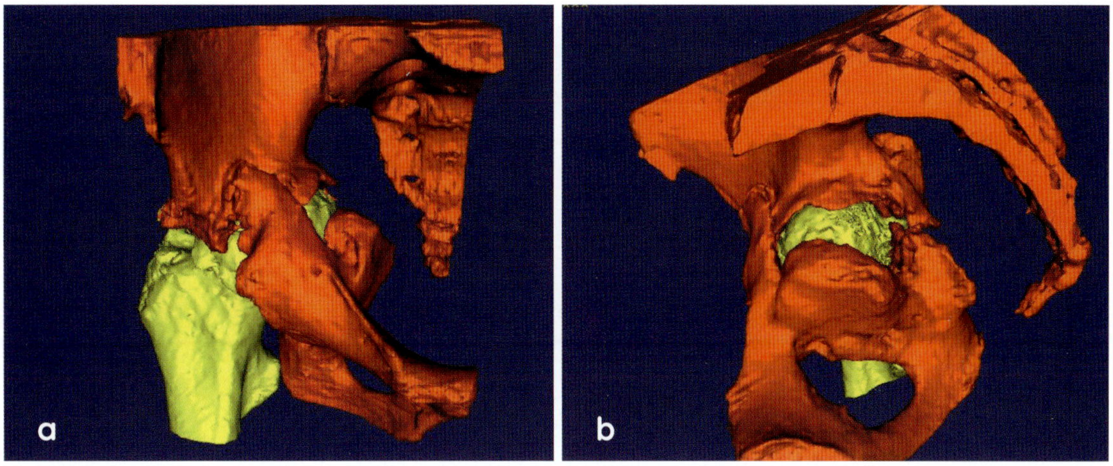

Abb. 6: Illustrative zweifarbige Computerrekonstruktion der Beckendissoziation (a, b).

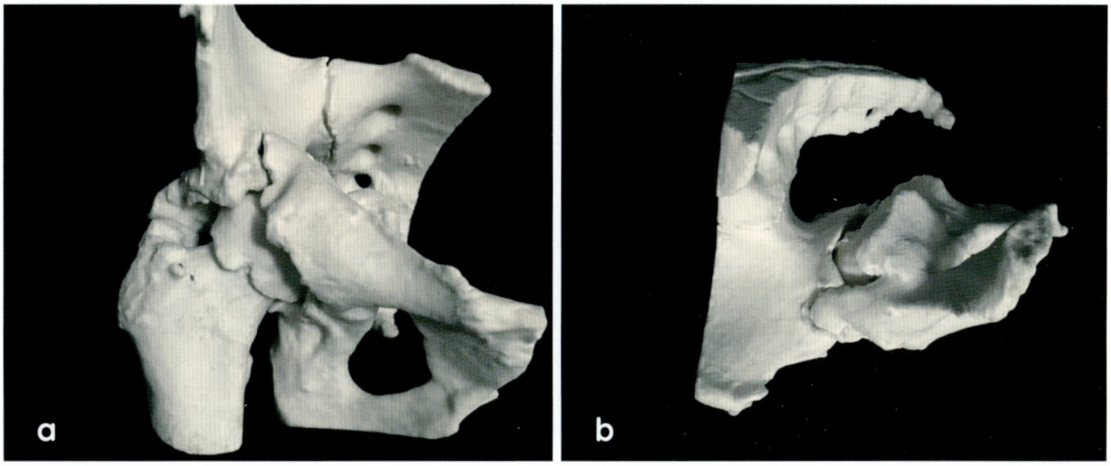

Abb. 7: 3D-Modell des Beckens mit posttraumatischer Subluxation (Diskontinuität) (a, b).

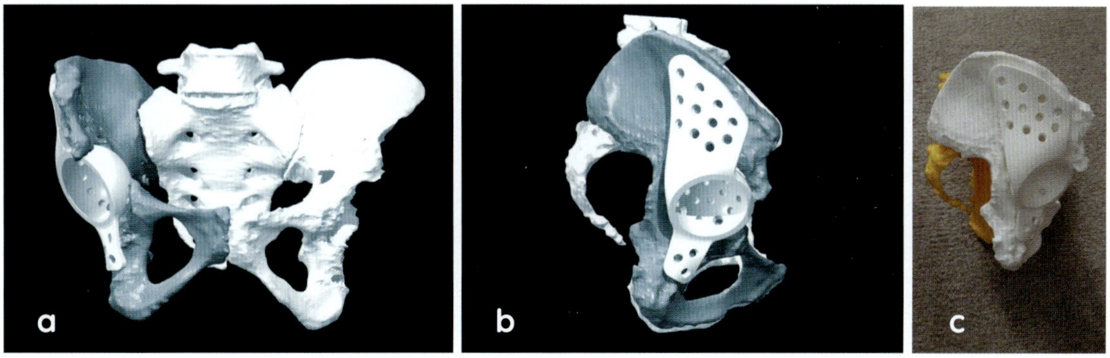

Abb. 8: Computermodell der Beckendiskontinuität mit individuellem Implantat (a, b) und 3D-Modell des Beckens mit dem Implantat (c).

3) eine große Pfanne aus hochporösem oder trabekulärem Metall, die von einem Stützimplantat bedeckt wird, oder
4) ein (custom made) Einzelimplantat (Abb. 8).

Die Plattenosteosynthese ist die klassische Lösung für das Problem. Sie kann in erster Linie durchgeführt werden, und nach der Heilung des Beckens wird der eigentliche Revisionsgelenkersatz vorgenommen. Bei intern kompensierten Patienten führen wir sowohl die Osteosynthese als auch den endoprothetischen Teil gleichzeitig durch, um den Patienten nicht zwei großen chirurgischen Eingriffen auszusetzen. Wir operieren immer unter antibiotischer Abschirmung und verwenden routinemäßig Cell-Saver bei größeren Blutverlusten. Je nach Frakturtyp, Lokalbefund und Zustand des Patienten entscheiden wir, ob eine Osteosynthese des hinteren Pfeilers allein ausreicht (Abb. 9) oder ob zusätzlich eine Osteosynthese des vorderen Pfeilers erforderlich ist (Abb. 10, 11). Ist nur eine Stabilisierung des hinteren Pfeilers indiziert, reicht der hintere Kocher-Langenbeck-Zugang sowohl für die Osteosynthese als auch für den eigentlichen endoprothetischen Eingriff aus. Wir identifizieren und schützen immer den N. ischiadicus. Wenn wir ihn auf Höhe der Hüftpfanne nicht finden, müssen wir seine Präparation distal im Bereich des M. abductor gluteus maximus beginnen. Dann durchdringen wir die Hüftpfanne, identifizieren das Tuberculum und führen eine Spongioplastik durch. Anschließend bringen wir eine modellierte Beckenrekonstruktionssplatte am hinteren Pfeiler in der üblichen Weise an und kümmern uns schließlich um den Gelenkersatz. Entscheiden wir uns für die Stabilisierung beider Beckenpfeiler, operieren wir erneut in Seitenlage. Zunächst behandeln wir die Hüftpfanne vom hinteren Zugang aus in der oben beschriebenen Weise, führen eine Osteosynthese des hinteren Pfeilers durch und vernähen die Wunde provisorisch. Dann kippen wir den Patienten leicht in Rückenlage, führen eine Plattenosteosynthese des vorderen Pfeilers über den vorderen ilioinguinalen Zugang durch und vernähen die Wunde. Dann kehren wir auf den Rücken zurück und beenden den endoprothetischen Teil (Rekonstruktion der Hüftpfanne oder Implantation der gesamten Versorgung). Vorher füllen wir den Knochendefekt immer mit einer Spongioplastik auf. Da wir aus eigener Erfahrung und aus der Literatur wissen, dass eine massive allogene Spongioplastik eines Hüftpfannendefekts nicht immer einheilt, sättigen wir das Graft immer mit dem Knochenmarkkonzentrat des Patienten, das eine große Anzahl an Stammzellen enthält. Über die so behandelte Defektfüllung platzieren wir in der Regel eine Burch-Schneider-Schale, die proximal an der Iliumachse und distal an der Ischiumachse verschraubt wird, und zementieren die Pfanne ein, in letzter Zeit meist ein Dual-Mobility-System, um Luxationskomplikationen vorzubeugen.

Die oben unter Punkt 2 und 3 genannten Varianten der Beckenstabilisierung, d.h. ein massives Homotransplantat oder ein großes hochporöses (poröses Tantal) oder trabekuläres Implantat, stellen die „Cup-Cage-Methode“ dar, bei der das Transplantat oder Implantat eine „Schale“ mit Schraubenfixierung im Becken ist. Dieser Teil des Konstrukts muss dann durch ein Stützimplantat („Cage“, meist vom Typ Burch-Schneider oder, in Frankreich, Kerboull-Schiene) geschützt werden. In unserer Abteilung streben wir generell biologische Verfahren an und bevorzugen daher die Technik mit einem strukturellen Homograft (Abb. 12), das in den Operationssälen ständig zur Verfügung steht (sowohl in der rechten als auch in der linken Version). Der Vorteil liegt vor allem in der Wiederherstellung der Hüftpfannenknochenmasse (das Transplantat baut sich mit der Zeit wieder auf), der Nachteil ist die schwierigere Modellierungstechnik und die anschließende Transplantatapplikation. Steht kein

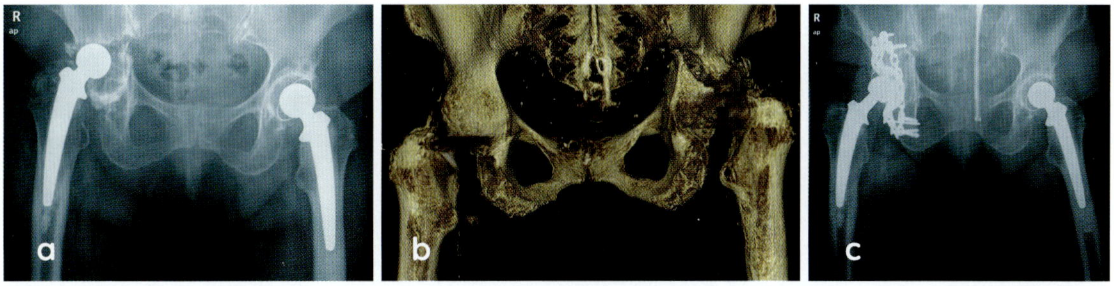

Abb. 9: Mann, 79 Jahre, Beckendiskontinuität (a), bestätigt durch 3D-CT-Rekonstruktion (Hinteransicht) (b) und Status nach Osteosynthese des hinteren Pfeilers mit einer Reko-Platte und Anlegen einer Burch-Schneider-Schale (c).

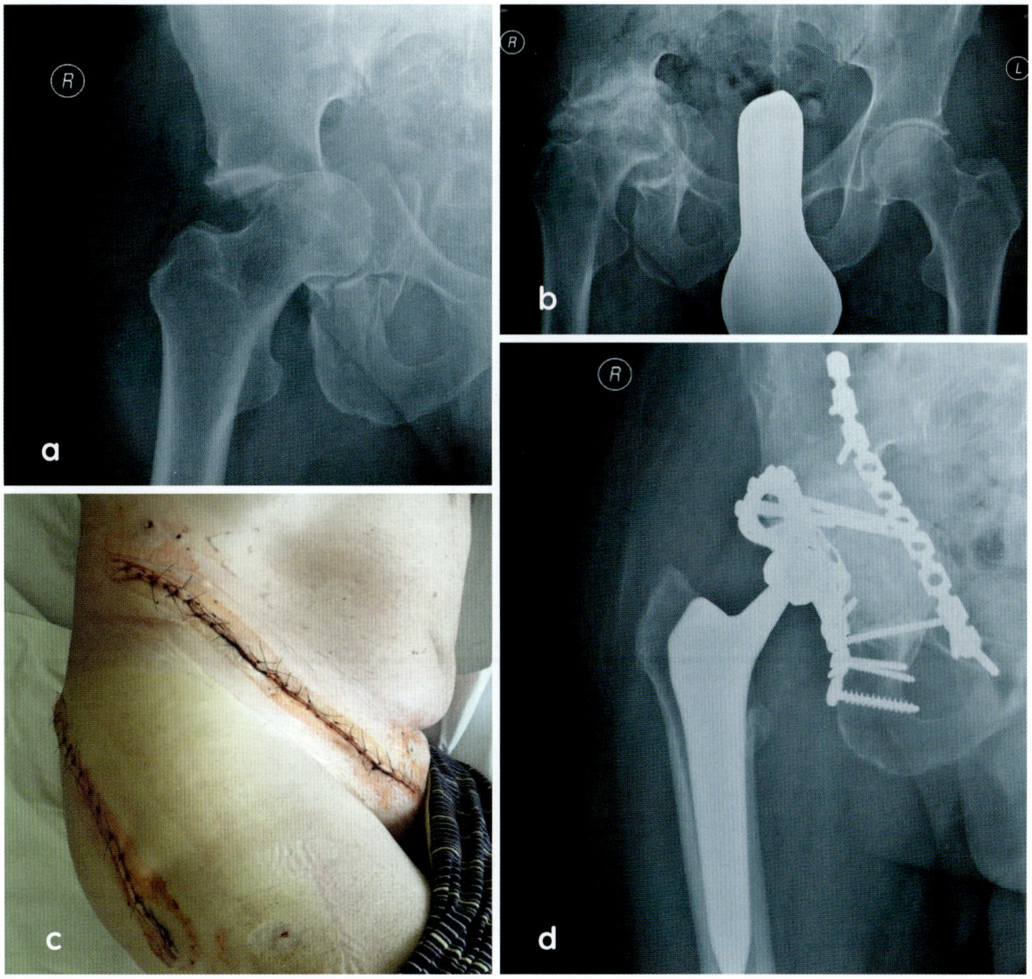

Abb. 10: Männlich, 52 Jahre, auswärts behandelte Beckenfraktur (a). Transfer mit Beckendiskontinuität zu uns (b). Die vordere und hintere Beckensäulenosteosynthese und die Hüftprothesenimplantation wurden gleichzeitig durchgeführt (c, d).

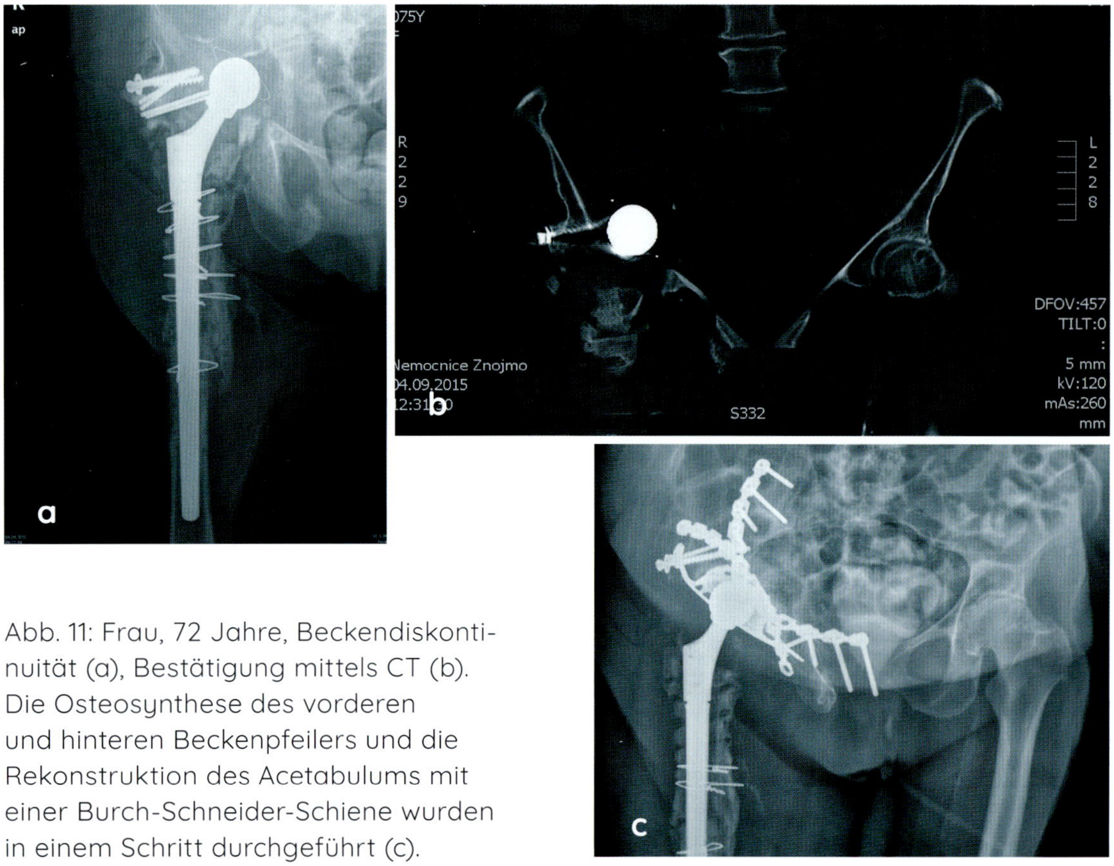

Abb. 11: Frau, 72 Jahre, Beckendiskontinuität (a), Bestätigung mittels CT (b). Die Osteosynthese des vorderen und hinteren Beckenpfeilers und die Rekonstruktion des Acetabulums mit einer Burch-Schneider-Schiene wurden in einem Schritt durchgeführt (c).

Hüftpfannenallotransplantat zur Verfügung, kann auch ein Transplantat aus dem distalen Oberschenkelknochen verwendet werden (2). Wir operieren in Seitenlage über den hinteren Kocher-Langenbeck-Zugang, identifizieren und schützen den N. ischiadicus, okkludieren die Beckentuberositas und füllen sie mit einer mit Knochenmarkkonzentrat gesättigten Spongioplastik auf. Anschließend präparieren wir das strukturelle Homograft und drücken es mit der Pressfit-Technik in den mit Spongioplastik aufgefüllten Bereich der ursprünglichen Hüftpfanne ein (Abb. 13). Anschließend fixieren wir das Transplantat mit Schrauben kranial im Os innominatum bzw. Os ilium und kaudal im Os ischium. Die neu gebildete Hüftpfanne („Cup") wird in der üblichen Weise gefräst und mit einer Burch-Schneider-Schiene („Cage") überlappt, die kranial und kaudal verschraubt wird. In diese zementieren wir die Pfanne ein (Abb. 14, 15), wobei wir heute Dual-Mobility-Systeme bevorzugen (Abb. 16). Nach der Operation entlastet der Patient die operierte Extremität für drei Monate. Dann lassen wir eine schrittweise Belastung bis zur Schmerzgrenze zu. Es kommt nicht selten vor, dass der Patient nach Abklingen der postoperativen Schmerzen früher mit der Belastung beginnt. Wir haben bisher noch kein Versagen dieser Konstruktion beobachtet.

Die Verwendung hochporöser oder trabekulärer Implantate bei Beckendiskontinuitäten wird seit Jahren von einer Reihe renommierter orthopädischer Chirurgen, insbesondere in den Vereinigten Staaten und Kanada, erörtert (Gross, Berry, Sculco, Cameron, Paprosky u.a.) (3). Alle sind sich darin einig, dass die Implantate so steif und hochporös wie möglich sein müssen, um den Beckenhilus zu heilen und eine Lockerung der Hüftgelenkpfanne zu verhindern. Dies wird durch das heute meist empfohlene „Cup-Cage-System“ erfüllt. Ist die zum Becken gewandte Oberfläche des Implantats nicht porös, d.h. lässt sie kein Knocheneinwachsen zu, ist sie mit der Zeit zum Versagen verurteilt (Abb. 3). Die Porosität früherer Materialien war geringer (z.B. nur 30–50 % bei einer porösen Titanoberfläche) als die von trabekulärem Metall (70–80 %). Das Problem kann darin bestehen, dass das Implantat bei einer vorgeformten Form nicht perfekt an den Knochen angepasst ist und die Osteointegration nicht stattfindet. Wenn ein Implantat aus weicherem, formbarem Metall besteht, ist es tendenziell dünn, und die für die Osteointegration notwendige poröse Schicht kann nicht aufgebracht werden. Eine der Grundvoraussetzungen ist daher eine ausreichende Steifigkeit des Implantats, das die Spongioplastik lange Zeit vor der Einheilung des Beckens schützen muss. Die Behandlung der Hüftpfanne selbst ist bei dieser Methode ähnlich wie bei den oben genannten Techniken, gefolgt vom Einsetzen einer großen unzementierten hochporösen Pfanne. Im Falle eines lokalen segmentalen Defekts kann dieser durch ein entsprechendes Segment ergänzt werden. Besteht kein perfekter Kontakt zwischen Pfanne und Segment, wird der verbleibende Raum mit Zement aufgefüllt. Anschließend wird die Pfanne mit Schrauben am Becken fixiert. Das Design ist also praktisch identisch mit der Technik, bei der ein strukturelles Hüftpfannenallotransplantat verwendet wird. Die implantierte Pfanne wird dann durch eine Burch-Schneider-Schale geschützt, die sowohl an der Darmbein- als auch an der Sitzbeinachse befestigt wird. In dieses Konstrukt wird dann eine Standardpolyethylenpfanne einzementiert. Schließlich wird empfohlen, den gesamten Bereich mit Spongiosa aufzufüllen.

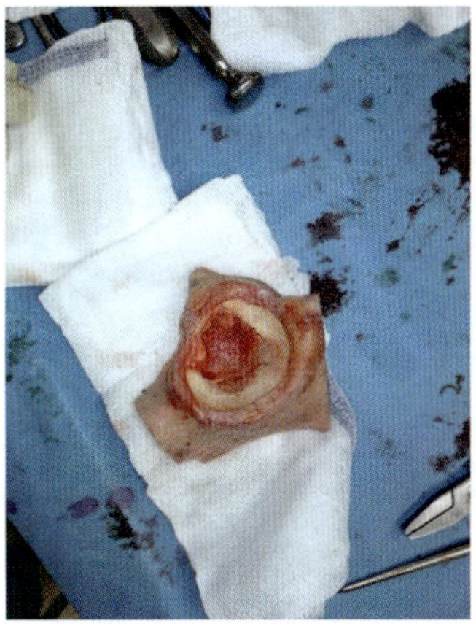

Abb. 12: Massives strukturelles Homograft des Acetabulums.

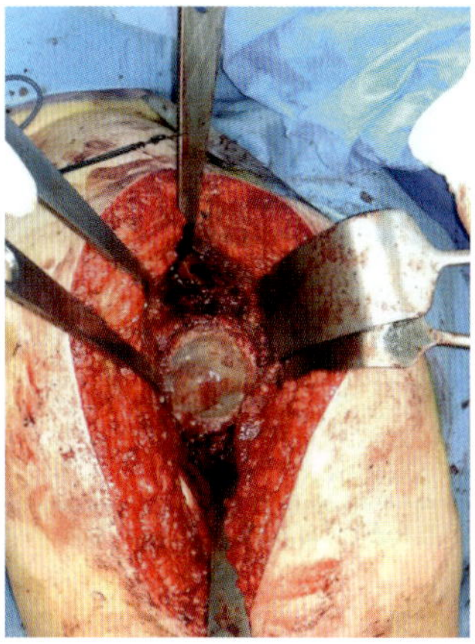

Abb. 13: Neoacetabulum nach Einbringen des strukturellen Allograft in den ursprünglichen Beckendefekt.

Die letzte derzeit akzeptierte Lösung ist die Verwendung eines massiven individuellen Stützimplantats mit drei Schienen (für die Schraubenbefestigung in der Ilium-, Ischium- und Pubisachse), das auf der Grundlage einer CT-Rekonstruktion hergestellt wird („Triflange Cage“). Das Implantat sollte idealerweise unzementiert sein, wiederum mit einer hochporösen Oberfläche. Die Diskontinuität selbst wird wie oben beschrieben behandelt. Anschließend wird ein individuell angefertigtes Implantat eingesetzt und mit Schrauben im Becken fixiert. Die Pfanne wird dann in dieses Konstrukt implantiert (4). Die Nachteile dieser Implantate sind die hohen Kosten, die schlechtere Verfügbarkeit, die Unmöglichkeit, sie während der Operation zu modifizieren, und das Fehlen von Langzeitergebnissen in der internationalen Fachliteratur bis heute.

Keines der oben genannten Verfahren ist eine Universallösung für eine Beckendiskontinuität, und es ist Sache des Chirurgen, die für den Patienten am besten geeignete Methode zu wählen. Andernfalls besteht die Gefahr von Komplikationen in Form von Konstruktionsfeh-

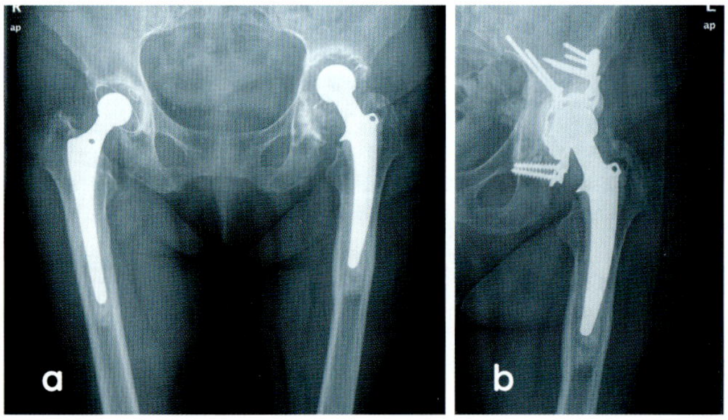

Abb. 14: Beckendiskontinuität bei liegender Hüftendoprothese (a), Status nach der Revisionsoperation mit massivem Homograft und Burch-Schneider-Schiene (b).

lern und einer fehlenden Heilung des Beckens. Daher empfehlen die meisten Autoren eine Entlastung der operierten Extremität für drei bis sechs Monate. In der Literatur wird über Komplikationen in einem weiten Bereich von 25 bis 80 % berichtet. Zu den häufigsten gehören neben dem Versagen der Operation die postoperative Luxation, die Verletzung des N. ischiadicus oder des N. gluteus superior sowie Infektionen. Luxationen werden in 15 bis 30 % der Fälle berichtet. In unserer Abteilung folgen wir dem „französischen" Weg und verwenden bei diesen Revisionen Dual-Mobility-Systeme, mit denen wir seit vielen Jahren die besten Erfahrungen gemacht haben. Eine Verletzung des N. ischiadicus kann bereits beim primären chirurgischen Zugang auftreten, wo seine Identifizierung in den Narben nicht immer einfach ist und der Nerv oft direkt hinter dem hinteren Rand des Acetabulums liegt. Außerdem kann er bei der Vorbereitung des Os ischium für die Platte oder das Stützimplantat verletzt werden. Der Nerv kann auch durch nach dorsal austretenden Zement thermisch geschädigt werden. Nicht zuletzt kann der N. ischiadicus „überdehnt" werden, wenn die Gliedmaße deutlich verlängert werden. Dabei ist zu beachten, dass bei Revisionseingriffen die Toleranz des Nervs gegenüber Dehnungen aufgrund von Narbenbildung deutlich geringer sein kann als bei Primäreingriffen. Der N. gluteus superior kann bei der Hochpräparation am Darmbein verletzt werden. Seine Läsion und damit der Befall des M. gluteus medius und des M. gluteus minimus führt zu einer Beckeninsuffizienz mit all ihren Folgen (siehe separates Kapitel). Eine Infektion ist in diesen Fällen meist ein größeres Risiko als bei der primären Endoprothetik. Die Patienten sind nicht selten mangelernährt, ionisch unausgeglichen, haben einen dekompensierten Diabetes usw., sind also generell geschwächt. Man geht heute davon aus, dass Bakterien im menschlichen Gewebe und damit auch in Operationswunden normal vorhanden sind und dass es nicht mehr so sehr um ihre Einschleppung in das Operationsgebiet geht, sondern „nur" um eine Veränderung ihres Verhaltens im Sinne einer verstärkten Vermehrung, die bei einem geschwächten Individuum viel leichter erfolgt. Die Störung des Gleichgewichts zwischen dem Körper und den Bakterien wird beispielsweise auch durch die Anwendung schlampiger Operationstechniken und die Exposition des Gewebes während langer Operationszeiten begünstigt. Die Tendenz der Bakterien, sich in der Operationswunde zu vermehren, kann durch die Verwendung von antibiotikahaltigem Zement, die Beschichtung nicht zementierter Implantate mit antibiotikahaltigem Hydrogel, die Sättigung der Spongiosa mit Antibiotika usw. eingedämmt werden.

Das primäre Ziel ist die Stabilisierung des Beckens mit Heilung und Wiederherstellung der Knochenmasse. Sowohl biologische als auch mechanische Faktoren sind sehr wichtig, aber die Biologie ist entscheidend (wenn das Becken nicht einheilt, wird das beste Implantat nach einer gewissen Zeit versagen). Die Heilung der Spongioplastik mit autologem Knochenmarkkonzentrat zu fördern, ist zumindest sinnvoll. Trabekuläre Metallimplantate scheinen aufgrund

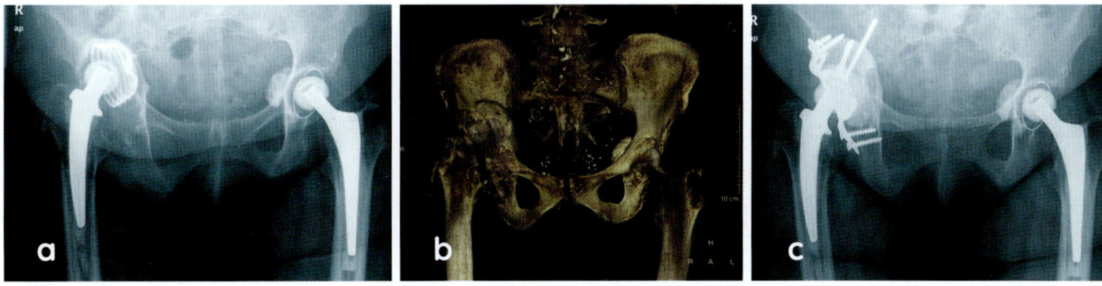

Abb. 15: Lockerung einer unzementierten Hüftpfanne (a) mit im CT nachgewiesener Beckendiskontinuität (b) und Zustand nach Cup-Cage-Rekonstruktion unter Verwendung eines massiven Homograft (c).

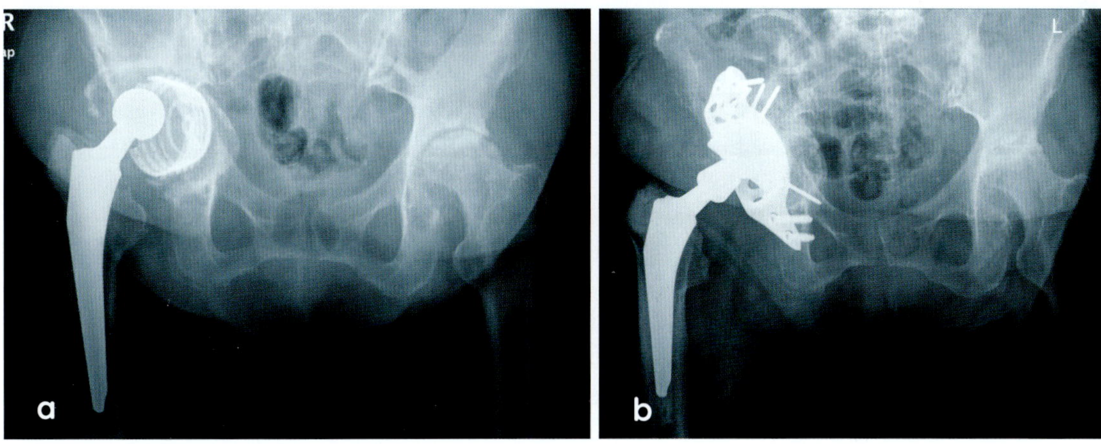

Abb. 16: Lockerung der Hüftpfannenkomponente bei T-förmiger Beckendiskontinuität (a). Der Zustand wurde mit einem Hüftpfannen-Allotransplantat, einem custom made Implantat und einem dual Mobility System behandelt (b).

ihrer Porosität und Elastizität eine vollwertige Alternative zu massiven Strukturtransplantaten oder Plattenosteosynthesen zu sein. Der Chirurg muss in der Lage sein, die richtige Behandlungstechnik auszuwählen, und er muss natürlich auch in der Lage sein, den Eingriff korrekt und schnell durchzuführen, und er muss versuchen, das Risiko von Komplikationen, insbesondere von Infektionen, so weit wie möglich zu minimieren.

1. Gross AE. Restoration of acetabular bone loss. J Arthroplasty. 2006; 21(Suppl 1):117–120.
2. Rossman SR, Cheng EY. Reconstructing pelvic discontinuity and severe acetabular bone loss in revision hip arthroplasty with a massive allograft and cage. J Bone Joint Surg Am, Essent Surg Tech. 2016; 24;6(3):e30.
3. Mäkinen TJ, Kuzyk P, Safir OA et al. Role of cages in revision arthroplasty of the acetabulum. J Bone Joint Surg Am. 2016; 98:233–242.
4. Taunton MJ, Fehring TK, Edwards P et al. Pelvic discontinuity treated with custom triflange component. Clin Orthop Relat Res. 2012; 470:428–434.

4. Position der Hüftpfanne und der Hüftpfannenkomponente

Die Position der Pfannenkomponente des Hüftgelenkersatzes ist entscheidend für das Ergebnis der Operation. Sie beeinflusst nicht nur den (durch ein mögliches Impingement eingeschränkten) Bewegungsumfang und die Stabilität der Endoprothese, sondern auch die Größe der auf die Kontaktflächen wirkenden Kräfte und damit den Abrieb der Komponenten. Eine Neigung der Gelenkpfanne unter 45° reduziert den Flexions- und Abduktionsbereich, während eine Neigung über 45° die Adduktion und Rotation einschränkt. Eine größere Anteversion der Hüftpfannenkomponente erhöht die Flexion und Innenrotation und verringert die Extension und Außenrotation des Hüftgelenks. Eine Neigung zwischen 45° und 55° bietet einen besseren Bewegungsumfang und mehr Stabilität bei angemessener Anteversion der Hüftpfanne und des Oberschenkels (1). Eine Erhöhung der Anteversion der Hüftpfannenkomponente von 0° auf 30° geht mit einer Vergrößerung der Kontaktfläche zwischen den Komponenten und somit mit einer Verringerung der Belastungskräfte auf die Gelenkflächen der Endoprothese einher. Mit zunehmender Neigung der Hüftpfannenkomponente nimmt die Kontaktbelastung auf das kraniodorsale Segment des Gelenks zu (1). Im Hinblick auf die Stabilität bzw. das Impingement der Hüftendoprothese postulierten Lewinnek et al. (2) 1978 eine „sichere Zone" der Hüftpfannenkomponentenimplantation: 15° ± 10° Anteversion und 40° ± 10° Inklination (2). Spätere Arbeiten (Barrack 2013, Biedermann 2005, Jolles 2002, McCollum 1990, Widmer 2004) definierten den sicheren Bereich viel breiter: 4°–40° Anteversion, 30°–55° Inklination. Berücksichtigt man sowohl die Stabilität als auch den Abrieb, wird der Bereich der idealen Position der Pfannenkomponente (die sogenannte „Landing Zone") deutlich eingeschränkt. Auch der Durchmesser des Kopfes und die Anteversion der Schaftkomponente müssen berücksichtigt werden. Bei einem Kopfdurchmesser von 36 mm und einer Anteversion der Femurkomponente von 20° beträgt die „Landezone" der Hüftpfannenkomponente beispielsweise 46° ± 12° Inklination und 15° ± 4° Anteversion (3). Die häufigste Ursache für eine Fehlstellung der Hüftpfannenkomponente ist die Unerfahrenheit des Operateurs oder ein übergewichtiger Patient (4).

Eine der wichtigsten Eigenschaften einer implantierten Hüfttotalendoprothese ist die Stabilität. Im Jahr 2013 wiesen Murphy et al. (5) anhand von CT-Scans bei Dutzenden von Patienten nach, dass bei weitem nicht alle Hüftpfannenkomponenten in Fehlstellung zur Instabilität und damit zur Luxation neigen. Dies deutet eindeutig darauf hin, dass es neben der Position der Femurkomponente noch andere Faktoren geben muss, die die Stabilität der Hüftpfannenkomponente erheblich beeinflussen, insbesondere über einen längeren Zeitraum nach der Implantation. Seit vielen Jahren werden die Beziehung zwischen Wirbelsäule und Becken untersucht (6). 2014 begann Radek Hart in Zusammenarbeit mit deutschen Kollegen eine Studie, in der die Position des Beckens oder der Hüftpfanne in Abhängigkeit von der Körperposition (Stehen, Sitzen, Liegen) untersucht wurde (7). Sie stellten die Hypothese auf, dass die Veränderung der Beckenposition die Ursache für Hüftprothesenluxationen auch viele Jahre nach der Operation sein könnte. Um das lumbo-pelvine-femorale Gleichgewicht zu verstehen, ist es notwendig, die grundlegenden Gleichgewichtsparameter zu kennen (eine detaillierte Beschreibung ist im Kapitel Hüft-Wirbelsäulen-Syndrom vorhanden). Zusätzlich zu den grundlegenden Beckenparametern (Beckenkippung – PT, Beckeninzidenz – PI und Sakralneigung – SS) hat die Forschungsgruppe auch mit der sogenannten anterioren Ebene des Beckens gearbeitet. Sie wird

	Anteriore Beckenebene (Grad)	Aktuelle Anteversion (Grad)	Aktuelle Neigungen (Grad)
A	0,00	15,00	45,00
N	5,00	11,30	46,80
T	10,00	5,80	47,60
E	15,00	0,20	48,20
R	20,00	-5,50	48,50
I	25,00	-11,00	48,50
O	30,00	-16,00	48,50
R			
P			
O	0,00	15,00	45,00
S	5,00	21,40	44,50
T	10,00	25,80	42,90
E	15,00	29,70	41,00
R	20,00	33,20	38,70
I	25,00	36,20	36,00
O	30,00	39,00	33,00
R			

Abb. 1: Tabelle zur Neuberechnung der Beckenposition (Neigung) in der Frontalebene und der aktuellen Position der Hüftpfanne (Anteversion und Neigung).

als anteriore Beckenebene (APP) bezeichnet und von drei Punkten gebildet: den Spinae iliacae anteriores bzw. superiores und der Symphysis pubis. Der Winkel, den sie mit der Vertikalen oder der Frontalebene bildet, wird als anteriore Beckenkippung (APT) bezeichnet, die dem allgemein verwendeten PT entspricht. Dies ist eine zweite Möglichkeit der PT-Messung, die klinisch vor allem von orthopädischen Chirurgen verwendet wird, die sich auf die Implantation von Hüftprothesen spezialisiert haben (die „klassische" radiologische Messung der PT von der Mitte der S1-Endplatte bis zur Mitte der Hüftköpfe wird eher von Wirbelsäulenchirurgen verwendet). Die APP wurde erstmals 1922 von Robinson beschrieben und bildete auch die Grundlage für Lewinneks (2) Definition der sicheren Zone (der Begriff APP ist seither mit seinem Namen verbunden). APP ist auch der grundlegende Parameter, von dem die nächsten Schritte bei der navigierten Implantation einer Hüftpfannenkomponente abgeleitet werden.

Die APP und damit auch die APT variieren je nach Position des Patienten. In sitzender Position ist die APP stärker nach hinten gekippt, wodurch die APT (und PT) zunimmt und die SS abnimmt. Deutsche Kollegen haben die Position (Neigung) des Beckens in der Frontalebene auf die tatsächliche Position der Hüftpfanne (Anteversion und Inklination) umgerechnet – ihre Tabelle (Abb. 1) zeigt deutlich, dass mit zunehmender APT (hintere Beckenkippung, sitzend) die Anteversion der Hüftpfanne zunimmt und die Inklination abnimmt (8). Für diese Studie stand Hart ein Ultraschallgerät mit einer linearen Sonde und zwei Navigationsmarkern zur Verfügung, von denen einer als Referenz diente und der andere an der Ultraschallsonde befestigt war. Ein Smartphone diente als Ortungsgerät, um die Position der Ultraschallsonde in Bezug auf die Referenzmarkierung zu bestimmen. Auf dem Tablet war eine Software (NaviHip) installiert, um die APP zu berechnen. Smartphone und Tablet waren über WLAN miteinander verbunden. Das Ultraschallgerät wurde über einen USB-Anschluss mit dem Tablet verbunden (Abbildung 2). Mit der Ultraschallsonde wurden alle drei Punkte, aus denen sich die APP zusammensetzt (liegend, sitzend und stehend), gemessen (Abbildung 3). Bei einer Gruppe gesunder Probanden (20 Männer und 20 Frauen) wurde festgestellt, dass die durchschnittliche Beckenkippung im Stehen und im Liegen 6° nach ventral und im Sitzen 18° nach dorsal beträgt, was einer durchschnittlichen Differenz von 24° entspricht und mit den Untersuchungen von Philippot et al. übereinstimmt (9). Beträgt der Unterschied mehr als 30°, spricht man von einer Hypermobilität des Wirbelsäulenbeckens (kann bei jungen Menschen und bei Frauen normal sein), bei weniger als 10° von einer Steifheit des Wirbelsäulenbeckens. Die Hypermobilität hat in der Regel keine negativen Folgen und kann sogar von Vorteil sein, da der Patient bei Positionswechseln weniger Bewegung in den Hüften benötigt. Beim Sitzen kann es jedoch zu einer Lumbalkyphose kommen. Bei gesunden Personen unterscheiden sich die Werte der APT in stehender und liegender Position nicht signifikant oder die APT in liegender Position ist größer (jedoch nicht mehr als 5°), was auf eine größere Lordose zurückzuführen ist. Bei einer Kippung des Beckens nach hinten in der Sitzposition nimmt die Anteversion zu und die Acetabulumneigung ab. Der Durchschnittswert der Anteversion der Hüftpfanne im Stehen und im Liegen (d.h. zum Zeitpunkt der Implantation der Hüftpfannenkomponente) betrug nach der Neuberechnung 10°, während sie im Sitzen auf durchschnittlich 30° ansteigt (um Platz für den proximalen Femur zu schaffen, der sich im Sitzen auf etwa 60°–70° beugt). Eine Zunahme der Anteversion im Sitzen um mehr als 25° tritt bei 60 % der Probanden auf. Dies ist entscheidend für die Stabilität des Hüftgelenkersatzes – insbesondere in der Position mit dem höchsten Risiko für eine Luxation, d.h. im Sitzen. Wenn eine solche signifikante Zunahme der Anteversion im Sitzen nicht eintritt, besteht die Gefahr einer Prothesenluxation. Damit liegt die Anteversion der Hüftpfannenkomponente in ihrer Bedeutung für die Stabilität der Prothese deutlich vor der Inklination.

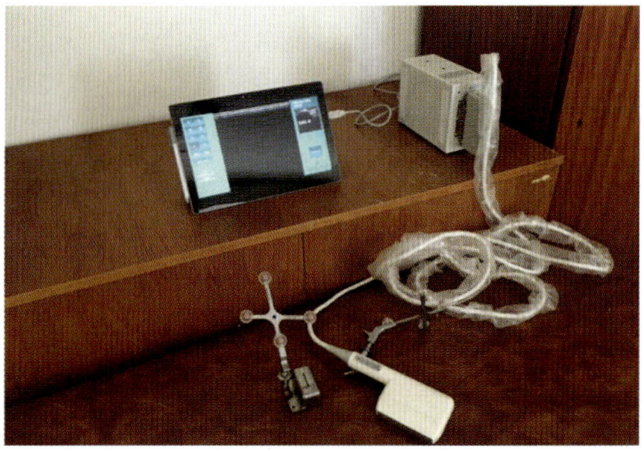

Abb. 2: Angeschlossenes Ultraschallmesssystem (weitere Beschreibung siehe Text).

In der nächsten Phase der Forschung konzentrierte man sich auf den Vergleich von APT-Messungen per Ultraschall und mit seitlichen Röntgenaufnahmen. Man stellte fest, dass beide Methoden in dieser Hinsicht gleichwertig sind. Im Gegensatz zu gesunden Probanden nimmt bei vielen Patienten die APT und damit die Anteversion der Hüftpfanne in sitzender Position

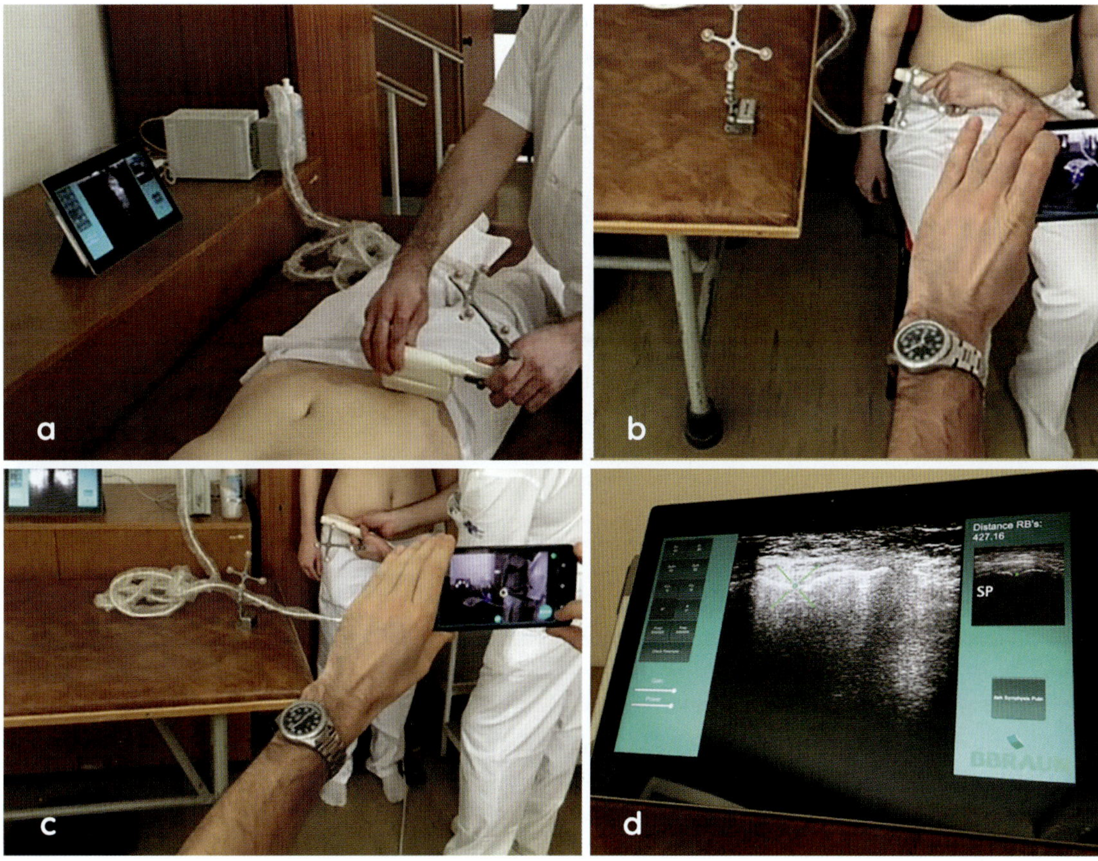

Abb. 3: Ultraschallmessverfahren in jeder Position (a–c) und Darstellung der Ultraschalluntersuchung auf dem Monitor (d).

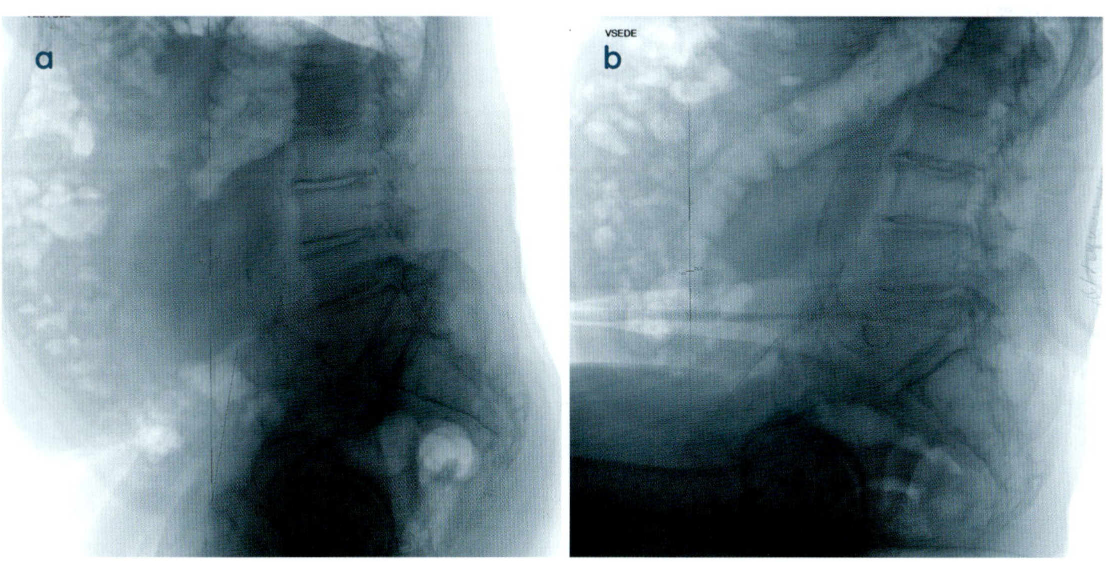

Abb. 4: Beispiel eines Patienten vor der Implantation einer Hüftprothese mit einem unaufälligen APT in sitzender Position (hier um 30°) (a, b).

vor der Hüftprothesenoperation nur unwesentlich zu (Abb. 4, 5). Dabei handelt es sich meist um Patienten mit chronischer Lumbalgie oder nach lumbalen Fusionen. Nach weltweiten Statistiken können bei 30 % der Patienten unter 60 Jahren und 55 % der Patienten über 60 Jahren radiologische Anzeichen einer Einschränkung der Dynamik der Lendenwirbelsäule nachgewiesen werden. Eine Wirbelsäulenversteifung oder eine fortgeschrittene Spondylose schränken die Flexibilität der Lendenwirbelsäule und damit die Möglichkeit einer ausreichenden Veränderung der APT im Sitzen erheblich ein. In diesen Fällen sollte bei der Implantation der Hüftpfannenkomponente darauf Rücksicht genommen und die Komponente mit einer größeren Anteversion implantiert werden. Um ein exaktes Arbeiten zu ermöglichen, verwenden viele Chirurgen eine Computernavigation (Abb. 6). Nach der Operation ist es sinnvoll, die Position der Hüftpfannenkomponente sowohl im Stehen als auch im Sitzen zu überprüfen (Abb. 7). Bei Frauen ist die Anteversion der Hüftpfanne im Durchschnitt 3,5° größer als bei Männern (10). Die Implantation der Hüftpfannenkomponente hinsichtlich ihrer Anteversion sollte daher individuell erfolgen. Eine Einschränkung der Flexibilität der Wirbelsäule ist eindeutig mit einem höheren Risiko für eine Hüftgelenkluxation verbunden.

Dies kann zusammen mit einer kompensatorisch erhöhten Femurbeweglichkeit zu Impingement und Luxation (auch im Spätstadium) führen (11). Das Wirbelsäulen-Becken-Hüft-System kann man sich auch als zwei voneinander abhängige Verbindungen (Scharniere) mit eingeschränkter Bewegung vorstellen, wobei der spinopelvine Komplex die hintere Verbindung darstellt, die eine Rückwärtsbewegung ermöglicht, und die Hüfte die vordere Verbindung, die eine Vorwärtsbewegung ermöglicht. Wenn das hintere Scharnier steif wird, muss das vordere Scharnier kompensatorisch den Bewegungsumfang vergrößern. So kann eine stärkere Beugung der Hüfte, wie zum Beispiel beim Aufstehen aus dem Sitzen, bei einer implantierten Endoprothese zu einem anterioren Impingement mit anschließender posteriorer Luxation führen. Umgekehrt muss bei einer Versteifung des vorderen Gelenks, meist bei einer Coxarthrose, der Bewegungsumfang des lumbosakralen Übergangs vergrößert werden, damit der Patient aufrecht sitzen kann. Es wurden drei Varianten der spinopelvinen Rigidität beschrieben. Im ersten Fall verändert sich der PT beim Übergang vom Stehen zum Sitzen um weniger als 10°, so dass die Beckenbewegung geringer ist als sie sein sollte, das Becken aber noch nicht fixiert ist. Im zweiten Fall ist das Becken in Anteversion fixiert, so dass es überhaupt nicht rotiert (auch nicht im Sitzen). Stehen ist in diesem Fall weiterhin möglich. Dieser Fall wird auch als rigide und ausgeglichen bezeichnet. Im dritten Fall ist das Becken in Retroversion fixiert und dreht sich im Stehen nicht zurück. Dieser Fall wird auch als rigide und unbalanciert bezeichnet.

Eine Abnahme des PT (anteriore Beckenkippung) führt also zu einer funktionellen Retroversion der Hüftpfanne, während umgekehrt eine Zunahme des PT zu einer funktionellen Anteversion der Hüftpfanne führt. Ein Anstieg des PT um 1° erhöht die funktionelle Anteversion der Hüftpfanne um 0,7° (12). Bei der durchschnittlichen PT-Erhöhung von 24°, die wir beim Übergang vom Stehen zum Sitzen festgestellt haben, erhöht sich die Anteversion der Hüftpfanne also um etwa 17°. Während bei gesunden Personen die PT-Werte in stehender und liegender Position mehr oder weniger gleich sind, ist dies z.B. bei Patienten mit sagittaler Beckendeformität nicht der Fall. In diesen Fällen zeigen die in Rückenlage aufgenommenen Röntgenbilder nicht die tatsächliche funktionelle Position des Beckens und somit auch nicht die Anteversion der Hüftpfanne. Normalerweise führt die Vergrößerung des PT in Rückenlage zu einer besseren Abdeckung des Kopfes nach dorsal. Dies verringert das Risiko einer Luxation und schützt auch vor einem ventralen femoroacetabulären Impingement. Bei Patienten mit

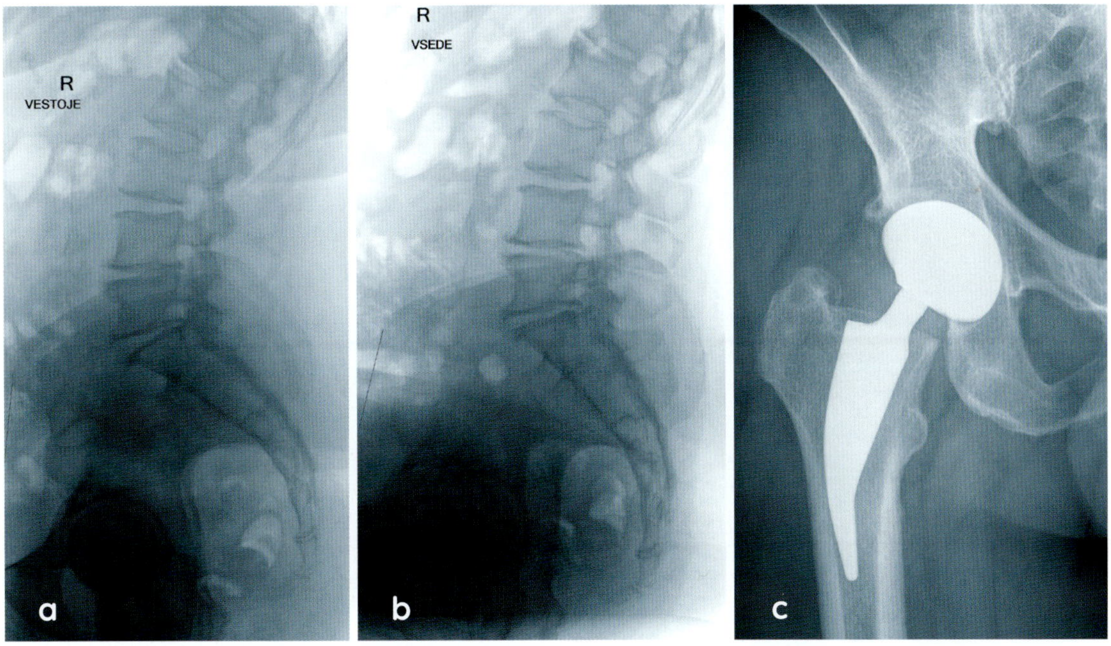

Abb. 5: Beispiel eines Patienten vor der Hüftprothesenimplantation mit nur unbedeutender Erhöhung der APT im Sitzen (hier um 8°) (a, b). Zustand nach der Implantation, Anteversion der Pfannenkomponente von 25° (c).

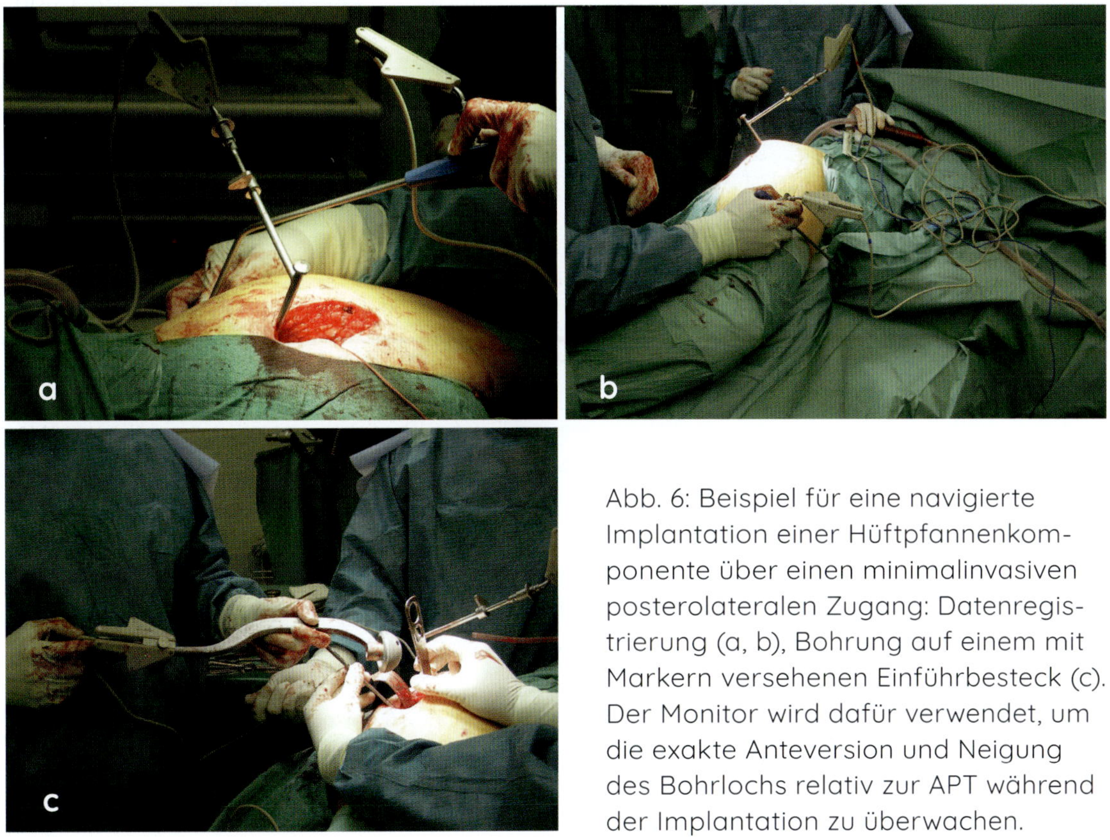

Abb. 6: Beispiel für eine navigierte Implantation einer Hüftpfannenkomponente über einen minimalinvasiven posterolateralen Zugang: Datenregistrierung (a, b), Bohrung auf einem mit Markern versehenen Einführbesteck (c). Der Monitor wird dafür verwendet, um die exakte Anteversion und Neigung des Bohrlochs relativ zur APT während der Implantation zu überwachen.

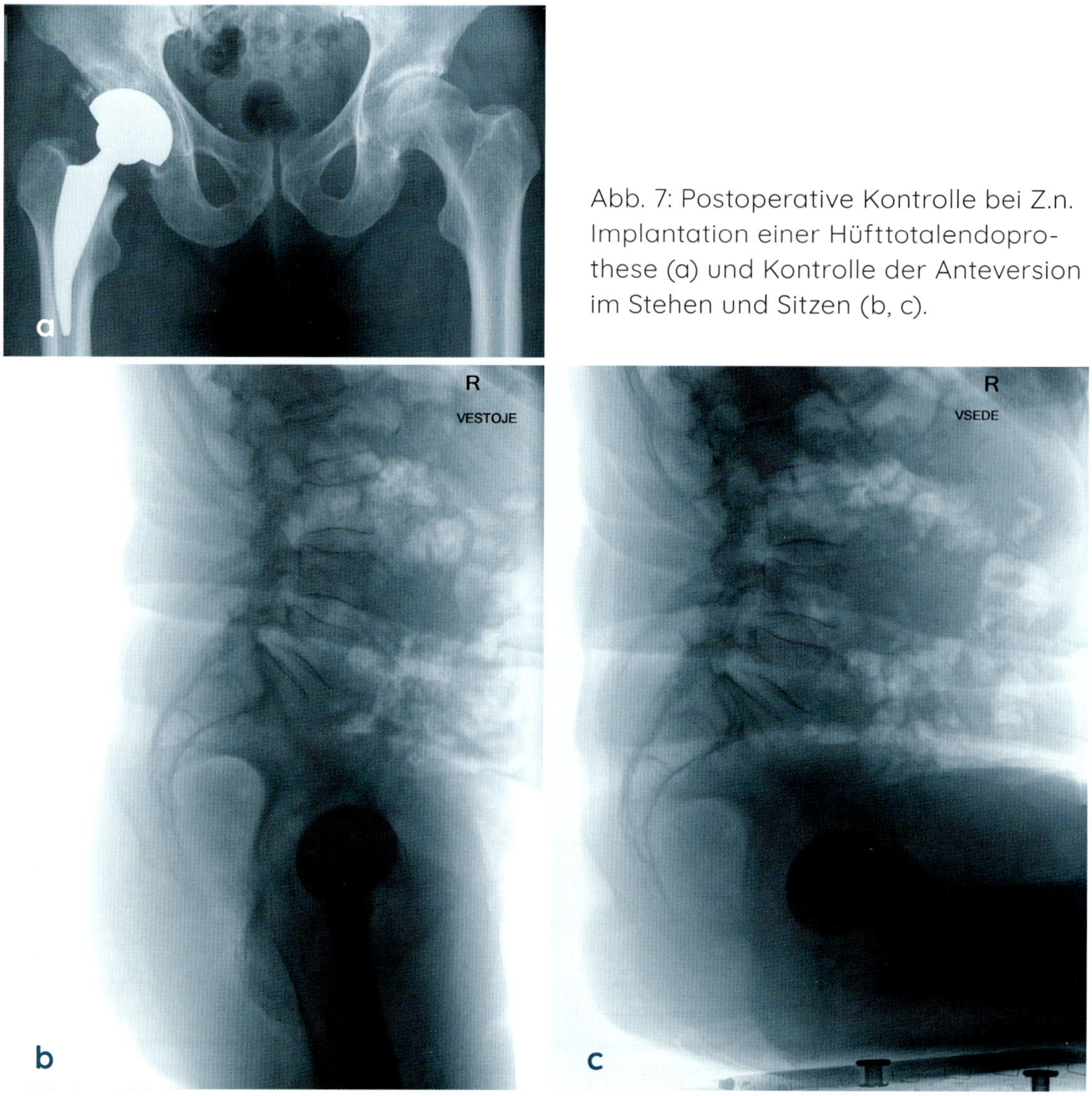

Abb. 7: Postoperative Kontrolle bei Z.n. Implantation einer Hüfttotalendoprothese (a) und Kontrolle der Anteversion im Stehen und Sitzen (b, c).

einer sagittalen Gleichgewichtsstörung der Wirbelsäule finden wir bereits im Stehen einen vergrößerten PT als ersten Kompensationsmechanismus. Die Anteversion des Acetabulums ist in diesen Fällen bei zwei Dritteln der Patienten größer als 25°. Dies schränkt die Fähigkeit des Beckens, angemessen auf Lageveränderungen zu reagieren, erheblich ein. Die Implantation der Hüftpfannenkomponente entsprechend den Pfannenrändern führt hier zu einer übermäßigen funktionellen Anteversion, die mit dem Risiko von anterioren Luxationen (13), einer stärkeren Belastung der Implantatkanten und Abrieb einhergeht. Der zweite Kompensationsmechanismus bei diesen Patienten ist eine Hyperextension des Hüftgelenks im Verhältnis zum retrovertierten Becken, welches für den aufrechten Stand notwendig ist. Dies erhöht das Risiko eines posterioren Implantat-Impingements und einer nachfolgenden anterioren Luxation.

Sowohl das anteriore als auch das posteriore Impingement stellen ein großes Problem für den Hüftgelenkersatz dar und führen zu schlechten Ergebnissen. Es führt nicht nur zu Instabilität und erhöhtem Verschleiß, sondern auch zu ausgeprägten Schmerzen des Patienten

(14). Der Chirurg kann das Risiko eines Impingements verringern, indem er einen Kopf mit größerem Durchmesser wählt. Das Wichtigste ist jedoch die Implantation der Komponenten in der richtigen Position. Diese sollte individuell angepasst werden. Dies präsentiert sich insbesondere bei der Pfannenkomponente als Herausforderung. Eine sorgfältige präoperative Planung, einschließlich der Untersuchung der Wirbelsäule und gegebenenfalls der Verwendung der Computernavigation während der Operation (15), ist eine Voraussetzung für die Implantation der Hüftpfannenkomponente in der richtigen Position. Hart führt die navigierte Implantation von Hüftpfannenkomponenten seit 2002 mit sehr guten Ergebnissen durch (16). Eine korrekte Anteversion der Pfanne ist besonders für die Stabilität des Hüftgelenkersatzes wichtig. Eine Fehlstellung der Pfanne kann nur durch eine Reimplantation behoben werden (17).

Lazennec (Paris) hat mit seiner Forschung in den letzten 15 Jahren einen großen Fortschritt in Hinblick auf die Prothesenposition erzielt. Er verwendet das Ganzkörperradiographiesystem EOS. Hiermit werden die Prinzipien der koordinierten Bewegung der Wirbelsäule, des Beckens und der Hüftgelenke bei Haltungswechseln im Detail dargestellt (18–21). Im Gegensatz zu den Begriffen Anteversion und Inklination der Pfannenkomponente führte er den Begriff „funktionelle" Position der Pfannenkomponente ein. Die Grundlage der aufrechten Haltung ist das sagittale Gleichgewicht des Rumpfes und des Kopfes, ausgedrückt durch das Lot, das von der Mitte des 7. Halswirbels ausgeht. Bei neutraler Haltung bzw. sagittalem Gleichgewicht verläuft diese Linie durch oder weniger als 2,5 cm vor dem kraniodorsalen Winkel S1. Das Becken dreht sich bei Lageveränderungen um die Achse des M. biceps femoris. Die Abhängigkeit der Acetabulumposition von der Beckenposition, entsprechend dem Sacral Slope (SS), wird durch den sogenannten Sakroacetabulumwinkel (SAA) angegeben. Dieser wird in der seitlichen Projektion des Beckens (stehend und sitzend) als der Winkel konstruiert, den die Linie der oberen Endplatte S1 mit der Achse der Ellipse der Hüftpfannenkomponente bildet. Der SAA ist unveränderlich und für jede Hüftpfanne spezifisch. Die Achse der Ellipse der Hüftpfannenkomponente bildet den Winkel der sagittalen Hüftpfannenneigung mit der Horizontalen. In diesem Winkel sollte die Hüftpfanne implantiert werden. Im Stehen nimmt der SS zu und die Hüftpfannenneigung ab; im Sitzen ist es umgekehrt. Der SAA bleibt konstant. Auf Röntgenbildern wird die Hüftpfannenkomponente im Sitzen vertikaler abgebildet als im Stehen. Somit „öffnet" sich die Hüftpfanne im Sitzen und die Ausrichtung des Kegels der funktionellen Hüftbeweglichkeit ändert sich. Eine stärkere Anteversion des Beckens führt zu einer relativen Retroversion der Hüftpfanne, eine Retroversion des Beckens zu einer Anteversion der Hüftpfanne. Auf dem seitlichen Bild wird die Stellung des Oberschenkels durch die sogenannte Femuranteversion (analog zum FOA – Femur obliquity angle) beurteilt, die den Winkel zwischen der Vertikalen und der Längsachse des Oberschenkels darstellt. Der FOA steigt bei Hüftkontrakturen und nimmt negative Werte bei Hüftüberstreckung an. Die Femuranteversion korreliert mit der PT.

Bei der Planung der Implantation einer Hüftendoprothese stützt sich die Planung immer noch meist auf eine einfache anteroposteriore und eine axiale Aufnahme. Wie oben erwähnt, sollte eine laterale Aufnahme der Lendenwirbelsäule und des Beckens in stehender und sitzender Position Teil der präoperativen Untersuchung sein. Bei Patienten mit veränderten Beckengleichgewichtsparametern ist ein höherer Prozentsatz an Hüftprothesenluxationen eindeutig nachgewiesen worden. Bei einer ausgeprägten Inklination der Pfanne kommt es bei einer Hyperflexion der Hüfte zum ventrokranialen Impingement. Dies führt dazu, dass der Kopf keine dorsokaudale Abstützung mehr hat, was wiederum zu einer Luxation führt.

Insbesondere bei Patienten mit Spondylosen oder mit Zustand nach dorsalen Spondylodesen sollte eine ausführliche Planung der Position der Komponenten stattfinden. Blizzard et al. untersuchten die Komplikationen nach einer Hüftendoprothetik bei gleichzeitiger Spondylose, Bandscheibenvorfall, Spondylolisthesis und degenerativer lumbaler Bandscheibenerkrankung. Sie stellten fest, dass das Risiko einer Luxation, Revisionsoperation, periprothetischer Frakturen und einer Infektion bei allen vier Pathologien der Lendenwirbelsäule deutlich höher war (22). Barry et al. wiesen nicht nur ein deutlich schlechteres klinisches Ergebnis bei Patienten mit HTEP nach Wirbelsäulenfusionen nach, sondern auch mehrere der oben genannten Komplikationen. Zudem bestätigten sie eine gesteigerte Komplikationsrate bei diesen Patienten (23). Laut Malkani et al. zeigte sich keine Steigerung der Komplikationsrate bei Patienten mit HTEP-Implantation und einer zweiten Spondylodese der Wirbelsäule. (24). Der Grund für das erhöhte Risiko von Hüftprothesenluxationen nach lumbalen Fusionen – insbesondere, wenn sie bis zum Kreuzbein reichen – liegt auf der Hand: Die Beweglichkeit des Beckens ist nicht mehr ausreichend, das heißt, die spinopelvine Akkommodation, definiert durch die Beckenparameter SS und PT, ist zu gering.

Ike et al. (25) empfehlen folgende Idealwerte für die Position der Hüftpfannenkomponente bei eingeschränkter Mobilität der Wirbelsäule:

	Spinopelvine Anteversion	Totale Anteversion (beide Komponenten)	Mobilität Neigung
normal	15°–25°	25°–45°	35°–45°
Steifigkeit	20°–25°	35°–45°	45°–50°
Hypermobilität	12°–20°	25°–35°	35°–40°

Daraus lässt sich schließen, dass bei eingeschränkter Wirbelsäulenbeweglichkeit die Pfanne mit einer größeren Anteversion und Inklination implantiert werden sollte. Umgekehrt ist bei einer Hypermobilität des Wirbelsäulenbeckens eine geringere Anteversion und Inklination zu bevorzugen. Die Position der Hüftpfannenkomponente in einer Inklination von weniger als 35° und einer gleichzeitigen Anteversion von weniger als 15° ist das größte Risiko für eine Luxation. Bei solch niedrigen Werten ist die Abdeckung der Pfanne unzureichend. Die wichtigste Information aus all den oben genannten Erkenntnissen ist jedoch, dass bei Patienten mit LWS-Veränderungen die Pfannenkomponente mit einer entsprechend größeren Anteversion implantiert werden soll. Als Alternative könnte eine Antiluxationskomponente oder ein Dual-Mobility-System gewählt werden. Die spinopelvinen Parameter passen sich nur in den seltensten Fällen der implantierten Hüfte an. Dies wurde in Studien bereits mehrfach nachgewiesen (6, 26). Als Anhalt für die richtige Position der Implantation kann die Beckeninzidenz (PI) herangezogen werden. Ein niedriger Wert (< 40°) weist auf die „unglückliche Triade" der HTEPs hin (Retroversion des Beckens, spinopelvine Rigidität und größerer Bewegungsumfang des Hüftgelenks in Flexion). Ike et al. (27) berichten, dass es für solche Hüften nicht einmal eine „funktionelle" Sicherheitszone gibt. Ein niedriger PI-Wert sagt ein höheres Risiko für ein Impingement und damit eine Luxation der HTEP voraus.

1. D´Lima DD, Chen PC, Colwell CW. Optimizing acetabular component position to minimize impingement and reduce contact stress. J Bone Joint Surg Am. 2001; 83(Suppl.2):87–92.
2. Lewinnek GE, Lewis JL, Tarr R et al. Dislocation after total hip-replacement arthroplasties. J Bone Joint Surg Am. 1978; 60:217–220.
3. Elkins JM, Callaghan JJ, Brown TD. The „landing zone“ for wear and stability in total hip arthroplasty is smaller than we thought: a computational analysis. Clin Orthop Relat Res. 2015; 473:441–452.
4. Barrack RL, Krempec JA, Clohisy JC et al. Accuracy of acetabular component position in hip arthroplasty. J Bone Joint Surg Am. 2013; 95:1760–1768.
5. Murphy S, Murphy W, Werner SD et al. The safe zone for acetabular component orientation. Bone Joint J. 2013; 95–B(Suppl.34):132.
6. Feranec M, Hart R, Šmíd P et al. Neúplná korekce postavení páteře v sagitální rovině po náhradě kyčelního kloubu s flekční kontrakturou. Ortopedie. 2015; 9:15–18.
7. Náhlík D, Hart R, Ninger T et al. Vliv změny sklonu pánve na změnu anteverze a inklinace acetabula. Ortopedie. 2019; 3:88–92.
8. Martin T, Bassey-Neef J, Alk A et al. A smart device based measuring system for pelvic tilt computation in hip arthroplasty. Electr Rev. 2016; 3:26–29.
9. Philippot R, Wegrzyn J, Farizon F et al. Pelvic balance in sagittal and Lewinnek reference planes in the standing, supine and sitting positions. Orthop Traumatol Surg Res. 2009; 95:70–76.
10. Higgins SW, Spratley EM, Boe RA et al. A novel approach for determining three-dimensional acetabular orientation: results from two hundred subjects. J Bone Joint Surg Am. 2014; 96:1776–1784.
11. Heckmann N, McKnight B, Stefl M et al. Late dislocation following total hip arthroplasty. Spinopelvic imbalance as a causative factor. J Bone Joint Surg Am. 2018; 100:1845–1853.
12. Maratt JD, Esposito CI, McLawhorn AS et al. Pelvic tilt in patients undergoing total hip arthroplasty. When does it matter? J Arthroplasty. 2015; 30:387–391.
13. Tang WM, Chiu KY. Primary total hip arthroplasty in patients with ankolysing spondylitis. J Arthroplasty. 2000; 15:52-58.
14. Malik A, Maheshwari A, Dorr LD. Impingement with total hip replacement. J Bone Joint Surg Am. 2007; 89:1832–1842.
15. Bohl DD, Nolte MT, Ong K et al. Computer-assisted navigation is associated with reduction in the rates of dislocation and acetabular component revision following primary total hip arthroplasty. J Bone Joint Surg Am. 2019; 101:250–256.
16. Hart R, Štipčák V, Janeček M et al. Component position following total hip arthroplasty through a miniinvasive posterolateral approach. Acta Orthop Belg. 2005; 71:60–64.
17. Parvizi J, Picinic E, Sharkey PF. Revision total hip arthroplasty for instability: surgical techniques and principles. J Bone Joint Surg Am. 2008; 90:1134–1142.
18. Lazennec JY, Charlot N, Gorin M et al. Hip-spine relationship: a radio-anatomical study for optimization in acetabular cup positioning. Surg Radiol Anat. 2004; 26:136–144.
19. Lazennec JY, Riwan A, Gravez F et al. Hip-spine relationships: application to total hip arthroplasty. Hip Int. 2007; 17(Suppl.5):S91–104.
20. Lazennec JY, Brusson A, Rousseau MA. Hip-spine relations and sagittal balance clinical consequences. Eur Spine J. 2011; 20(Suppl.5):686–698.
21. Lazennec JY, Brusson A, Rousseau MA. Lumbar-pelvic-femoral balance on sitting and standing lateral radiographs. Orthop Traumatol Surg Res. 2013; 99S:S87–S103.
22. Blizzard DJ, Sheets ChZ, Seyler TM et al. The impact of lumbar spine disease and deformity on total hip arthroplasty outcomes. Orthopedics. 2017; 40:e520–e525.
23. Barry JJ, Sing DC, Vail TP et al. Early outcomes of primary total hip arthroplasty after prior lumbar spinal fusion. J Arthroplasty. 2017; 32:470–474.

24. Malkani AL, Himschoot KJ, Ong KL et al. Does timing of primary total hip arthroplasty prior or after lumbar spine fusion have an effect on dislocation and revision rates? J Arthroplasty. 2019; 34:907–911.
25. Ike H, Dorr LD, Trasolini N et al. Spine-pelvis-hip relationship in the functioning of a total hip replacement. J Bone Joint Surg Am. 2018; 100:1606–1615.
26. Nam D, Riegler V, Clohisy JC et al. The impact of total hip arthroplasty on pelvic motion and functional component position is highly variable. J Arthroplasty. 2017; 32:1200–1205.
27. Ike H, Bodner RJ, Lundergan W et al. The effect of pelvic incidence in the functional anatomy of the hip joint. J Bone Joint Surg Am. 2020; 102:991–999.

5. Pelvitrochantäre Insuffizienz

Die pelvitrochantäre Insuffizienz, also die unzureichende Funktion der Hüftabduktoren, ist zunehmend beschrieben worden. Die subjekive Beschwerdewahrnehmung der Patienten ist erheblich. Sie klagen über ein Schwanken beim Gehen und ein Gefühl der Instabilität, über Ermüdung und Schmerzen im Gesäß und im Bereich des Trochanter major sowie über ein allgemeines Gefühl der schlechten Hüftgelenkfunktion, was oft mit der Notwendigkeit eines Einsatzes von Gehhilfsmitteln verbunden ist.

Der wichtigste Muskel des Abduktionsmechanismus des Hüftgelenks ist der M. gluteus medius, weniger effektiv ist der M. gluteus minimus und am wenigsten effektiv ist der M. gluteus maximus (er setzt nicht am Trochanter major an und ist hauptsächlich ein Strecker der Hüfte). Der M. gluteus medius beginnt an der Außenseite des Os ilium, verläuft nach distal und konvergiert zum Trochanter major. Die Muskelfasern gliedern sich in zwei Teile: den längeren und massiveren hinteren und den grazilen anterolateralen. Der hintere Teil ist fächerförmig, verläuft mehr oder weniger nach kaudal und mündet in eine Sehne, die direkt am Scheitelpunkt des Trochanter major ansetzt (die sogenannte superoposteriore Facette). Die Fasern des anterolateralen Anteils verlaufen posterokaudal und gehen in eine Sehne über, die breit trapezförmig an der lateralen Seite des Trochanter major ansetzt (die sogenannte laterale Facette) (11). Der hintere Anteil des Muskels hat eine unersetzliche Stabilisierungsfunktion beim Gehen und sollte bei allen chirurgischen Eingriffen unbedingt geschont werden. Der anterolaterale Anteil ist dünner und daher anfälliger für Rupturen, die in der Regel nicht auf den hinteren Anteil übergreifen (12). Der M. gluteus medius wird durch den N. gluteus superior innerviert, der aus den Wurzeln des Plexus lumbalis L4–S1 (aber vor allem L5) entspringt.

Das Hüftgelenk fungiert als Drehpunkt, auf dem das Gewicht des Körpers durch den Schub der Hüftabduktoren ausgeglichen wird. Das Ergebnis dieses Zusammenspiels gegensätzlicher Kräfte ist die Fähigkeit, das Becken während des Gehens in einer horizontalen Position zu halten. Der Hebelarm des Abduktorenmechanismus (der Abstand zwischen der Mitte des Hüftkopfes und dem Abduktor des Gluteus medius) ist deutlich kürzer als der Hebelarm, auf den das Körpergewicht wirkt (der Abstand zwischen der Mitte des Hüftkopfes und der Körpermitte). Die Abduktoren müssen also eine entsprechend größere Kraft als das Körpergewicht aufbringen, um diesen mechanischen Nachteil zu kompensieren. Bei einem Hüftgelenkersatz ändert sich die Situation noch weiter, je nachdem, wie der Chirurg den Femur-Offset wiederhergestellt hat. Der Femur-Offset ist der senkrechte Abstand zwischen der Mitte des Hüftkopfes und der Längsachse der Oberschenkeldiaphyse. Der Offset ist bei einem varusförmigen proximalen Femur größer und bei einem valgischen Femur kleiner. In der Femurkomponente wird der Offset durch die Länge des Halses und den Hals-Schaft-Winkel bestimmt. Bleibt der femorale Offset nach der Implantation der Endoprothese kleiner als der ursprüngliche Offset – d.h., der Hebelarm der Abduktoren hat sich verkürzt –, muss die Muskulatur noch mehr Kraft aufbringen, um dem Körpergewicht entgegenzuwirken. Hat der Chirurg dagegen den Femur-Offset vergrößert, müssen die Abduktoren weniger Kraft aufwenden, um einen normalen Gang zu gewährleisten, und auch die Kontaktkräfte an den Oberflächen des Ersatzes sind geringer.

Für Trochanterschleimbeutelentzündungen und Gesäßsehnentendinopathien kann die Sehne des M. gluteus medius ursächlich sein. Ätiopathogenetisch ähnelt sie chronischen degenerativen Veränderungen, wie sie viel häufiger im Schultergelenk zu beobachten sind; daher wird manchmal die Bezeichnung „Rotatorenmanschettenhüfte" verwendet (2). Heute geht man davon aus, dass Risse der Hüftabduktoren häufiger vorkommen als früher angenommen wurde, da sie nicht richtig diagnostiziert wurden, sie sind jedoch nicht annähernd so häufig wie Rotatorenmanschettenrisse im Schultergelenk. Bei seitlichen Hüftschmerzen und bei Schmerzen direkt im Trochanter major überweisen wir routinemäßig zur MRT-Untersuchung. Bei etwa einem von zehn Patienten finden wir Veränderungen der Gluteus-medius-Sehne unterschiedlichen Ausmaßes (von Degeneration über partielle Ruptur bis hin zur vollständigen Ruptur mit Sehnenretraktion). Howell et al. (8) fanden degenerative Rupturen des M. gluteus medius in 20 % der Fälle beim direkten lateralen Zugang zur Hüfte. Hendry et al. (7) kamen zu einem ähnlichen Ergebnis. Eine mögliche Ursache für die Funktionseinschränkung des M. gluteus medius kann eine Läsion der L5-Wurzel sein, wie wir wiederholt beobachtet haben. Wir halten jedoch eine iatrogene Beteiligung für die häufigste. Wir haben über eine Ruptur der Sehne des M. gluteus medius nach einer Kortikosteroidapplikation am Trochanter major berichtet. Zweimal sahen wir eine pelvitrochanterische Insuffizienz nach Abriss der Spitze des Trochanter major. Bei einem Patienten trat die Erkrankung im Zusammenhang mit einer pertrochantären Fraktur auf (aufgrund des fortgeschrittenen Alters des Patienten ließen wir den Trochanter ohne Refixation). Bei dem anderen Patienten wurde der Zustand durch die Nichtrefixierung des Trochanter major nach einer Sugioka-Osteotomie verursacht (wir refixierten den Trochanter beim zweiten Mal und der Funktionsstatus wurde ad integrum korrigiert). Allerdings ist die Trochanterinsuffizienz des Beckens nach Hüftgelenkersatz bei weitem die häufigste Erkrankungsgrupe. Beim anterolateralen Hüftzugang besteht ein deutlich größeres Risiko einer

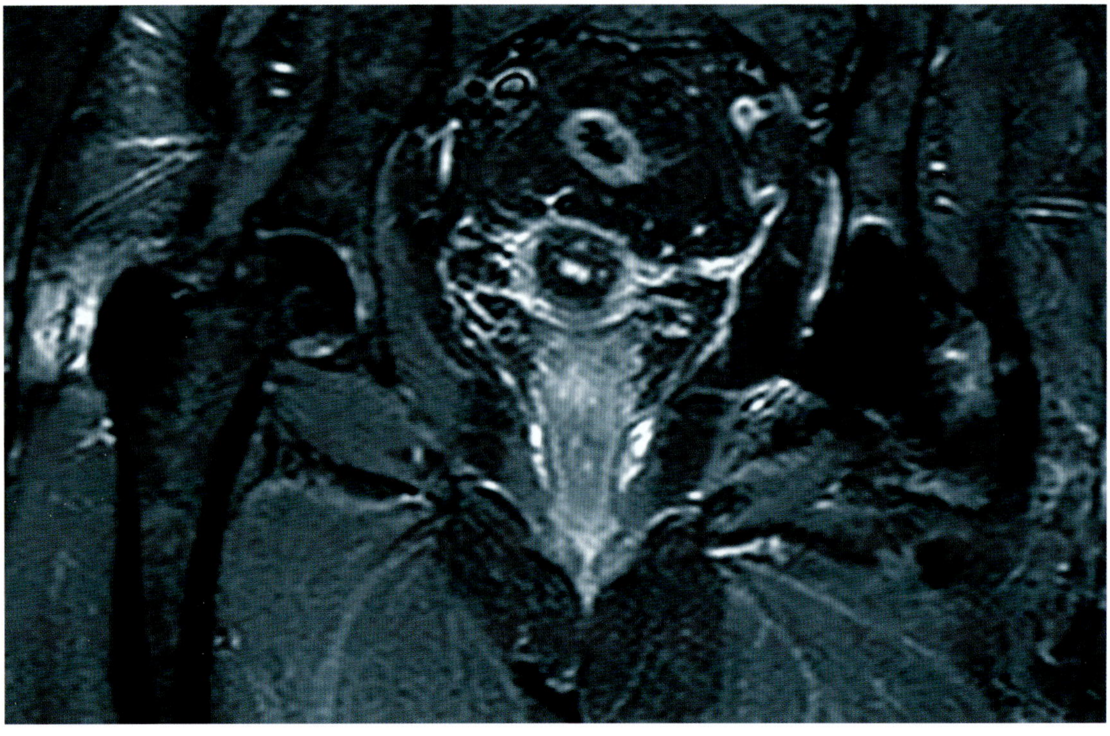

Abb. 1: Magnetresonanztomographie mit Ruptur der Sehne des rechten Gluteus medius und fettiger Degeneration des Muskelbauchs.

Verletzung der M.-gluteus-medius-Sehne im Vergleich zu posterolateralen Zugängen, wie von Whiteside und Roy (15) bestätigt, insbesondere, wenn die Extremität für die Femurpräparation in Position gebracht wird (das Problem beim anterolateralen Zugang ist sicherlich nicht das Lösen eines unbedeutenden Teils des vorderen Muskelanteils, wie es zu Beginn des Watson-Jones-Zugangs geschieht). Eine Insuffizienz des Abduktorenmechanismus kann auch bei der proximalen Femurosteolyse einer fehlgeschlagenen Endoprothese auftreten oder durch einen aseptischen Entzündungsprozess verursacht werden, z.B. im Rahmen einer Metall-Metall-Paarung (10).

Die Diagnose einer pelvitrochantären Insuffizienz ist einfach, wenn man daran denkt. Die Anamnese ist bereits typisch und der Trendelenburg-Test bestätigt unseren Verdacht. Die Magnetresonanztomographie (MRT) oder die Elektromyographie (EMG) sind für die Entscheidung über das weitere Vorgehen unerlässlich. Die MRT-Untersuchung zeigt das Ausmaß des Risses der Sehne des M. gluteus medius und oft auch die bereits verfettete Degeneration seines Muskelbauchs (Abb. 1). Auch der Zustand des M. gluteus maximus wird im MRT festgehalten. Wir empfehlen eine EMG-Untersuchung, um die Funktion sowohl des N. gluteus superior als auch des N. gluteus inferior zu beurteilen, der den M. gluteus maximus innerviert. Die Differentialdiagnose sollte zwischen einer Beteiligung des N. gluteus superior und einer Fraktur des Trochanter major gestellt werden.

Im Zeitraum zwischen 2016 und 2018 haben wir an unserer Abteilung bei 16 Patienten eine pelvitrochantäre Insuffizienz diagnostiziert. In zehn Fällen handelte es sich um Folgeerscheinungen nach Hüftprothesen. In drei Fällen war eine L5-Wurzelläsion ursächlich. Bei zwei Patienten wurde die Wurzel im Rezessus durch einen massiven Prolaps der L4/L5-Bandscheibe komprimiert, und nach einer Herniektomie besserte sich der Befund innerhalb weniger Monate. Im dritten Fall lösten wir die S1-Wurzel wegen einer Parese. Wir wussten von einer L5/S1-Neuroforamenstenose, aber die L5-Wurzel war klinisch stumm. Nach der Operation besserte sich der Zustand der S1-Wurzel rasch, aber aufgrund eines postoperativen Ödems und Hämatoms trat eine L5-Parese auf. Der Patient willigte nach einigen Tagen in eine Revision der L5-Wurzel ein, deren Funktion sich jedoch nicht verbesserte. In der Einleitung wurden zwei Fälle mit Abriss des Trochanter major sowie ein Fall mit lokaler Anwendung von Kortikosteroid erwähnt. Wir sind auf keinen Patienten gestoßen, bei dem die Ursache für die Insuffizienz des M. gluteus medius allein eine Bursitis trochanterica oder eine Tendinopathie der Gesäßmuskulatur war. Vier Patienten nach einem Hüftgelenkersatz lehnten den Eingriff ab, nachdem ihnen das Prinzip des Verfahrens und die Dauer der anschließenden Rehabilitation erklärt worden waren. Somit wurden sechs Patienten nach Hüftgelenkersatz und ein Patient nach Kortikosteroidapplikation am Trochanter major in die Gruppe der nach der Whiteside-Technik operierten Patienten aufgenommen.

Die Gruppe bestand aus sieben Patienten (vier Frauen und drei Männer) mit einem Durchschnittsalter von 67 Jahren (56–74 Jahre). Bei der Untergruppe handelte es sich nach einem Hüftgelenkersatz immer um eine Implantation über einen anterolateralen Zugang, bei zwei Männern bestand bereits ein Zustand nach Revisionsoperation. In allen Fällen war das Trendelenburg-Zeichen deutlich ausgeprägt; drei Frauen konnten die gesunde Gliedmaße beim Stehen überhaupt nicht von der Basis anheben. Eine MRT-Untersuchung zeigte bei allen Patienten das Fehlen der Sehne des M. gluteus medius im Bereich des Trochanter major mit deutlicher Retraktion. In fünf Fällen war die fettige Degeneration des Muskels bereits in

Abb. 2–5: Ausführliche Beschreibung im Text.

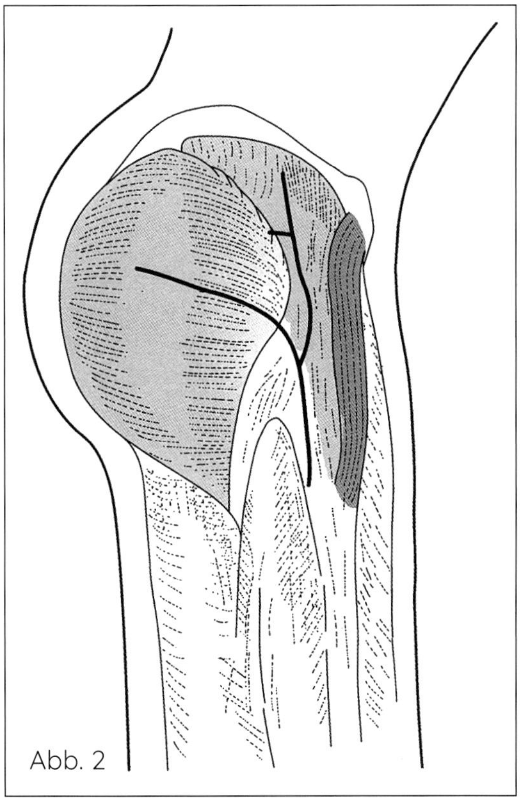
Abb. 2

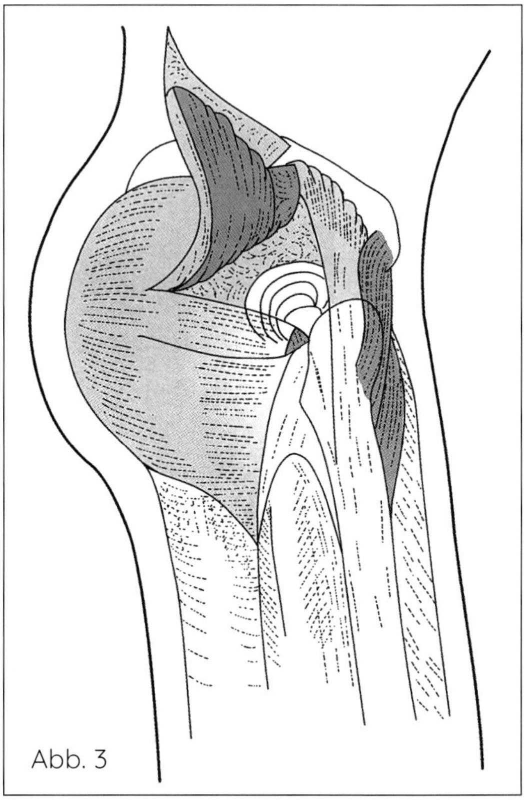
Abb. 3

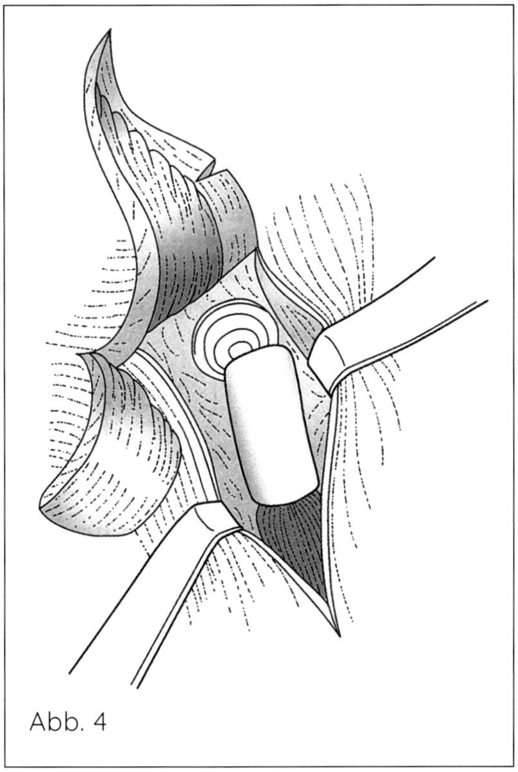
Abb. 4

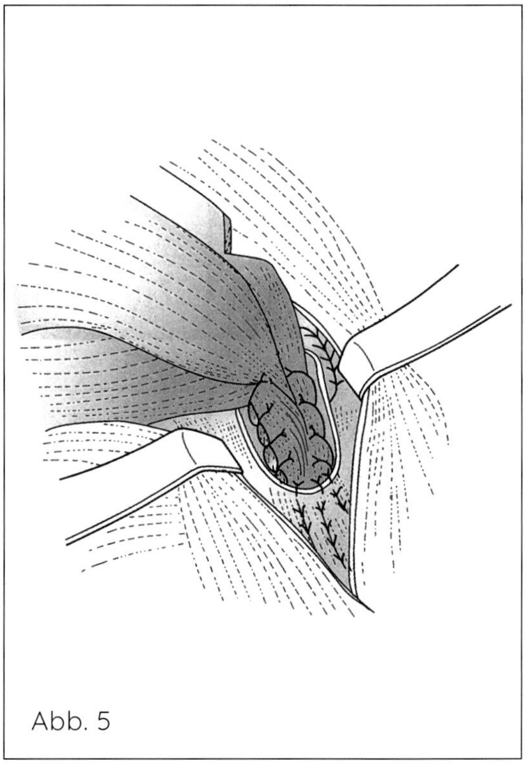
Abb. 5

T1-gewichteten Bildern deutlich zu erkennen. Die EMG-Untersuchung des N. gluteus inferior war bei allen Patienten ohne Leitungspathologie.

Für die Rekonstruktion des Abduktorenmechanismus des Hüftgelenks verwendeten wir in allen Fällen die von Whiteside 2012 beschriebene Technik (13). Standardmäßig erfolgt die Lagerung in Seitenlage. Nach Zugang erfolgt die Spaltung der Faszie in Längsrichtung, im proximalen Teil vor der Sehne des M. gluteus maximus. In dorsokranialer Richtung werden die Muskelfasern etwa zwischen der vorderen und hinteren Hälfte stumpf durchtrennt. Dabei ist zu beachten, dass die Spitze des so gebildeten Muskellappens zur Fascia lata und nicht zu den Muskelfasern gehört (wichtig für das spätere feste Einsetzen des Lappens) (Abb. 2). Anschließend wird der Lappen angehoben (Abb. 3). Der vordere Teil der Fascia lata wird vom Trochanter major abpräpariert, der Ansatz des M. vastus lateralis wird längs durchtrennt, der Trochanter wird an der Stelle des ursprünglichen Ansatzes des M. gluteus medius dekortiziert (Abb. 4) und ventral und dorsal werden Löcher für intraossäre Nähte gebohrt. Der Lappen wird in das vorbereitete dekortizierte Bett zurückgezogen (oft ist es notwendig, die Faszie an der Vorderseite des Lappens senkrecht zu inzidieren) und mit intraossären Nähten fixiert (Abb. 5). Über die inferiore Spitze des Lappens nähen wir den offenen Ansatz des M. vastus lateralis. Die Faszie, das subkutane Gewebe und die Haut werden vernäht. Nach der Operation wurden die Patienten sechs Wochen lang an Krücken entlastet, schliefen mit einem Kissen zwischen den Beinen und durften keine aktive Abduktion ausüben. Nach sechs Wochen begannen sie mit einem langsamen assistierten Abduktionstraining. Nach drei Monaten durften die Krücken langsam weggelassen werden.

Alle sieben Patienten wurden zur letzten Nachuntersuchung zwölf Monate nach der Operation eingeladen. Die grundlegende Nachuntersuchung war der Trendelenburg-Test. Seine Auswertung wurde in drei Gruppen unterteilt:
+ positiv (gesunde Seite absinkend),
+/– teilweise Verbesserung (das Becken steht waagerecht, wenn das gesunde Bein angehoben wird),
– negativ (gesunde Seite ist erhöht).

Wir untersuchten auch die aktive Abduktion der auf der gesunden Seite liegenden Extremität. Zur Beurteilung des funktionellen Status verwendeten wir den Merle-d'Aubigné- und Postel-Score (3), der Schmerzen, Mobilität und Gehfähigkeit berücksichtigt (in jeder Kategorie können 0–6 Punkte erreicht werden, maximal 18 Punkte).

Es zeigte sich eine Komplikation im Sinne eines postoperativen subkutanen Hämatoms, welches am fünften postoperativen Tag entlastet wurde. Bei den anderen Patienten heilten die Operationswunden primär ab. Der chirurgische Eingriff führte in keinem der Fälle zu einer Luxation der Hüftprothese.

Subjektiv erlebten alle Patienten eine Erleichterung (fünf von ihnen deutlich) und verbesserten den Gehkomfort. Ein Patient (74 Jahre alt) klagte über Schmerzen im Gesäß, die sich über die Rückseite des Oberschenkels bis zu den Zehen ausbreiteten – die neurologische Untersuchung bestätigte die Diagnose eines S1-Lumboischialgiesyndroms.

Das Ergebnis des Trendelenburg-Tests wurde bei fünf Patienten mit +/– und bei 2 Patienten mit – bewertet, in keinem Fall wurde nach der Operation eine pelvifemorale Insuffizienz

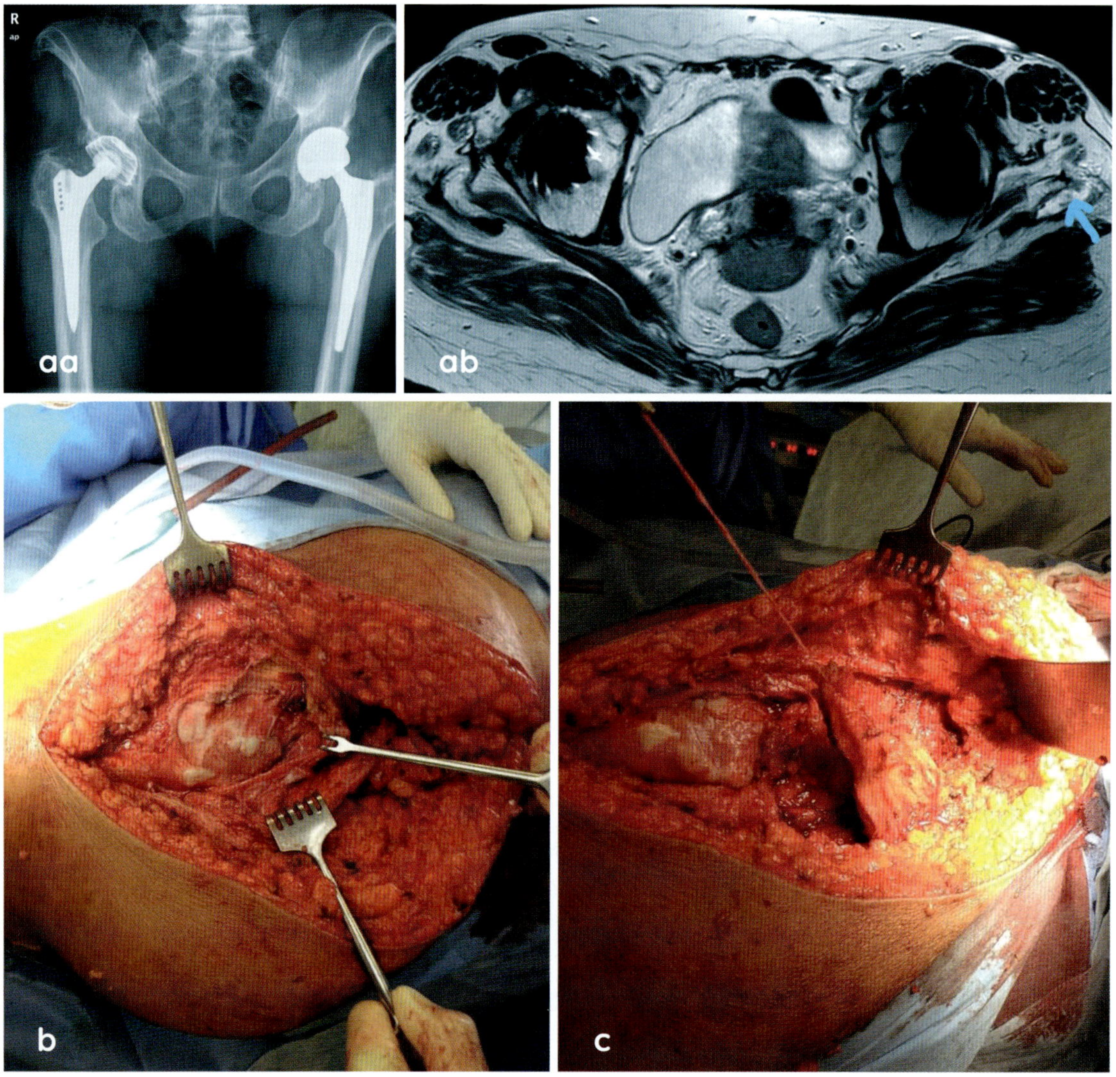

beobachtet. Alle Patienten schafften eine aktive Abduktion der operierten Gliedmaße im Liegen auf der gesunden Seite, zwei Frauen schafften keine vollständige Abduktion. Während alle Patienten vor der Operation mit einem oder zwei Gehstöcken gingen, behielten zwei Patienten nach der Operation einen Stock „für den Fall der Fälle". Gemessen an der verwendeten Punktzahl verbesserte sich der Zustand der Patienten von durchschnittlich 7 auf 13 Punkte.

Die Behandlung der pelvitrochantären Insuffizienz ist nicht einfach, und bisher wurden nur drei chirurgische Methoden beschrieben: einfache Sehnenreinsertion, Allotransplantatrekonstruktion (Achillessehne oder Streckmechanismus des Knies) und Transfer der Hälfte des M. gluteus maximus (9). In der weltweiten Fachliteratur gibt es nicht viele aktuelle Arbeiten zu diesem Thema. Gleichzeitig stellt die pelvitrochantäre Insuffizienz ein erhebliches Problem für den Patienten dar. Die Behandlung von Rekonstruktionen, bei denen das Defizit des Abduktorenmechanismus eine Komplikation des Hüftgelenkersatzes ist oder bei denen die Ruptur ausgedehnt ist, mit großer Retraktion und bereits fettiger Degeneration des Mus-

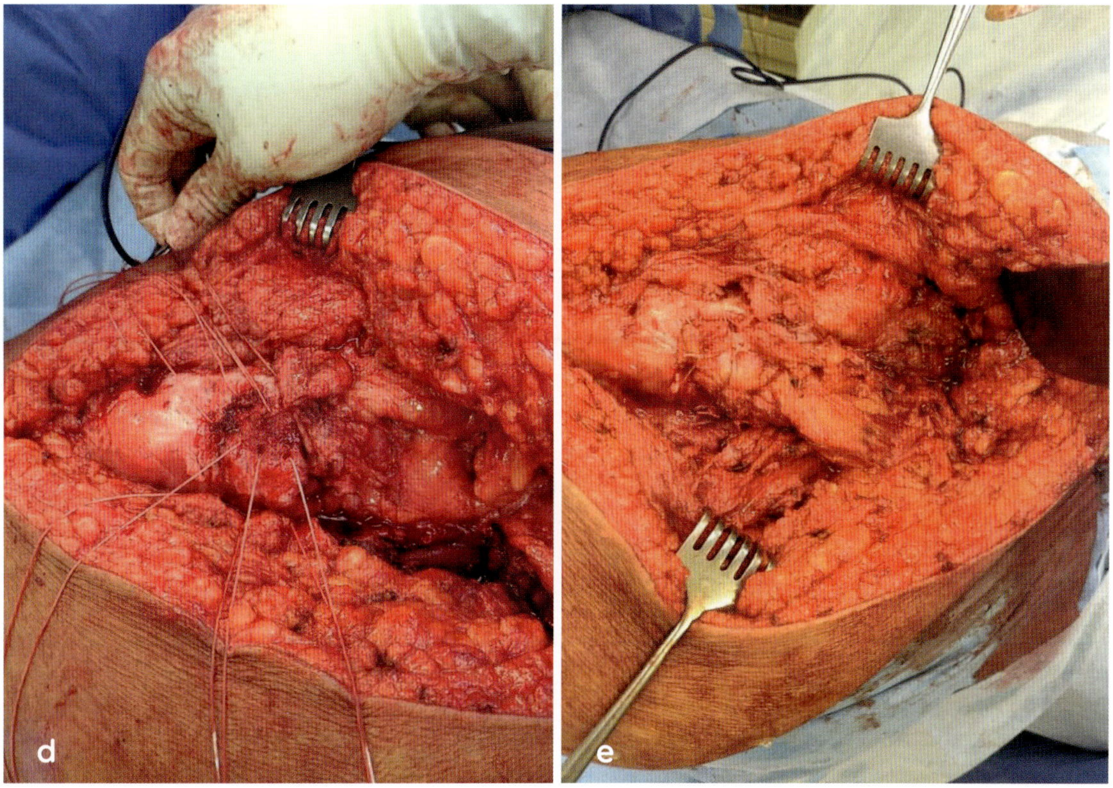

Abb. 6: Weiblich, 70 Jahre, nach beidseitigem Hüftgelenkersatz (aa). Seit der linken Operation erhebliche Schwierigkeiten beim Gehen. Die Magnetresonanztomographie zeigte eine vollständige Abtrennung der Sehne des M. gluteus medius vom Trochanter major (ab). Bei der Operation wurde festgestellt, dass der Trochanter major völlig glatt war, ohne Einziehung der Gesäßmuskeln (b). Der Lappen des M. gluteus maximus wurde angehoben (c), die obere und äußere Oberfläche des Trochanter major wurde dekortiziert (d) und der Muskellappen wurde mit transossären Nähten an dieser Oberfläche fixiert (e).

kels, unterscheidet sich grundlegend von Bedingungen, bei denen die Ruptur auf eine Bursitis trochanterica oder eine Tendinopathie des Gesäßmuskels zurückzuführen und nicht so bedeutend ist (Abb. 6).

In seiner ersten Arbeit, aus der wir die Rekonstruktionstechnik übernommen haben, untersuchte Whiteside (13) elf Patienten mit einer ausgedehnten Ruptur der M.-gluteus-medius-Sehne nach einem Hüftgelenkersatz. Bei neun dieser Patienten war das Trendelenburg-Zeichen postoperativ negativ, bei einem Patienten war es leicht positiv, und bei einem Patienten schlug das Verfahren vollständig fehl. Fehm et al. (6) operierten innerhalb von vier Jahren sieben Patienten ähnlich wie wir nach einem Hüftgelenkersatz. Die Ruptur wurde durch eine Hüftarthrografie bestätigt. Im Gegensatz zu Whiteside verwendeten sie ein Achillessehnenallotransplantat. Sie legten das Allotransplantat durch das Intervall zwischen M. gluteus medius und M. gluteus minimus und fixierten den Knochenblock des Transplantats mit einem Bohrdraht in den proximalen Oberschenkelknochen. Voraussetzung für diese Rekonstruktion ist ein intakter M. gluteus medius ohne Anzeichen fettiger Degeneration.

Bei zwei Patienten verschwand das Trendelenburg-Zeichen und bei fünf von ihnen war es nur leicht positiv. Die Abduktionskraft in Rückenlage verbesserte sich in sechs Fällen. Sechs Patienten gingen vor der Operation mit Unterstützung und vier Patienten behielten nach der Operation einen Stock. Dexler et al. (5) verwendeten bei elf Patienten ein Kniestrecker-allotransplantat. Nach der Operation waren vier Patienten in der Lage, ohne Unterstützung zu gehen.

Das Verfahren kann anders aussehen, wenn die Ruptur nicht vollständig ist und es sich nicht um eine Komplikation des Hüftgelenkersatzes handelt. Whiteside selbst hat eine Abwandlung seiner ursprünglichen Technik für Patienten mit einer nativen Gelenkkapsel und einer Ruptur der M.-gluteus-medius-Sehne auf der Grundlage einer Degeneration oder einer Bursitis trochanterica, d.h. ohne Hüftprothese, beschrieben (14). Dabei fügt er dem Lappen aus dem M. tensor fasciae latae einen Lappen aus dem M. gluteus maximus hinzu. Er behandelte fünf Patienten auf diese Weise und in vier Fällen trat eine Besserung ein. In anderen Fällen ist nur eine direkte Rekonstruktion des Glutealsehnenansatzes angezeigt. Davies et al. (4) beschrieben eine einfache Wiedereinsetzung der Sehnen des M. gluteus medius und des M. gluteus minimus bei einer degenerativen Ruptur bei Glutealtendinopathie (keine Endoprothese vorhanden). Sie stuften das Ausmaß der Ruptur nach Stunden ein, ähnlich wie wir Glenoid-Labrum-Abruptionen einstufen. Grad 1 (Bereich von einer Stunde) wurde bei einem Patienten festgestellt, Grad 2 (Bereich von zwei Stunden) bei vier, Grad 3 (Bereich von drei Stunden) bei neun und Grad 4 (Bereich von vier Stunden = vollständige oder nahezu vollständige Ruptur) ebenfalls bei neun Patienten. Sie bewerteten die Ergebnisse nach einem Jahr ähnlich wie wir. 15 Patienten hatten nach der Operation ein negatives Trendelenburg-Zeichen und 16 Patienten waren zufrieden.

Die Pelvitrochanterinsuffizienz stellt für den Patienten ein erhebliches Problem dar, das nur chirurgisch gelöst werden kann. Bisher wurden im Prinzip drei Methoden beschrieben, um diesen Zustand zu beheben:

- direkte Wiedereinsetzung,
- Transfer des Gluteus maximus und
- Allograftrekonstruktion (Achillessehne oder Streckmechanismus des Kniegelenks).

Die direkte Rekonstruktion ist nach einem Hüftgelenkersatz nicht sinnvoll, da der Gluteus medius stark betroffen ist. Der Transfer der vorderen Hälfte des M. gluteus maximus nach Whiteside ist keine schwierige Technik für einen geübten Chirurgen, der routinemäßig den posterolateralen Zugang zur Hüfte verwendet. Die Gelenkfunktion nach dieser Operation wird in den meisten Fällen deutlich verbessert.

1. Baker AS, Bitounis VC. Abductor function after total hip replacement. An electromyographic and clinical review. J Bone Joint Surg Br 1989; 71:47–50.
2. Bunker TD, Esler CN, Leach WJ. Rotator-cuff tear of the hip. J Bone Joint Surg Br 1997; 79:618–620.
3. d´Aubigné MR, Postel M. Functional results of hip arthroplasty with acrylic prosthesis. J Bone Joint Surg Am 1954; 451–475.
4. Davies JF, Stiehl JB, Davies JA, Geiger PB. Surgical treatment of hip abductor tendon tears. J Bone Joint Surg Am 2013; 1420–1425.
5. Drexler M, Abolghasemian M, Kuzyk PR et al. Reconstruction of chronic abductor deficiency after revision hip arthroplasty using an extensor mechanism allograft. Bone Joint J 2015; 97:1050–1055.
6. Fehm MN, Huddleston JI, Burke DW, Geller JA, Malchau H. Repair of a deficient abductor mechanism with Achilles tendon allograft after total hip replacement. J Bone Joint Surg Am 2010; 92:2305–2311.
7. Hendry J, Biant LC, Breusch SJ. Abductor mechanism tears in primary total hip arthroplasty. Arch Orthop Trauma Surg 2012; 132:1619–1623.
8. Howell GE, Biggs RE, Bourne RB. Prevalence of abductor mechanism tears of the hips in patients with osteoarthritis. J Arthroplasty 2001; 16:121–123.
9. Odak S, Ivory J. Management of abductor mechanism deficiency following total hip replacement. Bone Joint J 2013; 95:343–347.
10. Park YS, Moon YW, Lim SJ, Yang JM, Ahh G, Choi YL. Early osteolysis following second-generation of metal-on-metal hip replacement. J Bone Joint Surg Am 2005; 87:1515–1521.
11. Tsutsumi M, Nimura A, Akita K. The gluteus medius tendon and its insertion sites. J Bone Joint Surg Am 2019; 101:177–184.
12. Walsh MJ, Walton JR, Walsh NA. Surgical repair of the gluteus tendons: a report of 72 cases. J Arthroplasty 2011; 26:1514–1519.
13. Whiteside LA. Transfer of the anterior portion of the gluteus maximus muscle for abductor deficienty of the hip. Clin Orthop Relat Res 2012; 470:503–510.
14. Whiteside LA. Gluteus maximus and tensor fascia lata transfer for primary deficiency of the abductors of the hip. Clin Orthop Relat Res 2014; 472:645–653.
15. Whiteside LA, Roy ME. Incidence and treatment of abductor deficiency during total hip arthroplasty using the posterior approach: repair with direct suture technique and gluteus maximus flap transfer. Bone Joint J 2019; 101:116–122.

6. Anteriorer Zugang zum Hüftgelenk und zum proximalen Femur

Der anteriore Zugang zum Hüftgelenk ist berüchtigt (insbesondere als Smith-Petersen-Zugang). Mit ihm können die meisten Eingriffe am Hüftgelenk durchgeführt werden. Zwischenzeitlich war er mit dem Aufkommen der Hüftgelenkendoprothetik deutlich in den Hintergrund getreten, aber in den letzten Jahren ist das Interesse an diesem Zugang wieder gestiegen, sogar im Rahmen der Endoprothetik, insbesondere bei den sogenannten minimalinvasiven Hüftgelenkersatzimplantationen. Dieser Zugang ermöglicht es uns, den anterolateralen Teil des Hüftkopfes, den Schenkelhals, den vorderen Rand der Hüftpfanne und einen Teil des Os innominatum bequem zu erreichen, er ist jedoch stark limitiert bei Verlängerungen nach distal.

Der erste, der den vorderen Zugang zum Hüftgelenk beschrieb, war der deutsche Chirurg Carl Hueter (1838–1882), Sohn des Professors für Gynäkologie Karl Christoph Hueter, obwohl er bereits vor ihm von Georg Albert Lücke und Max Schede angewandt worden war. Hueter erwarb einen Großteil seiner Gelehrsamkeit in Wien, einem der wichtigsten Zentren der Medizin seiner Zeit. Anschließend studierte er Anatomie in Paris und arbeitete schließlich in Berlin bei den Professoren Rudolf Virchow und später Bernhard von Langenbeck. Marius N. Smith-Petersen (1886–1953), ein amerikanischer Orthopäde norwegischer Herkunft, verbreitete den anterioren Zugang in der englischsprachigen Welt, weshalb der anteriore Zugang zur Hüfte heute häufiger mit seinem Namen in Verbindung gebracht wird. Er verlängerte den anterioren Zugang nach proximal zur Darmbeinachse, weshalb diese Methode auch als iliofemoraler Zugang bezeichnet wird.

Der unbestreitbare Vorteil dieses Zugangs besteht darin, dass er das Intervall zwischen dem M. sartorius (Innervation durch den N. femoralis) und dem M. tensor fasciae latae (Innervation durch den N. gluteus superior) durchquert. Somit wird kein Muskel von der Operation denerviert und es stehen keine größeren neurovaskulären Strukturen im Weg. Das einzige Risiko ist die Verletzung des N. cutaneus femoris lateralis, der 2–3 cm distal der Spina iliaca anterior superior über den M. sartorius verläuft. Daher beginnen wir heute beim anterioren Zugang nach Hueter den Hautschnitt etwa 2 cm distal und 2 cm lateral der Spina iliaca anterior superior, um eine Verletzung dieses Hautnervs zu vermeiden. Ist die Faszie durchdrungen und das Intervall zwischen den genannten Muskeln eröffnet, müssen wir nur noch die Gefäßverbindungen ligieren und das Caput reflectum des M. rectus femoris mit dem Raspatorium lösen und dem Hüftgelenk steht nichts mehr im Wege (Abb. 1). Wenn der Zugang nach proximal erweitert werden muss, folgen wir dem Standardansatz nach Smith-Petersen zum Os ilium.

Wir können jedoch in eine Situation geraten, in der wir das Hüftgelenk weiter medial erreichen müssen. Wenn wir vom M. sartorius nach medial vordringen müssen, müssen wir auf das Vorhandensein des neurovaskulären Bündels achten. Diese Variante des anterioren Zugangs kann beispielsweise bei der Behandlung eines schmerzhaften Schleimbeutels oder einer Enthesiopathie des Darmbeins oder bei der Exstirpation einer vom Hüftgelenk ausgehenden Pseudozyste verwendet werden (Abb. 2). In diesem Fall wird der längs verlaufende Hautschnitt etwas weiter medial, praktisch in der Leiste, angelegt. Wir dringen bis zu den aus der Lacuna

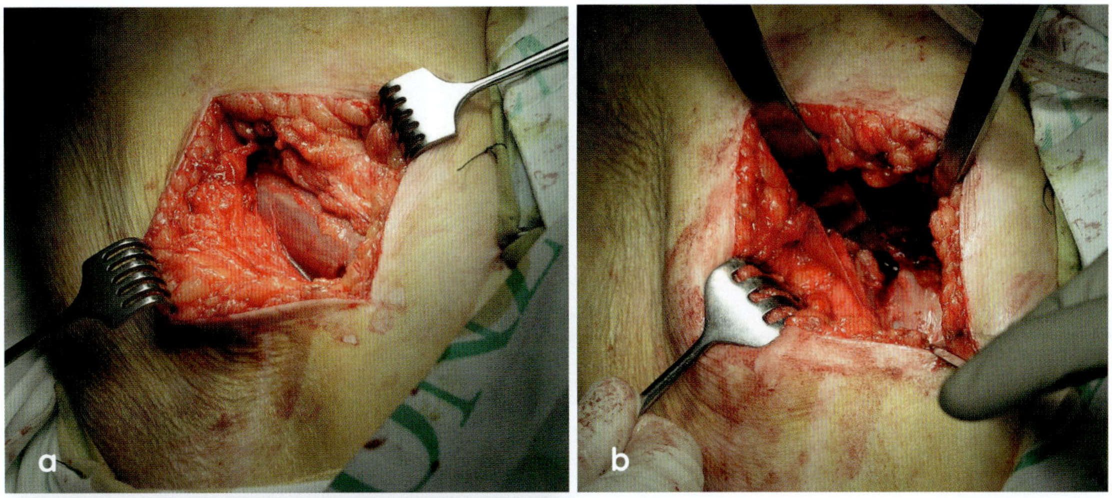

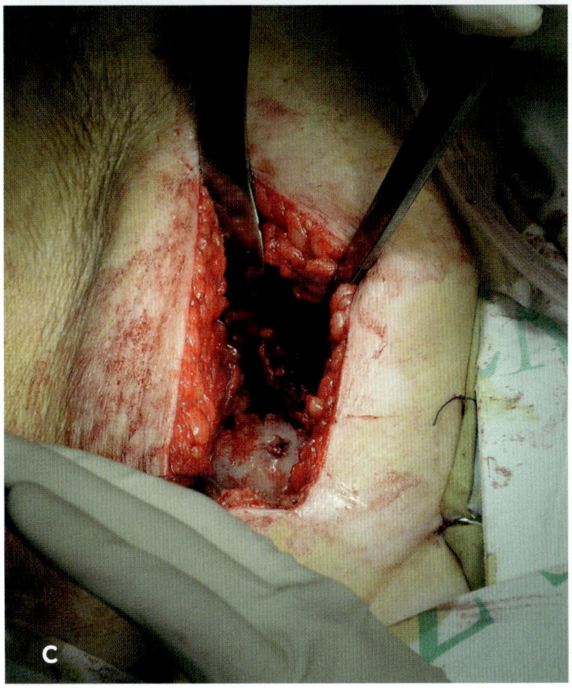

Abb. 1: Anteriorer Zugang zum Hüftgelenk: das Intervall zwischen M. sartorius und M. tensor fasciae latae (a), Darstellung der Gelenkkapsel (b) und nach Kapsulotomie (c).

vasorum entspringenden Gefäßen vor und ziehen sie nach medial. Dann stellen wir den N. femoralis und die Sehne des M. iliopsoas dar, die aus der Lacuna musculorum herausragen. Die M.-iliopsoas-Sehne kann dann je nach Bedarf nach distal verfolgt werden. Man muss jedoch den Abstand der A. profunda femoris von der A. femoralis etwa in Höhe des unteren Drittels des Oberschenkelkopfes beachten. Von ihr geht bald die A. circumflexa femoris medialis ab, die oberhalb des Trochanter minor dorsal hinter der Sehne des M. iliopsoas (vor dem M. pectineus) verläuft.

Es kann jedoch eine Situation eintreten, in der wir über den anterioren Zugang weiter distal zur Femurdiaphyse vordringen müssen, was mit dem klassischen Hueter-Zugang nicht möglich ist. Ein Beispiel für die Notwendigkeit eines anterioren Zugangs zum proximalen Femur ist die Notwendigkeit einer Osteosynthese des proximalen Femurs in der zweiten Ebene (Abb. 3).

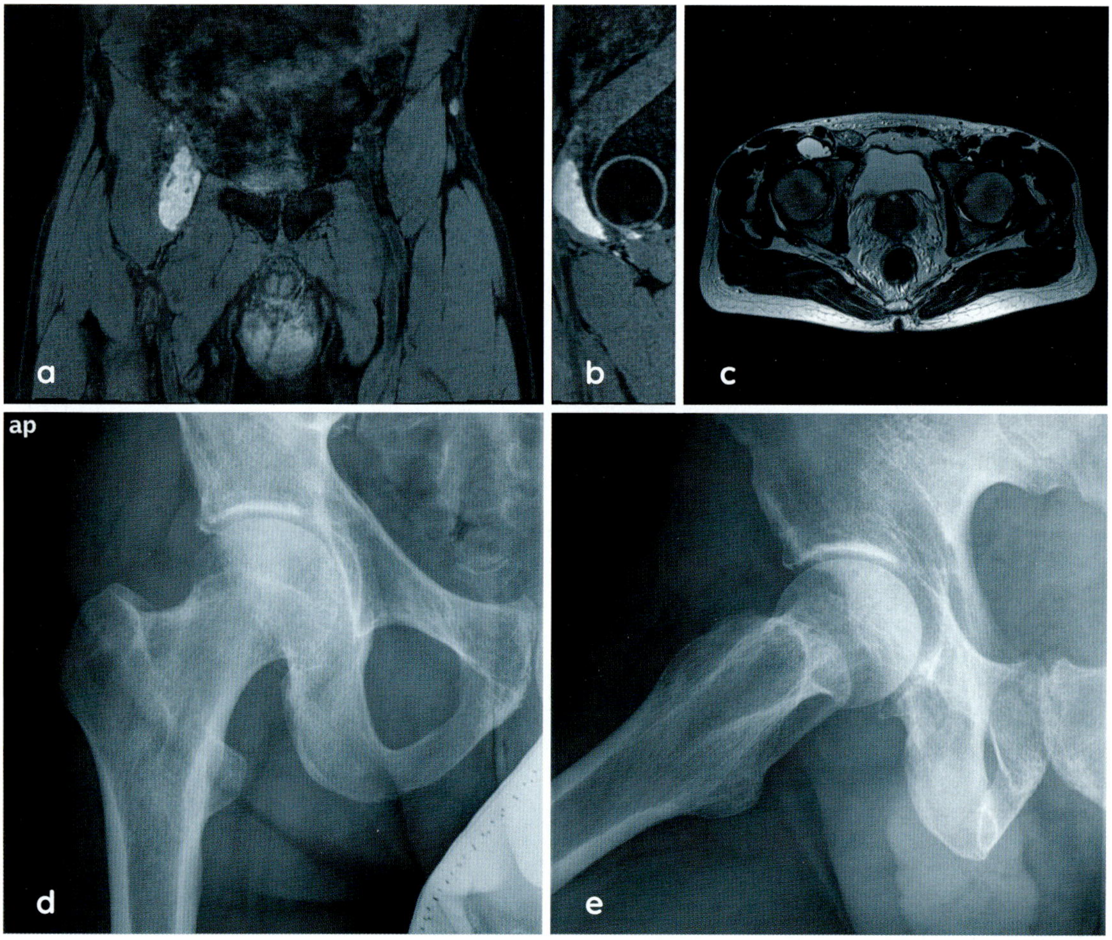

Abb. 2: Mann, 46 Jahre, Ausgedehnte schmerzhafte Pseudozyste in der Leiste, die medial vom M. sartorius des Hüftgelenks ausgeht, zu sehen in der frontalen (a) und sagittalen (b) Kernspintomographie. Der transversale Schnitt (c) zeigt den engen Kontakt mit der A. femoralis. Radiologisch zeigte das Hüftgelenk keine signifikanten Form- oder Strukturveränderungen (d, e). Über den anterioren Zugang medial des M. sartorius wurde eine 8 x 4 x 4 cm große Masse extirpiert (nach Retraktion der Gefäße medial und des N. femoralis mit dem M. iliopsoas lateral).

Am häufigsten kommt es jedoch vor, dass wir bei der Implantation einer Hüftendoprothese über den anterioren Zugang vom Hüftgelenk weiter nach distal zum Femur gelangen müssen, insbesondere wenn eine perioperative Komplikation am Femur auftritt oder wenn ein Revisionsverfahren erforderlich ist.

Smith-Petersen war der erste, der einen führenden Ansatz für die Hüftendoprothetik verwendete (Glas – 1923, Bakelit – 1938 etc.). Die berühmtesten Pioniere auf dem Gebiet der Hüftendoprothetik waren jedoch die Brüder Robert und Jean Judet, die 1950 die Hemiarthroplastik mit anteriorem Zugang beschrieben (1) und diesen Ansatz seither routinemäßig in der Hüftendoprothetik anwendeten. Viele Chirurgen störten sich jedoch an der Begrenzung des Hueter-Zugangs in distaler Richtung, und so begrüßte die orthopädische Welt Sir John

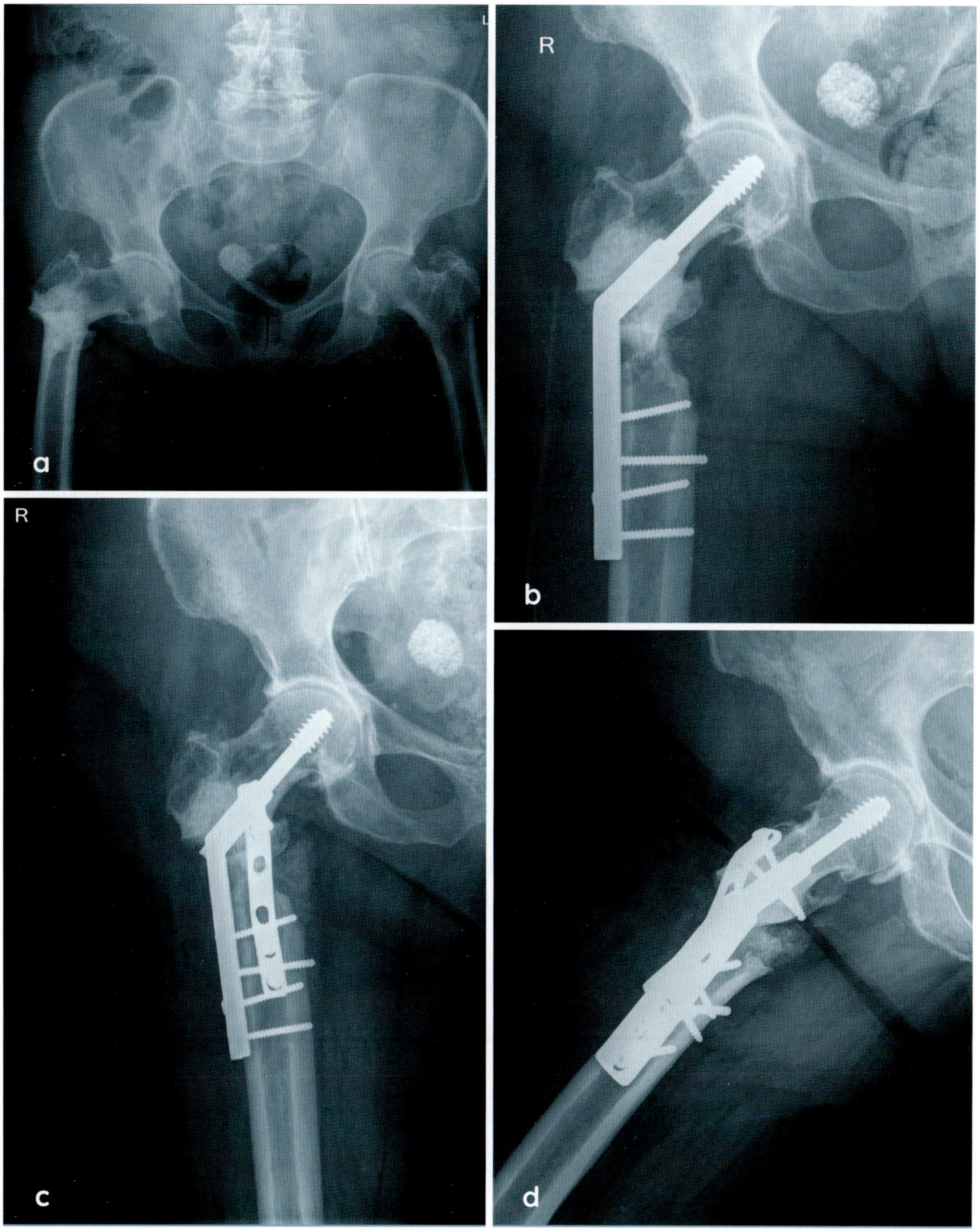

Abb. 3: Mann, 76 Jahre, mit einer osteoplastischen Metastase im proximalen Femur, die seit vielen Jahren nicht mehr fortgeschritten ist. Ein Sturz in der Badewanne verursachte eine intertrochantäre transversale dislozierte Fraktur in der Metastase (a). Die Reposition und Osteosynthese mittels DHS war sehr schwierig (die Stützschraube ließ sich kaum in den harten Knochen einbringen). Das postoperative Bild zeigte, dass die primäre Osteosynthese zu versagen drohte (b). Daher wurde eine Plattenosteosynthese über den ventralen Zugang zum proximalen Femur in der zweiten Ebene ergänzt (c, d).

Charnleys Arbeit zu erfolgreichen Hüftprothesenimplantationen über den transtrochantären Zugang (2). Allmählich begannen sich die hüftchirurgischen Eingriffe dann vom anterioren zum lateralen Zugang zu verschieben. Neben den Gebrüdern Judet wies aber auch z.B. H. Wagner weiterhin auf die Vorteile des anterioren Zugangs hin (3). In den 1980er Jahren begannen die Judets, einen orthopädischen (Zug-)Tisch für die Hüftprothesenimplantation über den anterioren Zugang zu verwenden, insbesondere bei Hüftluxationen und Hüftkopfresektionen (4). Zu Beginn des Jahrtausends kamen minimalinvasive Techniken in Form von kurzen Hautschnitten für die Hüftgelenkersatzimplantation auf. Einige Jahre später rückten muskelschonende und muskelintervallfreie Zugänge in den Vordergrund und der anteriore Zugang wurde wieder populär. Dabei wollte man aber von der Notwendigkeit eines orthopädischen Operationstisches wegkommen. Wahrscheinlich waren es die Kollegen aus dem Team um Martin Krismer in Innsbruck, die 2008 als erste auf diese Möglichkeit aufmerksam machten (5).

Der wohl wichtigste Förderer des führenden Ansatzes in der Hüftendoprothetik ist heute Thierry Judet in Paris. Im Gegensatz zu vielen anderen Chirurgen, die sich dem anterioren Zugang verschrieben haben, verwendet er weiterhin einen orthopädischen Standardoperationstisch mit bilateraler Traktion. Er betont die Notwendigkeit einer perfekten Muskelentspannung, eines langen Hautschnitts (Vermeidung von hypertropher Narbenbildung) und einer ausreichenden Entspannung am Trochanter major. Ohne einen orthopädischen Tisch steigt seiner Ansicht nach das Risiko einer perioperativen Femurfraktur, der Chirurg hat eine unzureichende Sicht auf das Operationsfeld, es gibt mehr problematische Operationen bei Varus-Hüften und vor allem sind Revisionsverfahren schwieriger. Mit Hilfe eines orthopädischen Tisches kann Judet nach eigenen Angaben jede Endoprothese implantieren, ohne dass ein spezielles Instrumentarium benötigt wird.

Wie bereits erwähnt, besteht das Problem des anterioren Zugangs zum Hüftgelenk darin, dass er möglicherweise nach distal verlängert werden muss. Die Fortsetzung des ursprünglichen Zugangs würde zwangsläufig bedeuten, dass man nach der Spaltung des M. rectus femoris und des M. vastus intermedius die Tiefe des vorderen Oberschenkels erreicht. Dieser Zugang würde nicht nur den Operationsraum erheblich einschränken, sondern könnte auch zu einer kontrahierenden und dauerhaft schmerzhaften Narbe auf der vorderen Seite des Oberschenkels führen. Im Rahmen meines (Radek Hart) persönlichen Gesprächs mit Thierry Judet interessierte ich mich daher vor allem für dessen Vorgangsweise, wenn ein distalerer Zugang erforderlich ist. Zu meiner Überraschung teilte er mir mit, dass bereits sein Vater und sein Onkel in diesen Fällen die von meinem Landsmann Jan Zahradníček modifizierte Methode angewandt hatten (6) und er sie noch heute einsetzt. Dies geht auf Jacques Leveuf zurück, der 1938 bei Zahradníček in Prag die Methode erlernt hatte, sie mit nach Paris brachte und dort anwendete, was von einigen Kollegen aber durchaus kritisch betrachtet wurde. Während des Zweiten Weltkrieges veröffentlichte Leveuf eine Monographie über angeborene Hüftluxationen.

Nach Zahradníček bedeutet die Erweiterung des anterioren Zugangs nach distal die Verlängerung der ursprünglichen Inzision nach außen um etwa 4 cm unterhalb des Trochanter major und weiter nach dorsal dahinter. Der so entstandene Lappen kann bequem nach dorsokranial gefaltet werden, um Zugang zum Trochanter major zu erhalten. Die zweite Inzision folgt dann und verläuft entlang der Außenseite des Oberschenkels in distaler Richtung. Nach dem Durchtrennen der Faszie ist es lediglich erforderlich, das intermuskuläre Intervall zu ändern,

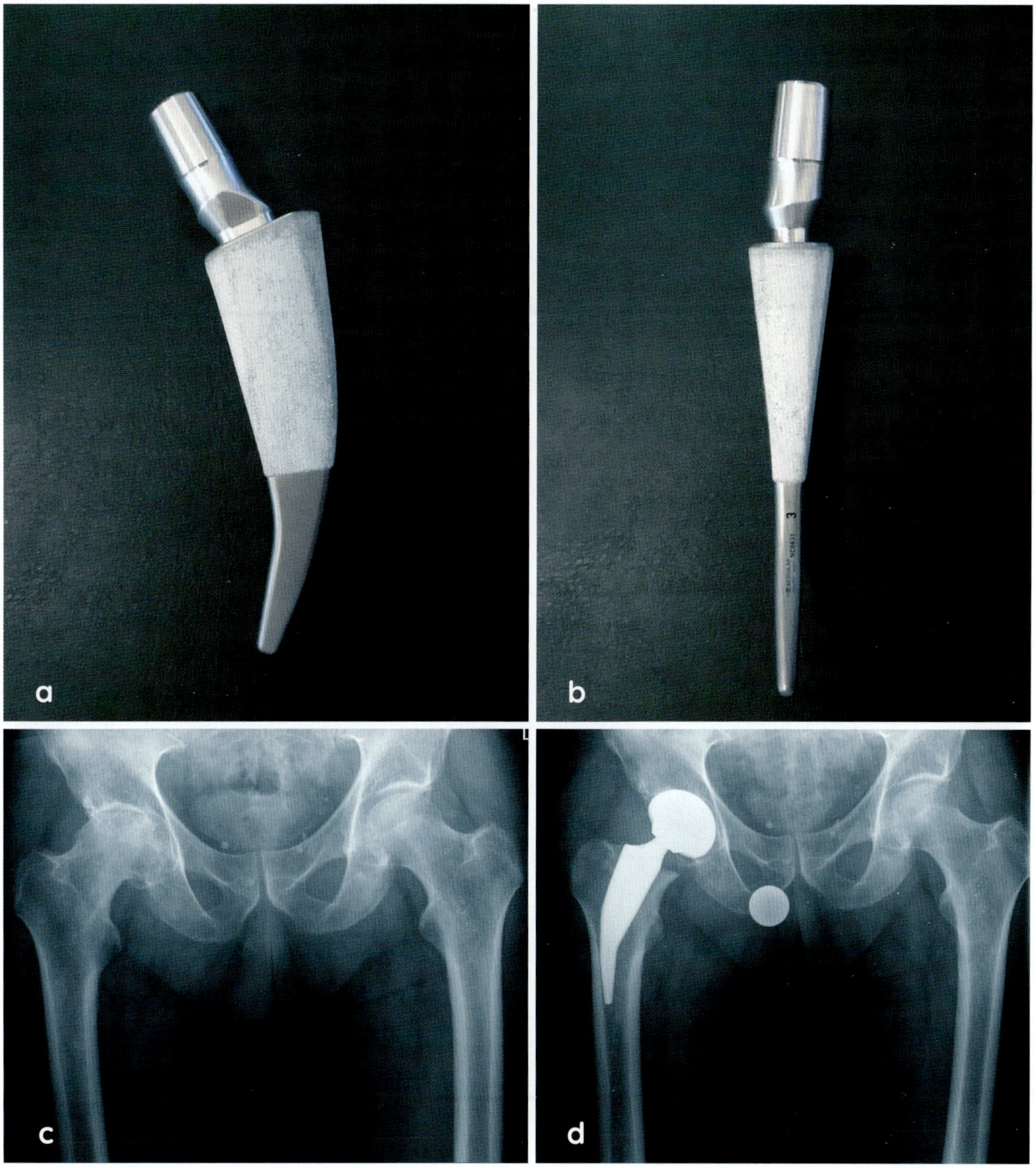

Abb. 4: Ein kurzer unzementierter Schaft, der in der „Round-the-corner-technique“ eingebracht wurde, die für die Implantation über den anterioren Zugang vorteilhaft ist (das Instrumentarium ist primär abgewinkelt, rechts und links, so dass eine unnötige Mobilisierung des proximalen Femurs nicht erforderlich ist) (a, b). Beispiel nach Implantation der Endoprothese über den anterioren Zugang (c, d).

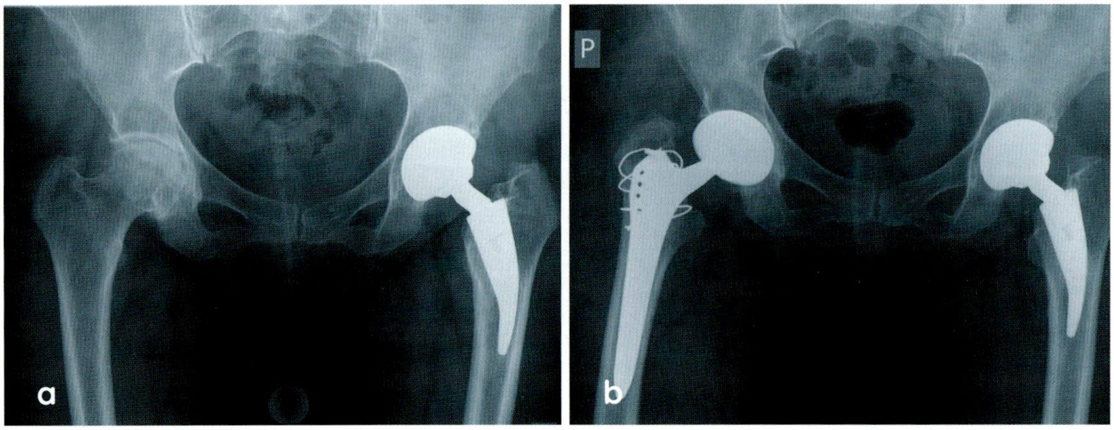

Abb. 5: Zustand nach linksseitiger Hüftprothese über anteriorem Zugang (a). Planung der rechten Seite im Zweijahresintervall-Intervall über denselben Zugang. Die Implantation der Pfanne (Pressfit) verlief ereignislos. Bei der Implantation der Femurkomponente kam es zu einer Fraktur des proximalen Femurs. Der chirurgische Zugang wurde erweitert (Details siehe Text), die Femurfraktur wurde mit Drahtcerclagen versorgt und eine Femurkomponente mit primärer diaphysärer Verankerung implantiert (b).

d.h. vom Intervall zwischen M. sartorius und M. tensor fasciae latae nach außen zum Intervall zwischen M. tensor fasciae latae und M. gluteus medius zu gehen (6). Damit befinden wir uns in dem Raum, den wir alle vom Watson-Jones-Zugang kennen, und wir können den Oberschenkelknochen wie gewohnt weiter operieren.

Wenn wir in unserer Einrichtung den anterioren Zugang für die Hüftprothesenimplantation verwenden, implantieren wir in der Regel eine Pressfit-Pfanne und einen Kurzschaft, d.h. Komponenten, die sich durch den anterioren Zugang leicht einführen lassen und weder eine größere Weichteilentlastung hinter dem Trochanter major noch einen Traktionstisch erfordern (Abb. 4). Das getrennte Abdecken beider Gliedmaßen ist hier üblich. Es ist jedoch immer notwendig, den Weg weiter distal zu kennen, und der Ansatz von Zahradníček dient hier als perfekter Übergang zwischen dem Hueter- und dem Watson-Jones-Zugang (Abb. 5).

Der anteriore Zugang wird auch in der Traumatologie des proximalen Femurs verwendet, zum Beispiel im Rahmen von offenen Repositionen. Sowohl auf Kongressen (z.B. AAOS 2018) als auch in der Fachliteratur (7–9) tauchen immer mehr Beiträge auf, die sich mit der Verwendung des anterioren Zugangs bei instabilen Schenkelhalsfrakturen befassen. Dabei handelt es sich meist um jüngere Patienten nach einem schweren Trauma, bei denen die Schenkelhalsfraktur tendenziell disloziert und die Frakturlinie vertikal ausgerichtet ist (Pauwels III, AO 31-B2.3). Bei diesen Frakturen unterliegt das Osteosynthesematerial hohen Scherkräften, so dass eine stabile Osteosynthese schwierig zu erreichen ist. Die Komplikationsrate in diesen Fällen wird mit 20 bis 60 % angegeben, wovon 30 bis 40 % auf ein Versagen der Osteosynthese entfallen (außerdem avaskuläre Nekrose und Subluxation). Die bisher durchgeführten biomechanischen Studien berichten von unterschiedlichen Stärken für verschiedene Implantattypen (kanülierte Schrauben vs. DHS vs. Nagel vs. Plattensyste-

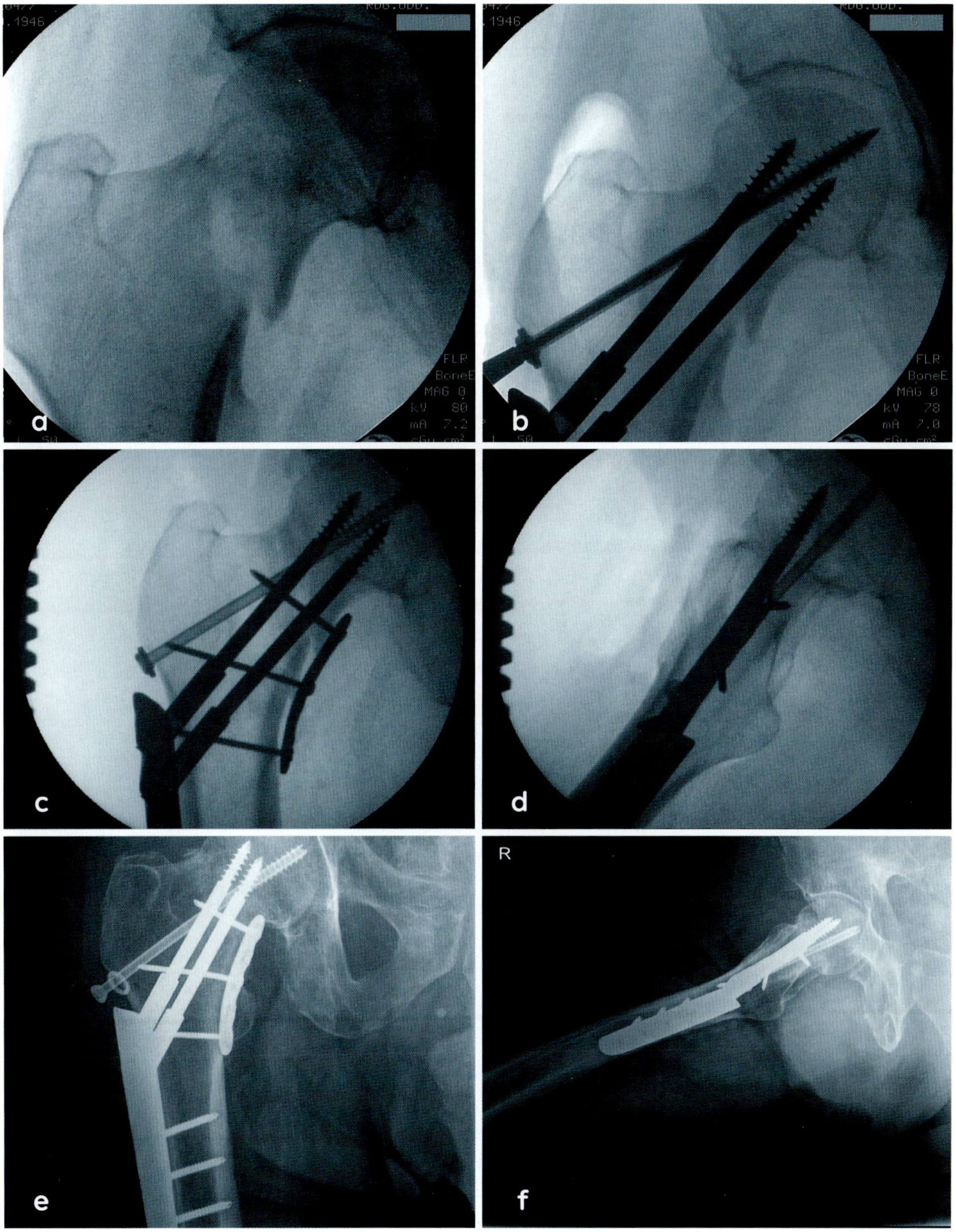

Abb. 6: Vertikaler Verlauf einer Schenkelhalsfrakturlinie (Pauwels III) (a). Selbst die längsten Gleitschrauben hatten nicht die erforderliche Länge, so dass eine 7,5-mm-Zugschraube hinzugefügt wurde (b). Anschließend wurde eine 3,5-mm-Verriegelungsplatte vom anterioren Zugang aus eingebracht, die distal mit zwei Kortikalisschrauben und proximal mit einer Verriegelungsschraube gegen Rotation fixiert wurde (c, d). Zustand nach Ausheilung (e, f).

me). Aufgrund der obigen Ausführungen gelten Frakturen des Typs 31-B2.3 nach wie vor als ungelöst. In einer hypothetischen Arbeit, die 2015 in der Fachzeitschrift *Medical Hypotheses* veröffentlicht wurde, befassten sich Mir und Collinge (USA) mit der Möglichkeit, bei vertikalen Schenkelhalsfrakturen junger Patienten eine stützende „Anti-Rutsch-Platte“ („Anti-Glide“) an der medialen Seite des Schenkelhalses anzubringen und damit die auf das osteosynthetische Material wirkenden Scherkräfte deutlich zu reduzieren (7). Die Platte sollte proximal über die Frakturlinie reichen (ohne Schraube über der Fraktur, so die Autoren) und distal mit mindestens zwei Schrauben in der Trochantermasse fixiert werden. Die auf die Fraktur einwirkenden Scherkräfte wandeln sich bei einer solchen „Verspannung“ in Kompressionskräfte um. Zunächst wird die Fraktur auf die übliche Weise reponiert und synthetisiert (z.B. perkutan mit drei kanülierten Schrauben). Dann wird über einen anterioren Zugang eine Kapsulotomie durchgeführt und eine 2,7- oder 3,5-mm-Platte (in Flexion und Außenrotation) am Adam'schen Bogen angebracht und mit Schrauben fixiert. Kunapuli et al. (8) veröffentlichten die Ergebnisse ihrer biomechanischen Studie im selben Jahr wie Mir und Collinge, in der sie eindeutig nachweisen konnten, dass das Anbringen einer 2,7-mm-Abstützplatte im anteroinferioren Bereich des Halses die primäre Osteosynthese signifikant verstärkt und dass in dieser Konfiguration drei kanülierte Schrauben signifikant stärker sind als eine DHS. Allerdings brachten sie die Platte auch weiter proximal an und fixierten sie mit einer Schraube über der Fraktur. Ye et al. (9) nutzten ebenfalls das Antirotationspotenzial der medial angebrachten Platte und brachten sie daher ebenfalls weiter proximal an und fixierten sie ebenfalls mit einer Schraube am Schenkelhals (proximal der Frakturlinie) (Abb. 6). Um den Antirotationseffekt dieser zusätzlichen Osteosynthese zu erhöhen, setzen wir in unserer Abteilung eine Verriegelungsschraube oberhalb der Fraktur ein. Vorsicht ist geboten im Hinblick auf ein mögliches Impingement der Platte und des kaudalen Randes der Hüftpfanne in Hyperflexion, wenn die Platte weiter ventral angelegt wird. Bei ausreichender Außenrotation der Extremität ist es jedoch kein Problem, die Platte bei jüngeren Patienten medial anzulegen. Bei älteren Patienten mit degenerativen Veränderungen im Hüftgelenk und daher eingeschränkter Außenrotation ist dies etwas schwieriger.

1. Judet J, Judet R. The use of an artificial femoral head for arthroplasty of the hip joint. J Bone Joint Surg Br. 1950; 32:166–173.
2. Charnley J. Low friction arthroplasty of the hip. Theory & Practice. Springer, London, 1979.
3. Wagner H. Surface replacement arthroplasty of the hip. Clin Orthop Relat Res. 1978; 134:102–130.
4. Judet J, Judet H. Voie d´abord antérieure dans l´arthroplastie total de la hanche. Presse Méd. 1985; 14:1031–1033.
5. Rauchbauer F, Krismer M. Minimal-invasive Hüftendoprothetik über den anterioren Zugang. Oper Orthop Traumatol. 2008; 20:246–258.
6. Zahradníček J. Vrozené vymknutí kyčlí. Státní zdravotnické nakladatelství, Praha, 1954.
7. Mir H, Collinge C. Application of a medial buttress plate may prevent many treatment failures seen after fixation of vertical femoral neck fractures in young adults. Med Hypotheses. 2015; 84:429–433.
8. Kunapuli SC, Schramski MJ, Lee AS et al. Biomechanical analysis of augmented plate fixation for the treatment of vertical shear femoral neck fractures. J Orthop Trauma. 2015; 29:144–150.
9. Ye Y, Chen K, Tian K et al. Medial buttress plate augmentation of cannulated screw fixation in vertically unstable femoral neck fractures: surgical technique and preliminary results. Injury. 2017; 48:2189-2193.

7. Medialer Zugang zum Hüftgelenk

Der mediale Zugang zur Hüfte ist seit Jahrzehnten die klare Domäne der Kinderorthopäden. Er wurde erstmals 1908 von Karl Ludloff für die Behandlung von Entwicklungsluxationen des Hüftgelenks beschrieben. Dieser Zugang wird bei Kindern bis zu einem Alter von 12, maximal 24 Monaten angewendet. Das Zugangsintervall bei der Operation nach Ludloff liegt zwischen dem M. pectineus und den anderen Adduktoren (die vorderen Äste des N. obturatorius liegen in diesem Intervall). In der Folge wurden verschiedene Varianten dieses Ansatzes entwickelt. Weinstein und Ponseti verlegten den Zugang mehr nach ventrolateral zwischen den M. pectineus und das femorale neurovaskuläre Bündel (d.h. vollständig außerhalb der Äste des N. obturatorius). Ferguson (1973) beschrieb den „echten medialen Zugang" für die offene Reposition einer entwicklungsbedingten Hüftluxation. Er geht in einem Intervall vor, das seitlich den M. adductor longus (oberflächlich) und den M. adductor brevis (in der Tiefe) und medial den M. gracilis (oberflächlich) und den M. adductor magnus (in der Tiefe) belässt (die hinteren Äste des N. obturatorius liegen in diesem Intervall). In den letzten Jahren sind Arbeiten erschienen, in denen der mediale Zugang auch bei Erwachsenen verwendet wird. Die Indikationen sind die Implantation von Hüfttotalendoprothesen, die stützende Osteosynthese des proximalen Femurs (pertrochantäre Frakturen), die Behandlung (meist Tenotomie) der M.-iliopsoas-Sehne, die Hüftarthrolyse, die Osteotomie des Sitzbeins und des Schambeins bei periacetabulären Osteotomien und möglicherweise die Knochenbiopsie bei Tumoren der medialen Trochanterregion.

Bei medialen Hüftzugängen ist es notwendig, die topographische Anatomie des Gebietes zu kennen (Abb. 1). In der Tat bewegen wir uns im medialen Teil des Trigonum femorale Scarpi (eine Region, die kranial von der Leistenfurche und lateral von den Vorsprüngen des M. sartorius lateral und des M. adductor longus medial begrenzt wird). In der Tiefe spricht man dann von der Fossa iliopectinea (zwischen M. pectineus und M. iliopsoas). Oberflächlich, medial von A. et V. femoralis liegt der M. pectineus (Innervation von N. femoralis et N. obturatorius). Er beginnt am Pecten ossis pubis und setzt unterhalb des Trochanter minor an der Linea pectinea an. Medial davon liegt der M. adductor longus (Innervation durch N. obturatorius) und ganz medial der M. gracilis (Innervation durch N. obturatorius). Der M. adductor longus ist der am besten tastbare Adduktor mit Beginn in der Nähe der Symphyse. In der tieferen Schicht befindet sich der M. adductor brevis (Innervation durch N. obturatorius) seitlich und der M. adductor magnus (Innervation durch N. obturatorius und N. ischiadicus) weiter medial. Der M. adductor brevis beginnt am Becken nur mit Muskelfasern. Die Abstände zwischen diesen Muskeln sind in der Tat nicht so deutlich sichtbar, wie sie in anatomischen Atlanten eingezeichnet sind (analog zur Gruppe des M. infraspinatus, M. teres minor et major und M. latissimus dorsi). Die A. femoralis tritt nach dem Durchtritt durch die Fossa iliopectinea und dem Abgang der A. femoralis profunda als A. femoralis superficialis unter dem M. sartorius und unter der Lamina vastoadductoria (den quer verlaufenden Verbindungsfasern zwischen dem M. adductor magnus und dem M. vastus medialis) in den Hunter'schen Kanal (zwischen dem M. adductor magnus und dem M. vastus medialis). Die A. femoralis profunda verlässt die A. femoralis 3–5 cm unterhalb des Leistenkanals, taucht zwischen dem M. pectineus und dem M. adductor brevis ein und dringt dann in den hinteren Teil des Oberschenkels ein. Hier ist es wichtig, dass sie die A. circumflexa femoris medialis abgibt, die dorsal zwischen dem M. iliopsoas (lateral) und dem M. pectineus (medial) verläuft.

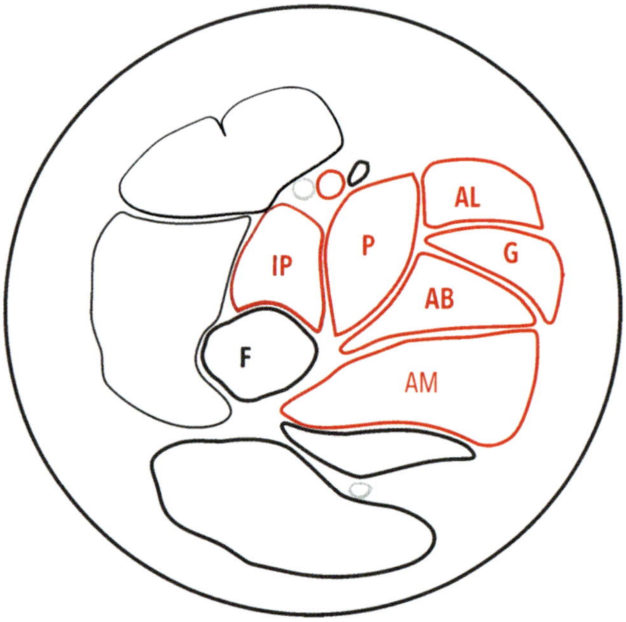

Abb. 1: Schematischer Schnitt durch den proximalen Oberschenkel auf der Höhe des Dammes. Hüftadduktoren und M. iliopsoas (IP) sind rot dargestellt.

P – M. pectineus, AL – M. adductor longus, AB – M. adductor brevis, G – M. gracilis, AM – M. adductor magnus (F – Oberschenkelknochen).

So wie sich die Muskelintervallansätze von Ludloff, Weinstein und Ferguson in der Kinderorthopädie unterschieden, so unterscheiden sich auch die für Erwachsene beschriebenen Ansätze. Wenn man zwischen den Adduktoren hindurchgeht, besteht immer die Gefahr einer Verletzung der vorderen oder hinteren Äste des N. obturatorius. Französische Autoren haben daher einen minimalinvasiven Zugang zur Hüfte seitlich der Adduktoren beschrieben (1), der im Wesentlichen dem Weinstein-Zugang entspricht, der für die offene Reposition einer Entwicklungsluxation der Hüfte beschrieben wurde. Mit der unteren Extremität in „Froschstellung" führen sie einen Hautschnitt entlang des tastbaren M. adductor longus. Nachdem sie dessen Aponeurose gekreuzt haben, schreiten sie leicht stumpf entlang der Adduktoren (seitlich des M. pectineus) in die Tiefe vor, ohne das außenliegende neurovaskuläre Bündel zu präparieren. Sie palpieren den Trochanter minor mit dem Finger und stellen einen Hohmann-Haken hinter den Femur. An dieser Stelle ist der Bereich des Trochanter minor und der Sehne des M. iliopsoas, um die die A. circumflexa femoris medialis verläuft, gut sichtbar. Wenn ein Zugang zur Gelenkkapsel erforderlich ist, wird ein Spreitzer unter der M.-iliopsoas-Sehne angelegt, die dann nach außen gezogen wird, um Zugang zum Gelenk zu erhalten. Die A. circumflexa femoris medialis kann dann von der Kapsel gelöst und weggezogen werden. Anschließend kann eine H-förmige Kapsulotomie durchgeführt werden, wobei der Hohmann-Haken nach intraartikulär versetzt wird und so ein Zugang zum Femurkopf, Schenkelhals und Trochanter minor geschaffen wird.

Wie bereits erwähnt, implantieren einige Autoren Hüftprothesen auch mit dem Ludloff-Zugang – in dem Bestreben, Weichteilverletzungen während der Operation zu minimieren. Lucente et al. (2) führen in Rückenlage mit der Gliedmaße in „Froschstellung" das stumpfe Intervall zwischen dem M. pectineus lateral und den anderen Adduktoren medial von einem Hautschnitt entlang des tastbaren M. adductor longus nach Durchtrennung der Aponeurose vor. Der M. pectineus schützt das neurovaskuläre Bündel im Scarpa'schen Dreieck. Nach Kapsulotomie und Halsosteotomie extrahieren sie den Kopf, fräsen die gut gewölbte

Hüftpfanne aus und implantieren die Hüftpfannenkomponente. Um den Femurschaft vorzubereiten und den Schaft zu implantieren, hyperextendieren sie das Femur, indem sie den entsprechenden Teil des Tisches um 30° kippen. In 150 Fällen wurden keine Komplikationen beobachtet. Die deutschen Autoren beschrieben ebenfalls einen medialen Zugang für die Hüftprothesenimplantation, und ihr Verfahren ist ähnlich, aber im Gegensatz zu den italienischen Autoren durchtrennen sie vorübergehend die Sehne des M. adductor longus (3).

Darüber hinaus wird jetzt von einem medialen Zugang bei instabilen pertrochantären Frakturen gesprochen, die noch nicht vollständig geklärt sind. Französische Autoren verwenden den medialen Zugang auch für die Behandlung von Pipkin-Frakturen (4). Was die pertrochantären Frakturen als solche betrifft, finden wir in unserer Literatur eine Reihe von Arbeiten zu diesem Thema (Čech 2000, Pavelka 2005, Douša 2013). Die Frakturen 31-A2, d.h. die instabilen pertrochantären Frakturen mit Zerkleinerung der dorsomedialen Kortikalis (Calcar femoris oder Adam'scher Bogen und Crista intertrochanterica), gelten in diesem Bereich immer noch als ungelöst (die Geschichte der proximalen Femurfrakturen wurde von Bartonicek ausführlich besprochen (5). Es mag eine Hilfe sein, dass pertrochantäre Frakturen, die durch Innenrotation versorgt werden, tendenziell stabil sind, und solche, die durch Außenrotation versorgt werden, tendenziell instabil sind (die Reposition wird nach Baumgartner bewertet). 10 bis 20 % der instabilen Frakturen weisen Komplikationen auf, praktisch unabhängig von der Art des verwendeten Implantats. Nicht nur der Bereich des Adam'schen Bogens, sondern auch die dorsal verlaufende massive Knochenkante zwischen Trochanter major und Trochanter minor, die den Schenkelhals von der Diaphyse trennt (Crista intertrochanterica), ist für die Stabilität dieses Bereichs entscheidend. Die Zerkleinerung des dorsomedialen Anteils des Trochantermassivs ist eine eindeutige Ursache für die Instabilität der Fraktur. Die Erhaltung oder isolierte Abtrennung des Trochanter minor stört den tragenden Teil der Trochanterregion nicht und ist daher nicht für die Instabilität der Fraktur verantwortlich (2). Wenn der Trochanter minor jedoch Teil eines großen Fragments der dorsomedialen Kortikalis ist, handelt es sich um eine instabile Fraktur. Die Unversehrtheit oder der Bruch der lateralen Femurwand ist ebenfalls wichtig – wenn auch wahrscheinlich weniger wichtig – für die Stabilität der Trochanterregion (6).

Es gab viele Bemühungen, ein Implantatversagen bei Frakturen des Typs 31-A2 zu verhindern. Der Grad der Instabilität nimmt mit der Ausdehnung der Trümmerzone oder mit der Größe des dislozierten Fragments der dorsomedialen Region zu. Die Wahl des geeigneten Implantats allein ist nicht völlig ausreichend, obwohl sich gezeigt hat, dass die DHS hier das robusteste Konstrukt ist (7). Der Marknagel hat nur einen kurzen Gleitkanal in sich, so dass mehr Kraft erforderlich ist, damit hier überhaupt das gewünschte Gleiten eintritt (und die Schraube nicht in das Gelenk eindringt). Außerdem lenkt der Körper des Nagels die Frakturlinie ab, weshalb der Eintrittskanal zuerst vorgebohrt werden muss (auch wenn er in die Frakturlinie eintritt), da sonst der Versatz vergrößert wird. Der Nagel sollte nur dynamisch oder besser gar nicht befestigt werden und man sollte darauf vertrauen, dass sich die mediale Kortikalis „einpendelt". Der Vorteil der DHS besteht darin, dass zusätzlich zur lateralen Schienung eine steilere Schraube (140°–150°) verwendet werden kann, um eine Medialisierung zu verhindern. US-amerikanische Autoren empfehlen eine intertrochantäre Valgusosteotomie vor der DHS-Osteosynthese bei instabilen pertrochantären Frakturen. (Nach ihren eigenen Erfahrungen und einer CT-angiographischen Studie britischer Au-

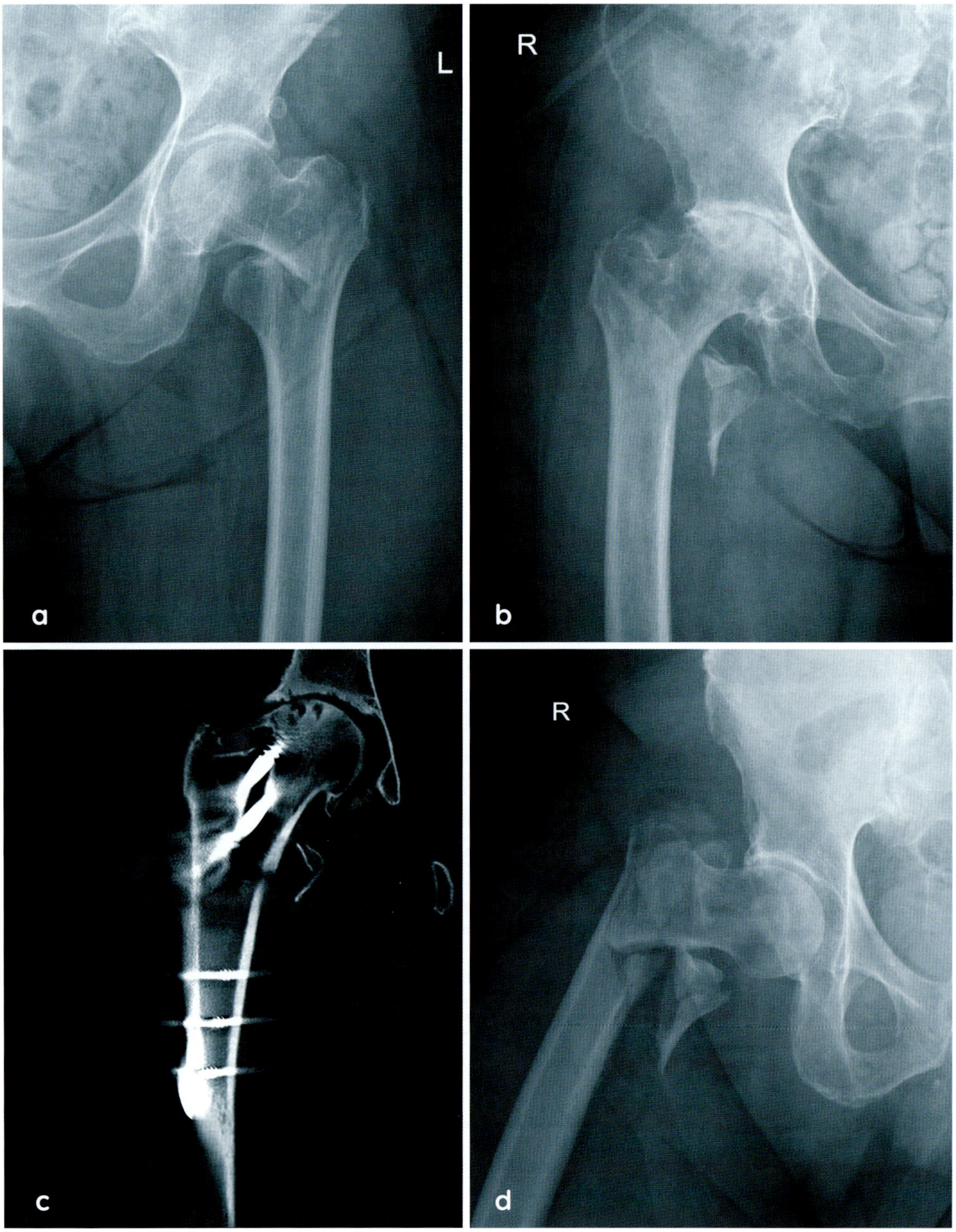

Abb. 2: Beispiele für pertrochantäre Frakturen:
31-A1: ohne Bruch des Trochanter minor (a) und mit isoliertem Bruch des Trochanter minor (b), bei dem das postoperative CT eine perfekte Wiederherstellung der Kontinuität der stützenden dorsomedialen Kortikalis zeigt (c).
31-A2: Ablösung des Trochanter minor mit Fragmenten der stützenden dorsomedialen Kortikalis (d).

toren besteht bei der Fixierung des DHS an der Diaphyse mit einem Bohrer ein erhöhtes Verletzungsrisiko der A. profunda femoris, was ein Nachteil dieser Art der Osteosynthese ist (8)). Auch moderne Implantate lösen das Problem der instabilen pertrochantären Frakturen nicht (9). Biomechanisch gesehen ist die schlechteste Situation für jedes Implantat ein Defekt in der dorsomedialen Kortikalis und eine Belastung in Flexion am Hüftgelenk. Um das Risiko eines Versagens der Osteosynthese zu vermeiden, sollte entweder das proximale Fragment deutlich valgisiert werden (DHS 150°), wodurch sich die Belastung mehr oder weniger in Richtung axial ändert, oder die Kontinuität des Adam'schen Bogens wiederhergestellt werden. Eine Kombination beider Techniken wurde 1969 von Debrunner und Čech unter Verwendung einer winkelförmigen Platte beschrieben. Die Valgisierung des proximalen Femurs bleibt jedoch nicht ohne Folgen. Sie erhöht die Flächenbelastung im Hüftgelenk erheblich, und nicht selten entwickelt sich im Laufe der Jahre ein Genu valgum mit nachfolgender lateraler Gonarthrose.

Als bessere Option betrachten wir das Verfahren, bei dem wir nach der Osteosynthese der pertrochantären Fraktur die Kontinuität des Adam'schen Bogens durch dessen offene Reposition und Osteosynthese mit Zugschrauben über den medialen Zugang wiederherstellen. Von den oben genannten chirurgischen Zugängen oder intermuskulären Intervallen (Weinstein, Ludloff, Ferguson) ist der „echte" mediale Zugang von Ferguson der beste Weg, um ausreichend dorsomedial zu gelangen, obwohl er für den Chirurgen wahrscheinlich der schwierigste ist. In der „Froschstellung" präparieren wir nach sorgfältiger Positionierung des Hautschnitts entlang des tastbaren M. adductor longus bis zur Faszie vor, die wir weiter medial im Zwischenraum zwischen M. adductor longus und M. gracilis durchtrennen, und ziehen dann die hinteren Äste des N. obturatorius nach außen und dringen zum Oberschenkelknochen zwischen M. adductor brevis und M. adductor magnus vor (M. adductor brevis schützt die A. profunda femoris). Anschließend identifizieren wir das/die bereits leicht identifizierbare(n) Fragment(e) des Adam'schen Bogens und fixieren es/sie mit 4,5-mm-Zugschrauben, manchmal vorzugsweise mit Beilagscheiben, an der ursprünglichen Stelle. Dies ist kein allgemein empfohlenes Verfahren, aber seine Anwendung ermöglicht die Knochenheilung bei diesen zuvor „ungelösten" Frakturen (3).

Der mediale Zugang wird seltener verwendet als der Hueter-Zugang, aber er hat auch heute noch seine Indikationen. Seine Verwendung in der Hüftendoprothetik ist marginal, aber er hat sicherlich einen Platz in der Behandlung der Pathologie der M.-iliopsoas-Sehne (es sei denn, der Chirurg ist auch ein hervorragender Arthroskopiker) und in der Traumatologie bei der Behandlung von Typ 31-A2-pertrochantären Frakturen.

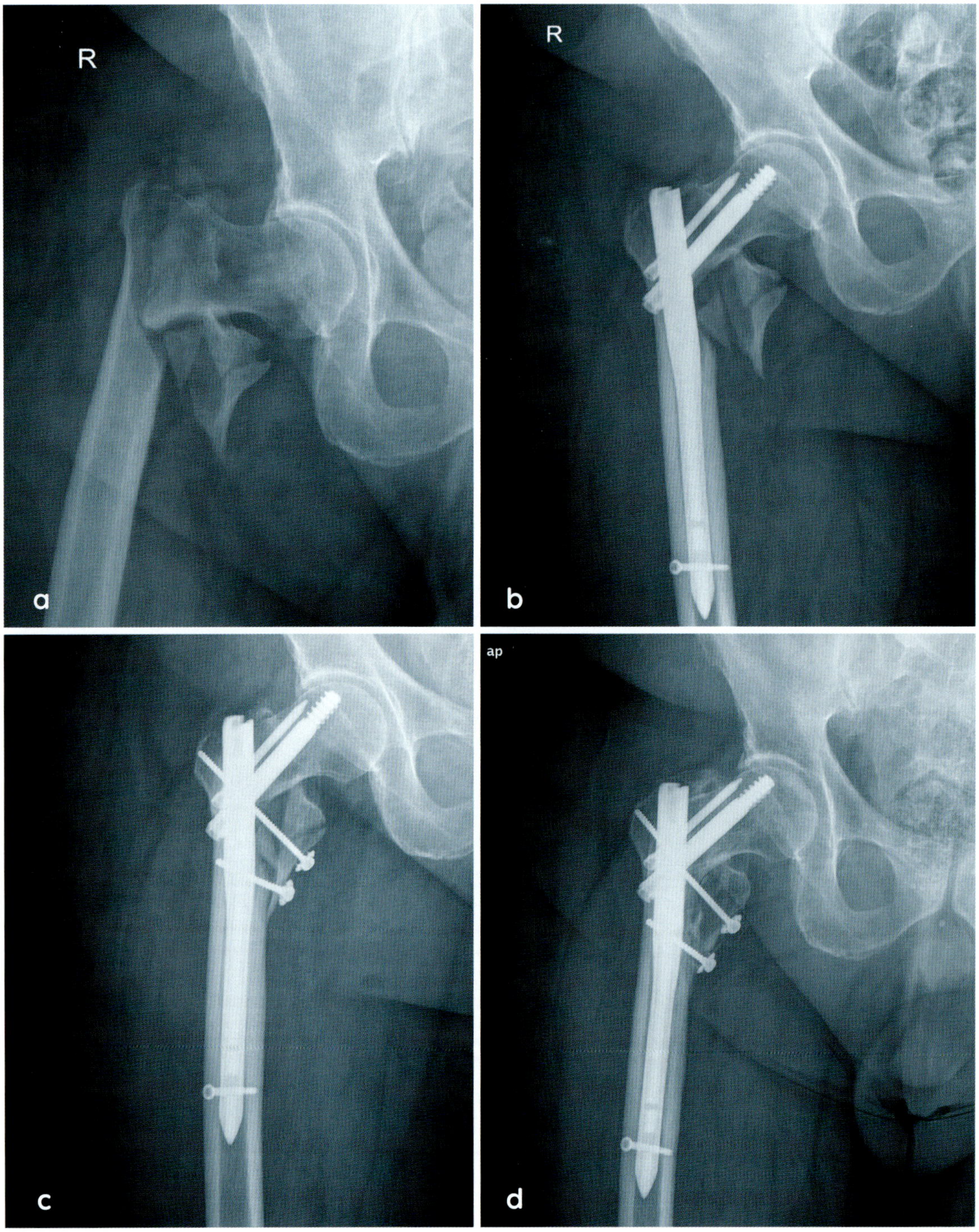

Abb. 3: Fraktur Typ 31-A2 mit Dislokation des Adam'schen Bogens bei einem großen und adipösen Mann, 58 Jahre (a). Die Osteosynthese mit einem Nagel war aufgrund der Konstitution des Patienten sehr schwierig, und der CCD-Winkel konnte nicht vollständig wiederhergestellt werden (125°). Das postoperative Bild zeigt einen erheblichen Defekt des Adam'schen Bogens (b). Trotz der großen Weichteilmasse an der Innenseite des Oberschenkels wurden die Hauptfragmente des Adamsbogens repariert und mit Zugschrauben über den Ferguson Zugang fixiert (c). Zustand nach Ausheilung (d).

1. Chiron P, Murgier J, Cavaignac E et al. Minimally invasive medial hip approach. Orthop Traumatol Surg Res. 2014; 100:687–689.
2. Lucente L, Palmesi A, Longo D. Medial-inguinal approach: a novelty in hip joint replacement. J Orthop Surg Tech. 2019; 2:62–67.
3. Thomas W, Lucente L, Benecke P et al. The medial approach for total hip replacement. Orthopäde. 2006; 35:769–775.
4. Cavaignac E, Laumond G, Régis P et al. Fixation of a fractured femoral head through a medial hip approach: an original approach to the femoral head. Hip Int. 2015; 25:488–491.
5. Bartoníček J. The history of fractures of the proximal femur. J Bone Joint Surg Br. 2002; 84:795–797.
6. Palm H, Jacobsen S, Sonne-Holm S et al. Integrity of the lateral femoral wall in intertrochanteric hip fractures: an important predictor of a reoperation. J Bone Joint Surg Am. 2007; 89:470–475.
7. Marmor M, Liddle K, Pekmezci M et al. The effect of fracture pattern stability on implant loading in OTA type 31-A2 proximal femur fractures. J Orthop Trauma. 2013; 27:683–689.
8. Mahmoud SS, Ahmed B, Hamid S et al. Identification of the medial femoral safe zone for drilling dynamic hip screw side plate fixation: a CT angiogram tracing of the profunda femoris artery. Injury. 2019; 50:720–726.
9. Streubel PN, Moustoukas MJ, Obremskey T. Mechanical failure after locking plate fixation of unstable intertrochanteric femur fractures. J Orthop Trauma. 2013; 27:22–28.
10. Savvidis E, Löer F, Barden B. Studies on the stability of pertrochanteric fractures following the application of various osteosynthesis techniques with special reference to torsional forces at the proximal femur. Z Orthop Ihre Grenzgeb. 1990; 128:661–667.

8. Traumatische Luxation des Hüftgelenks

Die traumatische Hüftluxation ist eine seltene, aber signifikante Verletzung, die im Rahmen von Hochenergietraumata auftritt, in der Regel bei Verkehrsunfällen – und da vor allem bei Motorradunfällen (etwa 40 % aller Hüftluxationen). Bei Autounfällen ist der Anteil der Patienten mit Hüftluxationen, die angeschnallt oder nicht angeschnallt sind, ungefähr gleich groß. Aufgrund der hohen Energie liegen in 70–95 % der Fälle auch noch andere Verletzungen vor (Bauch in 15 %, Brust in 20 % und Schädel in 25 %), und andere orthopädisch-traumatologische Verletzungen (hauptsächlich Frakturen) werden in 30–50 % der Fälle festgestellt (1).

Traumatische Luxationen sollten klar von nicht traumatischen Luxationen abgegrenzt werden, z.B. bei spastischen Behinderungen bei Zerebralparese im Kindesalter (Abb. 1). In unserer Kohorte traumatischer Hüftluxationen überwiegen eindeutig die Männer mit einem Durchschnittsalter von 36 Jahren (18–63 Jahre), was mit den Angaben in der Literatur übereinstimmt (2). Luxationen im Kindesalter (Abb. 2) sowie bei älteren Menschen (Abb. 3) sind selten.

Nach der Richtung der Luxation wird in posteriore, anteriore und zentrale Hüftluxationen unterteilt. Posteriore Luxationen sind bei weitem die häufigsten und werden nach Thompson und Epstein weiter unterteilt, je nachdem, ob gleichzeitig eine Fraktur der hinteren Pfannenwand (keine – I, großes Fragment – II, mehrere Fragmente – III), der Pfannenbasis (IV) oder des Hüftkopfes (V) vorliegt oder nicht. Frakturen vom Typ I oder einfache Luxationen

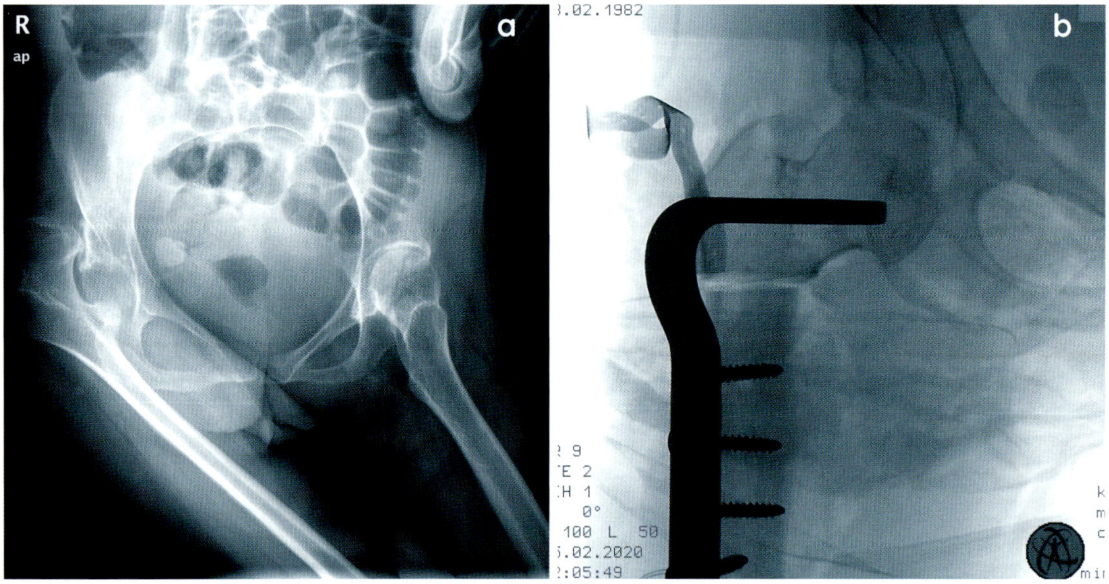

Abb. 1: Hüftluxation bei einer jungen Frau mit zerebraler Lähmung, die die Pflege erschwert (a). Zustand nach Adduktorentenotomie, Varusosteotomie und blutiger Reposition (b).

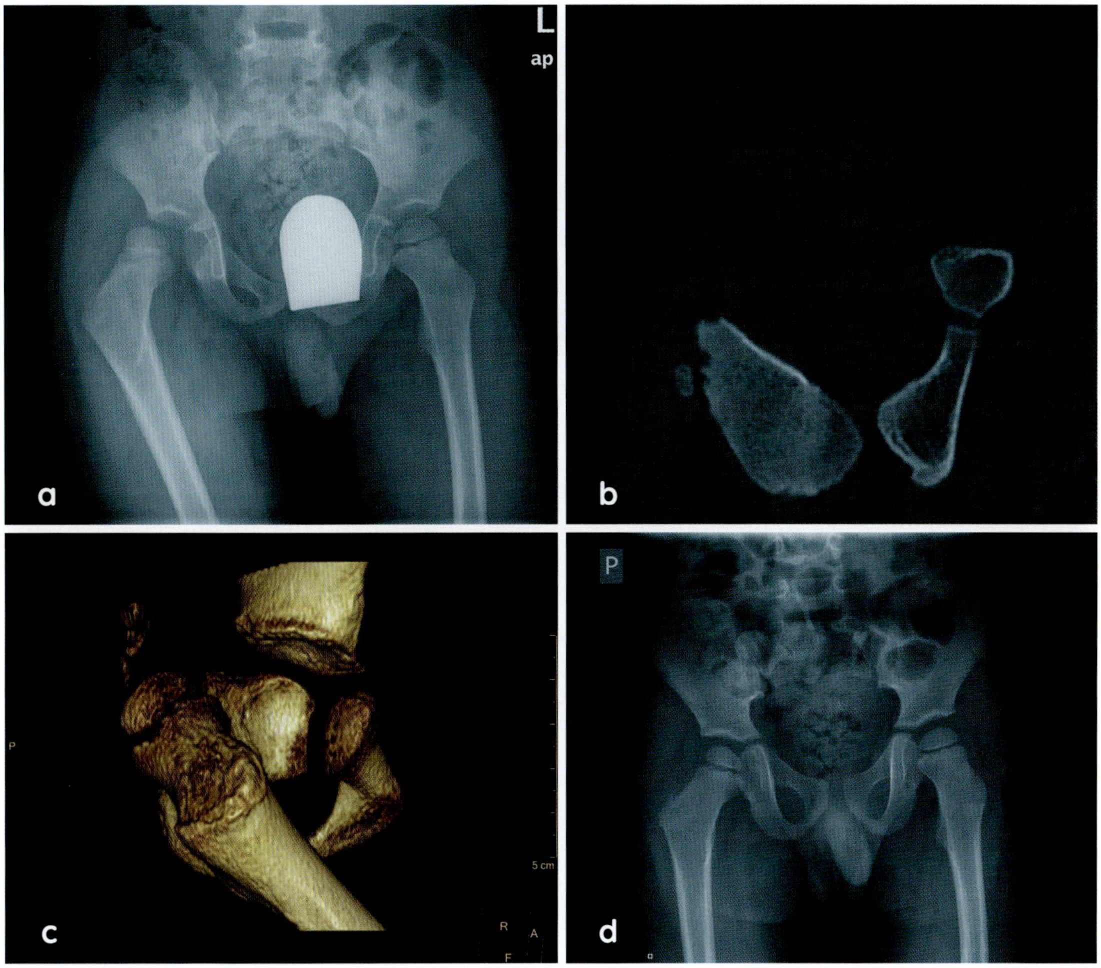

Abb. 2: Hintere Luxation rechts bei einem 4-jährigen Jungen (a–c). Zustand nach geschlossener Reposition unter Kurznarkose (d).

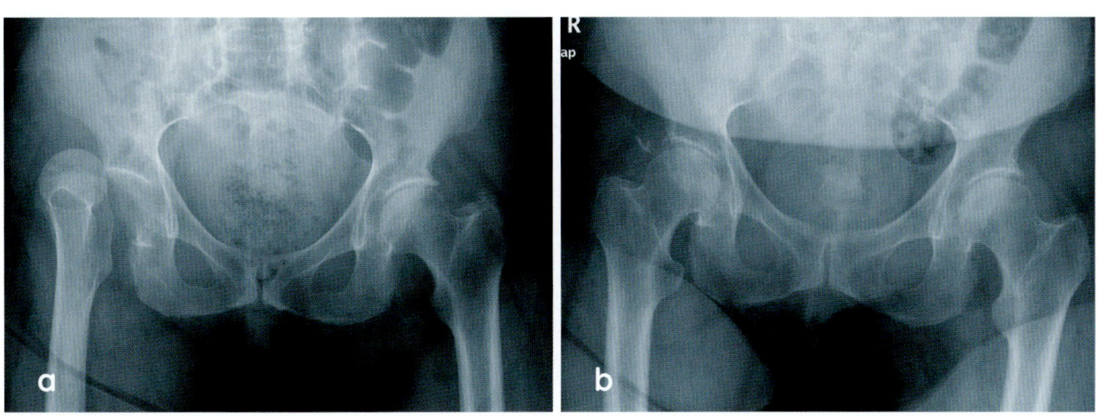

Abb. 3: Kraniale anteriore Luxation bei einer 71-jährigen Patientin (a). Zustand nach geschlossener Reposition (b).

(Abb. 4) können in der Regel konservativ behandelt werden, indem der Patient frühzeitig (innerhalb von sechs Stunden) reponiert und anschließend mobilisiert wird, wobei Flexion, Adduktion und Innenrotation zu vermeiden sind (3). Jede Verzögerung bei der Reposition einer hinteren Luxation und wiederholte Versuche erhöhen das Risiko einer späteren ischämischen Nekrose des Hüftkopfes (4, 5), was auch für Hüftluxationen im Kindesalter gilt (6). Daher ist es wichtig, mit den allgemeinen Grundsätzen der Frakturreposition vertraut zu sein, bevor man mit der eigentlichen Reposition beginnt. In den klassischen Lehrbüchern der Traumatologie sind mehrere Manöver zur Reposition der posterioren Hüftluxation beschrieben. Posteriore Luxationsfrakturen müssen in der Regel operativ versorgt werden. Anteriore Luxationen, welche deutlich seltener auftreten, werden nach Epstein in kranial (Abb. 3) und kaudal unterteilt und unterliegen denselben Behandlungsprinzipien wie einfache posteriore Luxationen.

Eine eigene Gruppe stellen die zentralen Luxationen dar – Medialisierung des Hüftkopfes (oft mit Beteiligung des vorderen Pfeilers und Einklemmung von Fragmenten) nach Thompson und Epstein Typ IV (weiter unterteilt nach Judet). Dabei handelt es sich bereits um Frakturen der Hüftpfanne, d.h. um intraartikuläre Frakturen, die auch als solche behandelt werden sollten. Sie sind manchmal Teil komplexerer Verletzungen des Beckens. Sie treten in den letzten Jahren häufiger auf, vor allem bei älteren Patienten (geriatrische Frakturen infolge leichter Gewalt). Ältere Patienten benötigen mehr Blutsubstitution und die Sterblichkeit ist bei ihnen höher. Hier ist unser Ziel in erster Linie das Überleben des Patienten, dann dessen Mobilisierung und schließlich die möglichst uneingeschränkte Gelenkfunktion. Die wichtigsten Behandlungsmethoden bei zentralen Luxationen sind die offene Reposition und die stabile Osteosynthese. Die Reposition ist nicht einfach, und selbst wenn sie gelingt, muss man sich darüber im Klaren sein, dass sich dennoch eine Arthrose entwickeln wird, weil der Knorpel der Hüftpfanne durch die Verletzung zerstört ist. Es gibt vier chirurgische Zugänge zur quadrilateralen Fläche (Innenwand der Hüftpfanne): den klassischen ilioinguinalen Letournel-Judet-Zugang, den anterioren intrapelvinen Zugang (Stoppa) oder den pararektalen Zugang. Nach der Reposition kann eine vorgeformte Platte zur Abstützung der Hüftpfannenwand verwendet werden (Abb. 5, 6) oder, heutzutage, speziell für diesen Bereich entwickelte Originalimplantate. Die vierte Möglichkeit ist der transtrochantäre Zugang mit Luxation des Hüftgelenks und direkter Reposition der Hüftpfannenfragmente von der Seite des Gelenks (gefolgt von einer Osteosynthese mit Schrauben oder Platte). Hier ist es jedoch notwendig, die Anatomie der Gefäßversorgung des Hüftkopfes zu kennen – beim chirurgischen Zugang kann der M. piriformis durchtrennt werden, ggf. auch der M. triceps coxae, aber niemals der M. quadratus femoris, aus dem die A. circumflexa femoris medialis entspringt. Die Blutversorgung tritt durch die kraniodorsale Kapsel in das Glenoid ein, die Kapsulotomie muss daher Z-förmig sein und dorsal medial am Acetabulum und ventral am Trochanter major verlaufen. Eine detailliertere Diskussion der zentralen Luxationen würde den Rahmen dieses Kapitels sprengen.

Bei anderen Luxationsfrakturen des Hüftgelenks (Thompson-Epstein-Typen II, III und V) wird in der Regel eine chirurgische Behandlung durchgeführt. Bei Typ II handelt es sich um eine Luxation mit einem Bruch des hinteren Randes in Form eines großen Fragments, bei Typ III um eine Fragmentierung des hinteren Randes. In diesem Fall ist die Bildgebung nach der Reposition, d.h. die CT-Untersuchung, wichtig, denn ein natives Röntgenbild reicht nicht aus, um eine Gelenkinkongruenz, lose osteochondrale Fragmente oder

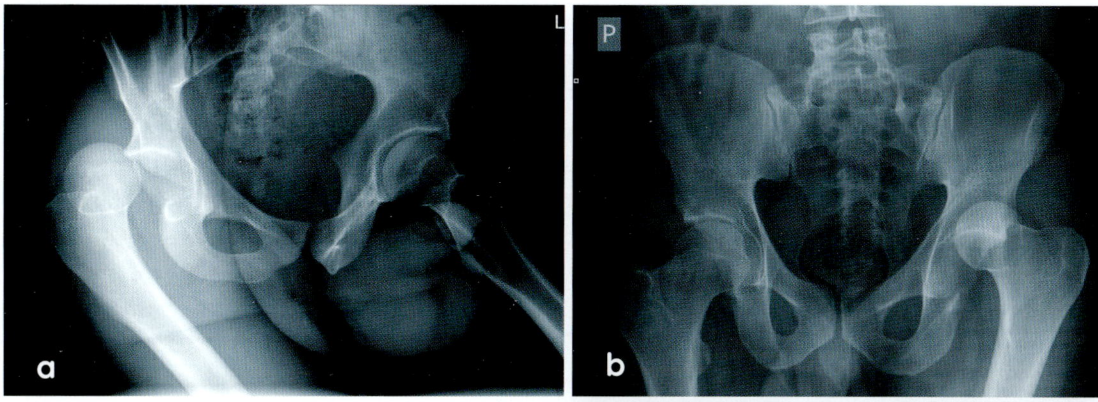

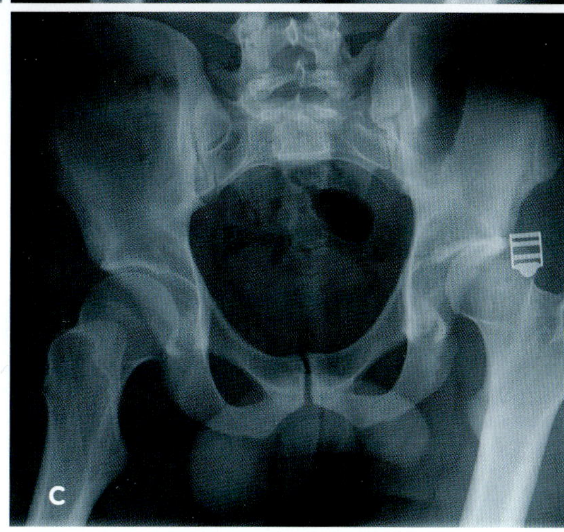

Abb. 4: Beispiele für einfache posteriore Luxationen (a–c).

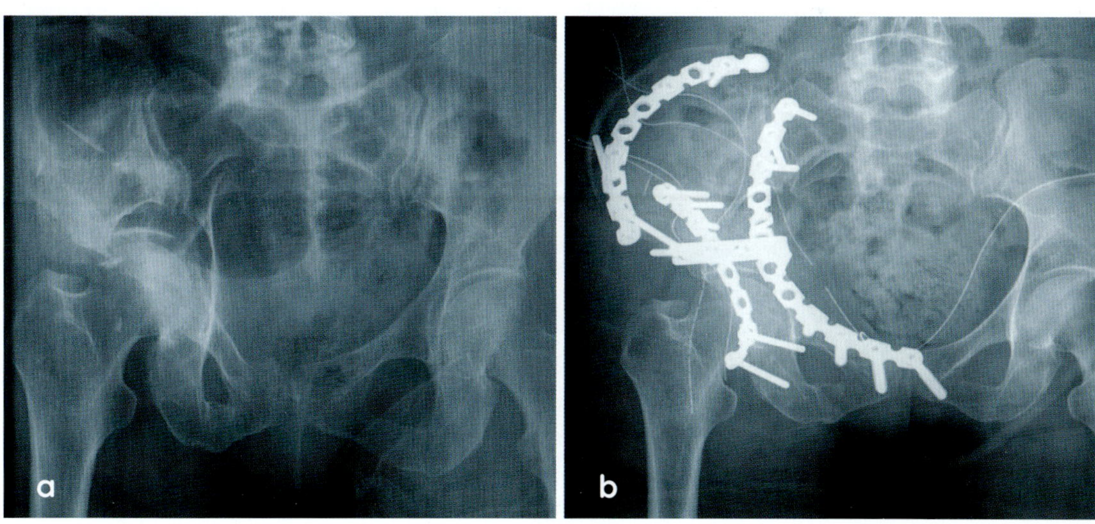

Abb. 5: Beckenfraktur mit zentraler Luxation (Medialisierung des Hüftkopfes) bei einem 59-jährigen Mann (a). Zustand nach Behandlung mit kombiniertem anteriorem und anschließendem posteriorem Zugang. Die modellierte Platte stützt die quadrilaterale Fläche von der medialen Seite her ab (b).

eine restliche Subluxation zu erkennen, und auch nicht, um begleitende Frakturen auf der Becken- oder Oberschenkelseite zu beurteilen (7). Daher hilft uns die CT-Untersuchung nach der Reposition bei der Indikation zur Operation. So erfordert beispielsweise nicht jede Hinterwandfraktur unbedingt eine offene Rekonstruktion. Während die Osteosynthese eines großen Fragments der Hinterwand, dessen Nichtausheilung zu einer chronischen Instabilität führen würde, kein schwieriges Verfahren darstellt (Abb. 7), kann die Rekonstruktion eines Trümmerbruchs der Hinterwand ein Problem darstellen. Wenn die Trümmerzone klein ist und klar ist, dass sie nicht die Ursache für eine wiederkehrende Instabilität sein wird, ist eine Operation nicht erforderlich (Abb. 8). Manchmal, insbesondere bei einer großen Trümmerzone, kann es – auch wenn wir die Fragmente bei der Osteosynthese so weit wie möglich schonen – zu einer Resorption der Fragmente und der Entwicklung eines Defekts am hinteren Rand kommen, unabhängig davon, ob wir eine Plattenosteosynthese oder eine Zugschraubenosteosynthese verwenden (Abb. 9).

Die Magnetresonanztomographie in einem frühen Stadium (nach der Reposition) kann mehr über die Wahrscheinlichkeit der Entwicklung einer späteren avaskulären Nekrose aussagen – der Erhalt der Integrität des M. obturatorius externus ist ein Hinweis auf den Erhalt des

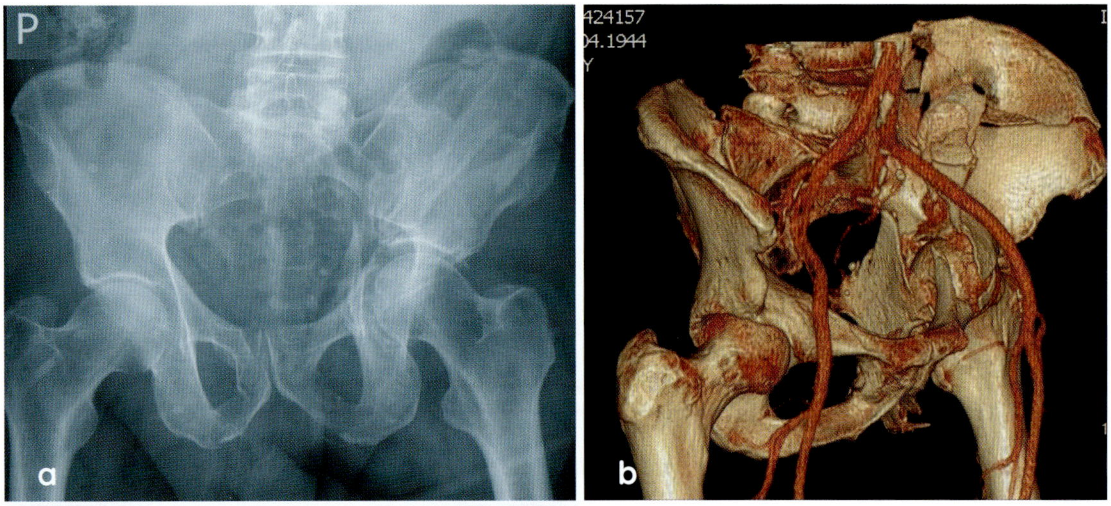

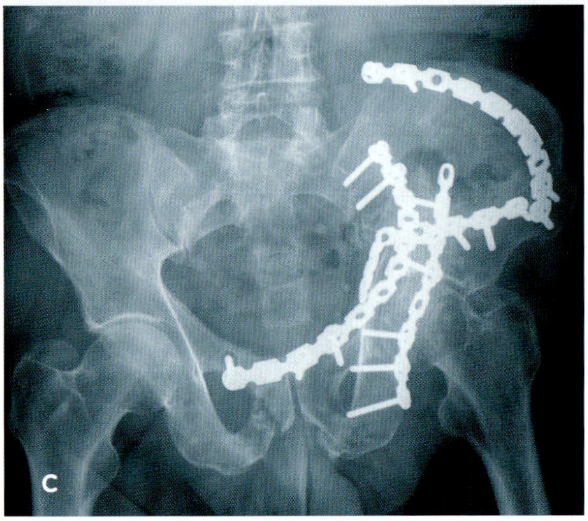

Abb. 6: Beckenfraktur mit zentraler Luxation bei einem 66-jährigen Mann (a). Die 3D-CT-Rekonstruktion zeigt eine Zertrümmerung der medialen Wand des Acetabulums (b). Zustand nach Behandlung mit kombiniertem anteriorem und anschließendem posteriorem Zugang. Eine geformte Platte stützt die quadrilaterale Fläche von der medialen Seite ab (c).

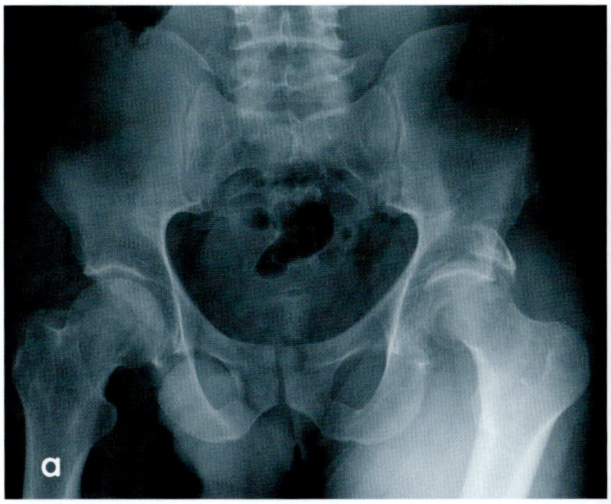

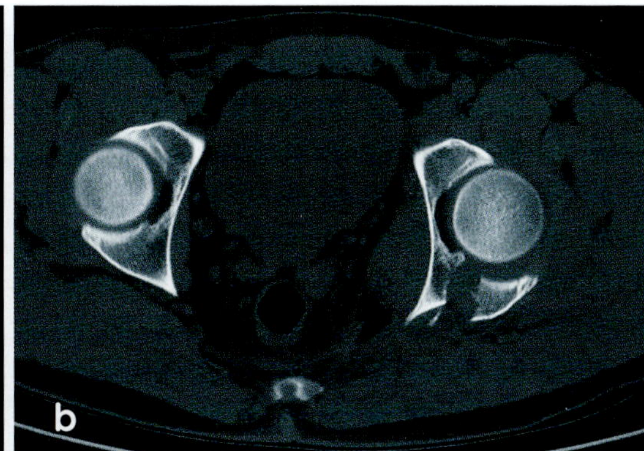

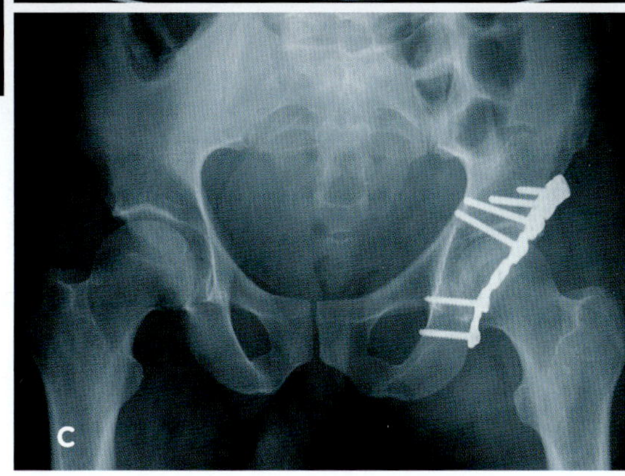

Abb. 7: Hintere Hüftluxation bei einem 42-jährigen Mann (a). Nach der Reposition wurde eine CT-Untersuchung durchgeführt, die ein großes Fragment der hinteren Wand zeigte (b), so dass anschließend eine Plattenosteosynthese (Kocher-Langenbeck-Ansatz) durchgeführt wurde (c).

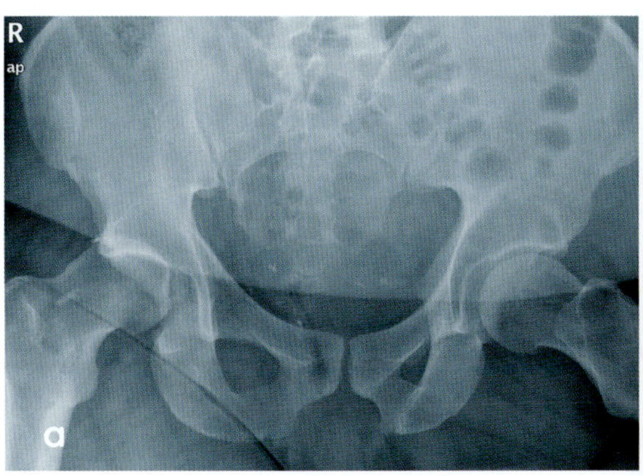

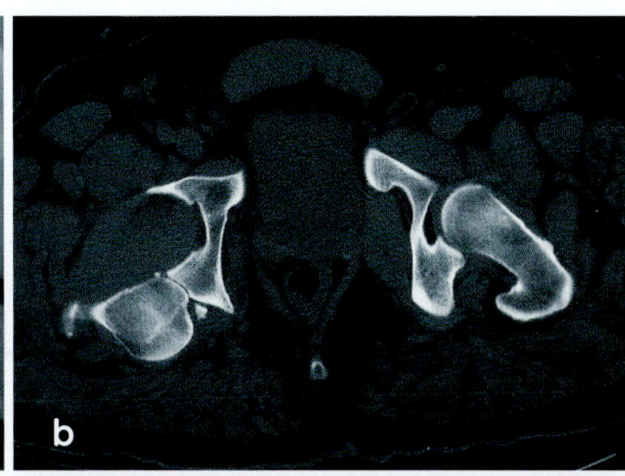

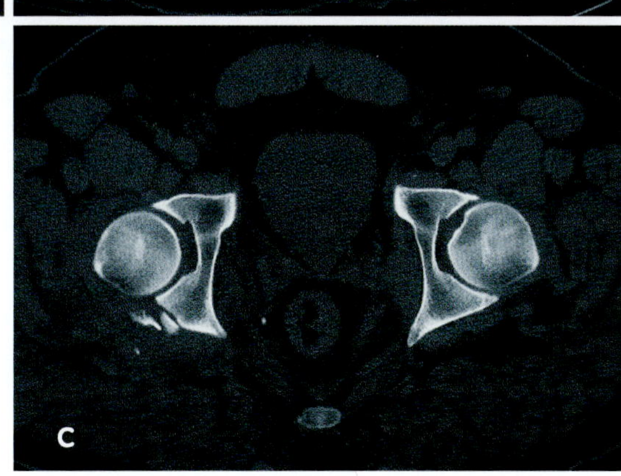

Abb. 8: Hintere Luxation des Hüftgelenks bei einem 43-jährigen Mann (a), CT-Aufnahme vor Reposition zeigt ein kleines Fragment (b), nach Reposition ist das Gelenk kongruent, unbedeutende Zertrümmerung der hinteren Pfannenwand erfordert keine Operation (c).

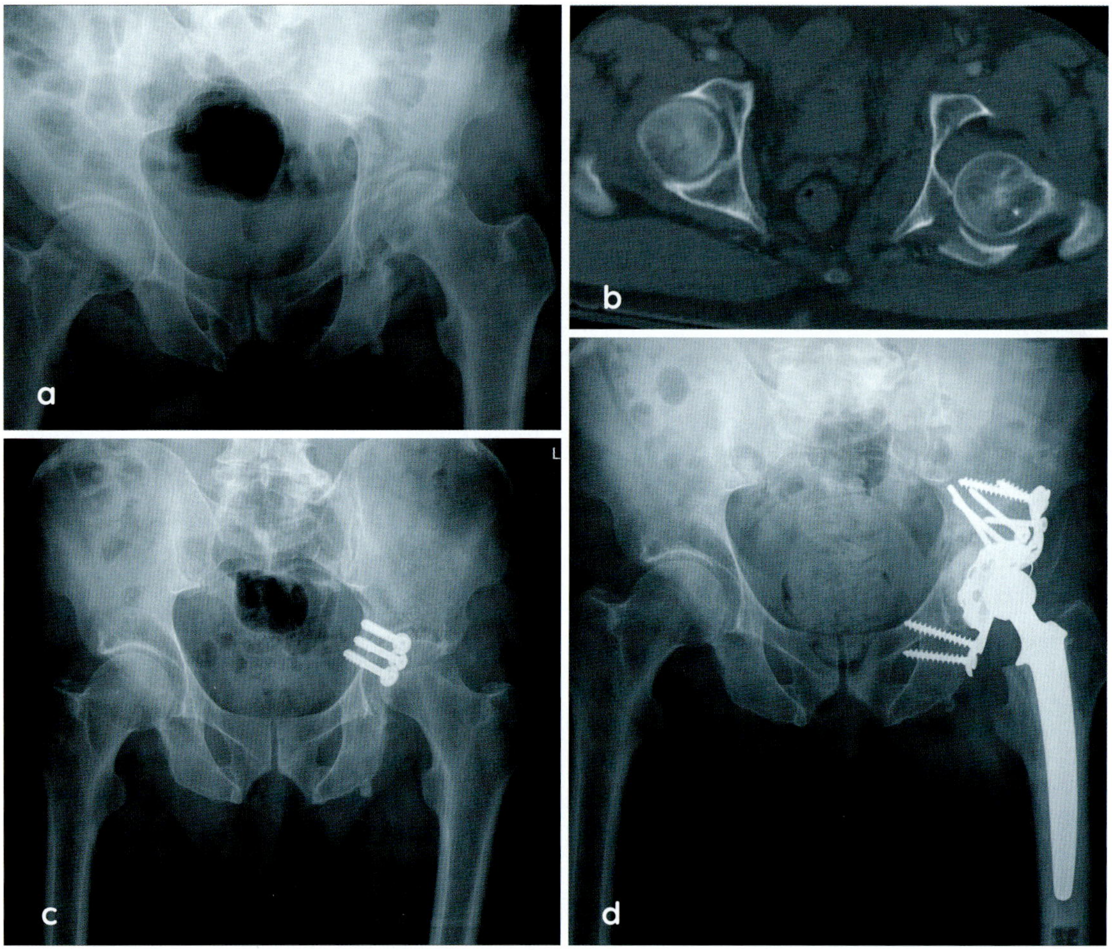

Abb. 9. Luxationsfraktur des Hüftgelenks (a, b) bei einem 63-jährigen Mann im Rahmen eines Mehrfachtraumas (gleichzeitige Frakturen von Schienbein, Wadenbein, Oberarm, Unterarm). Um die Vitalität der Fragmente so weit wie möglich zu schonen, entschieden wir uns für eine Osteosynthese mit Zugschrauben (c). Trotzdem kam es zu einer Resorption der Hinterwand, so dass ein Gelenkersatz durchgeführt wurde (d).

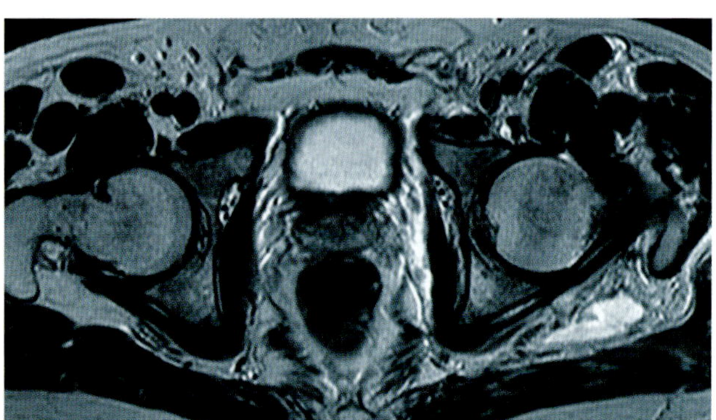

Abb. 10: Die Magnetresonanztomographie nach posteriorer Luxation zeigt ein ausgedehntes Weichteilhämatom retroacetabulär, ein Ödem im hinteren Acetabulumpfeiler und in der Gesäßmuskulatur.

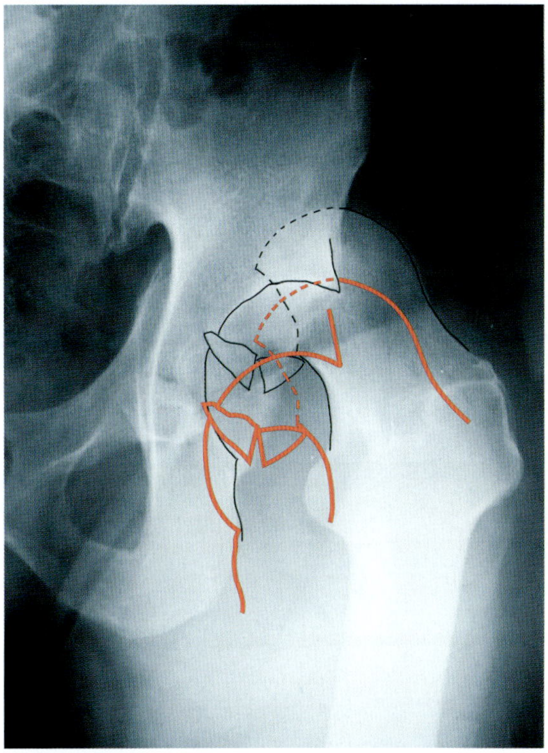

Abb. 11: Beispiel für einen Pipkin-I-Fraktur.

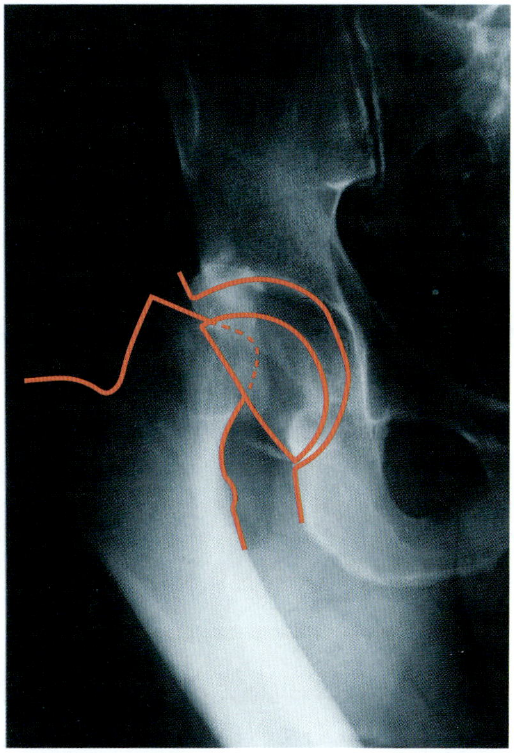

Abb. 12: Beispiel einer Pipkin-II-Fraktur.

tiefen Astes der A. circumflexa femoris medialis (8). Gleichzeitig können wir den Zustand des Labrums, der Gelenkkapsel und der Weichteile um die Hüftpfanne mit der MRT beurteilen (Abb. 10). In weiterer Folge kann die Magnetresonanztomographie eine beginnende Nekrose des Hüftkopfes frühzeitig erkennen. Daher wird empfohlen, für mindestens zwei Jahre nach der Verletzung alle sechs Monate MRT-Untersuchungen durchzuführen.

Nach Thompson und Epstein handelt es sich bei den Luxationsfrakturen vom Typ V um Luxationsfrakturen des Hüftkopfes. Diese werden nach der bekannten Pipkin-Klassifikation in vier Typen unterteilt:

- Typ I – Fraktur des Kopfes unterhalb der Fovea capitis (Abb. 11),
- Typ II – Fraktur des Kopfes oberhalb der Fovea capitis (Abb. 12),
- Typ III – Fraktur des Kopfes mit Fraktur des Halses,
- Typ IV – Fraktur des Kopfes mit Fraktur des Acetabulums.

Die Geschichte dieser Frakturen wird von Bartonicek in seinem Beitrag von 2015 (9) diskutiert. Die meisten Pipkin-Frakturen werden chirurgisch behandelt, nicht nur, um die Gelenkkongruenz wiederherzustellen, sondern manchmal auch, weil eine geschlossene Reposition gar nicht möglich ist, entweder wegen der Interposition von Knochenfragmenten im Gelenk oder wegen der Impaktion der Hüftpfanne auf dem Pfannenrand (Abb. 13). Während bei Frakturen vom Typ I oft eine einfache Extraktion der Fragmente ausreicht, ist bei anderen Frakturen in der Regel eine Osteosynthese angezeigt. Entscheidend ist die individuelle Wahl des chirurgischen Zugangs je nach Frakturtyp. Es kann ein medialer, anteriorer, anterolateraler, lateraler transtrochanterer oder posterolateraler Zugang zum Hüftgelenk gewählt werden. Voraussetzung ist jedoch, dass der chirurgische Zugang die Gefäßversorgung des Hüftkopfes schont. Bei Frakturen vom Typ IV fällt die Wahl relativ leicht, da es sich in der Regel um eine hintere Luxation handelt und die hintere Wand der Hüftpfanne ebenfalls rekonstruiert werden muss. Die Durchtrennung der Hinterwand verschafft uns außerdem einen ausreichenden Zugang zum Hüftkopf und dessen Osteosynthese oder Exstirpation freier intraartikulärer Fragmente (Abb. 13). Der anteriore Hueter-Zugang kann nur verwendet werden, wenn ein kleines Fragment des ventralen oder ventrokaudalen Teils des Kopfes abgebrochen ist, der mediale Zugang nur, wenn das mediokaudale Fragment des Kopfes abgebrochen ist, und der anterolaterale Watson-Jones-Zugang nur, wenn das kleinere Fragment des Kopfes kraniolateral liegt.

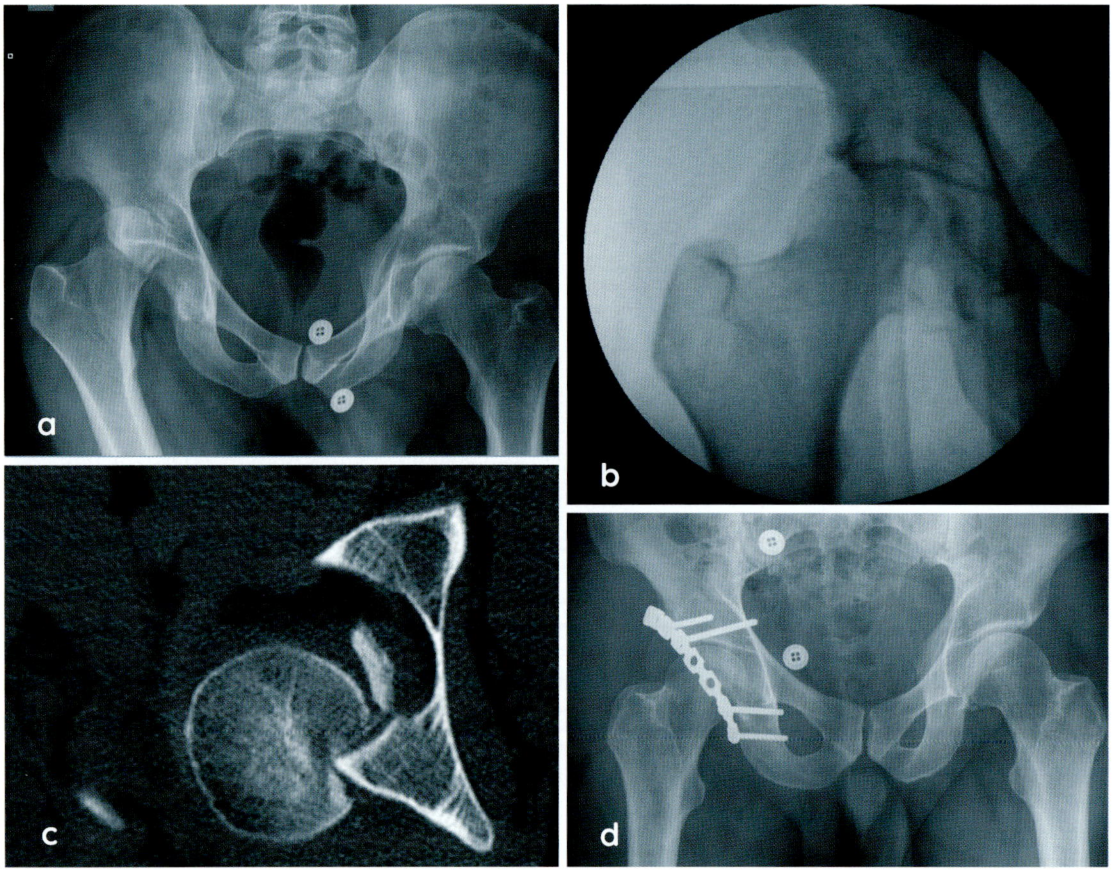

Abb. 13: Hintere Luxation bei einem 37-jährigen Mann, bereits auf dem Röntgenbild ist ein freies Fragment (a) in der Hüftpfanne sichtbar. Eine akute geschlossene Reposition war nicht erfolgreich (b). Die CT-Aufnahme zeigte eine Impaktion des Kopfes am hinteren Acetabulumrand (c). Sogar die offene Reposition (über Kocher-Langenbeck-Zugang) war aufgrund der Impaktion schwierig. Während der Luxation wurden Fragmente aus dem dorsokoronalen Teil des Acetabulums aus dem Gelenk entfernt. Das Acetabulum wurde wiederhergestellt, anschließend wurde die Fraktur der hinteren Wand des Acetabulums repariert und abschließend eine Plattenosteosynthese durchgeführt (d).

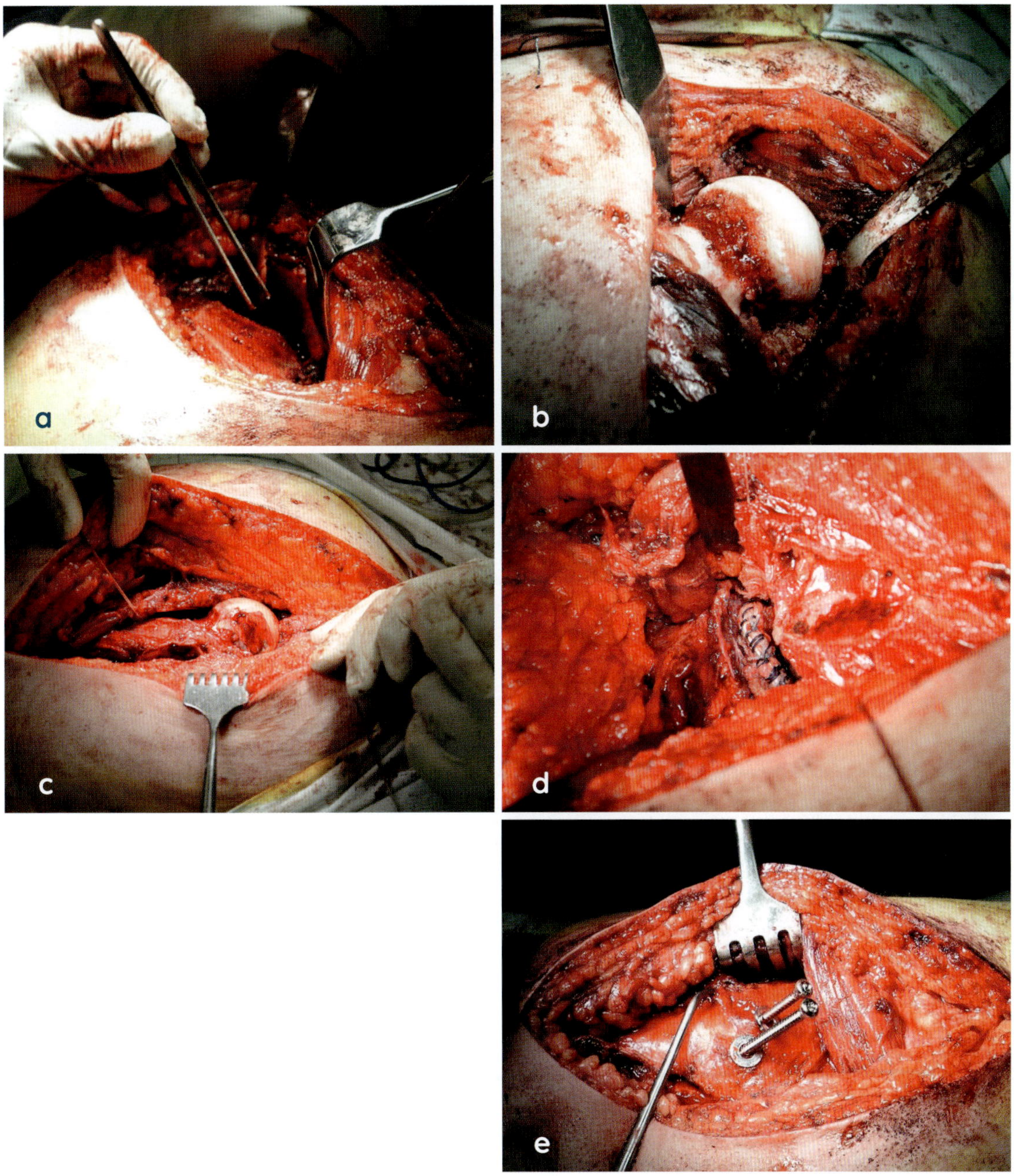

Abb. 14: Nach Identifizierung eines sicheren Intervalls zwischen M. gluteus minimus und M. piriformis osteotomieren wir den Trochanter major, indem wir ihn nach dem Vorbohren kraniolateral 1,5 cm abtrennen und das gesamte Abduktorensystem nach dorsal ziehen (a). Es folgt eine z-förmige Kapsulotomie und Luxation des Kopfes (b). Der Zugang zum gesamten Kopf ist möglich und eine adäquate Behandlung – Refixation der Fragmente, eventuell ihre bloße Exstirpation aus der Hüftpfanne oder andere Behandlungen wie Knorpelersatz mit stammzellgesättigtem Gerüst – ist gewährleistet (c). Rekonstruktion des Labrums der Hüftpfanne mit einem Autotransplantat (d). Nach der Rekonstruktion wird der Hüftkopf versorgt und der Trochanter mit kanülierten Schrauben refixiert (e).

Nur der transtrochantäre Zugang mit Luxation des Kopfes erlaubt es uns, den gesamten Kopf einzusehen. Dieser Zugang wurde von Espinosa et al. (JBJS-Am, 2007) beschrieben und wird auch von uns verwendet, z. B. bei der offenen Femurkopfumformung oder bei Rotationsosteotomien nach Sugioka (Abb. 14). Der Patient befindet sich in Seitenlage, und vom längs verlaufenden Hautschnitt aus durchdringen wir die Faszie bis zum Trochanter major und identifizieren ein sicheres Intervall (in Bezug auf die Ernährung des Kopfes) zwischen dem M. gluteus minimus und dem M. piriformis. Wir zielen auf dieses Intervall mit einer Osteotomie des Trochanter major ab, indem wir seinen kraniolateralen, 1,5 cm dicken Anteil nach Vorbohren abtrennen und den gesamten Abduktorenmechanismus mit nach dorsal ziehen. Es folgt eine z-förmige Kapsulotomie (siehe Beschreibung oben) und Luxation des Kopfes. Der Zugang zum gesamten Hüftkopf ist ausreichend und erlaubt uns eine perfekte Behandlung – Refixation der Fragmente, eventuell deren bloße Exstirpation aus der Hüftpfanne oder zusätzliche Verfahren wie Knorpelersatz mit Stammzellmatrizen oder Mosaikplastiken (10) oder Rekonstruktion des Labrums der Hüftpfanne mit einem Autotransplantat. Nach der Rekonstruktion wird der Femurkopf reponiert und der Trochanter mit kanülierten Schrauben refixiert (Abb. 15). Dieser Ansatz erhöht in keiner Weise das Risiko einer avaskulären Nekrose des Femurkopfes und ist der einzige, der eine perfekte Behandlung ermöglicht (11, 12). Absorbierbare Stifte scheinen inzwischen eine geeignete Alternative bei der Behandlung von Hüftkopffrakturen zu sein (13). Wenn wir kleinere Verletzungen (Knorpel, Labrum) nicht gleichzeitig mit der Behandlung der eigentlichen Luxationsfraktur behandeln, ist in den letzten Jahren eine arthroskopische Nachbehandlung dieser Läsionen möglich geworden (14, 15). Nach der Pipkin-Fraktur-Operation lassen wir den Patienten sechs bis acht Wochen an zwei Unterarmstützkrücken entlasten und erst danach erlauben wir eine progressive Gewichtsbelastung.

Zu den Komplikationen von Hüftluxationen gehören posttraumatische Arthrose (am häufigsten), avaskuläre Nekrose des Hüftkopfes und heterotope Verknöcherungen (16). Heterotope Verknöcherungen sind häufig, aber sie sind in der Regel schwach ausgeprägt und asymptomatisch. Die Prognose verschlechtert sich, wenn Frakturen (des Capitulums oder Acetabulums) hinzukommen. Dies ist vor allem auf eine mögliche Restgelenkinkongruenz nach der Operation zurückzuführen, die eindeutig eine Präarthrose darstellt. Verletzungen vom Typ III haben definitiv die schlechteste Prognose unter den Pipkin-Frakturen (17). In jedem Fall ist eine frühzeitige, stabile und konzentrische Reposition unerlässlich. Neben einfachen Röntgenbildern sollte dies durch eine CT-Untersuchung bestätigt werden (18). In der tschechischen Literatur wurden Pipkin-Frakturen 2001 von Krempaský und Knybel (19) untersucht.

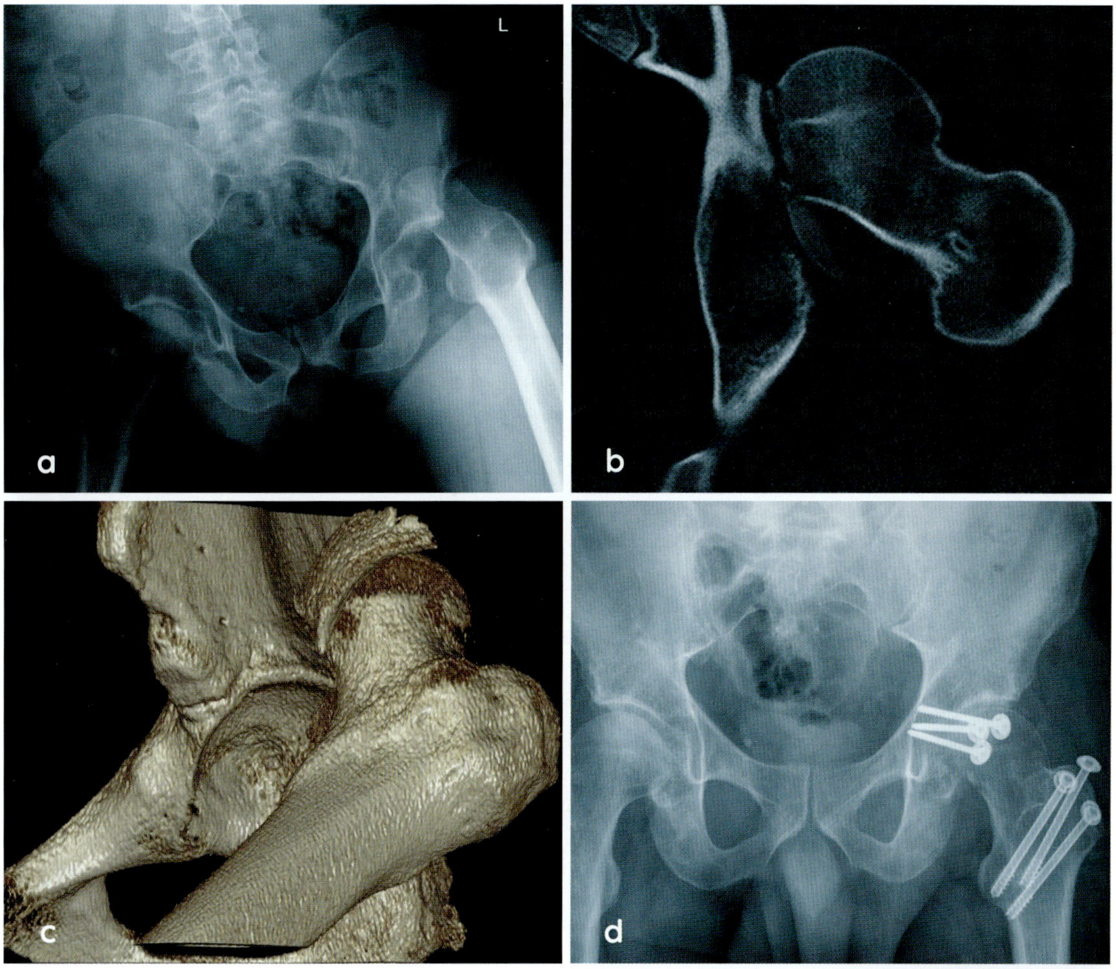

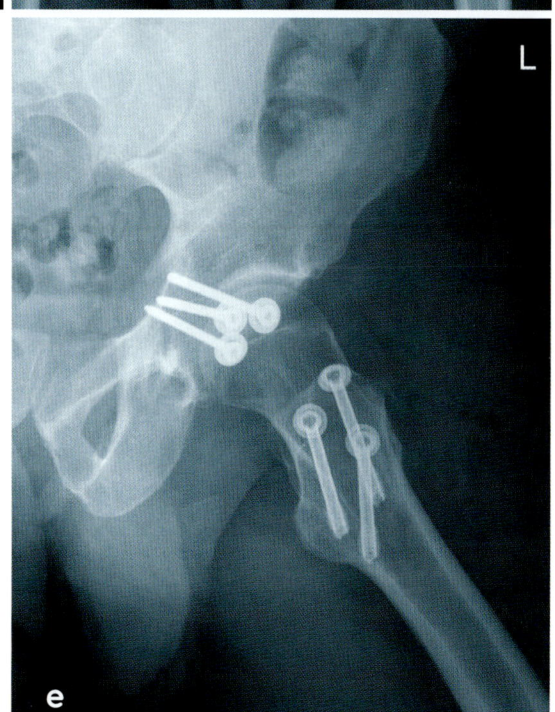

Abb. 15: Hintere Luxation bei einem 50-jährigen Mann (a). Die CT-Aufnahme zeigt eine Fraktur der hinteren Acetabulumwand (b) und eines Teils des Hüftkopfes (c). Zunächst wurde ein Fragment des Hüftkopfes mit resorbierbaren Stiften über einen transtrochantären Zugang refixiert, und dann wurde ein massives Fragment der hinteren Pfannenwand ebenfalls mit Zugschrauben über denselben Zugang refixiert (d, e).

1. Hak DJ, Goulet JA. Severity of injuries associated with traumatic hip dislocation as a result of motor vehicle collisions. J Trauma. 1999; 47:60–63.
2. Yang RS, Tsuang YH, Hang YS et al. Traumatic dislocation of the hip. Clin Orthop Relat Res. 1991; 265:218–227.
3. Schlickewei W, Elsässer B, Mullaji AB et al. Hip dislocation without fracture: traction or mobilization after reduction? Injury. 1993; 24:27–31.
4. Yang EC, Cornwall R. Initial treatment of traumatic hip dislocations in the adult. Clin Orthop Relat Res. 2000; 377:24–31.
5. Ahmed G, Shiraz S, Riaz M et al. Late versus early reduction in traumatic hip dislocations: a meta-analysis. Eur J Orthop Surg Traumatol. 2017; 27:1109–1116.
6. Yuksal S, Albay C. Early reduction of pediatric traumatic posterior hip dislocation is much more important than treatment procedure. Pediatr Emerg Care. 2019; 35:e206–e208.
7. Brooks RA, Ribbans WJ. Diagnosis and imaging studies of traumatic hip dislocations in the adult. 2000; 377:15–23.
8. Tannast M, Pleus F, Bonel H et al. Magnetic resonance imaging in traumatic posterior hip dislocation. J Orthop Trauma. 2010; 24:723–731.
9. Bartoníček J, Rammelt S. History of femoral head fracture and coronal fracture of the femoral condyles. Int Orthop. 2015; 39:1245–1250.
10. Hart R., Janeček M., Višňa et al. Mosaicplasty for the treatment of the femoral head defect after the incorrect resorbable screw insertion. Arthroscopy. 2003; 19(E), 1–5.
11. Masse A, Aprato A, Alluto C et al. Surgical hip dislocation is a reliable approach for treatment of femoral head fractures. Clin Orthop Relat Res. 2015; 473:3744–3751.
12. Henriques R, Ramalho D, do Brito JS et al. Management of Pipkin fractures using a safe surgical dislocation. Case Rep Orthop. 2019; 10.1155/2019/3526018.
13. Prokop A, Helling H-J, Hahn U et al. Biodegradable implants for Pipkin fractures. Clin Orthop Relat Res. 2005; 432:226–233.
14. Begly JP, Robins B, Youm T. Arthroscopic treatment of traumatic hip dislocation. J Am Acad Orthop Surg. 2016; 24:309–317.
15. Zeman P a kol. Artroskopie kyčelního kloubu. Jessenius/Maxdorf, Praha, 2016.
16. Pascarella R, Fantasia R, Sangiovanni P et al. Traumatic hip fracture-dislocation: a middle-term follow up study and proposal of new classification system of hip joint associated injury. Injury. 2019; 50(Suppl.4):S11–S20.
17. Scolaro JA, Marecek G, Firoozabadi R et al. Management and radiologic outcomes of femoral head fractures. J Orthop Traumatol. 2017; 18:235–241.
18. Sahin V, Karakas ES, Aksu S et al. Traumatic dislocation and fracture -dislocation of the hip: a long-term follow-up study. J Trauma. 2003; 54:520–529.
19. Krempaský O, Knybel T. Pipkinova zlomenina. Acta Chir Orthop Traumatol Cechoslov. 2001; 68:304–310.

9. Idiopathische Hüftkopfnekrose

Die avaskuläre Nekrose des Hüftkopfes kann in eine idiopathische und eine posttraumatische Form unterteilt werden. Zu den häufigsten Ursachen der postoperativen Femurkopfnekrose zählen Schenkelhalsfrakturen und Hüftluxationen.

Die Inzidenz und Prävalenz der idiopathischen Nekrose des Hüftkopfes steigen, insbesondere bei jüngeren Patienten. In Amerika stellt diese Erkrankung die Indikation für ungefähr jede zehnte Hüftprothese dar. In Europa zählen Alkoholabusus und längere Kortisoneinnahme zu den hauptsächlichen Risikofaktoren. In beiden Fällen kommt es zu einer endothelialen Gefäßschädigung mit anschließender mikrovaskulärer Thrombose. Darüber hinaus erhöht die intramedulläre Fettdegeneration bei diesen Patienten den intraossären Druck, wodurch es zu einer weiteren Beeinträchtigung der Durchblutung kommt. Zudem gibt es einen Zusammenhang zwischen anatomischen Anomalien und der Entwicklung einer atraumatischen Kopfnekrose. Dazu gehören zum Beispiel ein kollodiaphysärer Winkel von weniger als 129°, eine femorale Anteversion von mehr als 17° oder eine acetabuläre Anteversion von weniger als 19° (1).

Neben den klinischen Befunden wie Schmerzen und eine eingeschränkte Hüftbeweglichkeit ist vor allem die Bildgebung für die Diagnose entscheidend. Die wichtigsten Anzeichen sind der impaktierte Kopf, die subchondrale Fraktur und die Größe der Läsion. Große Läsionen befinden sich meist lateral, während kleinere Läsionen eher zentral oder medial zu finden sind. Zur Beurteilung sollten anteroposteriore und axiale Röntgen nach Lauenstein sowie ein MRT der Hüfte durchgeführt werden. Die Einteilung in vier radiologische Stadien erfolgt nach Ficat:

- I – Röntgen unauffällig, MRT positiv,
- IIa – Nekrose im Röntgen und MRT nachweisbar,
- IIb: Sichelzeichen, subchondrale Fraktur,
- III – Impressionsfraktur mit Abflachung des Kopfes,
- IV – Beteiligung mit degenerativen Veränderungen des Acetabulums.

Die Sensitivität des MRT für den Nachweis einer avaskulären Nekrose liegt bei 100 %.

Zum Ausschluss einer subchondralen Fraktur sollte ein Mikro-CT durchgeführt werden. Hiermit lassen sich die einzelnen Stadien des Prozesses detailliert beobachten – initial die Entknorpelung, anschließend die Rissbildung an der Grenze zwischen dem betroffenen und dem gesunden Knochen, dann das Verschwinden der Knochentrabekel im nekrotischen Bett und schließlich die neu gebildeten Osteozyten auf der Oberfläche der nekrotischen Balken. Es gibt mehrere Klassifikationen der idiopathischen Hüftkopfnekrose: Steinberg, japanisches Untersuchungskomitee, ARCO, aber auch die Kerboul-Klassifizierung, die den sogenannten nekrotischen Winkel in der anteroposterioren (A) und axialen (B) Projektion auswertet. Beträgt die Summe der Winkel A und B weniger als 190° (Grad I), ist das Risiko eines Kopfkollapses minimal, liegt die Summe von A und B zwischen 190° und 240° (Grad II), besteht ein geringes Risiko eines Kollapses, ist die Summe größer als 240°, ist das Risiko eines Kopfkollapses groß. Mit Ausnahme von kleineren medialen Läsionen benötigen alle Stadien eine Therapie, da sie sich ansonsten bis zum Kopfkollaps weiterentwickeln. Zu den konservatigen Therapieansätzen zählt die Gabe von Bisphosphonaten, Antikoagulanzien und Vasodilatatoren sowie die Verabreichung von Stoßwellen und gepulsten elektromagnetischen Feldern. Die Entscheidung der chirurgischen Behandlungsmethode hängt ab von der Position (2) sowie der Ursache der Erkrankung und der Compliance des Patienten.

In den Vorkollapsstadien besteht eine klare Empfehlung, die Form des Kopfes zu erhalten. Zu den möglichen Techniken zählen eine retrograde Entlastungsbohrung (= Core Decompression), vaskuläre Knochentransplantate, Stammzellen und Wachstumsfaktoren, Umstellungsosteotomien. Die früher verwendeten Tantalimplantate, Allograft sowie Spongiosaplastiken werden derzeit nicht mehr empfohlen.

In 1 cm^3 Knochen des Hüftkopfes befinden sich bei einem gesunden Patienten etwa 700 Stammzellen. Bei der idiopathischen Nekrose kommt es bereits in einem Stadium vor dem Kopfkollaps zu einem deutlichen Rückgang dieser Zellen auf unter 200/cm^3. Daraus resultiert die Empfehlung, bei frühzeitiger Erkennung der Erkrankung im MRT und negativem Röntgenbefund eine Entlastungsanbohrung des Kopfes mit Implantation von Stammzellen durchzuführen.

Bei der Entlastungsbohrung werden unter BV-Kontrolle mindestens drei Kanäle mit einem 3,2-mm-Bohrer divergent in den Hals gebohrt. Anschließend werden die Applikationsnadeln eingebracht. Nach Entfernung des Drahtes werden über die Hülsen schrittweise die Stammzellen eingebracht. Bei diesem Vorgehen verbleiben circa 30–50 % der Stammzellen im Kopf. Bei einem durchschnittlichen Hüftkopfvolumen von 50 cm^3 mit ca. 35.000 Stammzellen sollten somit z.B. bei einer Nekrose im Ausmaß eines Drittels des Kopfes mit ca. 25.000 verbliebenen Stammzellen zumindest 35.000 Stammzellen injiziert werden. Die Injektion durch die divergierenden Kanäle erfolgt in den gesamten Kopf, einschließlich des gesunden Knochens. Das Knochenmark wird aus dem hinteren Teil des Hüftblatts gewonnen, wo die meisten Stammzellen pro 1 cm^3 Knochenmark zu finden sind. Das gesamte Ileum enthält etwa 150 cm^3 Knochenmark. Heutzutage kann dies mittels einer Punktionsnadel gewonnen und durch Zentrifugation konzentriert werden. Der Stammzellgehalt des Konzentrats wird hämatologisch mittels Durchflusszytometrie mit einem Protokoll zur Überwachung von CD45- und CD34-Genotypmerkmalen mit Koexpression von CD90+ und CD105+ untersucht. Hierbei können Stammzellkonzentrationen von durchschnittlich $1{,}75 \times 10^4$/l erreicht werden, was 0,01–0,02 % der Stammzellen aus allen Knochenmarkskernen entspricht. Das Konzentrat wird dann mit einer langen Nadel langsam in den Kopf injiziert (Abb. 1). Normalerweise werden hierbei etwa 20 ml in den Kopf eingebracht.

Das Outcome einer Dekompression mit einer zusätzlichen Stammzellenapplikation ist im Stadium I und II deutlich verbessert als nach einer alleinigen Entlastungsbohrung. In manchen Kliniken wird diese Methode auch bei Stadium III mit einem Kopfkollaps von bis zu 2 mm angewendet. Ein Progress des Kollapses nach dieser Behandlung ist in 25 % der Fälle zu beobachten.

Als Alternative zu den Mehrfachbohrungen wie oben beschrieben kann eine einzige Bohrung eines zentralen Kanals mit einem größeren Durchmesser durchgeführt werden. Hierbei wird der nekrotische Knochen aus dem Kopf entfernt und mit autologer Spongiosa ersetzt.

Die Wirksamkeit der Core-Dekompression wurde in mehreren Studien nachgewiesen. Durch die Senkung des venösen Drucks im Hüftkopf wird die arterielle Blutversorgung verbessert und die Schmerzen werden gelindert.

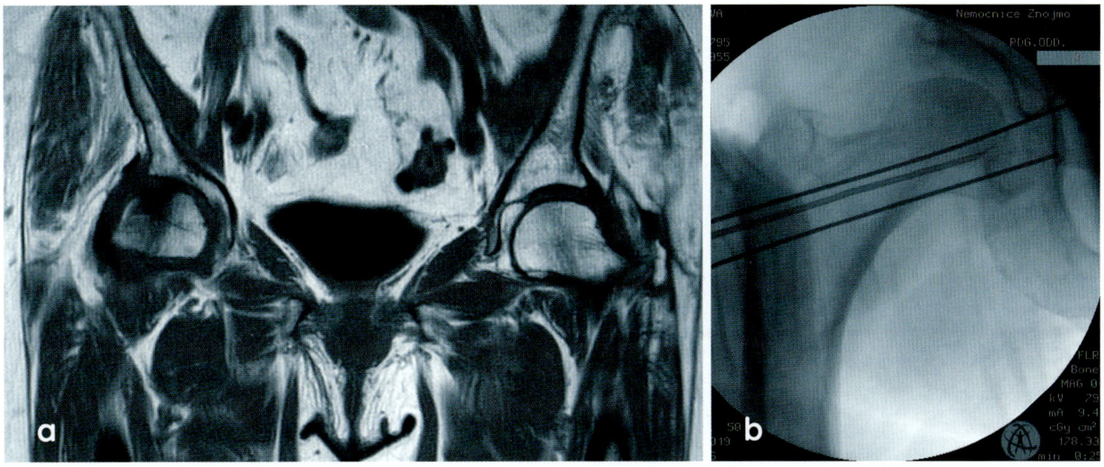

Abb. 1: Bild einer beginnenden idiopathischen Kopfnekrose (a). Applikation von Knochenmarkskonzentrat mit Stammzellen in den Femurkopf (b).

Eine weitere Behandlungsoption des Vorkollapsstadiums der Nekrose ist ein strukturelles Transplantat. Es können vaskularisierte (mit einem Gefäßstiel von der Fibula oder von der Crista ossis ilii) oder nicht vaskularisierte Transplantate zum Einsatz kommen, auch allogene Transplantate werden in der Literatur beschrieben. Je nach Methode liegt die Überlebenswahrscheinlichkeit des Kopfes nach Transplantation zwischen 50 und 90 %, wobei die Verwendung von vaskularisierten Transplantaten nur geringfügig bessere Ergebnisse liefert. Eine weitere Therapieoption ist die Implantation von Tantal-Spikes mit einer Erfolgsrate von etwa 50 %. Im Falle eines Misserfolgs stellen sie jedoch eine Komplikation bei der Implantation eines Gelenkersatzes dar.

Wir konzentrieren uns mehr auf die Femurosteotomie. Ziel der unterschiedlichen Osteotomieverfahren ist es, den betroffenen Teil des Hüftkopfes aus der Belastungszone in die Nichtbelastungszone zu verlagern. Rotierende transtrochantäre Osteotomien, die im asiatischen Raum eine weite Verbreitung aufweisen, sind in 80 bis 100 % der Fälle erfolgreich, Varisations-/Valgisationsosteotomien, welche im europäischen Raum mehr Anwendung finden, zeigen minimal schlechtere Ergebnisse. Flexionsosteotomien mit keilförmiger Verschiebung intertrochantär nach ventral finden bei dieser Indikation keine Anwendung.

Nachteile von Osteotomien sind primär die Schwierigkeit des Verfahrens (insbesondere bei Rotationsosteotomien) und sekundär bei Versagen die erschwerten Bedingungen für einen Hüftgelenkersatz. Typische Komplikationen umfassen insbesondere die Nichtheilung bei unkooperativen Patienten, die einen zu frühen Belastungsaufbau starten.

Ein Versagen der Osteotomie bedeutet nicht zwangsläufig eine schwierige Umstellung auf eine Endoprothese (Abb. 2). In der Ära der massiven Entwicklung der Endoprothetik verliert die Osteotomie zu Unrecht ihren Stellenwert, da sie ein kopferhaltendes Verfahren darstellt. Besonders bei Patienten unter 40 Jahren, die höchstens ein Stadium III aufweisen und eine subchondrale Knochensenkung von weniger als 2 mm haben, sollte ein kopferhaltendes Verfahren in Betracht gezogen werden. Technisch einfacher sind Varisations-/Valgisationsosteotomien,

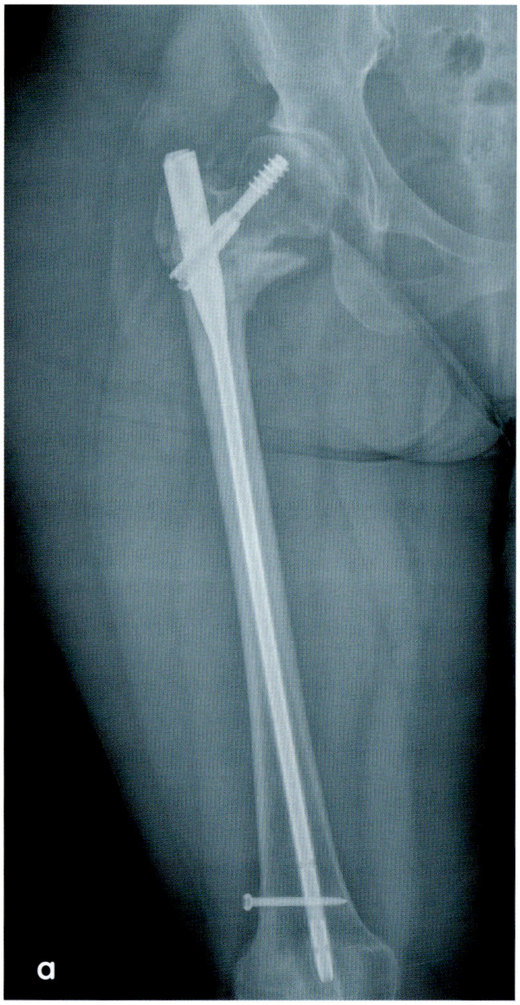

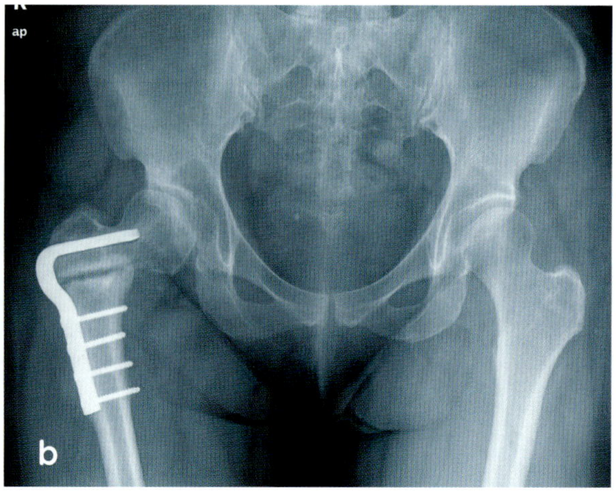

Abb. 2: Bild einer Pseudarthrose nach Umstellungsosteotomie (a). Ausheilungsbild nach Verfahrenswechsel mit einem intramedullären Lastträger (b).

insbesondere Valgisationsosteotomien. Allerdings ist ihre Wirkung auf die Verlagerung der nekrotischen Läsion aus der Belastungszone in die Nichtbelastungszone gering. Wenn die Läsion lateral liegt, ist eine valgisierende Osteotomie indiziert, wenn sie medial liegt, wird eine varisierende Osteotomie durchgeführt. Ein weiterer Nachteil von Varisations-/Valgisationsosteotomien ist die Veränderung der Biomechanik der gesamten Gliedmaße. Transtrochantäre Rotationsosteotomien zeigen ein größeres Umstellungspotential bei geringerem Eingriff in die physiologische Biomechanik. Die nekrotische Zone kann zuverlässig in den nicht lasttragenden Quadranten des Hüftkopfes verlagert werden – ohne wesentliche Änderungen an der Biomechanik der Hüfte.

Die rotierende transtrochantäre Osteotomie wurden erstmals von Sugioka beschrieben. Der Kopf kann nach ventral oder dorsal rotiert werden. In Sugiokas Originalarbeit wurde die anteriore Rotation beschrieben, einige Jahre später beschrieb Sokolovsky die posteriore Rotation des Kopfes, und 2008 veröffentlichte Sugioka ebenfalls seine Ergebnisse zur posterioren Rotation (3). Entscheidend für die Rotationsrichtung ist die Lokalisierung des betroffenen Kopfbereichs auf dem axialen Bild der MRT oder CT. Wenn der ventrale Quadrant des Kopfes betroffen ist, erfolgt die Rotation nach ventral, um die intakte dorsale Region des Kopfes

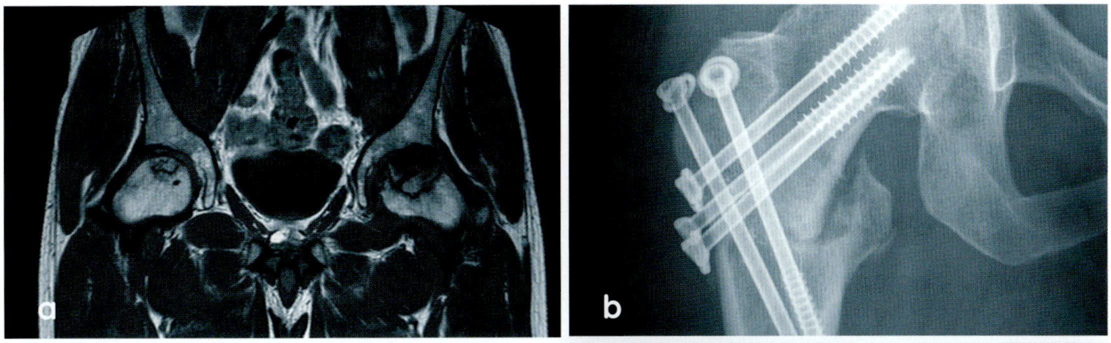

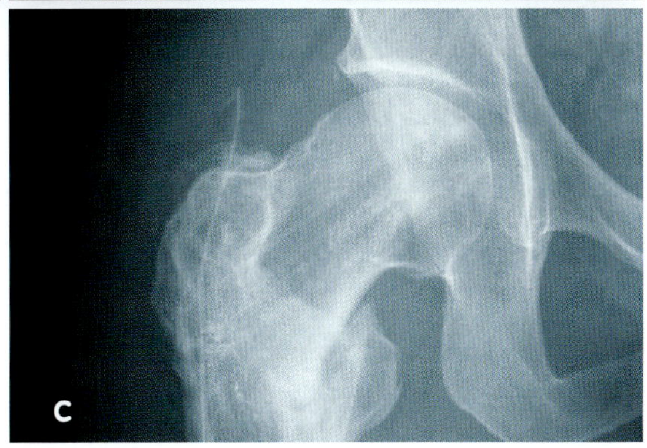

Abb. 3: Männlich, 37 Jahre, beidseitige Hüftkopfnekrose, rechts dargestellt im Frühstadium (im ventralen Quadranten), links bereits fortgeschrittener Befund mit Indikation zum Ersatz (a). Zustand nach Sugioka-Osteotomie mit Ventralrotation und Schraubenfixation (b). Zustand nach Entfernung des Osteosynthesematerials (c).

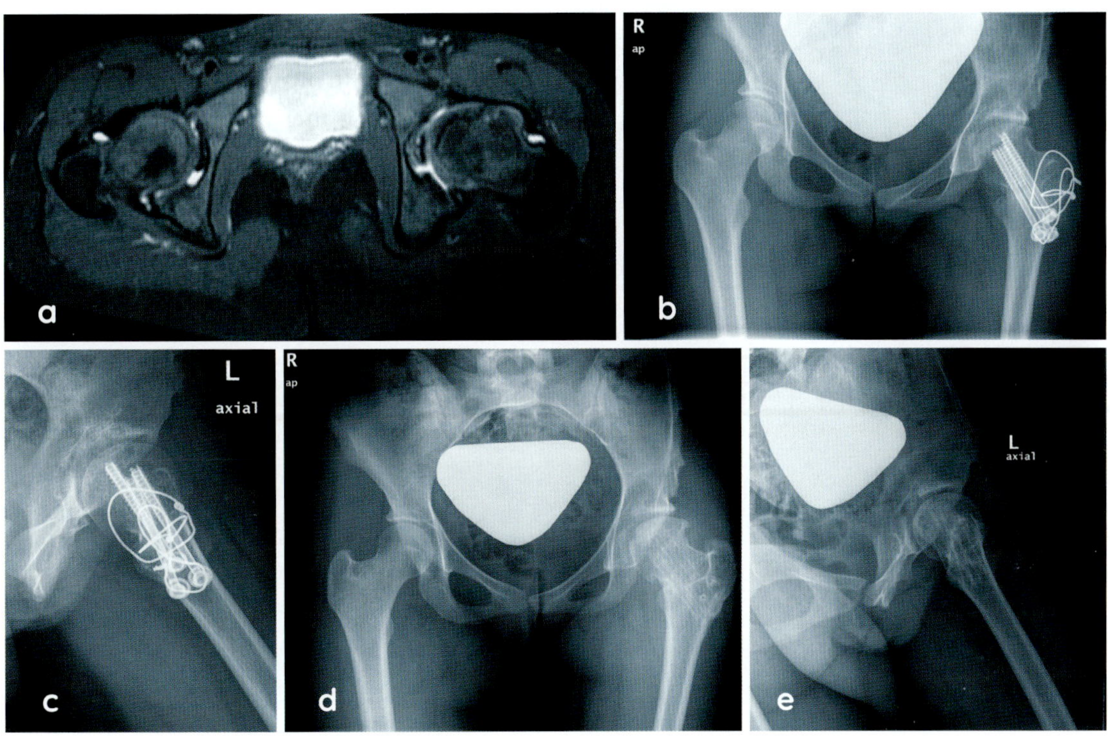

Abb. 4: Weiblich, 21 Jahre, Nekrose des linken Hüftkopfes im ventralen Bereich (a). Zustand nach Sugioka-Osteotomie mit ventraler Rotation und Fixierung mit Schrauben und Drahtcerclage (b, c). Zustand sechs Jahre nach der Operation und nach bereits erfolgter Materialentfernung (d, e).

in Kontakt mit der Hüftpfanne zu bringen. Ist dagegen der dorsale Teil des Kopfes betroffen, wird der Kopf nach dorsal rotiert, um den nicht betroffenen ventralen Teil des Kopfes unter die Hüftpfanne zu bringen. Dieses Verfahren hat sich weitgehend durchgesetzt und wird auch in der Literatur so empfohlen (4).

Der Eingriff erfolgt in Seitenlage. Initial erfolgt die Osteotomie des Trochanter major, gefolgt vom Freilegen der Gelenkkapsel. Zum Schutz des Ramus posterior und der A. circumflexa femoris lateralis wird die Gelenkkapsel zirkumferentiell zum Acetabulum unter Schonung des Labrum acetabulare eröffnet. Anschließend erfolgt die Osteotomie durch die Trochantermasse senkrecht zur Achse des Schenkelhalses. Es ist notwendig, etwa einen Zentimeter vor dem Trochanter minor zu stoppen, der als wichtige Stütze für die anschließende Osteosynthese dient. Die Osteotomie wird in einem 90°-Winkel (parallel zur Halsachse) abgeschlossen, wodurch das Kopf-Hals-Fragment rotationsbeweglich wird. Das Einbringen eines Steinmann-Nagels erleichtert die Rotation in die gewünschte Richtung und um das geplante Maß (Rotationen über 90° gelingen in der Regel nicht). Anschließend wird das Rotationsergebnis durch eine Osteosynthese der Wahl gehalten. Bei guter Knochenqualität kann die Osteosynthese mit kanülierten 7,5-mm-Titanschrauben erfolgen. Zur Refixierung des Trochanter major können wir entweder dieselben Schrauben (Abb. 3) oder unterschiedliche Drahtcerclagen (Abb. 4 und 6) verwenden. Bei unklarer Knochenqualität kann die Osteosynthese mittels DHS angewendet werden (Abb. 5).

Typische Komplikation dieses Verfahrens sind Osteosyntheseversagen, meist bei unkooperativen Patienten, welche die Entlastung nicht einhalten (Abb. 6) und weiteres Fortschreiten der

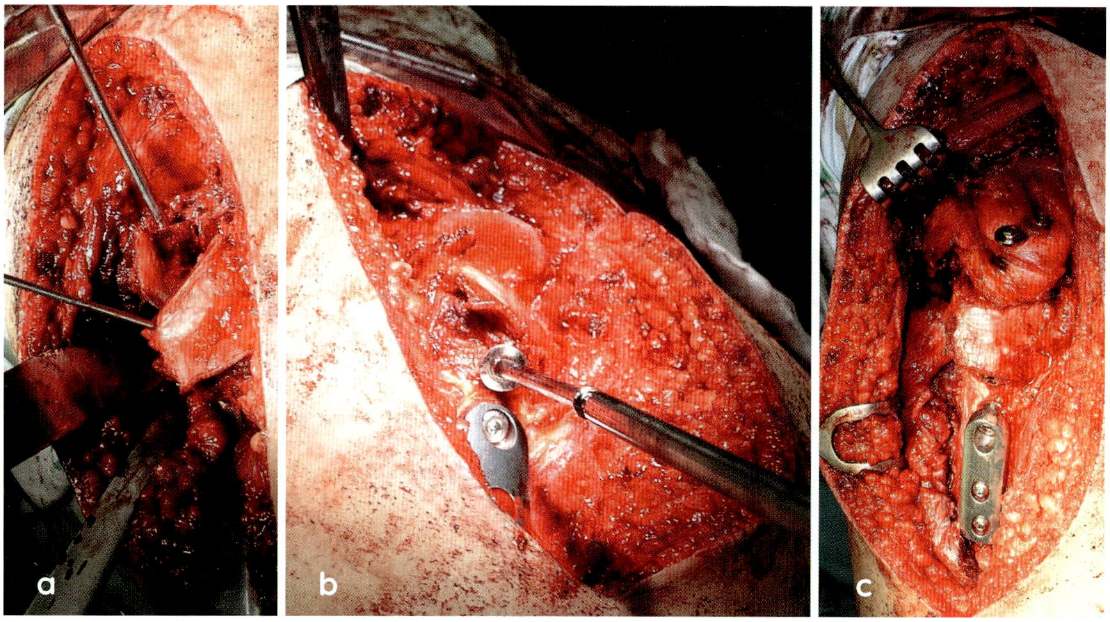

Abb. 5: Männlich, 38 Jahre, muskelstark, chronischer C2-Abusus mit idiopathischer Nekrose des linken Femurkopfes im hinteren Quadranten. Rotation des Femurkopf-Hals-Fragments nach dorsal (a). Osteosynthese mittels DHS und Antirotationsschraube (b). Refixation des Trochanter major mit kanüllierten Schrauben mit Unterlagscheiben (c).

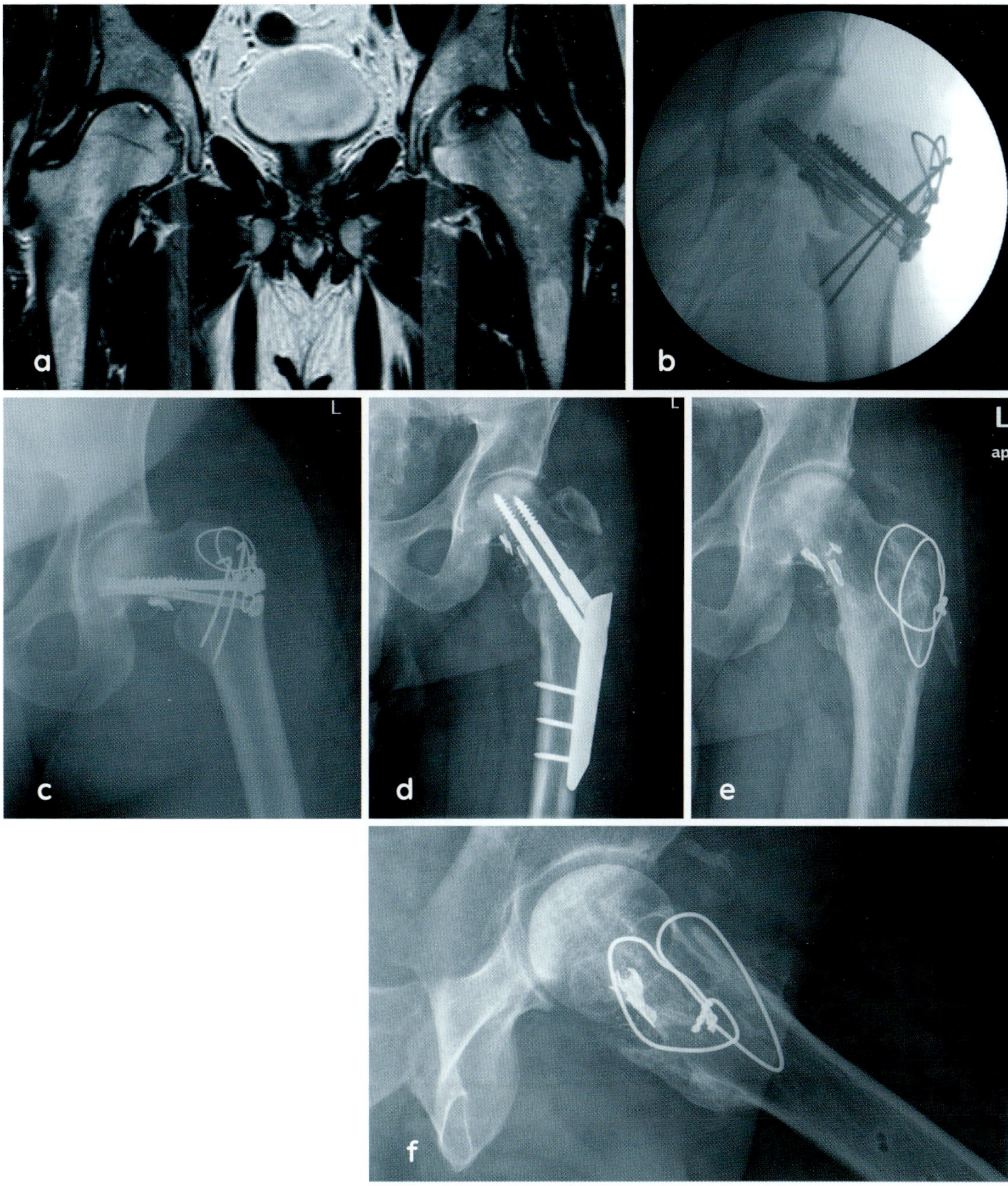

Abb. 6: Männlich, 34 Jahre, chronischer C2-Abusus, idiopathische Nekrose des linken Hüftkopfes im vorderen Bereich (a). Es wurde eine Sugioka-Osteotomie mit ventraler Rotation durchgeführt (b). (Der Bohrer brach beim Bohren des Kanals für die dritte Schraube ab.) Am zweiten postoperativen Tag begann der Patient, auf die Gliedmaße zu treten, und das erste postoperative Bild zeigte das Versagen der Osteosynthese (c). Die Umstellung auf eine stabilere Osteosynthese (PCP) wurde ohne Refixierung des Trochanter major durchgeführt. Das Bild zeigt eine Dislokation des Trochanter major nach kranial. Nach Einheilung der Osteotomie wurde das Osteosynthesematerial entfernt und der Trochanter major mit einer Drahtcerclage refixiert (e, f). Heute kann der Patient die Gliedmaße ohne Schwierigkeiten voll belasten.

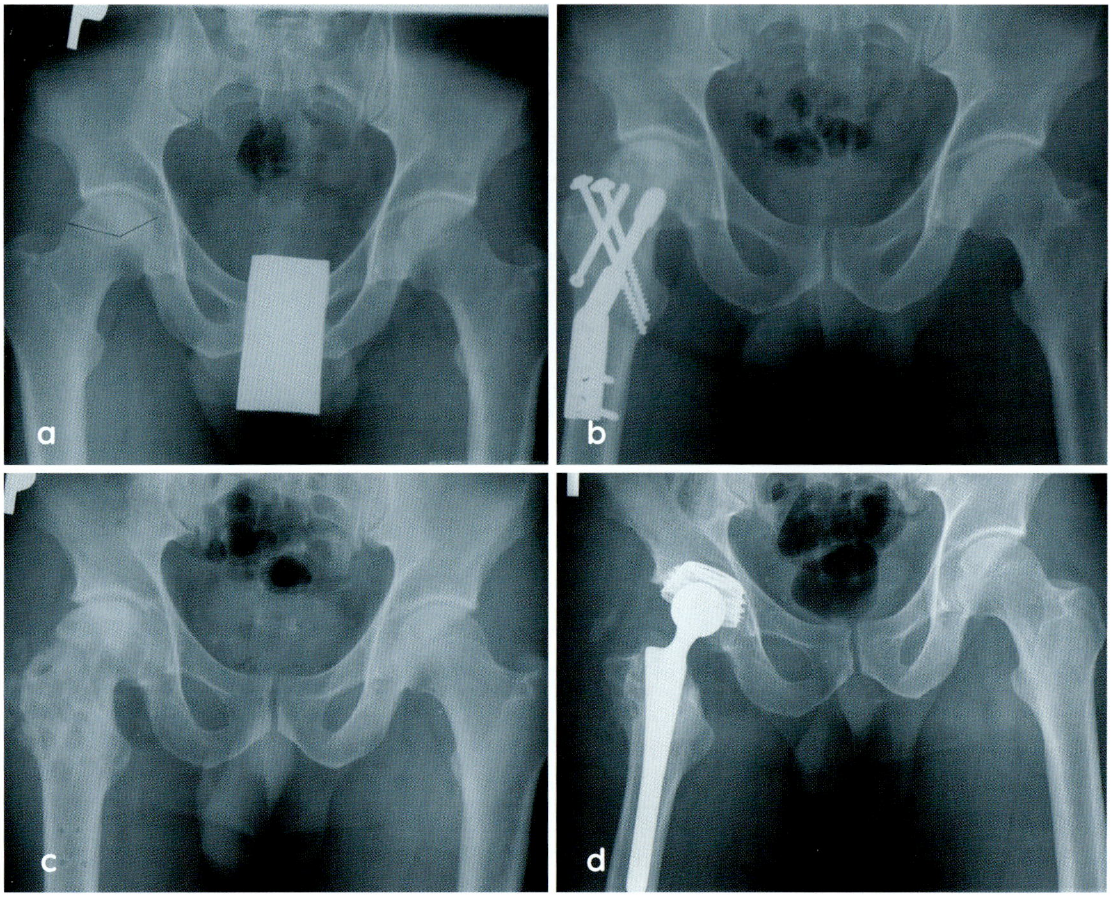

Abb. 7: Männlich, 50 Jahre, Femurkopfnekrose (a), transtrochantäre Rotationsosteotomie (b). Im Laufe mehrerer Jahre breitete sich die Nekrose auf den größten Teil des Hüftkopfes aus (c). Verfahrenswechsel auf Hüfttotalendoprothese (d).

Nekrose zu einer größeren Ausdehnung des Kopfes. Hier bleibt nur die Konversion zur Totalendoprothese als Option offen (Abb. 7).

Zur Vermeidung der Trochanterosteotomie könnte man die von südkoreanischen Autoren modifizierte Technik der Sugioka-Osteotomie anwenden, bei der nur ein zylindrisches Fragment des Kopfes und Halses aus der Trochantermasse herausgeschnitten und dann gedreht wird.

Bei einem bereits eingetretenen Kopfkollaps von mehr als 2 mm, bei ausgedehnten Nekrosen, die einen größeren Teil des Kopfes betreffen, oder bei bereits vorhandenen Degenerationserscheinungen an der Hüftpfanne ist eine Behandlung mit Gelenkersatz auch bei jungen Patienten angezeigt. Im Gegensatz zum Kniegelenkersatz sind die Langzeitergebnisse des modernen Hüftgelenkersatzes auch bei jungen, aktiven Patienten sehr gut. Dies gilt heute auch für Fälle mit idiopathischer Hüftkopfnekrose. Es ist eine falsche Befürchtung, dass bei diesen Patienten die Osteointegration der Komponenten nicht so gut ist wie bei Patienten mit primärer Coxarthrose. Die Wahl der Köpfchen-/Inlay-Paarung ist bei jungen Patienten im Hinblick auf das Langzeitergebnis wichtig – wir verwenden entweder Keramik oder „hochvernetztes“

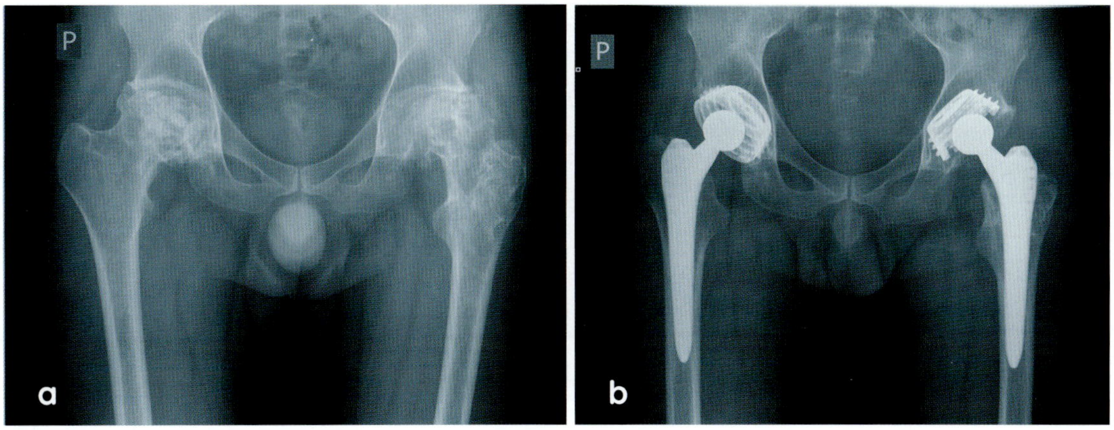

Abb. 8: Männlich, 30 Jahre, beidseitige schwere idiopathischer Nekrose des Hüftkopfes (a). Unzementierter Hüftgelenkersatz nach der Implantation (b).

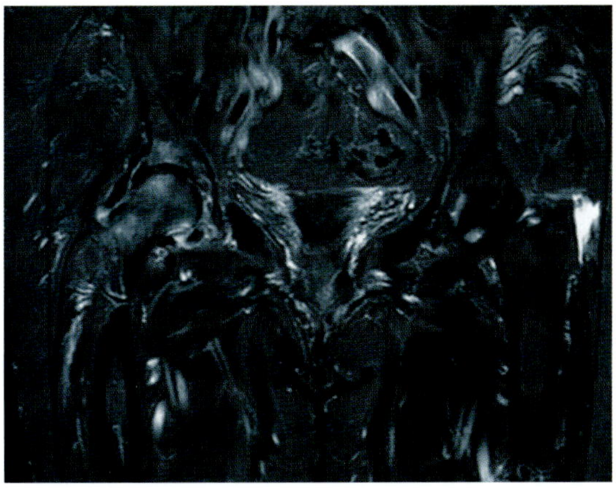

Abb. 9: Weiblich, 47 Jahre, MRT Hüfte: Kopf- und Halsbeteiligung bei rechtsseitiger idiopathischer Nekrose.

Polyethylen. Da bei der Indikation einer idiopathischen Nekrose implantierte Versorgungen eher zur Luxation neigen, ist es sinnvoll, die Verwendung eines Offset-Einsatzes oder einer Dual-Mobility-Variante in Betracht zu ziehen. Auf der femoralen Seite können sowohl Standard- als auch Kurzschäfte verwendet werden (5). Wenn wir uns für einen Kurzschaft mit metaphysärer Fixierung entscheiden, sollten wir mittels MRT ausschließen, dass weiter distal in der Metaphyse Knochenveränderungen vorhanden sind (Abb. 9). Wir bevorzugen bei diesen Patienten die Implantation von Geradschäften. Bei Patienten, die eine Kortikosteroidtherapie erhalten, entscheiden wir uns wegen der schlechteren Knochenqualität in der Regel für einen zementierten Schaft.

Obwohl die Langzeitergebnisse moderner Hüftprothesen sehr gut sind, hat sich bereits gezeigt, dass es eine Reihe von sportlichen Aktivitäten gibt, die das Überleben des Implantats bei jungen aktiven Menschen verringern (AAHKS/HS Survey). In Übereinstimmung mit diesen Erkenntnissen verbieten wir jungen Patienten nach Hüftprothesen das Laufen, Kontakt- und Kampfsportarten, Snowboarden und Squash. Wir raten zu mäßiger Belastung durch Aerobic, Tennis, Skifahren und Schlittschuhlaufen.

Die idiopathische Hüftkopfnekrose ist eine immer häufiger auftretende Erkrankung in unseren Ambulanzen. Dies ist unter anderem auch auf die Entwicklung der Diagnose von Hüftschmerzen mittels Magnetresonanztomographie zurückzuführen. Es gibt viele Möglichkeiten, dem Patienten zu helfen, und unser Ziel sollte es auf jeden Fall sein, das Hüftgelenk zu erhalten. Erst wenn dies nicht möglich ist, kommt die Endoprothetik ins Spiel.

1. Ollivier M, Lunebourg A, Abdel MP et al. Anatomical findings in patients undergoing total hip arthroplasty for idiopathic femoral head osteonecrosis. J Bone Joint Surg Am. 2016; 98:672–676.
2. Mont M, Salem H, Piuzzi N et al. Nontraumatic osteonecrosis of the femoral head: where do we stand today? J Bone Joint Surg Am. 2020; 102:1084–1099.
3. Sugioka Y, Yamamoto T. Transtrochanteric posterior rotational osteotomy for osteonecrosis. Clin Orthop Relat Res. 2008; 466:1104–1109.
4. Yoon TR, Abbas AA, Hur ChI et al. Modified transtrochanteric rotational osteotomy for femoral head osteonecrosis. Clin Orthop Relat Res. 2008; 466: 1110–1116.
5. Suksathien Y, Sueajui J. Mid-term results of short stem total hip arthroplasty in patients with osteonecrosis of the femoral head. Hip Int. 2019; 29:603–608.

10. Diaphysäre Femurfrakturen bei Kindern

Diaphysäre Femurfrakturen sind selten und machen weniger als 1 % aller Knochenverletzungen bei Kindern aus. Sie treten besonders häufig in der frühen Kindheit (im Alter von zwei bis drei Jahren) und dann wieder in der Adoleszenz (ab 12 Jahren) auf. Jungen sind hier circa doppelt so oft betroffen wie Mädchen.

Der Femur ist der erste enchondral verknöchernde Knochen. Bis zum Alter von 1,5 Jahren überwiegen jedoch noch die flexible Spongiosa und die Knorpelanteile. Daher werden Geburtsfrakturen nur sehr selten beschrieben. Bei Femurfrakturen im Kleinkindalter sollte immer eine Misshandlung ausgeschlossen werden. Der Oberschenkelknochen biegt sich im Säuglingsalter, insbesondere bei Kleinkindern, zunächst und bricht erst später. Je nach Anspannung der einzelnen Muskelgruppen verrenken sich die Brüche in verschiedenen Ebenen unterschiedlich.

Die Behandlungsmethoden hängen vom Alter des Kindes ab. Das Durchschnittsalter dieser liegt bei 30 Monaten (14–46 Monate). In den meisten Fällen handelt es sich um lange Schräg- oder Spiralfrakturen in der Mitte der Diaphyse (Abb. 1). Hart behandelt Kleinkinder mit Extensionsbehandlung nach dem Prinzip nach Bryant. Beide Gliedmaßen werden zur Vermeidung einer Rotationsdeformität aufgehängt. Die Traktion erfolgt durch zwei von den Oberschenkeln nach distal über das Fußbrett geklebte Längsbänder, die durch sanft ausgeführte zirkuläre Rotationen fixiert werden. Die modernen Materialien sind weich und langlebig, so dass ein Wechsel der Extension über Wochen hinweg nicht erforderlich ist. Beim Anlegen sollte jede seitliche Translation vermieden werden. Das Brett unter den Füßen ist breiter, damit die Längsbänder die Knöchel aussparen. Die Gewichte werden so lange gesteigert, bis das Gesäß des Kindes minimal von der Matte gehoben wird (meist ⅙ oder ⅕ des Körpergewichtes). Die Kinder vertragen diese Behandlung sehr gut. Nach zwei bis drei Tagen spüren sie den vertikalen Zug an den Füßen nicht mehr. Es empfiehlt sich, die Mutter oder den Vater als Begleitperson ebenfalls stationär aufzunehmen. Die Peripherie der Gliedmaßen sollte mehrmals täglich überwacht werden, um Duchblutungsprobleme frühzeitig zu erkennen. Die Frakturen sind nach zwei bis drei Wochen meist komplett verknöchert. Die erste radiologische Kontrolle erfolgt nach Abbau der Extensionsvorrichtung, anschließend nach zwei, drei und vier Wochen. Deformitäten des Femurs kommen sehr selten vor, eine Achsabweichung von bis zu 30° kann toleriert werden. Diese gleicht sich in diesem Alter noch durch Wachstum aus. Wichtig ist das Vermeiden einer Rotations-, Valgus- oder Rekurvationsdeformität, welche durch symmetrischen Zug an beiden Gliedmaßen während der Extension erfolgt.

Falls eine stationäre Aufnahme nicht möglich ist, kann eine Gipsruhigstellung durchgeführt werden (Abb. 2, 3). Hierbei wird ein Beckenbeingips angelegt. Auf der gebrochenen Seite sollte ein Fußeinschluss erfolgen, während auf der gesunden Seite die Ruhigstellung bis zum Kniegelenk ausreicht. Die Ergebnisse beider Methoden sind ähnlich, allerdings ist es beim Beckenbeingips oft schwierig, die Hygiene aufrecht zu erhalten. Die Position der gewichtstragenden Gelenke im Beckenbeingips ist nach wie vor umstritten. Einige Autoren bevorzugen die 90/90-Stellung (mit rechten Winkeln an den Hüft- und Kniegelenken auf der betroffenen Seite). Manche Chirurgen berichten, dass die Position der Hüfte in 30° Abduktion und Flexion sowie leichter Außenrotation ausreichend ist (1).

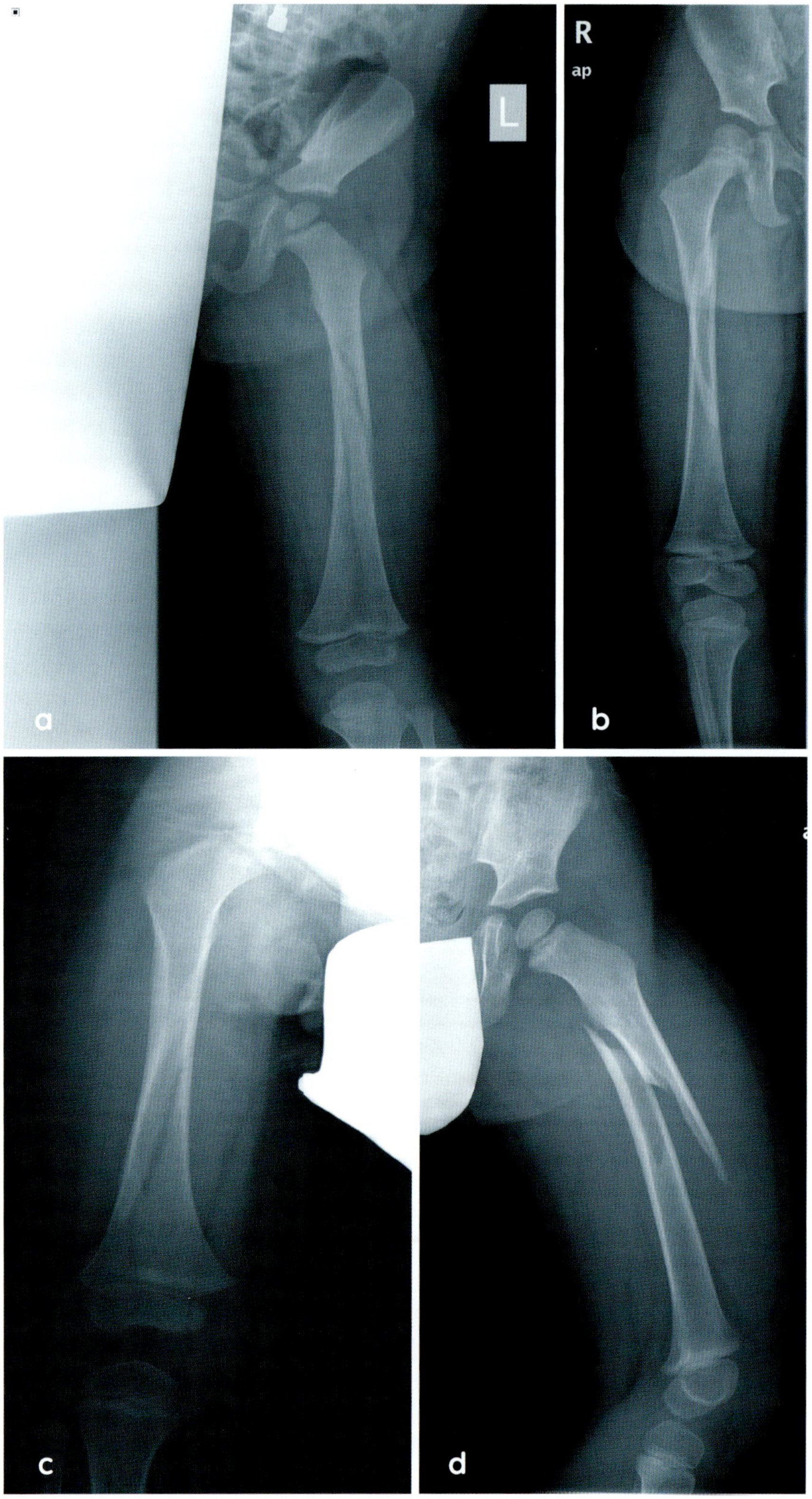

Abb. 1: Im Kleinkindalter überwiegen lange Schräg- oder Spiralfrakturen in der Mitte der Diaphyse (a–d).

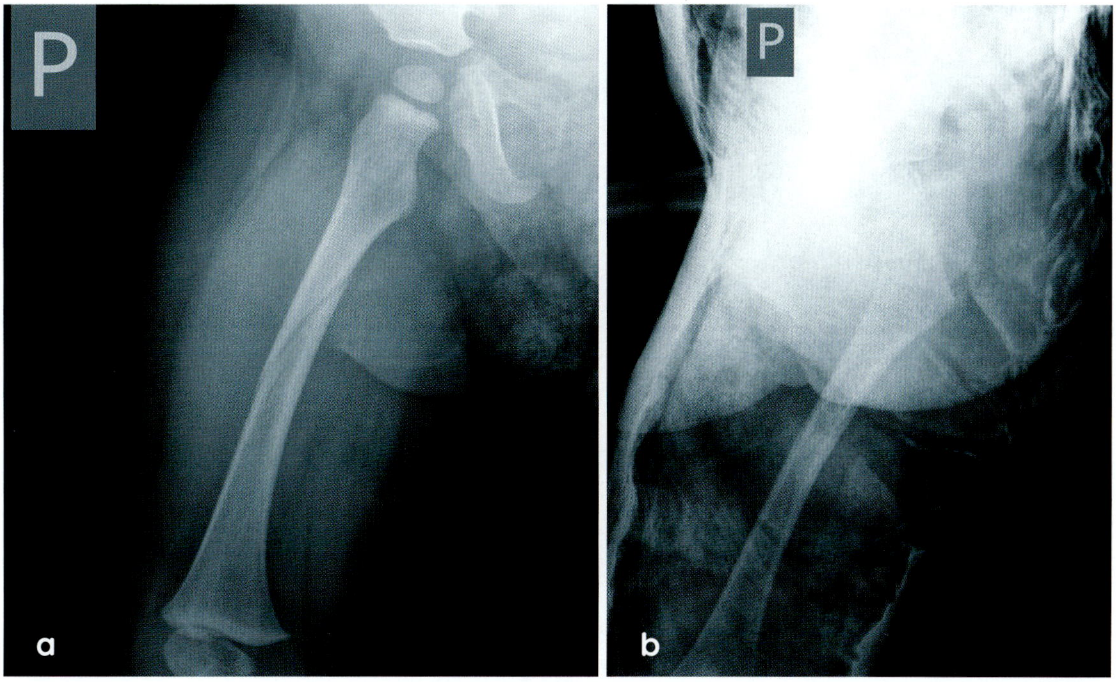

Abb. 2: Nicht dislozierte Fraktur der Femurdiaphyse bei einem 14 Monate alten Mädchen (a), behandelt mit einem Becken-Bein-Gips (b).

Abb. 3: Verschobene Fraktur bei einem Jungen, 28 Monate (a, b), radiologisches Bild nach Einstellung (c, d) und nach knöcherner Konsolidierung (e, f).

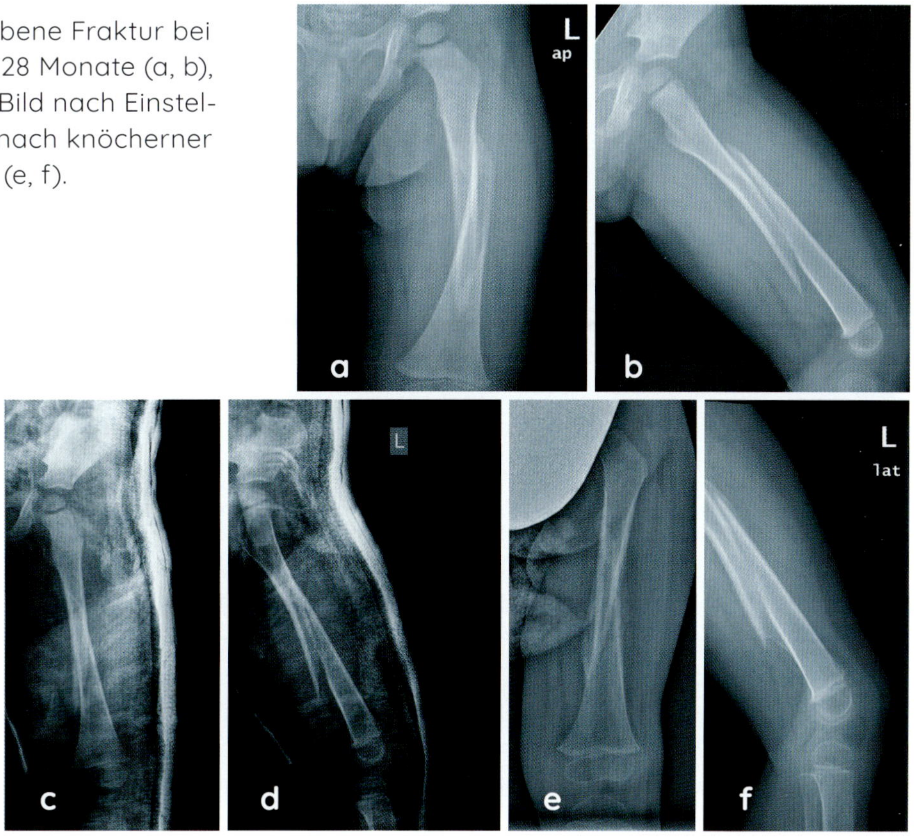

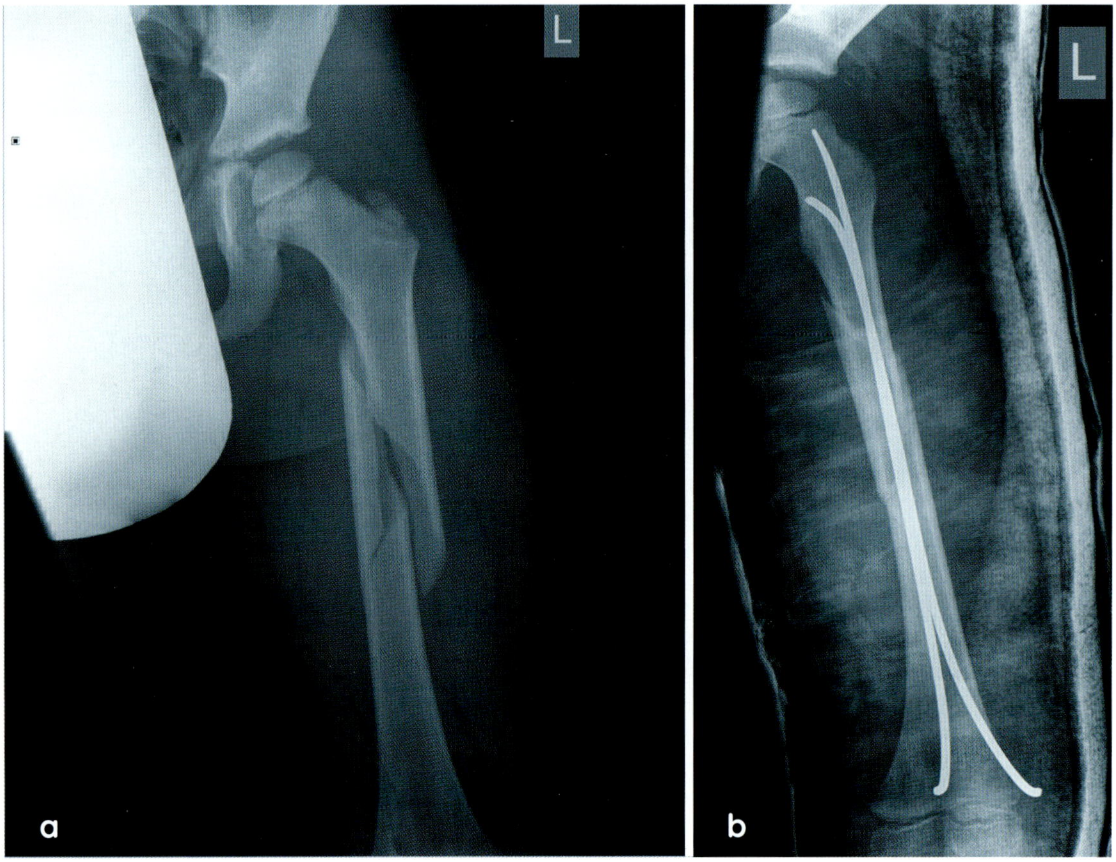

Abb. 4: Spiralfraktur des Oberschenkels bei einem 5-jährigen Jungen (a) und ihre Behandlung mit ESIN-Technik und Gipsverband (b).

Bis zum Alter von drei bis vier Jahren empfiehlt Hart ein konservatives Prozedere. Nach diesem Alter empfiehlt sich eine operative Behandlung. Diese wird meist mit elastischer, stabiler intramedullärer Nagelosteosynthese (ESIN) (Abb. 4) durchgeführt, welche von Autoren aus Nancy in den frühen 1980er Jahren erstmals beschrieben wurde. Die Hauptindikationen für ESIN sind transversale und kurz schräge Frakturen der Femurdiaphyse im Alter von bis zu 12 bzw. 15 Jahren. Aufgrund des Wachstumspotenzials des pädiatrischen Skeletts wird diese Technik zunehmend auch bei längeren Schräg-, Spiral- und Trümmerfrakturen eingesetzt (Abb. 5). Es handelt sich um eine relativ einfache Operationsmethode, bei der zwei vorgebogene Prevot-Spikes von der distalen Metaphyse retrograd in den Markraum eingebracht werden (Abb. 6). Je nach Frakturform ist auch eine antegrade Technik mit einem Eintritt unter dem Trochanter major möglich. Der Durchmesser der Nägel sollte ⅖ des Durchmessers des Markraumes entsprechen. Die Spikes sollten vor dem Einbringen so vorgeformt werden, dass sich der Apex der Kurvatur nach Applikation an der Frakturstelle befindet. Dadurch wird das Prinzip der Dreipunktabstützung gewährleistet. Die Invasivität dieses Verfahrens ist minimal. Die Versorgung mittels ESIN ist nicht starr, es bleibt somit eine minimale Bewegung im Sinne von Teleskopie, Flexion, Translation und Torsion möglich. Die häufigste Komplikation ist die Verkürzung des Femurs, die mit einer Protrusion der Nägel einhergehen kann. Dies kann insbesondere bei langen Schräg- oder Spiralfrakturen auftreten (Abb. 7). Wenn Patienten über

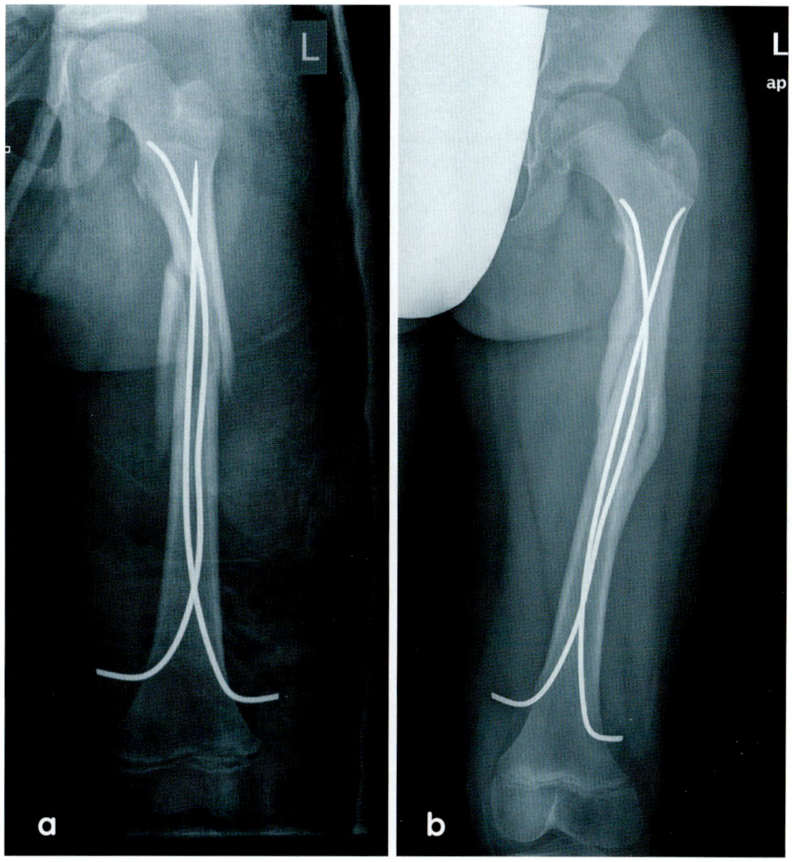

Abb. 5: Die Femurfraktur eines 9-jährigen Jungen wurde mit der ESIN-Technik (und Gipsverband) behandelt, woraufhin eine 15°-Varusabweichung zu sehen ist (a). Fünf Monate postoperativ ist die Korrektur der Deformität bereits erkennbar (b).

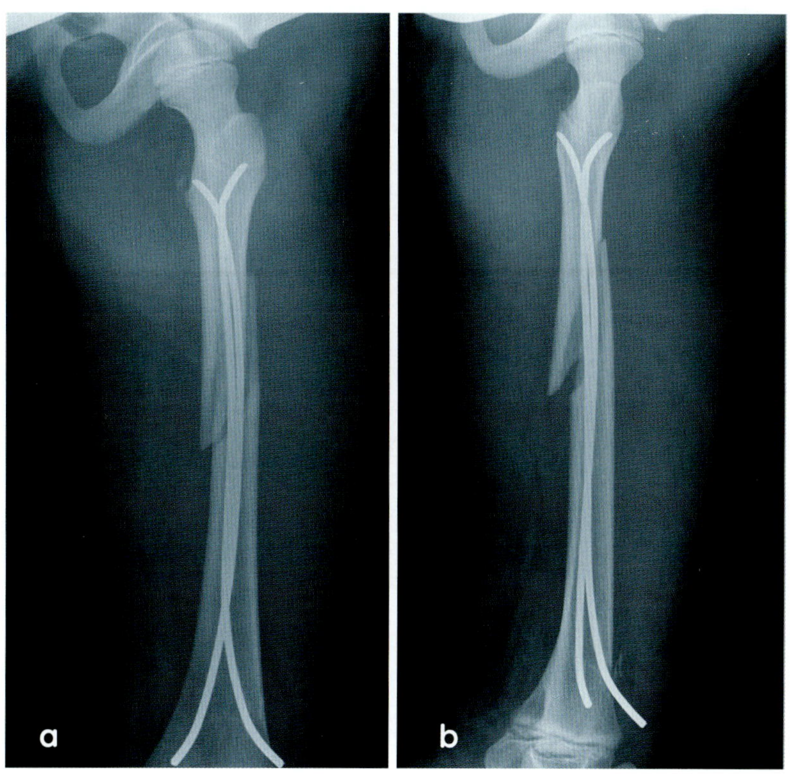

Abb. 6. Versorgung einer Femurfraktur bei einem 7-jährigen Mädchen – vorgebogene C-förmige Spikes sorgen für eine Drei-Punkt-Fixierung in beiden Ebenen (a, b).

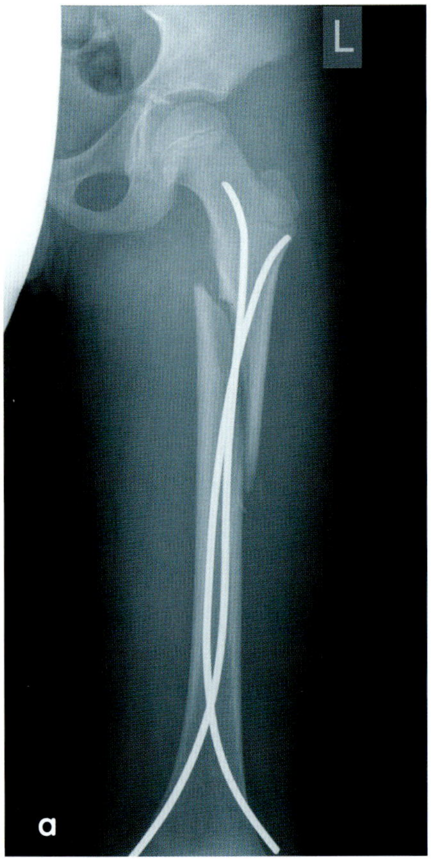

Abb. 7: Verkürzung des Femurs bei einer langen Schrägfraktur, die mit der ESIN-Technik bei einem 8-jährigen Jungen behandelt wurde.

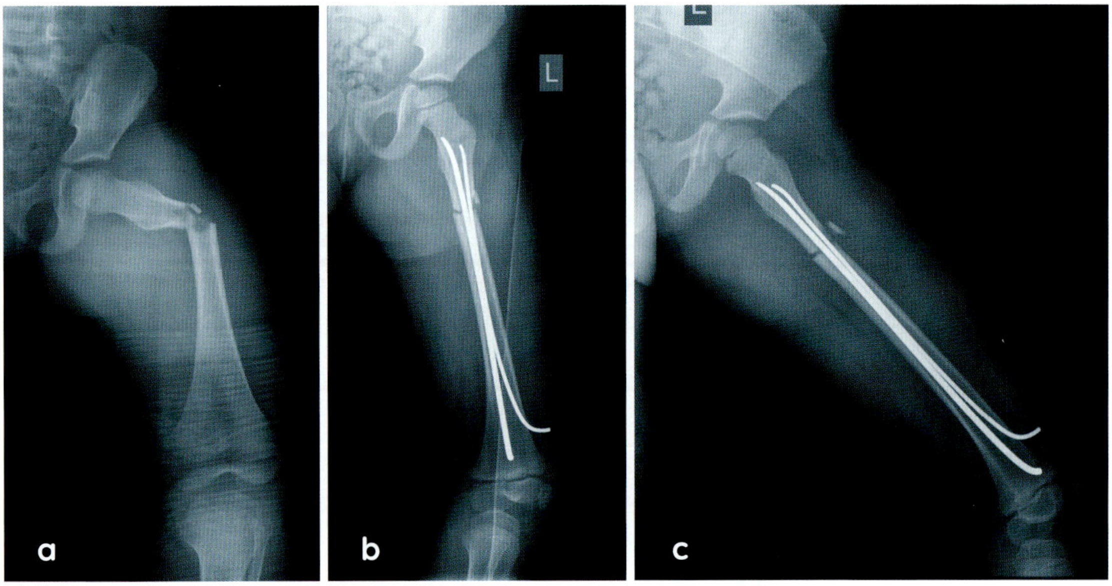

Abb. 8: Transversale, stabile Fraktur bei einem 4-jährigen Mädchen (a). Nach der Behandlung mit der ESIN-Technik ist eine Antekurvation des Oberschenkels erkennbar (b, c). Die Art der Fraktur erlaubt es, frühzeitig mit dem Gehen und der Teilbelastung der Gliedmaße zu beginnen.

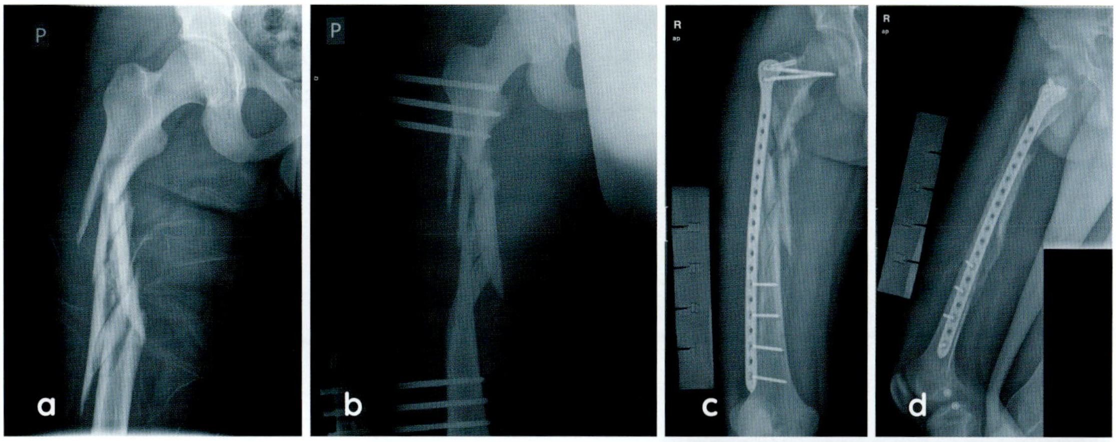

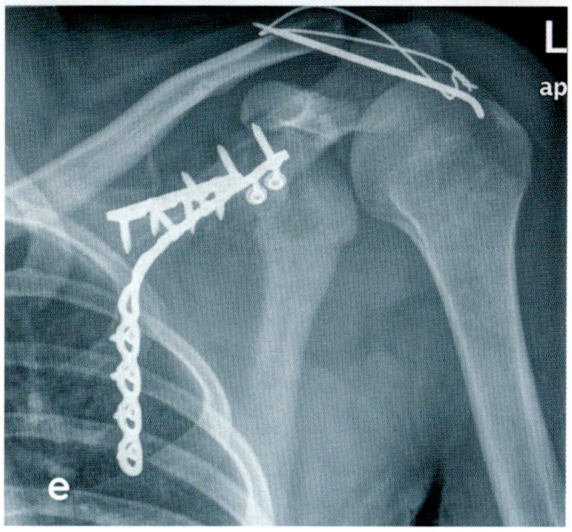

Abb. 9: Trümmerfraktur des Oberschenkels (a) bei einem 16-jährigen Jungen mit Begleitverletzung. Aufgrund des Allgemeinzustandes und der massiven Schwellung des Oberschenkels wurde zunächst ein Fixateur externe angelegt (b). Anschließend wurde der Fixateur externe auf eine Plattenosteosynthese umgestellt (c, d). Gleichzeitig wurde die Schulterverletzung (floating shoulder) behandelt (e).

Reizungen an den Nageleintrittsstellen klagen, kann das Nagelende rückgekürzt werden. Bei instabilen Frakturen und schwereren Kindern (über 50 kg) kommt es häufiger zu einer Achsabweichung oder Subluxation. Beträgt die Achsabweichung mehr als 10° in der Sagittal- oder Frontalebene, ist bei älteren Kindern in der Regel eine nachträgliche Korrektur erforderlich (2). Rotationsdeformitäten nach ESIN oder ein Verlust der Femuranteversion (3) sind/ist ebenfalls möglich. Eine Verringerung der Anteversion oder sogar eine Retroversion des Schenkelhalses kann als Ursache für ein Hüftimpingement und die anschließende Entwicklung einer Coxarthrose verantwortlich gemacht werden. ESIN führt zu einer Aufrichtung der Femurdiaphyse in der Sagittalebene, was bei Quer- oder kurzen Schrägfrakturen zu einer leichten Verlängerung des Knochens führt. Dieser Komplikation wird durch Gehen und Teilbelastung der Gliedmaße vorgebeugt, so dass ein allmähliches Remodelling stattfindet (Abb. 8). Die Verlängerung wird durch die Kallusbildung oft verstärkt. Stahlspikes sind steifer als Titan und haben daher ein geringeres Risiko, in einer Deformität zu heilen. Titanspikes hingegen hemmen die Knochenneubildung weniger stark und verringern daher das Risiko einer Refraktur. Bei instabilen Frakturen wird postoperativ ein einseitiger Gipsverband angelegt.

Bei Kindern mit instabilen Frakturen und bei Kindern mit einem Gewicht über 50 kg ist die Plattenosteosynthese eine sinnvolle Alternative zur Versorgung mit ESIN. Frakturen des proximalen oder distalen Teils der Diaphyse, bei denen die Verwendung von ESIN nicht angebracht ist, oder pathologische Frakturen sind ebenfalls Indikationen für eine Plattenosteosynthese. Diese Versorgungsart ist wesentlich widerstandsfähiger gegen axiale Belastungen und

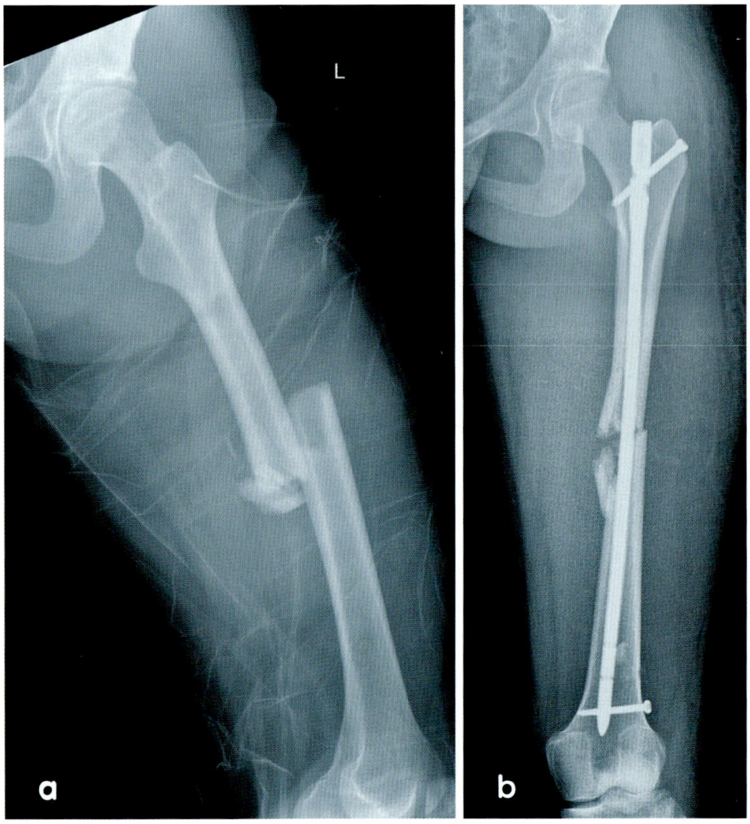

Abb. 10: Oberschenkelfraktur bei einem 16-jährigen Mädchen (a), versorgt mit einem Marknagel (b).

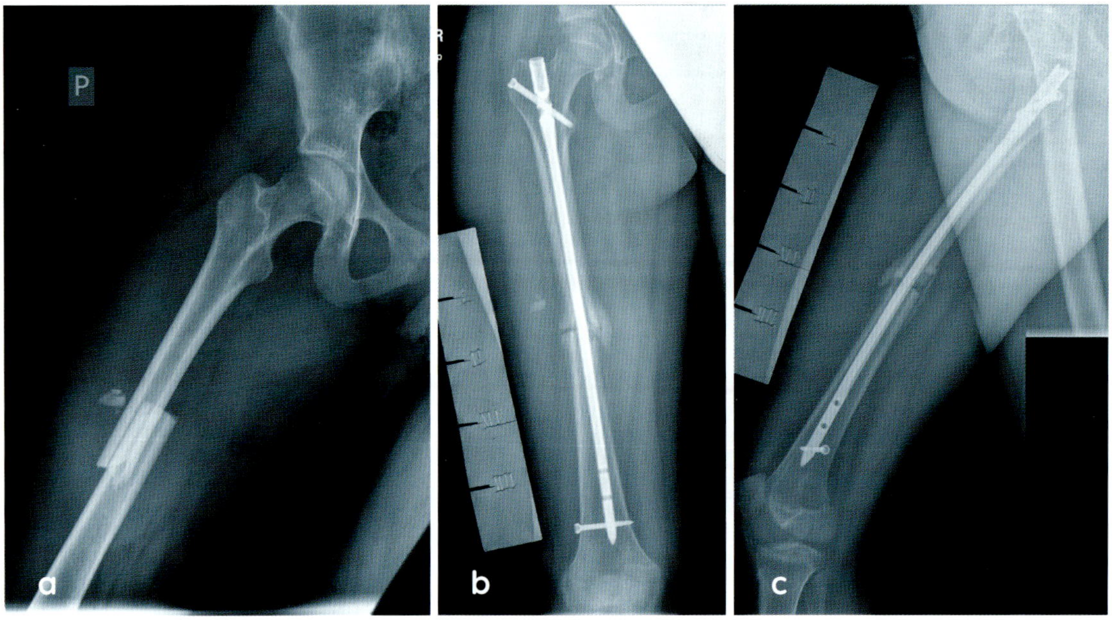

Abb. 11: Femurfraktur (a) bei einem 14-jährigen Mädchen mit Begleitverletzungen. Zustand nach intramedullärer Osteosynthese (b, c). Die seitliche Aufnahme zeigt die Wiederherstellung der Femur-Antekurvation mit einem Nagel.

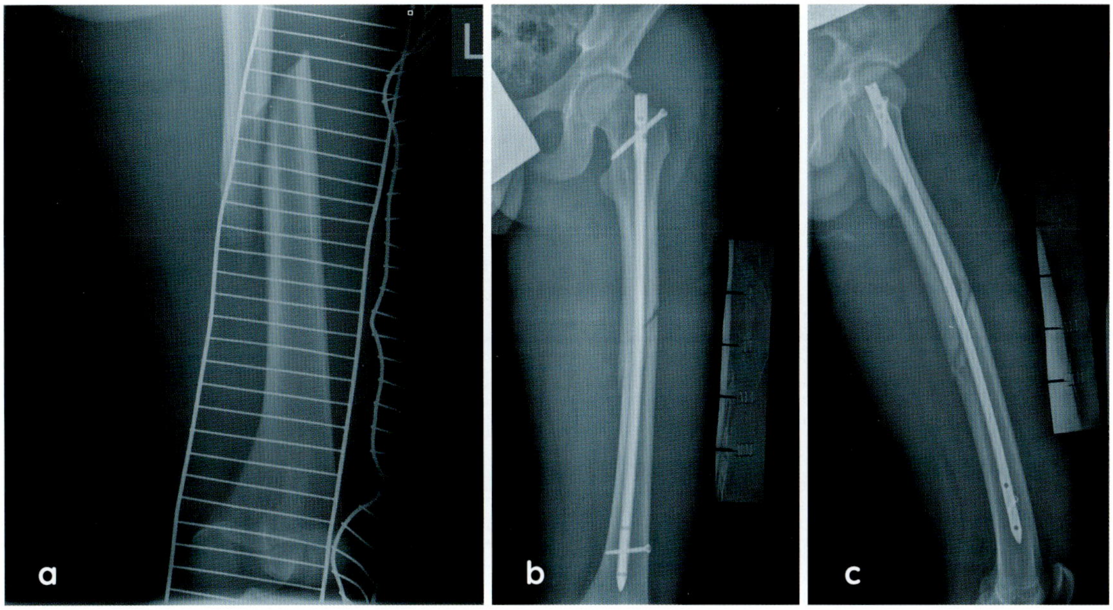

Abb. 12: Femurfraktur (a) bei einem 16-jährigen Jungen. Zustand nach intramedullärer Osteosynthese (b, c). Die seitliche Aufnahme zeigt die Wiederherstellung der Femur-Antekurvation mit einem Nagel.

Torsionskräfte. Hier wird insbesondere die Versorgung mittels eingeschobener Platte empfohlen (4). Die Ergebnisse nach der Plattenosteosynthese des pädiatrischen Femurs sind gut (5). Luo et al. (6) postulieren die Versorung von Tümmerfrakturen mit geringem Ausmaß mittels ESIN und bei höhergradigen Trümmerfrakturen die Plattenosteosynthese (Abb. 9). Die Nachteile der Plattenosteosynthese im Vergleich zur Versorgung mit ESIN sind eine längere Operationszeit und ein höherer Blutverlust.

In Fällen mit gleichzeitiger Weichteilkontusion, offenen Frakturen, instabilen langen Schräg- oder Spiralfrakturen, Polytrauma oder gleichzeitiger Kopfverletzung ist die Verwendung eines Fixateur externe angezeigt (Abb. 9). Dieser kann bei guter Reposition bis zur Ausheilung belassen werden. Hierbei ist die ausführliche Pin-Pflege unerlässlich, um einer Infektion vorzubeugen. Falls ein frühzeitiger Abbau nötig ist, kann die weitere Behandlung bis zur knöchernen Konsolidierung in manchen Fällen auch mit einem Becken-Bein-Gips fortgeführt werden.

Die starre Nagelosteosynthese wird erst ab dem Jugendalter eingesetzt (Abb. 10). Starre Nägel berücksichtigen im Gegensatz zu elastischen Nägeln die Anteversion des Femurs (Abb. 11, 12). Der Eintrittspunkt von diaphysären Nägeln liegt in der Fossa trochanterica, was das Risiko der Entwicklung einer avaskulären Femurkopfnekrose erhöht oder zur Verletzung der Wachstumsfuge mit anschließender Wachstumsstörung führen kann (7). Bei der Verwendung langer Oberschenkelnägel liegt der Eintrittspunkt an der Spitze des Trochanter major, so dass eine Verletzung der Gefäßversorgung des Hüftkopfes nicht zu befürchten ist. Aufgrund der Gefahr einer epiphysären Knorpelzerstörung sollte diese Technik jedoch nicht bei Kindern unter zwölf Jahren angewendet werden.

Frakturen der Femurdiaphyse im Kindesalter sind selten. Bei Kindern bis zum Alter von drei bis vier Jahren wird die konservative Therapie empfohlen. Im Alter von fünf bis zwölf Jahren und bei Kindern, die weniger als 50 kg wiegen, ist die ESIN-Technik die Methode der Wahl für transversale und kurze Schrägbrüche. Bei instabilen Frakturen ist in diesem Alter die Plattenosteosynthese oder ein Fixateur externe die Alternative zur ESIN. Bei Mädchen, die älter als zwölf Jahre sind, und bei Jungen, die älter als 14 Jahre sind, kann ein starr befestigter intramedullärer Nagel, vorzugsweise mit einem Eintrittspunkt an der Spitze des Trochanter major, verwendet werden. Als weitere Lektüre zu diesem Kapitel empfiehlt Hart das Buch *Dětské zlomeniny* von Havránek et al. (8).

1. Madhuri V, Dutt V, Gahukamgle AD et al. Interventions for treating femoral shaft fractures in children and adolescents. Cochrane Database Syst Rev. 2014; 10.1002/14651858.CD009076.pub2.
2. Nisar A, Bhosale A, Madan SS et al. Complications of elastic stable intramedullary nailing for treating pediatric long bone fractures. J Orthop. 2013; 10:17–24.
3. Frei B, Mayr J, de Bernardis G et al. Elastic stable intramedullary nailing (ESIN) of diaphyseal femur fractures in children and adolescents. Medicine. 2019; 98:e15085
4. Abbott MD, Loder RT, Anglen JO. Comparison of submuscular and open plating of pediatric femur fractures: a retrospective review. J Pediatr Orthop. 2013; 33:519–523.
5. Caird MS, Mueller KA, Puryear A et al. Compression plating of pediatric femoral shaft fractures. J Pediatr Orthop. 2003; 23:448–452.
6. Luo Y, Wang L, Zhao L et al. Elastic stable titanium flexible intramedullary nails versus plates in treating low grade comminuted femur shaft fractures in children. Orthop Surg. 2019; 11:664–670.
7. Beaty JH, Austin SM, Warner WC et al. Interlocking intramedullary nailing of femoral-shaft fractures in adolescents: preliminary results and complications. J Pediatr Orthop. 1994; 14:178–183.
8. Havránek P a kol. Dětské zlomeniny. Galén, Praha, 2013.

11. Rotationsdeformitäten der unteren Gliedmaßen

Rotationsdeformitäten der unteren Gliedmaßen sind keine Seltenheit und stellen sicherlich nicht nur in der Kinderorthopädie ein Problem dar. Rotationsdeformitäten bleiben oft unerkannt und führen bei den Patienten zu langfristigen Beschwerden. Die Diagnose einer Rotationsdeformität ist nicht immer einfach. Das Wichtigste ist immer, die Ursache der Rotationsdeformität zu verstehen, physiologische Befunde von pathologischen zu unterscheiden und eine geeignete Behandlung zu wählen. Rotationsdeformitäten können auf der Ebene des Hüftgelenks, des Oberschenkels (meist proximal), des Knies, des Schienbeins, des Knöchels und des Fußes auftreten. Der Vorwärtsgang (Fußprogressionswinkel, FPA) ist für Patienten mit Rotationsdeformitäten, insbesondere Tibiadeformitäten, besonders problematisch.

Die physiologische Vorspur ist der erste Befund zu Beginn des Gangs und korrigiert sich allmählich, wenn die Muskeln in den Hüftgelenken ins Gleichgewicht kommen. Im Kleinkindalter hingegen beobachten wir einen Vorfußgang, der hauptsächlich auf eine große femorale Antetorsion (klinisch finden wir eine große Innen- und eine kleine Außenrotation der Hüfte) und möglicherweise eine tibiale Innendrehung zurückzuführen ist. Eine weitere physiologische Ursache für das Zeheneinwärtsgehen bei Kleinkindern ist ein flexibler Pes planovalgus und ein Valgusknie – das Kind, das auf den Zehen nach innen geht, verlagert den Belastungsschwerpunkt auf den Mittelfuß.

Bei der Coxa vara adolescentium kann ein pathologischer Zehengang mit einer Ursache auf Hüfthöhe vorkommen. Auf der Ebene des Knies und des Schienbeins kann eine Tibiaaußenrotation am Genu valgum vorliegen (meist im Jugendalter, mit Kontraktur des Tractus iliotibialis). Im Bereich des Fußes ist vor allem ein Pes planovalgus (im späteren Alter) zu erkennen. Eine pathologische Innenrotation der Gliedmaßen, deren Ursache im Bereich des Oberschenkels und der Hüfte liegt, findet sich am häufigsten bei Zuständen nach einer Zerebralparese. Im Bereich des Knies und des Schienbeins ist eine angeborene Tibiahypoplasie selten. Häufiger sind Beindeformitäten, die ein Zeheneinwärtsgehen verursachen – Metatarsi vari (adducti) und Pes equinovarus. Neben den oben genannten Erkrankungen, die bereits im Säuglingsalter auftreten, gibt es auch Rotationsabweichungen an Oberschenkel und Schienbein nach konservativ behandelten oder operierten Frakturen. Den idiopathischen Befunden, bei denen keine eindeutige Ursache für die Rotationsdeformität gefunden wird, ist ein eigenes Kapitel gewidmet.

In der Terminologie bezieht sich der Begriff „Version" in der Regel auf die normale Drehung eines langen Knochens um seine Längsachse. Wenn der gemessene Wert mehr als zwei Standardabweichungen (SD) vom Mittelwert abweicht, wird der Zustand als „Torsion" bezeichnet. Mit anderen Worten: Eine Torsion weist auf eine Anomalie, eine Deformität hin. Zur Messung der Rotation der unteren Gliedmaßen werden Standardbezugsachsen verwendet. Am proximalen Oberschenkelknochen geht die Bezugsachse durch die Achse des Schenkelhalses und den Mittelpunkt des Hüftkopfes, am distalen Oberschenkelknochen wird sie durch die hintere Kondylenlinie dargestellt. Am Oberschenkelknochen wird die Rotation proximal des Trochanter minor manchmal als Version und die Rotation distal des Trochanter minor als Torsion bezeichnet. An der proximalen Tibia ist die Bezugslinie die hintere Tibiaplateaulinie (hintere Kondylenlinie), distal ist es die Bimalleolarlinie. Liegen beide Referenzlinien eines bestimmten Knochens in derselben Ebene, spricht man von einer neutralen Version. Ist die proximale Bezugslinie am Oberschenkelknochen gegenüber der distalen Bezugslinie nach außen gedreht, ist sie antevertiert; ist die Drehung größer als 2 SD, spricht man von Antetorsion. Umgekehrt spricht man von Retroversion oder Retrotorsion, wenn die proximale Referenzlinie nach innen gedreht ist. An der Tibia werden eher die Begriffe Innen- und Außenrotation verwendet, das Prinzip der Verwendung der Begriffe in Bezug auf die proximale und distale Bezugslinie ist das gleiche.

Aus physiologischer oder pathophysiologischer Sicht ist die Rotation der Gliedmaßen auf das unterschiedliche Wachstum der ektodermalen und mesodermalen Schichten zurückzuführen. Nach der Geburt drehen sich der Oberschenkelknochen und das Schienbein nach außen. Bei der Geburt beträgt der Durchschnittswert der Anteversion des Oberschenkelknochens 35°, mit einem Jahr 32°, mit 16 Jahren nur noch 16° und im Erwachsenenalter 12° (etwas weniger bei Männern, etwas mehr bei Frauen). Die Diaphyse dreht sich also mit dem Wachstum relativ zum proximalen Ende nach außen. Bei der Tibia ist die Rotationsstellung nach der Geburt fast Null (2°–4° nach außen), mit einer allmählichen Außenrotation der Diaphyse bis zu einem Durchschnitt von 15° (10°–20°) zum Abschluss des Knochenwachstums.

Die klinische Untersuchung ist beim ersten Kontakt mit dem Patienten wichtig. Die Femurrotation wird am besten auf dem Bauch bei einer Kniebeugung von bis zu 90° untersucht. Bei Antetorsion des Oberschenkels ertasten wir den Trochanter major dorsal, bei Retrotorsion ventral. Wenn wir die Tibia so drehen, dass sich der Trochanter major in einer neutralen (lateralen) Position befindet, zeigt die Tibiaabweichung von der Vertikalen die ungefähre Rotation des proximalen Femurs (Ante- oder Retroversion). Bei der Untersuchung im Stehen lassen wir die Beine des Patienten geradeaus zeigen und beobachten die Stellung der Fersen. Wenn der proximale Oberschenkelknochen eine verstärkte Antetorsion aufweist, zeigen die Kniescheiben nach innen. Wenn wir anschließend die Extremität so drehen, dass die Kniescheiben geradeaus zeigen, zeigt die Abweichung der Füße von der Mittellinie den ungefähren Grad der Rotationsabweichung an. Die Messung der Rotation am Schienbein kann im Sitzen durchgeführt werden, wobei die Schienbeine des Patienten nach unten hängen. In dieser Position verläuft die hintere Kondylenlinie parallel zur Kante des Untersuchungstisches, und die transmaleoläre Linie wird ertastet. In ähnlicher Weise kann die Untersuchung auch in Rückenlage mit 90° gebeugten Knien durchgeführt werden (1).

Der Zusammenhang zwischen einer Winkelfehlstellung der unteren Gliedmaßen in der Frontalebene (Varus/Valgus) und einer Rotationsfehlstellung ist noch nicht erwiesen, obwohl sie häufig zusammen auftreten. Auch der Zusammenhang zwischen z.B. Pes planovalgus und Rotationsdeformitäten bei Erwachsenen ist nicht bestätigt (2). Wie Kollegen in Wien-Speising gezeigt haben, ist der Körper in der Lage, Rotationsdeformitäten bis zu einem gewissen Grad dynamisch zu kompensieren, insbesondere im Hüftgelenk (3).

Um den Grad der Rotationsdeformität genau zu diagnostizieren, ist eine CT-Untersuchung der unteren Gliedmaßen erforderlich, bei der wir die oben erwähnten Referenzachsen konstruieren und die entsprechenden Winkel zwischen ihnen messen. Es ist wichtig, dass der Patient die Knie in voller Streckung hat und sich während der Untersuchung nicht bewegt. Die femorale Anteversion/Torsion wird als negativ (–), die tibiale Anteversion/Torsion als positiv (+) gewertet. Die Normalwerte für diese Winkel werden von Studie zu Studie oft unterschiedlich angegeben. Am Oberschenkel wird eine Anteversion von 12° als durchschnittlich angesehen, wobei

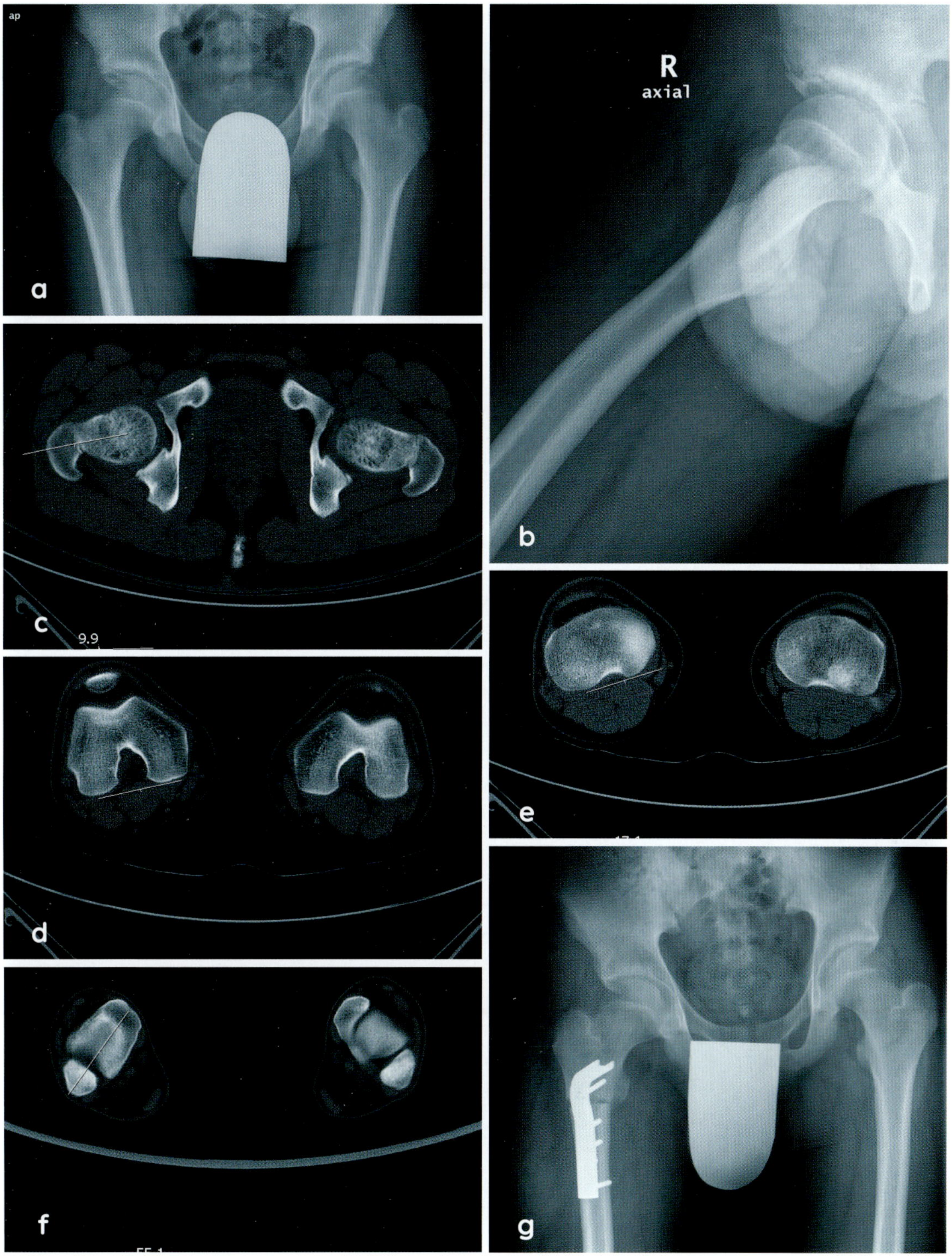

Abb. 1: Ein 11-jähriger großer Junge (a, b) mit einer Retrotorsion des rechten Oberschenkels von mehr als 3° (c, d) und Hüftschmerzen. (In diesem Alter beträgt die physiologische Anteversion über 20°.) Als Zufallsbefund wurde eine tibiale Außentorsion von fast 40° festgestellt (e, f). Es wurde eine subtrochantäre Derotationsosteotomie durchgeführt (g). Der Patient war postoperativ nahezu beschwedefrei.

einige Autoren 16° angeben. Am Schienbein wurde ein Winkel von 15° als Durchschnittswert angenommen, einige Autoren berichten von 25°. Neuere Arbeiten belgischer Autoren über CT-Messungen des Rotationsverhältnisses der unteren Gliedmaßen ergaben niedrigere Werte für den Oberschenkel, nämlich 5,1°–8,8°. Gleichzeitig wird in dieser Studie eine seitliche Differenz von 12° am Femur und an der Tibia als Höchstwert für die Patiententoleranz oder als Indikation für eine Derotationsosteotomie durch den Chirurgen angesehen (4). Die Summe aus einem negativen Rotationswert am Femur und einem positiven Rotationswert an der Tibia ergibt den sogenannten tibiofemoralen Index (FTI). Sein Normalwert sollte zwischen 10° und 20° liegen. Bei der chirurgischen Korrektur versuchen wir immer, seinen Wert zu normalisieren.

Am häufigsten finden wir eine Antetorsion des Oberschenkels. Die Patienten haben in der Regel Schwierigkeiten, die vom Patellofemoralgelenk ausgehen (siehe separates Kapitel). Die Retrotorsion des Oberschenkels ist in der Regel eine Folge der Coxa vara adolescentium. Als entwicklungsbedingte idiopathische Deformität ist die Retrotorsion selten. (Wir haben auch eine iatrogene femorale Retrotorsion gesehen, die durch die Fehlimplantation einer femoralen Komponente einer Hüftprothese in Retroversion verursacht wurde). Sie kann Schmerzen in der Hüfte verursachen und wird leicht übersehen. Im Stehen zeigen die Kniescheibe und das Bein nach außen, die Innenrotation der Hüfte ist deutlich eingeschränkt, während die Außenrotation weit über 90° hinausgeht. Die Coxa valga ist ein sekundärer Befund. Die Retrotorsion des Oberschenkels ändert sich nicht mit dem Alter, sondern kann im Gegenteil allmählich zunehmen und dann zu einer definitiven Präarthrose werden. Die Lösung ist eine Derotationsosteotomie des proximalen Oberschenkels. Die Derotation wird in diesem Fall subtrochantär durchgeführt (Abb. 1). Im Allgemeinen gibt es mehrere Optionen für das Ausmaß der durchgeführten Derotation. Handelt es sich um eine femorale Antetorsion (meist aufgrund patellofemoraler Probleme), führen wir die Derotationsosteotomie intertrochantär durch (siehe separates Kapitel), um eine anschließende Retroposition des Trochanter minor zu vermeiden (Abb. 2). Die Sehne des M. iliopsoas könnte dann bei der Streckung der Hüfte gegen die Gelenkkapsel drücken, was mit anschließenden Hüftschmerzen „unklarer Herkunft" einhergehen kann. Auch eine Reizung des Schleimbeutels des Darmbeins könnte auftreten. Bei Erwachsenen ist die intertrochantäre Derotation jedoch wesentlich schwieriger als bei Kindern. Die subtrochantäre Derotation ist auch bei Erwachsenen relativ einfach. Sowohl die intertrochantäre als auch die subtrochantäre Derotationsosteotomie werden unter Verwendung von Klingenplatten nach den bewährten Prinzipien durchgeführt, die Čech und Stryhal in ihrem inzwischen klassischen Lehrbuch veröffentlicht haben (5). Der Grad der Derotation wird mit einem Paar Steinmann-Nägeln gemessen, die senkrecht zur Femurdiaphyse eingesetzt werden (einer über und einer unter der Osteotomie). Eine andere Möglichkeit der Derotation ist die Drehung auf einem Nagel nach der Kortikotomie der Diaphyse. Diese Technik wird eher von Unfallchirurgen bevorzugt. In der distalen Metaphyse bohren wir von der lateralen Seite mit einem 4,5-mm-Bohrer perkutan ein Loch in die Kortikalis, so dass anschließend das Knochenmark austritt und keine Gefahr einer Fettembolie beim Fräsen oder Nageln besteht. Anschließend eröffnen wir die Femurhöhle in der Fossa trochanterica auf die übliche Weise, führen einen Führungsdraht in die Markhöhle ein und fräsen ihn auf einen Durchmesser, der 1,5 mm größer ist als der Nageldurchmesser. Anschließend führen wir den Nagel in die Mitteldiaphyse des Oberschenkels ein. Anschließend führen wir von einer kurzen seitlichen Inzision aus eine Kortikotomie durch (nach einer Reihe von Bohrungen brechen wir das Femur mit einem Meißel) und führen den Nagel distal durch die Kortikotomie ein, um ihn zu befestigen (Abb. 3). Bei dieser Technik ist es schwieriger, den Grad der Derotation zu messen. Die Vorteile des intramedullären Nagels

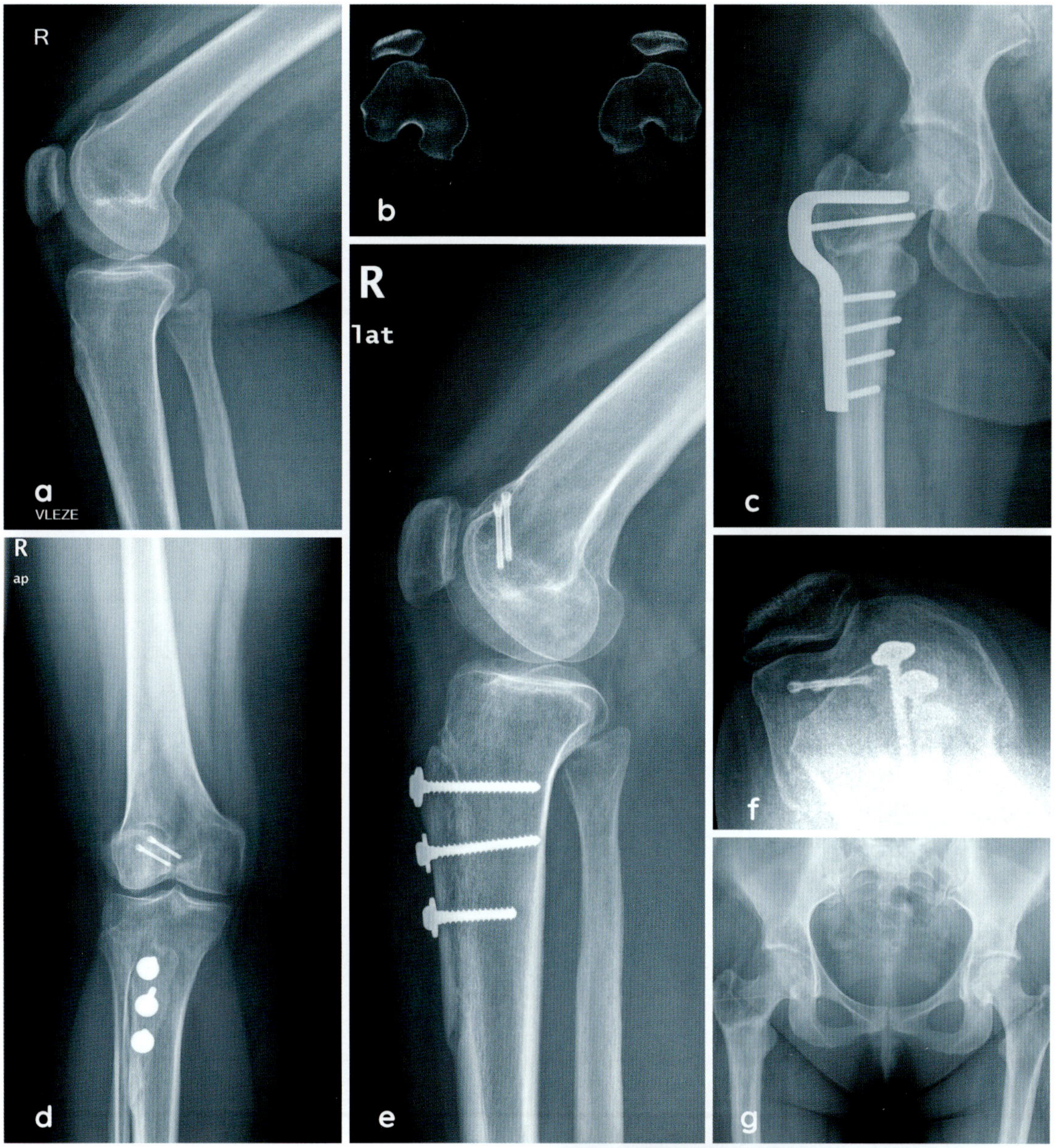

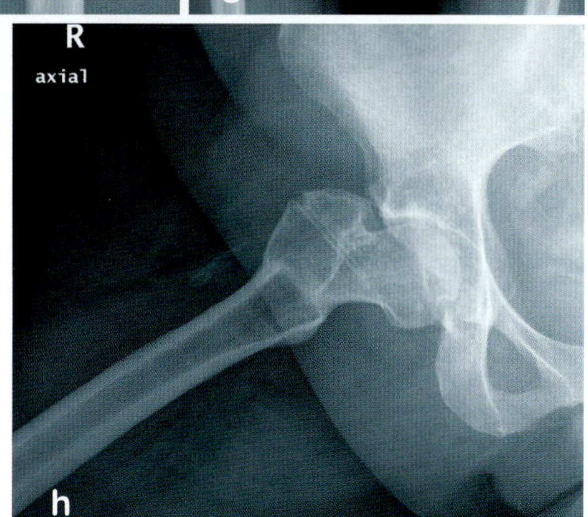

Abb. 2: Patient, 25 Jahre, mit femoraler Antetorsion und patellofemoraler Dysplasie (a, b). Gleichzeitig wurden eine intertrochantäre Derotationsosteotomie (c), eine Trochleoplastik und eine Medialisierung der Tuberositas tibiae (d, e) durchgeführt. Die axiale Ansicht der Kniescheibe nach einem Intervall von zwei Jahren zeigt die Wiederherstellung der physiologischen Form der Facies patellaris femoris (f). Befund an der Hüfte nach Metallentfernung (g, h).

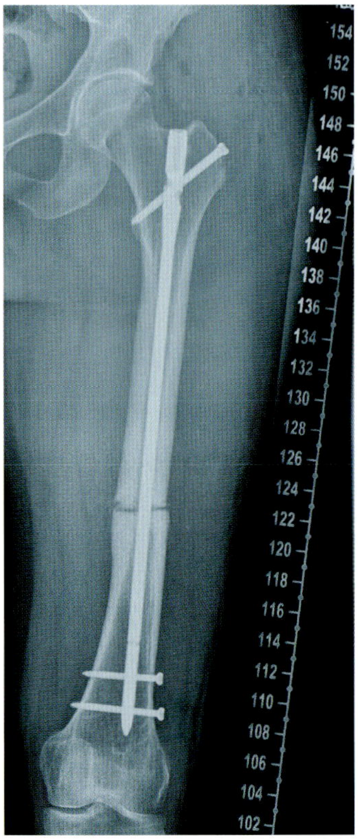

Abb. 3: Zustand nach Kortikotomie und intramedullärer Osteosynthese (nähere Beschreibung im Text).

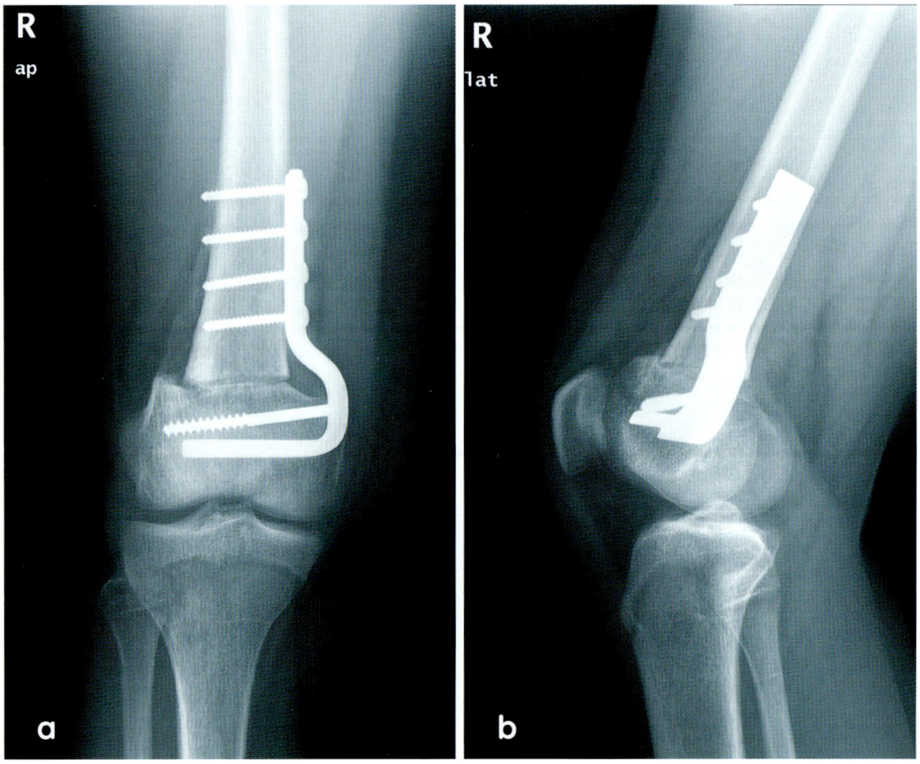

Abb. 4: Osteosynthese mit einer 90°-Klingenplatte (Details siehe Text) (a, b).

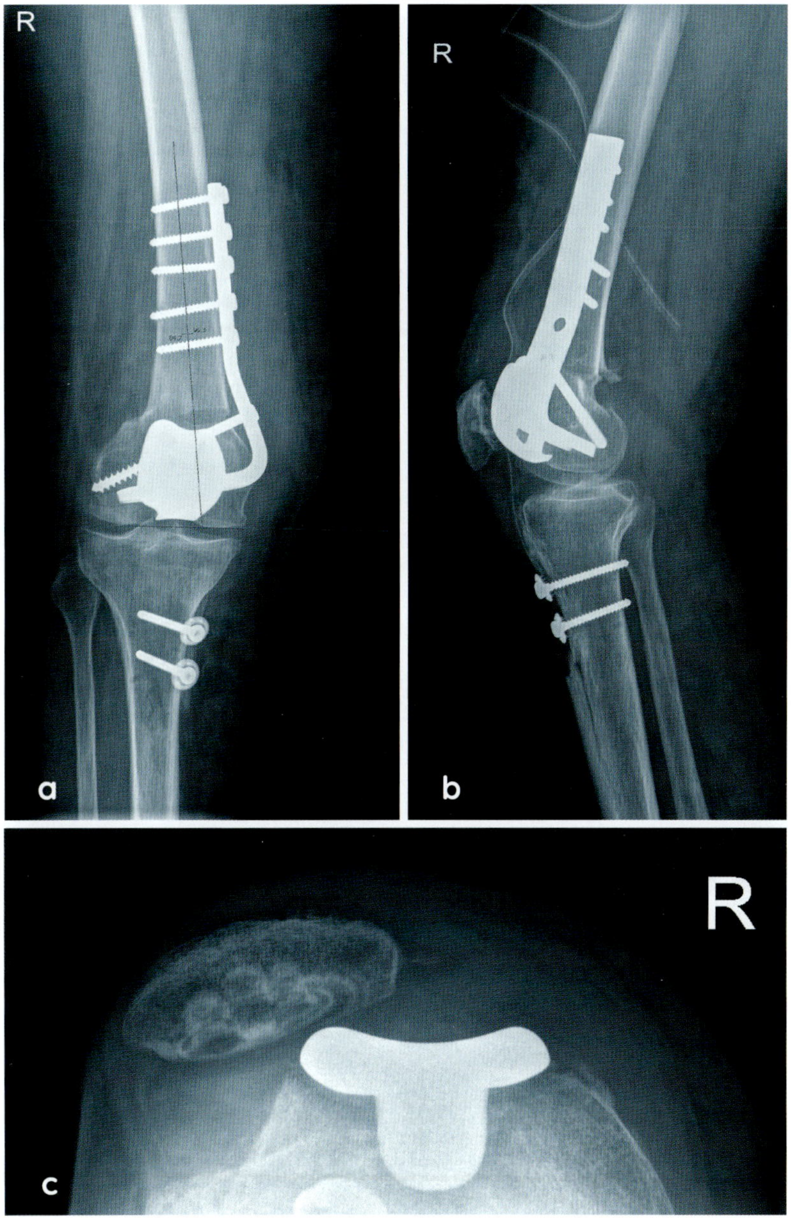

Abb. 5: Suprakondyläre Derotationsosteotomie (a, b) zur Lateralisierung der Patella (c) nach patellofemoralem Ersatz und Medialisierung der Tuberositas tibiae. Die Kondylenplatte (95°) wurde ausnahmsweise bei vorübergehendem Versagen der 90°-Platte verwendet. Vor der Korrektur betrug der anatomische laterale distale Femurwinkel 16°, nach der Korrektur beträgt er 5°.

sind die minimale Weichteilschädigung und die Möglichkeit einer früheren Belastung. Die dritte Ebene, auf der eine Femurderotation durchgeführt werden kann, ist der suprakondyläre Bereich. Diese Art der Derotationsosteotomie wird, vor allem im Ausland, immer häufiger durchgeführt. Ihre Beliebtheit beruht auf ihrer relativ einfachen Durchführung im Gegensatz zu den oben beschriebenen Techniken sowie auf dem derzeitigen Boom bei der Verwendung vorgeformter winkelstabiler Platten. Für uns ist die Technik mit Klingenplatten jedoch nach wie vor der Klassiker (5). Absoluten Vorrang hat dabei die Verwendung der 90°-Klingenplatte (Abb. 4). Im Notfall kann auch die kondyläre Klingenplatte (95°) verwendet werden, allerdings ist die Ausrichtung des Meißels in diesem Fall etwas schwieriger (Abb. 5). Wir operieren über den medialen Zugang zum distalen Femur, der keine größeren Risiken birgt. Es ist wichtig zu beachten, dass das Einführen des Meißels bzw. später der Plattenklinge hier ganz entscheidend

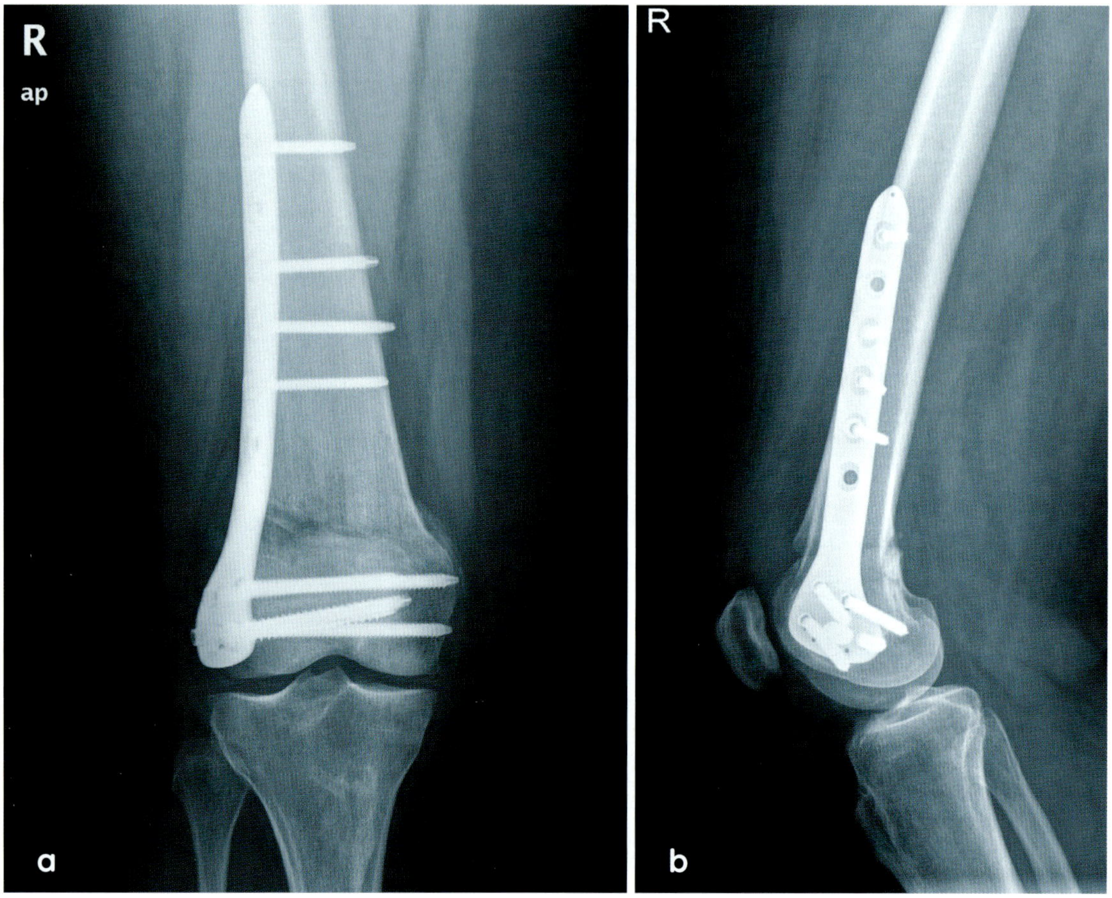

Abb. 6: Suprakondyläre Derotationsosteotomie, stabilisiert mit vorgeformter Platte und Verriegelungsschrauben (a, b).

ist. Die Position des Meißels muss während des gesamten Einsetzens in allen drei Ebenen sorgfältig überprüft werden, denn einmal in der Epiphyse verankert, ist die Position der Platte nicht mehr veränderbar. Wenn wir uns für moderne, winkelstabile Implantate entscheiden, ist es wichtig zu wissen, dass es in letzter Zeit immer mehr Studien gibt, die auf eine schlechte Knochenheilung nach ihrer Anwendung hinweisen. In diesem Fall operieren wir über einen seitlichen Zugang zum distalen Femur, der ebenfalls keine größeren Risiken birgt. Auch hier messen wir den Grad der Derotation durch ein Paar Steinmann-Nägel, die senkrecht zur Femurdiaphyse (einer oberhalb und einer unterhalb der Osteotomie) eingebracht werden (Abb. 6).

Eine Außentorsion der Tibia äußert sich in der Regel durch Schmerzen beim Auftreten des Fußes oder durch anteriore Knieschmerzen. Sie ist häufiger eine sekundäre (kompensatorische) Folge einer übermäßigen Antetorsion des Oberschenkels. Eine weitere Ursache kann eine Kontraktur des Tractus iliotibialis oder des M. tensor fasciae latae sein. Um diese Kontraktur zu bestätigen, führen wir den Ober-Test durch (der Patient liegt auf der gesunden Seite mit Semiflexion in der Hüfte und im Knie, die untersuchte Gliedmaße wird dann in der Hüfte und im Knie gestreckt und auf die Matte hinter der gesunden Gliedmaße gelegt – der Test ist positiv,

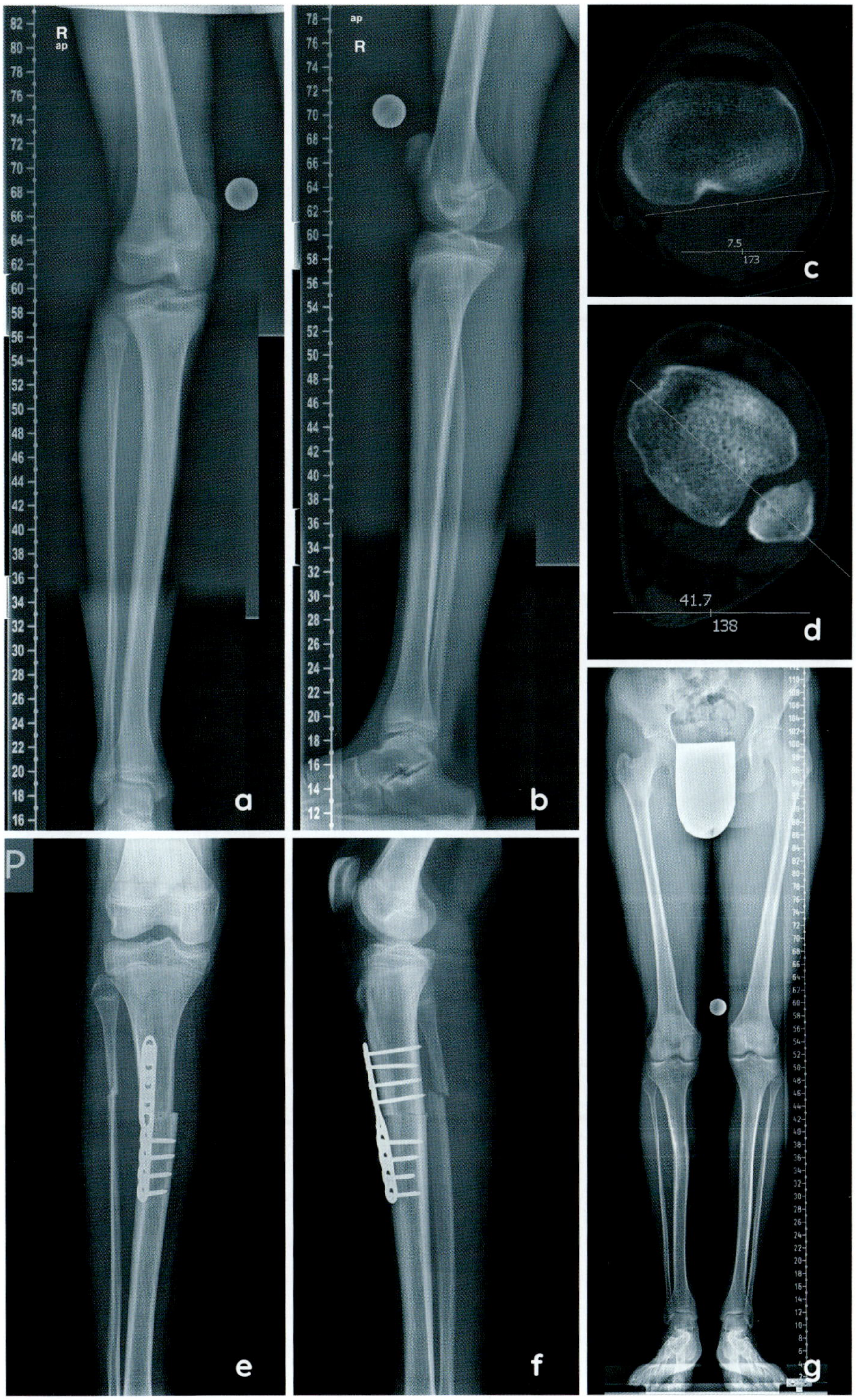

Abb. 7: Ein 15-jähriger Junge mit klinisch signifikanter Außenrotation der Tibia auf der rechten Seite (a, b). Bei einer CT-Aufnahme wurden etwa 50° gemessen (c, d). Es wurde eine Derotationsosteotomie an der Diaphyse durchgeführt, die mit einer modellierten Platte fixiert wurde (e, f). Nach zwei Jahren waren die Gliedmaßen nahezu symmetrisch (g).

wenn die Gliedmaße in der Luft „hängen" bleibt und nicht auf die Matte gelegt werden kann). Nur selten handelt es sich um eine primäre Entwicklungsdeformität (Abb. 7). Die Außentorsion der Tibia korrigiert sich nicht spontan mit zunehmendem Alter, sondern neigt eher zu einem Fortschreiten. Um eine korrekte Entscheidung über das Ausmaß der Derotation zu treffen, muss festgestellt werden, ob das Maximum der Deformität oberhalb oder unterhalb der Tuberositas tibiae liegt. Liegt die Deformität hauptsächlich oberhalb der Tuberositas tibiae, hat der Patient sowohl Schwierigkeiten beim Auftreten des Fußes als auch Schwierigkeiten durch die Lateralisierung der Patella. Liegt die Deformität überwiegend unterhalb der Tuberositas tibiae, treten keine Symptome einer patellofemoralen Instabilität auf. Zur genauen Bestimmung ist eine CT-Untersuchung erforderlich, bei der neben den Referenzachsen auch der Abstand zwischen der Facies patellaris femoris und der Tuberositas tibiae (TT-TG-Intervall) untersucht wird. Ein vergrößerter TT-TG-Abstand ist ein häufiger Befund bei Rotationsdeformitäten der unteren Extremität. Beträgt der TT-TG-Abstand bis zu 20 mm, handelt es sich um eine Deformität unterhalb der Tuberositas tibiae. Beträgt der TT-TG-Abstand mehr als 20 mm, liegt die Deformität überwiegend oberhalb der Tuberositas tibiae. Klinisch finden wir bei geradeaus gerichteter Patella sowohl eine nach außen gerichtete Tuberositas tibiae als auch einen nach außen gedrehten Fuß. In diesem Fall ist eine Derotationsosteotomie über der Tuberositas tibiae angezeigt (Abb. 8). Betroffen sind hauptsächlich Frauen (80:20). Die Wirkung der Osteotomie auf das patellofemorale Gelenk ist ähnlich wie die der Medialisierung der Tuberositas tibiae (Elmslie-Trillat). Diese Derotationsosteotomie hat jedoch aufgrund der Anordnung der Strukturen in der Kniescheibe ihre Grenzen. Der Eingang der magistralen Gefäße zwischen den beiden Köpfen des M. gastrocnemius ist durch die tiefe Faszie relativ eng begrenzt, so dass eine Derotation von mehr als 20°–25° nicht möglich ist. Bei horizontaler Osteotomie sollte die Tuberositas tibiae debridiert werden. Wenn die Tuberositasaversion vermieden werden soll, wird die Osteotomie leicht schräg durchgeführt. Wenn wir die proximale Tibia von der medialen Seite nach proximal in laterodistaler Richtung osteotomieren, beginnen wir auf Höhe des Fibulahalses, der logischerweise ebenfalls osteotomiert werden muss (nach Präparation des N. peroneus communis). Wenn wir eine subkapitale Osteotomie des Wadenbeins vermeiden wollen, muss der Schnitt von der medialen Seite aus in lateroproximaler Richtung erfolgen. Wenn der Patient vor der Operation erhebliche patellofemorale Beschwerden hat, ist es ratsam, die relative Position der Facies patellaris femoris und der Patella von der Arthrotomie aus während der Derotation zu beobachten und den Grad der Derotation entsprechend festzulegen. Die Plattenosteosynthese hat hier eindeutig Vorrang. Ist der Patient jünger und die Osteotomie horizontal, können auch Knochenklammern (zwei medial und zwei lateral) verwendet werden. Eine Innenrotation der Tibia ist seltener. Deformitäten im Bein sollten ausgeschlossen werden. Sie ist mit einer Tibia vara (M. Blount) verbunden. Im Gegensatz zur Außenrotation bessert sie sich mit zunehmendem Alter spontan. Obwohl sie bis zu einem gewissen Grad im Erwachsenenalter fortbesteht, verursacht sie in der Regel keine größeren Probleme. Im Gegenteil, sie ist z.B. beim Laufen von Vorteil, weil sie die Zehen in einer funktionellen Position hält und so die Rückstoßphase des Schritts verbessert. Am Schienbein gibt es mehr Möglichkeiten zur Derotation und anschließenden Osteosynthese als am Oberschenkelknochen. Wir operieren bei dieser Indikation keine Patienten, die jünger als acht Jahre sind. Entscheiden wir uns für eine Osteotomie unterhalb der Tuberositas tibiae, kann diese offen oder perkutan, in der Diaphyse oder distal durchgeführt werden. Die Osteotomie kann mit einem Fixateur externe, einem Marknagel, einer Platte oder bei jüngeren Patienten nur mit einem Gips fixiert werden (hier besteht jedoch die Gefahr, dass die Korrektur verloren geht). Es wird empfohlen, einen Ringfixateur zu verwenden, der eine schrittweise Korrektur mit minimalem Risiko einer Überdehnung der neurovaskulären

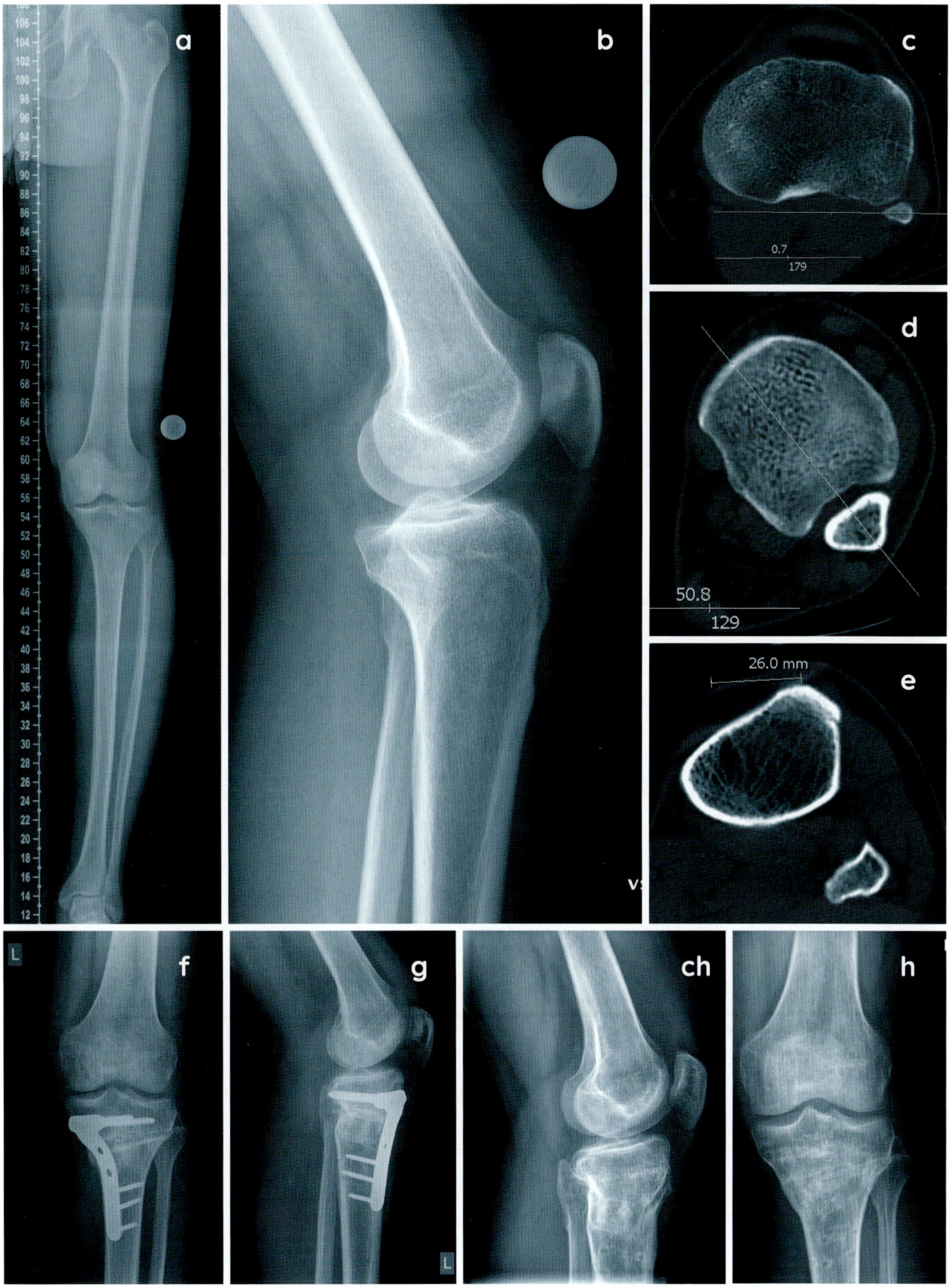

Abb. 8: Mann, 31 Jahre, mit Außenrotation des Schienbeins (a, b). Bei einer CT-Untersuchung wurde ein Winkel von 50° gemessen (c, d). Der TT-TG-Abstand betrug 26 mm (e). Es wurde eine Derotationsosteotomie oberhalb der Tuberositas tibiae durchgeführt (f, g). Status nach Heilung und Metallentfernung (h, ch).

Strukturen und eines Kompartmentsyndroms ermöglicht. Der intramedulläre Nagel kann nur bei erwachsenen Patienten verwendet werden. Sein Vorteil besteht darin, dass das Risiko einer Infektion im Bereich der Fixationselemente ausgeschlossen ist. Die Nachteile sind die Notwendigkeit einer einmaligen Korrektur (und damit ein höheres Risiko für neurovaskuläre Komplikationen) und das Risiko chronischer Schmerzen an der Einbringungsstelle auf der vorderen Seite des Knies. Die Plattenosteosynthese ist komplizierter, da die Platte in Rotation modelliert werden muss, um die Oberflächen der beiden gedrehten Fragmente gut zu konturieren. Um das Risiko von Wundheilungsstörungen zu verringern, legen wir die Platte auf die Facies lateralis tibiae (Abb. 7). Eine Osteotomie der Fibula muss angebracht werden, wenn eine Derotation von 30° oder mehr geplant ist (bei Erwachsenen bereits bei einer Derotation über 20°). Eine intakte Fibula verhindert nicht nur die Derotation, sondern kann auch eine laterale Inkongruenz der Tibia nach dem Eingriff verursachen. Bei einer großen Derotation empfiehlt es sich, den Nervus peroneus freizulegen und vorsorglich eine Fasziotomie durchzuführen.

Die Kinematik des Kniegelenks wird sowohl von intraartikulären Strukturen, insbesondere der Form der Gelenkflächen, als auch von extraartikulären Parametern, einschließlich der Rotationsverhältnisse in der Gliedmaße, beeinflusst (6). Rotationsdeformitäten der unteren Gliedmaße führen zu einer Veränderung der Kinematik des Kniegelenks, die sich in einer vorzeitigen Degeneration äußern kann. Das Thema Gonarthrose und Rotationsabweichung würde mindestens ein eigenes Kapitel verdienen. Heute ist die vorherrschende Meinung, dass Rotationsdeformitäten die Ursache für die Entstehung einer Gonarthrose sind. Einige Autoren argumentieren sogar, dass die Rotationspathologie ein größeres Risiko für die Entwicklung einer Gonarthrose darstellt als Achsabweichungen in der Frontalebene (Varus/Valgus). Tatsache ist, dass wir bei Valgusknien neben der lateralen Gonarthrose auch eine mediale Gonarthrose sehen, die nicht durch eine bloße Überlastung des äußeren Kompartiments erklärt werden kann. Der Befund wird bei Genua vara vor allem durch eine fortschreitende Degeneration auf der Tibiaseite und bei Genua valga auf der Femurseite verschlimmert (7) – auch diese Tatsache lässt sich nicht durch das bloße Vorhandensein einer Achsabweichung erklären.

Rotationsdeformitäten gehen häufig mit Achsabweichungen einher, und die Ergebnisse von Kniegelenkersatz oder Korrekturosteotomien sind tendenziell schlechter, wenn die Rotationskomponente der Deformität nicht behandelt wird (8). Der femorotibiale Index (FTI) ist wichtig: Bei einem negativen FTI entwickelt sich eine laterale Gonarthrose; bei einem positiven FTI entwickelt sich eine mediale Gonarthrose. In unserer Abteilung wird der FTI routinemäßig vor jedem Knieersatz oder jeder Osteotomie getestet. Um die ursprüngliche Gelenkkongruenz einschließlich der Rotationsverhältnisse wiederherzustellen, implantieren wir Knieprothesen in kinematischer Technik, d.h. unter anderem unter Beachtung der ursprünglichen Rotation am distalen Oberschenkelknochen. Bei der Implantation der Femurkomponente bedeutet dies, dass wir ihre Rotation entsprechend der hinteren Kondylenlinie einstellen – unter Beachtung des ursprünglichen kondylären Verdrehungswinkels (CTA, der Winkel zwischen der transepikondylären Linie und der hinteren Kondylenlinie). Die Beibehaltung der ursprünglichen Rotation am distalen Femur ist wesentlich, um den medialen Drehpunkt der Tibiakomponente und damit die Isometrie des inneren Seitenbandes zu erhalten. Wir haben festgestellt, dass sich die Funktionswerte verschlechtern, wenn die CTA nach der Implantation der Prothese um 3° oder mehr vom präoperativen Zustand abweicht (9). Und dies gilt sogar für die selteneren Fälle mit Innenrotation der Femurkomponente. Mit anderen Worten: Selbst eine leichte anfängliche Innenrotation gegenüber der transepikondylären Linie sollte beachtet

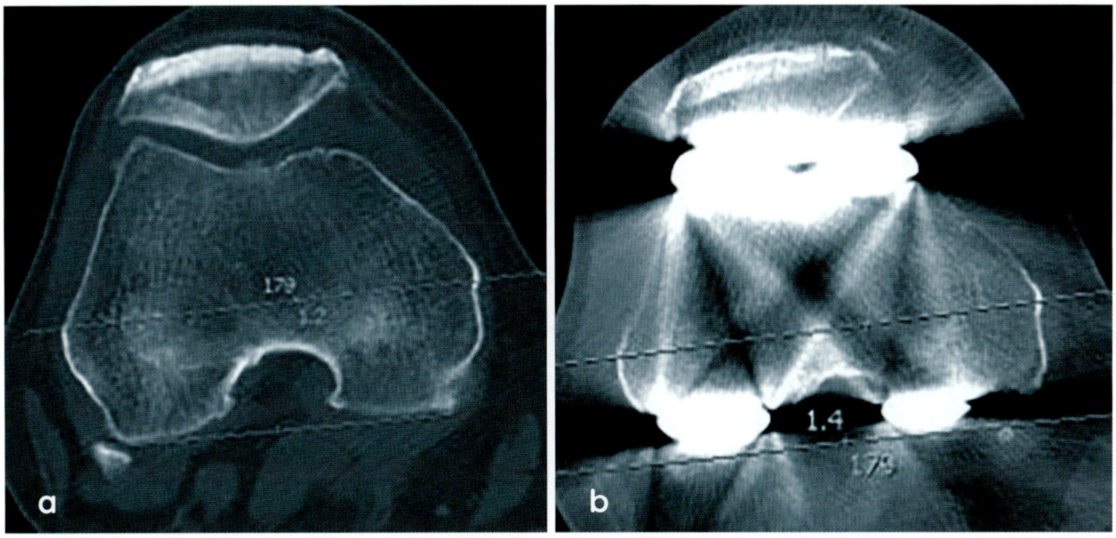

Abb. 9: Mann, 61 Jahre, mit leicht negativer CTA vor der Operation (a). Nach der Implantation des Ersatzes ist der Zustand ähnlich - leichte Innenrotation der Oberschenkelkomponente (b). Bei der klinischen Untersuchung ein Jahr nach der Operation Womac Score 95,3, Knee Society Clinical Rating Score (KSCRS) 90 und VAS-2-Punkte.

werden (Abb. 9). Wenn wir die Rotation der Femurkomponente bei der Reimplantation nach diesen Regeln anpassen, nimmt der Patient bereits in den ersten postoperativen Tagen eine positive Veränderung der Kinematik wahr. In Bezug auf die Tibia haben wir beobachtet, dass etwa einer von fünf Patienten, die zum Ersatz des Genu varum arthroticum vorgestellt werden, eine pathologische Tibiaaußendrehung und damit einen abnormalen FTI-Wert aufweist. Das Ausmaß der Rotationsabweichung korreliert dabei nicht mit dem Grad der Varusfehlstellung. Die Rotationsposition der Tibiakomponente ist entscheidend für das funktionelle Ergebnis. Bei Flexion-Extension respektiert die Tibiakomponente die Kontaktflächen der Femurkomponente (Aufrechterhaltung der Gelenkkongruenz). Wird die Tibiakomponente falsch in Innenrotation implantiert, führt dies zu einer Außenrotation der Tibia nach ihrer „Reposition“ relativ zur Femurkomponente. Dies führt zu einer Verletzung der Isometrie des inneren Seitenbandes mit anschließender Entwicklung von chronischen Schmerzen auf der Innenseite des Knies. Die Tuberositas tibiae rotiert ebenfalls nach außen, was zu einer Lateralisierung der Patella mit ihrer Hyperflexion gegenüber der femoralen Komponente führt. Nicht zuletzt werden die Scherkräfte auf das Inlay erhöht, was zu einer schnelleren Abnutzung des Polyethylens führt. Wenn wir feststellen, dass eine stärkere externe Torsion der Tibia vorhanden ist, implantieren wir die Tibiakomponente in Außenrotation. Nach ihrer „Reposition“ relativ zur Femurkomponente dreht sich die Tibia nach innen. Dadurch wird die Spannung des isometrischen inneren Seitenbandes verringert und die patellofemorale Artikulation verbessert. Ein Navigationssystem kann dabei helfen, den geplanten Grad der Außenrotation der Tibiakomponente während der Operation festzulegen. Steht es nicht zur Verfügung, verwenden wir eine der grundlegenden mathematischen Formeln – die Formel zur Berechnung des Umfangs eines Kreises: $c = 2 \pi r$. Der anteroposteriore Radius (r) der Tibiakomponenten beträgt etwa 30 mm. Der Umfang des Kreises (c) beträgt also etwa 180 mm. Da der Kreis 360° beträgt, entspricht eine

Rotationsverschiebung von 10 mm ungefähr einer Drehung von 20° (Abb. 10). Wir betrachten die Schnittstelle zwischen dem medialen und dem mittleren Drittel der Tuberositas tibiae als „Startpunkt“, von dem wir die Rotation abziehen.

Das letzte Thema in diesem Kapitel sind posttraumatische Rotationsdeformitäten. Bei der Kontrolle der FTI nach Osteosynthese von Frakturen der Diaphysen und Metaphysen des Femurs und der Tibia wird festgestellt, dass iatrogene Rotationsdeformitäten im Vergleich zur gesunden Seite recht häufig auftreten (10), unabhängig von der Art der verwendeten Osteosynthese (Platte oder Nagel). Die Inzidenz wird mit 20 % bis 70 % angegeben. Wie bereits erwähnt, gilt ein Wert von 12° als die Grenze der Patiententoleranz (4). Der Operateur verfügt während des Repositionsmanövers über visuelle und taktile Informationen. Beides ist z.B. bei adipösen Patienten deutlich eingeschränkt. Verschiedene Autoren berichten über Unterschiede im Vergleich zur gesunden Seite, aber Rotationsdeformitäten nach Osteosynthesen von mehreren zehn Grad sind keine Ausnahme. Strecker zum Beispiel berichtet von einer Rotationsdeformität von mehr als 15° bei einem Viertel der diaphysären Femurfrakturen. Eine kombinierte rotatorische (10° oder mehr) und axiale (10° oder mehr) Deformität ist sehr häufig. Der Einsatz eines Navigationssystems ist hier sicherlich die beste Prävention. Viele Arbeitsplätze verfügen jedoch nicht über ein solches System, und wenn doch, wird es in der Regel nicht bei jeder Leistung eingesetzt. Dafür gibt es mehrere Gründe, vor allem die Verlängerung der Operationszeit und das Fehlen von Personal, das mit der Handhabung des Systems außerhalb der Kernarbeitszeiten vertraut ist. Die virtuelle Fluoroskopie, bei der in jedem der beiden Hauptfragmente ein Navigationsmarker angebracht wird, hat sich als am praktischsten erwiesen. Anschließend werden anteroposteriore und laterale Röntgenaufnahmen über die Matrize gemacht und die notwendigen Informationen über die Fragmente (Zentrum, Achse usw.) im System definiert. Nach der Kalibrierung des Implantats (meist ein Nagel) kann die Fraktur korrekt reponiert (u.a. wird die Rotationsposition kontinuierlich angezeigt) und mit dem Implantat mittels dreidimensionaler Echtzeitanimation stabilisiert werden. In unserer Einrichtung führen wir navigierte Osteosynthesen durch, und wir haben nach solchen Operationen keine Fehlstellungsheilung beobachtet (11). Steht kein Navigationssystem zur Verfügung, bleibt nichts anderes übrig, als sich auf die Erfahrung des Chirurgen zu verlassen. Bei der Reposition des Oberschenkels sollten der Trochanter major und die Patella abgetastet und ihre relative Position auch während des Einsetzens und Befestigens des Nagels überprüft werden. Die bimalleoläre Linie sollte sorgfältig beobachtet werden, bevor der Nagel in das distale Fragment eingeführt wird. Für die Plattenosteosynthese gelten ähnliche Regeln. Wird bei der ersten klinischen Nachuntersuchung nach der Operation eine Rotationsabweichung (am häufigsten eine Außenrotation an der Tibia) festgestellt, sollte der Zustand mit dem Patienten besprochen und die Rotationsposition gegebenenfalls in den folgenden Tagen angepasst werden.

Rotationsdeformitäten, ob idiopathisch, bei Gonarthrose oder posttraumatisch, sind für den Patienten ab einem gewissen Grad von Bedeutung. An ihre Diagnose wird oft nicht gedacht, und die Patienten haben oft Monate oder Jahre erfolgloser Behandlung für die verschiedenen Symptome dieser Deformitäten hinter sich. Wenn wir nach einer korrekten Diagnose die physiologische Biomechanik der Extremität und die Kinematik des Kniegelenks wiederherstellen wollen, müssen diese Pathologien chirurgisch behandelt werden. Ihr Verbleib ist nicht nur mit Schwierigkeiten verbunden, die sich aus der abnormalen Geometrie ergeben, sondern auch mit der Entwicklung einer Degeneration der tragenden Gelenke der Gliedmaße, am häufigsten des Kniegelenks.

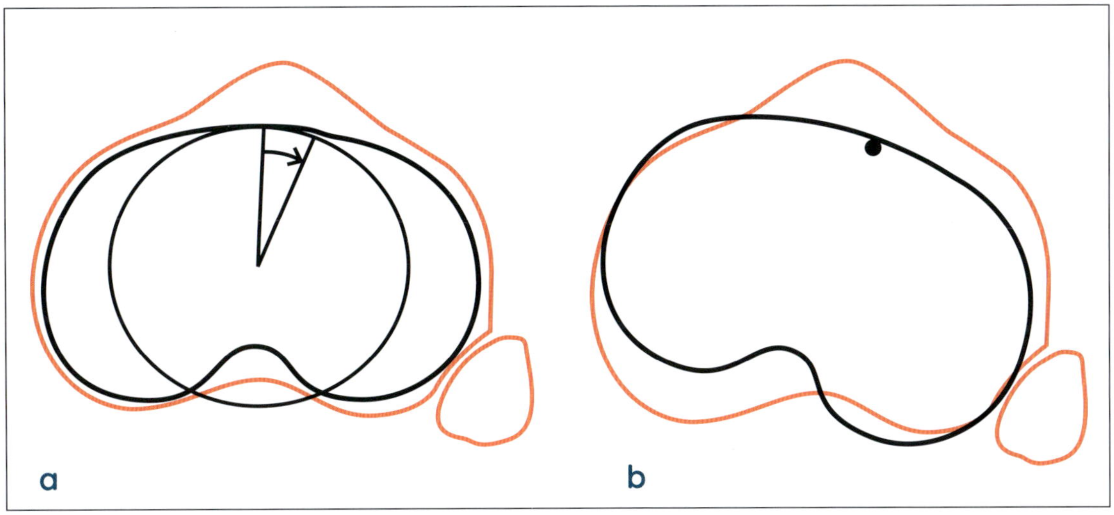

Abb. 10: Prinzip der Bestimmung der Rotationsverschiebung der Tibiakomponente (a). Position der Tibiakomponente relativ zur resezierten proximalen Tibia nach deren Außenrotation (b).

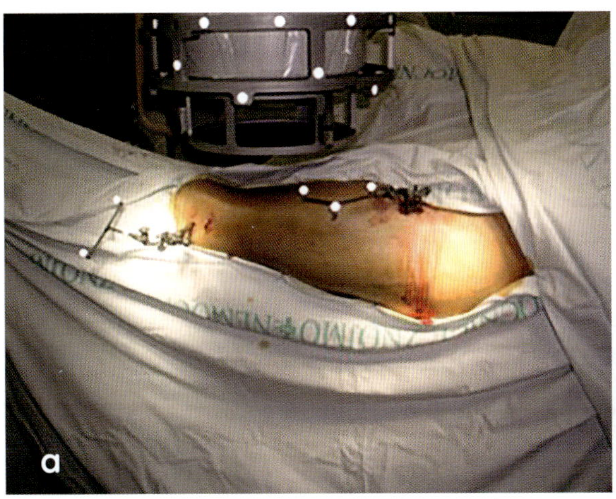

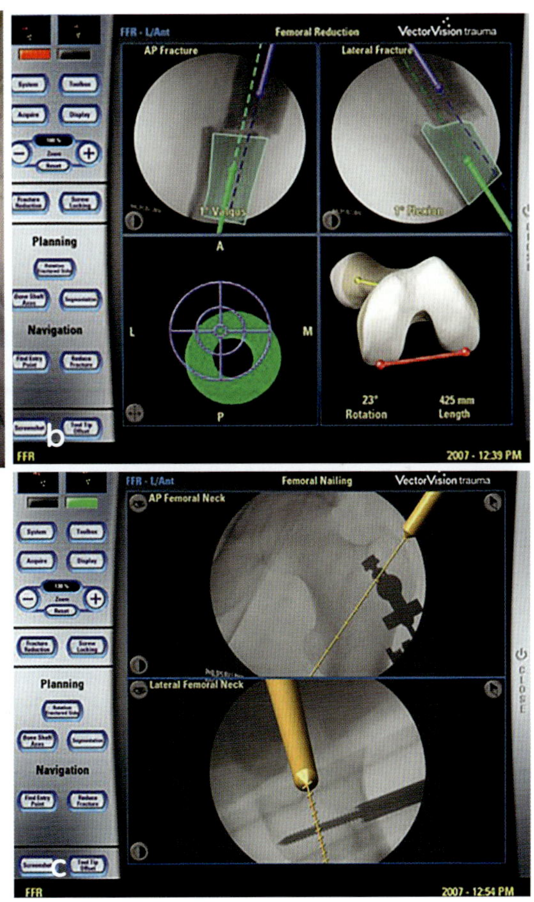

Abb. 11: In die proximalen und distalen Fragmente einer diaphysären Femurfraktur eingebrachte Marker und Basislinienprojektionen durch die Matrix (a). Animation der Reposition einschließlich der Rotationspositionsdaten (untere rechte Ecke) (b). Einbringen des Femurnagels mit Hilfe der virtuellen Fluoroskopie (c).

1. Gruskay JA, Fragomen AT, Rozbruch SR. Idiopathic rotational abnormalities of the lower extremities in children and adults. J Bone Joint Surg Am. 2019; 7(1):e3.
2. Alizadeh RI, Eckhoff DG, Samson MM et al. Axial and rotational alignment of the leg. Biomed Sci Instrum. 2004; 40:290–296.
3. Radler Ch, Kranzl A, Manner HM et al. Torsional profile versus gait analysis: consistency between the anatomic torsion and the resulting gait pattern in patients with rotational malalignment of the lower extremity. Gait Posture. 2010; 32:405–410.
4. Vanhove F, Noppe N, Fragomen AT et al. Standardization of torsional CT measurements of the lower limbs with treshold values for corrective osteotomy. Arch Orthop Trauma Surg. 2019; 795–805.
5. Čech O, Stryhal F. Stabilní osteosyntéza v traumatologii a ortopedii. Avicenum, Praha, 1986.
6. Maderbacher G, Baier C, Springorum HR et al. Lower limb anatomy and alignment affect natural tibiofemoral knee kinematics. J Arthroplasty. 2016; 31:2038–2042.
7. Desmé D, Galand-Desmé S, Besse J-L et al. Axial lower limb alignment and knee geometry in patients with osteoarthritis of the knee. Rev Chir Orthop Reparatrice Appar Mot. 2006; 673–679.
8. Eckhoff DG. Effect of limb malrotation on malalignment and osteoarthritis. Orthop Clin North Am. 1994; 25:405–414.
9. Sobek J, Hart R, Komzák M. Klinické výsledky po totální náhradě kolenního kloubu v závislosti na rotaci femorální komponenty vzhledem k původním anatomickým poměrům na distálním femuru. Acta Chir Orthop Traumatol Cechoslov. 2020; 87:75–81.
10. Buckley R, Mohanty K, Malish D. Lower limb malrotation following MIPO technique of distal femoral and proximal tibial fractures. Injury. 2011; 42:194–199.
11. Hart R, Kozák T, deCordeiro J et al. Fluoroscopy-based computer assistance used for reduction and internal fixation of long bone fractures. In: Langlotz F, Davies BL, Grützner PA. Computer assisted orthopaedic surgery. Pro Bussines, Berlin 2007, 421–423.

12. Knochenmarködeme im Bereich des Kniegelenks

Das Knochenmarködem (BME – bone marrow edema) ist ein relativ neues Konzept, das mit dem Aufkommen der Magnetresonanztomographie (MRT) verbunden ist. Es handelt sich um ein Signal höherer Intensität auf flüssigkeitsempfindlichen MR-Sequenzen. Diese Veränderungen können bei einer Vielzahl von pathologischen Zuständen auftreten und von einer Vielzahl von Symptomen begleitet sein. BME wurde erstmals 1988 beschrieben. Es wird am häufigsten im Zusammenhang mit einem Trauma gefunden, wenn es eine Kombination aus Impaktion, Blutung und Ödem ist. Typischerweise tritt BME z.B. am äußeren Femurkondylus bei rotatorischen vorderen Kreuzbandverletzungen auf (ähnlich dem Hill-Sachs-Defekt am Humeruskopf), manchmal zusammen mit BME an der dorsalen Tibia (Abb. 1). Das so entstandene BME bildet sich in der Regel innerhalb von drei bis vier Monaten zurück (bessere Prognose bei nicht belasteten Stellen). Andere Ursachen für BME können Entzündungen, Tumore oder tumorähnliche Erkrankungen (Abb. 2), osteochondrale Läsionen (Abb. 3), vorangegangene Arthroskopie, vorübergehende Osteoporose, Gonarthrose usw. sein. Es ist die Gonarthrose, die signifikant mit BME assoziiert ist. BME ist das, was bei degenerativen Knieerkrankungen am meisten schmerzt. Es wurde festgestellt, dass je größer die BME bei Gonarthrose ist,

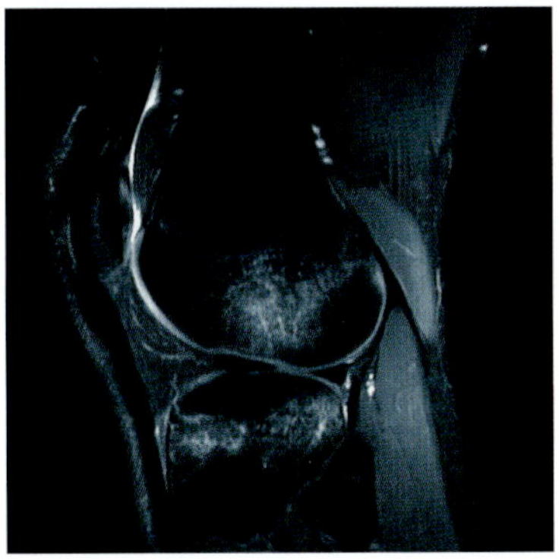

Abb. 1: Beispiel eines Knochenmarködems bei Ruptur des ACL.

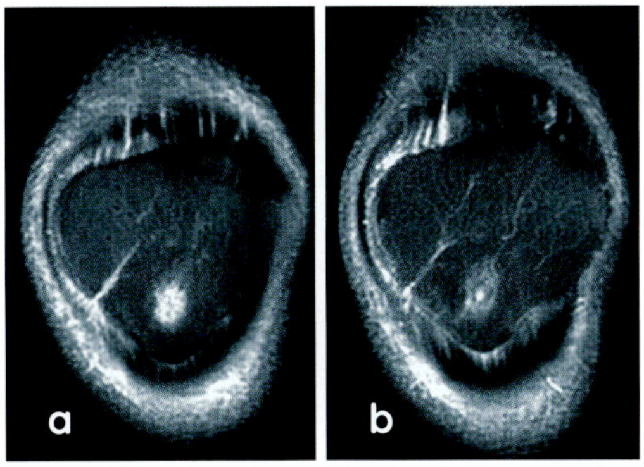

Abb. 2: Knochenmarködem im unteren Drittel der Kniescheibe (a). Bei der Nachuntersuchung nach drei Monaten zeigt sich bereits die Bildung eines Nidus, der typisch für ein Osteoidosteom ist (b).

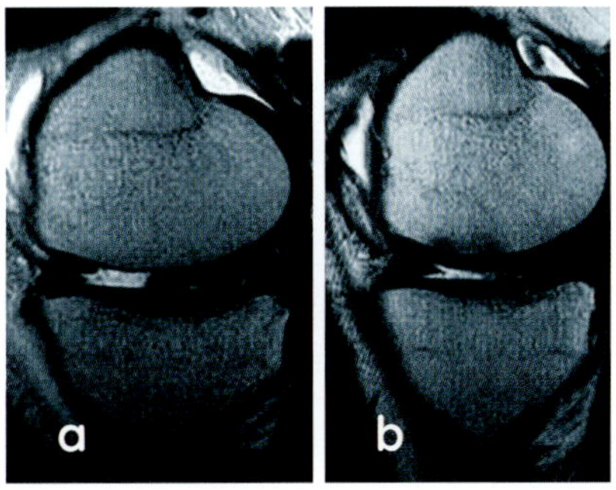

Abb. 3: Chronischer Knorpeldefekt des Oberschenkelkondylus (a) und der Zustand ein Jahr nach seiner Rekonstruktion mit einem Hyaluronsäuregerüst, das mit Knochenmarkstammzellkonzentrat gesättigt ist (ohne Mikrofrakturen) (b). Es ist ein Ödem des Knochenmarks an der Rekonstruktionsstelle zu erkennen. Dieser postoperative Befund wird bei der Nachuntersuchung im MRT in etwa 15 % der Fälle beobachtet und ist völlig asymptomatisch.

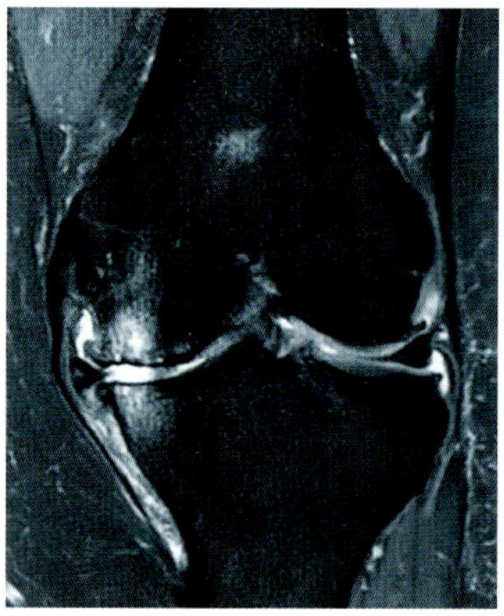

Abb. 4: Mediale Gonarthrose mittleren Grades mit Meniskusextrusion und Ödem des subchondralen Femurs und der Tibia.

desto schneller ist das Fortschreiten und desto größer die Wahrscheinlichkeit eines Gelenkersatzes (Abb. 4). 75 % der Patienten mit schmerzhafter Gonarthrose haben BME-Befunde im MRT, während BME nur bei 30 % der Patienten mit schmerzloser Gonarthrose gefunden wird (1). BME zeigt sich auch bei aseptischen Knochennekrosen im Knie, am häufigsten beim M. Ahlbäck (Abb. 5). Größere Verletzungen wie Frakturen oder Prellungen gehen immer mit einer BME einher, und der MRT-Befund bleibt oft mehr als ein Jahr lang bestehen (Abb. 6).

Osteoporose bedeutet im Allgemeinen Knochenverlust, der mit einer Ausdünnung der Knochenmatrix einhergeht. Die Porosität des epiphysären Knochens nimmt physiologischerweise mit der Entfernung von der Gelenkfläche zu. Eine anhaltende Überlastung führt zu einer Sklerosierung des subchondralen Knochens und damit zu einer Abnahme der Porosität. Beispielsweise schwillt Muskelgewebe nach einer Überbelastung an (Abb. 7); mit der Schwellung nimmt die Blutzufuhr zum verletzten Bereich vorübergehend zu und stellt allmählich den Normalzustand wieder her. Das Knochengewebe hat diese Fähigkeit nicht. Wenn wiederholte Überlastungen subchondrale Veränderungen verursachen und die chronische Schädigung des Knochens seine Reparaturfähigkeit übersteigt, können die Veränderungen permanent werden. Die subchondrale Sklerose, mit der der Körper versucht, die Überbelastung zu bewältigen, wird zum Problem. Es kommt zu einer Störung der physiologischen Übertragung von Belastungskräften, die sich an der Peripherie des harten sklerotischen Knochens (im Bereich der weichen Spongiosa) zu konzentrieren beginnen. Da diese Kräfte relativ groß sind, ist auch hier das Gleichgewicht zwischen chronischer Schädigung und Reparationsprozess gestört und es kommt zu Ödemen, Einblutungen und Fibrinablagerungen. Es bildet sich eine subchondrale Läsion, in der englischen Literatur als bone marrow lesion (BML) bezeichnet. Bei der BML handelt es sich also um eine strukturelle Veränderung des Knochens und nicht nur um eine Schwellung an sich. Histologisch handelt es sich um eine Läsion, die mit nekrotischem Gewebe, Mikrofrakturen, Fibrose, atypischen Trabekeln und Koagula gefüllt ist. Daher ist der Begriff BML in diesem Fall angemessener als der allgemeine Begriff BME. BML kann sich auch in Laborveränderungen niederschlagen (die alkalische Phosphatase und andere spezifische Enzyme können erhöht sein). BMLs treten in der Regel am Rand des sklerotischen subchondralen Knochens auf und sind Ausdruck einer chronischen Überlastung des angrenzenden weichen Spongiosaknochens, die sich zu einer nicht heilenden schleichenden subchondralen Insuffizienzfraktur des Knies (SIFK) entwickeln kann. Der Gelenkknorpel leidet am meisten im Bereich des Übergangs von sklerotischem zu spongiösem Knochen, und seine Abnutzung ist die Grundlage für die Entwicklung einer Gonarthrose.

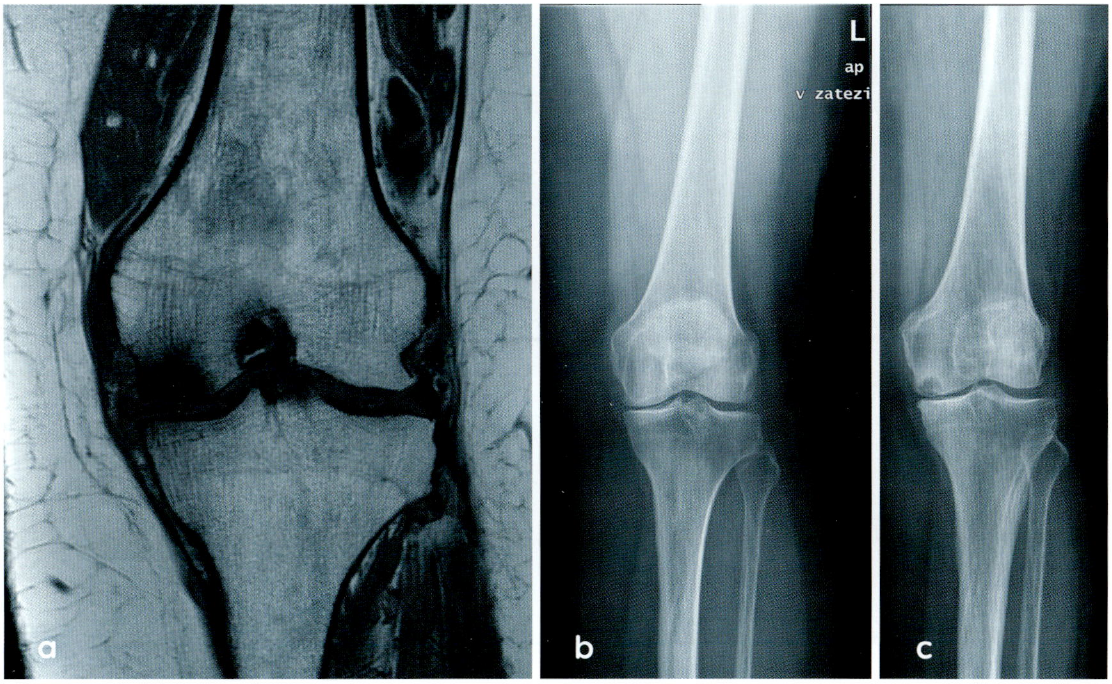

Abb. 5: Ödem des medialen Femurkondylus im MRT (a) mit nahezu negativem Röntgenbefund (b). Nach 12 Monaten ist die Diagnose M. Ahlbäck im Röntgenbild offensichtlich (c).

Abb. 6: Ausgedehntes Ödem des vorderen Teils des medialen Femurkondylus (a, b).

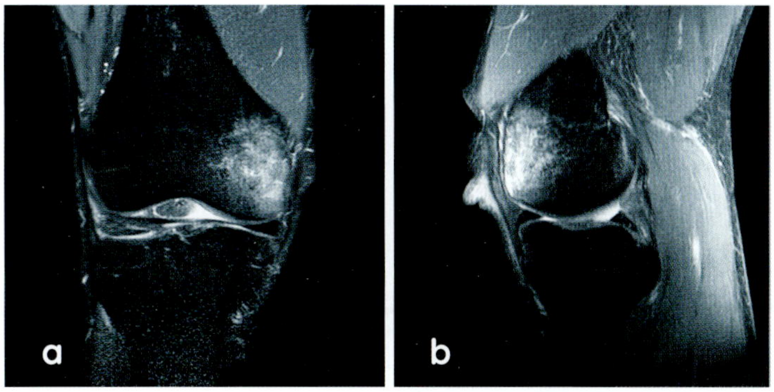

Abb. 7: Beidseitiger Austritt der Mm. gastrocnemii nach längerer sportlicher Überbelastung.

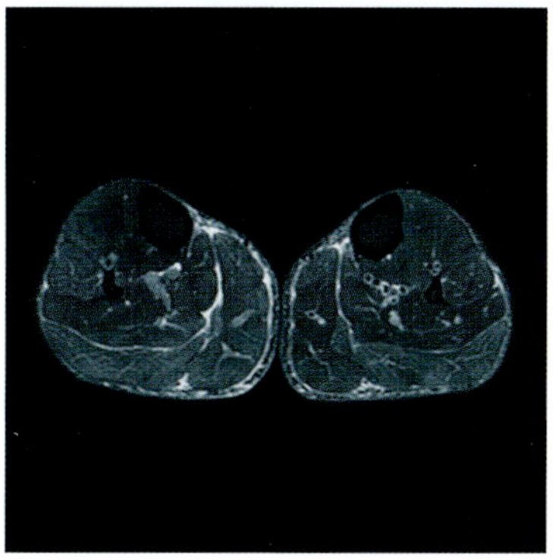

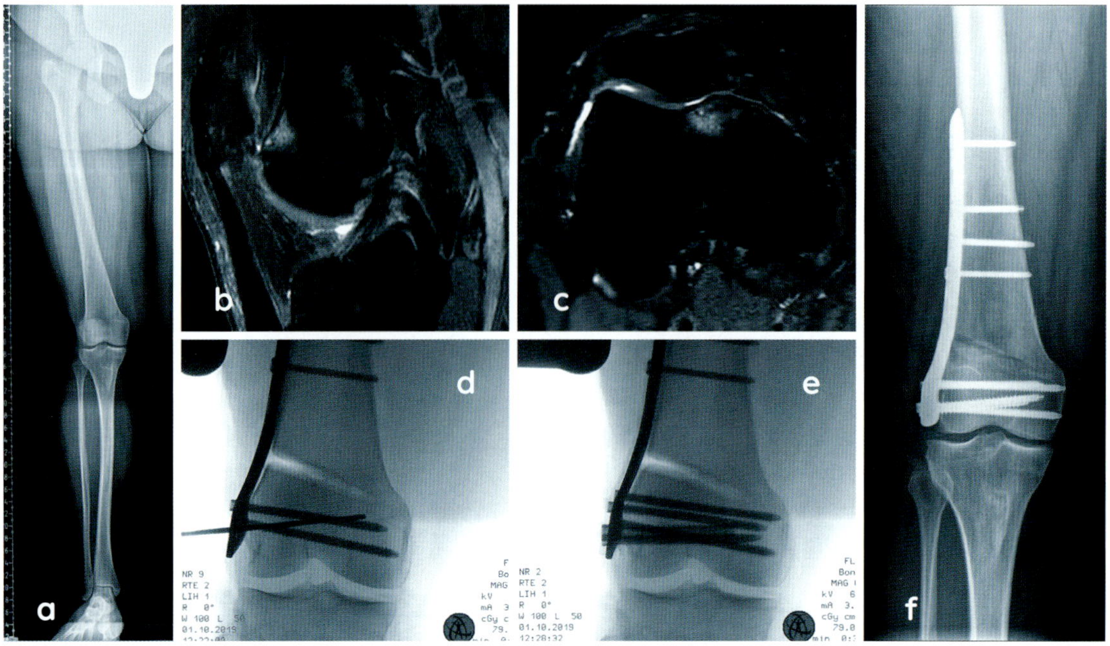

Abb. 8: Frau, 36 Jahre, mit Genu valgum (a) und schmerzhaftem Patellofemoralgelenk; die MRT-Untersuchung ergab eine Läsion mit subchondralem Ödem am Oberschenkelknochen (b, c). Es wurde eine distale femorale Umstellungsosteotomie durchgeführt, das distale Fragment wurde mit zwei Schrauben an der Platte fixiert, anschließend wurde die Läsion subchondral unter der Facies patellaris femoris unter skopischer Kontrolle angebohrt (d), und schließlich wurden die restlichen Schraubenlöcher besetzt (e). Postoperatives Bild (f).

Eine verwandte Kategorie ist die spontane Osteonekrose des Knies (SONK). Dabei handelt es sich um Herde subchondraler Nekrosen, die wie die BML ebenfalls „ohne vorherige Ursache" auftreten, aber als direkte Folge der SIFK und nicht einfach als langfristige Überlastung angesehen werden. Die genaue Ätiologie der SONK ist jedoch noch nicht geklärt. Klar ist, dass es sich um eine Folge der SIFK und nicht um eine primäre Knochennekrose handelt (2) (zu unterscheiden von der avaskulären Nekrose). Die SIFK betrifft vorwiegend das mediale Kompartiment des Kniegelenks, und in der Regel liegt auch eine mediale Meniskusläsion vor. Bei etwa einem Drittel der Patienten mit dieser Erkrankung wird schließlich eine Knieendoprothese erforderlich (3).

Auf klinischer Ebene (im Hinblick auf die Behandlung) ist es schwierig, zwischen BML und SONK zu unterscheiden, es sei denn, SONK oder SIFK sind z.B. mit Varus oder Arthrose verbunden (dann ist eine chirurgische Standardbehandlung angezeigt – Osteotomie oder Ersatz oder ein kombiniertes Verfahren) (Abb. 8). In der aktuellen Literatur wird nicht sehr zwischen BME, BML, SONK und SIFK unterschieden. Auch die Nomenklatur für diese nur durch MRT-Untersuchung diagnostizierbaren Erkrankungen ist noch nicht vollständig geklärt. Gemeinsam ist ihnen jedoch der Schmerz, insbesondere der nächtliche Schmerz, dessen Ursache eine Schwellung, d.h. eine Erhöhung des intraluminalen Drucks ist. Wenn nach einer mindestens mehrmonatigen konservativen Behandlung keine Linderung eintritt, bieten wir

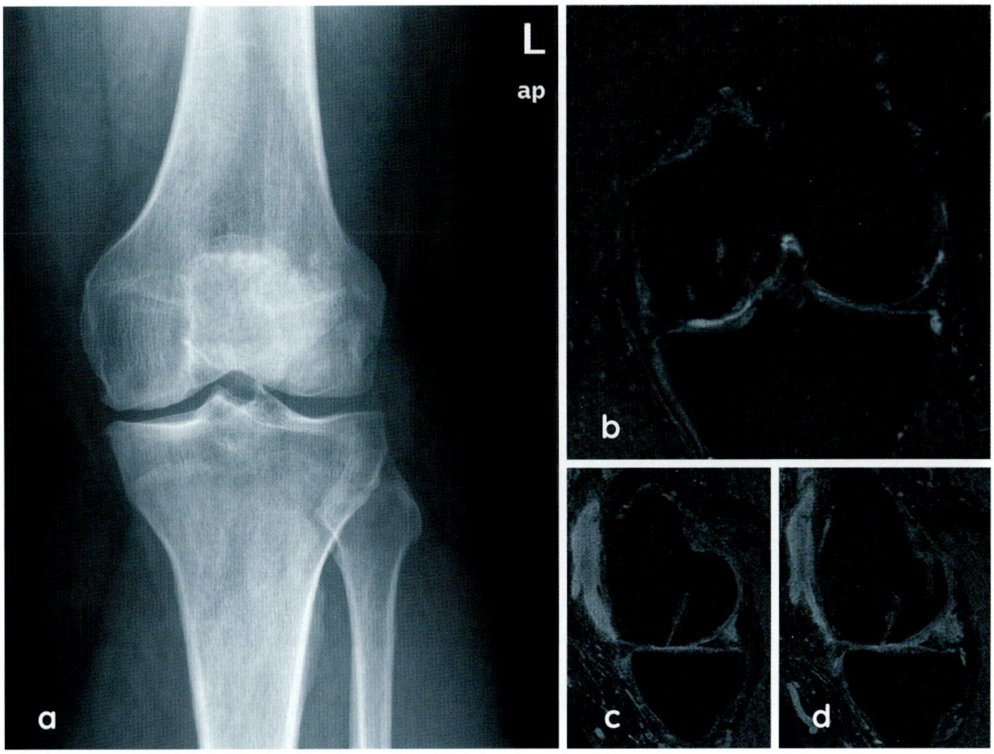

Abb. 9: Männlicher Sportler (Sportlehrer), 60 Jahre, mit medialer Gonarthrose (a). Nach der Dekompression ist das intraossäre Ödem bei der MRT-Kontrolluntersuchung sechs Monate später praktisch verschwunden (Kanäle bleiben sichtbar) (b–d).

dem Patienten eine chirurgische Lösung an. Die konservative Behandlung umfasst Entlastung, Prostaglandinhemmer, Bisphosphonate, Prostazyklin oder gepulste elektromagnetische Felder. Bisphosphonate hemmen die osteoklastische Aktivität und damit die Knochenresorption. Ihre Verabreichung sollte den subchondralen Knochenkollaps verhindern, der mit der durch SIFK induzierten lokalen Knochenresorption einhergeht. Daher sollten Bisphosphonate die strukturelle Unterstützung verbessern, bis die lokale Regeneration einen ausreichend starken Knochen hervorbringt, der der Belastung standhält. Prostazyklin ist ein Vasodilatator, dessen Verabreichung die Durchblutung der Läsion verbessern sollte. Außerdem verringert es die Kapillardurchlässigkeit, hemmt die Thrombozytenaggregation und reduziert die Konzentration freier Radikale. Nach erfolgloser konservativer Behandlung akzeptiert der Patient in der Regel den Vorschlag einer Operation, da er vor allem unter nächtlichen Schmerzen und damit unter Schlafmangel leidet. Bei Läsionen, die größer als 5 cm sind, ist ein chirurgischer Eingriff definitiv indiziert (2) , aber wir orientieren uns hauptsächlich an den subjektiven Beschwerden des Patienten. Bei Fällen mit bereits ausgeprägten degenerativen Veränderungen im Gelenk sind Läsionen, die mehr als 50 % des Kondylus betreffen, eine klare Indikation für eine Operation (Abb. 9).

Die invasive Behandlung besteht aus intraossären Injektionen oder einer einfachen Dekompression der Läsion. Intraossäre Injektionen können plättchenreiches Plasma (PRP), Knochenmarkkonzentrat (BMC) oder Calciumphosphatersatzzement enthalten (4). Mit dem Verständnis der Pathophysiologie des degenerativen und reparativen Prozesses ist es logisch, dass die lokale Zufuhr von Stammzellen, Zytokinen, Wachstumsfaktoren und anderen Signalstoffen an Zellen, die für den Heilungsprozess wichtig sind, die Prognose einer bestimmten Läsion verbessern kann. Wenn keine signifikanten degenerativen Veränderungen des Gelenks vorliegen, empfehlen wir in der Regel eine einfache Dekompression (PRP-Injektion kann hinzugefügt werden). Wenn bereits degenerative Veränderungen vorliegen, kann eine Dekompression mit BMC-Applikation oder Calciumphosphatzementinjektion (sogenannte Subchondroplastie) in Betracht gezogen werden.

Die einfachste Methode besteht darin, das Lager durch Bohren zu dekomprimieren. Obwohl dies hauptsächlich im Hüftbereich bekannt ist, werden inzwischen auch im Knie oder im Sprunggelenk (avaskuläre Nekrose des Talus) Bohrungen eingesetzt. Bei Patienten ohne signifikante degenerative Anzeichen ist dies unsere Methode der Wahl für BML oder SONK, da dies dem Patienten vom ersten Tag nach der Operation an eine Erleichterung bringt (Abb. 10). Auch nach einer umfangreichen Literaturübersicht, die von Ververidis et al. 2019 veröffentlicht wurde, führt die einfache Lagerdekompression zu guten Ergebnissen (5). Wir operieren in Vollnarkose. Gemäß dem präoperativen Plan führen wir perkutan einen Führungsdraht in das Lager ein und bohren das Lager nach Überprüfung seiner Position in beiden Ebenen mit einem Röntgenverstärker entlang des Drahtes an (der Durchmesser des kanülierten Bohrers wird entsprechend der Größe des Lagers gewählt). Es ist räumliches Vorstellungsvermögen erforderlich, da das Lager auf den Röntgenbildern nicht zu sehen ist (wir müssen seine Koordinaten vor uns „sehen" und den Führungsdraht in beiden Ebenen allmählich in die Mitte des Lagers einführen). Die Computernavigation kann hier zu unserem Vorteil eingesetzt werden, da die virtuelle Realität das Erreichen des Lagers erleichtert (Abb. 11). Manchmal können die Lager relativ klein sein (und trotzdem erhebliche Schwierigkeiten verursachen). In diesem Fall ist es notwendig, bei der präoperativen Planung mit Hilfe von MRT-Aufnahmen genaue Koordinaten zu erstellen, die wir dann im Operationssaal unter dem Röntgenverstärker verfolgen. Wenn es zwei Herde gibt, dekomprimieren wir beide (Abb. 12).

In der internationalen Fachliteratur gibt es Arbeiten, nach denen auch PRP in BML injiziert wurde. Das Ziel sollte sein, Wachstumsfaktoren an die betroffene Stelle zu bringen. Obwohl wir über langjährige Erfahrung mit PRP-Anwendungen im Kniegelenk verfügen, haben wir uns noch nicht für diese Vorgehensweise entschieden.

Die subchondrale Anwendung von BMC, die von Hernigou aus Paris (6) gefördert wird, erscheint uns logischer. Anhand seine Vorträge konnten wir uns wiederholt über die Ergebnisse seiner Arbeit auf diesem Gebiet informieren. Sie beruht auf der Annahme, dass bei einer Gonarthrose mit Nekrosebefund im MRT die Vorläuferzellen im subchondralen Knochen fehlen (ähnlich wie im Hüftkopf bei aseptischer Nekrose). Es erfolgt eine Injektion von 10 ml BMC mit mesenchymalen Stammzellen (1 ml Konzentrat enthält durchschnittlich 6.500 mesenchymale Stammzellen) in Kurznarkose unter Röntgenkontrolle so subchondral wie möglich, in der Regel auf der medialen Seite, in Oberschenkel und Schienbein. Es wird berichtet, dass sich der Zustand des subchondralen Knochens und des Gelenkknorpels in der Folge verbessert, dass die subjektiven Ergebnisse denen nach Totalprothesen ähneln, dass die Wirkung lang anhaltend ist und dass es praktisch keine Komplikationen gibt. Wenn Hernigou BMC auf einer Seite appliziert und auf der anderen Seite eine Endoprothese implantiert, ziehen zwei Drittel der

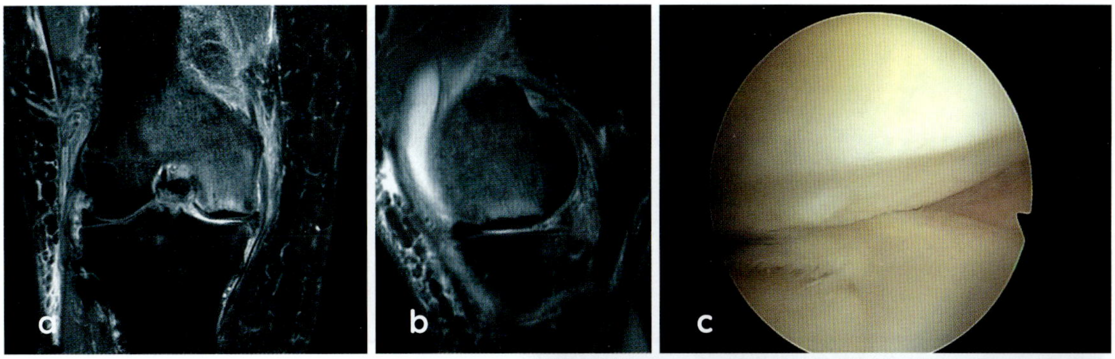

Abb. 10: Patient, 63 Jahre, mit SONK bei einer subchondralen Insuffizienzfraktur (SIFK) des medialen Femurkondylus (a, b). Bei der Arthroskopie wurde eine leichte Inkongruenz der Gelenkfläche über der SIFK festgestellt (c). Das Lager wurde dekomprimiert (d) (begleitet von einer deutlichen subjektiven Erleichterung ab dem ersten postoperativen Tag).

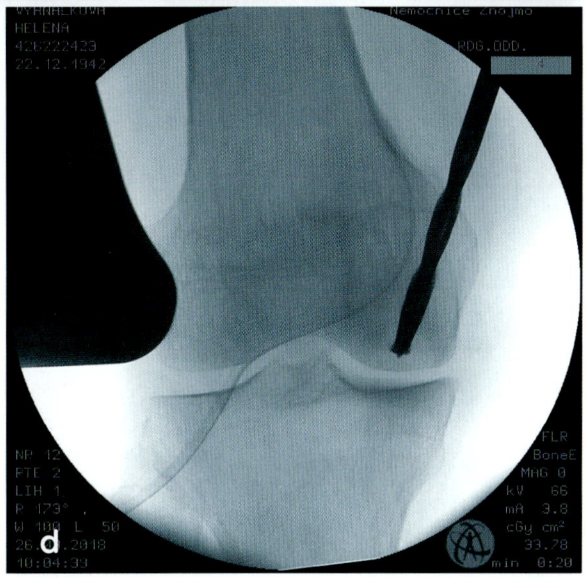

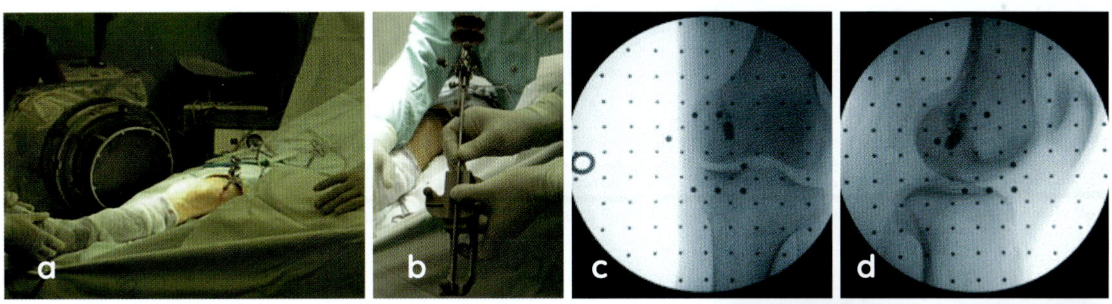

Abb. 11: Beispiel für die Verwendung der fluoroskopischen Navigation zum Ansteuern einer gewünschten Stelle. Zunächst werden Röntgenbilder durch die Navigationsmatrix aufgenommen (a). Dann wird das gewählte Trepanationsinstrument kalibriert (b). Die aufgenommenen Röntgenbilder werden in einem Computer gespeichert (c, d), der dann das kalibrierte Instrument ohne weiteren Einsatz eines Virtual-Reality-Röntgenverstärkers in beiden Ebenen gleichzeitig führt (e).

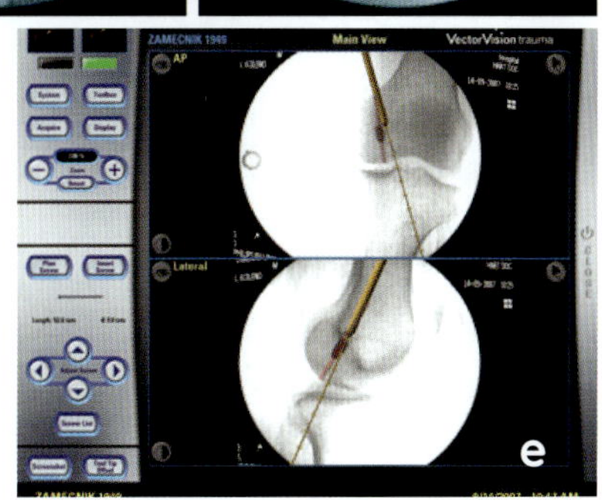

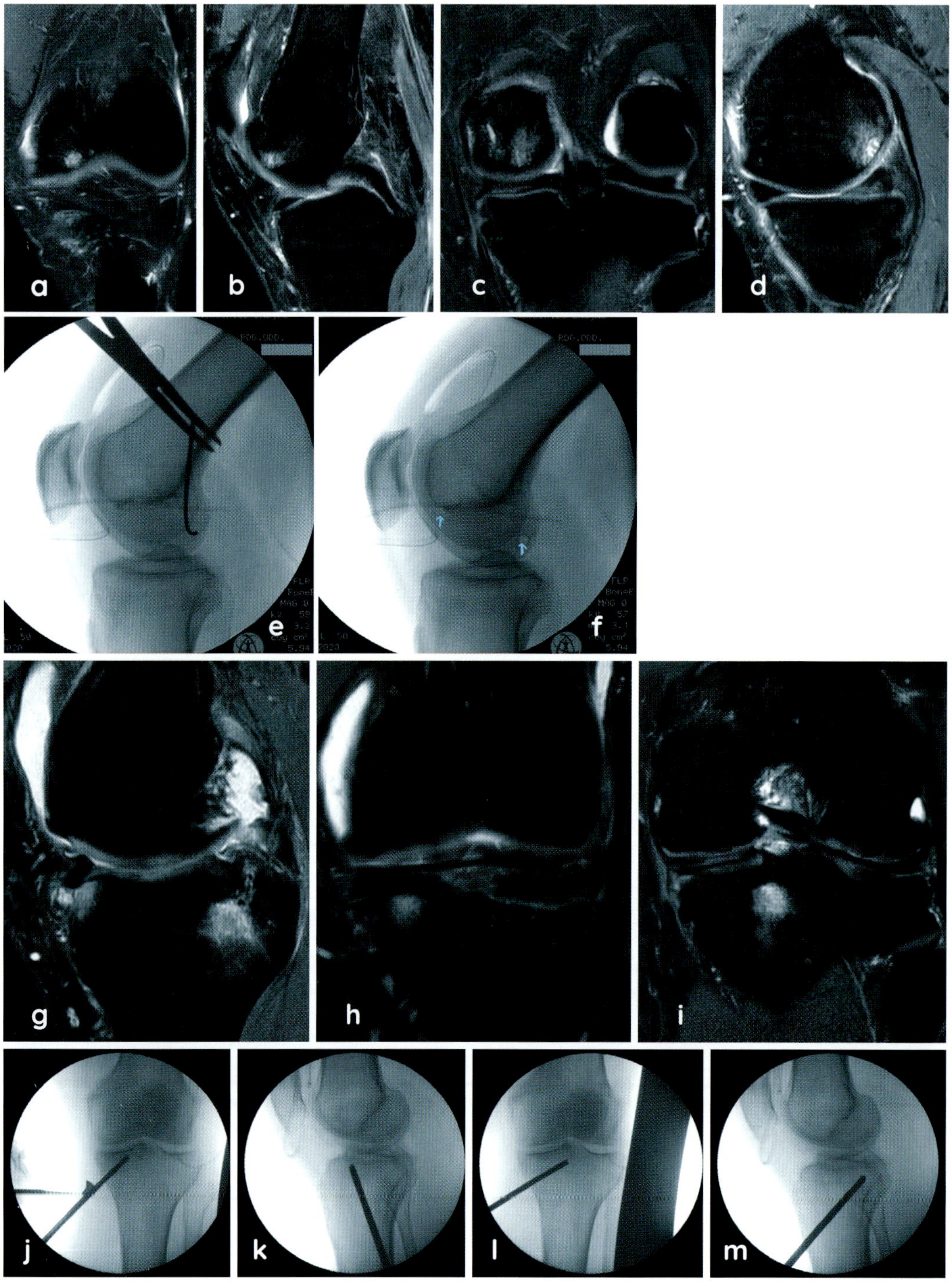

Abb. 12: Befund von zwei BMLs im medialen Femurkondylus bei einem 58-jährigen Mann, eines ventral (a, b) und das andere dorsal (c, d). Bei der Operation wurden beide Defekte adressiert (e) und dekompremiert (f). Der Patient ist seit mehr als einem Jahr beschwerdefrei. Befund von zwei BML in der medialen Tibia bei einem 49-jährigen Mann, eine ventral und die andere dorsal (g–ch). Beide Läsionen wurden während des Eingriffs navigiert angebohrt (i–l). Der Patient verspürte bereits in den ersten Tagen nach dem Eingriff eine Linderung (insbesondere der nächtlichen Schmerzen).

Patienten in seiner Kohorte die BMC-Applikation auf beiden Seiten vor. Es bleibt die Frage, welcher Anteil der Verbesserung auf den Dekompressionseffekt bzw. auf die Anwendung von Stammzellen zurückzuführen ist. In einigen wenigen Fällen haben wir dies auch mit guten Ergebnissen getan (Abb. 13). Früher haben wir BMCs durch ein spezielles Zentrifugationsverfahren gewonnen; heute, nach Einschränkung dieser „Manipulation" durch die europäische Gesetzgebung, verwenden wir eine spezielle Entnahmenadel mit seitlicher Fenestration, die eine Verdünnung des Knochenmarks durch peripheres Blut verhindert.

Die Subchondroplastik wurde erstmals 2007 eingesetzt. Ihr Ziel sollte es sein, den Übergang zwischen hartem sklerotischem Knochen und weichem Spongiosaknochen zu stärken und Mikrofrakturen, die den subchondralen trabekulären Knochen betreffen, zu stabilisieren, indem die Räume zwischen den Trabekeln mit Calciumphosphatknochenersatz aufgefüllt werden. In einigen Veröffentlichungen wird die Subchondroplastik auch als perkutane skelettale Fixierung bezeichnet (7). Dadurch sollen die degenerativen Veränderungen des Knorpels, die später zur Entwicklung einer Gonarthrose führen, verlangsamt werden. Calciumphosphat fungiert auch als osteokonduktive Substanz. Seine Festigkeit nach der Aushärtung ähnelt der von Spongiosaknochen. Es wird allmählich resorbiert und durch vollständiges Knochengewebe ersetzt. Obwohl einige erste Studien eine Schmerzlinderung und auch eine verzögerte Kniegelenkersatzimplantation gezeigt haben, kann dies wahrscheinlich nicht verallgemeinert werden (8). Zu den Kontraindikationen für eine Subchondroplastik gehören Arthrose, die alle drei Kompartimente des Knies betrifft, erhebliche Gelenkinstabilität oder Achsabweichung (9). Calciumphosphatzement muss außerdem bestimmte Eigenschaften aufweisen, damit seine Verwendung in der BML sinnvoll ist: Er muss leicht injizierbar sein, er muss anfänglich dünn genug sein, um die Zwischenräume zwischen den Trabekeln auszufüllen, er muss durch endotherme Kristallisation erstarren, um lokale thermische Nekrosen zu verhindern, und er muss nach der Erstarrung stark genug sein, um lokale Belastungen zu tragen, ohne ein lokales Überdruckdepot zu erzeugen (10).

Während des Eingriffs wird auch eine Arthroskopie empfohlen. Diese wird vor der Injektion durchgeführt, um eine größere Pathologie im Gelenk auszuschließen oder zu behandeln, und während und nach der Injektion, um eine Extrusion von Calciumphosphat in das Gelenk auszuschließen. Die ursprüngliche Applikationskanüle für die Subchondroplastik ist röntgendurchlässig und hat seitliche Fenestrationen. Die subchondrale Position der Kanüle wird mit einem Röntgenverstärker in beiden Projektionen anhand der zuvor im MRT gemessenen Koordinaten kontrolliert. Das originale Subchondroplastikkit enthält ein Zielgerät. Anschließend wird der für diese Anwendung vorgesehene Calciumphosphatzement auf dem Operationstisch vorbereitet, in eine Kanüle eingebracht, aus der der Trokar entfernt wird, die Kanülenöffnungen werden platziert und das Ersatzmaterial wird unter Röntgenkontrolle appliziert. Falls erforderlich, wird empfohlen, die Kanüle während der Applikation zu drehen, um sicherzustellen, dass das Ersatzmaterial den Defekt perfekt ausfüllt. Das applizierte Volumen sollte nicht zu groß sein (2–4 ml) – dies dient nur der „Stabilisierung" der BML und nicht der Schaffung eines zu großen harten Bereichs in der Zukunft. Die Extravasation des Calciumphosphatersatzes in das Gelenk wird als Komplikation berichtet, die während des Eingriffs behandelt werden muss (Entfernung mit Shaver). Persistierende Sekretion oder iatrogene Osteomyelitis können eine weitere Komplikation darstellen (11). Nach dem Eingriff können die Patienten je nach Verträglichkeit belasten, wobei eine Entlastung von ein bis zwei Wochen empfohlen wird. Uneingeschränkte Aktivität ist nach vier bis acht Wochen möglich. Erste Kurzzeitergebnisse werden

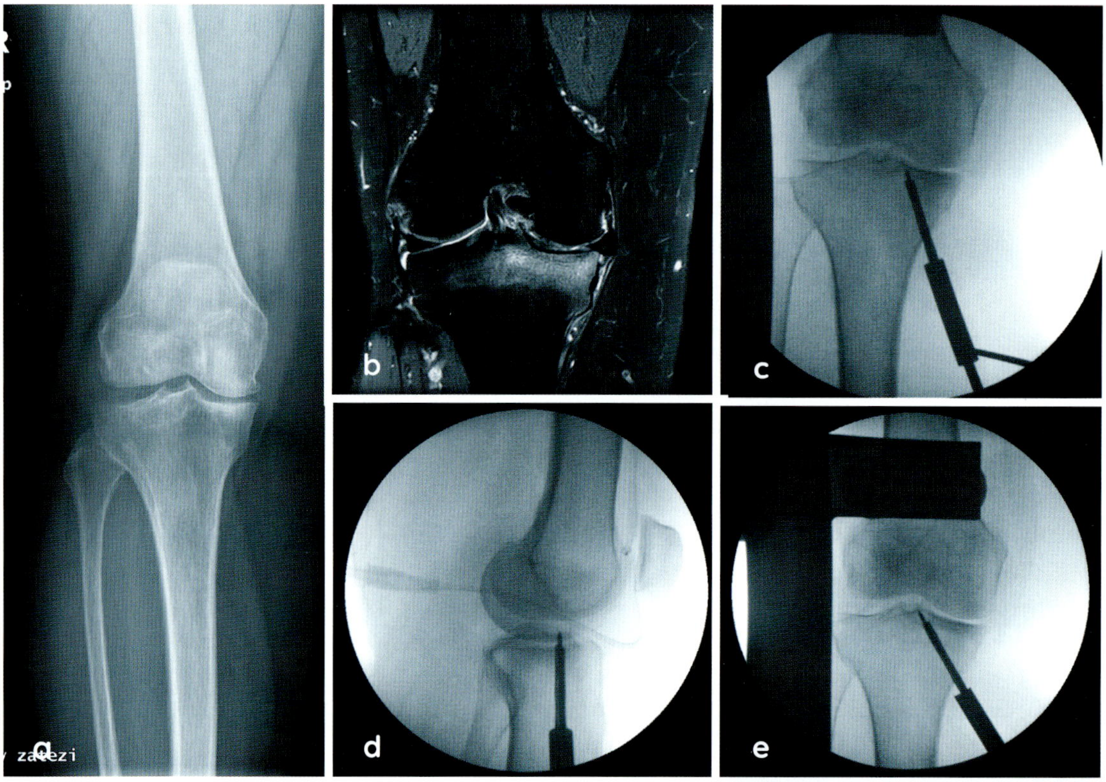

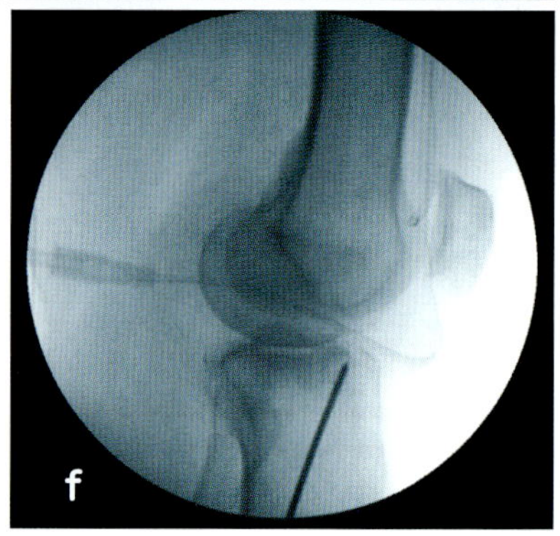

Abb. 13: Patient, 62 Jahre, mit medialer Gonarthrose (a) und begleitendem erheblichem Tibiaödem (b). Es wurde eine operative Dekompression mit Anbohrung und mit BMC-Applikation durchgeführt (c–f).

in der Literatur bisher als sehr gut bezeichnet. Die Patienten erfahren eine Schmerzlinderung und eine verbesserte Gelenkfunktion, der Prozentsatz von Totalersatzimplantation kann signifikant gesenkt werden (12–14). Erste veröffentlichte Erfahrungen mit der Implantation von Knietotalendoprothesen nach Subchondroplastie zeigen, dass die Operation durch die vorherige Injektion nicht beeinträchtigt wird (15).

Ein „idiopathisches" Knochenmarködem im Kniegelenk (entweder in Form von BML oder SONK) ist ein relativ häufiger Befund im MRT. Wenn eine klinische Symptomatik vorliegt, d.h. wenn der Patient Schmerzen hat (meist nächtliche), wenn wir andere Ursachen ausschließen und wenn eine konservative Behandlung nicht erfolgreich ist, kann eine invasive Behandlung mit einer der oben beschriebenen Methoden angeboten werden. Dabei handelt es sich um einen minimalen chirurgischen Eingriff, der in der Regel sehr gute Heilungsergebnisse zeigt.

1. Felson D, Chaisson ChE, Hill C et al. The association of bone marrow lesions with pain in knee osteoarthritis. Annals Intern Med. 2001; 134:541–549.
2. Sibilska A, Góralczyk A, Hermanowicz K et al. Spontaneous osteonecrosis of the knee: what do we know so far? A literature review. Int Orthop. 2020; 44:1063–1069.
3. Pareek A, Parkes ChW, Bernadr Ch et al. Spontaneous osteonecrosis/subchondral insufficiency fractures of the knee. J Bone Joint Surg Am. 2020; 102:821–829.
4. Di Matteo B, Polignano A, Onorato F et al. Knee intraosseus injections: a systematic review of clinical evidence of different treatment alternatives. Cartilage. 2020; 10.1177/1947603520959403.
5. Ververidis AN, Paraskevopoulos K, Tilkeridis K et al. Surgical modalities for the treatment of bone marrow edema of the knee joint. J Orthop. 2019; 17:30–37.
6. Hernigou P, Auregan JCh, Dubory A et al. Subchondral stem cell therapy versus contralateral total knee arthroplasty for osteoarthritis following secondary osteonecrosis of the knee. Int Orthop. 2018; 42:2563–2571.
7. DeBernardis D, Stark M, Ford E et al. Pecutaneous skeletal fixation of painful subchondral bone marrow edema of the knee. Arthroscopy. 2020; 2(5):e583–e590.
8. Cohen SB, Sharkey PF. Subchondroplasty for treating bone marrow lesions. J Knee Surg. 2016; 29:555–563.
9. Chatterjee D, McGee A, Strauss E et al. Subchondral calcium phosphate is ineffective for bone marrow edema lesions in adults with advanced osteoarthritis. Clin Orthop Relat Res. 2015; 473:2334–2342.
10. Colon DA, Yoon BJ, Russel TA et al. Assessment of the injection behavior of commercially available bone BSMs for subchondroplasty procedures. The Knee. 2015; 22:597–603.
11. Dold A, Perretta D, Youm T. Osteomyelitis after calcium phosphate subchondroplasty. Bull Hosp Jt Dis. 2017; 75:282–285.
12. Astur DC, Vasconcelos de Freitas E, Cabral PB et al. Evaluation and management of subchondral calcium phosphate injection technique to treat bone marrow lesion. Cartilage. 2019; 10:395–401.
13. Angadi DS, Edwards D, Melton JTK. Calcium phosphate injection of symptomatic bone marrow lesions of the knee: what is the current clinical evidence? Knee Surg Relat Res. 2020; 10.1186/s43019-019-0013-3.
14. Naim LN, Subramaniam M, Ekhtiari S et al. Safety and early results of subchondroplasty for the treatment of bone marrow lesions in osteoarthritis: a systematic review. Knee Surg Sports Traumatol Arthrosc. 2020; 10.1007/s00167-020-06294-w.
15. Yoo JY, O´Malley MJ, Ko LJM et al. Knee arthroplasty after subchondroplasty: early results, complications, and technical challenges. J Arthroplasty. 2016; 31:2188–2192.

13. Intertrochantäre Derotationsosteotomie bei habitueller Patellaluxation

Patellaluxationen treten gehäuft im Jugend- oder frühen Erwachsenenalter bei übergewichtigen Patienten auf. In den meisten Fällen tritt die Luxation bei größerer Gewalteinwirkung auf, bei einigen Patienten reicht jedoch eine minimale Gewalteinwirkung aus, um eine Luxation zu verursachen. In diesen Fällen untersuchen wir die grundlegenden topographischen Parameter der unteren Extremität und bieten sekundär eine maßgeschneiderte chirurgische Lösung an.

Die Basisuntersuchung umfasst neben den Standardröntgenaufnahmen des Knies (einschließlich Patella-Defilee) eine Langaufnahme der gesamten Gliedmaße unter Belastung zur Bestimmung der mechanischen Achse und eine Computertomographie, die Aufschluss über eine mögliche Dysplasie des Kniescheibengelenks (sowohl der Kniescheibe als auch der Fascies patellaris femoris) und insbesondere über die Rotationsverhältnisse der unteren Gliedmaße gibt.

Idiopathische Rotationsdeformitäten der unteren Gliedmaße erlangten über die letzten Jahrzehnte immer mehr Interesse. Während sich die meisten Rotationsdeformitäten im

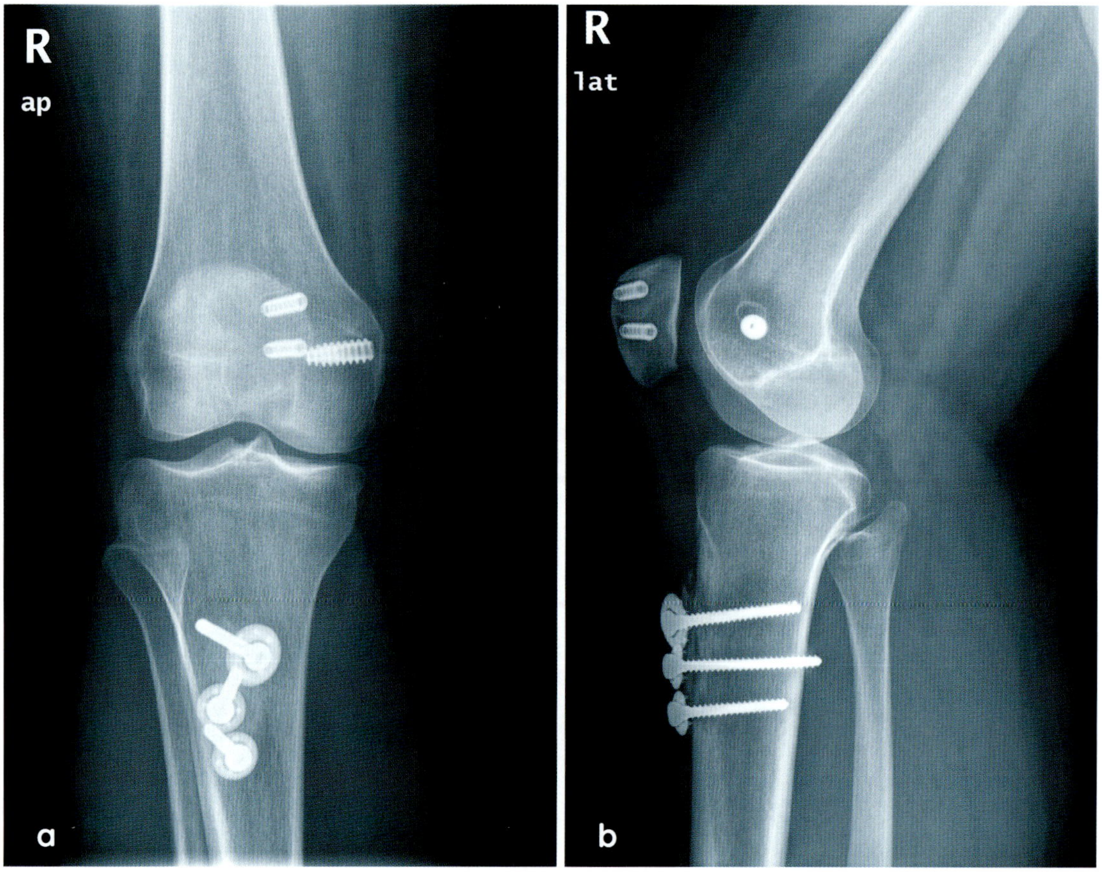

Abb. 1: Status nach Tuberositatis-tibiae-Medialisierung und gleichzeitiger medialer Retinaculumrekonstruktion (a, b) bei habitueller Patellaluxation.

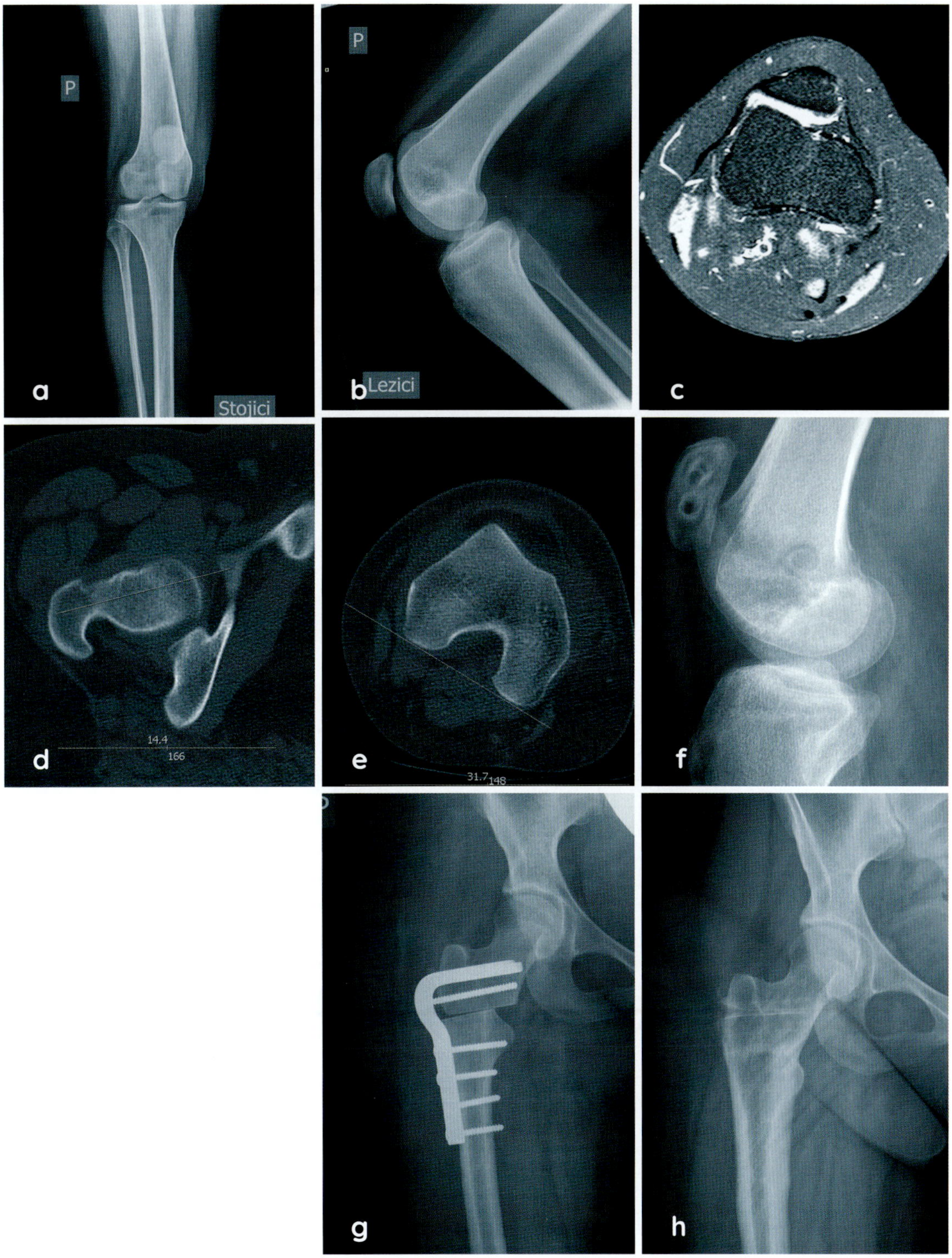

Abb. 2: Frau, 20 Jahre, habituelle Patellaluxation (a, b). Die Magnetresonanztomographie zeigte eine Lateralisierung der Kniescheibe (c). Die CT-Aufnahme zeigte eine Anteversion des Oberschenkels von 50° (d, e). Einzeitige Rekonstruktion des medialen Retinaculums der Patella (f) und Derotationsosteotomie des Oberschenkels (g). Ausheilungsergebnis nach Materialentfernung (h).

Kindesalter mit der Zeit korrigieren (6, 21), führt ihr Fortbestehen nach Abschluss des Wachstums häufig zu einem Zustand, der nach und nach zu Gangstörungen, anteriorem Knieschmerz, patellofemoraler Instabilität und schließlich zu patellofemoraler Arthrose führt (5). Rotationspathologien können sowohl auf der femoralen als auf der tibialen Gelenkseite auftreten (23). Eine CT-Untersuchung hilft uns, den Ort und das Ausmaß der Rotationsdeformität zu bestimmen. Die Berechnung des femorotibialen Rotationsindexes und die Analyse der Rotationspathologie an der Tibia stellen ein eigenes Kapitel dar. Hier wird in weiterer Folge der Schwerpunkt auf Rotationsdeformitäten am Femur im Verhältnis zum Patellofemoralgelenk gelegt.

Die häufigste Rotationspathologie am Oberschenkelknochen ist eine vermehrte Anteversion. Der Normalwert der Anteversion des Femurs bei der CT-Messung beträgt (nach Wachstumsabschluss) 12° (Bereich 11°–22°) (1, 22). Auf einer einfachen anteroposterioren Aufnahme der Hüfte ist der Trochanter minor bei erhöhter Anteversion normalerweise nicht zu sehen. Der Patient schwankt häufig beim Gehen. Bei der klinischen Untersuchung finden wir in der Regel eine stärkere Innenrotation des Hüftgelenks (vorzugsweise in Rückenlage mit gestreckten Hüften und in 90° gebeugten Knien), einen relativen Tibiavarus und einen Rückfußvarus. Abgesehen von Luxationsepisoden berichtet der Patient in der Regel über vordere Knieschmerzen, welche typischerweise nicht genau lokalisiert werden können.

Bei unauffälligen Rotationsverhältnissen am Unterschenkel bleibt der Aktionsvektor des Streckapparates (M. quadriceps femoris) physiologisch. Im Hüftgelenk führt die größere Anteversion des Oberschenkels jedoch zu einer kompensatorischen Innenrotation, die den Vorwärtsgang ermöglicht („foot progression angle"). Und es ist die Innenrotation des Oberschenkels gegenüber dem Streckapparat, die die Vergrößerung des Q-Winkels, die Lateralisierung der Kniescheibe mit ihrer Hyperflexion, die Instabilität der Kniescheibe, Schmerzen und die spätere Entwicklung einer patellofemoralen Arthrose verursacht. Darüber hinaus beeinflusst auch die Skelettgeometrie die Richtung des Vektors des Streckapparats – das Verhältnis der Kraft des M. vastus medialis und des M. vastus lateralis ändert sich mit der Innenrotation des Oberschenkels (3, 18). Bei gleichzeitiger größerer Außenrotation des Schienbeins und Valgus des Knies wird der Zustand noch erheblich verschlimmert.

Das Problem der chronischen Instabilität des Patellafemoralgelenks und der daraus resultierenden patellofemoralen Arthrose wurde in unserer Literatur vor zehn Jahren umfassend zusammengefasst (10, 11). In der internationalen Fachliteratur wurde eine lange Reihe von Operationen zur Stabilisierung der Kniescheibe beschrieben, von denen vor allem die früheren Operationen die Identifizierung und anschließende Behandlung der Ursache des pathologischen Zustands nicht berücksichtigten. Heute verwenden wir vier grundlegende Gruppen von chirurgischen Verfahren für die habituelle Patellaluxation:

- Transposition der Tuberositatis tibiae (Medialisierung, Distalisierung) (Abb. 1),
- Rekonstruktion der medialen Stabilisatoren (Abb. 2),
- Remodellierung der Facies patellaris femoris (sogenannte Trochleoplastik) (Abb. 3) und
- Osteotomien.

Die Indikation zur Osteotomie besteht nur bei einer Minderheit der Patienten, und in einigen Fällen wird sie beidseitig durchgeführt. Tibiaosteotomien und Femurosteotomien in der Frontalebene (Abb. 4) gehen über den Rahmen dieses Kapitels hinaus, während derota-

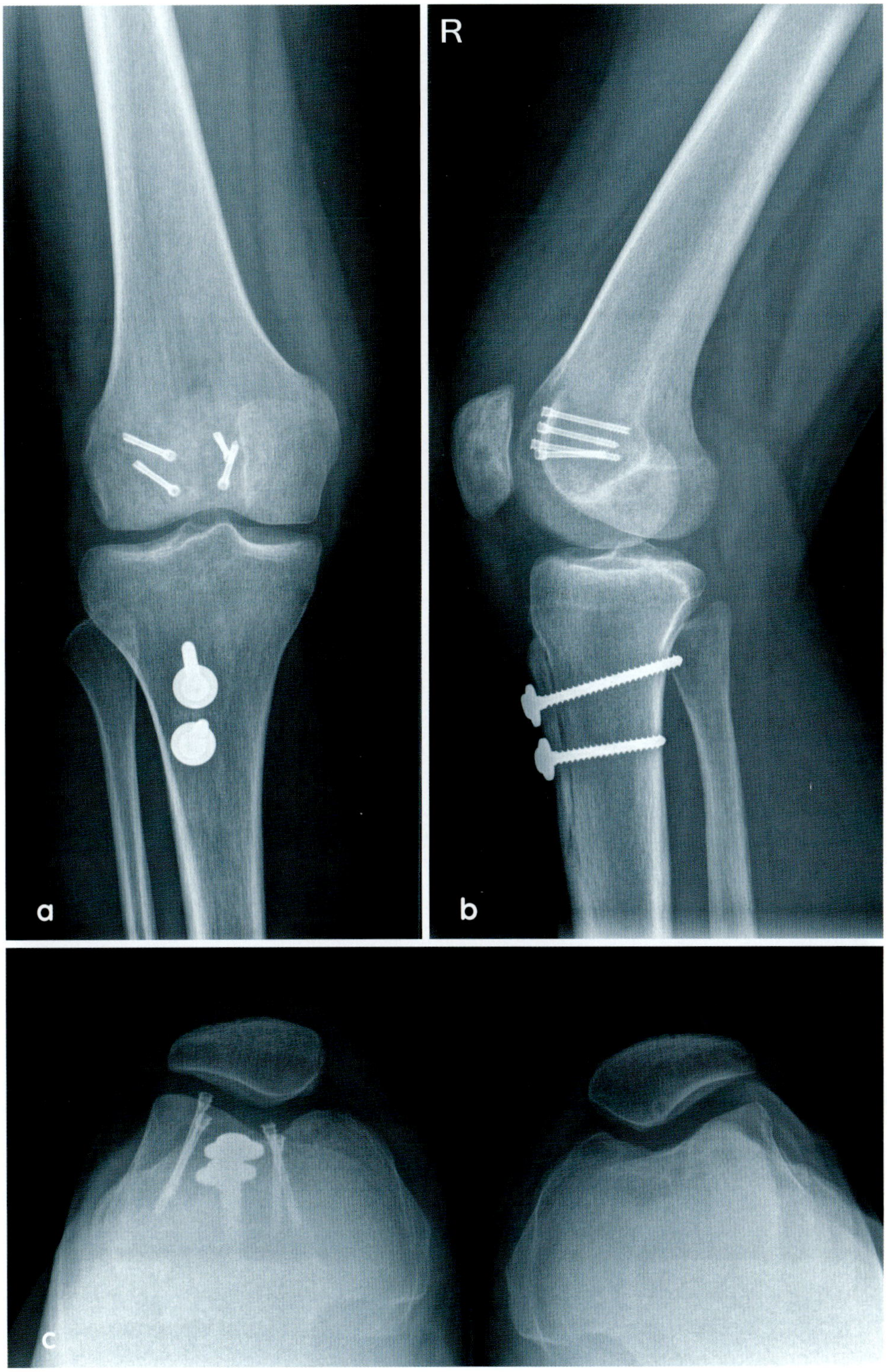

Abb. 3: Trochleaplastik, mediale Retinaculumrekonstruktion und Medialisierung der Tuberositatis tibiae wurden bei wiederholten habituellen Luxationen der rechten Patella gleichzeitig durchgeführt (a, b). Das Vergleichsbild der Kniescheibe nach der Operation zeigt auf der rechten Seite den gleichen Befund wie auf der gesunden linken Seite (c).

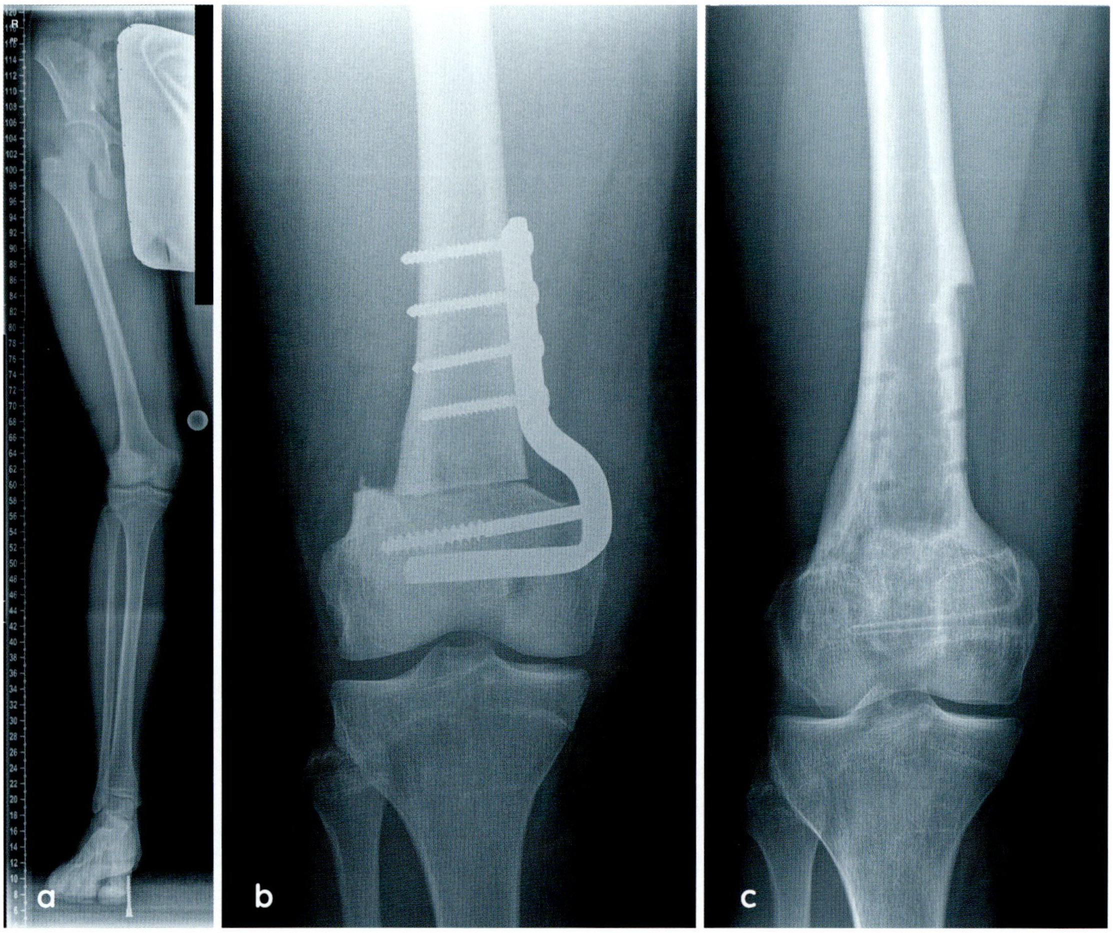

Abb. 4: Patientin mit habitueller Patellaluxation bei Valgus-Kniedeformität (a). Keine weitere Luxationstendenz nach suprakondylärer Osteotomie (b, c).

tionale Femurosteotomien Gegenstand dieses Kapitels sind. Wird die Rotationsdeformität nicht behandelt, besteht die Gefahr, dass die Stabilisierung des Patellofemoralgelenks versagt (Abb. 5).

In einer Fallserie von Hart wurden zwischen 2003 und 2017 17 Patienten mit habitueller Patellaluxation operiert, bei denen gleichzeitig eine Anteversion des Oberschenkels von 35° oder mehr diagnostiziert wurde. Es handelte sich um 14 Frauen und drei Männer mit einem Durchschnittsalter von 26 Jahren (Bereich 16–40 Jahre), von denen drei Frauen bilateral operiert wurden (zweizeitig). Die Mindestanzahl der Luxationen vor der Operation betrug zwei; vier Patienten hatten bereits aufgehört, Luxationsereignisse zu zählen. Nur vier Patienten wiesen keine Anzeichen von Fettleibigkeit auf, die anderen hatten einen BMI > 30.

Bei allen Patienten mit habitueller Kniescheibenluxation führten wir eine CT-Untersuchung durch, um eine mögliche patellofemorale Dysplasie (sowohl der Kniescheibe als auch der Fascies patellaris femoris) auszuschließen und insbesondere die Rotationsverhältnisse der unteren Extremität zu beurteilen. Dazu gehörten die Untersuchung der Tibiatorsion (ober-

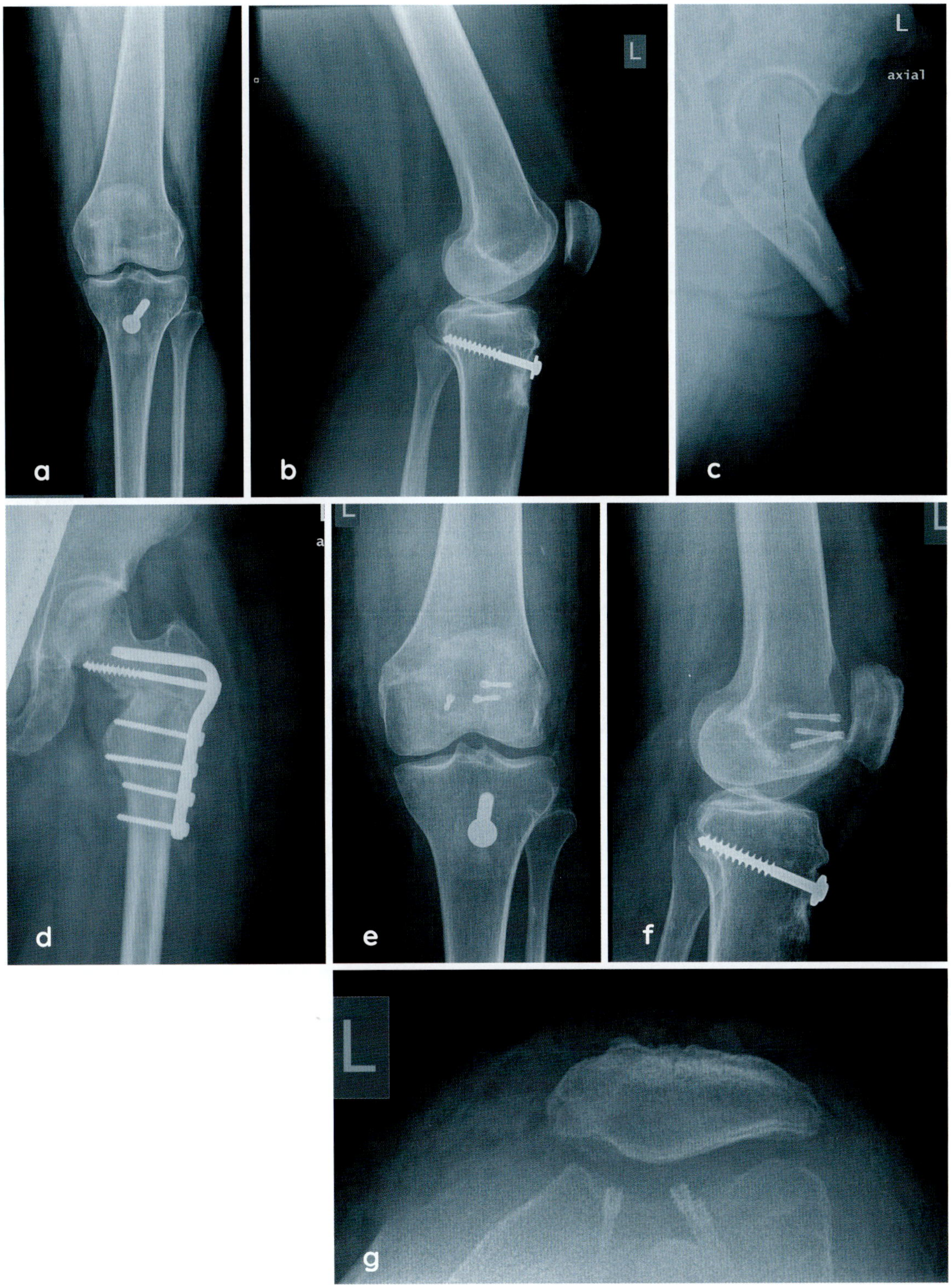

Abb. 5: Patient auswärts anbehandelt mit Medialisierung der Tuberositatis tibiae (a, b), persistierenden Luxationen der Patella bei Dysplasie der Faciei patellaris femoris und einer femoralen Anteversion von 35° (Dunn-Ripstein-Projektion) (c). Eine femorale Derotationsosteotomie (d) und eine Trochleoplastik (e–g) wurden gleichzeitig durchgeführt.

halb und unterhalb der Tuberositas tibiae) und die Untersuchung der Antetorsion des Oberschenkels. Fälle mit einer größeren Tibiaaußentorsion oberhalb der Tuberositas tibiae (d.h. mit einem Abstand zwischen der Rille der Facies patellaris femoris und der Tuberositas tibiae von mehr als 20 mm) wurden in die Studie aufgenommen, Fälle mit einer größeren Außentorsion unterhalb der Tuberositas tibiae hingegen nicht. Auf der femoralen Seite muss bei der patellofemoralen Instabilität nicht zwischen supratrochantärer Anteversion und subtrochantärer Anteversion unterschieden werden. Die CT-Schnitte (je 3 mm) werden standardmäßig von der Basis des Femurkopfes durch den Schenkelhals, dann von der distalen Femurmetaphyse (zur Beurteilung einer möglichen patellofemoralen Dysplasie) bis zur Stelle des größten Vorsprungs der Tuberositas tibiae und schließlich durch die Malleoli geführt. Der Winkel der femoralen Antetorsion ist die Längsachse des Oberschenkelhalses mit der dorsalen Verbindungslinie der beiden Femurkondylen. Der Mittelwert des Winkels betrug 43° (35°–56°) in der Gruppe der operierten Patienten.

Nach Diagnosenstellung wurde eine individuell angepasste chirurgische Strategie gewählt. Wenn keine andere Pathologie vorlag, wurde nur eine derotationale Femurosteotomie durchgeführt (vier Patienten, alle mit einseitiger Beteiligung). Bei den übrigen 13 Patienten (drei Fälle mit beidseitiger Beteiligung), d.h. bei 16 Gliedmaßen, wurde die derotationale Femurosteotomie durch einen Eingriff im Kniegelenk ergänzt, und zwar 14-mal einzeitig und zweimal zweizeitig mit einem Abstand der Eingriffe von sechs Monaten. Zur Stabilisierung im Kniebereich wurden je nach nachgewiesener Pathologie oder klinischem Befund verschiedene Verfahren oder deren Kombinationen angewandt (Tuberositas-tibiae-Transposition, Trochleoplastik, anatomische Doppelbündelrekonstruktion des medialen patellofemoralen Bandes mit autologem Sehnentransplantat vom M. gracilis).

Die eigentliche femorale Derotationsosteotomie wurde über den lateralen Zugang in Rückenlage intertrochantär durchgeführt (obwohl dies schwieriger ist als subtrochantär), um eine anschließende Retroposition des Trochanter minor und mögliche damit verbundene Schwierigkeiten (in Bezug auf die M.-iliopsoas-Sehne) zu vermeiden. Das periphere Fragment wurde um eine vorher festgelegte Anzahl von Graden nach außen derotiert, um eine femorale Antetorsion von 10° zu erreichen. Der Grad der Derotation wurde mit Kirschner-Drähten (die senkrecht zur Femurachse über und unter der Osteotomie eingeführt wurden) und Aluminiumwinkeln bestimmt. Die Osteotomie wurde anschließend in der routinemäßig bekannten Weise mit einer 90°-Klingenplatte fixiert (2). Eine Redon-Drainage wurde am Femur eingelegt, eine zweite im subkutanen Gewebe (in den meisten Fällen betrug die Dicke des subkutanen Gewebes in Höhe des Trochanter major 10 cm oder mehr). Nach der Operation erlaubten wir ab dem zweiten Tag das Gehen an Krücken mit Teilbelastung von 10 bis 20 kg. Nach sechs Wochen erhöhten wir die Belastung auf die Hälfte des Körpergewichts, und drei Monate nach der Operation wurde die Vollbelastung angestrebt. Während dieser Zeit wurde eine medikamentöse Vorbeugung gegen thromboembolische Erkrankungen (niedermolekulares Heparin oder in den letzten Jahren orale Antithrombotika) durchgeführt. Bei isolierter Femurosteotomie und in Fällen mit gleichzeitiger Trochleoplastik erlaubten wir ab dem ersten postoperativen Tag Knieübungen. Wenn wir einen Tuberositas-tibiae-Transfer oder eine mediale patellofemorale Bandrekonstruktion anbrachten, legten wir für sechs Wochen eine starre Schiene an und ließen den Patienten dann zum Mobilisieren des Kniegelenks wieder stationär aufnehmen (zehn Patienten, 13 Knie). Neben der Wiederherstellung des ursprünglichen Bewegungsumfangs des Knies zielten die Übungen auch auf die Stärkung der Muskeln ab, insbesondere des M. vastus

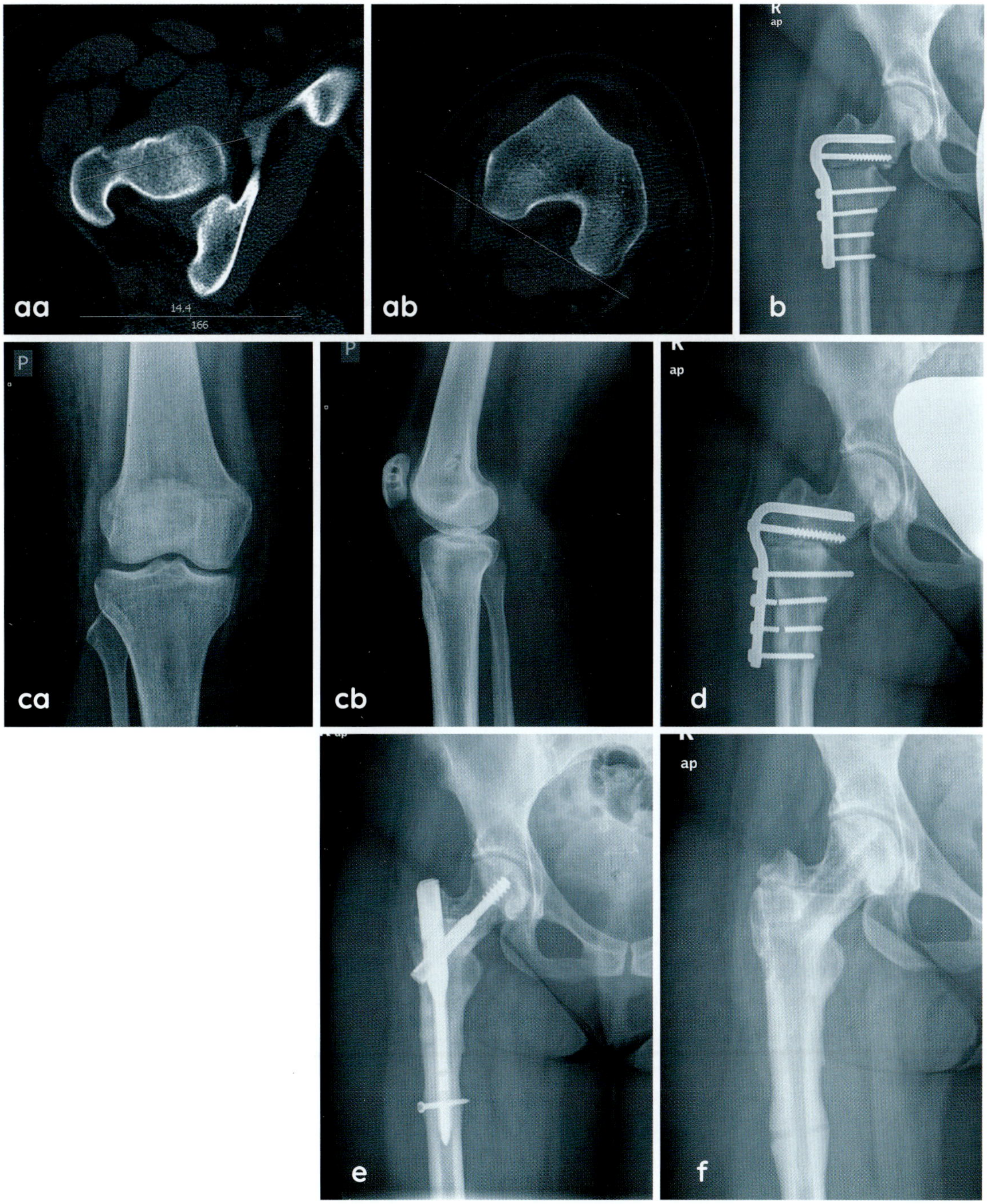

Abb. 6: aa, ab) CT, Femur-Anteversion von 46°
b) Zustand nach derotierender intertrochanterer Osteotomie (35°)
ca, cb) Zustand nach anatomischer Rekonstruktion des medialen patellofemoralen Bandes
d) Versagen der Osteosynthese nach 15 Monaten
e) Zustand nach Umstellung auf einen intramedullären Lastträger
f) Zustand nach Ausheilung und Materialentfernung zwei Jahre nach dem Verfahrenswechsel

medialis obliquus. Röntgenuntersuchungen wurden drei, sechs, zwölf und 18 Monate nach der Operation durchgeführt.

Die durchschnittliche Zeit von der Operation bis zur letzten Nachuntersuchung betrug 39 Monate (36–61 Monate). Bei sechs Patienten wurde eine Materialentfernung durchgeführt.

Bei der letzten Nachuntersuchung berichtete keiner der Patienten über Schmerzen im proximalen Oberschenkel. In allen Fällen war der ursprüngliche Bewegungsumfang des Kniegelenks wiederhergestellt. Bei keinem Patienten wurde postoperativ eine weitere Patellaluxation beobachtet. Ein Patient nach einer separaten Osteotomie und zwei Patienten nach Osteotomie und anatomischer Rekonstruktion des medialen patellofemoralen Bandes hatten eine schmerzlose Instabilität der Patella bei bestimmten Aktivitäten, jedoch ohne die ursprünglichen vollständigen Luxationen. Mit Ausnahme des unten erwähnten Versagens der Osteosynthese kam es in allen Fällen innerhalb von sechs bis zwölf Monaten zu einer radiologischen Heilung der Osteotomie.

Wir stellten dennoch einige Komplikationen fest. Bei einem Patienten wurde nach einer alleinigen Osteotomie am neunten postoperativen Tag eine tiefe Beinvenenthrombose diagnostiziert, die durch eine Erhöhung der Dosis von niedermolekularem Heparin behoben werden konnte. Bei einem anderen Patienten entfernten und drainierten wir ein großes subkutanes Hämatom (es wurde keine mikrobielle Kontamination nachgewiesen). In drei Fällen mussten wir bei Patienten, die nach sechs Wochen wegen einer Kniegelenkeinsteifung aufgenommen wurden, eine Mobilisierung unter Kurznarkose durchführen. Bei einem Patienten, bei dem wir im Alter von 29 Jahren zusätzlich zu einer Osteotomie einmal eine anatomische Rekonstruktion des medialen patellofemoralen Bandes durchführten, mussten wir die Plattenosteosynthese nach 15 Monaten wegen Misserfolgs in eine intramedulläre Osteosynthese umwandeln (Abb. 6). Der Patient war nach der ersten Operation nahezu beschwerdefrei, kam jedoch der Vorgabe zur Entlastung nicht nach. Nach der Reosteosynthese heilte die Osteotomie aus. Am Kniegelenk beobachteten wir bei Patienten, bei denen wir die Patella zusätzlich stabilisiert hatten, keine postoperativen Komplikationen.

Obwohl wir uns in unserer Abteilung in Tschechien seit 20 Jahren aus verschiedenen Blickwinkeln mit dem Thema Rotationsverhältnisse der unteren Extremität beschäftigen, sind wir erst in den letzten Jahren vereinzelt auf Kongressen, auch international, auf dieses Thema gestoßen. Dabei ist seit langem bekannt, dass eine größere femorale und/oder tibiale Torsion eine Vielzahl von Problemen verursachen kann. So wirkt sich zum Beispiel eine große tibiale Außentorsion negativ auf die Kinematik des Kniegelenks aus, insbesondere in der Frontalebene, und wird nach einer korrigierenden distalen tibialen Derotationsosteotomie repariert (16). Die tibiale Rotation wirkt sich auch deutlich auf die tibiale Resektion bei der Implantation eines totalen Kniegelenkersatzes aus (17). Die femorale Anteversion wirkt sich auf das Langzeitergebnis einer Opening-wedge-Tibiaosteotomie aus. Goutallier et al. (8) wiesen nach, dass die femorale Anteversion bei Patienten, bei denen der erreichte Grad der Korrektur nach der Operation beibehalten wird, signifikant größer ist als bei Patienten, bei denen der Grad der Korrektur schrittweise verringert wird.

Die Art der Bildgebungsmethode ist für die Diagnose von Rotationsdeformitäten der unteren Gliedmaßen entscheidend. Es gibt eine Vielzahl an Methoden, die von der klinischen

Untersuchung und Ganganalyse über einfache Röntgenbilder, CT-Scans und Magnetresonanztomographie bis hin zur modernen biplanaren Niedrigdosis-Radiographie (EOS) reichen, die dreidimensionale Rekonstruktionen ermöglicht (20). In unserem Umfeld liefern CT-Scans die genauesten Informationen, allerdings nur, wenn die Messmethodik gut entwickelt ist.

Obwohl eine lange Reihe von Operationen bei habitueller Patellaluxation beschrieben wurde, gibt es in der internationalen Fachliteratur nicht viele Veröffentlichungen, die sich mit femoralen Derotationsosteotomien bei dieser Indikation befassen. Feller et al. (7) empfehlen, dass aufgrund der Schwierigkeit, den Grad der Rotationsdeformität zu bestimmen, der Schwierigkeit bei der peroperativen Messung der Korrektur und der Morbidität nach einer größeren Operation die femorale Derotationsosteotomie nur bei einer femoralen Anteversion von mehr als 20° indiziert sein sollte. In der Tat ist es oft einfacher, die Facies patellaris femoris unter die Patella zu legen, als zu versuchen, die Patella über die Gelenkfläche des Femurs zurückzuziehen. Liska et al. (15) wiesen nach, dass die Derotationsosteotomie des Oberschenkels zwar den Druck auf die mediale Facette der Patella leicht erhöht, aber die seitliche Belastung des Patellofemoralgelenks deutlich reduziert und somit die Entwicklung einer Arthrose verhindert. Aufgrund ihrer einfachen Durchführung werden heute weltweit suprakondyläre Derotationsosteotomien bei Patellainstabilität bevorzugt, auch wenn diese Osteotomie unterhalb der Deformität liegt. Nelitz et al. (19) veröffentlichten gute Ergebnisse an zwölf Knien, als sie die Osteotomie mit einer medialen patellofemoralen Ligamentrekonstruktion ergänzten. Die Nichtberücksichtigung der Rotationsdeformität führt häufig zum Scheitern von Kniestabilisierungsverfahren, insbesondere bei isolierten medialen patellofemoralen Bandrekonstruktionen; eine femorale Anteversion von mehr als 25° wird als Grenzwert angesehen. Daher empfehlen deutsche Kollegen eine biplanare suprakondyläre femorale Derotationsosteotomie (12). Dickschas et al. (4) veröffentlichten gute Ergebnisse bei elf Patienten nach suprakondylärer Derotationsosteotomie.

Obwohl sich die Technik der proximalen femoralen Osteosynthese noch weiterentwickelt (9), gehört die Osteosynthese mit einer Klingenplatte nach wie vor zum Repertoire des orthopädischen Chirurgen und führt bei verschiedenen Indikationen zu zuverlässigen Ergebnissen, wenn der Patient die postoperativen Empfehlungen befolgt (13, 14).

Die habituelle Patellaluxation ist eine relativ häufige Erkrankung des Kniegelenks. Bei der präoperativen Untersuchung muss das Hauptaugenmerk auf die Bestimmung der Rotationsverhältnisse der unteren Extremität gelegt werden. Eine Rotationsdeformität wird nur in einer Minderheit der Fälle festgestellt. Die CT-Untersuchung hat bei unseren Bedingungen eindeutig Vorrang. Wenn die Rotationsdeformität nicht berücksichtigt wird, besteht bei Patellastabilisierungen, die nur im Bereich des Kniegelenks durchgeführt werden, die Gefahr eines Rezidivs (Abb. 5). Die Korrektur der abnormen femoralen Antetorsion ist daher ein logischer Bestandteil des Indikationsalgorithmus. Die intertrochantäre Derotationsosteotomie allein oder je nach Pathologie in Kombination mit Stabilisierungsverfahren im Kniegelenkbereich führt zu guten Ergebnissen bei akzeptablen Komplikationsraten. Die Korrektur der pathologischen femoralen Anteversion allein (bei Fehlen anderer Pathologien) oder deren Korrektur mit gleichzeitiger Rekonstruktion im Patellofemoralbereich hat eine ausreichend stabilisierende Wirkung auf das Patellofemoralgelenk im Hinblick auf die Beseitigung des Risikos einer erneuten Patellaluxation.

1. Botzer IB, Ozoude GC, Martin DE, Siddiqi AJ, Kuppuswami S, Domb BG. Femoral anteversion in the hip: comparison of measurement by computed tomography, magnetic resonance imaging, and physical examination. Arthroscopy. 2012;28:619–627.
2. Čech O, Stryhal F. Stabilní osteosyntéza v traumatologii a ortopedii. Avicenum, Praha, 1986.
3. Dejour H, Walch G, Nove-Josserand L, Guier C. Factors of patellar instability: an anatomic radiographic study. Knee Surg Sports Traumatol Arthrosc. 1994;2:19–26.
4. Dickschas J, Harrer J, Pfefferkorn R, Strecker W. Operative treatment of patellofemoral maltracking with torsional osteotomy. Arch Orthop Trauma Surg. 2012;132:289–298.
5. Erkocak OF, Altan E, Altintas M, Turkmen F, Aydin BK, Bayar A. Lower extremity rotational deformities and patellofemoral alignment parameters in patients with anterior knee pain. Knee Surg Sports Traumatol Arthrosc. 2016;24:3011–3020.
6. Fabry G, Cheng LX, Molenaers G, Normal and abnormal torsional development in children. Clin Orthop Relat Res. 1994;302:22–26.
7. Feller JA, Amis AA, Andrish JT, Arendt EA, Erasmus PJ, Powers ChM. Surgical biomechanics of the patellofemoral joint. Arthroscopy. 2007;23:542–553.
8. Goutallier D, Van Driessche S, Manicom O, Ali ES, Bernageau J, Radier C. Influence of lower-limb torsion on long-term outcomes of tibial valgus osteotomy for medial compartment knee osteoarthritis. J Bone Joint Surg Am. 2006;88:2439–2447.
9. Gülenc B, Günaydin B, Camur S, Talmac MA, Güler Y, Kara A. An effective technique in treatment of femoral neck fractures – osteosynthesis under double fluoroscopic guidance. Acta Chir Orthop Traumatol Cech. 2019;86:271–275.
10. Hart R, Janeček M. Chronická nestabilita femoropatelárního kloubu. Ortopedie. 2011; 6:267–271.
11. Hart R, Janeček M. Femoropatelární artróza. Ortopedie. 2011;6:272–274.
12. Hinterwimmer S, Minzlaff P, Saier T, Niemeyer P, Imhoff AB, Feucht MJ. Biplanar supracondylar femoral derotation osteotomy for patellofemoral malalignment: the anterior closed-wedge technique. Knee Surg Sports Traumatol Arthrosc. 2014;22:2518–2521.
13. Chládek P. Osteotomie proximálního femuru. Ortopedie. 2018;4:158–166.
14. Chomiak J, Ošťádal M, Dungl P. Střednědobé výsledky léčení skluzů těžkého stupně při coxa vara adolescentium bez chirurgické luxace kyčelního kloubu. Acta Chir Orthop Traumatol Cechoslov. 2019;86: 23–32.
15. Liska F, von Deimling C, Otto A, Willinger L, Kellner R, Imhoff AB, Burgkart R, Voss A. Distal femoral torsional osteotomy increases the contact pressure of the medial patellofemoral joint in biomechanical analysis. Knee Surg Sports Traumatol Arthrosc. 2019;27:2328–2333.
16. MacWilliams BA, McMulkin ML, Baird GO, Stevens PM. Distal tibial rotation osteotomies normalize frontal plane knee moments. J Bone Joint Surg Am. 2010;92:2835–2842.
17. Mizu-Uchi H, Matsuda S, Miura H, Higaki H, Okazaki K, Iwamato Y. The effect of ankle rotation on cutting of the tibia in total knee arthroplasty. J Bone Joint Surg Am. 2006;88:2632–2637.
18. Moussa M. Rotational malalignment and femoral torsion in osteoarthritic knees with patellofemoral joint involvement. A CT scan study. Clin Orthop Relat Res. 1994;304:176–183.
19. Nelitz M, Dreyhaupt J, Williams SR, Dornacher D. Combined supracondylar femoral derotation osteotomy and patellofemoral ligament reconstruction for recurrent patellar dislocation and severe femoral anteversion syndrome: surgical technique and clinical outcome. Int Orthop. 2015;39:2355–2362.
20. Shih YC, Chau MM, Arendt EA, Novacheck TF. Measuring lower extremity rotational alignment. J Bone Joint Surg Am. 2020;102:343–356.
21. Staheli LT, Corbett M, Wyss C, King H. Lower-extremity rotational problems in children. Normal values to guide management. J Bone Joint Surg Am. 1985;67:39–47.
22. Strecker W, Keppler P, Gebhard F,Kinzl L. Length and torsion of the lower limb. J Bone Joint Surg Br. 1997;79:1019-1023.
23. Turner MS. The association between tibial torsion and knee joint pathology. Clin Orthop Relat Res. 1994;302:47–51.

14. Anterolaterale rotatorische Instabilität des Kniegelenks

Verletzungen des vorderen Kreuzbandes (ACL) und die daraus resultierende Instabilität des Kniegelenks gehören zu den häufigsten Beschwerden von Patienten in orthopädischen Ambulanzen. Die Inzidenz von ACL-Rupturen ist hoch und nimmt aufgrund einer zunehmend aktiven Bevölkerung langsam zu. Das Alter der Patienten reicht vom Kindes- bis zum Rentenalter. Die chirurgische Lösung, d.h. die ACL-Plastik, ist heute häufiger als früher. Das vordere Kreuzband ist in orthopädischen Kreisen ein großes Thema (nach der Endoprothetik das zweithäufigste), und die ACL-Plastik ist der fünfthäufigste orthopädische chirurgische Eingriff überhaupt.

Das ACL ist jedoch eine sehr spezifische Struktur. Es ist dynamisch – es dehnt sich aus und zieht sich bei Bewegung zusammen. Es hat eine sehr reiche neurovaskuläre Versorgung, und es sind die zahlreichen Innervationen, die seinen großen Einfluss auf die Propriozeption begründen. Für die Biomechanik ist es von wesentlicher Bedeutung, dass es bei jedem Menschen eine völlig eigene Konfiguration aufweist, die durch die individuelle Form der Knochenoberflächen bestimmt wird, und dass auch die Sehnenansätze variabel sind. Daher kann auch der perfekteste ACL-Ersatz das ursprüngliche Band und damit seine Funktion, die Stabilität des Knies gegen übermäßige anteriore Translation und Innenrotation zu gewährleisten, nicht vollständig ersetzen (1).

Wir wissen seit vielen Jahren, dass die Rotationsstabilität des Knies mindestens genauso wichtig oder wichtiger ist als die anteroposteriore Stabilität. Dies wird dadurch belegt, dass Patienten nach einer Läsion und einer ACL-Plastik eine Rotationsinstabilität (Pivot-Verschiebung) wesentlich schlechter tolerieren als eine anteroposteriore Instabilität. Mit anderen Worten: Die Zufriedenheit der Patienten wird durch die Rotationsstabilität und nicht durch die sagittale Stabilität beeinflusst. Wie Fu oft darlegt, hat der Gorilla eine größere tibiale Rotation, und daher besteht sein ACL aus bis zu drei Bündeln. Unser Ziel sollte es sein, die Anatomie und Funktion des ACL so originalgetreu wie möglich nachzubilden. Aus diesem Grund wurde vor etwa 20 Jahren die zweibündelige Rekonstruktion in den Vordergrund gestellt. Der Hauptgrund war die Annahme, dass das posterolaterale Bündel des ACL für die Rotationsstabilität verantwortlich ist. Nach und nach setzte sich die Erkenntnis durch, dass eine Zweibündelrekonstruktion nicht bei jedem Patienten durchführbar ist. Letztlich hat die orthopädische Gemeinschaft in der Folge (seit 2010) damit begonnen, auf die Botschaften vieler Kollegen zu hören, dass die sogenannte anatomische Einbündelrekonstruktion die gleichen Ergebnisse liefert wie die Zweibündelrekonstruktion. Es wird angenommen, dass die horizontalere Position des Transplantats mehr Rotationsstabilität gewährleistet. Leider ist dies nicht der Fall, und außerdem beeinträchtigt der horizontale Verlauf des Transplantats die anteroposteriore Stabilität (in Millimetern ausgedrückt beträgt die anteroposteriore Translation 4 mm, wenn sich der Femurtunnel in der 11-h-Position befindet, in der 10-h-Position sind es 6 mm und in der 9-h-Position beträgt die anteriore Translation bereits 9 mm).

Diesem Problem haben wir einen Teil unserer Forschungsarbeit gewidmet. Während es mehrere Instrumente zur objektiven Bewertung der anterioren Verschiebung gibt, ist die objektive Bewertung der Rotationsstabilität, noch dazu *in vivo*, viel komplizierter. Wir haben für unsere Studien ein kinematisches Navigationssystem verwendet. Wir ließen einen „Eisenschuh“ anfertigen, der mit starren Bändern am Fuß befestigt wird. Er ist so konzipiert, dass er das Sprunggelenk bei 10° Dorsalflexion fixiert, um eine Rotation in diesem Gelenk zu verhindern.

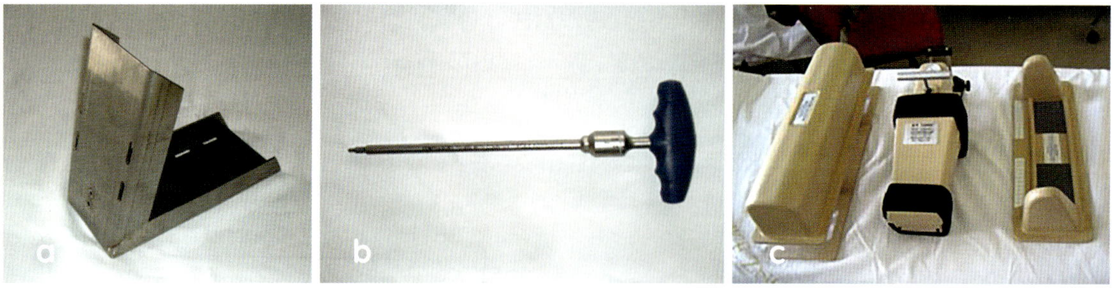

Abb. 1: „Eisenschuh“ (a), Rotameter (b), KT-1000 (c) (weitere Beschreibung im Text).

An der Unterseite des Schuhs, in der Mitte der Längsachse des Schienbeins, befindet sich ein Ende zur Befestigung des sogenannten „Rolimeters“. Dadurch kann jederzeit eine konstante Rotationskraft ausgeübt werden. Der KT-1000 wird zur Messung der anterioren Translation verwendet (Abb. 1). Auf dem Monitor des Navigationssystems können wir gleichzeitig den Grad der Kniegelenkbeugung überprüfen und die anteroposteriore Verschiebung in Millimetern und die Rotation in Grad messen.

Wir begannen die Studie an 24 frischen Kadavern (48 Knien), bei denen wir in verschiedenen Flexionsgraden die ventrale Verschiebung und die Innenrotation der Tibia relativ zum Femur in intakten Gelenken, nach der Durchtrennung eines ACL-Bündels (anteromedial an einem Knie und posterolateral am anderen) und nach der Durchtrennung des gesamten ACL maßen. Wir konnten Folgendes beobachten:

1. Das anteromediale Bündel ist für die anteroposteriore Stabilität wichtiger als das posterolaterale Bündel.
2. Die Bedeutung des ACL für die anteroposteriore und rotatorische Stabilität des Knies nimmt mit dem Grad der Flexion zu (das anteromediale Bündel zieht sich bei Flexion zusammen).
3. Das ACL steuert die Innenrotation des Schienbeins im Verhältnis zum Oberschenkelknochen, nicht die Außenrotation.
4. Beide ACL-Bündel steuern die Rotationsstabilität in ähnlicher Weise (das anteromediale Bündel sogar etwas stärker).
5. Beide ACL-Bündel haben einen größeren Einfluss auf die anteroposteriore Stabilität als auf die Rotationsstabilität.

Die allgemein akzeptierte Tatsache, dass das posterolaterale Bündel für die Rotationsstabilität von größerer Bedeutung ist, konnte somit nicht bestätigt werden (2).

Eine weitere, ähnlich konzipierte Studie wurde zum „Zeitpunkt 0“, d.h. im Operationssaal während der ACL-Plastik, bei 20 anatomischen einbündeligen ACL-Rekonstruktionen, bei 20 zweibündeligen Rekonstruktionen, bei denen wir zuerst den anteromedialen Faszikel ersetzten, und bei 20 zweibündeligen Rekonstruktionen, bei denen wir zuerst den posterolateralen Faszikel ersetzten, durchgeführt. Bei den Einbündelrekonstruktionen wurde die Genauigkeit der Platzierung des Femurkanals postoperativ mit Hilfe eines CT-Scans überprüft, und wenn die Platzierung nicht korrekt war, wurde der Patient aus der Studie ausgeschlossen (Abb. 2). Es zeigten sich folgende Erkenntnisse:

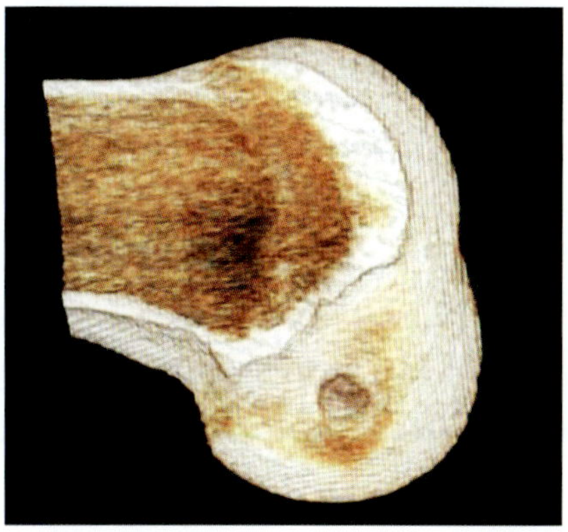

Abb. 2: Postoperative CT-Aufnahme der Platzierung des Femurkanals nach anatomischer Einzelbündelrekonstruktion. Die ideale Platzierung ist 45 % des hinteren Randes und 2 mm vom Knorpel entfernt.

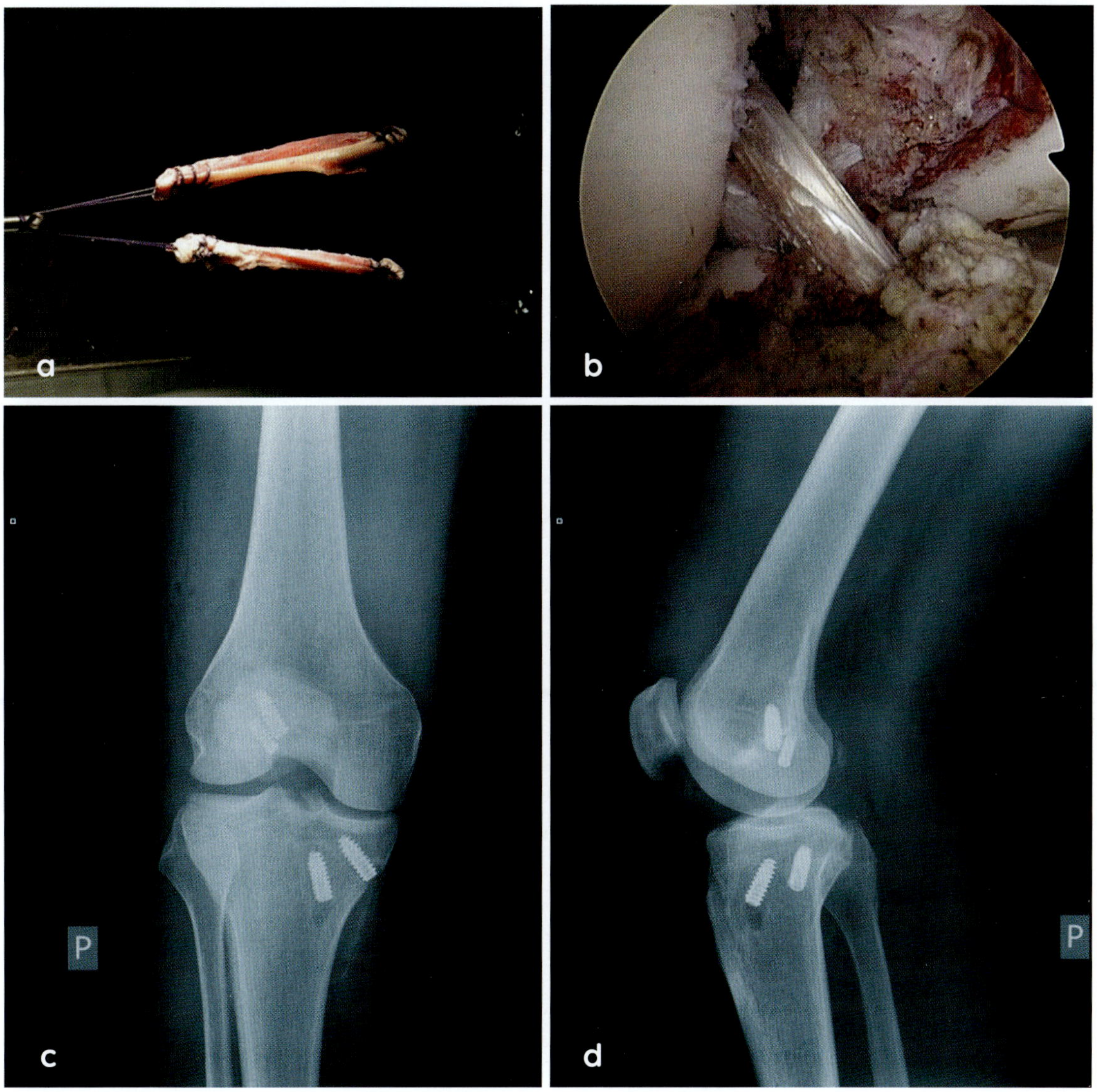

Abb. 3: Hamstringsehnentransplantate (a), ihr Verlauf nach Zweibündelrekonstruktion (b) und Fixierung mit Interferenzschrauben (c, d).

1. Es gibt keinen Unterschied in der Kniestabilität (anteroposterior und rotatorisch) nach anatomischer Einbündelrekonstruktion und nach Rekonstruktion nur des anteromedialen Bündels des ACL (bei doppelbündeligem ACL-Ersatz).
2. Nach Rekonstruktion nur des posterolateralen Bündels bleibt die anteroposteriore Instabilität bestehen.
3. Es gibt keinen signifikanten Unterschied zwischen dem anteromedialen und dem posterolateralen Bündel in Bezug auf die Kontrolle der Rotationsstabilität.
4. Die Rekonstruktion mit zwei Bändern stellt die Stabilität des Knies (anteroposterior und rotatorisch) besser wieder her als die anatomische Rekonstruktion mit einem Band (3).

Mit der Frage, ob Zweibündel-ACL-Rekonstruktionen das Knie in der Rotation stärker stabilisieren als Einbündelrekonstruktionen, befasssen wir uns seit 2007. Die Zweibündelrekonstruktion kann entweder mit zwei femoralen und zwei tibialen Kanälen oder mit zwei femoralen und einem tibialen Kanal durchgeführt werden. Bei der ersten Variante wurden beide Hamstrings entnommen und ein Transplantat für das anteromediale Bündel aus der M.-semitendinosus-Sehne und ein Transplantat für das posterolaterale Bündel aus der M.-gracilis-Sehne hergestellt. Beide Transplantate wurden mit Interferenzschrauben fixiert (Abb. 3). Bei der zweiten Technik verwendeten wir ein Sehnen-Knochen-Transplantat aus dem M. quadriceps femoris, wobei wir ein Bündel aus der Sehne des M. rectus femoris und das andere aus der Sehne des M. vastus intermedius präparierten. Der Vorteil dieser Methode war die Fixierung mit einem Knochenblock in der Tibia, wodurch das Bohren von zwei Kanälen in der Tibia entfiel (Abb. 4). Wir bewerteten beide Methoden und stellten fest, dass es keinen signifikanten Unterschied in der anteroposterioren Stabilität (gemessen mit dem KT-1000) oder den funktionellen Scores zwischen diesen Techniken gab (4).

Um nicht nur Daten aus objektiven Messungen an Leichen und während der Operation zu haben, verglichen wir auch die klinischen Ergebnisse nach der anatomischen Einbündelrekonstruktion und der Zweibündelrekonstruktion (vier Kanäle, Hamstrings). Wir konnten eindeutig nachweisen, dass die klinischen Ergebnisse mindestens zwei Jahre nach der Operation statistisch signifikant besser sind, wenn die Rekonstruktion mit zwei Bündeln durchgeführt wurde (5).

Die objektive Messung der Rotationsstabilität des Knies unter Belastung *in vivo* ist schwierig. Eine der wenigen Möglichkeiten ist ein kinematisches Navigationssystem. In diesem Fall wurden Marker an festen Bändern angebracht, die an Oberschenkel und Hüfte befestigt wurden (Abbildung 5). Es hat sich gezeigt, dass die geringste Bewegung der auf diese Weise angebrachten Marker relativ zum Oberschenkelknochen oder Schienbein 10 cm oberhalb und unterhalb des Gelenkspalts auftritt. Der Unterschied beträgt 10 mm am Oberschenkelknochen und 1,5 mm am Schienbein. Der Patient durfte das untersuchte Knie bis zu 30° beugen und dann eine maximale Außenrotation des Rumpfes, d.h. eine Innenrotation des Schienbeins gegenüber dem Oberschenkelknochen unter Belastung durchführen. Wir kontrollierten den Grad der Beugung auf dem Monitor des Navigationsgeräts und maßen sowohl die anteroposteriore Stabilität in Millimetern als auch die Rotationsstabilität in Grad. Wir verglichen das operierte und das gesunde Knie immer mindestens zwei Jahre nach der Operation bei mindestens 20 Patienten. Die Innenrotation des Schienbeins gegenüber dem Oberschenkelknochen im gesunden Knie liegt bei dieser Messung meist zwischen 8,5° und 8,7°.

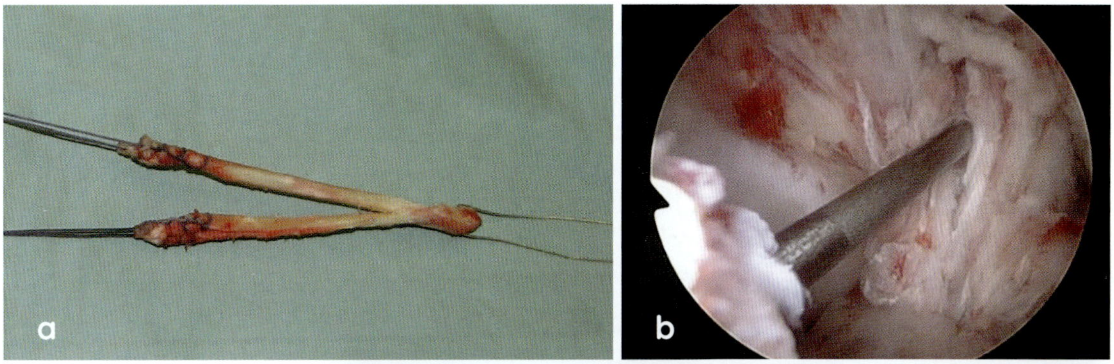

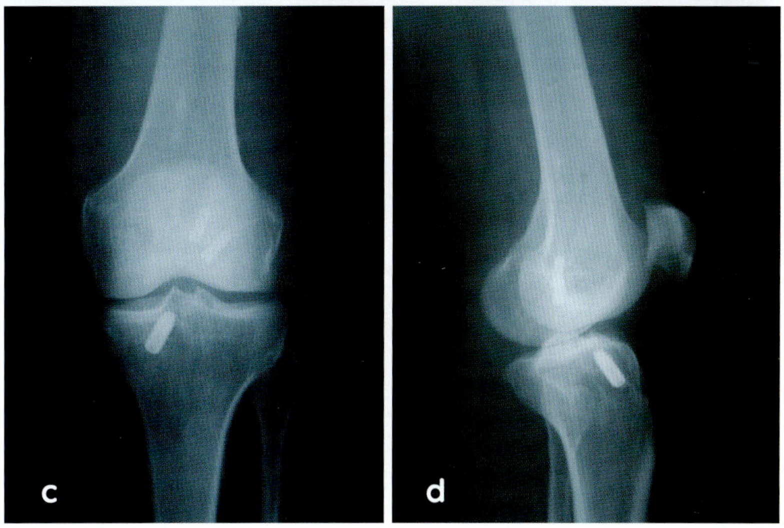

Abb. 4: Sehnen-Knochen-Transplantat aus dem M. quadriceps femoris (a), Verlauf der beiden Transplantatanteile nach Zweibündelrekonstruktion (b) und Fixierung mit Interferenzschrauben (c, d).

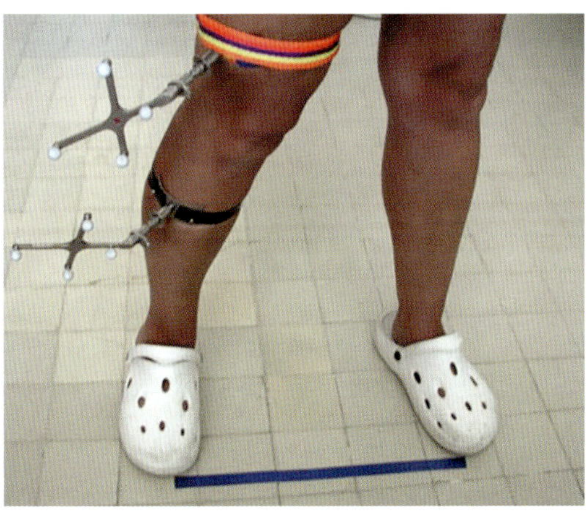

Abb. 5: Markeranbringung an Femur und Tibia bei der kinematischen Untersuchung der Innenrotationsstabilität unter Belastung.

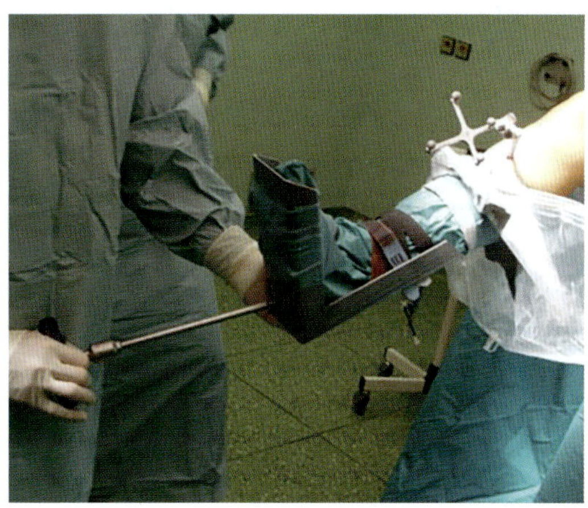

Abb. 6: Untersuchung der Rotationsstabilität des Knies im Operationssaal mit Hilfe eines Navigationsgeräts, eines „Eisenschuhs“ und eines Rolimeters.

Wir haben die Rotationsstabilität des Knies nach einer Zweibündelrekonstruktion des ACL (vier Kanäle, Hamstrings) und nach einer anatomischen Einbündelrekonstruktion mit verschiedenen Transplantatarten untersucht. Nach der Zweibündelrekonstruktion war die Innenrotation des Schienbeins ident zur gesunden Seite; mit anderen Worten: Die Zweibündelrekonstruktion stellt die normale Rotationsstabilität des Knies wieder her. Nach der anatomischen Einbündelrekonstruktion war der Durchschnittswert der tibialen Innenrotation bei Verwendung von Knochen-Sehnen-Transplantaten aus dem M. quadriceps femoris und Knochen-Sehnen-Knochen-Transplantaten aus dem Ligamentum patellae gleich, nämlich 9,7°; bei Verwendung von Hamstring-Transplantaten maßen wir einen Durchschnittswert von 12°. Man kann also sagen, dass die anatomische Rekonstruktion des ACL die Rotationsstabilität des Knies unter Belastung nicht wiederherstellt, wobei die Verwendung von Transplantaten aus den Hamstrings die schlechtesten Ergebnisse lieferte.

→ Wir haben in unserer Klinik seit vielen Jahren keine Hamstring-Transplantate mehr entfernt, insbesondere bei Frauen, die schwächere Oberschenkelbeuger haben. Diese Muskeln sind wichtige sekundäre Stabilisatoren des Knies (Kontrolle der anterioren Translation und der medialen Stabilität). Nach ihrer Entfernung vergrößert sich die vordere Gelenkpfanne um mehrere Millimeter und die mediale Stabilität verschlechtert sich. Außerdem heilen Hamstring-Transplantate mindestens drei Monate lang schlechter ein (Knochenblöcke drei Wochen lang), dehnen sich stärker aus, ihre Ligamentierung ist nicht perfekt (es sind ständig mehr Myofibroblasten und Zellen vorhanden) und sie weisen eine stärkere Reperfusion auf. Unserer Erfahrung nach kann die Heilung auch durch die Gabe von plättchenreichem Plasma nicht beschleunigt werden (6). Darüber hinaus gewinnt nach einer ACL-Verletzung die Funktion des M. semitendinosus deutlich an Bedeutung, was durch funktionsdiagnostische Tests wie z.B. Krafttests mit Berechnung des Verhältnisses Hamstring/Quadrizeps nachgewiesen wird. Die Hamstrings haben einen deutlich kürzeren Hebel zum Rotationszentrum des Knies als der M. quadriceps femoris über der Patella, der zudem die Tibia ab 50° Flexion eher nach dorsal als nach ventral drückt. Nach der Entnahme von Transplantaten aus den Hamstrings ist die elektromyografische Reaktion der Kniebeuger verzögert, mit einer deutlichen Verringerung von Volumen und Kraft. Die Hamstrings bleiben oft eingezogen. Die neu gebildete Sehne ist schwach und spannt sich nicht an ihrem ursprünglichen Ort. Das größte Kraftdefizit besteht bei der Flexion und Innenrotation des Schienbeins (7, 8).

Mehr als ein Drittel der Fälle von chronischen vorderen Knieschmerzen nach Entnahme eines Knochen-Sehnen-Knochen-Transplantats aus dem Ligamentum patellae sind nicht behebbar. Daher verwenden wir seit langem ein Sehnen-Knochen-Transplantat aus dem M. quadriceps femoris als Transplantat der ersten Wahl bei ACL-Rekonstruktionen. Es kommt dem ACL in Bezug auf die biomechanischen Eigenschaften am nächsten, hat 20 % mehr Kollagen als das Ligamentum-patellae-Transplantat, ist stark genug, es gibt keine Schmerzen im vorderen Knie nach der Entnahme des Transplantats oder Gefühlsstörungen aufgrund einer Schädigung des R. infrapatellaris n. sapheni, die Funktion des Hamstrings bleibt erhalten, die Sehne des M. quadriceps remodelt praktisch ad integrum nach der Entnahme und ihre Stärke ist vollständig wiederhergestellt, die Ligamentierung auf mikroskopischer Ebene ist ähnlich wie bei einem nativen ACL (9, 10). Obwohl im dänischen Register allmählich Zahlen auftauchen, die einen höheren Prozentsatz von Revisionseingriffen nach ACL-Plastiken mit einem Transplantat aus dem M. quadriceps femoris zeigen, beobachten wir dies nicht, und darüber hinaus werden die meisten ACL-Ersatzoperationen mit einer anterolateralen Rekonstruktion kombiniert, die den ACL-Ersatz schützt.

So stellt die ACL-Doppelbündelrekonstruktion sowohl die anteroposteriore als auch die Rotationsstabilität des Knies wieder her, mit besseren funktionellen Ergebnissen und einer geringeren Ausfallrate (wir haben im Laufe der Jahre nur einen unserer Patienten revidiert). Diese Technik wurde nicht aufgegeben, sondern wird in indizierten Fällen immer noch durchgeführt. Sie hat jedoch auch negative Aspekte: Sie ist technisch schwieriger, es werden meist Hamstring-Transplantate verwendet, sie ist teurer, sie ist nicht bei allen Patienten durchführbar, ihre Revision ist komplizierter usw. Daher reagierte die Fachwelt positiv auf die ersten Berichte um 2010 (Lubowitz et al.), dass die anatomische Einbündelrekonstruktion „genauso gut" ist wie die Zweibündelrekonstruktion. Wie aus den oben genannten Ergebnissen unserer Studien und den Arbeiten anderer Autoren hervorgeht, ist dies nicht ganz richtig. Daher führen wir die anatomische ACL-Rekonstruktion allein nur in indizierten Fällen (ältere, inaktive Patienten) durch. Was die technische Durchführbarkeit betrifft, so hängt die Entscheidung zwischen einer zweibündeligen und einer anatomischen einbündeligen ACL-Rekonstruktion von der Abdruckfläche des ACL auf der Tibia ab. Beträgt diese 8–13 mm, ist eine zweibündelige Rekonstruktion definitiv nicht indiziert. Ist sie größer als 16 mm, ist die seitliche Platzierung der beiden Transplantate kein Problem. Bei der anatomischen einbündeligen ACL-Rekonstruktion denken wir an die Rotationsstabilität nicht nur in Bezug auf die horizontale Position des Transplantats, sondern auch in der Endphase der Fixierung. Es ist notwendig, dass das hintere Kreuzband zu diesem Zeitpunkt straff ist oder dass die Tibia nicht nur anteroposterior, sondern auch rotatorisch gestellt wird. Deshalb fixieren wir das Transplantat in 20° Beugung, in „reverse pivot shift", mit einer Spannung, die größer ist als die zuvor empfohlenen 80 N. Bei der MRT-Kontrolle stellen wir dann keine „Lockerung" des hinteren Kreuzbandes fest, die sonst nach ACL-Operationen üblich ist.

Ein großer Teil der ACL-Verletzungen tritt bei gleichzeitiger Innenrotation des Schienbeins gegenüber dem Oberschenkelknochen auf. Dabei reißt nicht nur das ACL selbst, sondern auch die anterolateralen Stabilisatoren, was zu einer Ablösung vom seitlichen Rand des Schienbeins führen kann (Segond-Fraktur). Die Rotationsinstabilität des Kniegelenks ist dann erheblich (11). Die wichtigste anterolaterale stabilisierende Struktur ist das anterolaterale Ligamentum (ALL). Es wurde erstmals 1879 von Paul Segond als „klares, festes Band" beschrieben, das die Innenrotation des Schienbeins gegenüber dem Oberschenkelknochen kontrolliert. Anstatt zu reißen, kann das ALL auch vom Schienbein abreißen (Segond-Fraktur). Hughston beschrieb die anterolaterale Instabilität in seiner Klassifikation der Knieinstabilitäten (1976) und führte sie auf eine Läsion des „mittleren Drittels des lateralen Kapselbandes" zurück. Das ALL wurde im Jahr 2013 neu „entdeckt". Die Meinungen über die Existenz dieser Struktur und ihre Bedeutung für die Kniestabilität gehen bis heute auseinander, aber die vorherrschende Meinung ist definitiv, dass es ein wichtiger sekundärer Stabilisator ist. Es übernimmt etwa die Hälfte der Kontrolle der Innenrotation des Schienbeins bei einer Flexion zwischen 30° und 90°. Im Gegensatz zur Gelenkkapsel ist das ALL nicht flexibel, es ist also ein Band. Thein et al. (12) zeigten, dass es die Tibia nicht nur in der Rotation, sondern auch gegen eine Verschiebung nach vorne stabilisiert. Guenther et al. (13) stellten daraufhin fest, dass nur die Rekonstruktion des ACL und des ALL die ursprüngliche Stabilität des Knies wiederherstellt und dass bei Fehlen des ALL nach dem Ersatz des ACL eine Rotationsinstabilität verbleibt, insbesondere zwischen 60° und 90° Flexion. Neben der Innenrotation trägt ALL auch zur Stabilisierung des Knies bei Adduktionsgewalt (Varusbelastung) bei.

Die Morphologie der Bänder des Kniegelenks ist bei jedem Menschen einzigartig und weist eine relativ große Variabilität auf. Die Patienten lassen sich hinsichtlich der Bedeutung der ALL in drei Gruppen einteilen:

- Bei einigen Personen wird der Großteil der internen Rotationsstabilität durch das ACL gewährleistet,
- bei anderen übernehmen die anterolateralen Strukturen einen wesentlichen Teil der Kontrolle der internen Rotation
- und die dritte Gruppe besteht aus Patienten, bei denen das ACL und das ALL zu etwa gleichen Teilen zur Rotationsstabilität des Gelenks beitragen.

Dynamische Sekundärstabilisatoren (Muskeln, Tractus iliotibialis), statische Sekundärstabilisatoren (Menisken, insbesondere das Hinterhorn des Außenmeniskus) und die Form des distalen Oberschenkelknochens spielen eine wichtige Rolle. Hinzu kommt, dass Verletzungen oft durch unterschiedliche Mechanismen entstehen und somit die Verletzung des Stabilisierungsapparates des Knies nicht immer gleich ist. All diese Variablen machen jedes Individuum unterschiedlich abhängig vom ALL nach einer Verletzung, und daher muss jeder Mensch individuell im Hinblick auf die Rekonstruktion der anterolateralen Strukturen behandelt werden.

Die Schienbeinsehne des ALL befindet sich etwa in der Mitte zwischen dem Tuberculum Gerdyi und dem Fibulakopf. Die Femoralsehne des ALL wird von verschiedenen Autoren unterschiedlich angegeben. Claes et al. (14) lokalisieren sie direkt am lateralen Epicondylus. Dodds et al. (15) beschreiben den femoralen Ansatz des ALL kranial und dorsal des Epikondylus, während Helito et al. (16) ihn kaudal und ventral des Ansatzes des äußeren Seitenbandes beschreiben. Aus biomechanischer Sicht neigen wir zu der Arbeit von Dodds et al., denn je schräger das ALL verläuft, desto größer ist seine stabilisierende Wirkung bei der Innenrotation der Tibia. Proximal verläuft das ALL oberflächlich vom äußeren Kollateralband. Dies steht im Einklang mit der mehrheitlichen Auffassung, dass es sich um eine extrakapsuläre Struktur handelt (Claes, Dodds et al.). Im Gegensatz dazu betrachten Vincent et al. (17) das ALL als Teil der Gelenkkapsel. Die durchschnittliche Länge der ALL wird mit 37 mm, die Breite mit 7 mm und die Dicke mit 3 mm angegeben. Es hat eine Zugfestigkeit von etwa 300 N.

Magnetresonanztomographie und Ultraschall können verwendet werden, bei größeren Segond-Frakturen auch ein CT oder eine Normalaufnahme. Die Abtrennung eines kleinen Teils des Schienbeins, die sehr häufig vorkommt, kann nur mit Ultraschall, nicht aber mit MRT dargestellt werden. Die Häufigkeit von ALL-Verletzungen stimmt mit den Angaben von Claes et al. (18) überein, die bei vier von fünf ACL-Verletzungen gleichzeitig ALL-Läsionen im MRT fanden, am häufigsten in Tibiaabduktion (bei der MRT-Bildgebung sollten PD-gewichtete Sequenzen verwendet werden, da ALL sonst weniger häufig erfasst wird). Bei einer Rotationsverletzung kommt es zu einer Kompression der Tibiakante gegen den lateralen Femurkondylus, was zu einem flachen Impingement der Gelenkfläche führt (analog zu einem Hill-Sachs-Defekt am Schultergelenk). Die Magnetresonanztomographie zeigt ein lokales Ödem im Bereich des lateralen Femurkondylus und dorsal an der lateralen Tibia.

In Frankreich wies Lemaire bereits 1968 auf die Notwendigkeit hin, die Tibiarotation nach Kniebandverletzungen zu kontrollieren. Französische Kollegen haben weder in großem Umfang ACL-Doppelbündelrekonstruktionen durchgeführt noch haben sie der ALL viel Aufmerksamkeit geschenkt. Seit Lemaire haben sie die Knie empirisch gegen Rotation stabilisiert, entweder durch die Lemaire-Operation oder durch laterale Tenodese, bei der sie einen Knochentunnel auf der anterolateralen Seite des Schienbeins bohren und ein freies Sehnentransplantat hindurchführen, das dann um eine Schraube am Oberschenkelknochen hinter dem lateralen Epikondylus befestigt wird. In Übersee war McIntosh der erste, der die Notwendigkeit betonte, die Rotationsstabilität des Knies wiederherzustellen.

Da die Rotationsstabilität (Pivot-Shift) für die Prognose der ACL-Rekonstruktion wichtiger ist als die anteriore Translation, sollte auf deren Untersuchung geachtet werden. Heute geht man bereits davon aus, dass isolierte ACL-Läsionen nicht häufig vorkommen. Meist sind andere Strukturen betroffen. Ein positiver Pivot-Shift-Test in Vollnarkose ist das Ergebnis einer allgemeinen Knieinstabilität. Wird die Rotationsstabilität nicht durch einen Doppelbündel-ACL-Ersatz oder eine Rekonstruktion der anterolateralen Strukturen wiederhergestellt, kommt es in mehr als 15 % der Fälle zu einem Versagen des ACL-Transplantats, nach einer Rekonstruktion der anterolateralen Strukturen in weniger als 1 % der Fälle. Diese Misserfolge bei der ACL-Rekonstruktion werden dann als biologische Ursachen eingestuft, bei denen weder ein Fehler des Operateurs (schlechte Platzierung der Kanäle, schwaches Transplantat, unzureichende Transplantatfixierung) noch eine neue Verletzung vorliegt. Die Rekonstruktion der anterolateralen Strukturen führt nicht zu einer Einschränkung des Bewegungsumfangs. Die anatomische Rekonstruktion führt auch nicht zur späteren Entwicklung einer Arthrose. Mit anderen Worten: Der Patient kann durch diesen zusätzlichen Eingriff nicht geschädigt werden, sondern es kann nur der funktionelle Zustand des Gelenks verbessert werden.

Zur Wiederherstellung der Rotationsstabilität des Knies bei der ACL-Rekonstruktion werden heute meist zwei Verfahren durchgeführt. Historisch gesehen ist die Lemaire-Operation das ältere Verfahren. Heute gehen wir minimalinvasiv vor und entfernen das mittlere Drittel des Tractus iliotibialis (ein 1 cm breiter und 8 cm langer Streifen) über zwei kurze Schnitte (einen über dem Tuberculum Gerdyi und den anderen über dem Tractus iliotibialis oberhalb des Knies), wobei die distale Sehne erhalten bleibt. Von der dritten kurzen Inzision oberhalb des lateralen Femurepikondylus aus präparieren wir das äußere Seitenband, ligieren das Transplantat darunter (zur besseren Funktion) und fixieren es kranial und dorsal vom lateralen Epikondylus aus. Die Fixierung kann an der Schraube oder mit einer Interferenzschraube in neutraler Tibiarotation und 10° Flexion erfolgen. Die Transplantatspannung muss angemessen bleiben; eine Überstraffung (und eine festere Fixierung mit der Interferenzschraube) kann bei dieser nicht anatomischen Rekonstruktion zu einer lateralen Hyperpression und einer fortschreitenden Entwicklung einer lateralen Gonarthrose führen. Obwohl die extraartikuläre Rekonstruktion nach Lemaire nicht anatomisch ist, führt sie zu den gleichen Ergebnissen wie eine anatomische ALL-Rekonstruktion.

Seit 2014 beschäftigen wir uns an unserer Einrichtung in Tschechien mit der anatomischen ALL-Rekonstruktion. Da die Indikation zur ALL-Rekonstruktion bei ACL-Ersatz zu diesem Zeitpunkt nicht eindeutig war, initiierten wir 2015 eine prospektive Studie, um den Schwellenwert der Innenrotationsinstabilität für die Indikation zur ALL-Rekonstruktion zu ermitteln. Unter Verwendung desselben Messaufbaus wie oben beschrieben (Abb. 6) haben wir die Innenrotationsstabilität des Knies zum „Zeitpunkt 0“ (während der Operation) in zwei Gruppen von Patienten objektiv gemessen. In der ersten Gruppe führten wir die anatomische einbündelige ACL-Rekonstruktion durch, gefolgt von einer anatomischen ALL-Rekonstruktion; in der zweiten Patientengruppe führten wir eine anatomische doppelbündelige ACL-Rekons-

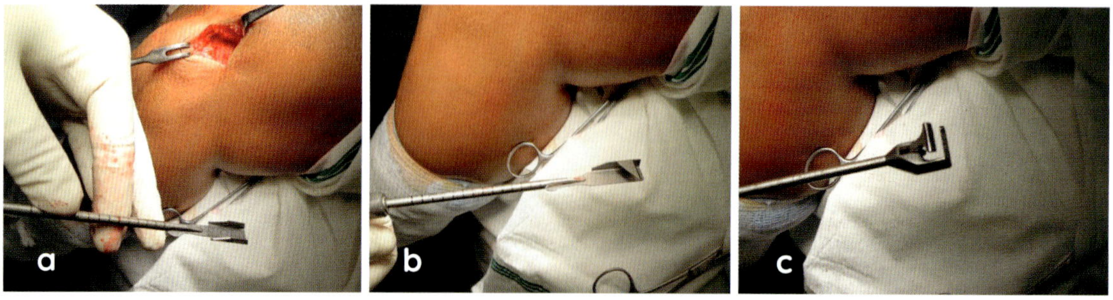

Abb. 7: Das Instrumentarium zur minimalinvasiven Transplantatentnahme aus der M.-quadriceps-femoris-Sehne wurde auf dem ESSKA-Kongress 2012 vorgestellt. Seitdem wird es routinemäßig eingesetzt (a–c).

truktion durch. In der ersten Gruppe entnahmen wir minimalinvasiv ein Sehnen-Knochen-Transplantat aus dem M. quadriceps femoris (Abb. 7) für die ACL-Rekonstruktion und eine Sehne aus dem M. gracilis für die ALL-Rekonstruktion; in der zweiten Gruppe entnahmen wir eine Sehne aus dem M. semitendinosus für das anteromediale Bündel und eine Sehne aus dem M. gracilis für das posterolaterale Bündel des ACL. Die Rotationsstabilität wurde vor Beginn der Operation, nach Abschluss der ACL-Plastik und erneut nach der ALL-Rekonstruktion in der ersten Gruppe gemessen.

Das ALL wird anatomisch nach den oben genannten Befunden rekonstruiert – der Kanal für die Tibiasehne wird von einer kurzen Inzision auf halber Strecke zwischen dem Tuberculum Gerdyi und dem Caput fibulae aus gebohrt, der Kanal für die Femursehne von einer kurzen Inzision oberhalb und hinter dem äußeren Epikondylus. Das Transplantat wird dann in die Tibia gezogen und mit einer Interferenzschraube fixiert. Anschließend wird das Transplantat durch den subkutanen Tunnel auf die femorale Seite gezogen, wo es ebenfalls mit einer Interferenzschraube in 0°–10° Flexion, neutraler Tibiarotation und nur leichter Spannung fixiert wird. Je horizontaler der Verlauf des Transplantats ist, desto größer ist seine stabilisierende Wirkung auf die Rotation (Abb. 8).

Unseres Wissens nach waren wir die ersten, die die Notwendigkeit einer ALL-Rekonstruktion beim ACL-Ersatz objektiviert haben (19). Die Ergebnisse unserer Studie zeigten, dass

1. die anatomische Einzelbündel-ACL-Rekonstruktion allein nur bei einem Drittel der Patienten das Kniegelenk ausreichend in Rotation stabilisiert,
2. bei zwei Drittel der Patienten eine anterolaterale Rekonstruktion erforderlich ist (Fälle mit einer Innenrotation von 20° oder mehr vor der Operation),
3. der Schwellenwert bei 12° Innenrotation nach ACL-Ersatz liegt (bei einem niedrigeren Wert trägt die anterolaterale Rekonstruktion nicht wesentlich zur Rotationsstabilität bei, bei einem höheren Wert sollten die anterolateralen Strukturen rekonstruiert werden),
4. kein statistisch signifikanter Unterschied in der Rotationsstabilität nach zweibündeliger ACL-Rekonstruktion und nach anatomischer einbündeliger ACL-Rekonstruktion mit ALL-Rekonstruktion besteht (die Rotationsstabilität ist bei ALL-Rekonstruktion etwas höher).

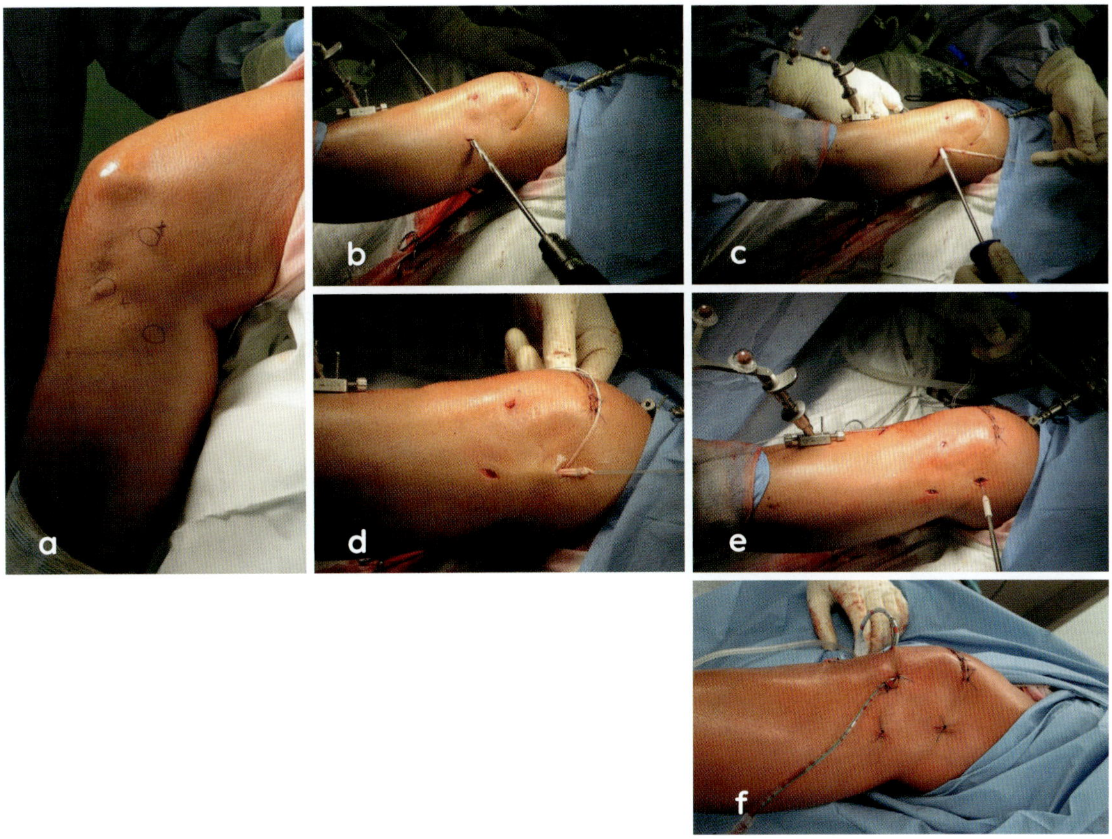

Abb. 8: Markierungen auf der Haut vor der ALL-Rekonstruktion (a), Bohren des Tibiakanals entlang des Führungsdrahtes (im Femur ist der Kanal bereits fertig, die präparierte Hülse ist sichtbar) (b), Fixierung des Transplantats in der Tibia mit der Interferenzschraube (c), Einbringen des Transplantats durch den subkutanen Tunnel zum lateralen Femurepikondylus (d) und Fixierung des Transplantats im Femur (e). Status nach der Rekonstruktion von ACL und ALL (f).

Um unsere Ergebnisse aus dem Operationssaal und zwei Jahre nach der belastenden Operation zu bestätigen, verglichen wir Patienten nach anatomischer Einzelbündel-ACL-Rekonstruktion mit und ohne anatomische ALL-Rekonstruktion. Unter Verwendung desselben objektiven klinischen Messaufbaus wie oben beschrieben (Abb. 5) stellten wir fest, dass die anatomische ACL-Rekonstruktion zusammen mit der anatomischen ALL-Rekonstruktion die gleiche Rotationsstabilität wie beim gesunden Knie bietet. Wird die ACL-Plastik ohne anterolaterale Rekonstruktion belassen, ist die interne Rotationsinstabilität zwei Jahre nach der Operation objektiv deutlich erhöht (mittlere Innenrotation der Tibia relativ zum Femur 9,7° auf der operierten Seite gegenüber 8,6° auf der gesunden Seite).

Unsere derzeitige Praxis und unsere Empfehlungen beruhen auf den oben genannten Punkten. Die Rotationsstabilität des Knies sollte während der ACL-Plastik immer wiederhergestellt werden, da sie für das Endergebnis wichtiger ist als die anteroposteriore Stabilität. Wir haben die zweibündeligen ACL-Rekonstruktionen verworfen und führen in den meisten Fällen die anatomische einbündelige ACL-Rekonstruktion durch, ergänzt durch eine anterolaterale

Rekonstruktion, meist in Form eines anatomischen ALL-Ersatzes (die anatomische ALL-Rekonstruktion erhöht im Gegensatz zur Lemaire-Operation nicht den Druck im lateralen Kompartiment). Ein weiterer Grund für die Wahl dieses Verfahrens ist, dass die anterolaterale Rekonstruktion das ACL selbst vor einem Ausfall „schützt" und im Falle eines gleichzeitigen Meniskusrisses auch die Meniskusnaht „schützt" (weniger als die Hälfte der Meniskusrisse treten dann auf). Als Transplantat der ersten Wahl verwenden wir fast immer ein minimalinvasives Sehnen-Knochen-Transplantat aus der M.-quadriceps-femoris-Sehne für die ACL-Plastik und ein Transplantat aus dem M. gracilis für die ALL-Rekonstruktion. Verwenden wir das Navigationssystem nicht, fügen wir vor allem in diesen Fällen eine anterolaterale Rekonstruktion nach dem anatomischen einbündeligen ACL -Ersatz hinzu, wenn

- der Varus-Stress-Test oder der Pivot-Shift-Test nach der ACL-Rekonstruktion zum „Zeitpunkt 0" positiv ist,
- die größere Tibiainnenrotation nach der ACL-Rekonstruktion zum „Zeitpunkt 0" fortbesteht,
- vor der Operation ein signifikant schmerzfreier Pivot-Shift-Test vorliegt,
- Patienten jünger sind als 30 Jahre,
- bei Patienten höhere Anforderungen an die körperliche Aktivität vorliegen,
- Rerupturen des ACL vorliegen,
- gleichzeitig durchgeführte Meniskusnähte vorliegen,
- ligamentäre Hyperlaxität vorliegt,
- es zu einer problematischen Fixierung des ACL-Transplantats (Osteoporose usw.) kommt.

Wie bereits erwähnt, wird die Innenrotation des Schienbeins gegenüber dem Oberschenkelknochen von mehreren Strukturen kontrolliert, nicht nur vom ALL. Weitere wichtige Stabilisatoren sind der Tractus iliotibialis und der Außenmeniskus. Die Bedeutung der Kaplan-Fasern des Tractus iliotibialis (die sowohl zum kranialen als auch zum kaudalen Teil des distalen Oberschenkelknochens verlaufen) für die Rotationsstabilität des Knies wird überschätzt. Dennoch entfernen wir bei der Operation nach Lemaire keinen Streifen, der breiter als 1 cm ist, und schützen den vorderen Teil des Tractus iliotibialis. Das Hinterhorn des Seitenmeniskus ist ein weiterer wichtiger statischer Stabilisator gegen die Innenrotation des Schienbeins. Es wird durch die meniskofemoralen Bänder (Humphrey vor und Wrisberg hinter dem Kreuzband) stabilisiert. Bei einer kleinen meniskuskapsulären Ablösung wird der abgelöste Teil des Meniskus von den genannten Bändern gehalten, luxiert nicht und hat daher eine gute Heilungsprognose (innerhalb von drei bis vier Monaten). Liegt jedoch eine erhebliche Verletzung des hinteren Teils des Außenmeniskus vor, ziehen wir die Naht der partiellen Meniskektomie eindeutig vor. Wenn aus irgendeinem Grund ein größerer Teil des Außenmeniskus entfernt wird, wird eine Transplantation empfohlen. Einige Autoren empfehlen bei der Meniskusnaht eine direkte Rekonstruktion der anterolateralen Strukturen (nicht nur des lateralen), um die Naht vor einem Versagen zu „schützen". In unserer Abteilung führen wir bei Verletzungen des Kniegelenks eine akute Arthroskopie durch, bei der der verletzte Meniskus, wenn möglich, genäht wird (wobei der ACL-Stumpf *in situ* belassen und ACL und ALL in einem zweiten Eingriff rekonstruiert werden). Wenn eine Segond-Fraktur diagnostiziert wird, refixieren wir das Fragment akut an seiner ursprünglichen Stelle und durchtrennen das ALL (Abb. 9, 10).

Die Innenrotationsinstabilität des Knies bei ACL-Verletzungen ist ein häufiger Befund. Sie kann auf zwei Arten behandelt werden – mit einer zweibündeligen ACL-Rekonstruktion oder

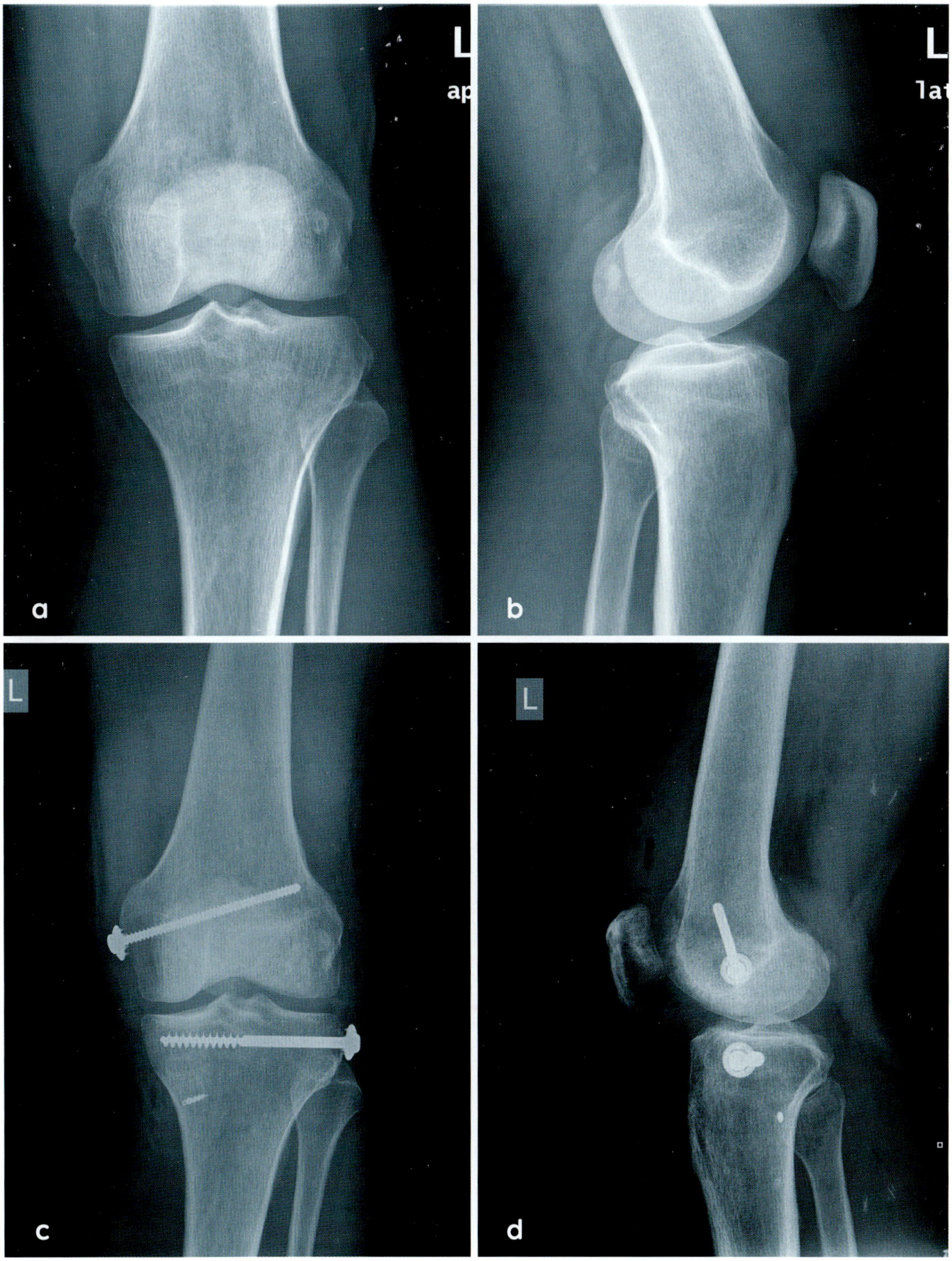

Abb. 9: Verletzung der Kniestabilisatoren bei einem 40-jährigen Mann. Das Röntgenbild (anteroposteriore Projektion) zeigt die Segond-Fraktur (a, b). Der innere laterale Komplex wurde frühzeitig mit einem Achillessehnen-Allotransplantat rekonstruiert, und die Segond-Fraktur wurde mit einer Schraube fixiert (c, d). Im Intervall unterzog sich der Patient einer Plastik des vorderen Kreuzbandes.

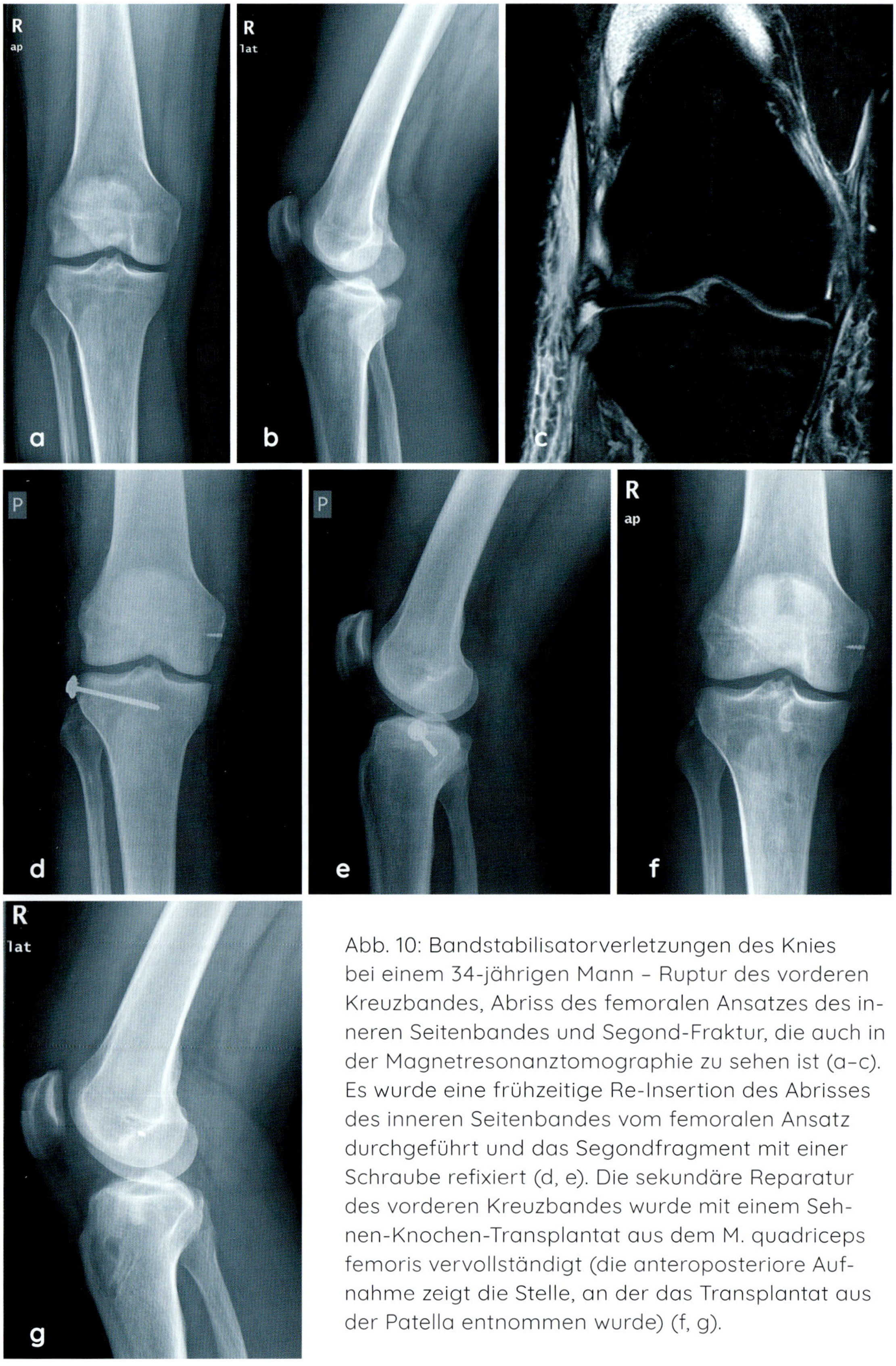

Abb. 10: Bandstabilisatorverletzungen des Knies bei einem 34-jährigen Mann – Ruptur des vorderen Kreuzbandes, Abriss des femoralen Ansatzes des inneren Seitenbandes und Segond-Fraktur, die auch in der Magnetresonanztomographie zu sehen ist (a–c). Es wurde eine frühzeitige Re-Insertion des Abrisses des inneren Seitenbandes vom femoralen Ansatz durchgeführt und das Segondfragment mit einer Schraube refixiert (d, e). Die sekundäre Reparatur des vorderen Kreuzbandes wurde mit einem Sehnen-Knochen-Transplantat aus dem M. quadriceps femoris vervollständigt (die anteroposteriore Aufnahme zeigt die Stelle, an der das Transplantat aus der Patella entnommen wurde) (f, g).

einer anatomischen einbündeligen ACL-Rekonstruktion zusammen mit einer Rekonstruktion der anterolateralen Strukturen. Der Verbleib der Innenrotationsinstabilität nach einer anatomischen einbündeligen ACL-Rekonstruktion verschlechtert das klinische Ergebnis und die Prognose des Eingriffs. In unserer Praxis wird die anatomische ALL-Rekonstruktion mit den meisten ACL-Operationen verbunden.

1. Hart R, Štipčák V. Přední zkřížený vaz kolenního kloubu. Maxdorf/Jessenius, Praha, 2010.
2. Komzák M, Hart R, Okál F et al. AM bundle controls the anterior-posterior and rotational stability to a greater extent than the PL bundle – A cadaver study. Knee. 2013; 20:551–555.
3. Komzák M, Hart R, Okál F et al. Does the posterolateral bundle influence rotational movement more than the anteromedial bundle in anterior cruciate ligament reconstruction? A clinical study. J Bone Jt Surg Br. 2012; 94:1372–1376.
4. Hart R, Kučera B, Safi A. Hamstringy versus quadriceps u dvousvazkových rekonstrukcí předního zkříženého vazu. Acta Chir Orthop Traumatol Cechoslov. 2010; 77:296–303.
5. Komzák M, Hart R, Šmíd P et al. Vliv centrální anatomické jednosvazkové a anatomické dvojsvazkové rekonstrukce předního zkříženého vazu na stabilitu kolenního kloubu. Klinická studie. Acta Chir Orthop Traumatol Cechoslov. 2014; 81:276–280.
6. Komzák M, Hart, R, Šmíd P et al. Vliv plasmy bohaté na trombocyty (PRP) na hojení štěpu při rekonstrukci LCA kolenního kloubu – prospektivní studie. Acta Chir Orthop Traumatol Cechoslov. 2015; 82:135–139.
7. Burks RT, Crim J, Fink BP et al. The effect of semitendinosus and gracilis harvest in anterior cruciate ligament reconstruction. Arthroscopy. 2005; 21:1177–1185.
8. Carofino B, Fulkerson J. Medial hamstring tendon regeneration following harvest for anterior cruciate ligament reconstruction: fact, myth, and clinical implication. Arthroscopy. 2005; 21:1257–1264.
9. Lee S, Seong SCh, Jo ChH et al. Anterior cruciate ligament reconstruction with use of autologous quadriceps tendon graft. J Bone Joint Surg Am. 2007; 89(Suppl.3):116–126.
10. Hadjicostas PT, Soucacos PN, Berger I et al. Comparative analysis of the morphologic structure of quadriceps and patellar tendon: a descriptive laboratory study. Arthroscopy. 2007; 23:744–750.
11. Lian J, Diermeier T, Meghpara M et al. Rotatory knee laxity exists on a continuum in anterior cruciate ligament injury. J Bone Joint Surg Am. 2020; 102:213–220.
12. Thein R, Boorman-Padgett J, Stone K et al. Biomechanical assessment of the anterolateral ligament of the knee. J Bone Joint Surg. Am. 2016; 98:937–943.
13. Guenther D, Irarrázaval S, Bell KM et al. The role of extra-articular tenodesis in combined ACL and anterolateral capsular injury. J Bone Joint Surg Am. 2017; 99:1654–1660.
14. Claes S, Vereecke E, Maes M et al. Anatomy of the anterolateral ligament of the knee. J Anat. 2013; 23:321–328.
15. Dodds AL, Halewood C, Gupte CM et al. The anterolateral ligament. Anatomy, length changes and association with the Segond fracture. J Bone Joint Surg Br. 2014; 325–331.
16. Helito CP, Demange MK, Bonadio MB et al. Anatomy and histology of the knee anterolateral ligament. Orth J Sports Med. 2014; DOI:10.1177/2325967113513546.
17. Vincent JP, Magnussen RA, Germez F et al. The anterolateral ligament of the human knee: an anatomic and histologic study. Knee Surg Sports Traumatol Arthrosc. 2012; 20:147–152.
18. Claes S, Bartholomeeusen S, Bellemans J. High prevalence of anterolateral ligament abnormalities in magnetic resonance images of anterior cruciate ligament-injured knees. Acta Orthop Belg. 2014; 80:45–49.
19. Komzák M, Hart R, Paša L et al. Biomechanical assessment of the reconstruction of the anterolateral ligament during anterior cruciate ligament surgery. Clin Invest. 2017; 7:95–102.

15. Postmeniskektomiesyndrom, Meniskustransplantation

Heutzutage wird das Thema der frühen Arthrose des Kniegelenks, das früher praktisch unbekannt war, in unserem Bereich immer häufiger diskutiert. Prominente Experten auf diesem Gebiet haben diese Erkrankung 2012 definiert und klassifiziert (1). Dabei handelt es sich um eine Unterteilung der Grade 0 und 1 der klassischen Kellgren-Lawrence-Klassifikation von 1957. Die drei Hauptkriterien für die Diagnose einer frühen Arthrose des Knies sind Schmerzen, ein Grad 0-1- (Kellgren-Lawrence) Befund im Röntgenbild und der Nachweis von Knorpelveränderungen in der Arthroskopie oder MRT. Die morphologischen Veränderungen des Knorpels lassen sich im Wesentlichen in vier Grade einteilen (klassische Outerbridge-Klassifikation):

- Chondromalazie,
- oberflächliche Fibrillation,
- tiefe Fissuren und
- Fehlen von Knorpel.

Eine neuere, aber ähnliche Klassifizierung ist die ICRS-Klassifizierung aus dem Jahr 2000. Die Einstufung von Knorpelläsionen im MRT erfolgt nach der WORMS-Klassifizierung. Das BLOKS-System wird zur makroskopischen Klassifizierung von Knorpelveränderungen bei früher Arthritis verwendet. Dabei wird der Knorpeldefekt nach Breite (Stadium) und Tiefe (Grad) charakterisiert. Bei Defekten mit einer Breite von 8 mm oder weniger kommt es zu keiner signifikanten Kraftbelastung des Knorpels an den Defekträndern, während bei Defekten mit einer Breite von 10 mm oder mehr eine signifikante Überlastung (Randbelastung) auftritt. Die frühe Arthrose betrifft alle Teile des Gelenks. Der Knorpel verändert sich in seiner Struktur und Zusammensetzung. Der subchondrale Knochen nimmt an Dicke zu und es bilden sich Mikrorisse, in die anschließend Gelenkflüssigkeit gepresst wird und sich subchondrale Zysten bilden. Die Gelenkkapsel wird dick und fibrotisch. Ebenso kommt es zu Veränderungen an den Bändern und dem Hoffa'schen Körper.

Im Zusammenhang mit dem Begriff Früharthrose wurde der Begriff „Neuarthrose" geprägt. Mit der zunehmenden Aktivität der Bevölkerung steigt die Zahl der Patienten mit Frühgonarthrose rapide an. Die Weltgesundheitsorganisation schätzt inzwischen, dass fast 20 % der Frauen und 10 % der Männer unter 60 Jahren eine Gonarthrose entwickeln. Dies ist unter anderem auf die heutige Bevölkerung zurückzuführen, die im Durchschnitt 20 % schwerer, 20 % aktiver und 25 % älter ist als vor 20 bis 30 Jahren.

Die biomechanische, strukturelle und biologische Bedeutung der Menisken im Kniegelenk ist groß. Die Menisken nehmen durchschnittlich 60 % der Kontaktfläche zwischen Femur- und Tibiaknorpel ein und tragen somit einen großen Teil der Kontaktbelastung (medialer Meniskus 50 %, lateraler 70 %). Nach einer Meniskektomie nimmt die tibiofemorale Kontaktfläche deutlich ab, während die Kontaktkräfte um das Zwei- bis Dreifache ansteigen. Mit der Radikalität der Resektion steigt logischerweise auch die anschließende Überlastung des jeweiligen Kompartiments. Die Menisken sind auch wichtige sekundäre Stabilisatoren des Kniegelenks. Eine partielle posterolaterale Meniskektomie reduziert die Gelenkstabilität deutlich (2). Der mediale Meniskus ist ein sekundärer Stabilisator des Kniegelenks vor allem in der Sagittalebene, der laterale Meniskus in der Frontalebene und vor allem in der Transversalebene

(Rotationsebene). Kürzlich wurde festgestellt, dass die Menisken auch eine schmierende und propriozeptive Funktion haben.

Dies alles sind Gründe, warum die Meniskusentfernung in einem hohen Prozentsatz der Fälle zur Entwicklung einer frühen Gonarthrose führt. Diese geht dann nahtlos in eine fortgeschrittene Arthrose über, wie wir bereits vor vielen Jahren in der Langzeitbeobachtung gezeigt haben (3). Das Fehlen des Meniskus in Kombination mit einer Läsion des vorderen Kreuzbandes (ACL) führt nach 25 Jahren in 100 % der Fälle zur Entwicklung einer Gonarthrose; dieser Prozentsatz sinkt mit einer ACL-Rekonstruktion (50–70 %). Übergewichtige Frauen sind besonders gefährdet. Subjektiv wird die Meniskektomie von den Patienten viel besser vertragen, wenn die Gelenkstabilität erhalten bleibt. Eine Meniskektomie wird am besten vertragen, wenn eine kleine Resektion des medialen Meniskus bei einem jungen Sportler vorliegt, insbesondere wenn es sich um einen schlanken Mann handelt. Degenerative Gelenkveränderungen, eine Kreuzbandinsuffizienz und das Vorhandensein einer Achsabweichung haben einen negativen Einfluss auf das funktionelle Ergebnis (4).

Unser Ziel sollte immer sein, den Meniskus zu erhalten. Das Alter des Patienten ist weniger ausschlaggebend als die Aktivität des Patienten und insbesondere das Vorhandensein oder Nichtvorhandensein einer Arthrose Mit anderen Worten, es ist notwendig, eine chronische degenerative Ruptur bei Arthrose von einer akuten Ruptur bei einem Sportler zu unterscheiden. Wenn die Achsdeformität mehr als 5° beträgt, sollte eine Korrekturosteotomie durchgeführt werden. Im Falle einer Instabilität müssen die entsprechenden Bänder rekonstruiert werden. Eine präoperative Planung auf der Grundlage der Magnetresonanztomographie ist unerlässlich. Für jede Art von Meniskusriss (Radial-, Horizontal-, Längsrisse vom Korbhenkeltyp, größere Risse vom Entenschnabeltyp, laterale Wurzelläsionen, mediale Rampenläsionen) sollte eine Nahttechnik zur Verfügung stehen, damit wir nicht vom arthroskopischen Befund überrascht werden. Wenn ein Nahtversuch fehlschlägt, sollte er ein zweites Mal unternommen werden. Wiedervernähungen sind in 70 % der Fälle erfolgreich. Eine Meniskusresektion sollte das letzte Mittel sein. Bei Operationen am medialen Meniskus lösen wir immer das innere Seitenband mit einer Nadel (Pie Crushing), um genügend Platz für die Arbeit zu schaffen. Dies ist eine sichere Technik, mit der der mediale Spalt um 3–5 mm erweitert wird. Wenn das laterale Kompartiment zu eng ist, müssen die Ports gewechselt werden. Wir haben uns in unserer Einrichtung nie auf die „All-inside"-Technik verlassen, sondern immer die klassische „Outside-in"-Technik bevorzugt, und wir sind auch zur „Inside-out"-Technik als Goldstandard der Meniskusnaht zurückgekehrt. Wenn wir bei der Inside-out-Naht des Hinterhorns des medialen Meniskus wichtige neurovaskuläre Strukturen gefährden, zögern wir nicht, den posteromedialen Zugang zu wählen und einen Protektor zwischen der Gelenkkapsel und dem medialen Kopf des M. gastrocnemius einzusetzen. Wird die Läsion des hinteren Meniskusanteils nicht behandelt, führt dies zu einer Extrusion des Meniskus über die Gelenkflächen hinaus, wodurch sogar der gesamte Meniskuskörper für die Lastübertragung unbrauchbar wird (5). Nach jeder Naht versuchen wir, seine Heilung zu stimulieren. Wir führen Mikrofrakturierung im interkondylären Raum durch und in den letzten Jahren bringen wir auch ein Blutkoagulum in die Naht ein (vor dem Anziehen der Naht). In Übersee werden verschiedene biologisch abbaubare Poly-Caprolacton-„Pflaster" für Meniskusrisse erprobt, aber diese Methode hat noch keine breite Anwendung gefunden.

Die partielle Meniskektomie ist immer noch der häufigste orthopädische Eingriff. Wenn aus irgendeinem Grund eine subtotale oder sogar totale Meniskektomie durchgeführt wird, besteht für das Knie das Risiko, eine frühe und dann fortgeschrittene Gonarthrose zu entwickeln. Das Syndrom der Überlastung eines Kniegelenkkompartiments nach einer subtotalen oder totalen Meniskektomie wird als Postmeniskektomiesyndrom bezeichnet. Es äußert sich durch Schmerzen im entsprechenden Kompartiment des Gelenks. Die Erkrankung ist oft lange Zeit symptomlos, wobei das laterale Kompartiment schneller voranschreitet als das mediale. Wenn die konservative Therapie versagt, ist der Meniskusersatz die einzige wirksame Behandlung gegen die Schmerzen und zur Vorbeugung von Arthrosen.

Heutzutage gibt es einen klaren Trend zum biologischen Ersatz von Knochen, Knorpel, Bändern und Menisken. Es wird versucht, den Erfolg dieser Verfahren durch den Einsatz von mesenchymalen Stammzellen und Wachstumsfaktoren (meist in Form von plättchenreichem Plasma) zu steigern. Ziel der biologischen Rekonstruktion ist es, Schäden an den betroffenen Strukturen nicht nur bei Patienten mit ansonsten gesunden Gelenken zu beheben, sondern auch das Fortschreiten der frühen Gonarthrose bei „Neuarthrotikern" aufzuhalten oder zumindest zu verlangsamen. In der Vergangenheit wurden z.B. in Deutschland Versuche zum Meniskusersatz mit körpereigener M.-quadriceps-femoris-Sehne unternommen, deren Ergebnisse jedoch den Berichten der Chirurgen zufolge mit Meniskektomien vergleichbar waren und die daher aufgegeben wurden. Einige Unternehmen haben begonnen, „künstliche Menisken" herzustellen. Dabei handelt es sich in der Regel um Kollagenmeniskusersatz (Scaphoide), bei dem Rinderachillessehnen verwendet werden, um meniskusähnliches Gewebe mit Hilfe der Gentechnik herzustellen. Leider hat sich bei längerer Nachbeobachtung herausgestellt, dass diese Ersatzstücke zu 60 % von Fibroblasten besiedelt werden, was dazu führte, dass sie nur zum Auffüllen von Meniskusdefekten und nicht, wie ursprünglich vorgesehen, zum Ersatz des gesamten Meniskus geeignet sind. Wir selbst haben keine Erfahrung mit diesen partiellen Meniskusersatzmaterialien.

1989 veröffentlichte Milachowski als erster die allogene Meniskustransplantation (6). Die Ergebnisse der ersten Studien nach zehn Jahren waren nicht ermutigend – ein Drittel der Fälle heilte nicht ein und zwei Drittel der Patienten hatten eine fortschreitende Arthrose. Bei einem hohen Prozentsatz der Patienten kam es jedoch immer noch zu einer Schmerzlinderung und einer Verbesserung der Gelenkfunktion. Nach und nach wurde die Operationstechnik verfeinert, so dass sich die Ergebnisse deutlich verbesserten und die Meniskustransplantation zum Standardverfahren bei der Behandlung des Postmeniskektomiesyndroms wurde.

Bisher wurden vier Verfahren zur Konservierung von Meniskustransplantaten beschrieben:
- Konservierung von frischem Meniskus,
- Tiefgefrieren (–80 °C),
- Kryokonservierung – Tiefgefrieren (–196 °C) in einem Kryoschutzmedium (Glycerin) und
- Gefriertrocknung, die aufgrund von Veränderungen der mechanischen Eigenschaften des Meniskus und seiner Größe nicht mehr empfohlen wird.

Aus biologischer Sicht ist die erste Methode die beste, da sie den Meniskus frisch hält und den höchsten Prozentsatz an vitalen Fibrochondrozyten aufweist, was zur Erhaltung der mechanischen Eigenschaften des Meniskusgewebes führt. Allerdings muss die Implantation innerhalb von 14 Tagen nach der Spende erfolgen, was logistisch anspruchsvoll, teuer und vor allem in Europa nicht verfügbar ist. Wesentlich einfacher und kostengünstiger ist die

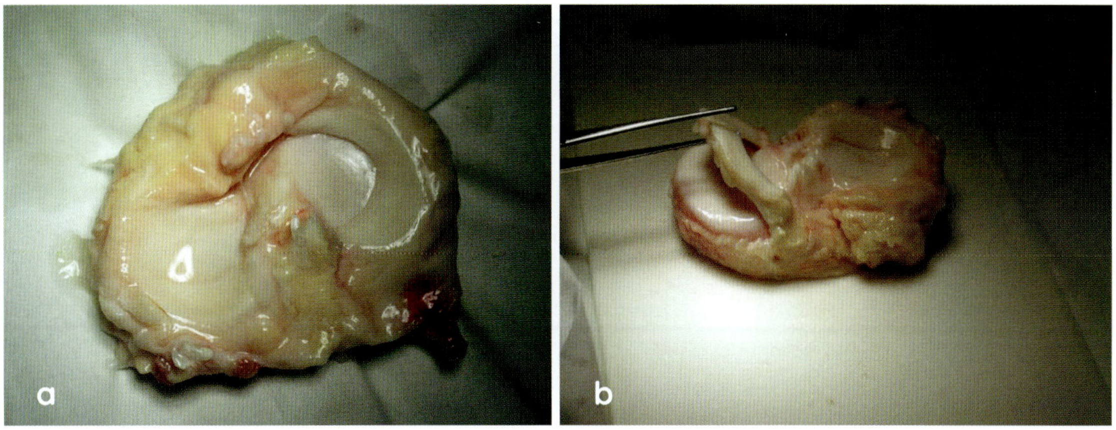

Abb. 1: Tiefgefrorenes proximales Ende der Tibia mit Menisken (a). Nach langsamem Auftauen erhält man den entsprechenden Meniskus (b).

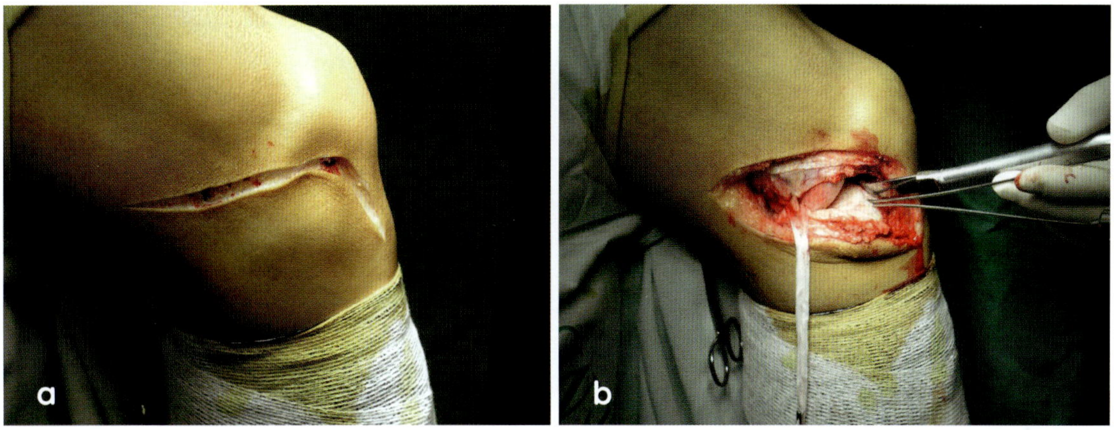

Abb. 2: Die Fotos zeigen den Hautschnitt (a) und den Zustand nach der Kapsulotomie, wobei das innere Seitenband an seinem Platz belassen wurde (b).

weltweit verbreitete Methode des schnellen Tiefgefrierens, bei der zwar der lebenswichtige zelluläre Anteil des Meniskusgewebes deutlich reduziert wird, die mechanischen Eigenschaften des Transplantats aber nur wenig beeinträchtigt werden. Das auf diese Weise eingefrorene Transplantat kann bis zu fünf Jahre gelagert werden (Abb. 1). Die Kryokonservierung sollte die lebenswichtigen zellulären Bestandteile der Menisken vor dem Einfrieren schützen, aber nach neueren Untersuchungen ist dies nicht der Fall und es handelt sich um eine wesentlich teurere Methode.

Die Indikation zur Meniskustransplantation ist ein stabiles Kniegelenk ohne Achsabweichung und ohne schwere degenerative Veränderungen. Die Breite des entsprechenden Gelenkspalts sollte nur geringfügig reduziert sein. Wir machen ein Standardröntgenbild im Stehen in Streckung, aber auch in 40° Beugung (das Röntgenbild ist nach kranial gerichtet), da das Fehlen von Knorpel deutlicher wird (der Gelenkspalt ist dann auf dem Bild stärker verkleinert). Eine weitere wesentliche Untersuchung ist für uns ein MRT beider Knie. Auf der betroffenen Seite beurteilen wir den Zustand des Knorpels, Kreuzbänder, Menisken usw., auf dem gesunden Knie messen wir die Größe des entsprechenden Meniskus. Was den Grad der Degeneration betrifft, so transplantieren wir auch im Bereich der frühen Gonarthrose (d.h. auch bei ausgeprägter Chondromalazie bis hin zum Fehlen von Knorpel – Outerbridge III und IV) auf jeden Fall, nur bei degenerativen Veränderungen nach Kellgren-Lawrence Grad 2, seltener bis Grad 3 (bei jüngeren aktiven Patienten) verzichten wir auf das Verfahren. Auch bei über 50-jährigen Patienten mit früher Arthrose sind die Ergebnisse zufriedenstellend, wenn auch der Prozentsatz der Transplantatversager etwas höher ist. Obwohl sich der Knorpelzustand nach einer Meniskustransplantation bei höhergradigem Gelenkverschleiß nicht wesentlich verbessert, fungiert das Transplantat noch lange als Stoßdämpfer, überlebt viele Jahre und verringert die Wahrscheinlichkeit einer Gelenkersatzimplantation (5 %). Eine fortgeschrittene Gonarthrose mit vorbestehenden strukturellen Veränderungen wie einer Konkavität des Tibiaplateaus oder massiveren Osteophyten ist eine Kontraindikation für eine Transplantation. Ebenso transplantieren wir den Meniskus nicht in ein steifes Kniegelenk. Wenn wir außerdem eine Achsabweichung von mehr als 5° (meist varus) feststellen, fügen wir zusätzlich eine Korrekturosteotomie hinzu. Diese Eingriffe sind dann komplex und relativ zeitaufwendig (die Operationszeit beträgt in der Regel drei Stunden). Bei übergewichtigen Patienten, bei systemischen Erkrankungen, bei Infektionen usw. führen wir keine Transplantation durch. Ob man bei einem asymptomatischen Patienten nach einer Meniskektomie mit erhaltenem Knorpel prophylaktisch operiert, ist umstritten; in diesen Fällen wird eine Transplantation noch nicht empfohlen.

Ein wichtiger Schritt ist die Wahl der richtigen Größe des Transplantats. Grundsätzlich gibt es drei oder vier Möglichkeiten, wie man vorgehen kann. Die Messung der anthropometrischen Parameter ist nicht genau und hat sich nicht durchgesetzt. Es wird die Pollard-Methode angewandt, bei der die sagittalen und frontalen Abmessungen des Tibiaplateaus auf einer Röntgenaufnahme oder einem CT-Scan gemessen und spezifische Modifikatoren zur Bestimmung der Größe (Länge und Breite) des Meniskus verwendet werden. Die Länge des medialen Meniskus beträgt etwa 80 % der anteroposterioren Dimension des Plateaus, die Länge des lateralen Meniskus 70 %. Ein Unterschied von 5 bis 10 % zwischen der Größe des ursprünglichen Meniskus und des Transplantats ist akzeptabel. Ein größeres Transplantat bedeutet eine Extrusion seines Körpers mit allen biomechanischen Folgen. Ein etwas kleinerer Meniskus stellt kein Problem dar (im Gegenteil, er ist vorteilhaft – er verhindert die Extrusion). In unserer Abteilung verwenden wir die genaueste Methode zur Messung der Länge und Breite des Meniskus, nämlich die Magnetresonanztomographie des gesunden Knies.

Der Meniskus kann offen, arthroskopisch assistiert über eine Miniarthrotomie oder rein arthroskopisch transplantiert werden. Wir beschäftigen uns seit fast 20 Jahren mit Meniskustransplantationen. In den ersten Jahren haben wir, wie die meisten anderen auch, offen operiert. Wir machten einen L-förmigen Hautschnitt, wobei der horizontale Teil des Schnittes über den entsprechenden Gelenkspalt verlief. Wir präparierten und debridierten das laterale Ligament in der Tiefe – der Epikondylus femoralis wurde nicht debridiert, um die Notwendigkeit einer Fixierung mit einer Spange nach der Operation zu vermeiden (Abb. 2).

Für die Vorbereitung des Transplantats gibt es verschiedene Empfehlungen. Ursprünglich wurde die Transplantation auf einen Schienenknochenblock (Schlüssellochtechnik) für mediale

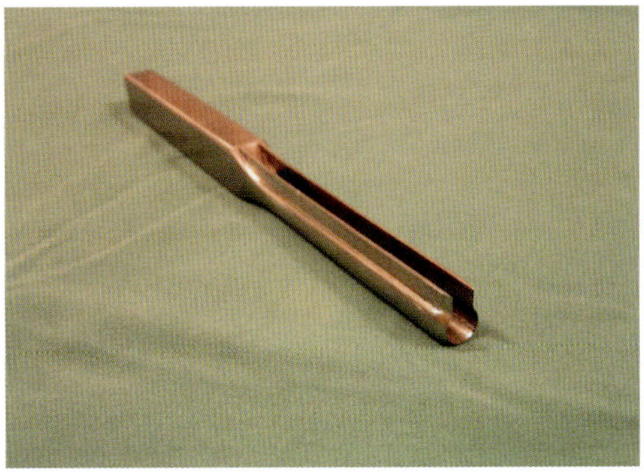

Abb. 3: Präparationswerkzeug für Meniskustransplantate mit Schienenblock.

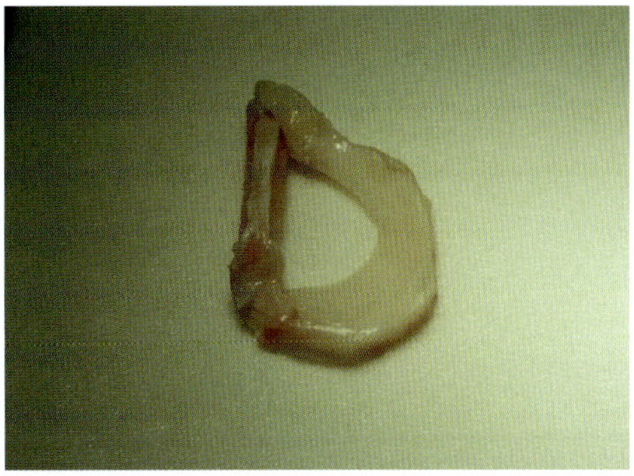

Abb. 4: Medialer Meniskus auf einem zur Transplantation bereiten Schienenknochenblock.

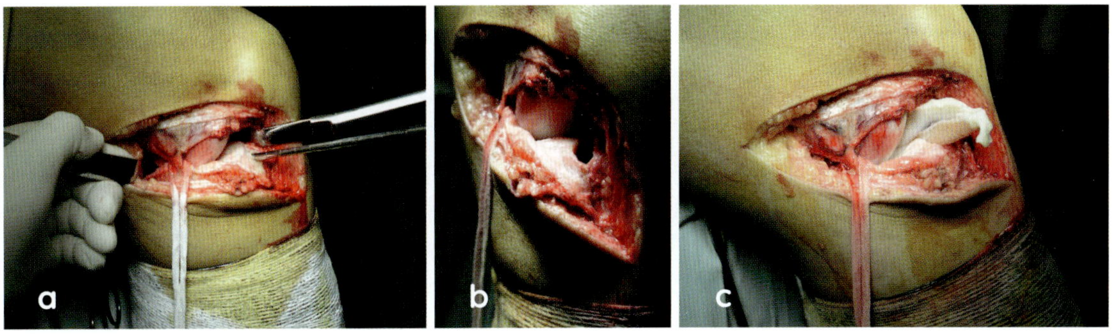

Abb. 5: An der Tibia des Empfängers wird mit einem kanülierten Bohrer (a,b) und einem Meißel eine schlüssellochförmige Nut hergestellt, in die der Knochenblock des Transplantats eingebracht wird (c).

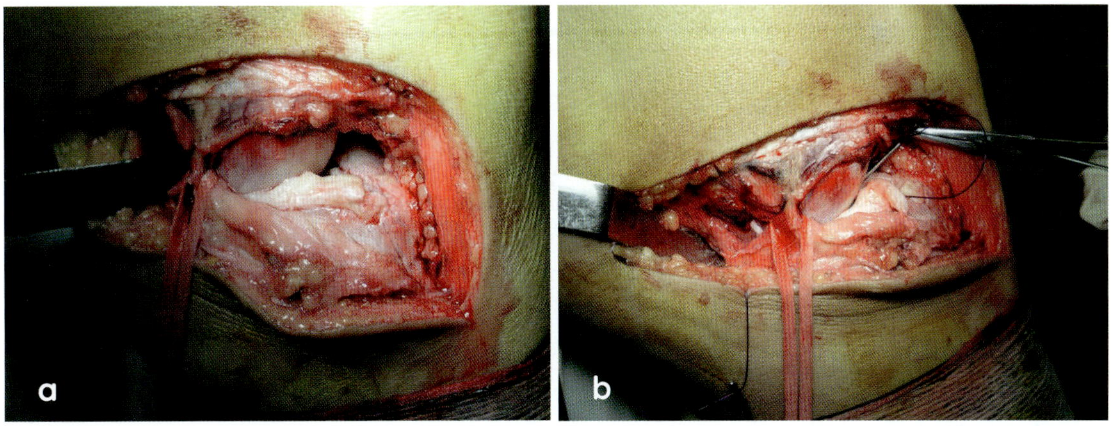

Abb. 6: Meniskus mit eingesetztem Knochenblock (a). Naht des Meniskus an der Gelenkkapsel mit der Inside-out-Technik (b).

und laterale Menisken empfohlen. Heutzutage wird sie nur noch für den lateralen Meniskus empfohlen. Wir verwenden ein speziell angefertigtes Instrument (Abb. 3), um einen Schienenknochenblock aus der Spendertibia zu schneiden, wobei die Enden der Meniskushornpfeiler erhalten bleiben (Abb. 4). An der Empfängertibia wird mit einem kanülierten Bohrer und Meißel eine schlüssellochförmige Nut hergestellt, in die der Knochenblock des Transplantats eingesetzt wird (Abb. 5). Bei dieser Technik entfallen die zusätzlichen Schritte zur Fixierung der Meniskusecken, und es wird lediglich der Meniskuskörper mit der Gelenkkapsel oder der Basis des ursprünglichen Meniskus vernäht (Abb. 6).

Heutzutage wird der mediale Meniskus arthroskopisch dorsal mit einem Knochenblock und ventral entweder mit einem Knochenblock oder nur mit dem Periost am Vorderhorn transplantiert. Für den lateralen Meniskus wird nach wie vor die Schlüssellochtechnik auf einem Einschienenknochenblock empfohlen, aber eine weniger invasive Technik, die arthroskopisch mit einer ventralen Miniarthrotomie unterstützt wird, ist bereits im Einsatz. Die Fixierung mit der Schlüssellochtechnik oder zumindest mit Knochenblöcken an den Ecken der Meniskustransplantate ist notwendig, um die physiologische Verteilung der Belastungskräfte auf die Gelenkkontaktflächen wiederherzustellen (die Verwendung einfacher Aufhängungsnähte ohne Knochenfixierung führt nicht zur Wiederherstellung des normalen Knorpeldrucks).

Bei der medialen Meniskustransplantation verwenden wir in der Regel nur die anterolateralen und anteromedialen Zugänge. Nach dem erforderlichen Débridement zielen wir mit einem 6 mm langen Tibiakanal auf das Hinterhorn des Meniskus. Anschließend ziehen wir den Meniskus mit der Hülse an der hinteren Ecke in das Knie zurück und ziehen den Knochenblock an der hinteren Ecke in den Kanal. Die Technik hierfür ist ähnlich wie das Dehnen des Transplantats bei der hinteren Kreuzbandplastik (Killer-Turn). Anschließend setzen wir das Transplantat mit einem stumpfen Instrument an die Stelle des ursprünglichen Meniskus. Weiters nähen wir den Meniskus mit der Outside-in-Technik mit einer Reihe von PDS-Nähten (Abb. 7). Nach dem Festziehen ziehen wir den Knochenblock des Hinterhorns des Transplantats im Kanal meist bis zum Knopf an der vorderen Kortikalis der Tibia. Abschließend fixieren wir den Knochenblock ventral am zweiten Kanal am vorderen Rand der Tibia und vernähen die Naht mit dem umgebenden Gewebe (nach minimaler Erweiterung des arthroskopischen Ports). Für den lateralen Meniskus ist das Verfahren ähnlich, mit dem Unterschied, dass wir das Transplantat aus der Miniarthrotomie auf einem Schienenknochenblock in das Gelenk einbringen. Bei der Vorbereitung des „Schlüssellochs“ sollte man sich der individuellen Neigung des dorsalen Tibiaplateaus bei jedem Patienten bewusst sein (die Verwendung eines C-Bogens ist angebracht). Um die Wahrscheinlichkeit des Transplantatanbaus zu erhöhen, empfehlen einige Autoren die Injektion von mesenchymalen Stammzellen und Wachstumsfaktoren (plättchenreiches Plasma) in das Gelenk.

Ein wesentliches biomechanisches Problem ist die Extrusion des transplantierten Meniskus und damit der Verlust der Funktion (Abb. 8). Es wird empfohlen, am zweiten Tag nach der Operation eine MRT-Untersuchung durchzuführen, um festzustellen, ob die Extrusion durch den Chirurgen oder später durch den Patienten verursacht wurde. Eine Extrusion des Meniskus um mehr als 3 mm außerhalb des Gelenkspalts wird als signifikant angesehen. Um eine Extrusion zu verhindern, wird neuerdings empfohlen, zusätzlich zum vorderen und hinteren Horn eine Fixierung an der Tibia posteromedial anzubringen. Meniskusextrusionen wurden am häufigsten

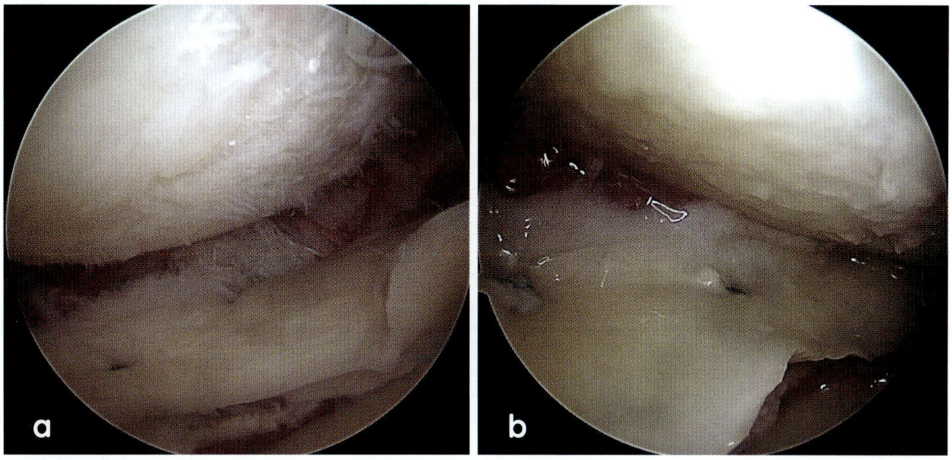

Abb. 7: Zustand nach Fixierung des medialen Meniskustransplantats mit PDS-Nähten (a, b).

Abb. 8: Partielle Extrusion eines bereits befestigten Transplantats außerhalb der Gelenkfläche der Tibia.

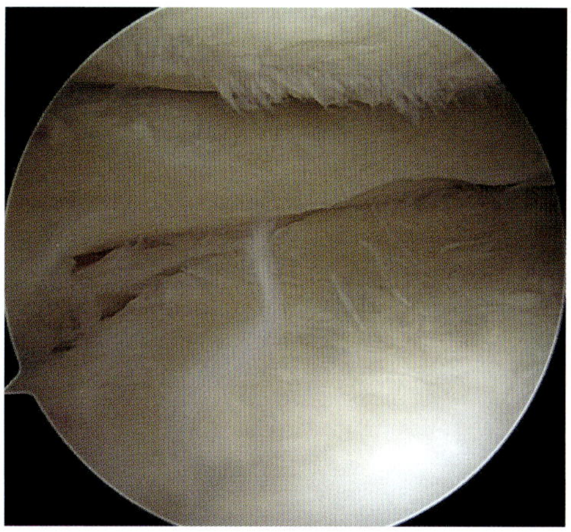

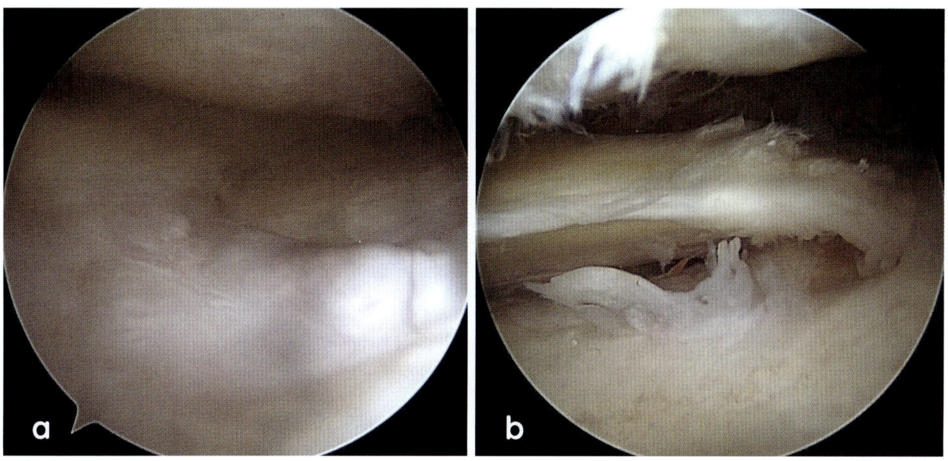

Abb. 9: Transplantateinheilung am Vorder- (a) und Hinterhorn (b) drei Monate nach der Operation.

nach offenen Eingriffen beobachtet. Was die Fixierung der Meniskushörner betrifft, so besteht ein größeres Risiko der Extrusion, wenn die Technik ohne Knochenblöcke (Fixierung nur am Periost) verwendet wird. Die Verwendung von Knochenblöcken erhöht deutlich die Festigkeit der Transplantatfixierung (Abb. 9) und verringert das Risiko der Extrusion (Abb. 10). Letzteres tritt laut Literatur in 25 bis 75 % der Fälle auf (häufiger bei offenen Verfahren und bei der Fixierung von Meniskushörnern ohne Knochenblöcke). Obwohl die Transplantatextrusion ein biomechanisch bedeutsames Problem darstellt, konnte bisher kein Zusammenhang zwischen ihr und dem subjektiven Ergebnis, der Entwicklung einer Arthrose oder dem Fortschreiten der Chondromalazie, in der Magnetresonanztomographie nachgewiesen werden.

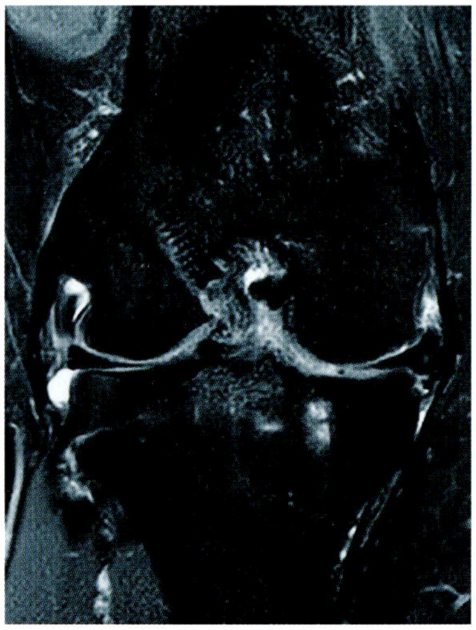

Abb. 10: Die Magnetresonanztomographie ein Jahr nach medialer Meniskustransplantation und ACL-Plastik zeigt die perfekte Position des Transplantats im Gelenkspalt.

Wie bereits erwähnt, sind ein stabiles Gelenk und eine physiologische Achse der Gliedmaße Voraussetzungen für die Meniskustransplantation. Ist dies nicht der Fall, führen wir die Transplantation gar nicht erst durch. Je nach Befund führen wir nach der Meniskustransplantation eine Kreuzbandplastik, eine Korrekturosteotomie oder beide Verfahren gleichzeitig durch (Abb. 11). Wenn wir auch einen chondralen Defekt finden, behandeln wir diesen nach der Meniskustransplantation im selben Eingriff (mit Hyaluronskapholds, die mit mesenchymalen Stammzellen gesättigt sind) (Abb. 12).

Die postoperative Behandlung unterscheidet sich nicht wesentlich, unabhängig davon, ob die Transplantation allein oder zusätzlich zur Kreuzbandplastik, Osteotomie oder zum Knorpelersatz durchgeführt wird. Der Patient beginnt am zweiten Tag nach der Operation mit aktiver Bewegung. Ab der sechsten Woche erlauben wir eine allmähliche Belastung und ab der zwölften Woche nach der Operation eine Vollbelastung. Die Therapie konzentriert sich neben der Wiederherstellung des Bewegungsumfangs und der Muskelkraft auf propriozeptive Übungen. Sechs Monate nach der Operation beginnt der Patient allmählich wieder mit der sportlichen Betätigung.

Die klinischen Ergebnisse der meisten Autoren zeigen eindeutig eine Verbesserung des Zustands in der mittel- und langfristigen Nachsorge, nicht nur bei jungen Sportlern, sondern auch bei älteren aktiven Patienten mit früher Gonarthrose. Neben der Verbesserung der Gelenkfunktion und der Schmerzlinderung steigt auch ihre Lebensqualität. Dies geht in der Regel mit guten Befunden bei der Nachuntersuchung mittels Magnetresonanztomographie (Abb. 13) oder Second-look-Arthroskopie (Abb. 14) einher. Komplikationen treten selten auf. Bislang wurde nur über ein Transplantatversagen berichtet. Es wurde nach einigen Monaten aus dem Gelenk entfernt (eine Reinsertion war aufgrund der Beschädigung nicht möglich). Die Meniskustransplantation ist nicht nur eine Lösung für das Postmeniskektomiesyndrom bei jungen Sportlern, sondern verbessert auch den Zustand des betroffenen Gelenkteils bei sogenannten „Neuarthrotikern“ (Abb. 15).

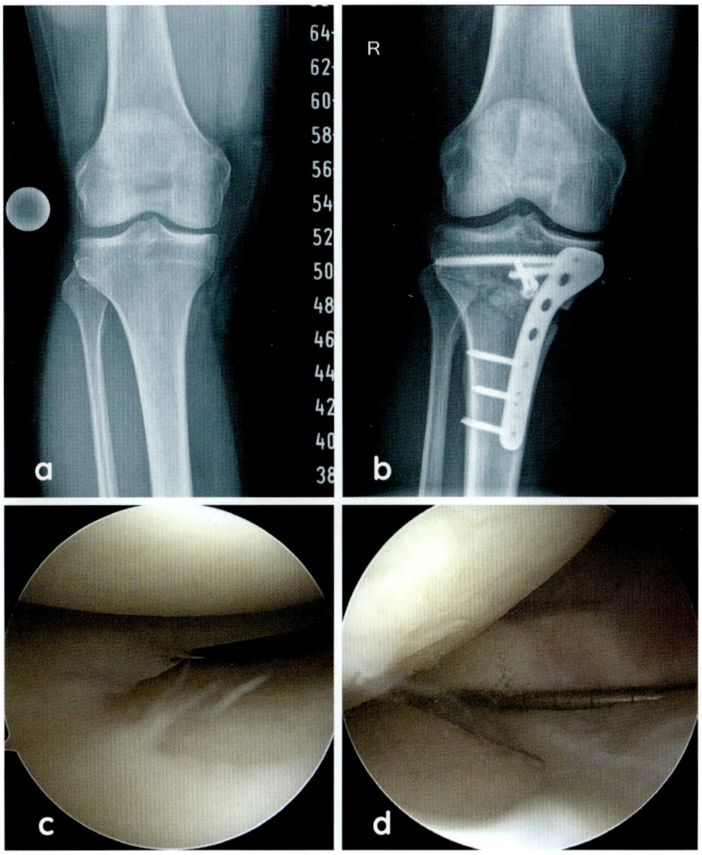

Abb. 11: Männlich, 36 Jahre alt, mit leichtem Varusknie, Status nach ACL-Ruptur und nach subtotaler medialer Meniskektomie in einer anderen Einrichtung (a). Gleichzeitig wurden eine mediale Meniskustransplantation, eine Reparatur des vorderen Kreuzbandes und eine valgisierende Tibiaosteotomie durchgeführt (b). Ein Jahr später wurde während der Metallentfernung eine Second-look-Arthroskopie durchgeführt, bei der der mediale Meniskus in gutem Zustand zur Darstellung kommt (c) und eine gute Integration seines Hinterhorns (d) festgestellt wurde.

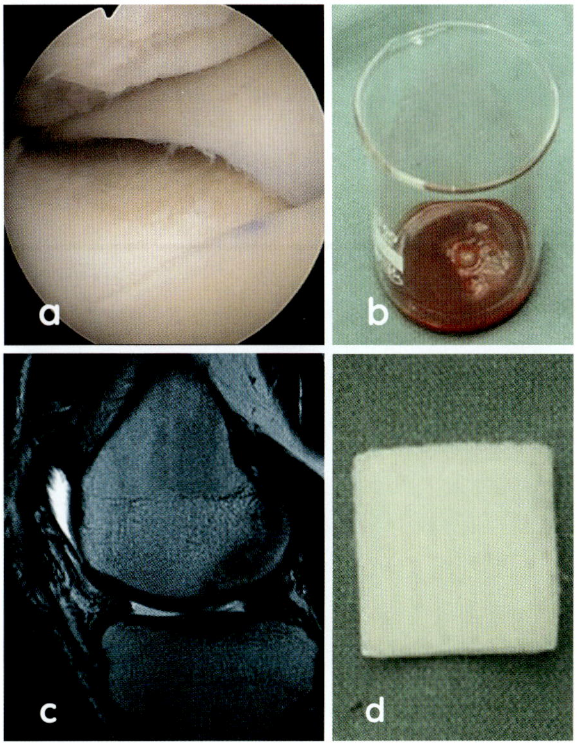

Abb. 12: Laterales Meniskustransplantat in situ, chondraler Defekt am lateralen Femurkondylus (a). Zur Behandlung der chondralen Läsion wurde ein mit Knochenmarkkonzentrat getränktes Hyaluronsäure-Scaffold (b) verwendet (c). Ein Jahr nach der Operation zeigen die Ergebnisse der Magnetresonanztomographie eine ideale Überlappung des ursprünglichen chondralen Defekts (d).

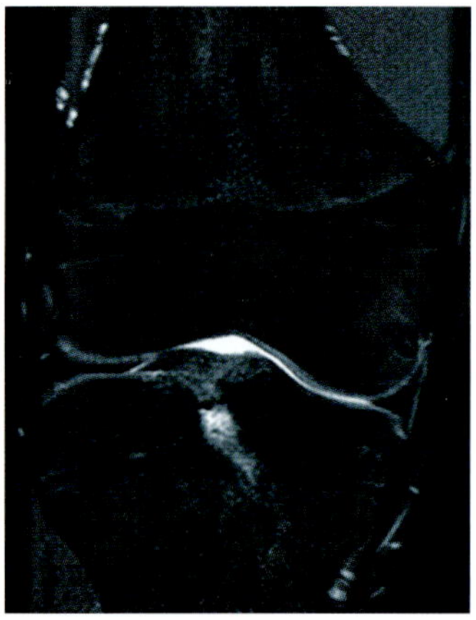

Abb. 13. Magnetresonanztomographiebefunde sieben Jahre nach lateraler Meniskustransplantation. Die Signalveränderung in der Tibia nach dem Einbringen des Knochenblocktransplantats ist immer noch erkennbar.

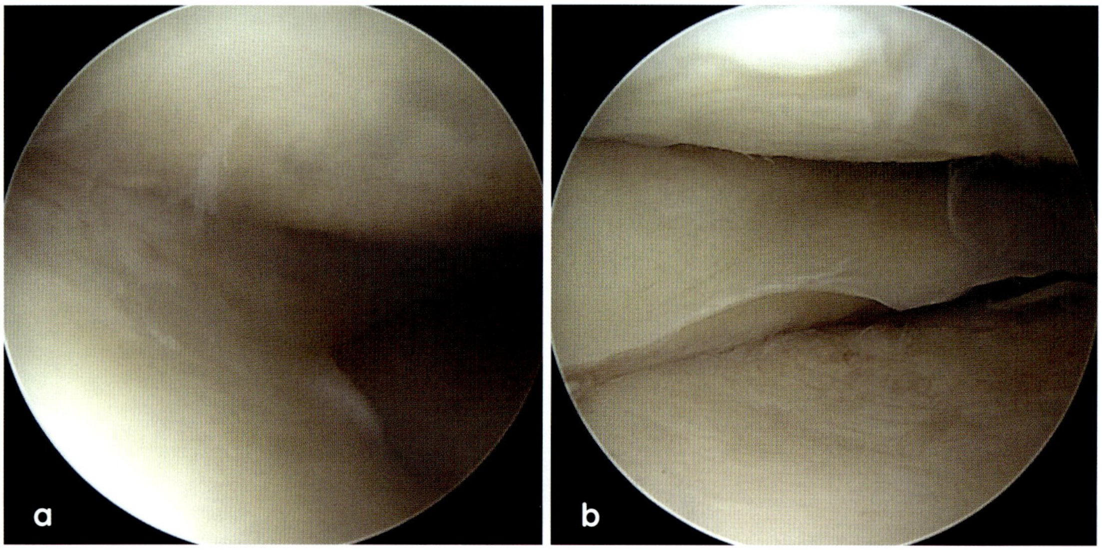

Abb. 14. Der Befund elf Jahre nach medialer Meniskustransplantation bei der Second-look-Arthroskopie zeigt einen guten Zustand der vorderen (a) und hinteren (b) Anteile des Transplantats.

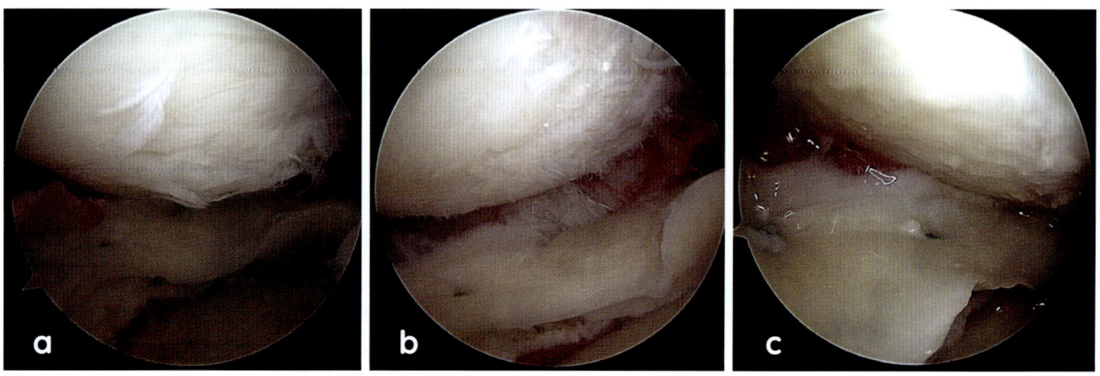

Abb. 15. Mediales Meniskustransplantat in situ bei einer 41-jährigen Patientin mit beginnender medialer Gonarthrose (a–c).

1. Luyten FP, Denti M, Filardo G, Kon E, Engebretsen L. Definiton and classification of early osteoarthritis of the knee. Knee Surg Sports Traumatol Arthrosc. 2012; 20:401–406.
2. Novaretti JV, Lian J, Patel NK et al. Partial lateral meniskektomy affects knee stability even in anterior cruciate ligament-intact knees. J Bone Joint Surg Am. 2020; 102:567–573.
3. Hart R, Janeček M, Šiška V et al. Korelace dlouhodobých klinických a radiologických výsledků po meniskektomiích. Acta Chir Orthop Traumatol Cechoslov. 2005; 72:304–307.
4. Smith JRH, Houck DA, Kraeutler MJ et al. „Doctor, what happens after my meniscectomy?" J Bone Joint Surg Am. 2019; 101:1965–1973.
5. Berthiaume MJ, Raynauld JP, Martel-Pelletier J et al. Meniscal tear and extrusion are strongly associated with progression of symptomatic knee osteoarthritis as assessed by quantitative magnetic resonance imaging. Ann Rheum Dis. 2005; 64:556–563.
6. Milachowski KA, Weismeier K, Wirth CJ. Homologous meniscus transplantation. Experimental and clinical results. In Orthop. 1989; 13:1–11.

16. Hinteres Kreuzband

Mit dem allgemeinen Anstieg der Zahl der Knieverletzungen nimmt auch der Anteil der Verletzungen des hinteren Kreuzbandes (PCL) zu, doch handelt es sich immer noch um eine seltene Läsion. Die höhere Inzidenz ist auch auf die verbesserten diagnostischen Möglichkeiten der Magnetresonanztomographie zurückzuführen. Neben der posterioren Verschiebung des Schienbeins verhindert das PCL auch die Außenrotation des Schienbeins (allerdings weniger als bisher angenommen) und minimiert Valgusstress. Das PCL kann isoliert oder häufiger im Rahmen komplexer Bandverletzungen bei schweren Traumata verletzt werden. Es ist ein starkes und bedeutendes Band (1,3 cm Durchmesser). Es besteht aus einem anterolateralen und einem posteromedialen Bündel. Es ist außerdem eng mit den beiden meniskofemoralen Bändern verknüpft, die seine Funktion verstärken. Das anterolaterale Band ist stärker und wichtiger für die anteroposteriore Stabilität. Bei einer Beugung von 90° ist es am stärksten gespannt. Das posteromediale Bündel ist graziler und dient als sekundärer Stabilisator bei Außenrotation. In der Streckung spannt es sich an. Das PCL ist dicht mit Blutgefäßen und Nerven durchzogen, was auf seine Bedeutung für die Propriozeption hinweist und ihm auch eine größere Chance auf Spontanheilung gibt als dem vorderen Kreuzband. Wie das vordere Kreuzband ist auch das hintere Kreuzband extrasynovial. Bei einer Verletzung kann es zu einem Abriss vom Oberschenkelknochen, einer Ruptur oder einem Abriss oder einer Abtrennung vom Schienbein kommen. Der häufigste Verletzungsmechanismus für das PCL ist der hintere Schubladenmechanismus. Neben der klassischen Armaturenbrettverletzung sind auch Motorradunfall- und Sportverletzungen (z.B. bei Fußballtorhütern) oder Arbeitsunfälle beteiligt. Ein weiterer Verletzungsmechanismus ist die anteriore Verschiebung des Oberschenkelknochens bei Hyperflexion oder Hyperextension des Knies (am häufigsten beim Sport). Eine Insuffizienz des PCL führt zu einer Veränderung des Rotationszentrums des Kniegelenks mit einer stärkeren posterioren Translation und damit zu einer Veränderung seiner Kinematik und schließlich zu einer posterolateralen Instabilität mit all ihren Folgen – wenn die posteriore Instabilität des Knies (nach einer isolierten PCL-Verletzung) bestehen bleibt, treten nach 15 Jahren oder mehr degenerative Veränderungen des Gelenks auf, zunächst femoropatellar und am medialen Kompartiment.

Isolierte Läsionen des PCL, die in diesem Kapitel behandelt werden, weisen keine Hämarthrose auf. Die Verletzung kann „asymptomatisch" sein, nur in der Kniekehle findet sich manchmal ein Hämatom und auf der ventralen Seite des Gelenks eine Exkoriation nach dem Aufprall. Dies ist auch der Grund, warum die Läsion des PCL oft nicht primär erkannt wird. Bei chronischen Läsionen (ab 45 Tagen nach der Verletzung) kann der Patient nur unspezifische Beschwerden an der vorderen oder sogar medialen Seite des Kniegelenks angeben. Bei der klinischen Untersuchung ist die wichtigste Untersuchung die der hinteren Schublade, die keinen Anschlag hat. Die Untersuchung der hinteren Schublade erfolgt in 90°-Flexion, indem die Hand auf die Vorderseite des Knies gelegt wird und die auf der Patella liegenden Finger nach hinten gebeugt werden, während die Handfläche auf das obere Schienbein gedrückt wird. Anschließend untersuchen wir den Grad der posterioren Instabilität unter Kurzzeitvollnarkose, indem wir das Ausmaß der posterioren Verschiebung des Schienbeins auf einem gehaltenen Röntgenbild beurteilen und es mit der Gegenseite vergleichen. Akute Zustände zeigen etwas höhere Verschiebungswerte als chronische Zustände (Abb. 1). Im Stadium 1 ist die Dorsalverschiebung der Tibia auf der verletzten Seite

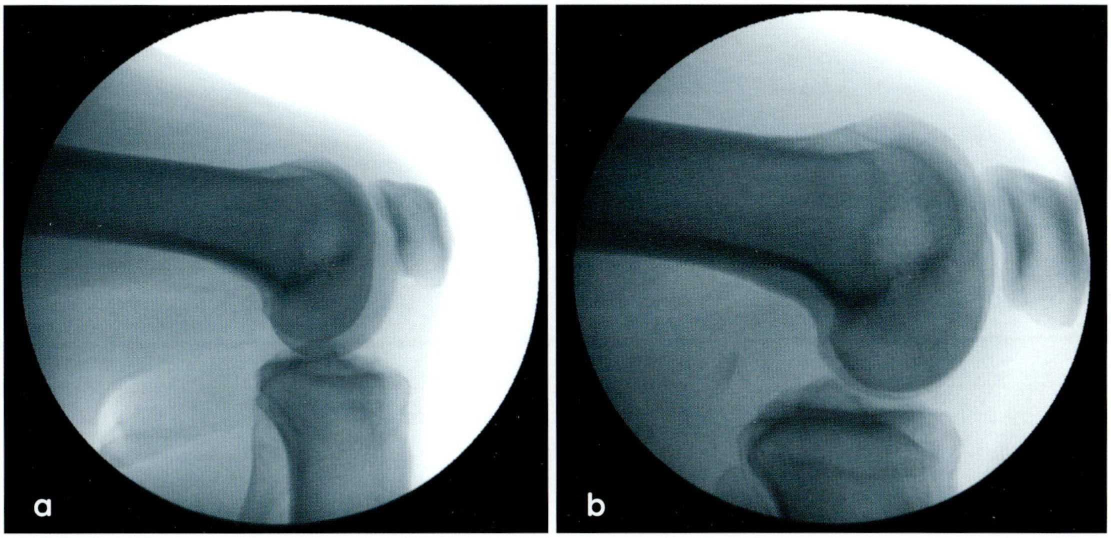

Abb. 1: Neutrale Kniestellung (a) und positive hintere Schublade bei akuter PCL-Verletzung (b).

5–8 mm (3–5 mm bei chronischen Läsionen) größer als auf der gesunden Seite, im Stadium 2 beträgt sie 9–12 mm (6–10 mm bei chronischen Läsionen), und im Stadium 3, wenn auch posterolaterale Hornstrukturen verletzt sind, beträgt die Verschiebung am verletzten Knie 12 mm oder mehr (10 mm oder mehr bei chronischen Läsionen). Die Neigung des Tibiaplateaus wird ebenfalls auf dem Röntgenbild festgestellt. Wenn sie varisch ist, sollten auch die posterolateralen Strukturen untersucht werden, die bei dieser Deformität häufiger verletzt sind. Wenn der hintere Tibiahöhenunterschied gering ist, sollte erwogen werden, ihn durch eine Korrekturosteotomie zu vergrößern – die Vergrößerung des Tibiahöhenunterschieds kann eine endgültige Lösung für die hintere Instabilität sein. Eine Korrekturosteotomie kann zunächst empfohlen werden, und es sollte abgewartet werden, ob die Schwierigkeiten des Patienten fortbestehen. Wenn dies der Fall ist, kann sekundär eine Knietotalendoprothese angezeigt sein. Bei der arthroskopischen Untersuchung darf das lockere vordere Kreuzband nicht als gedehnt beurteilt werden, wenn es sich bei Durchführung einer vorderen Schublade spannt (die Bandlaxität wird durch die Dorsalverschiebung der Tibia verursacht). Im Gegenteil, dieses Zeichen muss den Chirurgen auf eine ACL-Insuffizienz hinweisen (manchmal auch „floppy ACL-sign" genannt).

Bei der Behandlung einer akuten isolierten Verletzung des Kniegelenks sind die Ergebnisse der MRT-Untersuchung entscheidend. Im Allgemeinen hat die isolierte PCL-Ruptur gute Heilungschancen, doch sind eine frühzeitige Diagnose und Behandlung erforderlich. Eine konservative Behandlung von PCL-Rupturen oder Abrissen vom Schienbein (keine Avulsionen) wird empfohlen. Einige Autoren behaupten, dass diese isolierte Läsion des hinteren Kreuzbandes bei angemessener Behandlung fast immer konservativ heilt, während andere von einer Heilung in 80 % der Fälle berichten. Eine wichtige Voraussetzung ist jedoch, dass eine langwierige Heilung verhindert wird, was nur durch eine qualitativ hochwertige Bandage bei einem kooperativen Patienten gewährleistet werden kann. Eine speziell für die Behandlung des

PCL konzipierte Schiene verhindert die hintere Retraktion und wird als „umgekehrte Schiene" bezeichnet (die Wade wird von vorne nach oben in Richtung Wadenrücken gedrückt). Diese Schiene muss mindestens drei Monate lang 24 Stunden am Tag getragen werden. In den ersten sechs Wochen ist die Schiene bei 0° Flexion gesperrt, danach wird die Flexion schrittweise freigegeben, aber es muss weiterhin darauf geachtet werden, dass das obere Schienbein nicht gegen die Schwerkraft ungesichert ist und dass es nicht zu einer Verschiebung des Schienbeins nach dorsal gegenüber dem Oberschenkelknochen kommt (auf dem Motorrad, beim Sport usw.). Wir empfehlen daher, dass Patienten auf dem Bauch schlafen. Es sollte nur der M. quadriceps femoris gekräftigt werden und nicht die Hamstrings (im Gegenteil zur Therapie bei vorderen Kreuzbandläsionen). Wird die Behandlung nicht auf diese Weise durchgeführt, heilt die PCL-Ruptur nicht oder stark verzögert. In diesem Fall findet zwischen dem dritten und 18. Monat eine funktionelle Anpassung der unteren Extremität an die Insuffizienz des PCL statt, die mit einer unwillkürlichen Beteiligung des M. quadriceps femoris einhergeht.

Eine aggressivere, aber sicherlich sicherere Form der Ruhigstellung nach einer PCL-Verletzung ist die „Patellaolekranisation" nach Grammont (Paul M. Grammont, Dijon, 1940–2013, französischer Orthopäde von Weltbedeutung – umgekehrter Schulterersatz, Patellastabilisierung im Kindesalter usw.). Diese Operation wurde in den letzten Jahren vor allem durch Rouvillain (1) populär gemacht. In 90°-Flexion (reponierte Position der Tibia) wird ein Steinmann-Nagel durch die Patella in kraniokaudaler Richtung in die proximale Tibia eingebracht (hinter dem Ligamentum patellae vorbei). Die Verbindung der Kniescheibe mit dem Schienbein ähnelt der proximalen Elle (die Kniescheibe tritt an die Stelle des Olekranons) und der Oberschenkelknochen entspricht dem distalen Oberarmknochen – daher der Name „Patellaolekranisation". Dadurch wird das hintere Kreuzband in allen Beugungsgraden perfekt geschützt. Ein voller Bewegungsumfang ist möglich (kranial bleibt nur so viel vom Nagel übrig, dass er aus der Patella herausgezogen werden kann). Die Entfernung des Nagels erfolgt nach sechs Wochen.

Wenn wir im MRT einen Abriss des PCL vom Oberschenkelknochen feststellen, können wir seine Reinsertion in Betracht ziehen. Voraussetzung ist jedoch, dass die Länge des PCL mindestens 40 mm beträgt (dann ist es technisch möglich). Wir führen den Eingriff über einen begrenzten anteromedialen Zugang durch, indem wir zwei nicht resorbierbare Fäden auf den Stumpf des PCL legen, zwei Kanäle durch den medialen Kondylus in den Footprint des PCL bohren, die Fäden extraartikulär spannen und sie auf der äußeren Kortikalisfläche miteinander verknoten (Abb. 2). Die anschließende Rehabilitation unterscheidet sich nicht von dem oben beschriebenen Verfahren.

Die häufigste Behandlung ist der tibialseitige Abriss (mit Knochenfragment). Dies ist eine klare Indikation für eine Operation. Wir operieren von einem direkten dorsalen Zugang über einen längs verlaufenden Lazy-S-Hauteinschnitt (einige Autoren empfehlen einen L-förmigen Einschnitt). Wir präparieren und schützen den N. suralis. Wir ziehen die Köpfe des M. gastrocnemius auseinander, identifizieren die A. poplitea und ziehen sie und die beiden Begleitvenen und den N. tibialis auseinander. Dann kann das gebrochene Fragment eingepasst und mit einer oder zwei Schrauben fixiert werden (Abb. 3).

Ein PCL-Ersatz bei chronischer hinterer Knieinstabilität ist schwieriger als die frühzeitige Behandlung ihrer isolierten Verletzung. Es wurde eine Reihe von Techniken beschrieben, die

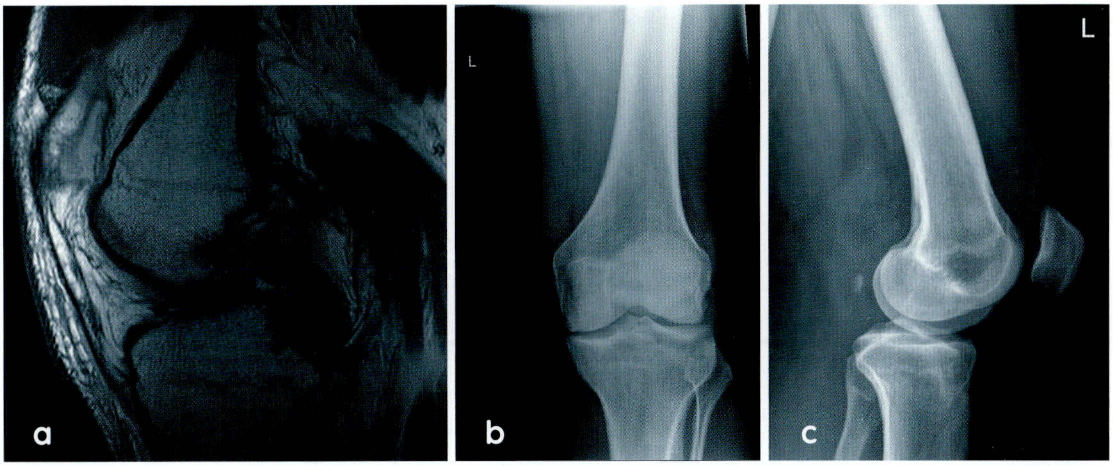

Abb. 2: Isolierter Abriss des PCL vom Oberschenkelknochen bei einem 36 Jahre alten Mann (a) und Zustand nach Rekonstruktion (b, c).

jedoch im Allgemeinen in transtibiale Techniken (heutzutage ausschließlich arthroskopisch durchgeführt) und Inlay- oder Onlay-Techniken (häufiger offen, aber auch arthroskopisch durchgeführt) unterteilt werden. Biomechanisch sind die beiden Techniken in etwa gleichwertig. Kim et al. haben bessere klinische Ergebnisse nach der Inlay-Technik nachgewiesen (2), trotzdem wird diese heute viel seltener angewandt. Da die arthroskopische transtibiale Technik für ungeübte Operateure einige Herausforderungen mit sich bringt, sollte die Inlay-Technik die Methode der Wahl für weniger erfahrene Arthroskopiker sein. Die Indikationen für die PCL-Plastik bei isolierten Läsionen sind, abgesehen von den subjektiven Schwierigkeiten, die sich aus der posterioren Instabilität ergeben, vor allem eine Dorsalverschiebung der Tibia von 8 mm oder mehr bei einem jüngeren, aktiven Patienten. Zu berücksichtigen sind auch begleitende Verletzungen (Meniskusrisse, Insuffizienz des inneren Seitenbandes usw.) und das Ausmaß der hinteren Tibiaverschiebung, wie oben erwähnt.

Es gibt verschiedene transtibiale Techniken (Outside-in vs. All-inside, Interferenzschraube vs. Endo-Button, Single-Bundle vs. Double-Bundle, verschiedene Transplantatarten usw.). Ihr größtes technisches Problem ist die Dehnung des Transplantats am hinteren Rand der Tibia („Killer-Turn-Effekt"). Die Sehne des PCL befindet sich auf der Tibia in der Mittelebene, etwa 12–15 mm unterhalb der Gelenkfläche. Für den Chirurgen ist es hilfreich, dass sie sich während des Eingriffs auf der Höhe der ursprünglichen Wachstumszone befindet (im seitlichen Bild). Wir legen immer ein posteromediales Portal und führen dort eine Kanüle ein. Dann lassen wir die Optik vorne (vorzugsweise 70°) und debridieren den hinteren Rand der Tibia mit einem Vaporisator über das posteromediale Portal. Dann führen wir einen speziellen Katheter ein (auf der Tibia anteromedial so tief wie möglich, um den zukünftigen Kanal so steil wie möglich und damit den „Killerwinkel" dorsal so hoch wie möglich zu machen). Unter Bildwandlerkontrolle in beiden Ebenen bohren wir dann den Führungsdraht für die Fräse (Abb. 4). Die großen Gefäße liegen hier einige Millimeter hinter der Tibia, so dass bei diesem Schritt große Vorsicht geboten ist (Kontrolle der Bohrung mit der Optik vom posteromedialen Portal und gleichzeitig am Röntgen). Der Footprint des PCL-Ansatzes am

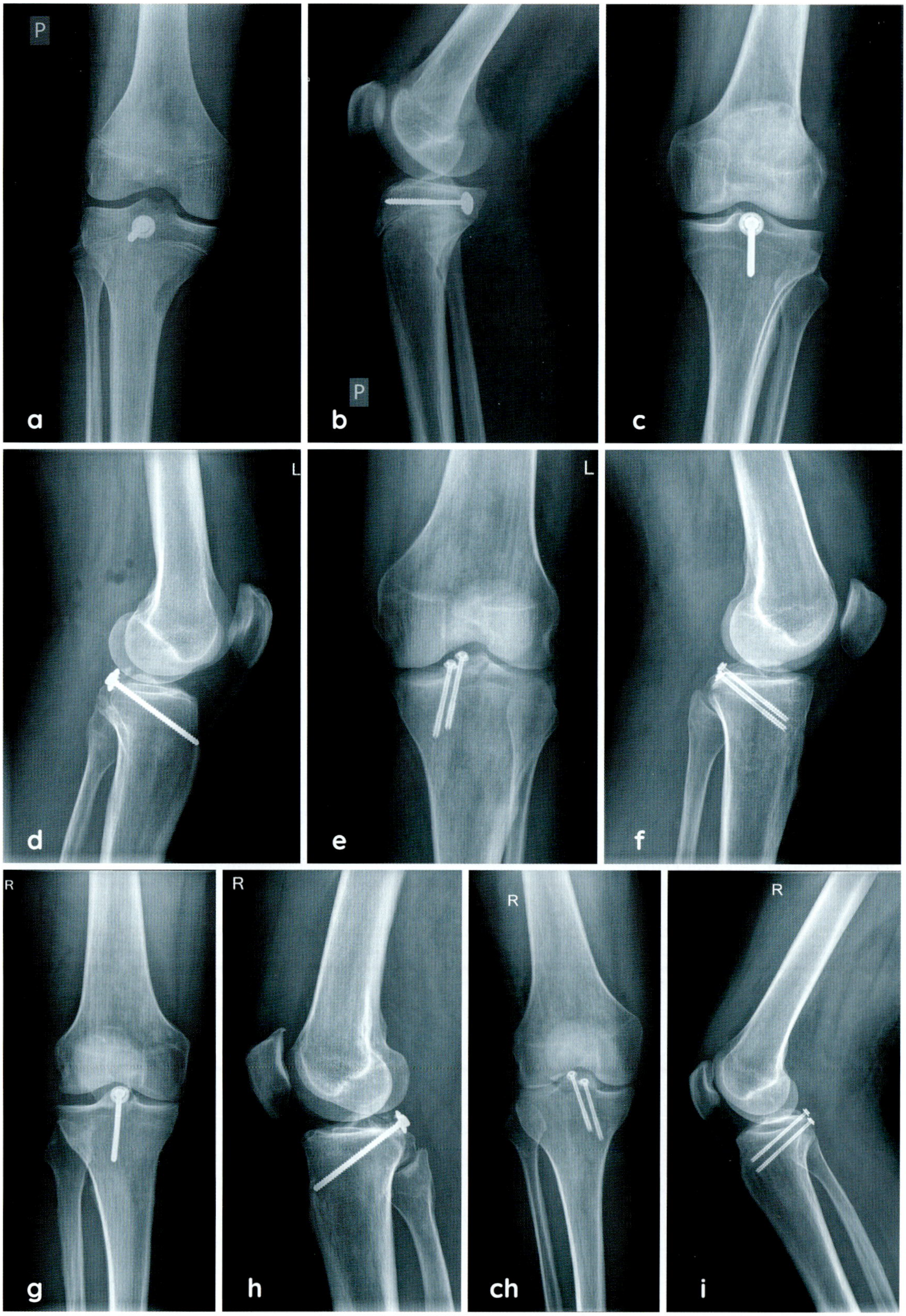

Abb. 3: Beispiele für die Behandlung von Tibia-Avulsionen mit PCL Plastik (a–i).

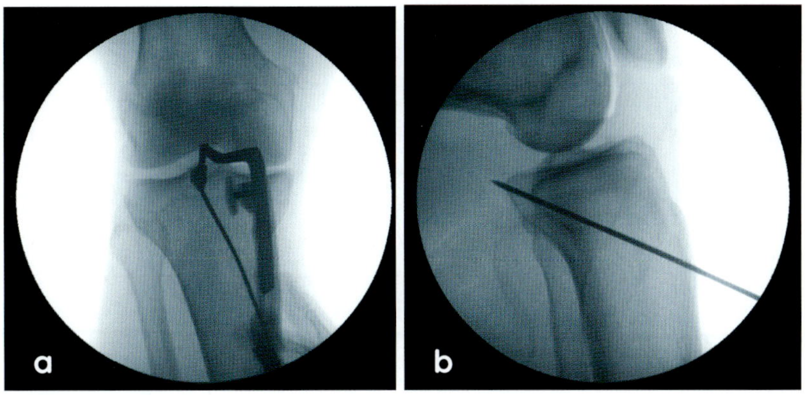

Abb. 4: Einbringen des Führungsdrahtes für den Tibiakanalbohrer unter Bildwandlersicht (a, b).

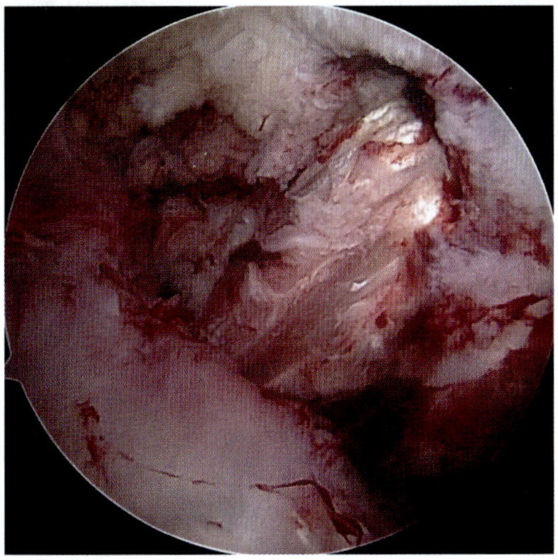

Abb. 5: Rekonstruktion des PCL (anterolaterales Bündel), der posteromediale Teil wird belassen.

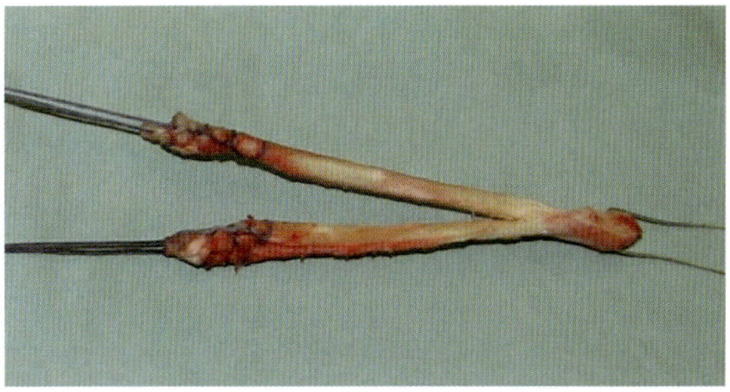

Abb. 6: Sehnen-Knochen-Transplantat des M. quadriceps femoris, präpariert für die Doppelbündelrekonstruktion.

Femur bleibt in der Regel deutlich sichtbar, so dass das femorale Targeting kein Problem darstellt. Da die Ergebnisse nach einer Doppelbündelrekonstruktion Berichten zufolge besser sind, wird diese Technik zunehmend durchgeführt (3, 4). Sie erfordert jedoch Kenntnisse sowohl der Anatomie als auch der arthroskopischen Einstellung vor allem des femoralen Ansatzes des PCL. Das anterolaterale Bündel wird mehr ventral geklemmt (in der arthroskopischen Ansicht oben, bei 1 h im rechten Knie und bei 11 h im linken Knie, 2–3 mm vom Knorpel entfernt), und das posteromediale Bündel wird 12 mm mehr dorsal geklemmt (in der arthroskopischen Ansicht unten). Um die Propriozeption zu erhalten, ist es besser, die Synovialhülse als posteromediales Bündel zu belassen und daher nur das anterolaterale Bündel zu ersetzen, das wichtiger ist (Abb. 5). In unserer Einrichtung bohren wir den/die Femurkanal(e) outside-in. Die Wahl des Transplantats ist für uns seit vielen Jahren klar; wir haben sowohl ein Sehnen-Knochen-Transplantat aus dem M. quadriceps femoris für vordere Kreuzbandreparaturen als auch als PCL-Transplantat verwendet. Dieses Transplantat ist ausreichend lang und ermöglicht auch eine Doppelbündeltechnik, indem die Sehnen des M. rectus femoris und des M. intermedius voneinander getrennt werden (Abb. 6). Wir zögern nicht mit dieser Wahl, auch wenn der M. quadriceps femoris der wichtigste dynamische Agonist des PCL ist, da seine Funktion innerhalb weniger Wochen nach der Transplantatentnahme *ad integrum* wiederhergestellt ist (siehe Kapitel „Anterolaterale Rotationsinstabilität des Knies" für weitere Informationen zur Transplantatwahl). Wir versuchen, Achillessehnentransplantate zu vermeiden, da sie laut Berichten amerikanischer Kollegen keine guten Ergebnisse liefern – ein Drittel der Patienten verspürt nach dieser PCL-Rekonstruktion weiterhin eine Instabilität, bei 40 % wird im MRT ein fehlgeschlagenes Transplantat festgestellt und bei 15–20 % muss ein Revisionsverfahren durchgeführt werden (AAOS 2018). Wir setzen das Transplantat von der Tibia zum Oberschenkelknochen. Einige verwenden die entgegengesetzte Richtung, um die Passage um den hinteren Rand der Tibia zu erleichtern (bei der Rekonstruktion mit einem Bündel). Um eine größere Zugkraft zu erzielen, ist es besser, die Hülse nicht sofort durch den Oberschenkelknochen zu führen, sondern erst, nachdem das Transplantat um den hinteren Rand der Tibia herumgeführt wurde. Um diesen Schritt zu erleichtern, führen wir einen stumpfen Trokar dorsal durch das posteromediale Portal ein und ziehen das Transplantat allmählich (wie einen Flaschenzug) durch ihn in das Gelenk. Anschließend lässt sich das Transplantat leicht in den Oberschenkelknochen ziehen. Wir fixieren den Knochenblock des Transplantats in der Tibia mit einer Interferenzschraube. Wenn ein Transplantat ohne Knochenblock verwendet wird, ist eine doppelte Fixierung des Transplantats in der Tibia angebracht (Interferenzschraube und Sicherungsnaht auf der Vorderseite der Tibia). Anschließend wird das Transplantat im Femur in Flexion mit einer von außen nach innen eingebrachten Interferenzschraube fixiert (Abb. 7). Bei der Doppelbündeltechnik wird das anterolaterale Bündel in 90°-Flexion und das posteromediale Bündel in Extension gespannt. Nach der Operation befestigen wir die Orthese – „Reverse Brace" – für vier Wochen gesperrt, dann kann der Patient sie tagsüber für weitere vier Wochen freigeben und nachts wieder sperren. Insgesamt trägt der Patient die Schiene mindestens drei Monate lang. Die anderen Rehabilitationsmaßnahmen unterscheiden sich nicht von der konservativen Behandlung des Kreuzbandrisses (siehe oben).

Die Inlay- bzw. Onlay-Technik der PCL-Rekonstruktion wurde früher als offenes Verfahren beschrieben (Jakob, Gächter, Benedetto u.a.), wird aber inzwischen auch rein arthroskopisch durchgeführt (Benedetto, Kim). Inlay bedeutet, dass in der hinteren Tibia ein Bett oder Dock für das Transplantat geschaffen wird, während onlay bedeutet, dass das Transplantat direkt an der hinteren kortikalen Tibia befestigt wird. Der offene Zugang kann entweder von posteromedial (wie bei der Behandlung von Frakturen des hinteren Tibiaplateaus) oder theoretisch auch wie bei der Behandlung von AVL-Avulsionen erfolgen (siehe Kapitel über Frakturen des hinteren Tibiaplateaus für weitere Einzelheiten). Dieses Verfahren kann weniger geübten Arthroskopikern empfohlen werden (zumindest vermeiden sie die Überwindung des „Killer-Turns"). Auch hier verwenden wir ein Sehnen-Knochen-Transplantat aus dem M. quadriceps femoris. Zunächst bohren wir arthroskopisch den/die Kanal/Kanäle in den Oberschenkelknochen und fixieren das Transplantat dort mit von außen nach innen eingebrachten Interferenzschrauben. Anschließend wird eine Außenrotation in der Hüfte durchgeführt (dies sollte natürlich vorher getestet werden), dann wird über den posteromedialen Zugang in 90°-Flexion der hintere Rand der Tibia erreicht und nach Dehnung des Transplantats nach dorsal wird es dort mit zwei Schrauben unter Spannung fixiert (Inlay-Technik) (Abb. 8). Wenn wir den Knochenblock des Transplantats mit Schrauben direkt an der Kortikalis der Tibiahinterkante befestigen würden, wäre dies eine Onlay-Technik. Wir wenden die arthroskopische Inlay-Technik in unserer

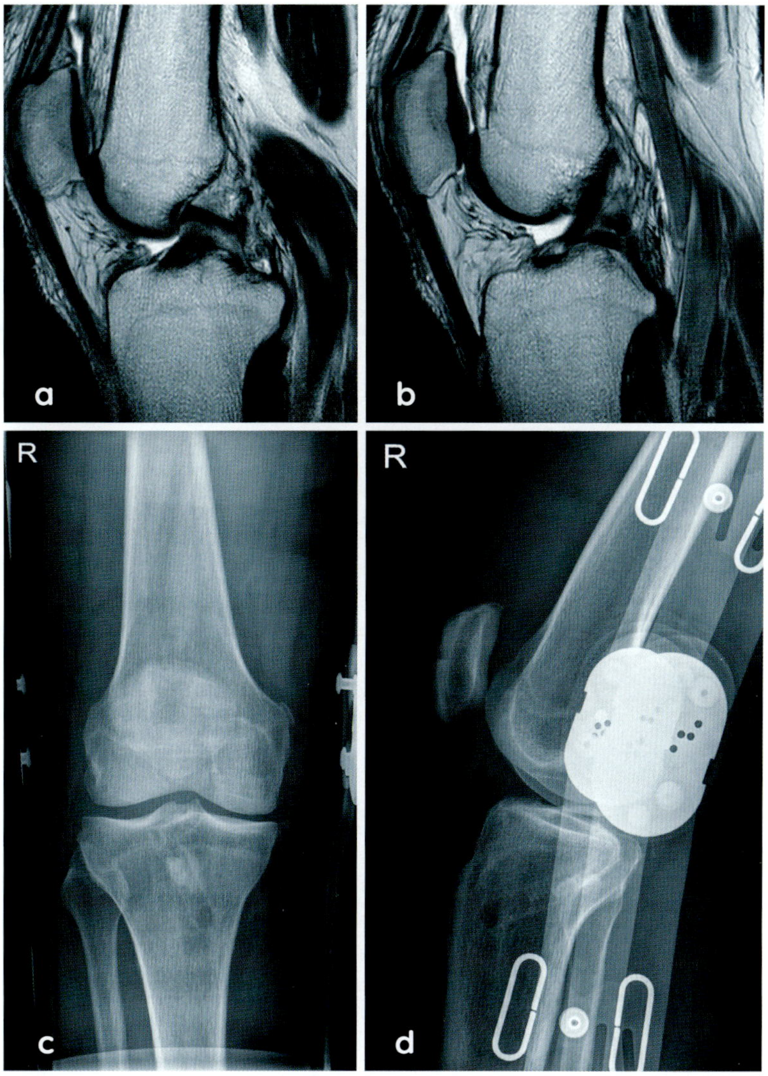

Abb. 7: Ruptur des PCL (a) bei einem jungen Mann, 28 Jahre alt, mit intaktem ACL (b). Zustand nach PCL-Plastik in transtibialer Technik (c, d).

Einrichtung nicht an. Gemäß der Beschreibung der All-inside-Variante dieser Technik wird mit einem Retrodrill ein Dock in der Tibiahinterkante geschaffen, und die Docks im Femur werden dann mit einem Flip-Cutter gebohrt. Der Knochenblock des Transplantats wird durch das Gelenk in das Dock gezogen und über einen Endobutton ventral an der Tibia fixiert. Der Oberschenkelknochen wird dann mit einer von innen nach außen eingebrachten Interferenzschraube fixiert. Die Inlay-Technik der PCL-Rekonstruktion kann als Revisionsverfahren eingesetzt werden, wobei der problematischste Teil der Revision, nämlich die Fixierung des Transplantats in der Tibia, umgangen wird (5). Wir führen diese Operationen grundsätzlich nicht in Spinalanästhesie durch (keine Beurteilbarkeit eines Kompartmentsyndroms, keine Beurteilung der Funktion des N. peroneus communis).

Schließlich ist noch die Rekonstruktion des hinteren Kreuzbandes nach einer vorangegangenen Rekonstruktion des vorderen Kreuzbandes (ACL) zu erwähnen. Dies ist eine Situation, die nicht immer ganz einfach ist. Folgende Fälle sind denkbar:

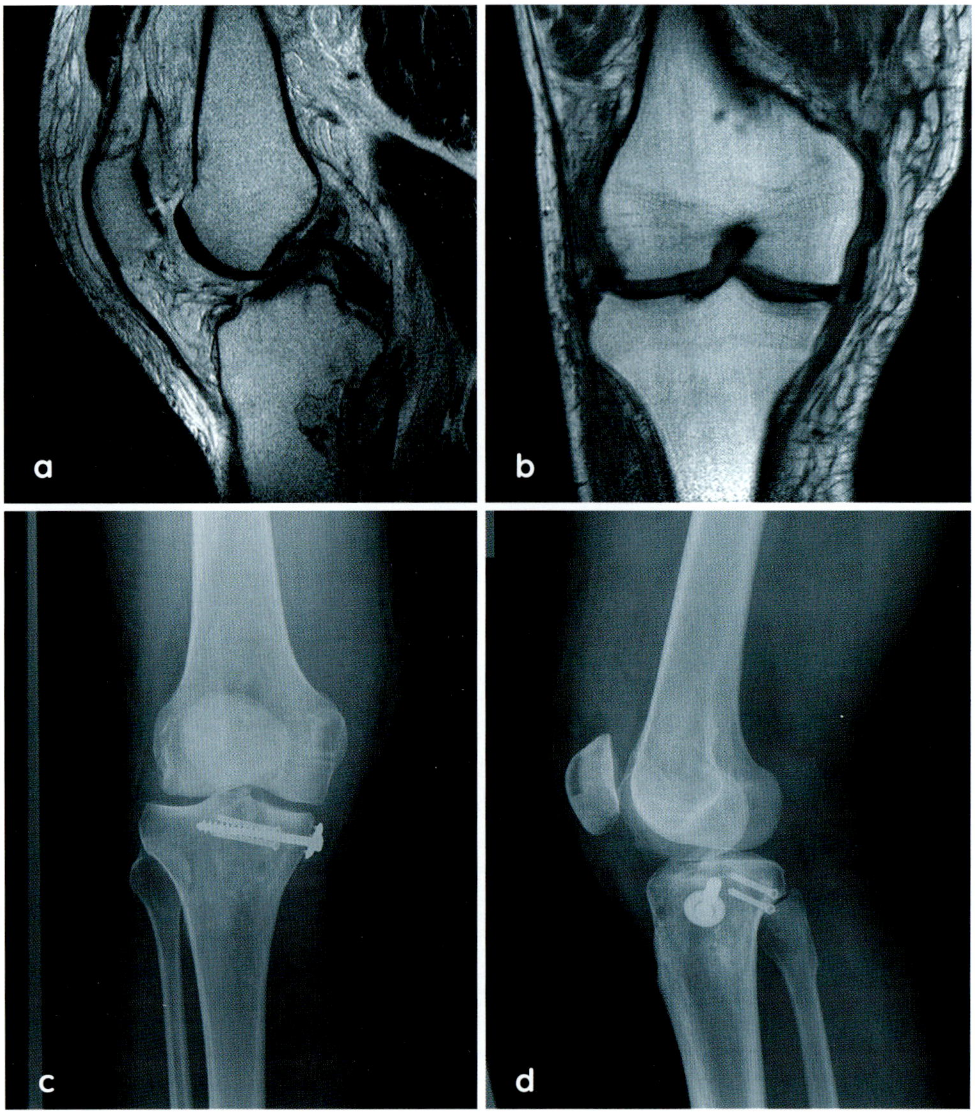

Abb. 8: Junger Mann, 31 Jahre alt, Zustand nach Ruptur beider Kreuzbänder (a) und Abriss des medialen Seitenbandes vom Schienbein (b). Gleichzeitig wurde in einem Eingriff das PCL aus dem M. quadriceps femoris mit Hilfe der Inlay-Technik autotransplantiert, gefolgt vom ACL, das aus dem M. quadriceps femoris der kontralateralen Seite entnommen wurde, und schließlich die Rekonstruktion des medialen Seitenbandes mit einem Transplantat aus dem M. gracilis (c, d).

1. Die Läsion des PCL wurde übersehen, der Chirurg betrachtete das lockere ACL als verletzt (schlaffes ACL bei hinterer Schienbeinverlagerung), resezierte es fälschlicherweise und ersetzte es als scheinbar unzureichend (die PCL-Läsion wurde möglicherweise vor der Operation im MRT übersehen) = „doppelte Fehldiagnose".
2. Der Chirurg wusste von der PCL-Läsion, hielt aber das lockere ACL immer noch für verletzt, resezierte und ersetzte es fälschlicherweise = „Fehldiagnose und Fehlbehandlung".

3. Es handelte sich um eine Läsion beider Kreuzbänder, und der Chirurg ersetzte fälschlicherweise nur das ACL (häufig, weil er nicht wusste, wie das PCL zu ersetzen ist) = „Fehlbehandlung".

Es wird berichtet, dass bis zu 15 % der PCL-Rupturen fälschlicherweise mit einer ACL-Plastik behandelt werden. Das PCL muss immer zuerst rekonstruiert werden, da sonst beim Spannen des ACL-Transplantats bei fehlendem PCL eine Dorsalverschiebung der Tibia resultiert. Patienten klagen über starke anteriore Knieschmerzen. In diesen Fällen ist eine sorgfältige Untersuchung des Knies wichtig, vor allem aber sind gehaltene Röntgenaufnahmen unerlässlich, um festzustellen, ob und wie stark eine dorsale Subluxation der Tibia vorliegt (immer im Vergleich zur gesunden Seite). Im Wesentlichen können drei Situationen auftreten:

1. Es liegt eine nicht redressierbare posteriore Tibiasubluxation vor, der ACL-Ersatz hat einen steilen Verlauf („high noon position").
2. Es liegt eine redressierbare posteriore Tibiasubluxation vor, der ACL-Ersatz hat einen normalen Verlauf.
3. Die Tibia ist nicht in einer posterioren Subluxationsstellung, der ACL-Ersatz hat einen normalen Verlauf.

Im ersten Fall bleibt keine andere Wahl, als das ACL-Transplantat zu resezieren und dann beide Kreuzbänder zu operieren (zuerst natürlich das PCL). Im zweiten Fall kann eine Schiene („Reverse Brace") für drei bis sechs Monate angelegt werden. Wenn die dorsale Subluxation korrigiert werden kann, wird eine PCL-Plastik durchgeführt; wenn dies nicht gelingt, sollte das ACL-Transplantat reseziert und es sollten dann beide Kreuzbänder ersetzt werden. Der dritte Fall ist am einfachsten zu lösen, es wird „nur" die PCL-Plastik ergänzt. Es liegt auf der Hand, dass der Ersatz des PCL bei bereits bestehender ACL-Plastik eine größere Herausforderung darstellt, als wenn der interkondyläre Raum leer ist. Daher kann eine übersehene posteriore Instabilität während der ACL-Plastik ein großes Problem darstellen, und diese Möglichkeit sollte immer im Hinterkopf behalten werden.

Die isolierte Läsion des PCL und damit die hintere Instabilität des Kniegelenks ist ein recht spezifisches Problem, das die Einhaltung der oben genannten Behandlungsregeln erfordert. Die Festlegung und Einhaltung des Algorithmus für die Behandlung einer akuten oder chronischen Insuffizienz des PCL ist für ein gutes Behandlungsergebnis unerlässlich.

1. Rouvillain JL, Benzakour A, Odri GA et al. Évaluation du tiroir postérieur après olécranisation de la patella. Rev Chir Orthop Traumatol. 2019; 105:47–51.
2. Kim SJ, Kim SH, Kim SG et al. Comparison of the clinical results of three posterior cruciate ligament reconstruction techniques. J Bone Joint Surg Am. 2010; 92(Suppl.1):145–157.
3. Spiridonov SI, Slinkard NJ, LaPrade RF. Isolated and combined grade-III posterior cruciate ligament tears treated with double-bundle reconstruction with use of endoscopically placed femoral tunnels and grafts. J Bone Joint Surg Am. 2011; 93:1773–1780.
4. Stähelin AC, Südkamp NP, Weiler A. Anatomic double-bundle posterior cruciate ligament reconstruction using hamstring tendons. Arthroscopy. 2001; 17:88–97.
5. Lee SH, Jung YB, Lee HJ et al. Revision posterior cruciate ligament reconstruction using a modified tibial-inlay double-bundle technique. J Bone Joint Surg Am. 2012; 94:516–522.

17. Beide Kreuzbänder erhaltende Knieprothesen – kinematische Implantation

Die Knietotalendoprothese (TEP) ist seit vielen Jahren eine erfolgreiche Behandlung für fortgeschrittene Gonarthrosen. Die überwiegende Mehrheit der oberflächlichen (kondylären) Prothesen wird heute nach einer Resektion des vorderen Kreuzbandes (ACL) implantiert, was hauptsächlich auf das Design der Implantate zurückzuführen ist. Das hintere Kreuzband (PCL) kann bei der TEP-Implantation erhalten werden, da es 1–1,5 cm unterhalb des Gelenkknorpels an der Tibia ansetzt.

Sowohl passive Modelle als auch aktive kinematische Studien zeigen deutlich, dass das ACL eine unersetzliche Rolle für das Kniegelenk spielt. Die Bedeutung des ACL ergibt sich nicht nur aus seiner Funktion als Band, sondern auch aus seiner bedeutenden propriozeptiven Wirkung auf die Muskeln der unteren Gliedmaßen. Der Hauptagonist des ACL sind die Muskeln der hinteren Oberschenkelgruppe, insbesondere der seitliche (M. biceps femoris), der Hauptantagonist ist der M. quadriceps femoris. Dieser zieht die proximale Tibia (gegen das ACL) in der ersten Hälfte der Beugung nach vorne, während er in der zweiten Hälfte der Beugung die Tibia über die Patella und das Ligamentum patellae nach hinten drückt (zwischen 60° und 90° steht das Ligamentum patellae senkrecht und das ACL wird nicht durch den Zug des M. quadriceps femoris belastet). Bis zu 30° Beugung haben die vorderen Drittel der Gelenkflächen von Femur und Tibia Kontakt, bei höherer Beugung die hinteren Drittel („posterior rollback" des Femurs). Das mediale Kompartiment bleibt stabil, im lateralen Kompartiment kommt es zu einer anteroposterioren Verschiebung. Ohne ACL ist die Kinematik des Knies vor allem im lateralen Kompartiment grundlegend verändert. Die Tibia verschiebt sich stärker nach ventral – das Ligamentum patellae vertikalisiert sich bereits in den Anfangsstadien der Flexion, wodurch die Quadrizepsstreckkraft abnimmt. Das Fehlen des ACL erhöht auch die Innenrotation der Tibia gegenüber dem Femur um 10° bis 15° (der durchschnittliche physiologische Wert liegt bei 12°). Paradoxerweise verschiebt sich nach einer kondylären TEP-Implantation mit Erhalt des ACL das Stabilitätszentrum nach lateral (das mediale Kompartiment verschiebt sich mehr nach anterior) und der Oberschenkelknochen nach ventral (paradoxe anteriore Translation des Oberschenkelknochens), was zu einer Überlastung des Patellofemoralgelenks und der Entwicklung eines anterioren Knieschmerzsyndroms führt. Außerdem kommt es zu einer paradoxen Rotation der proximalen Tibia gegenüber dem Oberschenkelknochen. Es gibt Dutzende von Abhandlungen zu diesem Thema in der internationalen Fachliteratur, und eine detaillierte Beschreibung dieses Problems würde den Rahmen dieses Kapitels sprengen.

Eine paradoxe anteriore Translation des Femurs kann durch die Implantation einer kondylären TEP mit Resektion des PCL, die Implantation der Tibiakomponente in einer stärkeren posterioren Neigung oder die Verwendung eines kongruenteren Polyethyleneinsatzes verhindert werden. Jede dieser Methoden hat jedoch ihre Nachteile. Die kondyläre Standard-TEP „vereinfacht" das Kniegelenk mehr oder weniger durch die Resektion der Kreuzbänder (eines oder beide). Nach der Implantation reagieren vor allem die Seitenbänder auf ein solches „modifiziertes" Gelenk. Das äußere Seitenband ist lockerer und toleriert daher mehr Anomalien. Das innere Seitenband ist jedoch eine starre, isometrische Struktur, die nur eine geringe Abweichung von der ursprünglichen Kniekinematik tolerieren kann. Eine abnorme Kinematik führt zu Irritationen, der Entwicklung einer aseptischen Entzündungsreaktion und Schmerzen

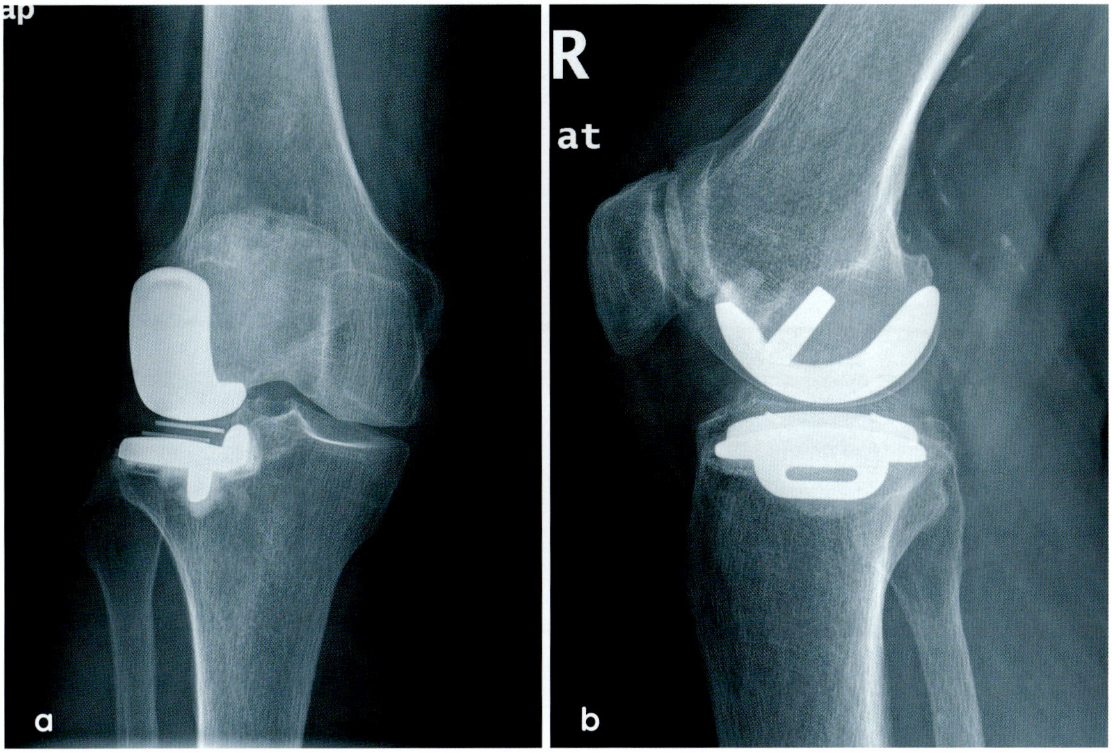

Abb. 1: Wahrscheinlich die erste in der Tschechischen Republik implantierte dreiteilige laterale unikompartimentelle Prothese. Röntgenbilder zeigen den Zustand zwölf Jahre nach der Operation (a, b).

auf der Innenseite des Gelenks. Es wird nicht empfohlen, das innere Seitenband zu lösen oder in irgendeiner Weise darin einzugreifen, da es schmerzhaft vernarbt. Eine gut implantierte kondyläre Standard-TEP stellt somit eine Art Kompromiss dar.

Aus den obigen Ausführungen wird deutlich, dass es unser Ziel sein sollte, die TEP so zu implantieren, dass wir

1. die ursprüngliche Anatomie der Gelenkflächen so weit wie möglich wiederherstellen und
2. so wenig wie möglich in den Bandapparat des Gelenks eingreifen.

Die erste Bedingung wird am besten durch die sogenannte kinematische Implantation der TEP erfüllt, bei der wir die Gelenkflächen in einem solchen Ausmaß und in einer solchen Ausrichtung resezieren, dass die zementierten Komponenten die vor der Entwicklung des degenerativen Prozesses vorhandene Gelenkanatomie so weit wie möglich wiederherstellen und somit eine Irritation der Bandstrukturen (insbesondere des inneren Seitenbandes) vermeiden. (Dies ist eine Abweichung von der mechanischen Methode der TEP-Implantation, die Insall – CORR 1985 – populär machte, und eine Verfeinerung der anatomischen Methode der Implantation, die von Hungerford und Krackow – CORR 1985 – beschrieben wurde). Eine weitere Voraussetzung ist die Verwendung einer TEP, bei der die Femurkomponente der Form des nativen distalen Femurs so weit wie möglich entspricht (es gibt symmetrische, asymmetrische und anatomische Tibiakomponenten, wobei letztere die resezierte Tibia am besten abdecken

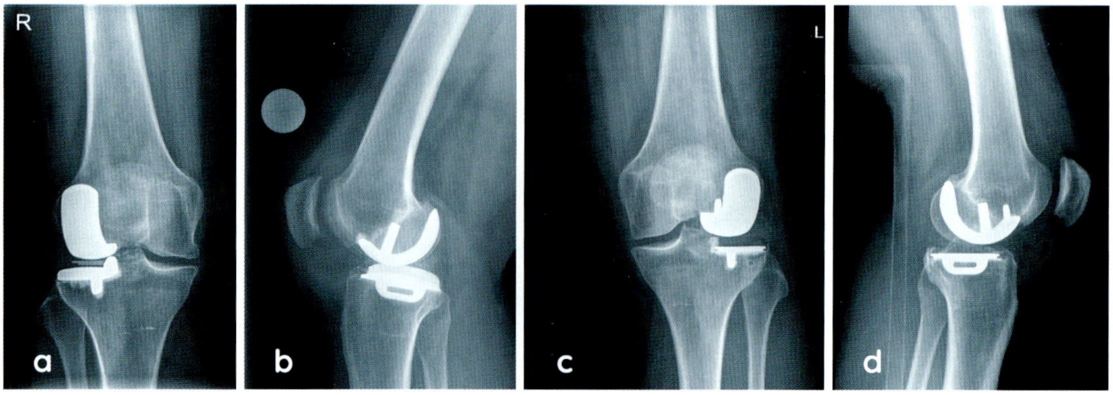

Abb. 2: Patient mit beidseitiger lateraler unikompartimenteller Prothese (rechts dreiteilig, links zweiteilig) (a–d).

und am besten zur Wiederherstellung der ursprünglichen Rotation der Tibia im Verhältnis zum Femur beitragen). Die zweite Bedingung, d.h. die geringste Beeinträchtigung des Bandapparates des Gelenks, ist nur erfüllt, wenn das ACL in situ belassen wird.

Die Biomechanik des Kniegelenks bleibt bei unikompartimentellen Prothesen vollständig erhalten, wie wir in einer unserer Studien gezeigt haben (1). Wir haben nun mehr als 20 Jahre Erfahrung mit ihrer Implantation (Abb. 1). Die Gonarthrose beginnt in den meisten Fällen anteromedial, wo sich der Knorpel allmählich nach dorsal (d.h. zuerst ventral) abbaut. So entspannt sich das innere Seitenband in der Streckung, während es sich in der Beugung natürlich wieder strafft. Wird das mediale Kompartiment ordnungsgemäß durch eine Endoprothese ersetzt, wird das innere Seitenband über den gesamten Bewegungsumfang wieder physiologisch angespannt. Die kinematische Implantation der TEP basiert auf dem gleichen Prinzip, wobei die Implantation von lateralen unikompartimentellen Prothesen seltener ist als die von medialen Prothesen (Abb. 2). Die Pioniere auf dem Gebiet des unikompartimentellen Ersatzes waren die Brüder Judet in den 1950er Jahren. In den 1980er Jahren wurde Goodfellow in Oxford zu einem Pionier auf diesem Gebiet.

Vom medialen Kompartiment schreitet der degenerative Prozess in der Regel bis zum Patellofemoralgelenk fort. Daher ist der natürliche Versuch, mit dem physiologischsten Gelenkersatz fortzufahren, logischerweise die Implantation von bikompartimentellem Ersatz, d.h. wiederum die Implantation von Ersatz, bei dem beide Kreuzbänder erhalten bleiben und somit auch Kinematik und Propriozeption erhalten bleiben. Es ist möglich, zwei getrennte unikompartimentelle Prothesen oder eine bikompartimentelle Prothese (meist medial und patellofemoral) zu implantieren. Auch hier war Goodfellow ein Pionier, der routinemäßig getrennte Prothesen für die beiden lasttragenden Kompartimente implantierte, und diese Praxis wird heute in Oxford mit guten Ergebnissen fortgesetzt. Die Idee des bikompartimentellen Ersatzes schien noch vor zehn Jahren eine gute Idee zu sein. Nach den ersten Erfahrungen musste jedoch kritisch festgestellt werden, dass die Implantation eines unikompartimentellen Ersatzes (medial oder lateral) ein heikles Verfahren ist, das nicht jedem Chirurgen anvertraut werden kann, während die Implantation eines bikompartimentellen Ersatzes im Hinblick auf die Wiederherstellung der ursprünglichen Anatomie und somit der Kinematik ein doppelt schwieriges Verfahren ist.

Abb. 3: Beispiel für einen bikompartimentellen Ersatz (zwei Komponenten am Oberschenkelknochen) (a, b).

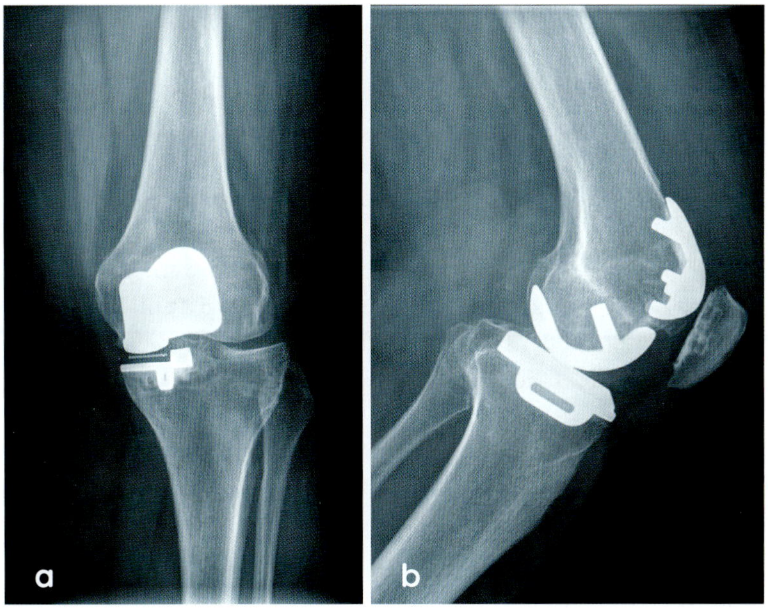

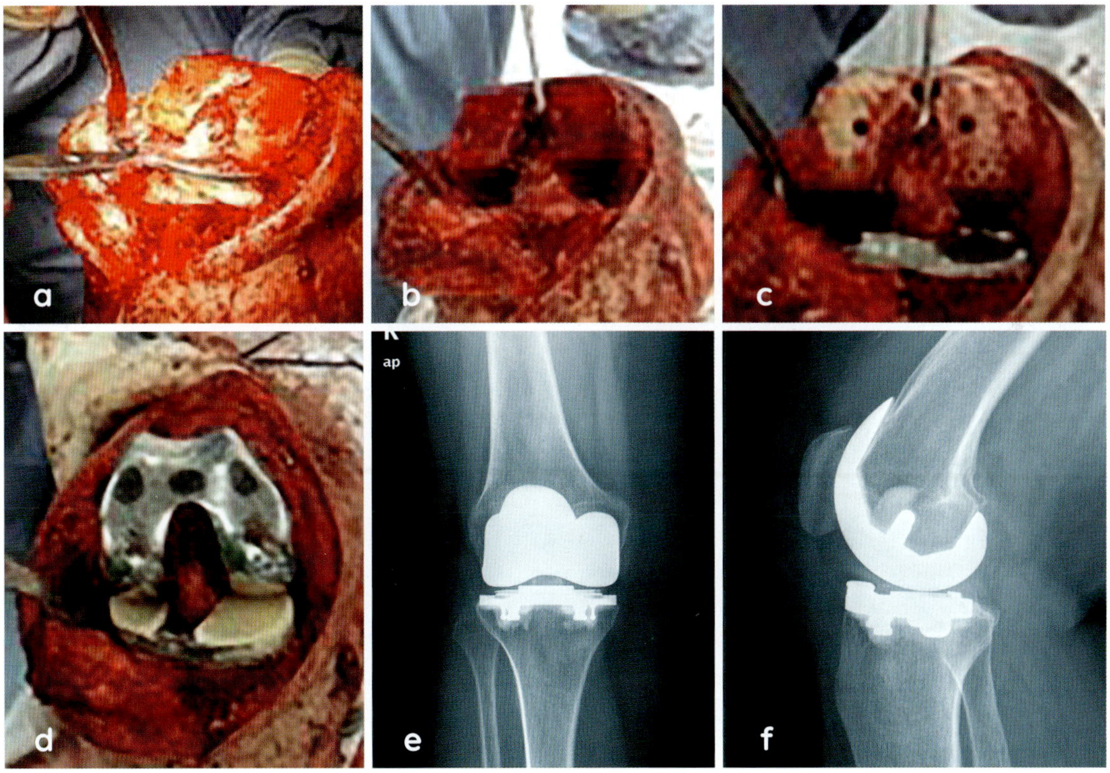

Abb. 4: Zustand nach kinematischer Resektion des distalen Femurs, Testschablone für die Größe der Tibiakomponente (a), Zustand nach Resektion des Femurs und der Tibia mit offensichtlicher Erhaltung des vorderen Kreuzbandes (b), Zustand nach Zementierung der Tibiakomponente (c) und Zustand nach Implantation der gesamten BCR-TEP (d). Röntgenbild nach Implantation (e, f).

Dies liegt daran, dass die Anatomie des medialen und des patellofemoralen Kompartiments sehr unterschiedlich ist. Für das Verfahren gibt es mehrere Möglichkeiten. Wenn wir unikompartimentelle Versorgungen verwenden möchten, können diese gleichzeitig oder separat implantiert werden (Abb. 3). Um die Wahrscheinlichkeit zu erhöhen, dass die ursprüngliche Anatomie wiederhergestellt werden kann, besteht auch die Möglichkeit, auf der Grundlage eines präoperativen CT-Scans individuelle bikompartimentelle Versorgungen herzustellen (Ersatz von zwei Kompartimenten mit einer Femurkomponente). Allerdings weisen bikompartimentelle Prothesen nach zehn Jahren eine Revisionsrate von 30 % auf, die hauptsächlich auf unerklärliche Schmerzen im vorderen Knie zurückzuführen sind, die in den meisten Fällen nach der Umstellung auf TEP verschwinden. Die Implantation von bikompartimentellen Prothesen hat sich also nicht weiter verbreitet.

Eine rationelle Fortsetzung dieses Trends ist die Implantation von bicruciate-retaining (BCR) TEPs. Derzeit werden weltweit drei Modelle von bicruciate-retaining TEPs implantiert. Ziel ist es, wie beim Einzelkompartmentersatz, die physiologische Kinematik des Gelenks in seiner ursprünglichen Stabilität zu erhalten und die Propriozeption zu bewahren. Ein funktionelles ACL ist jedoch eine Grundvoraussetzung. Es wird berichtet, dass das ACL in fast 80 % der durch TEP ersetzten Kniegelenke vorhanden ist (in fast 50 % ist das ACL praktisch intakt und in 30 % ist es degeneriert, aber die Funktion ist noch erhalten). Die präoperative Bestätigung des Vorhandenseins des ACL ist für die Entscheidung, ob eine BCR-TEP implantiert werden soll, unerlässlich. Der Goldstandard für diese Diagnose ist heutzutage die MRT. Liegt keine präoperative MRT-Untersuchung vor, kann die Funktionalität des ACL auch aus klinischen Befunden und seitlichen Röntgenbildern abgeleitet werden. Wie bereits erwähnt, beginnt die Gonarthrose (in Form eines Genu varum arthroticum) meist anteromedial. In dieser Anfangsphase ist dorsal im medialen Kompartiment noch Knorpel vorhanden. In Streckung hat der Oberschenkelknochen Kontakt mit dem vorderen Teil des Tibiaplateaus (das bereits ohne Knorpel ist), so dass das innere Seitenband frei ist. In der Beugung bewegt sich der Oberschenkelknochen jedoch leicht nach hinten in den Bereich, in dem Knorpel vorhanden ist, wenn das ACL gut funktioniert, ist das innere Seitenband straff. Bei einer ACL-Läsion bewegt sich der Oberschenkelknochen mehr nach hinten entlang des Tibiaplateaus, wodurch Knorpel an der Tibia und im hinteren Bereich verbraucht wird. Das innere Seitenband bleibt dauerhaft kontrahiert (auch in Flexion) und die Varusdeformität ist fixiert. Wir bewerten die Reproduzierbarkeit des Varus mit Best-Hold-Bildern in 20°-Flexion. Wir beobachten die Form des Tibiaplateaus auf einer präzisen lateralen Aufnahme (Femurkondylen in Okklusion) in 90°-Flexion. Der schüsselförmige Defekt am Tibiaplateau dehnt sich mit fortschreitendem Degenerationsprozess allmählich nach hinten aus (im Stadium I nur im vorderen Drittel, im Stadium II bis ins mittlere Drittel, im Stadium III erstreckt sich der schüsselförmige Defekt über das gesamte Plateau). Im Stadium III ist das ACL bereits afunktionell (dies ermöglicht die Vorwärtsbewegung des Schienbeins, wodurch sich der schüsselförmige Defekt über das Tibiaplateau nach hinten erstreckt).

Für den Erhalt des ACL ist die Notwendigkeit einer präzisen Implantation im Sinne der Wiederherstellung der ursprünglichen Anatomie oder Kinematik noch größer. Daher werden BCR-Versorgungen ausschließlich mit der kinematischen Implantationstechnik implantiert. Diese Implantationstechnik kann bei Deformitäten vom Typ Genu varum arthroticum bis zu 10° angewendet werden. Wir operieren mit dem üblichen medialen parapatellaren Zugang. Zunächst bearbeiten wir die Patella, um den Zugang zum Oberschenkelknochen zu verbessern.

Wir entfernen die Osteophyten am Oberschenkelknochen. Eine Resektion des Oberschenkelknochens ist immer erforderlich. Die Femurkomponente ist in der Regel 9 mm tief. Die Oberfläche der Komponente nach der Zementierung muss der Oberfläche des Gelenkknorpels vor der Entwicklung des degenerativen Prozesses entsprechen. Der Knorpel des Knies ist weniger als 2 mm dick, das Sägeblatt (und damit der Schnitt) 1 mm dick. Bei einer Varusdeformität fehlt dem Oberschenkelknochen in der Regel nur im distalen Teil des medialen Kondylus Knorpel. Daher führen wir die distale Resektion so durch, dass wir auf der medialen Seite 6 mm und auf der lateralen Seite 8 mm resezieren (wir überprüfen die Dicke jeder Resektion mit einer Schiebelehre; wenn wir zu wenig resezieren, müssen wir eine Resektion hinzufügen). Die Höhe der Gelenklinie darf nicht verändert werden (die Kreuzbänder würden dann ihre Funktion nicht erfüllen). Wir stellen die Rotation der Femurkomponente neutral ein, entsprechend der ursprünglichen Anatomie, d.h. an der hinteren Kondylenlinie. Im hinteren Teil der Femurkondylen bleibt in der Regel der Knorpel erhalten, so dass wir auch hier 8 mm wie bei der distalen Resektion lateral resezieren (1 mm zählt auf dem Sägeblatt).

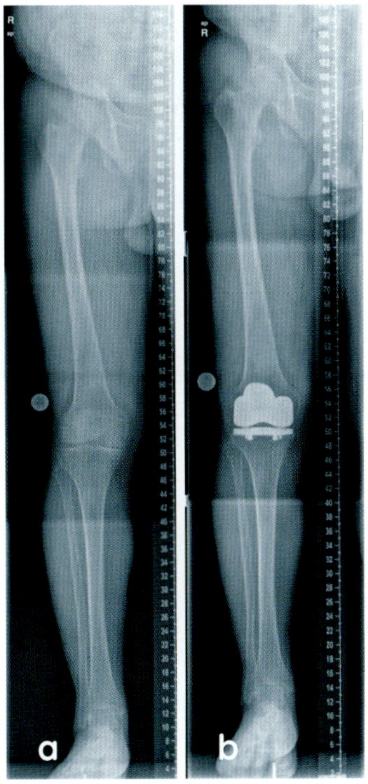

Abb. 5: Belastungsbild der gesamten Extremität vor der Operation (a) und nach der BCR-TEP-Implantation (b) – die Extremitätenachse ist physiologisch.

Anschließend resezieren wir die proximale Tibia, wobei die Insel der interkondylären Eminenz mit dem ACL belassen werden sollte. Die Tibia muss ebenfalls exakt nach der ursprünglichen Anatomie reseziert werden (daher machen wir vor der Operation immer eine Röntgenaufnahme des anderen, gesunden Knies). Wir beurteilen vor der Operation sorgfältig

- die Stellung in der Frontalebene (in der Regel ist die proximale Tibia leicht varisch, es ist möglich, die Tibiakomponente bis zu 3° varus zu belassen),
- die Dorsalneigung (die meisten Komponenten haben bereits eine gewisse Dorsalneigung (3°–7°), die berücksichtigt werden sollte).

Nach dem Einsetzen der Testkomponenten sind die lateralen Bänder ohne Beeinträchtigung der kinematischen Implantationstechnik ausbalanciert und es kann ein physiologisches mediales Schwingen in Flexion beobachtet werden. Da die Tibiakomponente eines BCR-Ersatzes keinen Schaft hat (sie ist zentral geschnitten), ist die Zementiertechnik sehr wichtig – Impulsspülung, Vakuummischung, Auftragen des Zements zuerst auf die Komponente (um sicherzustellen, dass der Zement am Metall „klebt“) und dann Vorspülen des Zements mit einer 25°-Spitze in die Trabekel der resezierten Tibia (Abb. 4). Die Implantation der BCR-TEP ist erfahrenen Orthopäden vorbehalten und sollte von weniger erfahrenen Chirurgen nicht versucht werden, da es nicht einfach ist, nicht nur die ursprüngliche Gliedmaßenachse (Abb. 5), sondern auch die Gelenkflächen wiederherzustellen (Abb. 6). Wir implantieren die BCR-TEP nicht bei signifikanten Varusdeformitäten, bei Valgusknien, bei Flexionskontrakturen von mehr als 15° und bei signifikanter Osteoporose (Abb. 7).

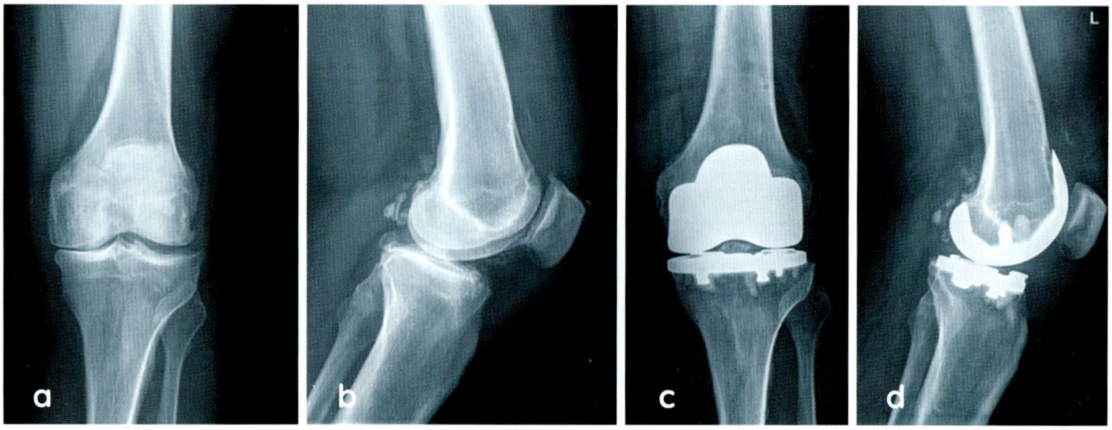

Abb. 6: Röntgenbilder vor (a, b) und nach (c, d) BCR-TEP-Implantation. Man erkennt die exakte Wiederherstellung der ursprünglichen Gelenkflächen.

BCR-TEPs stellen nahezu die native Kinematik des Knies wieder her (2), was man von keiner anderen TEP behaupten kann. Die Gruppe um Victor und Bellemans (Belgien) hat gezeigt, dass die anteroposteriore Kniestabilität nach BCR-TEP der nativen Kniestabilität nahe kommt (3). Wir untersuchten die Rotationsstabilität und Kinematik, also die Rotationsposition der Tibia relativ zum Femur während der Flexion-Extension. Wir konnten zeigen, dass die Tibia physiologischerweise während der ersten 30° der Beugung in eine Innenrotation gegenüber dem Femur übergeht (durchschnittlich 12°) und bis zur vollen Beugung in dieser Rotation verbleibt (4). Anschließend untersuchten wir dasselbe vor und nach der TEP-Implantation und stellten fest, dass kein Typ der üblicherweise verwendeten TEP die Rotationskinematik des Knies wiederherstellt oder auch nur annähernd erreicht (5). Wir unterzogen BCR-Ersatzprothesen der gleichen Untersuchung und stellten fest, dass die Rotationskinematik nach diesen TEPs der nativen Kinematik sehr nahe kommt (Abb. 8). Es ist jedoch wichtig, die ursprüngliche Anatomie der Gelenkflächen wiederherzustellen. Andernfalls lässt sich die Funktion der Kreuzbänder nur schwer vorhersagen (6). Selbst eine minimale Vergrößerung des Gelenkspalts führt zu einer übermäßigen Spannung der Kreuzbänder und damit zu einer Versteifung des Knies. Eine Verkleinerung des Gelenkspalts führt zu einer Lockerung der Kreuzbänder und somit von einer Unterfunktion bis zu einer Fehlfunktion. Okada et al. (7) untersuchten die Funktionalität des ACL nach BCR-TEP-Implantation und stellten fest, dass das ACL in Bezug auf die anteroposteriore Gelenkstabilität funktionsfähig bleibt, dass aber seine Spannung nach BCR-TEP deutlich größer ist als im nativen Knie, was in einigen Fällen für den geringeren Bewegungsumfang nach der Operation verantwortlich sein kann.

Bereits in den 1960er Jahren gab es Bestrebungen, beide Kreuzbänder bei der TEP-Implantation zu erhalten. Der Hauptgedanke war damals, dass der Erhalt des ACL eine geringere Steifigkeit des Implantats und damit eine geringere Belastung der Schnittstelle zwischen Implantat (Zement) und Knochen und somit ein längeres Überleben der TEP ermöglichen würde. Wir haben erst 2014 begonnen, uns mit der BCR-TEP zu befassen. Die bahnbrechenden Arbeiten auf diesem Gebiet stammen aus frankophonen Zentren, in denen die größten Patientenkohorten implantiert wurden und wo inzwischen Langzeitergebnisse vorliegen (Goutallier in Paris und Cloutier in Montréal). Goutallier zeigte, dass der Prozentsatz der Lockerungen nach

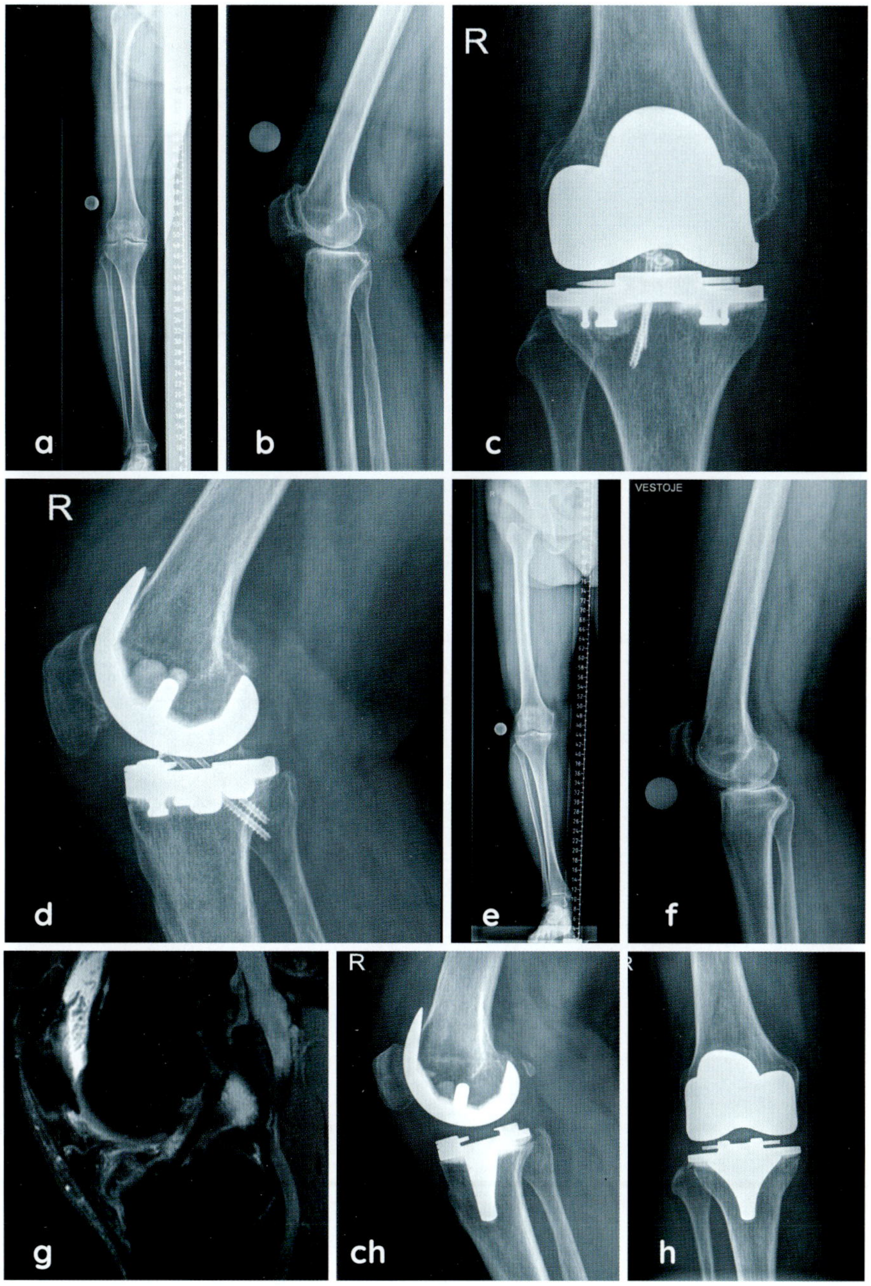

Abb. 7: Frau, 57 Jahre, mit rechtsseitiger Gonarthrose (a, b). Bei der Operation wurde die interkondyläre Eminenz infrahiert und mit Schrauben fixiert (c, d). Die Patientin ist mit dem Ergebnis der Operation sehr zufrieden. Wenn jedoch Unsicherheit über die Qualität des Knochens und damit der primären Fixierung besteht, ist es besser, auf die Implantation einer Standardversorgung auszuweichen. Der 65-jährige Patient mit rechtsseitiger Gonarthrose (e, f) wurde ursprünglich für eine BCR-TEP vorgesehen (g). Während der Operation wurde eine signifikante Osteoporose festgestellt, und es wurde eine Standardprothese implantiert (h, ch).

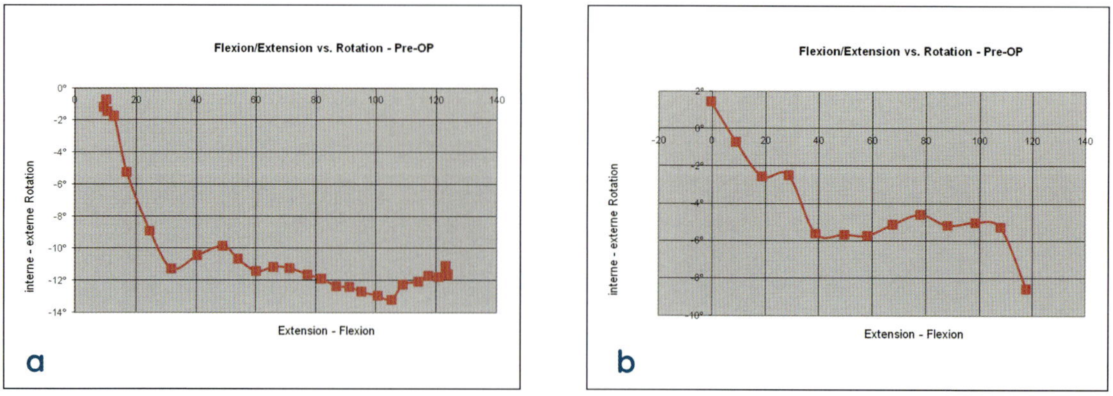

Abb. 8: Physiologische Rotationskurve der Tibia relativ zum Femur in der Transversalebene während der Flexion (gesundes Knie) (a) und Befund nach Implantation einer BCR-TEP (b). Nach der BCR-TEP erreicht die Tibia nicht die physiologische Innenrotation von 12°, sondern bleibt bei etwa der Hälfte dieses Wertes.

BCR-TEP der gleiche ist wie nach Standard-TEP, dass aber eine sehr präzise Operationstechnik erforderlich ist. Wenn die oben genannten Implantationsregeln befolgt werden, sind die Ergebnisse nach der BCR-TEP besser als nach der Standard-TEP. In einem Drittel der Fälle kommt es jedoch zu Schmerzen und Bewegungseinschränkungen nach der Operation (mehr als nach der Standard-TEP), was auf eine ungenaue Operationstechnik zurückzuführen ist. Cloutier veröffentlichte seine BCR-TEP-Operationstechnik 1983 (8) und seine Zehn-Jahres-Ergebnisse 1999. Bei einer durchschnittlichen Nachbeobachtungszeit von 22 Jahren (mindestens 20 Jahre) meldete er eine Überlebensrate von 95 % für die BCR-TEP in einer Serie von 163 Fällen (9). In 12 % der Fälle wurde der Ersatz aufgrund eines abgenutzten Polyethyleneinsatzes revidiert. Steihl und Komistek aus Milwaukee in den USA (10) untersuchten Cloutier-implantierte Prothesen mit Hilfe einer fluoroskopischen kinematischen Analyse und stellten fest, dass es bei Flexion zu einer physiologischen Dorsalverschiebung des Oberschenkels (posteriores Rollback) und nicht zu einer paradoxen anterioren Translation wie bei anderen TEP-Typen kommt. Pritchett fand heraus, dass die überwiegende Mehrheit der Patienten, bei denen eine Standard-TEP auf einer Seite und eine BCR-TEP auf der anderen Seite implantiert wurde, mit der BCR-TEP deutlich zufriedener waren (11). Dies war auch bei unseren Patienten der Fall (Abb. 9).

Das ACL ist eine wesentliche Struktur des Kniegelenks, und das Bemühen es zu erhalten, ist in der Endoprothetik definitiv richtig. Wenn ein unikompartimenteller Ersatz indiziert ist, sollten wir unbedingt seine Implantation in Erwägung ziehen, auch wenn dies Erfahrung und Präzision erfordert. Dadurch wird die physiologische Kinematik des Gelenks erhalten. Eine asymptomatische patellofemorale Arthrose ist keine Kontraindikation für einen unikompartimentellen Ersatz. Der unikompartimentelle Ersatz hat sich nicht durchgesetzt, da seine Implantation noch höhere Anforderungen an die Genauigkeit stellt und die Ergebnisse nicht zuverlässig sind. BCR-TEPs sind eine logische Fortsetzung der Bemühungen um den Erhalt einer normalen Kniekinematik nach einem totalen Knieersatz. Aber auch hier muss die chirurgische Technik sehr präzise sein (kinematische Implantation), um das ACL in physiologischer Spannung zu halten und somit ein gutes funktionelles Ergebnis zu erreichen.

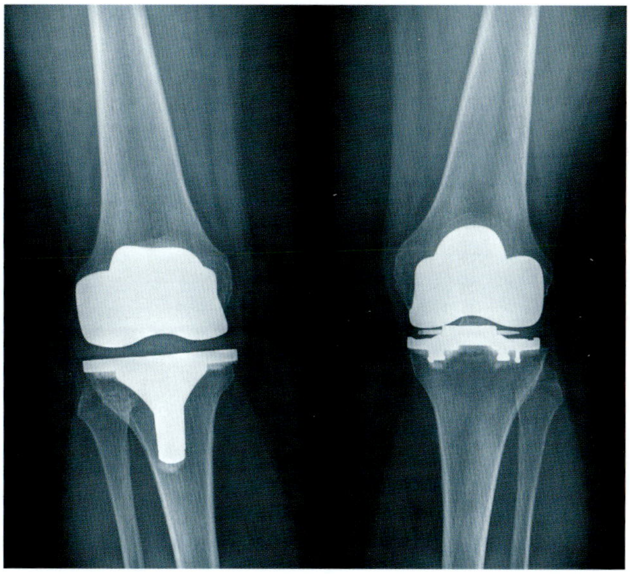

Abb. 9: Patientin mit einem Standardtotalersatz rechts, gefolgt von einem BCR-Ersatz links. Sie ist mit beiden künstlichen Gelenken zufrieden, ist schmerzfrei, jedoch hat sie ein besseres Gefühl für den Zustand ihres linken Knies.

1. Buček F, Komzák M, Hart R. Rotační kinematika kolenního kloubu před a po implantaci unikompartmentální mediální náhrady, srovnání se zdravým kolenním kloubem. Acta Chir Orthop Traumatol Cechoslov. 2019; 86:33–38.
2. Moro-oka TA, Muenchinger M, Canciani JP et al. Comparing in vivo kinematics of anterior cruciate-retaining and posterior cruciate-retaining total knee arthroplasty. Knee Surg Sports Traumatol Arthrosc. 2007; 15:93–99.
3. Halewood C, Traynor A, Bellemans J et al. Anteroposterior laxity after bicruciate-retaining total knee arthroplasty is closer to the native knee than ACL-resecting TKA. A biomechanical cadaver study. J Arthroplasty. 2015; 30:2315–2319.
4. Buček F, Hart R. Position of the tibia against the femur during knee flexion – extension. An in-vivo kinematic study of 50 cases. Orthop Rev. Accepted for publication.
5. Hart R, Buček F. Rotation kinematics of the knee joint before and after total knee replacement. Comparison with healthy knee. Orthop Rev. Accepted for publication.
6. Cherian JJ, Kapadia BH, Banerjee S et al. Bicruciate-retaining total knee arthroplasty: a review. J Knee Surg. 2014; 27:199–205.
7. Okada Y, Teramoto A, Takagi T et al. ACL function in bicruciate-retaining total knee arthroplasty. J Bone Joint Surg Am. 2018; 100:e114(1–7).
8. Cloutier JM. Results of total knee arthroplasty with a non-constrained prosthesis. J Bone Joint Surg Am. 1983; 65:906–919.
9. Sabouret P, Lavoie F, Cloutier JM. Total knee replacement with retention of both cruciate ligaments: a 22-year follow-up study. Bone Joint J. 2013; 95:917–922.
10. Stiehl JB, Komistek RD, Cloutier JM et al. The cruciate ligaments in total knee arthroplasty: a kinematic analysis of 2 total knee arthroplasties. J Arthroplasty. 2000; 15:545–550.
11. Pritchett JW. Patient preferences in knee prostheses. J Bone Joint Surg Br. 2004; 86:979–982.

18. Frakturen des hinteren Pfeilers des Tibiaplateaus

Die Biomechanik des Kniegelenks ist komplex. Es ist wichtig zu wissen, dass die Belastungskraft (Körpergewicht) hauptsächlich hinter dem Rotationszentrum des Knies, d.h. im hinteren Teil des Tibiaplateaus, wirkt und durch die große Kraft des Streckapparates (M. quadriceps femoris) neutralisiert wird. Die vom Kniegelenk übertragenen Kräfte stellen also je nach Art der Tätigkeit ein Vielfaches des Körpergewichts dar. Beim normalen Gehen betragen die Kräfte an den Kontaktflächen von Oberschenkelknochen und Schienbein beispielsweise das 2,5-fache des Körpergewichts, beim Bergabgehen das 8-fache, beim Laufen das 14-fache und beim Gewichtheben das 24-fache. Daraus ist ersichtlich, wie stark der hintere Teil des Tibiaplateaus belastet wird.

Tibiaplateaufrakturen machen etwa 1 % aller Frakturen aus. Für diese Verletzung gibt es mehrere Klassifizierungen. Die Schatzker-Klassifikation (CORR, 1979) und die AO-Klassifikation stellen die strukturelle Klassifikation dar; die Moore-Klassifikation (CORR, 1981) oder die Tscherne/Lobenhoffer-Klassifikation (CORR, 1993) berücksichtigen mehr den Verletzungsmechanismus und sind daher eher für Luxationsfrakturen geeignet. Eine ausführlichere Diskussion dieser Klassifikationen würde den Rahmen dieses Kapitels sprengen. Hinsichtlich der operativen Versorgung erscheint uns das auf der Basis der Computertomografie eingeführte Drei-Säulen-Konzept der proximalen Tibia und die darauf basierende Drei-Säulen-Methode zur Fixierung dieser Frakturen eindeutig am geeignetsten. Dieses Konzept ähnelt dem Drei-Säulen-Konzept, das bei Wirbelsäulenverletzungen angewandt wird. Bei diesem Konzept wird die proximale Tibia in einen anterioren und einen posterioren Teil unterteilt, wobei der anteriore Teil wiederum in einen medialen und einen lateralen Teil unterteilt wird. Daraus ergeben sich die anteromediale, die anterolaterale und die posteriore Säule. Im Hinblick auf die chirurgische Behandlung wird die posteriore Säule weiter in einen medialen und einen lateralen Teil unterteilt. Die Hauptpfeiler werden durch drei Linien getrennt, die die Punkte A, C, L und M verbinden (Linien CA, CL und CM). Punkt C (Mitte) ist die

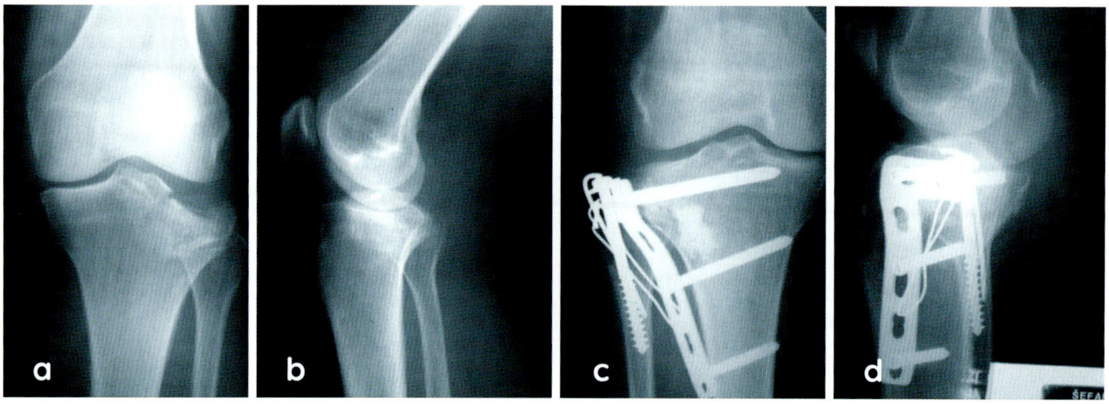

Abb. 1: Posterolaterale Tibiaplateaufraktur (a, b), versorgt über transfibulären Zugang (c, d). Zu diesem Zeitpunkt wurde eine stabile Abstützplatte verwendet. Der Defekt wurde mit Calciumphosphatzement aufgefüllt und die Fibula mit einer Schraube in Kombination mit einer Cerclage refixiert.

Mitte des Schienbeins (in der Mitte der interkondylären Eminenz), Punkt A (anterior) ist die Tuberositas tibiae, Punkt M (medial) ist der posteromediale Rand des Schienbeins und Punkt L (lateral) ist der ventralste Teil des Wadenbeinköpfchens. Der hintere Pfeiler wird durch die CP-Linie geteilt, wobei der Punkt P der Sulcus hinter dem Tibiaplateau ist. Der Pfeiler gilt als frakturiert, wenn seine äußere Kortikalis verletzt ist. Eine bloße Vertiefung der Gelenkfläche ist keine Pfeilerfraktur. Frakturen eines Pfeilers gelten als einfach, Frakturen von zwei und drei Pfeilern als komplex.

Frakturen des Tibiaplateaus werden am häufigsten durch axiale Kräfte in einer bestimmten momentanen Kniegelenkstellung (Varus/Valgus, Flexion/Extension) oder durch Rotationskräfte (Luxationsfrakturen – bei Flexion verrenkt der Oberschenkelknochen das dorsale Fragment durch einen Rückrollmechanismus) verursacht. Auf der konkaven Seite des Knies kommt es im Moment der Verletzung zu einer Druckverletzung, auf der konvexen Seite eher zu einer Zugverletzung der weichen Strukturen (Kapsel, Bänder). Auf der Kompressionsseite legen wir nach der Reposition eine Abstützplatte (4,5 mm) zur Neutralisierung der Scherkräfte an, auf der Zugseite eine Neutralisationsplatte (3,5 mm) zur Aufhebung der Zugkräfte. Bei Ein-Säulen-Verletzungen ist nur eine Platte indiziert, bei Mehr-Säulen-Verletzungen (Hochenergieverletzungen) gehen wir je nach Verletzungskonfiguration immer individuell vor, da jede verletzte Säule mit einer entsprechenden Osteosynthese versorgt werden sollte (1). Das Drei-Säulen-Konzept ist somit ein direkter Leitfaden dafür, wie viele und welche Osteosynthesematerialen verwendet werden sollten. Es ist definitiv nicht richtig, alle verletzten Säulen mit massiven Implantaten (4,5 mm) zu behandeln – die traditionelle bilaterale Plattentechnik hat häufig zu Komplikationen geführt (Infektion, gestörte Heilung des Weichteilmantels, Nekrose und Resorption von Knochenfragmenten, Versagen der Osteosynthese usw.).

Nur das Drei-Säulen-Konzept berücksichtigte die Verletzung des hinteren Tibiaplateaus ausreichend. Heute haben mehrere Studien eindeutig gezeigt, dass Frakturen des hinteren Pfeilers das funktionelle Ergebnis erheblich beeinträchtigen und dass eine unzureichende Behandlung

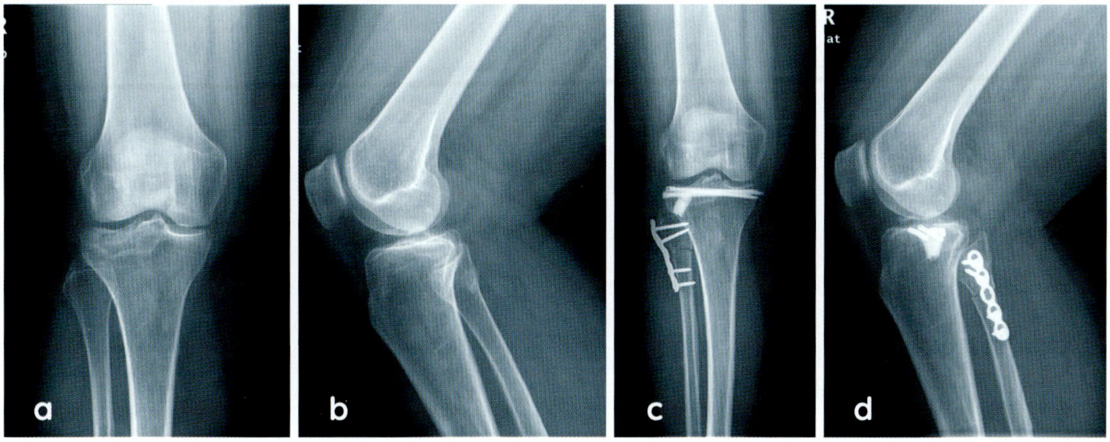

Abb. 2: Posterolaterale Impression der Gelenkfläche (a, b), die vom transfibulären Zugang aus mit 3,5-mm-Schrauben und Auffüllen des Knochendefekts mit Calciumphosphatzement behandelt wurde, die Fibula wurde mit einer Rekoplatte refixiert (c, d).

bei den Patienten bleibende Folgen hinterlässt (2, 3). Die Inzidenz von Verletzungen des hinteren Pfeilers ist hoch, insbesondere bei hochenergetischen Verletzungen (etwa zwei Drittel der Fälle) (4). Eine CT-Untersuchung, vorzugsweise mit 3D-Rekonstruktion, ist für die präoperative Planung unerlässlich. Bei Frakturen mit einer Fragmentdislokation von 2 mm oder mehr ist eine Reposition erforderlich. Während die anatomische Reposition und Osteosynthese bei anteromedialen und anterolateralen Pfeilerfrakturen seit mehreren Jahrzehnten der Standard ist, überwiegt bei posterioren Pfeilerfrakturen nach wie vor der „Fix-it-from-the-front"-Ansatz. Laterale Pfeilerfrakturen werden entweder direkt oder durch Ligamentotaxis oder durch eine Kombination beider Techniken adressiert. Posteriore Pfeilerfrakturen können in der Regel nicht von anterior behandelt werden, die Ligamentotaxis ist hier nicht hilfreich. Die biomechanische Festigkeit von anterior eingebrachten Schrauben, selbst winkelstabile Schrauben aus anterioren Platten, ist für die Osteosynthese nicht verlässlich (Osteoporose, Trümmerzone, adipöser oder unkooperativer Patient …), so dass auch bei posterioren Pfeilerfrakturen eine Abstützplatte indiziert sein sollte. Die Prinzipien ihrer Anwendung sind allgemein bekannt – an der Bruchstelle der äußeren Kortikalis (in der Regel in der Konkavität am Übergang von Epiphyse und Metaphyse) wird zunächst eine Kortikalisstützschraube durch die Platte eingebracht, um die Platte an den Knochen zu ziehen, dann werden Schrauben in die Epiphyse eingebracht (vorzugsweise winkelstabil) und schließlich werden Kortikalisschrauben distal eingebracht. Vorgeformte winkelstabile Platten ermöglichen eine größere Schonung des Weichteilgewebes und der Gefäßversorgung des Periosts und damit den Erhalt der Vitalität der Fragmente bei sehr stabiler Fixierung.

Frakturen der proximalen Tibia gehen häufig mit Verletzungen anderer Strukturen einher. Ihre Häufigkeit wird recht unterschiedlich angegeben – Läsionen der Menisken in 30–90 %, der Seitenbänder in 30–85 %, der Kreuzbänder in 45–95 %. Blutungen aus der Spongiosa können erheblich sein, was insbesondere bei hinteren Pfeilerfrakturen mit einem Kompartmentsyndrom einhergehen kann. Unter den Nerven ist der N. peroneus communis am häufigsten betroffen (Läsionen zeigen nur in einem Drittel der Fälle eine spontane Remission). Arterielle Verletzungen sollten akut ausgeschlossen werden (Knöchel-Brachial-Index oder Angiographie). Offene Weichteilverletzungen beurteilen wir nach Gustilo-Anderson, geschlossene nach Tscherne. Wenn es bei hochenergetischen Verletzungen nicht notwendig ist, das Gelenk vorübergehend mit einem Fixateur externe zu überbrücken und die Heilung der Weichteile abzuwarten, gehen wir so schnell wie möglich zur Behandlung dieser Brüche über und behandeln gleichzeitig die Begleitverletzungen. In der Regel handelt es sich dabei um einen Ausriss des tibialen Ansatzes des hinteren Kreuzbandes. Wie bei den meisten Bandausrissen gilt die Faustregel, dass die Bandfunktion durch Refixierung des ausgerenkten Fragments wiederhergestellt werden sollte. Bei den üblichen seitlichen Zugängen ist es in der Regel nicht möglich, die hintere Pfeilerfraktur anatomisch zu reponieren, geschweige denn eine Platte anzubringen oder die hintere Kreuzbandruptur eventuell zu refixieren. Weder minimalinvasive Plattenosteosyntheseverfahren (MIPO) noch arthroskopisch assistierte Osteosyntheseverfahren (ARIF) noch deren Kombinationen (ARIF/MIPO) können bei hinteren Pfeilerfrakturen angewendet werden. Daher ist die einzige Lösung ein offenes Verfahren.

CT-Scans, vorzugsweise mit 3D-Rekonstruktion, sind für die präoperative Planung der chirurgischen Behandlung von Tibiaplateaufrakturen unerlässlich. Hier gilt mehr als anderswo: *bene dīgnōscitur, bene curātur.* Wenn wir eine neurovaskuläre Verletzung und ein Kompart-

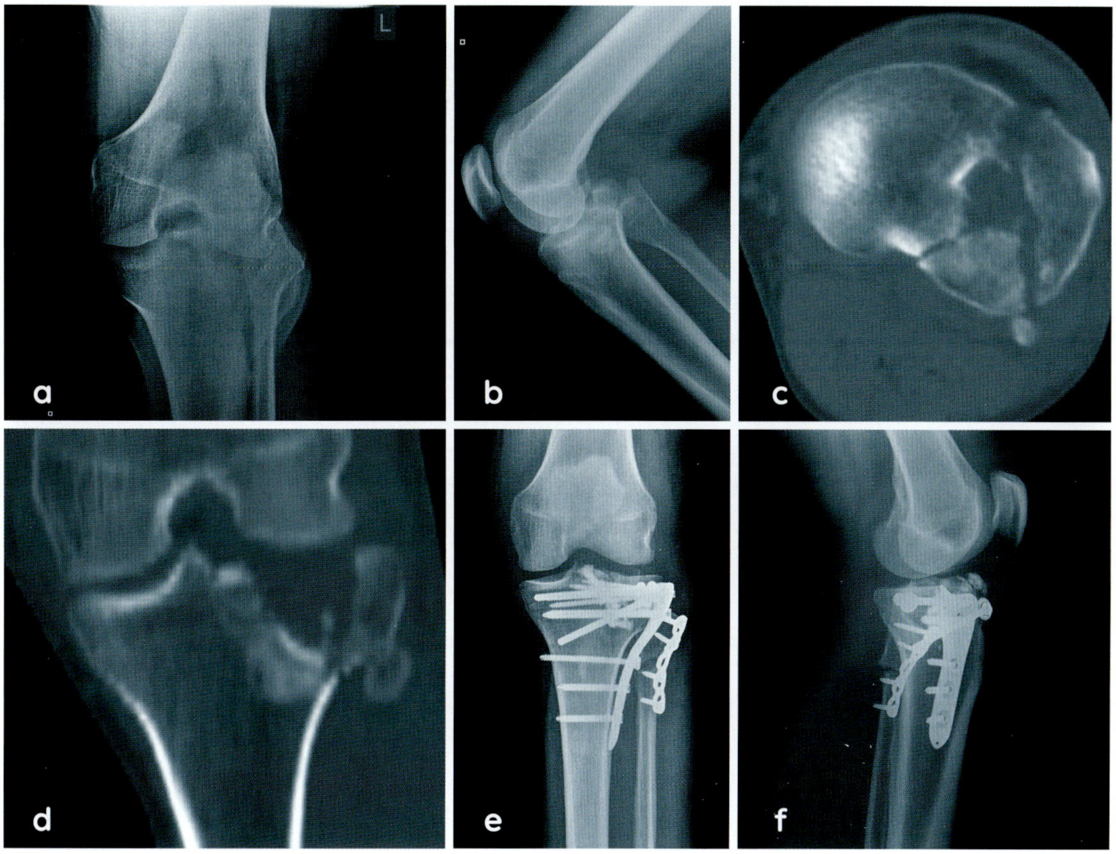

Abb. 3: Fraktur des anterolateralen Pfeilers mit posterolateralem Fragment (a–d). Über den transfibulären Zugang wurde das posterolaterale Fragment reponiert und mit Schrauben fixiert, der anterolaterale Pfeiler mit einer Platte versorgt, der Knochendefekt mit Calciumphosphatzement aufgefüllt und die Fibula mit einer Rekonstruktionsplatte refixiert (e, f).

mentsyndrom ausschließen und der Zustand der Weichteile eine Operation zulässt, gehen wir zur Operation über. Um die Grundprinzipien der AO (anatomische Repositionierung, stabile Osteosynthese und frühe Rehabilitation) einzuhalten, planen wir für jeden verletzten Pfeiler separat, wie wir die Fraktur reponieren und fixieren werden. In den präoperativen Plan müssen wir auch die Behandlung anderer verletzter Strukturen (Bänder, Menisken usw.) einbeziehen, vor allem bei hochenergetischen Luxationsfrakturen. Hier ist eine gute Vorstellungskraft des Chirurgen erforderlich, um richtig einzuschätzen, welcher chirurgische Ansatz und welches Implantat für welchen Pfeiler geeignet ist. Bei der Versorgung der vorderen Pfeiler wählen wir bei Frakturen nur eines Pfeilers entweder einen anterolateralen oder einen anteromedialen Zugang, bei Frakturen beider Pfeiler einen medialen Hautschnitt. Wie bereits erwähnt, sind jedoch Verletzungen des hinteren Pfeilers häufig, und die AO-Prinzipien sollten auch bei ihrer Behandlung befolgt werden. Ein disloziertes posteromediales Fragment ist häufiger (20 % der Fälle) und ein posterolaterales Fragment weniger häufig (10 % der Fälle). Die Anerkennung der Bedeutung der posteromedialen Tibiaplateaufraktur geht auf die französische orthopädische Schule zurück, die zuerst von Postel (1974) beschrieben und später von Duparc klassifiziert wurde. Posteromedial treten häufiger instabile Spaltfrakturen auf; posterolateral gibt es mehr Vertiefungen in der Gelenkfläche (die Fibula „schützt“ die posterolaterale Tibia vor Spaltverletzungen). Frühere Techniken behandelten den medialen Teil des posterioren Pfeilers falsch anterior oder verwendeten ausgedehnte Zugänge mit prothetischen posteromedialen Stabilisatoren und Ablösung des Ansatzes des M. gastrocnemius medialis vom Femur und möglicherweise der Hamstrings von der Tibia. Für die Behandlung des posterolateralen Fragments verwendeten wir den transfibulären Zugang mit Präparation des N. peroneus communis, Osteotomie der Fibula und deren Mobilisierung nach kranial (Abb. 1–3). Das Risiko bestand neben der Nervenverletzung auch in der Pseudarthrose der refixierten Fibula. 1997 beschrieb Lobenhoffer weniger invasive Ansätze zur Behandlung sowohl der posteromedialen als auch der posterolateralen Fragmente, die heute weltweit routinemäßig angewandt werden (5). Der direkte hintere Zugang bei hinteren Kreuzbandrupturen wurde von Trickey (6) beschrieben und in jüngerer Zeit von Muhm und Winkler (7) populär gemacht. An unserer Abteilung in Tschechien begannen wir mit der Anwendung des posterioren Zugangs zur Behandlung des Tibiaplateaus ab dem Jahr 2004 und intensivierten den Einsatz ab 2006.

Der erste Schritt des präoperativen Plans ist die Positionierung des Patienten. Wenn die hintere Säule isoliert verletzt ist, verwenden wir nur die Pronationsstellung; wenn eine der vorderen Säulen ebenfalls verletzt ist, können wir auf duale Weise vorgehen. In unserer Praxis bevorzugen wir es, zunächst den hinteren Pfeiler in Pronationsstellung zu behandeln und dann die vorderen Pfeiler zu reponieren und zu osteosynthetisieren, nachdem wir den Patienten umgelagert haben. Obwohl die Repositionierung des Patienten in die Supinationsstellung mit vollständiger Neuausrichtung etwa 15 Minuten in Anspruch nimmt, operieren wir weiterhin in vollem Komfort. Einige Autoren bevorzugen die sogenannte „Floating“-Position, bei der beide unteren Gliedmaßen separat geschient werden müssen, der Patient in Seitenlage auf der verletzten Seite liegt, die gesunde Gliedmaße in der Hüfte gebeugt und adduziert ist und somit vor dem verletzten Knie liegt. In dieser Position wird das posteromediale Fragment behandelt und dann wird der Patient nur gedreht, um das anteriore Fragment zu behandeln (8, 9).

Bei Verletzungen sowohl des posteromedialen als auch des posterolateralen Fragments können separate Hautschnitte oder besser ein längerer Lazy-S-Medialschnitt verwendet werden. Wenn wir nur ein posteriores Fragment behandeln, verwenden wir den Zugang auf dieser Seite. Wir operieren im Prinzip nach Lobenhoffer. Bei der Behandlung des posteromedialen Fragments führen wir einen länglichen Hautschnitt hinter dem Margo medialis tibiae (manche verwenden einen umgekehrten L-förmigen Hautschnitt). Wir inzidieren die oberflächliche Faszie in Längsrichtung, identifizieren den medialen Rand des M. gastrocnemius medialis, schonen den N. saphenus und die V. saphena magna und ziehen den medialen Kopf des M. gastrocnemius nach lateral. (Derselbe Ansatz wird zur Behandlung der verletzten Arterie verwendet, Anm. d. Verf.) Muskeln und Strukturen können relativ weit nach kaudal gezogen werden, was uns genügend Platz zur Behandlung der Fraktur und zum Anlegen der Platte verschafft. Wir ziehen die Sehne des M. semitedinosus nach proximal. In der Tiefe müssen die Fasern des M. popliteus abpräpariert werden, wodurch wir nach hinten zur Gelenkkapsel vordringen. Hier finden wir einen der Sehnenanteile des M. semimembranosus. Die Gelenkkapsel wird parallel zur Gelenkfläche eröffnet. Die hintere Ecke des medialen Meniskus wird angehoben. Die Fraktur wird identifiziert und unter Röntgenverstärkerkon-

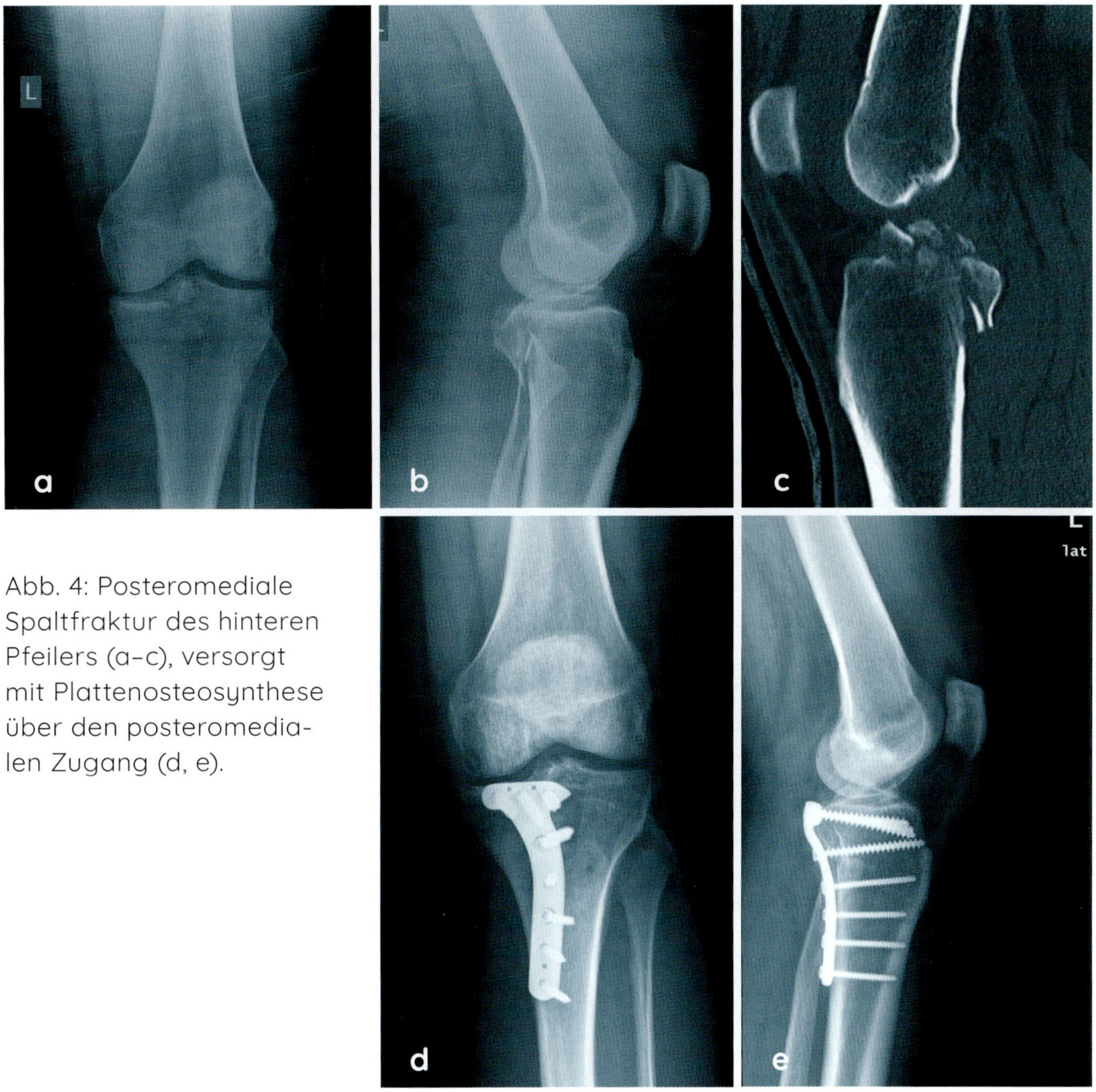

Abb. 4: Posteromediale Spaltfraktur des hinteren Pfeilers (a–c), versorgt mit Plattenosteosynthese über den posteromedialen Zugang (d, e).

trolle reponiert. Es ist wichtig, dass der Röntgenstrahl während dieses Schrittes parallel zur Ebene der dorsalen Tibiaplateauneigung verläuft, die wir wiederherstellen müssen (d. h. 10° posterior kaudal bis anterior kranial). Streckung und Valgusbelastung tragen häufig zur erfolgreichen Reposition bei. Nach der Reposition fixieren wir das Fragment vorübergehend mit zwei Kirschner-Drähten. Es ist ratsam, sich zu diesem Zeitpunkt die Lage der Platte vorzustellen, um später nicht in Konflikt mit den Kirschner-Drähten zu geraten. Anschließend erfolgt die Plattenosteosynthese wie bereits beschrieben (Abb. 4). Die distalen Schrauben dürfen nicht zu weit über die anteriore Kortikalis hinausragen – bei dünnen Patienten können sie dann beim Knien unter der Haut stören (Abb. 5). Die proximalen Schrauben dürfen nicht zu lang sein, um die Reposition und Fixierung der vorderen Säule(n) in der zweiten Phase nicht zu behindern. Winkelstabile Implantate, die für die anteromediale Säulenosteosynthese vorgeformt sind, passen sich in der Regel nach der Reposition gut an die hintere Tibiakortikalis an (Abb. 6). Wenn wir uns entscheiden, nur eine Platte und 3,5-mm-Schrauben zu verwenden (siehe oben für die Auswahlprinzipien), kann die T-förmige Platte auf die

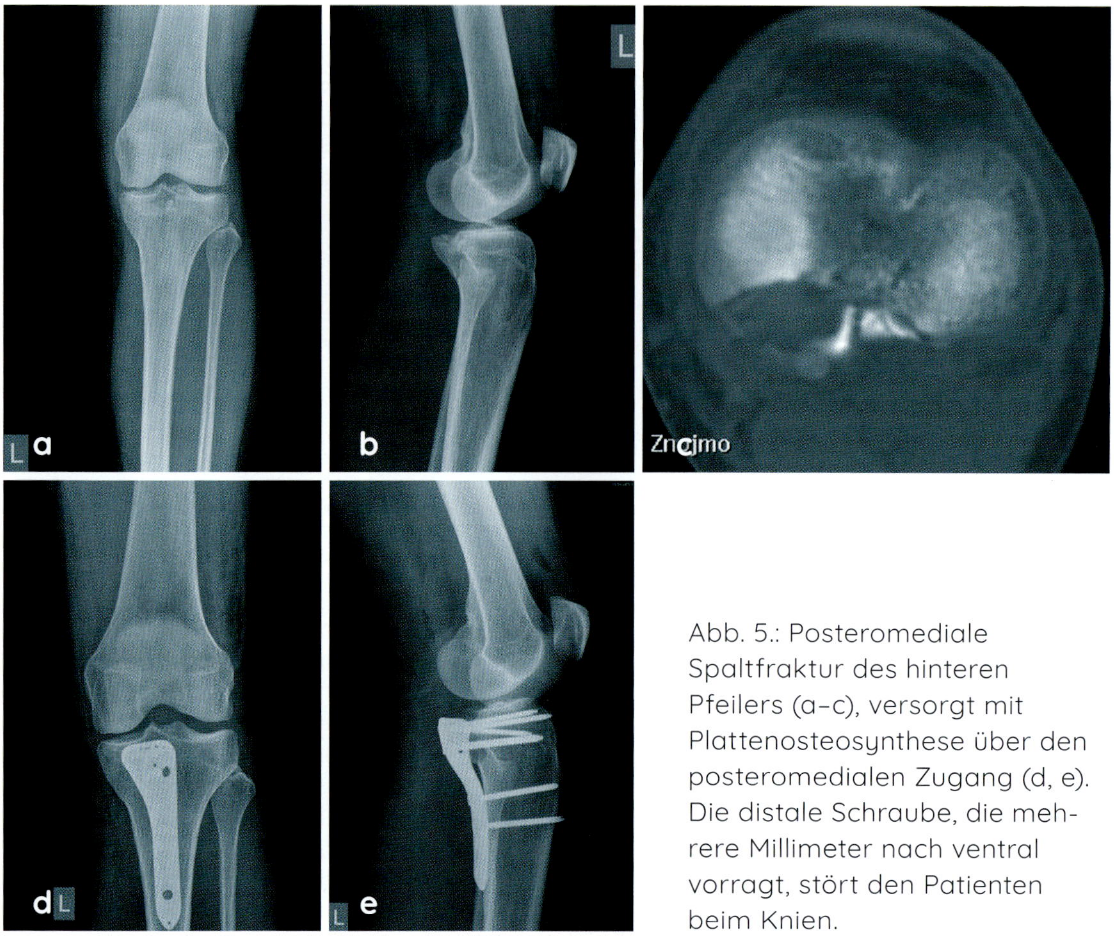

Abb. 5.: Posteromediale Spaltfraktur des hinteren Pfeilers (a–c), versorgt mit Plattenosteosynthese über den posteromedialen Zugang (d, e). Die distale Schraube, die mehrere Millimeter nach ventral vorragt, stört den Patienten beim Knien.

übliche Weise vertikal oder, nach Schatzker, neuerdings horizontal (10) angebracht werden. Die horizontal angelegte Platte (z.B. Drittelrohrplatte) kann mehrere Fragmente gleichzeitig abstützen und ersetzt die 3,5-mm-Platten für jedes der kleineren Fragmente. Es hat sich gezeigt, dass die Genauigkeit der posteromedialen Säulenreposition sehr wichtig ist (wichtiger als die posterolaterale) und dass sie das Langzeitergebnis – die Kniegelenkfunktion – deutlich beeinflusst (11).

Bei der Behandlung des posterolateralen Fragments verwenden wir den posterolateralen Zugang. Wir machen einen länglichen Hautschnitt hinter der Fibula (manche verwenden einen umgekehrten L-förmigen Hautschnitt). Im proximalen Teil der Wunde präparieren wir den N. peroneus communis hinter der M.-biceps-femoris-Sehne auf die übliche Weise. Dann ist der laterale Kopf des M. gastrocnemius zu identifizieren und man zieht ihn nach medial. Die Vasa genus inferiora lateralia werden ligiert. Dann heben wir den M. soleus subperiostal an und ziehen ihn nach medial. Die Vasa tibialia posteriora und der N. tibialis liegen zwischen dem lateralen Kopf des M. gastrocnemius und dem M. soleus. Die Gelenkkapsel tritt dann zwischen M. popliteus und M. soleus in das Operationsfeld ein. Die A. tibialis anterior trennt sich ca. 5 cm unterhalb des Gelenkspalts von der A. poplitea, perforiert die Membrana interossea und dringt ventral zwischen dem M. tibialis anterior und dem M. extensor digitorum longus ein. Bei der Freilegung des distalen Teils des Fragments sollte daher darauf geachtet werden. Die

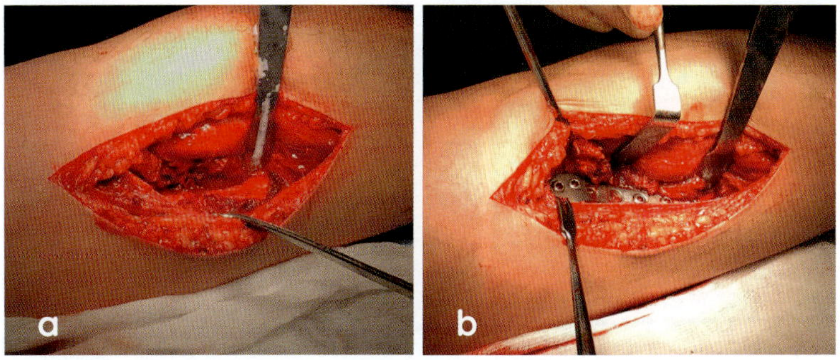

Abb. 6: Freigelegte posteriore Tibia mit anatomisch reponiertem posteromedialem Fragment (a), die angebrachte vorgeformte Platte passt sich gut an die posteriore Kortikalis der Tibia an (b).

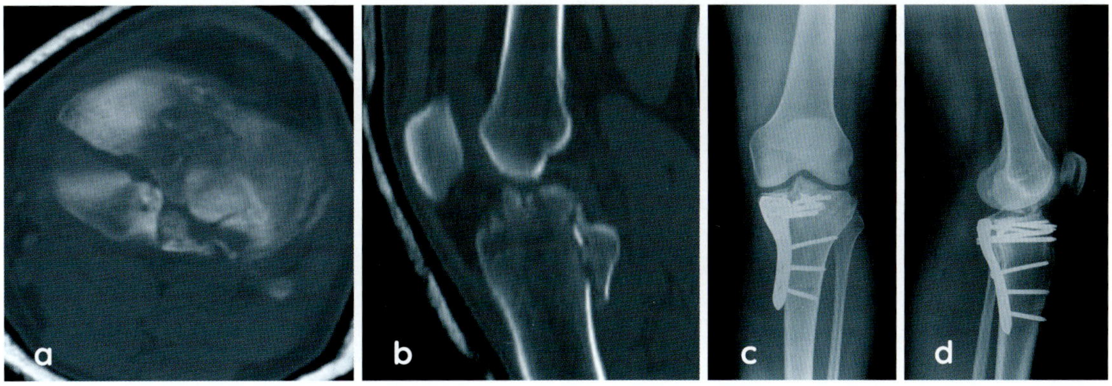

Abb. 7: Zertrümmerung des gesamten hinteren Pfeilers (a, b), nach Reposition posteromedial mit einer Platte und posterolateral mit Schrauben und Calciumphosphatzement (c, d).

Gelenkkapsel wird parallel zur Gelenkfläche eröffnet. Die hintere Ecke des lateralen Meniskus wird angehoben. Die Fraktur wird identifiziert und unter Kontrolle des Röntgenverstärkers reponiert. Dabei sollte nicht auf die notwendige Neigung des Bildverstärkers vergessen werden. Posterolateral ist die Fraktur in der Regel nicht kompressionsbedingt, so dass wir uns oft mit einer Fixierung mit Schrauben oder einer Platte und 3,5-mm-Schrauben nach Reposition begnügen. Ist auch der anterolaterale Pfeiler betroffen, kann nach Osteotomie und Débridement der Fibula eine horizontale Platte verwendet werden, um die Fragmente der Gelenkkante zu unterstützen und die Reposition der posterolateralen und anterolateralen Fragmente aufrechtzuerhalten (10). Biomechanische Studien haben gezeigt, dass eine 2,7-mm-Platte hierfür verwendet werden kann.

Wenn der gesamte hintere Pfeiler betroffen ist, operieren wir von einem einzigen längs verlaufenden Lazy-S-Hautschnitt aus (einige empfehlen, wie oben beschrieben, separate Schnitte für jedes Fragment vorzunehmen). Nach Freilegung des Unterhautgewebes dringen wir dann mit den oben genannten Zugängen bis zum Schienbein vor. Wir beginnen in der Regel posteromedial, wo das Fragment tendenziell größer und die Fraktur instabil (gespalten) ist. Hier verwenden wir in der Regel eine Plattenosteosynthese nach Reposition. Anschließend versorgen wir das posterolaterale Fragment – entweder ebenfalls mit Plattenosteosynthese oder nur mit Schrauben (Abb. 7). Sind eine oder beide anterioren Säulen gleichzeitig betroffen, drehen

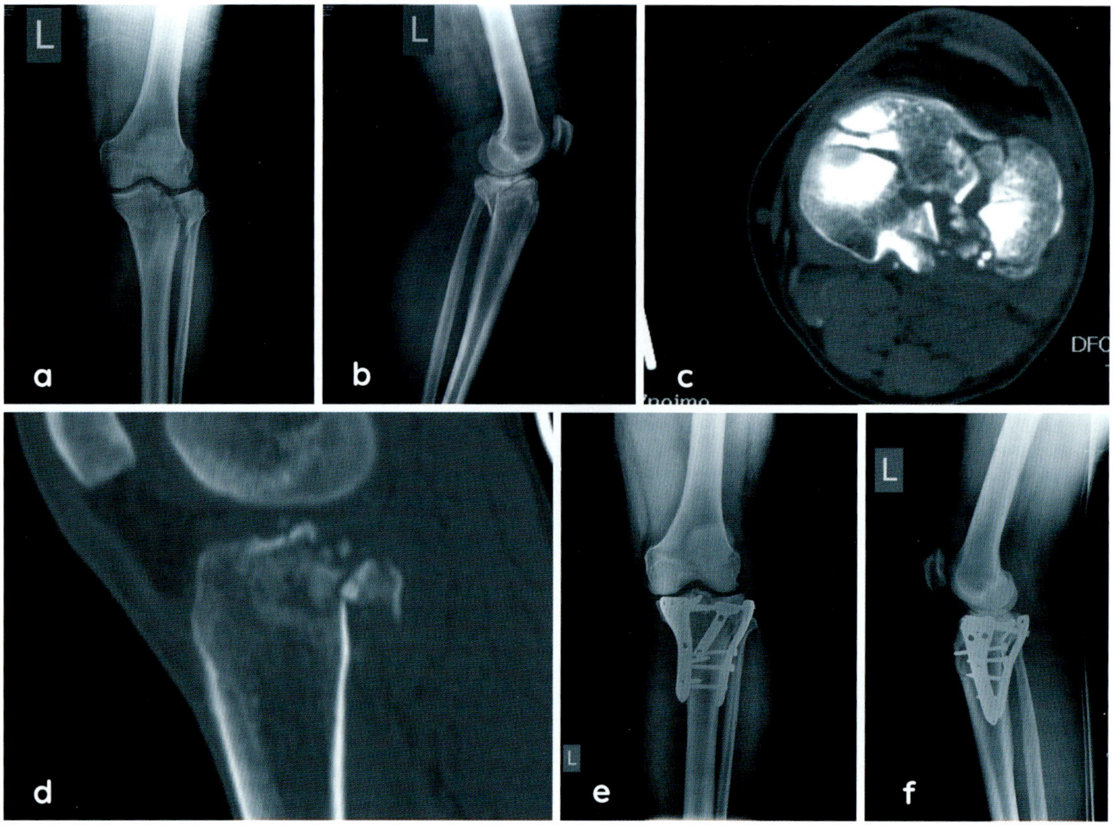

Abb. 8: Trümmerfraktur aller drei Säulen des Tibiaplateaus (a–d). Im ersten Schritt des Eingriffs in Pronationsstellung über den posterioren Zugang wurde das posteromediale Fragment mit einer 4,5-mm-Abstützplatte und das posterolaterale Fragment mit einer 3,5-mm-Platte versorgt. Anschließend wurde der Patient in die Supinationsstellung umgelagert und das anterolaterale Fragment mit einer Platte über den anterolateralen Zugang reponiert und fixiert. Das nicht dislozierte anteromediale Fragment wurde mit Schrauben sowohl durch die posteromediale als auch durch die anterolaterale Platte fixiert (e, f).

wir den Patienten in Supinationsstellung und reponieren und stabilisieren auch die ventralen Frakturen (Abb. 8). Die Behandlungsergebnisse von Tibiaplateaufrakturen sind trotz ihrer Komplexität in der Regel gut (12).

Wie bereits erwähnt, behandeln wir in erster Linie auch Begleitverletzungen anderer Strukturen, am häufigsten Menisken und Kreuzbänder. Die gerissenen Menisken können sich im Frakturspalt einklemmen und ein Repositionshindernis darstellen. Von der Arthrotomie aus, die wir zur Darstellung der Gelenkoberfläche durchführen, nähen wir nach Reposition und Osteosynthese des entsprechenden Fragments gleichzeitig auch den Meniskus wieder an die Kapsel. Die Kreuzbänder werden in der Regel durch eine Art Abriss des Schienbeinansatzes verletzt. Bei vorderen Kreuzbandverletzungen wird das angehobene Fragment des interkondylären Ansatzes mit einer kräftigen transtibialen Naht, die auf der ventralen Seite der Tibia über einen Knopf geknotet wird, repariert und wieder an seinem ursprünglichen Ort fixiert (Abb. 9). Der Eingriff wird von einer anteromedialen Miniarthrotomie aus durchge-

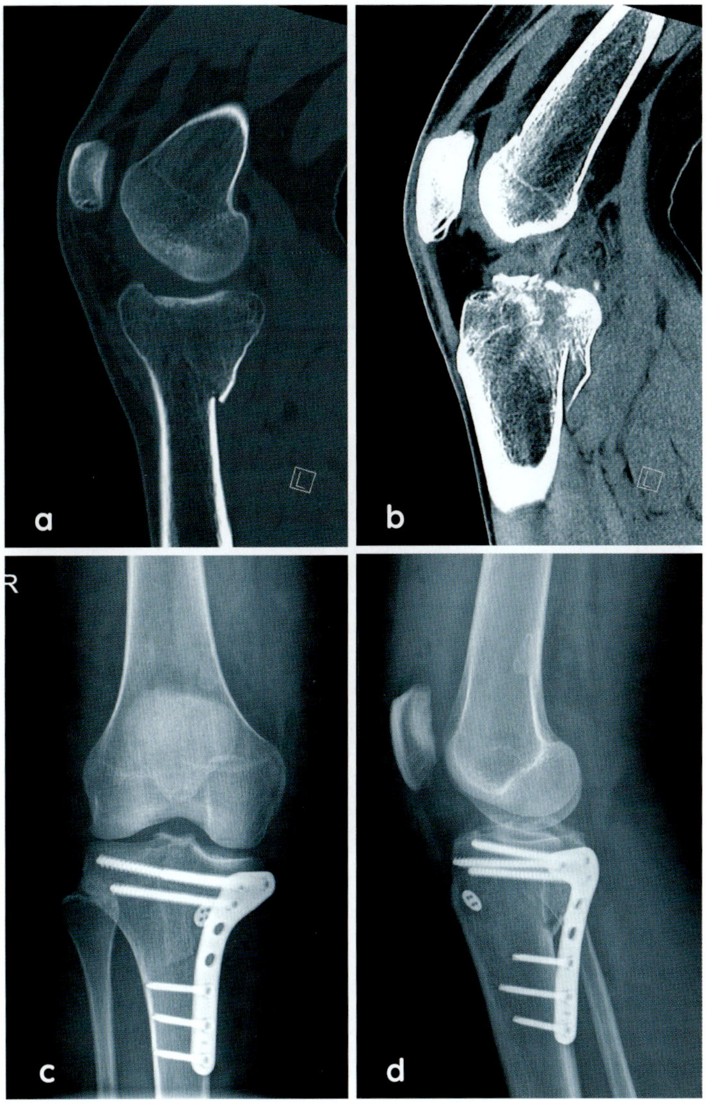

Abb. 9: Dislozierte Spaltfraktur posteromedial und Ausriss der interkondylären Eminenz mit vorderem Kreuzband (a, b). Die Reposition und Plattenosteosynthese des posteromedialen Fragments erfolgte über den posteromedialen Zugang. Anschließend wurde der Patient auf den Rücken umgelagert und die interkondyläre Eminenz von einer anteromedialen Mini-Arthrotomie aus reponiert und mit einer transtibialen nicht resorbierbaren Naht fixiert (c, d).

führt. Wegen des hohen Risikos eines Kompartmentsyndroms führen wir keine Arthroskopie durch. Die primäre Indikation für eine Refixation ist die Abtrennung des tibialen Ansatzes des hinteren Kreuzbandes. Sie kann Teil einer signifikanten posterolateralen Verletzung sein, auch wenn der Röntgenbefund nicht unbedingt dramatisch aussieht. Umgekehrt kann sich ein Kompartmentsyndrom klinisch deutlich bemerkbar machen (Abb. 10). Der Ausriss des hinteren Kreuzbandes wird in den meisten Fällen über einen direkten dorsalen Zugang behandelt. Dies ist eine relativ häufige Verletzung. Wir operieren über einen längs verlaufenden Lazy-S-Hautschnitt (einige Autoren empfehlen einen L-förmigen Zugang). Wir präparieren und schützen den N. suralis. Wir ziehen die Köpfe des M. gastrocnemius auseinander, identifizieren die A. poplitea mit einem Finger und ziehen sie und die beiden begleitenden Venen und den N. tibialis auseinander. Dann stellen wir das gebrochene Fragment dar und fixieren es mit einer oder zwei Schrauben (Abb. 11). Dies ist ein relativ heikles Verfahren, das aber, wenn man die Operationstechnik beherrscht, eine schnelle Reparatur und Fixierung auch von stark dislozierten Fragmenten ermöglicht (7).

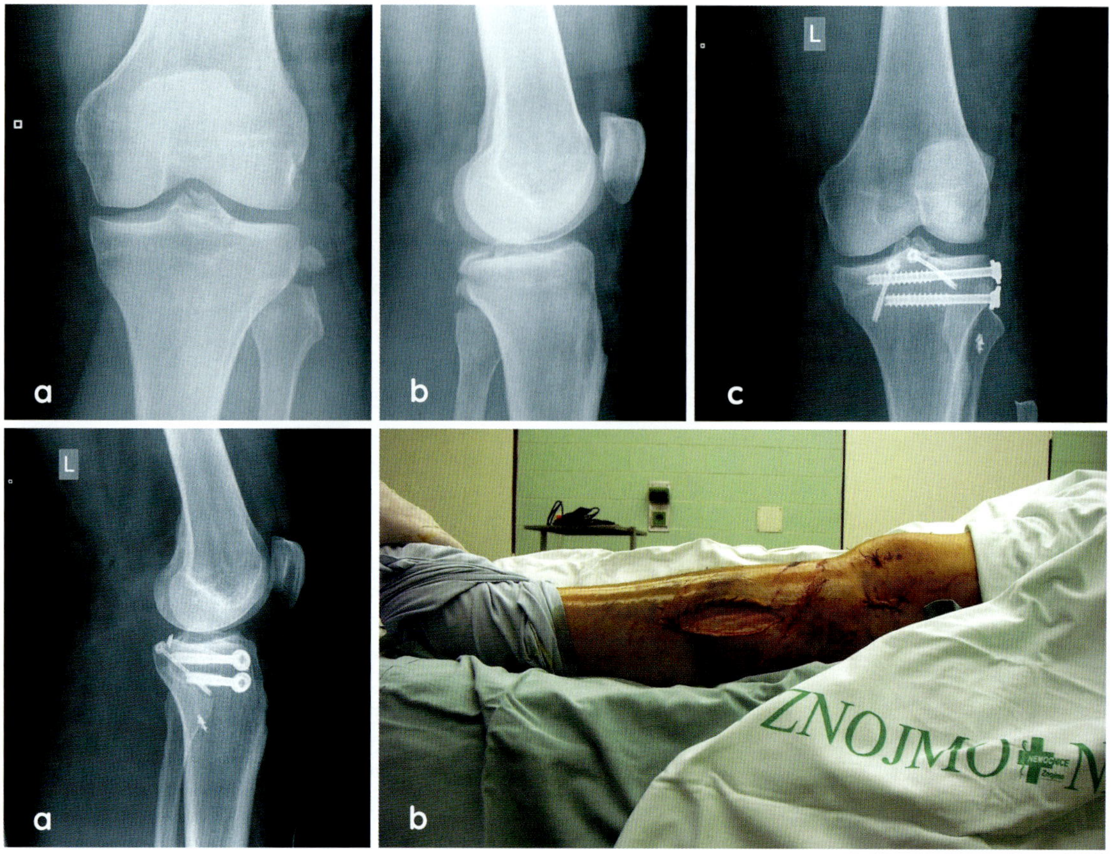

Abb. 10: Fraktur des anterolateralen Pfeilers mit Verletzung des posterolateralen Horns (Abriss des tibialen Ansatzes des hinteren Kreuzbandes, Abriss der Fibulaspitze) (a, b). Der Ausriss des hinteren Kreuzbandes wurde mit zwei Schrauben über den direkten hinteren Zugang behandelt, gefolgt von einer Refixation der Fibulaspitze, einer perkutanen Schraubenfixation der anterolateralen Säulenfraktur und schließlich einer Fasziotomie (c–e).

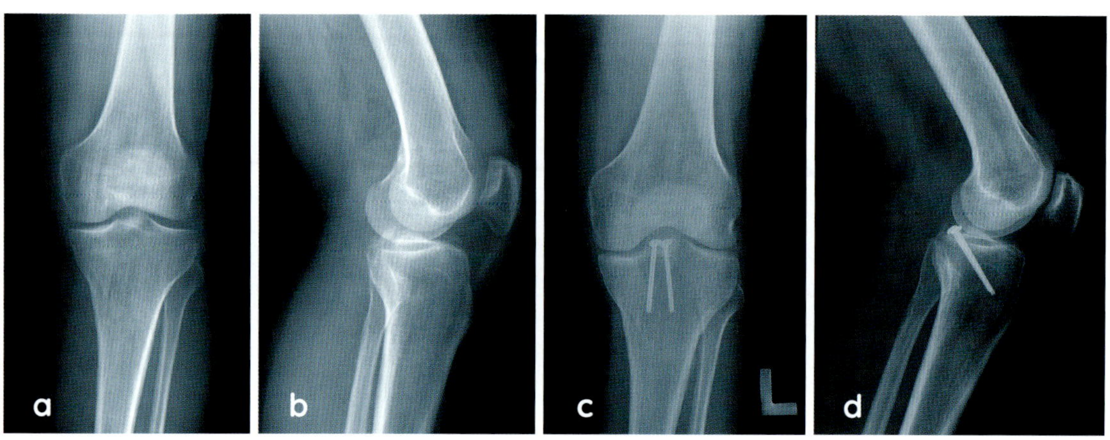

Abb. 11: Abriss des tibialen Ansatzes des hinteren Kreuzbandes (a, b), Reposition und Refixierung des Fragments mit Schrauben über direkten posterioren Zugang (c, d).

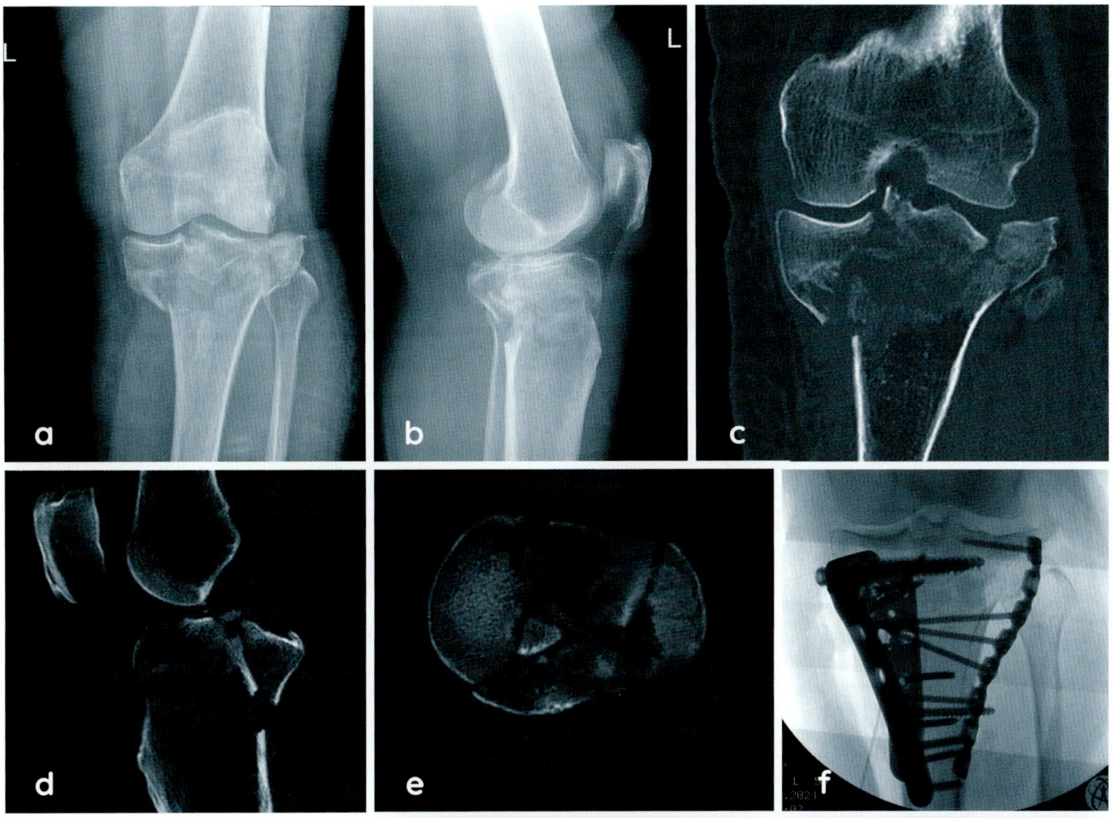

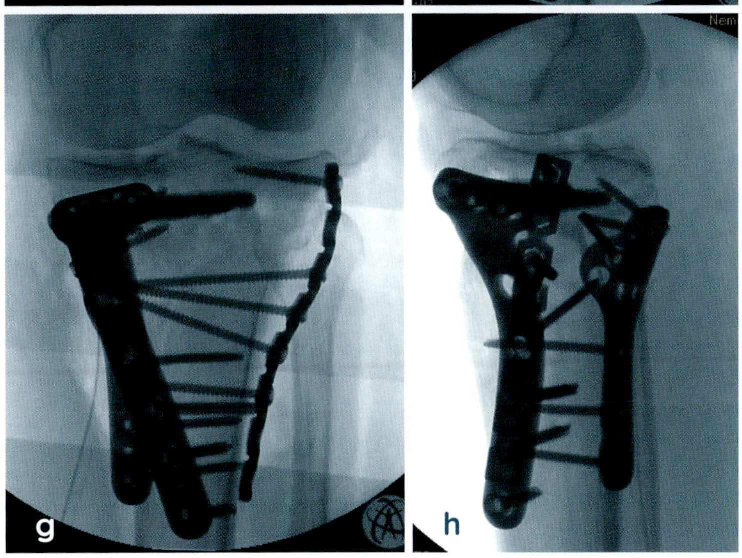

Abb. 12: Fraktur aller drei Säulen (a–e), Zugang von posteromedial und anteromedial (f–h). Am Ende des Eingriffs konnten die distalen 6 cm der Operationswunde aufgrund der starken Schwellung nicht spannungsfrei verschlossen werden, es wurde ein VAC verwendet und die Wunde über die nächsten zehn Tage allmählich verschlossen.

Nach der gleichzeitigen Behandlung aller drei Säulen kann der Weichteilverschluss problematisch werden. Insbesondere der Zugang am vorderen Rand des Schienbeins kann unter großer Spannung stehen. In diesen Fällen entscheiden wir uns für einen Verschluss mittels VAC und verschließen dann sequenziell (Abb. 12). Nach Operationen an der hinteren Säule des Tibiaplateaus führen wir die intraoperative Antibiotikagabe für 24 Stunden weiter. Die Drainage wird nach maximal 48 Stunden entfernt. Eine antithrombotische Therapie wird bis zur Vollbelastung und zwei Wochen darüber hinaus empfohlen. Wir beginnen am zweiten postoperativen Tag mit aktiven Rehabilitationsübungen. Die Patienten erreichen in der Regel innerhalb eines Monats fast den vollen Bewegungsumfang. Sechs Wochen nach der Operation erlauben wir die Belastung mit 25 % des Körpergewichts, nach der zwölften Woche eine schrittweise Vollbelastung je nach Toleranz. Frühe lokale Komplikationen wie Wundheilungsstörungen der Haut werden selten beobachtet. Zweimal wurde über eine tiefe Venenthrombose berichtet (einige Wochen nach dem Eingriff, ohne weitere klinische Folgen). Nekrosen oder Resorptionen von Gelenkfragmenten oder deren Redislokation wurden nicht beobachtet. Die in der internationalen Fachliteratur publizierten Ergebnisse stimmen mit unseren Erfahrungen überein (13, 14). Wir mussten noch in keinem Fall auf eine Totalendoprothese umstellen.

Der hintere Teil der Tibiagelenkfläche ist für die Kraftübertragung im Kniegelenk am wichtigsten. Die Einteilung der proximalen Tibiafrakturen in drei Säulen ist eindeutig das einfachste Klassifizierungssystem, mit klarer chirurgischer Relevanz. Die anatomische Reposition des hinteren Pfeilers des Tibiaplateaus ist nur über einen posterioren Zugang möglich. Die von Lobenhoffer beschriebenen posteromedialen und posterolateralen Zugänge sind der ideale Weg, um die dislozierten dorsalen Fragmente zu erreichen. Die anatomische Reposition und die richtig gewählte Osteosynthese führen auch bei diesen komplizierten Frakturen zu sehr guten Ergebnissen.

1. Wang Y, Luo C, Zhu Y at al. Updated three-column concept in surgical treatment for tibial plateau fractures – A prospective cohort study of 287 patients. Injury. 2016; 1488–1496.
2. van den Berg J, Reul M, Cardozo MN et al. Functional outcome of intra-articular tibial plateau fractures: the impact of posterior column fracture. Int Orthop. 2017; 41:1865–1873.
3. Luo CF, Sun H, Zhang B et al. Three-column fixation for complex tibial plateau fractures. J Orthop Trauma. 2010; 24:683–692.
4. Gebel PJ, Tryzna M, Beck T et al. Tibial plateau fractures: fractures patterns and computed tomography evaluation of tibial plateau fractures in winter sports. Orthop Rev. 2018; 10:7517–7529.
5. Lobenhoffer P, Gerich T, Betram T et al. Particular posteromedial and posterolateral approaches for the treatment of tibial head fractures. Unfallchirurg. 1997; 100:957–967.
6. Trickey EL. Rupture of the posterior cruciate ligament of the knee. J Bone Joint Surg Br. 1968; 50:334–341.
7. Muhm M, Winkler H. The posterocentral approach to the posterior tibial plateau. Oper Orthop Traumatol. 2015; 27:80–93.
8. Reul M, Hoekstra H. Combined posteromedial and anterolateral approach in the „floating position" – two column fracture of the tibial head. Z Orthop Unfall. 2017; 155:661–669.
9. Chang SM, Wang X, Zhou JQ et al. Posterior coronal plating of bicondylar tibial plateau fractures through posteromedial and anterolateral approaches in a healthy floating supine position. Orthopedics. 2012; 35:583–588.
10. Giordano V, Schatzker J, Kfuri M. The „hoop" plate for posterior bicondylar shear tibial plateau fractures: description of a new surgical technique. J Knee Surg. 2017; 30:509–513.
11. Li D, Fang Y, Liang Y et al. Postoperative computed tomography evaluation of posterior tibial plateau fractures: mean 7-year clinical follow-up. J Knee Surg. 2018; 31:670–676.
12. Tamg YW, Lin KCh. A combined prone and supine approaches for complex three column tibial plateau fractures with posterolateral articular injury. Injury. 2019; 50:1756–1763.
13. Hake ME, Goulet JA. Open reduction and internal fixation of the posteromedial tibial plateau via the Lobenhoffer approach. J Orthop Trauma. 2016; 30(Suppl.2):35–36.
14. Jiwanlal A, Jeray KY. Outcome of posterior tibial plateau fixation. J Knee Surg. 2016; 29:34–39.

19. Traumatische Luxation des Kniegelenks

In diesem Kapitel werden sowohl Luxationen des nativen Kniegelenks als auch Luxationen nach Knieprothesen behandelt.

Die Luxation des nativen Kniegelenks ist eine seltene, aber schwerwiegende Verletzung, die ein Risiko für die Gliedmaßen darstellt. Die Inzidenz wird mit 0,02 bis 0,2 % aller muskuloskelletalen Verletzungen angegeben (die große Spanne ist auf eine mögliche spontane Reposition des Gelenks zurückzuführen). Knieluxationen im Kindesalter sind extrem selten (Abb. 1). Etwa ein Drittel der Luxationen tritt beim Sport auf, die Hälfte bei Autounfällen. Eine Knieluxation ist definiert als eine Verletzung von mindestens drei der vier großen Bandstabilisatoren, die zu einer erheblichen Beeinträchtigung der Gelenkfunktion führt. Diagnostisch zählt rein die sorgfältige klinische Untersuchung, nicht nur in Bezug auf die betroffenen Bandstrukturen, es sollte insbesondere auch auf Begleitverletzungen wie Gefäß- und Nervenverletzungen geachtet werden.

Eine Knieluxation ist immer mit großer Krafteinwirkung auf das Gelenk verbunden. In letzter Zeit behandeln wir schwere Skelettverletzungen bei übergewichtigen Patienten. Wir führen dies auf ihre schlechtere motorische Koordination und auch auf die wesentlich größere kinetische Energie zurück, die der schwere Körper ausübt. Die Einteilung der Knieluxationen erfolgt nach der Richtung der Verrenkung des Schienbeins im Verhältnis zum Oberschenkelknochen, wobei die posterioren und posterolateralen Luxationen hinsichtlich der Reposition am problematischsten sind. Ventrale Luxationen sind am häufigsten (in der Regel durch eine gewaltsame Hyperextension des Knies über 30°) (Abb. 2), gefolgt

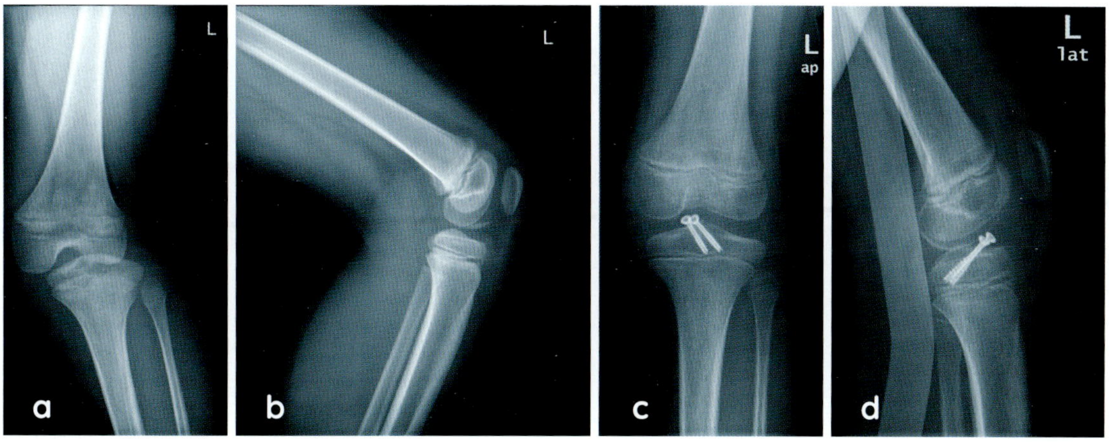

Abb. 1: Ein 7-jähriger Junge mit lateraler Knieluxation nach einem Unfall auf einem Klettergerüst, Verletzung beider Seitenbänder und Abriss der interkondylären Eminenz (a, b). Eine Reposition der Eminenz war wegen der Interposition des vorderen intermeniskalen Bandes nicht möglich, so dass das Fragment über den anteromedialen Zugang offen reponiert und mit zwei kanülierten Titanschrauben an der Epiphyse befestigt wurde (c, d). Die seitlichen Bänder wurden aufgrund ihres Alters konservativ auf einer Schiene zur Heilung gebracht.

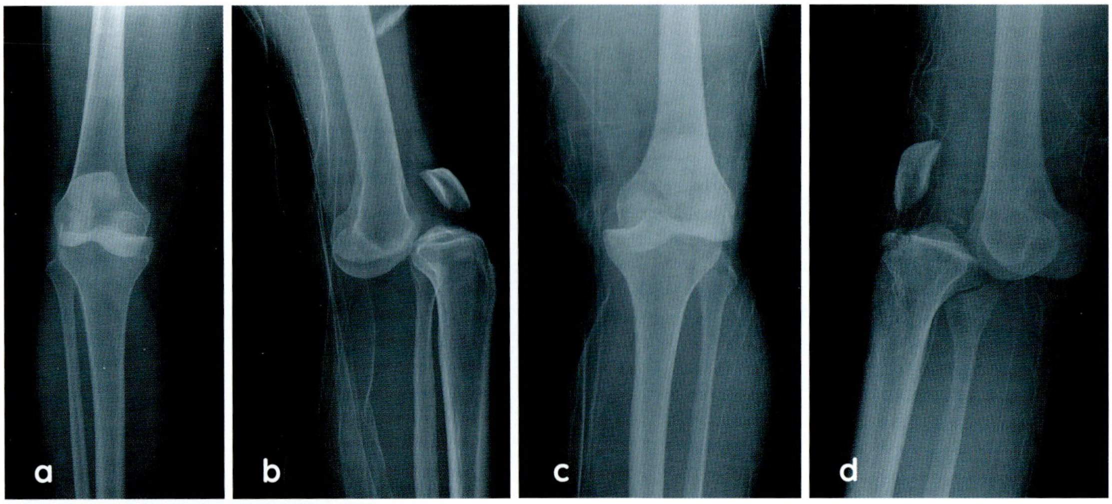

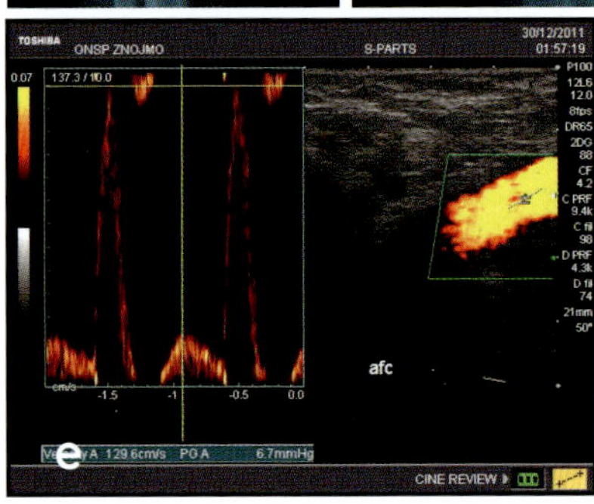

Abb. 2: Anteriore Luxation bei einer 40-jährigen Frau nach einem Sturz von einer Leiter (a, b). Anteriore Luxation bei einem 33-jährigen Mann nach einem Sturz von einem Dach (c, d). Die Ultraschalluntersuchung (Doppler) unmittelbar nach der Reposition zeigte eine Verletzung der A. poplitea (e). Der Zustand wurde durch einen akuten Bypass behandelt.

von dorsalen Luxationen („Dashboard-Verletzung"). Indirekte Mechanismen (Varus- oder Valgusgewalt) sind bei medialen und lateralen Luxationen seltener (Abb. 3). Französische Kollegen haben eine Einteilung nach dem Mechanismus der Bandverletzung bei Luxationen vorgenommen. Beim Rotationstyp fungiert eine Seite als Scharnier, während sich die andere öffnet; hier sind die entsprechenden Bänder gerissen. Bei der zweiten Art ist das Schienbein gegenüber dem Oberschenkelknochen verschoben; die Bandverletzung besteht in der Ablösung der Sehnen vom Knochen. Beide Verletzungsarten können kombiniert sein.

Das Ausmaß der Bandverletzungen wird nach der Standardklassifikation von Schenk (1) eingeteilt, wobei Luxationen der Grade 3–5 auftreten:
1. Riss des vorderen Kreuzbandes (ACL) oder des hinteren Kreuzbandes (PCL),
2. Riss des ACL und PCL,
3. a) Ruptur des ACL, PCL und der medialen Stabilisatoren,
   b) Ruptur des ACL, des PCL und der lateralen Stabilisatoren,
4. Ruptur des ACL, PCL und der medialen und lateralen Stabilisatoren,
5. Luxationsfrakturen.

Das PCL ist am häufigsten verletzt (bis zu 95 % der Fälle), gefolgt vom ACL (75 % der Fälle). Die medialen Stabilisatoren sind in etwas mehr als der Hälfte der Fälle betroffen, während der laterale Komplex in etwas weniger als der Hälfte der Fälle betroffen ist.

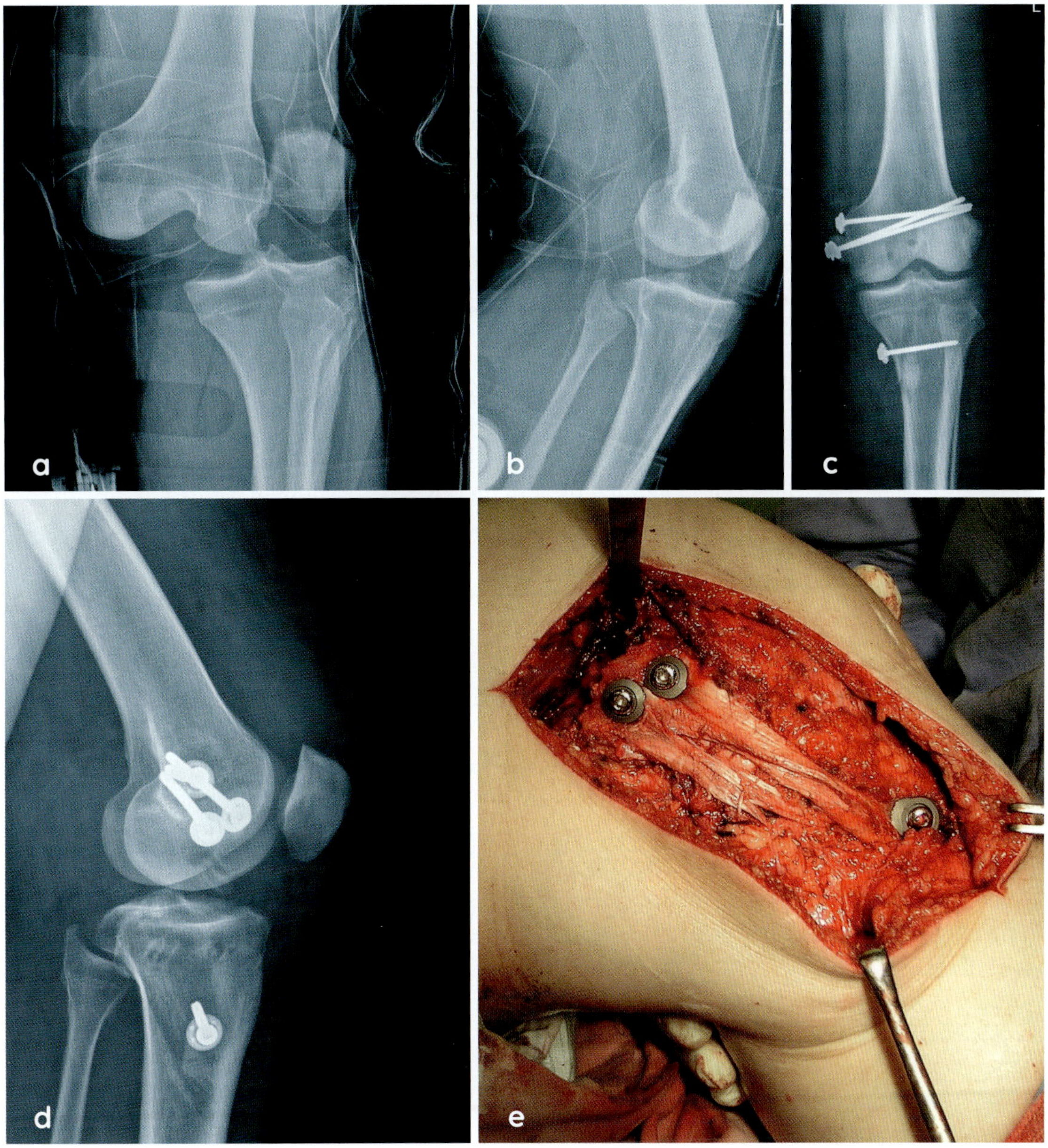

Abb. 3: Laterale Luxation bei einem Mann (50 Jahre alt) mit Verletzung aller vier Bandstabilisatoren (a, b). Akut wurden die lateralen Stabilisatoren reinseriert und der mediale Komplex durch ein Achillessehnenallotransplantat ersetzt. Der Knochenblock des Transplantats wurde im Bereich des medialen Epikondylus mit Schrauben am Oberschenkelknochen fixiert. Die schrägen Anteile des Transplantats, die den tiefen Anteil des Seitenbands und das hintere Schrägband ersetzen, wurden mit Interferenzschrauben an der Tibia befestigt, und der Anteil des Transplantats, der den oberflächlichen Anteil des Seitenbands ersetzt, wurde mit einer Schraube an der Tibia befestigt. Sechs Wochen nach der Luxation wurde das hintere Kreuzband durch ein Sehnen-Knochen-Autotransplantat aus dem M. quadriceps femoris (c–e) ersetzt. Der Patient hat keine vordere Instabilität und arbeitet weiterhin als Forstarbeiter (die vordere Kreuzbandplastik wurde also nicht durchgeführt).

Eine assoziierte Verletzung bei Knieluxation, insbesondere bei anterioren Luxationen des Grades 3a, kann eine Verletzung der A. poplitea sein. Die Inzidenz liegt bei durchschnittlich 18 % der Fälle, von denen 80 % in einer Gefäßrekonstruktion und 12 % in einer Amputation der Gliedmaße enden (2). 85 % der Fälle führen zu einer Amputation, wenn die Ischämie länger als acht Stunden dauert. Daher untersuchen wir nach der Reposition als erstes den Zustand der Peripherie der Gliedmaße. Neben der peripheren Durchblutung untersuchen wir immer den Knöchel-Brachial-Index; wenn wir eine mögliche Gefäßunterbrechung vermuten und der Index unter 0,9 liegt, veranlassen wir eine akute Angiographie oder ein Angio-CT. Das Vorhandensein eines Pulses in der Peripherie schließt eine Gefäßverletzung nicht aus! Wenn eine Gefäßschädigung vorliegt, muss unverzüglich ein Gefäßchirurg gerufen werden. Dauert die Ischämie länger als sechs Stunden an, wird empfohlen, gleichzeitig eine prophylaktische Fasziotomie durchzuführen. Die Verletzungsanfälligkeit der A. poplitea wird durch ihre topographische Anatomie bestimmt. In der Nähe des Hiatus adductorius verläuft sie durch einen Fasertunnel. Nach dem Austritt der A. geniculares taucht sie in einen weiteren ligamentären Tunnel unter dem M. soleus ein. Die Fixierung in diesen beiden Tunneln ist die Ursache für die Anfälligkeit des Gefäßes bei Luxation.

Die zweitwichtigste assoziierte Verletzung bei Knieluxationen ist die Verletzung des N. peroneus communis (25 % der Fälle) (2). Seine Parese wird in der Regel in der akuten Phase nicht behandelt. Verschiedenen Studien zufolge kommt es in bis zu 50 % der Fälle zu einer spontanen Remission der Nervenfunktion, wobei die Wahrscheinlichkeit bei Patienten unter 20 Jahren höher ist. Die Schädigung kann unterschiedlich stark ausgeprägt sein und von einer Axonotmesis bis zu einer Nervenruptur reichen. Die Axonotmesis eines kurzen Abschnitts hat eine gute Prognose, die eines längeren Abschnitts dagegen nicht. Eine Ruptur lässt sich nicht durch eine primäre Naht beheben – die Nervenenden sind verlängert und verzweigt, und nach ihrer Resektion kann der Nerv nur bei Beugung des Kniegelenks spannungsfrei genäht werden (Abb. 4). Ein Transplantatersatz ist manchmal die Lösung, wobei die meisten Zentren die Patienten sechs Monate oder mehr nach der Verletzung an die Neurochirurgie überweisen, obwohl die Ergebnisse nach einem frühen neurochirurgischen Eingriff als günstiger beschrieben werden. Wenn die Peronaeusparese ein Jahr oder länger anhält, wird dem Patienten ein Transfer des M. tibialis posterior angeboten (3).

Handelt es sich um eine offene Luxation, ein sehr instabiles Gelenk oder zum Beispiel um einen Zustand nach einem akuten Eingriff an der A. poplitea, ist ein Fixateur externe angezeigt. Obwohl die Anwendung eines Rohr-zu-Rohr-Fixateurs schnell und einfach ist, kann es unserer Erfahrung nach vorkommen, dass seine Festigkeit nicht ausreicht und das Knie teilweise redisloziert. Ein Klemmfixateur, der von außen oder in Kombination mit einem zweiten Fixateur in der Sagittalebene angebracht wird, ist eine robustere Lösung. Die Anwendung eines externen Fixateurs ist in der Regel vorübergehend, da rechtzeitig mit Rehabilitationsübungen begonnen werden muss, da das Gelenk sonst versteift. Inzwischen gibt es auch gelenkige Fixateure, die die komplexe Biomechanik des Knies berücksichtigen. Ein solcher Fixateur kann vorzugsweise während der gesamten Behandlungs- und Genesungsphase beibehalten werden (4).

Der Ansatz zur Behandlung dieser schweren Bandverletzungen hat sich über viele Jahrzehnte hinweg entwickelt. Früher wurde konservativ behandelt, und die Knie wurden für mehrere Monate in einem Gips oder später in einer Schiene fixiert. Das Ergebnis waren steife Gelenke, die trotz der langfristigen Ruhigstellung immer eine gewisse Instabilität aufwiesen. Heute gibt

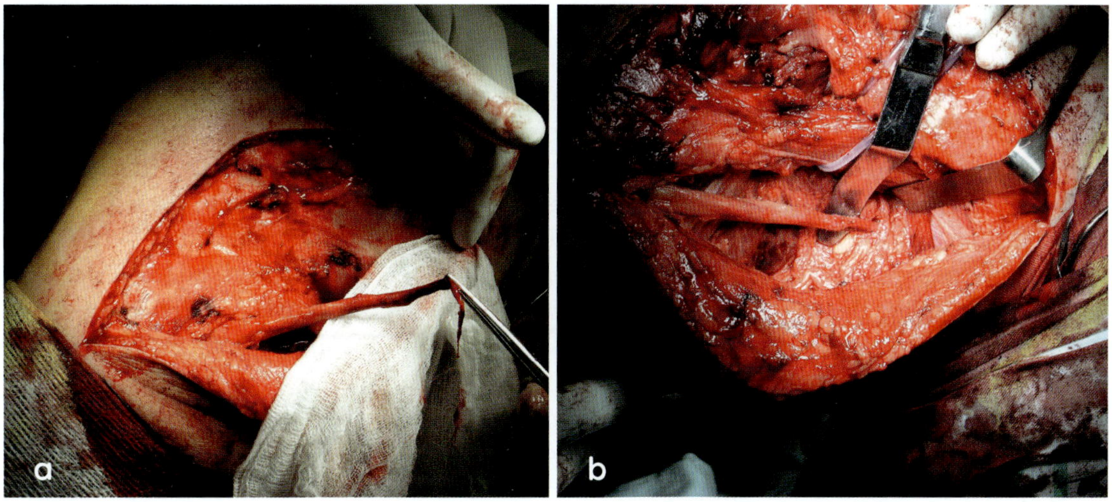

Abb. 4: Ruptur des N. peroneus communis bei Knieluxation (a), Zustand nach Resektion der Nervenenden und deren Naht (ohne Spannung in Knieflexion 20°) (b).

es einen klaren Trend zu chirurgischen Lösungen. Aber auch hier gibt es keine Einheitlichkeit, vor allem im Zeitpunkt des Eingriffs/der Durchführung und in der Behandlungstechnik (Naht versus Rekonstruktion). Vorab ist jedoch festzuhalten, dass der wichtigste Stabilisator eindeutig das PCL ist, das bei diesen Verletzungen immer ersetzt werden muss. Das ACL hingegen ist der unwichtigste. Sind alle vier Bändersäulen verletzt, müssen mindestens drei davon behandelt werden. Hinsichtlich der zeitlichen Abfolge gibt es grundsätzlich drei Möglichkeiten, wie man vorgehen kann:

- Akute Rekonstruktion (innerhalb von zwei bis drei Wochen) aller vier „Bändersäulen"; diese Methode geht in der Regel mit einer Knieversteifung (Arthrofibrose) einher, die in der zweiten Periode durch eine Arthrolyse behandelt werden muss.
- Akute Rekonstruktion der Seitenbänder (innerhalb von zwei bis drei Wochen) und verzögerte Rekonstruktion der Kreuzbänder (nach Beruhigung des Knies, d.h. nach einigen Monaten).
- Akute Rekonstruktion der Seitenbänder (innerhalb von zwei bis drei Wochen), Rekonstruktion des PCL frühestens in drei bis vier Wochen (sobald das Risiko eines Kompartmentsyndroms nach der Arthroskopie vorüber ist) und verzögerte Rekonstruktion des ACL (dieses Verfahren wird heute als das geeignetste angesehen; die gleichzeitige Rekonstruktion des ACL mit dem PCL bedeutet eine Verlängerung des chirurgischen Eingriffs in diesem gefährdeten Terrain mit einem höheren Risiko der Paravasation von Arthroskopieflüssigkeit und damit eines Kompartmentsyndroms, während der Patient in der zweiten Periode möglicherweise nicht einmal die Rekonstruktion des PCL benötigt).

Der Zeitplan basiert auf der Annahme, dass die anfängliche systemische Entzündungsreaktion des Körpers auf die Verletzung in zwei bis drei Wochen abklingt und die Weichteilschwellung zurückgeht. Es sind jedoch mindestens drei bis vier Wochen erforderlich, damit sich die intraartikuläre Inflamation nach der Verletzung beruhigt, die Gelenkkapselläsionen abheilen und somit das Risiko einer Flüssigkeitsextravasation während der Arthroskopie verringert wird. Während dieser Zeit kommt es zu keiner signifikanten intraartikulären Narbenbildung.

Der zweite Punkt, den der Chirurg bei der präoperativen Planung berücksichtigen muss, ist die Wiederherstellung der Funktion der betroffenen Strukturen, d.h. das Verfahren der Naht oder der primären Rekonstruktion, das vor allem die seitlichen Bandkomplexe betrifft. Um auf die bereits erwähnte „französische Beschreibung" des Verletzungsmechanismus zurückzukommen, wird uns durch diese Einteilung auch ein „Leitfaden" für das weitere Vorgehen in die Hand gelegt. Bei der Rotationsverletzung sind die seitlichen Bänder in der Mitte gerissen. In diesem Fall kann die Möglichkeit einer suffizienten Naht nicht in Betracht gezogen werden, da die Bänder dazu neigen, locker zu sein, und die Rekonstruktion mit einem Transplantat sollte das primäre Konzept sein. Bei Verletzungen durch einen Abscher-Mechanismus kommt es zu seitlichen Bandabrissen oder -ausrissen, und diese Verletzungen können durch eine Refixation behandelt werden. Die Magnetresonanztomographie kann bei der präoperativen Planung helfen, wobei ein erfahrener Radiologe die Morphologie der Verletzung bis ins kleinste Detail beschreiben kann. Im Allgemeinen sollte jedoch immer eine Transplantatrekonstruktion in Betracht gezogen werden, sie führt zu besseren Ergebnissen als einfache Nähte oder eine Refixation, sei es in Bezug auf das Versagen, den postoperativen Bewegungsumfang oder die Rückkehr zu den ursprünglichen Aktivitäten. Dies gilt auch für das vordere Kreuzband, obwohl es inzwischen Hinweise darauf gibt, dass eine erneute Verstärkung des hinteren Kreuzbands nach seinem Abriss vom Oberschenkelknochen die Chance einer Wiederanheftung bietet. Da es jedoch der wichtigste Stabilisator nach diesen Verletzungen ist, müssen wir, wenn seine Wiederanbringung am Oberschenkelknochen nicht möglich ist (das Band ist nicht verlängert, nicht verdreht), zu einer Plastik übergehen.

Bei sekundären Eingriffen gehen wir nach vier bis sechs Wochen zu seiner Rekonstruktion über und verwenden ausschließlich das Sehnen-Knochen-Autotransplantat aus dem M. quadriceps femoris. Das Transplantat ist ausreichend lang, der Knochenblock ermöglicht eine feste Fixierung in der Tibia, die Entfernung dieses Transplantats beeinträchtigt die Kniestabilität nicht weiter und der Quadricepsmuskel regeneriert sich *ad integrum*. Die Verwendung von Allotransplantaten bei dieser Indikation ist mit einer hohen Ausfallrate verbunden. Es ist ratsam, das Transplantat stärker zu spannen, bei der anschließenden Bewegung des Knies passt sich die Länge des Transplantats an den erforderlichen Zustand an. Die Darstellung der Technik der „Inlay"-Plastik würde den Rahmen dieses Kapitels sprengen (die „Onlay"-Plastik wird unter diesen Bedingungen nicht verwendet). An dieser Stelle muss nur erwähnt werden, dass wir auf die richtige Nachbehandlung Wert legen – wir legen eine sogenannte „umgekehrte" Schiene an, d.h. eine Schiene, die direkt für die Behandlung nach der PCL-Plastik bestimmt ist. Es ist gut, wenn der Patient nach dem Eingriff mehrere Monate lang auf dem Bauch schläft.

Die Rekonstruktion der seitlichen Bandkomplexe wäre zwei eigene Kapitel wert. In unserer Abteilung bevorzugen wir eindeutig anatomische Rekonstruktionen oder wir versuchen, uns ihnen anzunähern. In Übereinstimmung mit der neueren Literatur verlassen wir uns selten auf Nähte oder Reinsertionen verletzter Bänder und verwenden häufiger Transplantatrekonstruktionen. Unsere klar bevorzugte Methode in diesen Fällen ist das Achillessehnenallotransplantat. Wir entfernen niemals Transplantate aus dem betroffenen Knie (mit Ausnahme des oben erwähnten Sehnen-Knochen-Transplantats aus dem M. quadriceps femoris), um den Zustand des bereits zerstörten Stabilisierungsapparats nicht weiter zu verschlimmern, und wir versuchen, das gesunde Knie für den Patienten zu schonen.

Die chirurgische Rekonstruktion auf der lateralen Seite ist wichtiger als auf der medialen Seite, das heißt, wir operieren immer auf der Außenseite. Eine OCT-Rekonstruktion ohne Rekonstruktion des hinteren Seitenhorns schlägt regelmäßig fehl. Wir sehen verschiedene Kombinationen von Verletzungen, die das posterolaterale Horn mit einbeziehen – Fraktur der Capitis fibulae, Ruptur oder Abriss der Sehne M. bicipitis femoris, Tractus iliotibialis und Lig. collateralis lateralis –, und in der Tiefe finden wir eine Läsion des M. popliteus und möglicherweise des Lig. popliteofibularis. Wenn der N. peroneus communis verletzt ist, befindet sich seine Läsion in der Regel oberhalb des Gelenkspalts (hinter der Sehne des M. bicipitis femoris). Verletzungen des Bizeps oder des Tractus iliotibialis werden ohne Augmentation (nach Rekonstruktion der tieferen Strukturen) genäht. Selbst bei isolierten Verletzungen des Hinterhorns versagen bis zu 40 % der einfachen Nähte (bei Varusknien sogar noch mehr), so dass wir nichts dem Zufall überlassen und das Seitenband und den M. popliteus mit Transplantaten aus der Achillessehne augmentieren, anatomisch wie 2004 von LaPrade et al. (5) beschrieben (Abb. 5). Eine genauere Beschreibung der Technik würde den Rahmen dieses Kapitels sprengen. Das äußere

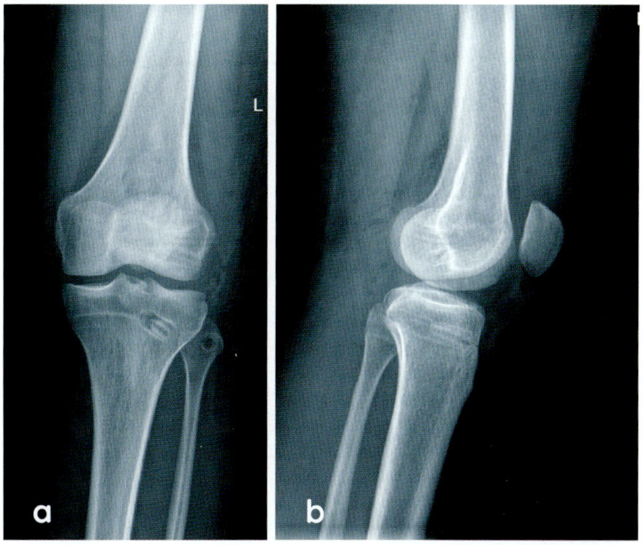

Abb. 5: Zustand nach spontaner Reposition einer Knieluxation bei einem jungen Mann (28 Jahre, Sturz von einem Baum) und frühzeitiger anatomischer Rekonstruktion der posterolateralen Stabilisatoren mit einem Achillessehnen-allotransplantat (Verwendung von Biokomposit-Interferenzschrauben). Gleichzeitig wurde das hintere Kreuzband wieder am Oberschenkelknochen befestigt und das innere Seitenband suffizient vernäht (a, b).

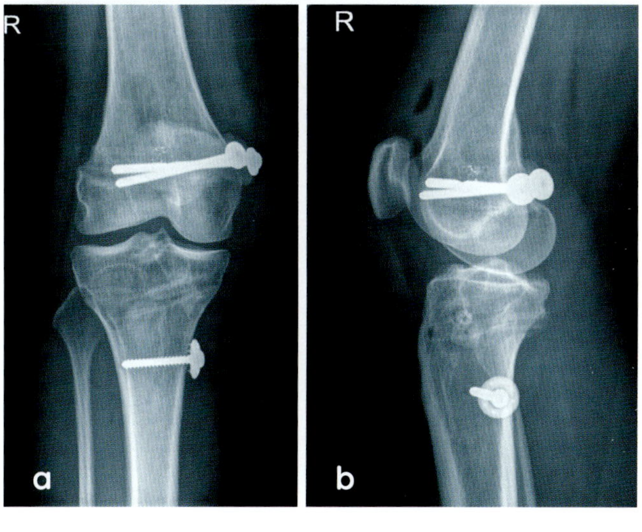

Abb. 6: Spontane Reposition einer Knieluxation (weiblich, 29 Jahre, Sportverletzung). Es erfolgte eine akute anatomische Rekonstruktion der medialen Strukturen mit einem Achillessehnen-allotransplantat, Reinsertion der lateralen Stabilisatoren und des hinteren Kreuzbandes am Oberschenkelknochen. Eine Rekonstruktion des vorderen Kreuzbandes wurde im Intervall ergänzt (a, b).

Kollateralband ist der primäre Stabilisator bei Varusgewalt. Der M.-popliteus-Komplex wirkt sich in erster Linie auf die Rotationsstabilität aus (er verhindert die Außenrotation des Schienbeins). Bei einem Genu varum in der zweiten Periode indizieren wir eine valgisierende hohe Tibiaosteotomie. Wir spannen die rekonstruierten Strukturen in Extension.

Auf der medialen Seite versuchen wir ebenfalls, die Strukturen anatomisch zu rekonstruieren, ebenfalls in Anlehnung an die Arbeit von LaPrade et al. (6), und wir verwenden ebenfalls ein Achillessehnenallotransplantat, wobei wir hier vorzugsweise den Knochenblock aus der Tuberositas calcanei auf dem Allotransplantat belassen. Wir modellieren und fixieren dies mit Schrauben im Bereich des medialen Epikondylus des Oberschenkels. Aus der Achillessehne selbst erstellen wir drei Bündel, um den tiefen Anteil des inneren Seitenbandes, den oberflächlichen Anteil des inneren Seitenbandes und das hintere Schrägband (POL) zu rekonstruieren (Abb. 6). Eine genauere Beschreibung der Technik würde den Rahmen dieses Kapitels sprengen. Der oberflächliche Anteil des Seitenbandes ist sowohl der primäre Stabilisator bei Valgusgewalt als auch der Rotationsstabilisator. Der tiefe Anteil ist ein sekundärer Stabilisator. In der Extension hat das POL eine ähnliche Funktion wie der oberflächliche Anteil des Ligamentum lateralis, in der Flexion nimmt seine Bedeutung ab. Bei einem Genu valgum sollte in der zweiten Periode eine suprakondyläre Femurosteotomie in Betracht gezogen werden. Beide Anteile des Seitenbandes in 30° Flexion fixieren, POL in Extension.

Die mittelfristigen Ergebnisse nach multiligamentären Rekonstruktionen sind in der Regel relativ gut, aber sehr gute Ergebnisse sind bei der langfristigen Nachbeobachtung selten zu finden – die meisten Patienten weisen radiologische Befunde einer Gonarthrose auf, die die Bewertung durch klinische Scores verringern (7, 8).

Die Luxation des nativen Kniegelenks ist eine seltene, aber schwerwiegende Verletzung, die von einem weniger erfahrenen Arzt aufgrund der Schwere der Bandstrukturen oder der Begleitverletzungen (neurovaskuläre Verletzungen) unterschätzt werden kann. Es sollte immer sorgfältig nach dem Verletzungsmechanismus gefragt werden, um eine spontane Luxation zu erkennen und Rotationsverletzungen von Abscherverletzungen unterscheiden zu können. Die Prognose dieser schwerwiegenden Erkrankungen ist ungewiss, hängt aber sicherlich vom Behandlungsansatz ab.

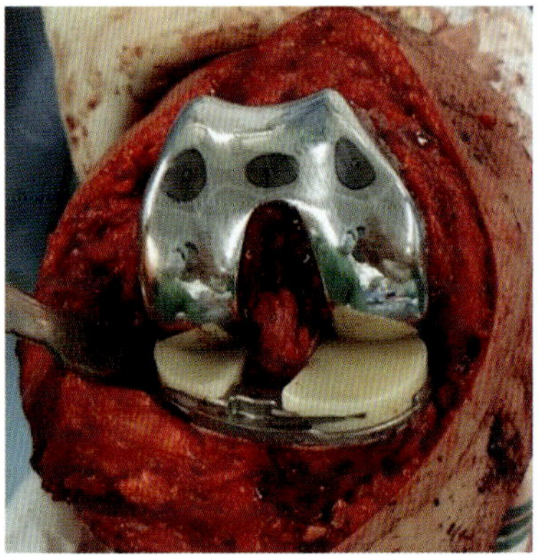

Abb. 7: Ersatz unter Erhalt beider Kreuzbänder.

Im zweiten Teil dieses Kapitels möchten wir auf Luxationen nach Knietotalendoprothesen eingehen. Auch die Luxationen nach einer Knietotalendoprothese sind sehr selten, die gemeldete Inzidenz liegt zwischen 0,15 und 0,5 % (nach Revisionsverfahren). Bei den meisten Kondylenprothesen wird das PCL heute standardmäßig reseziert (Abb. 7). An einigen Standorten wird das PCL bei Totalprothesen routinemäßig reseziert, anderswo gehen die Chirurgen individuell vor, und einige wenige Standorte implantieren überhaupt keine Endoprothesen mit PCL-Resektion. Die Befürworter einer routinemäßigen Resektion des PCL argumentieren vor allem gegen eine Protrusion des Patellofemoralgelenks nach der Implantation dieser Art von Ersatz (bei PCL-erhaltenden Endoprothesen kommt es zu einer paradoxen anterioren Translation des Oberschenkelknochens, was zu einer Überlastung des Patellofemoralgelenks und zur Entwicklung von vorderen Knieschmerzen führt). Bei den meisten Kondylenprothesen bleiben also die Seitenbänder die wichtigsten Stabilisatoren. Sie auszugleichen ist eine der wichtigsten Aufgaben des Chirurgen während des Eingriffs. Eine grobe Fehlrotation der Komponenten, eine intraoperative Verletzung der Seitenbänder oder ein erhebliches Ungleichgewicht zwischen Flexions- und Extensionsspalt (deutlich lockerer Flexionsspalt) können eine Luxation begünstigen. Bei der letztgenannten Ursache kommt es dann zu einer hinteren Tibialisluxation bei starker Kontraktion der hinteren Oberschenkelmuskulatur in Flexion, insbesondere wenn der Quadriceps femoris schwächer und das PCL degeneriert ist. Diese Art der Luxation kann auch eine Rotationskomponente aufweisen, wenn sich die femorale Komponente in einer signifikanten Außenrotation oder die tibiale Komponente gleichzeitig in einer signifikanten Innenrotation befindet. Eine höhere Inzidenz nachfolgender Endoprothesenluxationen wurde z.B. auch bei Valgusknien beschrieben, bei denen eine größere laterale Entlastung erforderlich ist (9). Die Autoren warnen davor, in diesen Fällen gleichzeitig das äußere Seitenband und die M.-popliteus-Sehne zu lösen. Eine totale Endoprothesenluxation kann also auf einen Fehler des Chirurgen und ein anschließendes geringfügiges Trauma oder auf einen primären größeren Traumamechanismus (ähnlich wie bei der Luxation des natürlichen Gelenks) zurückzuführen sein. Unserer Erfahrung nach ist das Risiko einer Luxation auch bei Patienten mit neurologischen (spastischen) Beeinträchtigungen höher. Bei Patienten mit Seitenbandinsuffizienz implantieren wir in erster Linie achsgeführte Prothesen, meist Rotationsprothesen. Aber auch eine Rotations-Scharnier-Endoprothese schließt eine Knieluxation nicht aus. Die Indikationen für den Einsatz des Rotationsgelenkersatzes und des einfachen Gelenkersatzes sowie deren Ergebnisse wurden in EFORT 2019 ausführlich diskutiert (10).

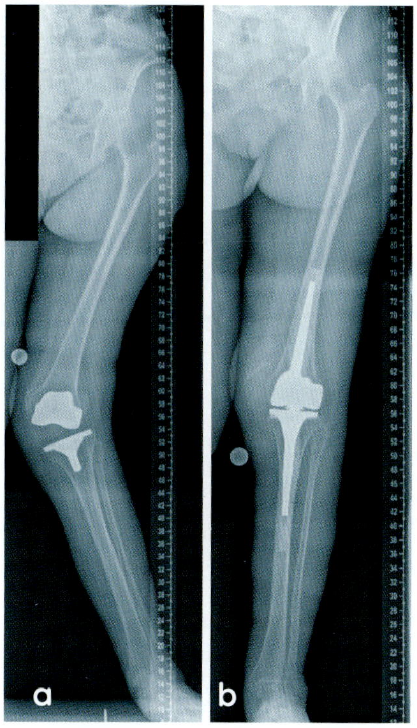

Abb. 8: Status nach posterolateraler Kniegelenkersatzluxation mit nachfolgender erheblicher Instabilität (insbesondere medial) nach einem Sturz im Badezimmer sieben Jahre nach primärer Implantation (a). Behoben durch Umstellung auf einen Drehgelenkersatz (b).

Je nach Richtung der Tibialisluxation kann man, ähnlich wie bei nativen Kniegelenkluxationen, ventral, dorsal (am häufigsten), medial, lateral und deren Kombinationen unterscheiden. Spontane Repositionen sind keine Seltenheit und die Instabilität muss dann durch Haltebilder überprüft werden (Abb. 8). Wir wissen bereits, dass auch bei Kniegelenkersatzluxationen die posteriore Instabilität am schwerwiegendsten ist. Zustände mit dominanter posteriorer Instabilität (Rezidiv) werden nach unserer Erfahrung durch die Umstellung auf einen rotationsgeführten Ersatz nicht ausreichend adressiert. Wir empfehlen die Implantation einer konventionellen einfachen Scharnierendoprothese. Assoziierte neurovaskuläre Verletzungen

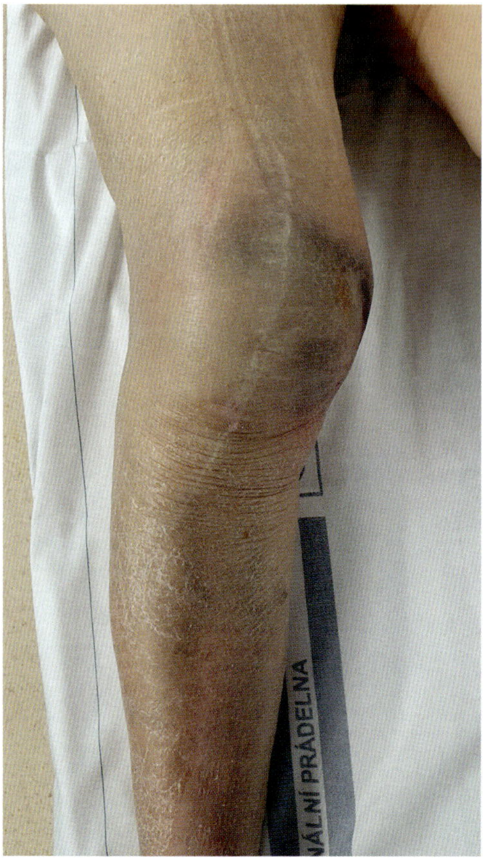

Abb. 9: Optisch eindrückliche Deformation des Knies bei posterolateraler Endoprothesenluxation. Ischämische Veränderungen an der Haut sind bereits nach wenigen Stunden sichtbar.

treten auch bei Kniegelenkersatzluxationen auf, wenn auch in einem geringeren Prozentsatz der Fälle.

Der erste Schritt, auch bei Totalendoprothesen, ist die frühzeitige Reposition der Tibia. Vor allem bei älteren Patienten können bereits nach wenigen Stunden ischämische Veränderungen an der Haut (auf der gegenüberliegenden Seite des Gelenks in Bezug auf die Richtung der Tibialisluxation) auftreten (Abb. 9). Wir versuchen immer zuerst eine geschlossene Reposition. Bei Ersatzoperationen mit Resektion des PCL ist der Erfolg nicht besonders gut. Dann bleibt keine andere Wahl, als akut zu operieren, das Gelenk mit dem ursprünglichen Zugang zu öffnen und die Komponenten zu reponieren, oft mit einem Knochenhaken und großer Kraft. Wie beim nativen Gelenk treten auch bei Knieprothesen mit PCL-Resektion häufig Probleme bei der Reposition auf, insbesondere bei posterolateralen Luxationen, bei denen der Vorsprung des Polyethyleninlays hinter dem äußeren Femurkondylus liegt (Abb. 10). Je nach Stabilität des Gelenks entscheiden wir, wie wir weiter vorgehen. Wenn das Gelenk sehr instabil ist, müssen wir vorübergehend einen externen Fixateur anlegen (die Schiene oder der Gips können die Reposition nicht halten). An dieser Stelle sei erwähnt, dass ein Rohr-zu-Rohr-Fixateur unter Umständen nicht ausreicht, um die Reposition aufrechtzuerhalten, und dass es oft notwendig ist, das Gelenk mit einem Klemmfixateur zu überbrücken. Wenn die Gelenkkongruenz nach der Reposition erhalten bleibt, bringen wir nur eine starre Klammer an.

In der zweiten Phase gehen wir dann zur endgültigen Behandlung über. Nähte von Bändern haben bei Totalendoprothesen keine Aussicht auf Erfolg, so dass wir den Umbau der Prothese zu einer stabileren Prothese planen – Kondylenersatz wird meist zu Rotationsgelenkersatz revidiert, die selteneren Luxationen von Rotationsgelenkersatz müssen mit einem einfachen Narbengewebeersatz gelöst werden. In diesem Fall ist es von Vorteil, wenn der Drehscharniermechanismus in der Femurkomponente *in vivo*, d.h. ohne Explantation der Komponente, demontiert und durch ein einfaches Standardscharnier ersetzt werden kann (die Tibiakomponente muss immer reimplantiert werden, was jedoch keine größeren Probleme verursacht). Die Reimplantation einer Oberschenkelkomponente mit Resektion des PCL könnte eine Option sein, wenn der Grad der Instabilität weniger schwerwiegend ist. Sollte jedoch eine Komponente reimplantiert werden, ist es auf jeden Fall sicherer, beide Komponenten auf einmal zu

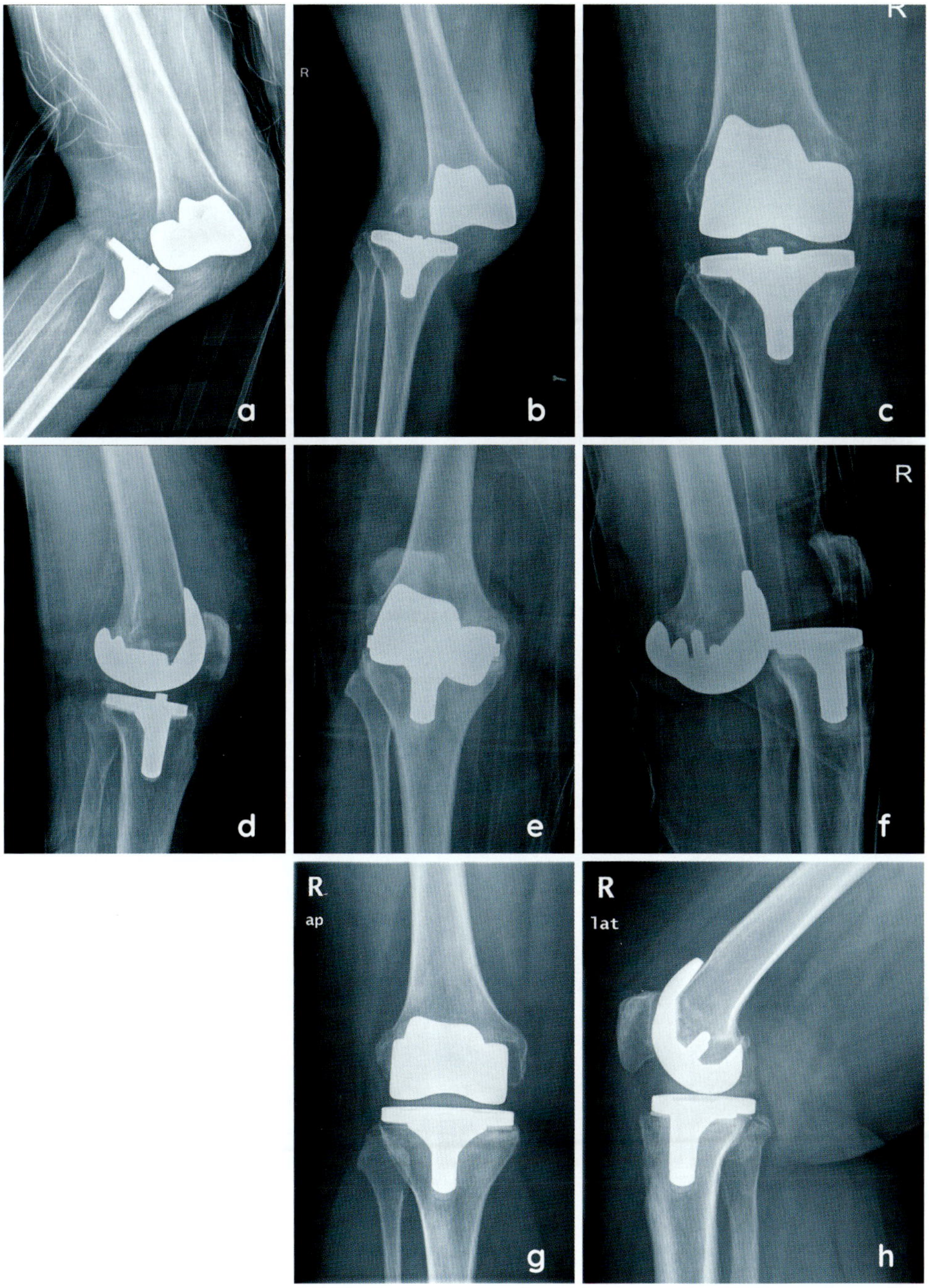

Abb. 10: Posterolaterale Kniegelenkersatzluxation mit Resektion des hinteren Kreuzbandes bei einer älteren Frau nach einem Sturz zwölf Jahre nach der Primärimplantation (a). Eine geschlossene Reposition war nicht möglich, da sich der hervorstehende Polyethyleneinsatz hinter dem lateralen Femurkondylus verkeilt hatte (b). Es war notwendig, frühzeitig eine offene Reposition durchzuführen (c, d).
Hintere Kondylenluxation mit Erhalt des hinteren Kreuzbandes bei einer Frau (55 Jahre) nach einem Sturz zwei Jahre nach der Primärimplantation (e, f). Die geschlossene Reposition war ohne Narkose durchführbar (g, h).

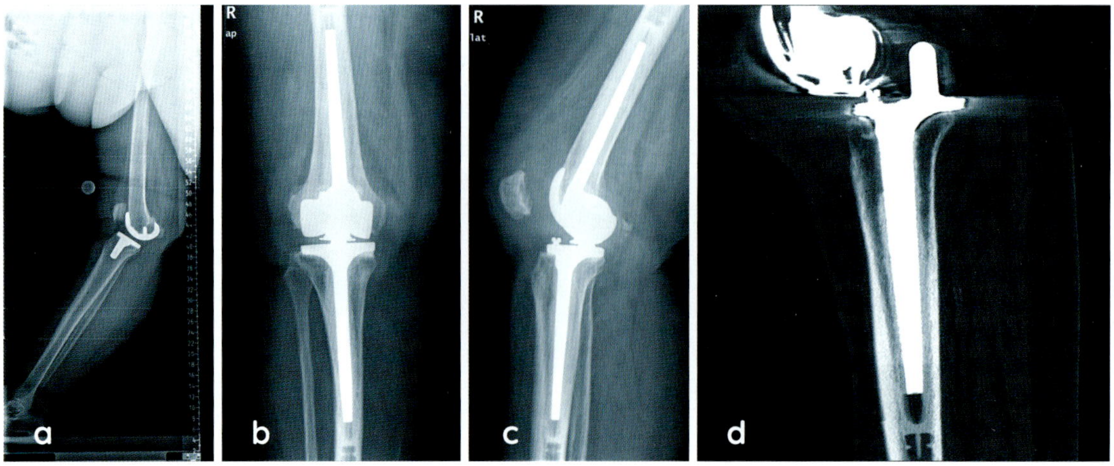

Abb. 11: Signifikante posteriore Instabilität nach Endoprothesenluxation vier Jahre nach Primärimplantation bei einer extrem adipösen Patientin nach einem Treppensturz (a). Behoben durch Umstellung auf einen Rotationsgelenkersatz (b, c). Zwei Jahre später stellt sich die Patientin nach einem weiteren Sturz vor, ein CT zeigt eine hintere Luxation der Tibiakomponente (d). Der Zustand wurde durch eine Umstellung auf einen einfachen Scharnierersatz (d.h. keine Notwendigkeit einer Reimplantation der Oberschenkelkomponente) behoben.

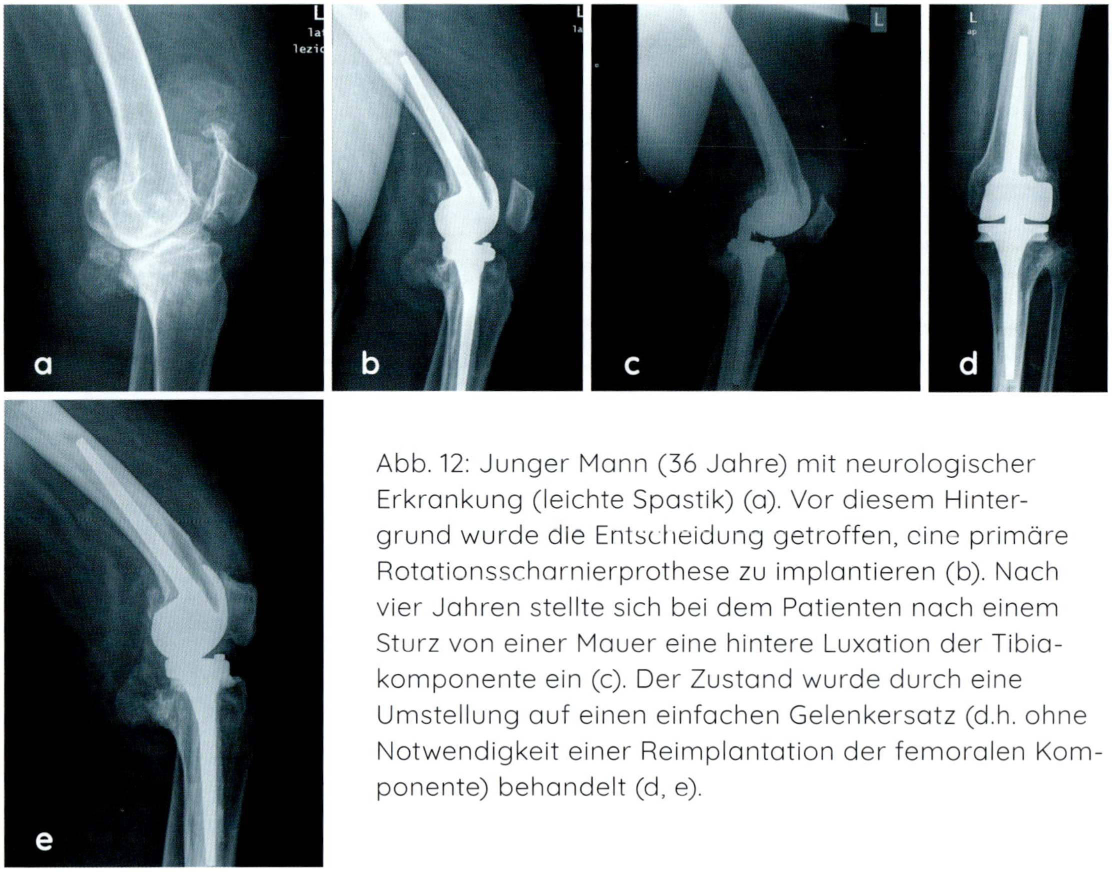

Abb. 12: Junger Mann (36 Jahre) mit neurologischer Erkrankung (leichte Spastik) (a). Vor diesem Hintergrund wurde die Entscheidung getroffen, eine primäre Rotationsscharnierprothese zu implantieren (b). Nach vier Jahren stellte sich bei dem Patienten nach einem Sturz von einer Mauer eine hintere Luxation der Tibiakomponente ein (c). Der Zustand wurde durch eine Umstellung auf einen einfachen Gelenkersatz (d.h. ohne Notwendigkeit einer Reimplantation der femoralen Komponente) behandelt (d, e).

wechseln und den bestehenden Ersatz in einen rotationsgeführten Ersatz umzuwandeln. Es ist zu beachten, dass selbst die Reimplantation der Kondylenprothese in eine stärker versteifte Endoprothese (Rotationsscharnier) unter Umständen keine ausreichende Lösung darstellt, wenn die Ursache der Luxation nicht behoben wird, wie z.B. ein deutlich gelockerter Extensionsspalt, eine erhebliche hintere Laxität (Abb. 11) oder eine neurologische Behinderung des Patienten (Abb. 12). In diesen Fällen empfehlen wir, sich für eine gerade, einfache Standardscharnierendoprothese zu entscheiden (11, 12).

Die Luxation der Knieendoprothese ist eine ernsthafte Komplikation. In unserer Abteilung haben wir vor allem Erfahrung mit traumatischen Luxationen, in der internationalen Fachliteratur werden häufiger Fälle beschrieben, die durch Fehler des Operateurs verursacht wurden, am häufigsten durch einen zu lockeren Beugespalt. Eine Bandrekonstruktion ist in diesen Fällen nicht indiziert, die Lösung ist in der Regel die Umstellung auf ein Implantat mit höherer Führungsstabilität.

1. Schenck RC Jr. The dislocated knee. Instr Course Lect. 1994; 43:127–136.
2. Medina O, Arom GA, Yeranosian MG et al. Vascular and nerve injury after knee dislocation: a systematic review. Clin Orthop Relat Res. 2014; 472:2621–2629.
3. Molund M, Engebretsen L, Hvaal K et al. Posterior tibial tendon transfer improves function for foot drop after knee dislocation. Clin Orthop Relat Res. 2014; 472:2637–2643.
4. Marcacci M, Zaffagnini S, Bonanzinga T et al. Surgical technique: articulated external fixator for treatment of complex knee dislocation. Clin Orthop Relat Res. 2012; 470:869–876.
5. LaPrade RF, Johansen S, Wentorf FA et al. An analysis of an anatomical posterolateral knee reconstruction: An in vitro biomechanical study and development of a surgical technique. Am J Sports Med. 2004; 32:1405–1414.
6. LaPrade RF, Wijdicks CA. Surgical technique: Development of an anatomic medial knee reconstruction. Clin Orthop Relat Res. 2012; 470:806–814.
7. Ull Ch, Seybold D, Königshausen M et al. Long-term results after traumatic knee joint dislocations. Orthop J Sports Med. 2018; 6(4 Suppl.2):2325967118S00037.
8. Schenck RC, Richter DL, Wascher DC. Knee dislocations. Lessons learned from 20-year follow-up. Orthop J Sports Med. 2014; 2(5): 2325967114534387.
9. Li F, Liu N, Wood KB et al. Abnormally high dislocation rate following constrained condylar knee arthroplasty for valgus knee: a case-control study. J Orthop Surg Res. 2019; 14:268–274.
10. Rodriguez-Merchán EC. Total knee arthroplasty using hinge joints: indications and results. EFORT Open Rev. 2019; 4:121–132.
11. Rao V, Targett JP. Instability after total knee replacement with a mobile-bearing prosthesis in a patient with multiple sclerosis. J Bone Joint Surg Br. 2003; 85:731–732.
12. Thompson NW, Wilson DS, Cran GW et al. Dislocation of the rotating platform after low contact stress total knee arthroplasty. Clin Orthop Relat Res. 2004; 425:207–211.

20. Massive Allotransplantate bei großen Knieschäden

Große osteochondrale Defekte des Kniegelenks sind ein erhebliches Problem, insbesondere bei jüngeren Patienten. Eine größere Inkongruenz der Gelenkfläche ist eindeutig eine Präarthrose. Befindet sich der Defekt in einem der gewichtstragenden Kompartimente, kommt es manchmal zu einer Desaxation der Gliedmaße, die häufig mit Instabilität einhergeht. Schmerzen mit Funktionseinschränkungen sind bei praktisch allen Patienten vorhanden.

Seit Anfang des 20. Jahrhunderts versuchen Ärzte, einen biologischen Ersatz für Gelenkflächen zu finden. Die Ergebnisse der ersten Serie von frischen osteochondralen Transplantaten beim Menschen wurden 1908 von Erich Lexer (1867–1937) veröffentlicht. Heinrich Bürkle de la Camp (1895–1974) untersuchte zwei dieser Lexer-Transplantate 14 und 16 Jahre nach der Operation histologisch und stellte fest, dass der Knorpel durch Bänder ersetzt worden war (William Hunter (1718–1783) hatte bereits 1743 die sehr geringe Regenerationsfähigkeit des Knorpels beschrieben). Dennoch waren die klinischen Ergebnisse bei diesen ersten Patienten gut. Bei großen Defekten ist das Ziel nicht nur der Knochenersatz, sondern auch der Ersatz der ursprünglichen Knorpeloberfläche, d.h., die Transplantation von reifem hyalinem Knorpel mit Chondrozyten, um ein Gleichgewicht in der Zusammensetzung der interzellulären Matrix herzustellen. Der Vorteil der Transplantation besteht darin, dass der Knorpel avaskulär ist und durch Diffusion aus der intraartikulären Flüssigkeit des Empfängers ernährt wird. Der Knochenanteil des Transplantats ist die Stützstruktur. Im Gegensatz zum Knorpel war er ursprünglich vaskularisiert, aber es ist nicht zu erwarten, dass die Knochenzellen die Entnahme oder Transplantation überleben würden. Daher fungiert der Knochenteil des Transplantats nur als Gerüst für die Osteoblasten des Empfängers.

Abgesehen von onkologischen Patienten (1–5) sind ausgedehnte Zerstörungen der Gelenkflächen des Knies am häufigsten bei posttraumatischen Zuständen und bei schweren Formen der aseptischen Knochennekrose (insbesondere bei M. Ahlbäck) anzutreffen. Bei posttraumatischen Zuständen fehlt der Knochen entweder primär nach dem Verlust zum Zeitpunkt der Verletzung oder der ersten chirurgischen Behandlung, oder Knochennekrose und Resorption treten allmählich auf und der Defekt entwickelt sich sekundär. Große Defekte können nicht mit Techniken behandelt werden, die für kleinere osteochondrale Läsionen verwendet werden (Ficat, Pridie, Steadman, Hangody, Brittberg …). Wagner und Müller beschrieben unabhängig voneinander die Entnahme eines großen osteochondralen Transplantats aus dem hinteren Teil des Oberschenkelkondylus und dessen Übertragung auf den Defekt in der Stresszone. Die Idee, den hinteren Teil des Femurkondylus als Spenderstelle für Defekte im gewichtstragenden Teil eines bestimmten Kompartiments zu verwenden, wurde von Imhoff weiterentwickelt, als er den sogenannten posterioren Kondylustransfer (6) beschrieb, bei dem der hintere Teil des Kondylus vertikal abgetragen wird, um den fehlenden gewichtstragenden Teil des Kondylus zu ersetzen. Meistens werden jedoch große osteochondrale Defekte heute durch eine Endoprothese behoben. Bei ihrer Implantation wird jedoch nicht nur die gegenüberliegende gesunde Gelenkfläche geopfert, sondern auch die gesamten verbleibenden zwei Kompartimente des Gelenks. Außerdem sind wir mit dem Totalersatz noch nicht in der Lage, die Biomechanik des Gelenks perfekt wiederherzustellen, und auch die Langzeitergebnisse bei jüngeren Patienten sind nicht sehr ermutigend. Biologische Lösungen sollten unser Ziel sein. Bei einer Beteiligung des distalen Femurs scheint die Implantation massiver bikondylärer Femurhomografts die einfachste

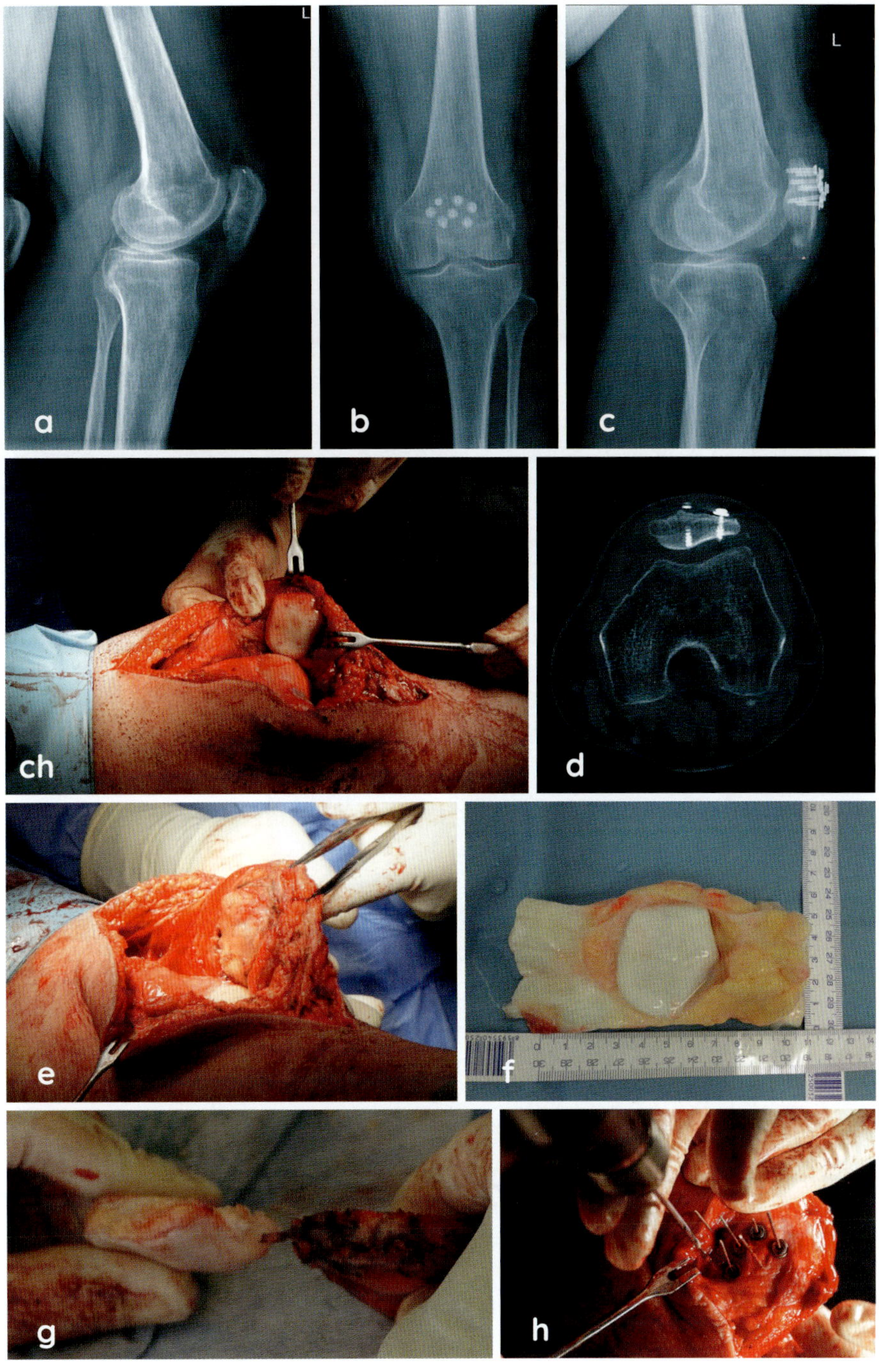

Abb. 1: Ein junger Mann mit einem Postkontusionsdefekt an der Kniescheibe (a). St.p. frische Homografttransplantation (40 Stunden nach Entnahme des Transplantats vom Spender) (b, c). Die nachfolgende CT-Aufnahme zeigt die wiederhergestellte Gelenkkongruenz. Der Übergang zwischen Transplantat und Patella ist praktisch ununterscheidbar (d). Nach der Arthrotomie wurde die Patella mit der defekten Gelenkfläche evertiert (e), ein frisches Transplantat präpariert (f), die Gelenkfläche der Patella reseziert und die Gelenkfläche des Transplantats in der gleichen Dicke reseziert (g), das mit Zugschrauben mit Unterlegscheiben fixiert wurde (h). Ersetzte Gelenkfläche der Kniescheibe (ch).

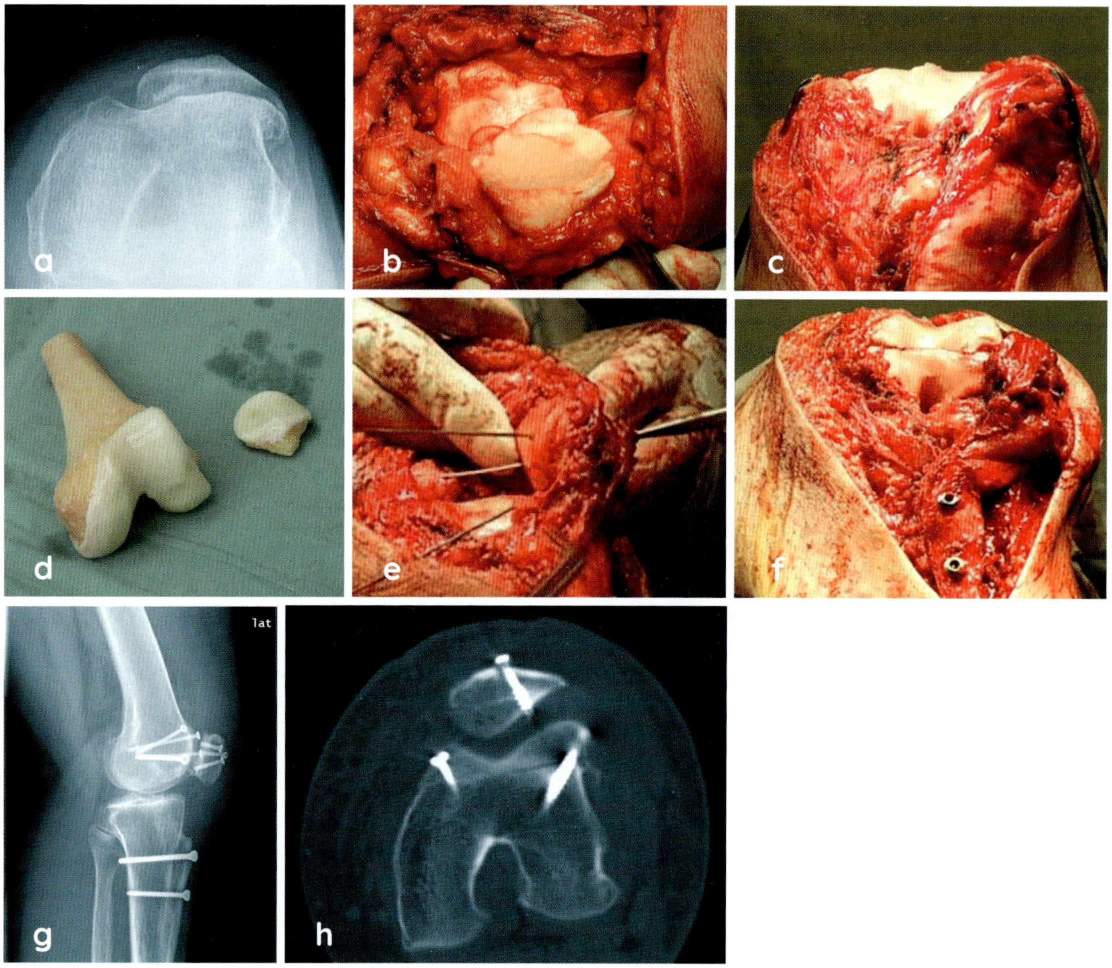

Abb. 2: Frau, 39 Jahre alt, mit posttraumatischer patellofemoraler Arthrose (a–c). Sie lehnte die künstliche Gelenklösung ab, so dass wir eine bipolare Transplantation mit allogenen Transplantaten vornahmen (d). Die Gelenkflächen sowohl der Patella (e) als auch der Facies patellaris femoris (f) wurden ersetzt, wobei gleichzeitig eine Medialisierung und Ventralisierung der Tuberositas tibiae (g) erfolgte. Die anschließende CT-Aufnahme zeigte die Wiederherstellung der Anatomie des patellofemoralen Gelenks (h).

Option zu sein. Diese bieten zwar mechanische Unterstützung, sind aber problematisch für die Reinnervation der Seitenbänder und damit für die zukünftige Stabilität des rekonstruierten Gelenks. Daher ziehen wir es eindeutig vor, nur den betroffenen Teil des Gelenks zu ersetzen, ohne einen gesunden Teil des Gelenks zu opfern. Obwohl die Operationstechnik in diesen Fällen anspruchsvoller ist, sind die Ergebnisse sehr gut. Dies ist auf die Wiederherstellung der ursprünglichen Anatomie und damit der Biomechanik des Gelenks zurückzuführen (7). Massive osteochondrale Allotransplantate haben eine Überlebensrate von mehr als 75 % in der langfristigen Nachbeobachtung, was die Wahl dieser Methode zur Behandlung großer Defekte weiter unterstützt. Über die Immunreaktion des Körpers und damit die Heilung des Transplantats muss man sich keine Sorgen machen. Das gereinigte Knochengewebe weist eine sehr geringe Antigenität auf, und die Oberflächenantigene der allogenen Chondrozyten werden im Gelenkraum von der Immunantwort des Wirts isoliert (umgeben von der interzellulären Matrix).

Die ideale Indikation für eine Massivtransplantation ist ein Zustand nach einer Verletzung bei einem jüngeren, motivierten Patienten mit abgeschlossenem Knochenwachstum, mit einem stabilen Gelenk, bei dem der entsprechende Meniskus vorhanden ist, ohne Anzeichen einer signifikanten Arthrose und ohne Vorliegen einer Infektion. Vorsicht ist geboten bei Patienten mit Osteoporose, bei Zuständen nach Osteosynthesen, Gelenkinfekten, bei unkooperativen Patienten, bei systemischen Erkrankungen, bei Patienten, die Kortikosteroide einnehmen, bei Rauchern usw. Liegt eine zusätzliche Pathologie vor, in der Regel Gelenkeinsteifung, Bandläsionen und/oder eine Desaxation der Gliedmaßen, so sollte diese gleichzeitig mit der Transplantation behandelt werden.

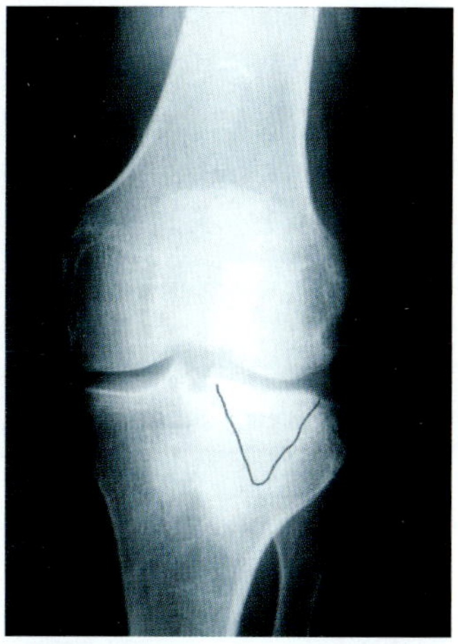

Abb. 3: Männlich, 29 Jahre alt. Röntgenbefund sechs Jahre nach Ersatz eines posttraumatischen lateralen Plateaudefekts mit einem konischen Homograft (ohne zusätzliche Fixierung).

Ein häufig diskutiertes Problem ist die Lebensfähigkeit der allogenen Chondrozyten. Frische, nicht gefrorene Transplantate sind in dieser Hinsicht ideal. Ihre Verfügbarkeit ist jedoch in Europa sehr begrenzt. Aufgrund der Überlebensfähigkeit der Chondrozyten sollten diese Transplantate innerhalb von 10 bis 14 Tagen implantiert werden, aber aus Sicht der Transplantation unterliegen sie dem Standardtransplantationsregime, d.h. der Bedingung, innerhalb von 48 Stunden implantiert zu werden (Abb. 1). Daher verwenden wir in den allermeisten Fällen gefrorene Homografts. Der Vorteil des Einfrierens ist eine weitere Reduzierung der Antigenität des Knochengewebes. Die Nachteile sind vor allem eine Verringerung der Lebensfähigkeit der Chondrozyten und eine teilweise Verschlechterung der biomechanischen Eigenschaften der interzellulären Knorpelmasse.

Je nach Art der zu ersetzenden Flächen wird die Transplantation in unipolare und bipolare unterteilt. Beim unipolaren Ersatz wird nur eine Gelenkfläche transplantiert, während bei bipolaren Transplantaten, die häufiger am Patellofemoralgelenk vorkommen, beide gegenüberliegenden Flächen ersetzt werden (Abb. 2). Ein sehr wichtiger Teil des präoperativen Plans ist die Auswahl der richtigen Größe und Form des Allografts. Wird diese Bedingung unterschätzt, besteht die Gefahr, dass sich die Gelenkkinematik nach der Operation verändert und auch die Verteilung der Belastungskräfte auf die Gelenkflächen verändert. Das Ergebnis ist dann eine Resorption des Transplantats und die Entwicklung degenerativer Veränderungen. Um das richtige Transplantat auszuwählen, führen wir eine CT-Aufnahme des Knies durch. An den Femurkondylen messen wir die Breite in der Frontalebene und die anteroposteriore Dimension (in der Sagittalebene). Beim Ersatz der proximalen Tibia messen wir die Breite des betreffenden Teils des Plateaus in der Frontalebene und seine zweite Dimension in der Sagittalebene. Anhand der so gewonnenen Daten bestellen wir das Transplantat bei der Gewebebank. Wir gehen davon aus, dass der ideale Unterschied zwischen dem Transplantat und dem Empfängerskelett in beiden gemessenen Dimensionen zwei Millimeter oder weniger beträgt.

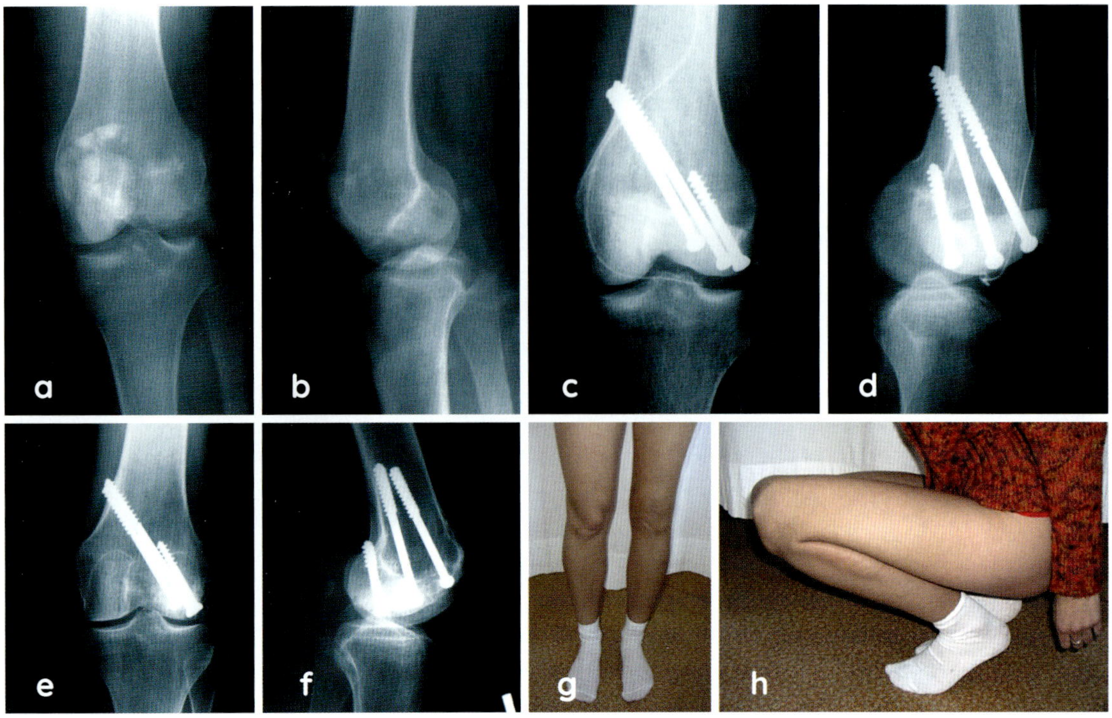

Abb. 4: Verlust der Patella und Verletzung des lateralen Femurkondylus bei einer jungen Frau nach einem Motorradunfall vor vielen Jahren (a, b). Die Verletzung wurde durch eine Patellaplastik und ein massives Homograft für den lateralen Femurkondylus behoben (Bilder unmittelbar nach der Operation – c, d). Einundzwanzig Jahre nach der Operation ist die Integration des Transplantats offensichtlich (e, f) und der klinische Befund ist immer noch sehr gut (g, h).

Einer der wichtigsten prognostischen Faktoren ist die schnelle und qualitativ hochwertige Osteointegration des Allografts. Die erste Voraussetzung ist, dass die Form des Knochenteils des Transplantats perfekt der Resektionsfläche des Wirtsknochens entspricht. Die Operationstechnik muss hier sehr präzise sein. „Leere Stellen" sollten vermieden werden. Da Osteoblasten *per continuitatem* in das Transplantat eindringen, kann nicht davon ausgegangen werden, dass sie die voluminöseren Zwischenräume zwischen dem Wirtsknochen und dem Allograft überbrücken. Die zweite Bedingung, ohne die eine Osteointegration des Transplantats nicht erwartet werden kann, ist deren stabile Verankerung im Empfängerknochen. Dies kann entweder durch eine Plattenosteosynthese oder durch Zugschrauben gewährleistet werden; ausnahmsweise kann auf der Tibiaseite die Pressfit-Technik angewandt werden (im Falle eines konisch geformten Defekts mit Erhalt der Knochenmasse an der Peripherie) (Abb. 3). Wenn es uns gelingt, die stützende Knochenlamelle im zentralen Teil des Gelenks zu erhalten (vor allem beim Femur, bei der Tibia ist dies in der Regel kein Problem), resezieren wir den betroffenen Teil so, dass die Resektionsflächen am Apex einen spitzen Winkel bilden. Die Osteosynthese mit parallelen Zugschrauben (vorzugsweise spongiös) ist dann völlig ausreichend, um eine stärkere Kompression als mit der Plattenosteosynthese zu erreichen (Abb. 4). Dabei wird besonders darauf geachtet, dass die neue Gelenkfläche die Ebene der ursprünglichen Fläche nicht überschreitet (Abb. 5).

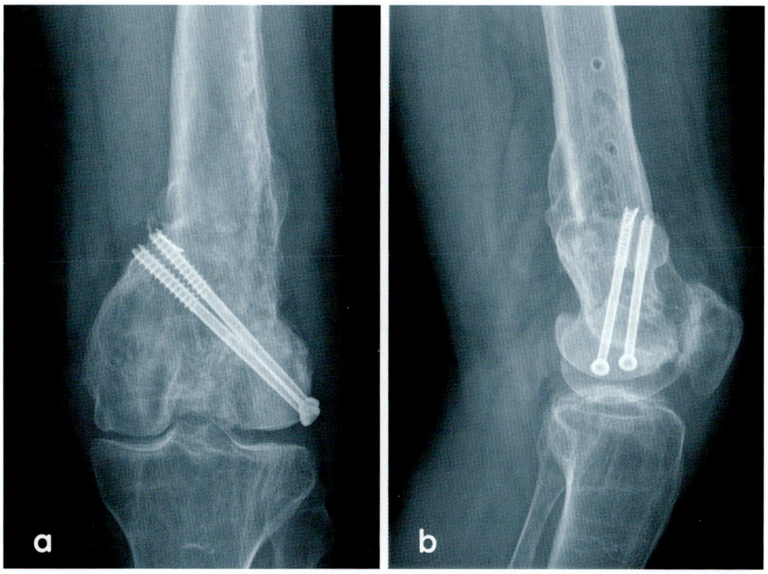

Abb. 5: Posttraumatischer Defekt des lateralen Femurkondylus bei einem Mann, der im Alter von 31 Jahren versorgt wurde. Die Bilder zeigen das Ergebnis nach elf Jahren (a, b).

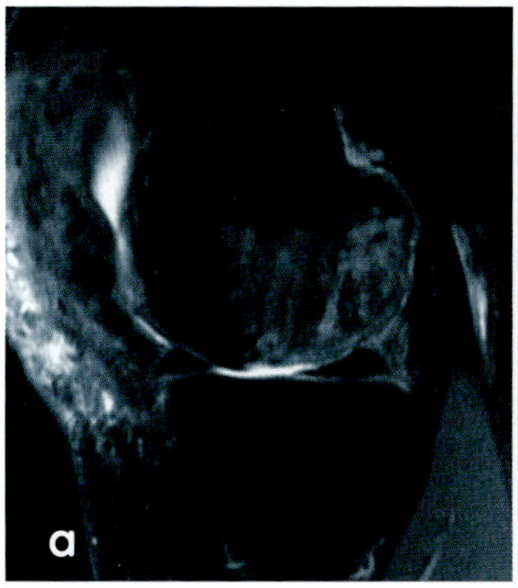

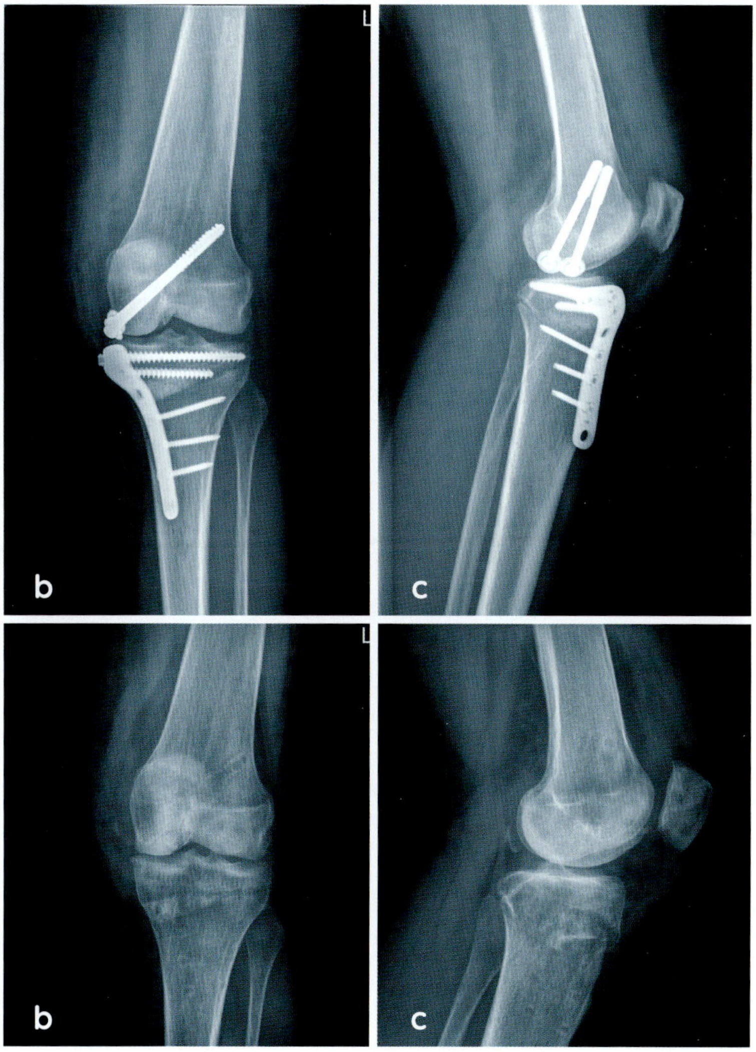

Abb. 6: Frau, 37 Jahre alt, mit ausgedehnter Nekrose des medialen Femurkondylus (a). Eine Kondylustransplantation war indiziert, ebenso wie eine Umstellungsosteotomie der Tibia (b, c). Nach der Metallentfernung zeigt sich eine gute Integration des Homografts (d, e).

Das patellofemorale Gelenk ist ein eigenes Kapitel. Die Herangehensweise von Orthopäden an dieses Gelenk ist oft sehr unterschiedlich – für einige ist es praktisch nicht vorhanden, für andere ist es das wichtigste Kompartiment des Kniegelenks. Auch unsere Herangehensweise an Patienten mit Beteiligung des Patellofemoralgelenks (im Gegensatz zu Patienten mit Beteiligung des lasttragenden Kompartiments) ist unterschiedlich. Die wichtigste Faustregel dabei ist, dass wir nicht das Röntgenbild oder andere radiologische Aufnahmen oder arthroskopische Befunde behandeln, sondern den Patienten mit seinen Beschwerden. Für eine Operation entscheiden wir uns erst nach reiflicher Überlegung, nachdem wir alle anderen Behandlungsmethoden ausgeschöpft haben, denn die Ergebnisse des osteochondralen Ersatzes im Patellofemoralgelenk sind nicht so gut wie die des Femorotibialgelenkes. Liegt ein großer osteochondraler Defekt vor, wird häufig ein patellofemoraler Ersatz oder sogar ein vollständiger Ersatz in Betracht gezogen. Die Transplantation einer Oberfläche (unipolar) oder sogar beider Oberflächen (bipolar) ist nicht so häufig indiziert. Wenn sie durchgeführt wird, ist es nicht selten notwendig, sie durch einen weiteren Eingriff zu ergänzen, meist an der Tuberositas tibiae (Maquet, Fulkerson, reine Medialisierung). Wie bei den tragenden Kompartimenten ist das A und O die Integration des Transplantats oder der Transplantate (bei der bipolaren Transplantation). Dann sind die Ergebnisse gut (8). Wir verwenden eine Zugschraubentechnik, um das Transplantat fest zu fixieren, das von der Ventralseite in die Patella eingeführt wird.

Wir operieren in der Regel in Spinalanästhesie ohne Tourniquet. Am Oberschenkel wählen wir zwischen einer medianen Inzision mit anschließender parapatellarer Arthrotomie und einem anteromedialen oder anterolateralen Zugang (Abb. 6). Am Schienbein wählen wir ebenfalls zwischen einem medianen und einem anteromedialen oder anterolateralen Zugang (Abb. 7). Bei Operationen an den lasttragenden Kompartimenten schonen wir bei der Resektion des betroffenen Bereichs die Kreuzbänder, Menisken und Seitenbänder. Wir führen die Knochenresektion nach einem genauen präoperativen Plan durch, so dass der Scheitelpunkt des resezierten Keils einen Winkel von weniger als 90° aufweist. In der Zwischenzeit wird das Homograft aus der Hülle entfernt und in warme Kochsalzlösung mit Antibiotikum getaucht. Nach dem Auftauen wird das Transplantat so präpariert, dass es so perfekt wie möglich an den resezierten Knochen passt und die ursprüngliche Kongruenz der Gelenkfläche wiederhergestellt wird. Die Verschiebung der Gelenkfläche nach proximal oder distal führt zu einer anderen Verteilung der Belastungskräfte und möglicherweise zu einer Achsabweichung. Nach genauer Positionierung des Transplantats in seinem Bett fixieren wir es vorübergehend mit Kirschner-Drähten, über die wir dann Löcher bohren und in der Regel drei kanülierte Schrauben einbringen. Durch die Verwendung von Unterlegscheiben wird die erforderliche Kompression weiter erhöht (wenn die Schrauben ohne Unterlegscheiben verwendet werden, besteht die Gefahr, dass sie in das Transplantat einbrechen und die Kompression verloren geht). Anschließend prüfen wir sorgfältig die Stabilität des Gelenks und die Beweglichkeit über den gesamten Bercich.

Nach der Operation verzichten wir auf NSAR wegen ihrer hemmenden Wirkung auf die mesenchymale Proliferation. Am zweiten postoperativen Tag beginnen wir mit aktiven Rehabilitationsübungen. Nach sechs Wochen ist ein Drittel der Gewichtsbelastung erlaubt, und drei Monate nach der Operation beginnt der Patient je nach Toleranz mit der vollen Gewichtsbelastung.

Auch bei langfristiger Nachbeobachtung sind die Ergebnisse bei Transplantationspatienten im Allgemeinen sehr gut. Am häufigsten werden posttraumatische Zustände auf diese Weise

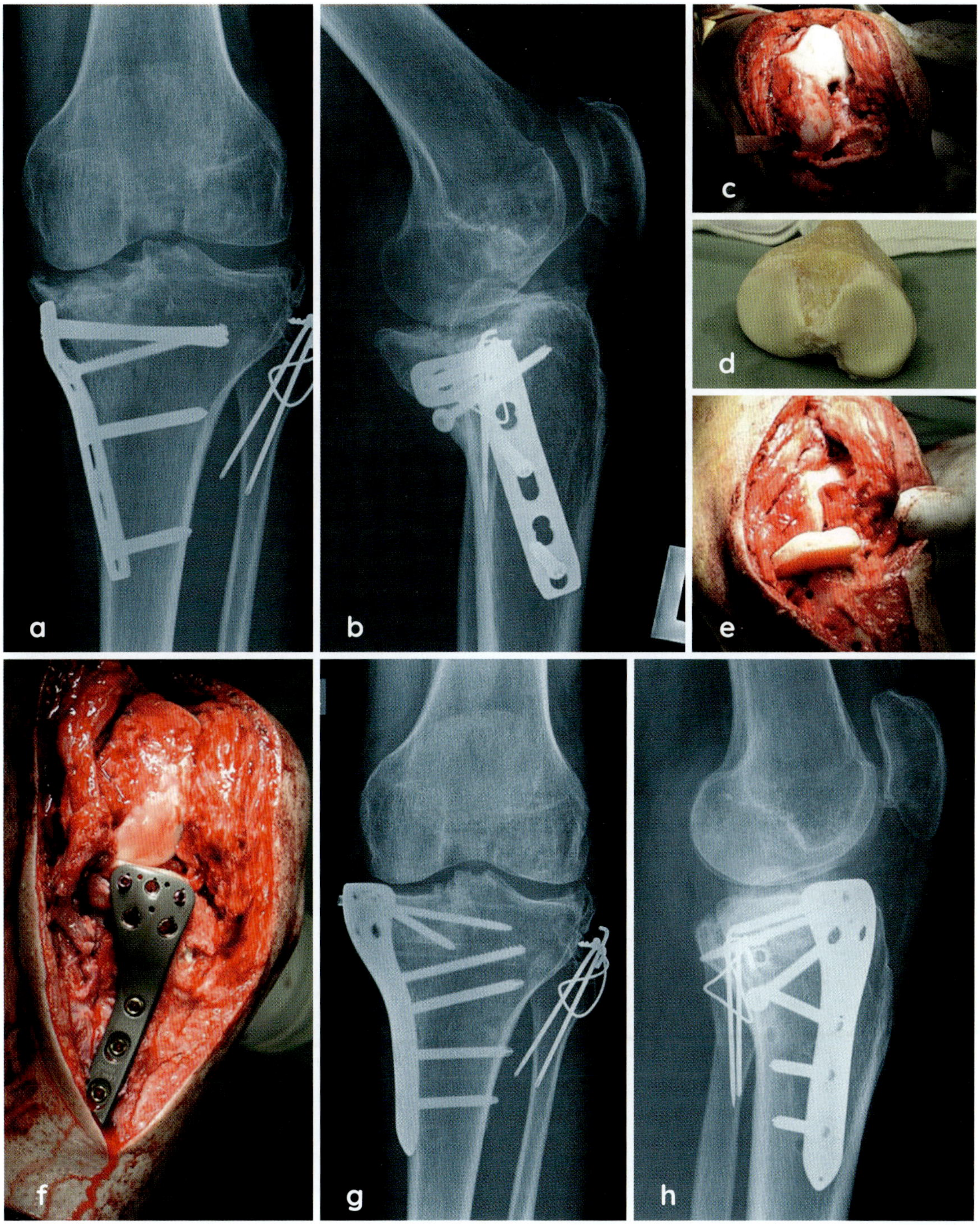

Abb. 7: Bei einem 28-jährigen Mann kam es nach der Osteosynthese einer proximalen Tibiafraktur zu einer Nekrose der Gelenkfragmente und anschließend zu einem großen Gelenkflächendefekt (a, b). Über einen medialen Zugang wurde die nekrotische mediale Hälfte des Tibiaplateaus reseziert (c), aus dem massiven Homograft wurde ein Transplantat in geeigneter Form hergestellt (d) (e), das anschließend mit einer Platte fixiert wurde (f). Die postoperativen Röntgenbilder zeigen die wiederhergestellte Gelenkkongruenz (g, h).

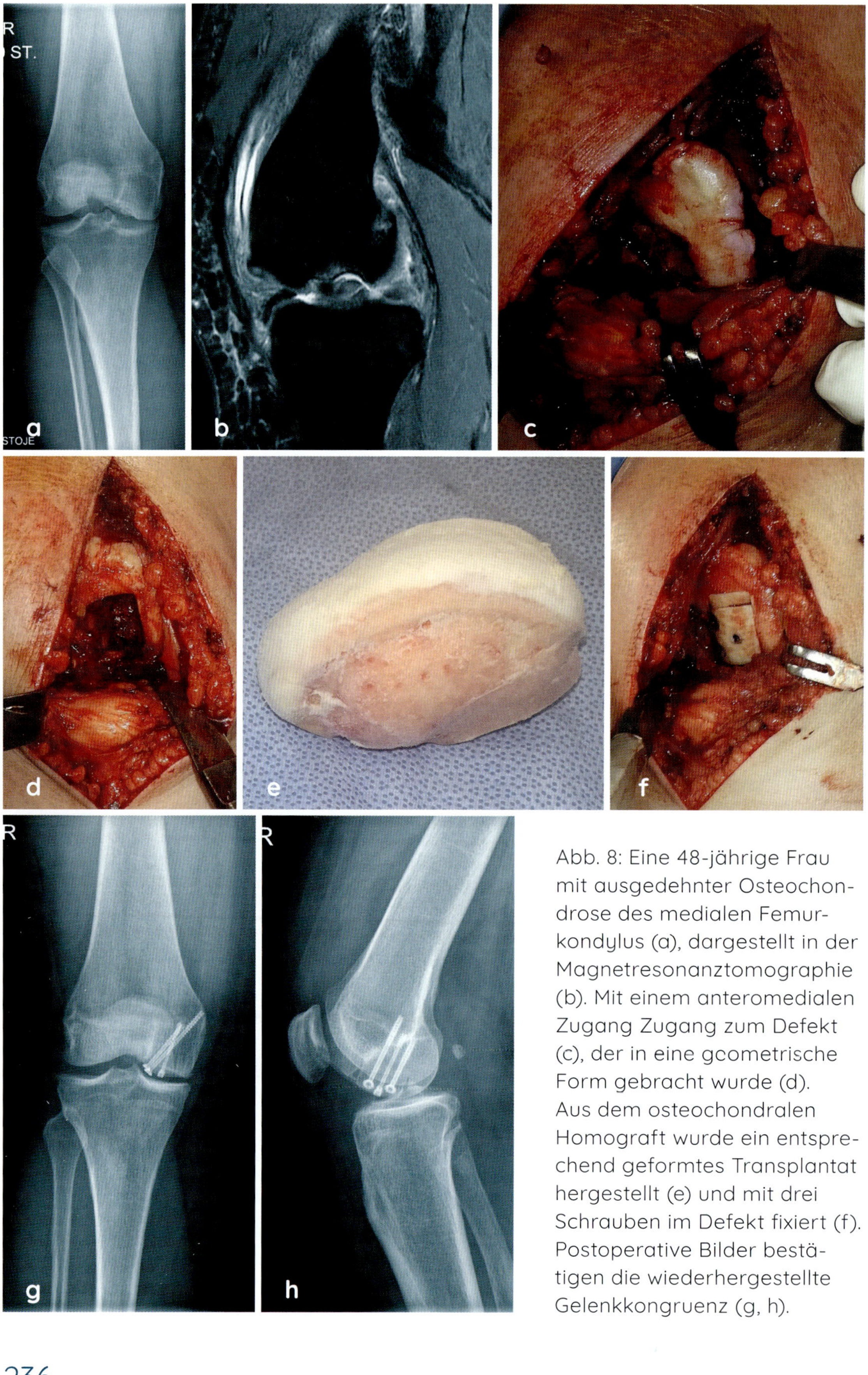

Abb. 8: Eine 48-jährige Frau mit ausgedehnter Osteochondrose des medialen Femurkondylus (a), dargestellt in der Magnetresonanztomographie (b). Mit einem anteromedialen Zugang Zugang zum Defekt (c), der in eine geometrische Form gebracht wurde (d). Aus dem osteochondralen Homograft wurde ein entsprechend geformtes Transplantat hergestellt (e) und mit drei Schrauben im Defekt fixiert (f). Postoperative Bilder bestätigen die wiederhergestellte Gelenkkongruenz (g, h).

behandelt, seltener ausgedehnte aseptische Nekrosen (Abb. 6) oder dissezierende Osteochondrosen (Abb. 8). Die Patientin mit der längsten Nachbeobachtungszeit ist eine 22-jährige Empfängerin eines Femurkondylentransplantats, die ihr Knie immer noch voll belasten kann und sich praktisch nicht bewusst ist, dass sie eine Verletzung erlitten hat und dass ein Teil des Gelenks transplantiert wurde. Bislang mussten wir nur in einem Fall einen totalen Knieersatz vornehmen, und das war sechs Jahre nach einer Transplantation des Schienbeinkopfes. Man kann also sagen, dass die biologische Lösung des Kniegelenkoberflächendefekts mit einem massiven Homotransplantat bei richtiger Patientenselektion und präziser Operationstechnik einen Platz im Repertoire eines versierten Orthopäden haben sollte.

1. Mankin HJ et al. The use of frozen cadaveric allografts in the management of patients with bone tumors of the extremities. Orthop Clin North Am. 1987; 18: 275–289.
2. Sim FH et al. Reconstruction of musculoskeletal defects about the knee for tumor. Clin Orthop Relat Res. 1987; 221: 188–201.
3. Mnaymneh W et al. Massive distal femoral osteoarticular allografts after resection of bone tumors. Clin. Orthop Relat Res. 1994; 303: 103–115.
4. Hornicek FJ et al. Limb salvage with osteoarticular allografts after resection of proximal tibia bone tumors. Clin. Orthop Relat Res. 1998; 352: 179–186.
5. Muscolo DL et al. Massive allograft use in orthopedic oncology. Orthop Clin North Am. 2006; 37: 65–74.
6. Imhoff AB et al. Der posteriore Femurkondylentransfer. Orthopäde. 1999; 28:45–51.
7. Muscolo DL et al. Unicondylar osteoarticular allografts of the knee. J Bone Joint Surg Am. 2008; 90: 206–217.
8. Jamali AA et al. Fresh osteochondral allografts. Results in the patellofemoral joint. Clin Orthop Relat Res. 2005; 437: 176–185.

21. Einsteifung des Kniegelenks

Die Einsteifung des Kniegelenks ist ein sehr ernstes Problem für den Patienten. Sie tritt nach Verletzungen und Operationen am Kniegelenk auf, insbesondere wenn das Gelenk lange Zeit ruhiggestellt war. Zu den chirurgischen Eingriffen gehören Osteosynthesen von distalen Oberschenkelfrakturen oder intraartikulären Frakturen sowie Bandrekonstruktionen, insbesondere wenn es sich um mehrfache Bandverletzungen handelt. In den letzten zwei Jahrzehnten wurde der Vorbeugung von Kniesteifigkeit viel Aufmerksamkeit gewidmet und die Fallzahlen sind deutlich rückläufig. Das war früher sicherlich nicht der Fall. Vor einem halben Jahrhundert wurde dieses Thema beispielsweise in Tschechien vor allem von Kovanda (1) aufgegriffen, der in seinem Werk feststellte: „Viele Patienten mit posttraumatischer Kniesteifigkeit werden monatelang in Rehabilitationszentren behandelt."

Das Ausmaß des Bewegungsverlustes hängt oft vom Grad der Verletzung ab. Der Bewegungsverlust kann z.B. nach der Rekonstruktion eines einzelnen Bandes und der Behandlung von Verletzungen mit geringer Energie weniger bedeutend sein als nach komplexen multiligamentären Rekonstruktionen oder Verletzungen mit hoher Energie. Die Ätiologie der Knieeinsteifung ist in den meisten Fällen multifaktoriell, mit einer Kombination aus mechanischen und biologischen Faktoren. Die Risikofaktoren sind in der Fachliteratur ausreichend beschrieben, ebenso die Behandlungsmethoden. Zu den Risikofaktoren für eine Gelenksteifigkeit nach einem Kniegelenkersatz gehören demnach eine Einschränkung des Bewegungsumfangs vor der Operation, eine frühere Knieoperation, Depressionen oder eine geringe Schmerztoleranz. In der Sporttraumatologie sind negative Prediktoren vor allem ausgedehnte Bandverletzungen oder Rekonstruktionen, ein ungünstiger Zeitpunkt der Operation, postoperative Ruhigstellung und ein später Beginn der Rehabilitation. In beiden Gruppen gibt es auch technische Fehler des Operateurs und infektiöse postoperative Komplikationen, das komplexe regionale Schmerzsyndrom (KRBS, früher M. Sudeck) und die Bildung von heterotopen Verknöcherungen. Bei periartikulären und intraartikulären Frakturen sind die größten Risiken die Verletzung des Streckapparats, die Notwendigkeit einer Fasziotomie, die komplizierte Heilung der Operationswunde, die Notwendigkeit mehrerer chirurgischer Eingriffe zur endgültigen Stabilisierung der Fraktur und die schwierigere Deckung von Weichteildefekten (2). Zu den Risikofaktoren gehören dagegen nicht das Alter, das Geschlecht, die anschließende häusliche Umgebung anstelle eines Aufenthalts in einer Rehabilitationseinrichtung, die Nichtverwendung motorisierter Schienen, eine Kopfverletzung oder eine offene Fraktur. Es kommt also nicht so sehr auf den Gesamtzustand des Patienten an, sondern auf die Art der Verletzung des Skeletts und der umgebenden Weichteile. In den letzten Jahren wurde der Einfluss der Genetik auf die Entwicklung der Arthrofibrose erforscht.

Pathophysiologisch gesehen ist die Wirkung von Zytokinen und Wachstumsfaktoren für die Bildung von fibrösem Gewebe entscheidend. Zytokine koordinieren das Wachstum und die Differenzierung von Zellen. Der transformierende Wachstumsfaktor β (TGF-β), der von Blutplättchen freigesetzt wird, ist entscheidend für die Gewebereparatur. Er setzt eine Kaskade von Reaktionen in Gang, die in der Bildung von extrazellulärer Matrix am Ort der Verletzung gipfelt. Die extrazelluläre Matrix besteht aus aggregiertem Kollagen, Fibronektin und Proteoglykanen. So kann eine Überexpression von TGF-β zu einer fortschreitenden Ablagerung von extrazellulärer Matrix und Gewebefibrose führen, die innerhalb oder außerhalb des Gelenks auftreten kann, am häufigsten im Ligamentum patellae (infrapatellares Kontraktionssyndrom) oder im M. quadriceps femoris, insbesondere im M. vastus intermedius.

Es gibt eine Vielzahl an Lösungsvorschlägen für die Knieeinsteifung, die von der Manipulation unter Vollnarkose über die arthroskopische Lösung von Verwachsungen bis hin zu größeren Operationen reichen. Das Ausmaß der Behinderung und möglicherweise die Zeit seit der Verletzung oder Operation sind entscheidend für die Wahl des richtigen Verfahrens. Die Arthrofibrose kann nur ein Kompartiment des Knies oder alle Kompartimente des Gelenks und/oder den Streckapparat betreffen. Je nachdem ist auch die Bewegung eingeschränkt. Physiologisch gesehen reicht der aktive Bewegungsumfang von der vollen Streckung bis zu 120°–130° Beugung. Darüber hinaus ist die Beugung nur passiv, bis zu 140° bei Männern und 145° bei Frauen. Bei asiatischen Völkern, die an langes Knien, Hocken oder „türkisches Sitzen“ gewöhnt sind, kann die Beugung bis zu 165° betragen. Der Verlust der Beugung ist häufiger zu beobachten als der Verlust der Streckung. Er wird auch besser toleriert. Eine Beugung von bis zu 120°–125° ist für normale Alltagsaktivitäten völlig ausreichend, aber eine Beugung von weniger als 90° schränkt bereits viele Aktivitäten ein, selbst bei inaktiven Patienten (Sitzen, Treppensteigen usw.). Defizite in der Streckung werden vom Patienten in der Regel weniger toleriert und stellen für den Chirurgen eine größere Herausforderung dar. Schon ein Extensionsverlust von 5° kann zu Claudicatio, Quadrizepshypertonus und schließlich zu patellofemoralen Schmerzen führen. Mit fortschreitendem Extensionsverlust nimmt die zur Stabilisierung des Knies erforderliche Quadrizepskraft exponentiell zu (3).

Es gibt eine Reihe von Klassifizierungen, die die Steifheit des Kniegelenks beschreiben. Je nach Ausmaß der Pathologie reichen die Befunde von Bändern in der suprapatellaren Vertiefung über deren vollständige Verödung, einschließlich der seitlichen Kompartimente, bis hin zur Beteiligung des Streckapparats. Nach den gemessenen Graden wird das Streckdefizit bis 5° als leicht, zwischen 5° und 10° als mittel und über 10° als schwer eingestuft. Das Flexionsdefizit ist leicht über 110°, mäßig zwischen 90° und 110° und schwer unter 90°. Je nach Bewegungsumfang wird die Steifheit als leicht eingestuft, wenn der Bewegungsbogen mehr als 120° beträgt, als mäßig, wenn er 80°–120° beträgt, und als schwer, wenn er weniger als 80° beträgt. Schließlich können sowohl Beugung als auch Streckung für die Klassifizierung kombiniert werden: normale Beugung und Streckverlust bis 10°, normale Beugung und Streckverlust über 10°, Streckverlust über 25°–30° und Streckverlust über 30°. In der Praxis werden diese Klassifizierungen jedoch kaum befolgt; entscheidend für die Indikation zur Operation sind die Beschwerden oder Einschränkungen des Patienten. Bei der präoperativen Planung muss sorgfältig geprüft werden, ob die Bewegungseinschränkung nur auf eine Arthrofibrose zurückzuführen ist oder ob auch ein knöchernes Bewegungshindernis vorliegt. Handelt es sich um eine schlecht verheilte intraartikuläre Fraktur, müssen wir auf eine intraartikuläre Osteotomie vorbereitet sein; liegt ein großer Knochendefekt vor, müssen wir ein adäquates massives Homograft für die Operation bereithalten (Abb. 1).

Die Behandlung der Knieeinsteifung ist streng individuell und hängt von der Zeit seit der ursprünglichen Verletzung oder Operation, dem Grad der Versteifung und dem Funktionsdefizit des Patienten ab. Die Wirkung von Manipulationen unter Vollnarkose ist nur innerhalb weniger Wochen nach der Verletzung oder Operation zu erwarten. Große Gewalt sollte hier vermieden werden, da die Gefahr von Knorpelschäden, Frakturen des distalen Oberschenkelknochens oder der Kniescheibe, einer Ruptur des Ligamentum patellae, der Bildung von

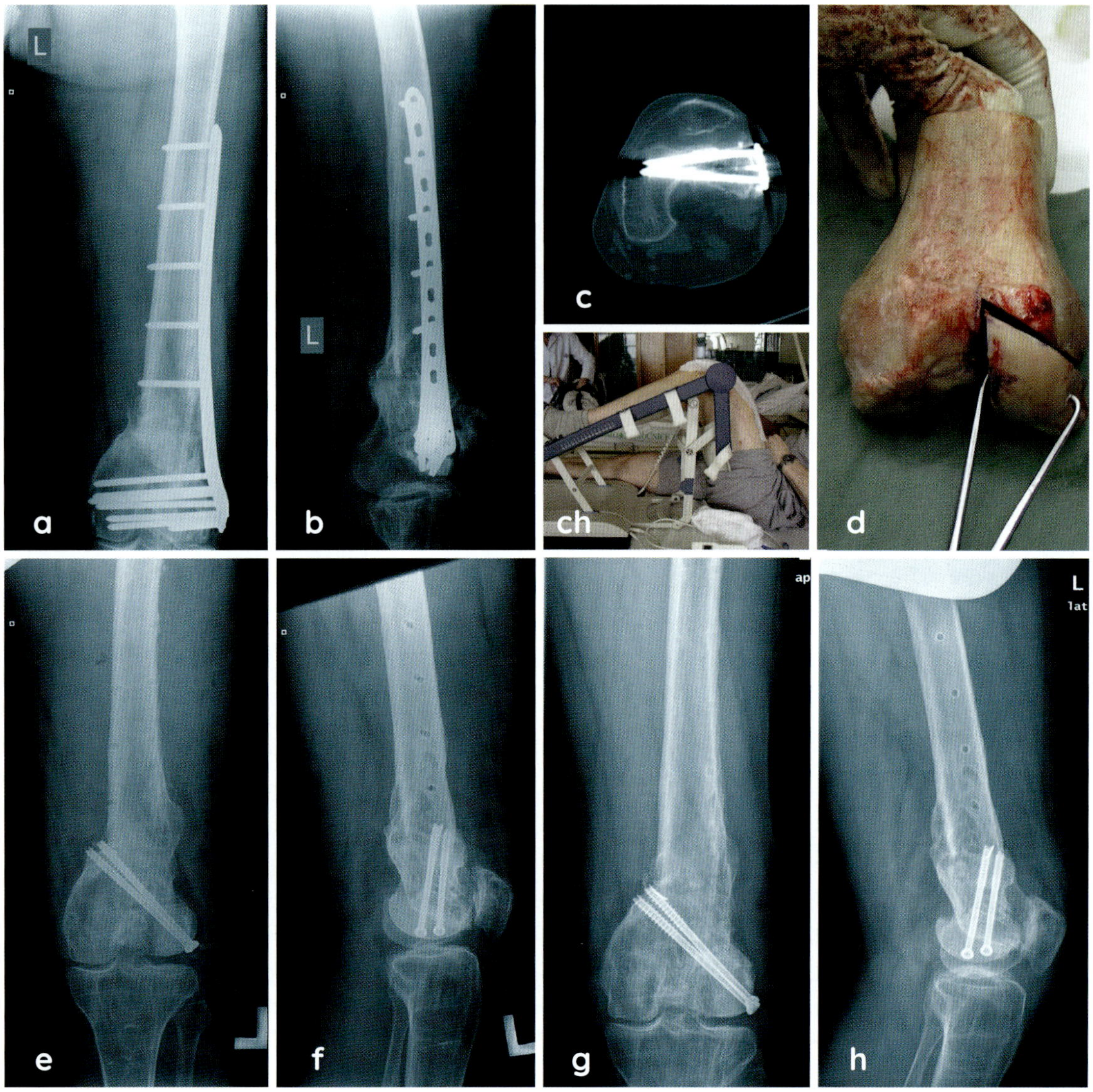

Abb. 1: Männlich, 32 Jahre, nach Reosteosynthese einer distalen Femurfraktur (a, b). Das Fehlen des hinteren Teils des lateralen Femurkondylus ist bereits in der seitlichen Projektion zu erkennen, was später durch eine CT-Aufnahme bestätigt wurde (c). Vorstellung an unserer Abteilung mit einer Beweglichkeit des Gelenks von 0-5-25°. Neben dem radikalen offenen Redressement war auch gleichzeitig die Transplantation des lateralen Kondylus mit einem Homotransplantat indiziert (d). (Das Belassen des knöchernen Defekts hätte eine Retraktion der Tibia in Flexion in Valgus bedeutet.) Zustand unmittelbar nach der Transplantation (e, f). Integration des Homografts zwei Jahre nach der Transplantation (g, h). Rehabilitation am postoperativen Tag 2 (ch) (am Ende der Operation betrug die S-Bewegung 0-5-125°).

Hämatomen und nachfolgenden heterotopen Verknöcherungen im M. quadriceps femoris oder im medialen Seitenband besteht. Nach sechs Wochen sollte die Manipulation mit einer Arthroskopie kombiniert werden, um die Fibrose im Gelenk zu entfernen. Bevor jedoch diese Methoden angezeigt sind, sollte der Patient sorgfältig untersucht und eine extraartikuläre Beteiligung, die am häufigsten vorkommt, ausgeschlossen werden.

Es gibt eine Reihe von offenen chirurgischen Verfahren zur Behandlung der Knieeinsteifung. Wir halten ihre Unterteilung in Operationen, die den Streckapparat unterbrechen, und Operationen, bei denen das Gelenk ohne Unterbrechung der Kontinuität des Streckapparats behandelt wird, für entscheidend. Zur ersten Gruppe gehören die Proximalisierung der Tuberositas tibiae (DeLee) und vor allem die Quadrizepsplastiken, bei denen die Sehne des M. quadriceps femoris verlängert wird, von der ersten, offenen, die 1939 von Merle d'Aubigné beschrieben wurde, bis zur minimalinvasiven, die 2007 von Wang (4) populär gemacht wurde. Diese Verfahren stellen zwar den Bewegungsumfang leichter wieder her, aber die Unterbrechung des Streckapparats, sei es im Bereich unterhalb des Ligamentum patellae oder in der Quadrizepssehne, schränkt die anschließende postoperative Rehabilitation, die nach reiflicher Überlegung sehr wichtig ist, deutlich ein. Wir bevorzugen daher eindeutig die Verfahren der zweiten Gruppe, d.h. die Quadrizepsplastik ohne Verlängerung der Quadrizepssehne im Prinzip nach Thompson (1944) und Judet (1959), der das Verfahren von Thompson durch den Abstieg des verkürzten Vastus nach distal ergänzte.

Wir operieren in Rückenlage, ohne Tourniquet, wobei die Gliedmaße locker bis zur Leiste hochgezogen wird, um bei Bedarf den Zugang zum Beginn des Vastus zu erweitern. Wir verwenden eine mittelgroße Inzision, müssen aber oft die Haut in bereits bestehende Narben einschneiden. In der Regel führen wir zunächst eine umfassende laterale Freisetzung durch (von der Tuberositas tibiae bis proximal und dorsal des M. vastus lateralis). Anschließend lösen wir den M. vastus lateralis und den Tractus iliotibialis vom Oberschenkel und führen eine ausgedehnte laterale Arthrotomie durch. Im nächsten Schritt entfernen wir das gesamte fibröse Gewebe aus dem Gelenkspalt, insbesondere aus dem Recessus suprapatellaris. Dabei müssen wir darauf achten, den Meniskus nicht zu beschädigen. Anschließend begeben wir uns auf die Innenseite und lösen das Gelenk von der Tuberositas tibiae bis hinter den M. vastus medialis (ähnlich wie beim subvastalen Operationsansatz). Anschließend wird der M. vastus medialis vom distalen Oberschenkelknochen gelöst und die Arthrolyse von der medialen Seite her abgeschlossen. Auch hier sollte der Meniskus geschont werden. In diesem Stadium können wir in der Regel noch keine wesentliche Verbesserung des Bewegungsumfangs feststellen. Als Nächstes müssen wir den vorderen Teil des Streckapparats vom Oberschenkelknochen lösen, was in der Regel nur scharf möglich ist. In ähnlicher Weise lösen wir auch die Verwachsungen zwischen der Kniescheibe und der Facies patellaris femoris. Eine sorgfältige Präparation des M. vastus intermedius (aus dem M. rectus femoris) ist am Ende jedoch unerlässlich. Sowohl die Sehne als auch der Bauch dieses Muskels sind meist stark fibrosiert und vernarbt. Dies stellt in der Regel die letzte Weichteilbarriere für die Wiederherstellung des Beugebereichs dar. Die Sehne des M. vastus intermedius wird in diesem Stadium proximal der Patella durchtrennt (die Sehne des M. rectus femoris darf nicht geschwächt werden). Erst nach der Exzision ist es möglich, den Bewegungsumfang durch Manipulation in Flexion wiederherzustellen. Wenn wir planen, Osteosynthesematerial im selben Eingriff zu entfernen, tun wir dies nach dieser Manipulation, um das Risiko einer Femurfraktur zu vermeiden. Bei der chirurgischen Freisetzung zielen wir darauf ab, die Flexion so weit wie möglich über 90° zu bringen,

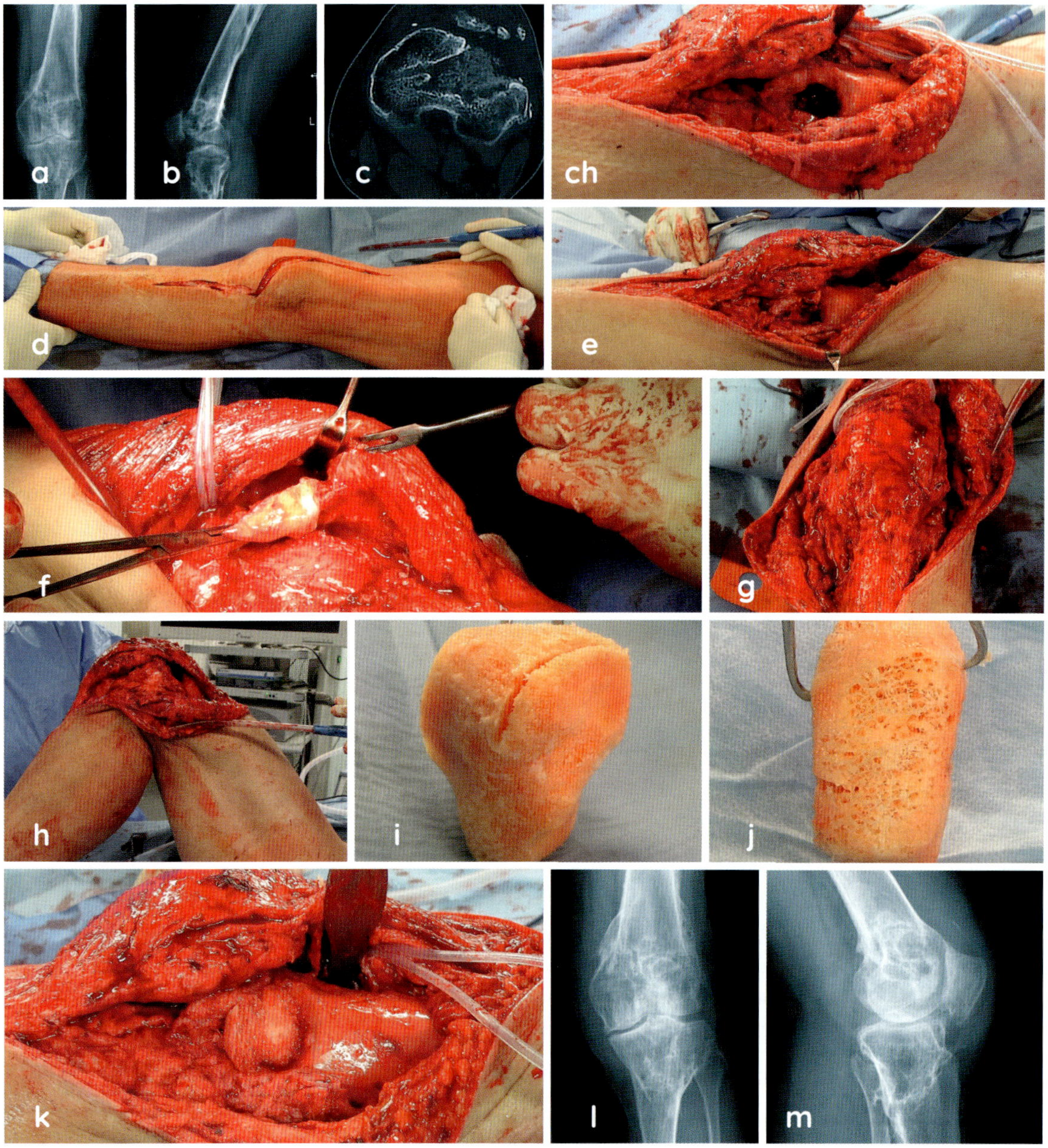

Abb.2: Mann, 47 Jahre, nach komplexer Verletzung der unteren Gliedmaßen, die mit Osteosynthese behandelt wurde (a, b). Er kam mit schwerer Kniesteifigkeit – 0-5-15° – an unsere Abteilung. Außerdem zeigte die CT-Aufnahme einen großen Defekt am seitlichen Oberschenkelkondylus (c). Es musste ein Hautschnitt in den bereits vorhandenen Narben vorgenommen werden (d). Es wurde eine vollständige mediale und laterale Arthrolyse des Gelenks durchgeführt (e). Anschließend wurde die starre Sehne des M. vastus intermedius exzidiert (f), wodurch der Streckapparat vollständig freigesetzt wurde (g). Es wurde eine Beugung von 115° erreicht (h). Der Defekt im lateralen Femurkondylus wurde identifiziert und exzidiert (ch). Aus einem massiven Homotransplantat (i) wurde ein entsprechend geformtes Transplantat (j) präpariert, mit dem der Defekt aufgefüllt wurde (k). Röntgenaufnahmen vier Jahre nach der Operation zeigen ein kongruentes äußeres Kompartiment des Kniegelenks und die Integration des Transplantats (l, m).

damit der Patient während der anschließenden Rehabilitation einen Bereich von mindestens 110° beibehält (Abb. 2).

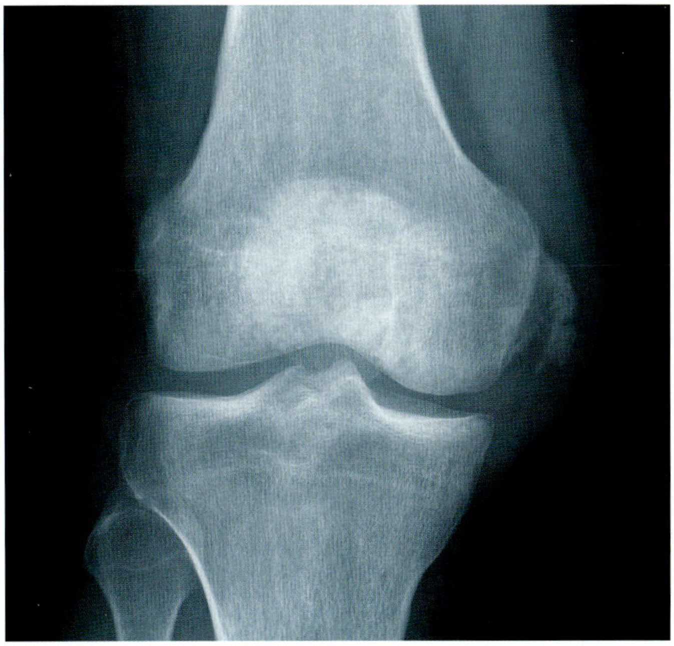

Abb. 3: Verknöcherung des inneren Seitenbandes nach wiederholter Ruhigstellung. Das primäre Verfahren war die Arthroskopie mit partieller lateraler Meniskektomie.

Nach der Operation muss bereits am ersten Tag mit einer intensiven Rehabilitation begonnen werden, die von einem erfahrenen Physiotherapeuten geleitet wird. Natürlich sind ausreichende Dosen von Schmerzmitteln erforderlich, die in der Regel durch eine mehrtägige Regionalanästhesie ergänzt werden. Früher haben wir routinemäßig einen Femoralkatheter verwendet und sind dann auf die effektivere kontinuierliche Adduktorenkanalblockade umgestiegen. Wir verwenden nur noch selten eine kontinuierliche Epiduralanästhesie, da es schwierig ist, die richtige Dosis des Anästhetikums zu wählen, um die Schmerzen ausreichend zu lindern, ohne die Muskelkraft zu schwächen. Die Verwendung von motorisierten Schienen kann die Rehabilitation unterstützen. Wir entlassen den Patienten in die häusliche Pflege, wenn wir sicher sind, dass er weitere Rehabilitationsübungen zu Hause und in einer ambulaten Einrichtung durchführen kann. Wenn bei der Nachuntersuchung sechs Wochen nach der Operation die Bewegung erneut beeinträchtigt ist, kann nicht erwartet werden, dass sie auch durch Manipulationen unter Vollnarkose wiederhergestellt werden kann.

Die Ergebnisse des radikalen offenen Knieredressements sind relativ günstig. Sie hängen eindeutig von dem am Ende der Operation erreichten Bewegungsumfang und von der postoperativen Rehabilitation bzw. der Sorgfalt des Patienten ab. Selbst in der internationalen Fachliteratur finden sich nicht viele Arbeiten, die diese umfangreichen Verfahren bewerten. Millett et al. (5) veröffentlichten die Behandlungsergebnisse von acht Patienten, deren durchschnittlicher Bewegungsumfang vor der Operation 62° betrug – nach der Operation gewannen die Patienten durchschnittlich weitere 62° an Bewegungsumfang. Die Patienten kommen oft mit einem fast nicht vorhandenen Bewegungsumfang zu uns, und bei guter Zusammenarbeit können 90° bis 100° Bewegungsumfang erreicht werden. Die Redression ist dabei sicherlich nicht für jeden Patienten eine geeignete Methode (Abb. 3).

Zusammenfassend lässt sich sagen, dass die offene Knieoperation ein umfangreicher und relativ anspruchsvoller Eingriff ist, der in die Hände eines erfahrenen Chirurgen gehört. Wenn die Technik beherrscht wird und die anschließende Rehabilitation von hoher Qualität ist, ist die Patientenzufriedenheit in der Regel hoch.

1. Kovanda M, Müller I. Deliberace kolena u posttraumatických ztuhlostí. Acta Chir Orthop Traumatol Cechoslov. 1974; 41:18–20.
2. Bishop J, Agel J, Dunbar R. Predictive factors for knee stiffness after periarticular fracture. J Bone Joint Surg Am. 2012; 94:1833–1838.
3. Magit D, Wolff A, Sutton K et al. Arthrofibrosis of the knee. J Am Acad Orthop Surg. 2007; 15:682–694.
4. Wang JH, Zhao JZ, He YH. A new treatment strategy for severe arthrofibrosis of the knee. J Bone Joint Surg Am. 2007; 89:93–102.
5. Millett PJ, Williams RJ III, Wickiewicz TL. Open debridement and soft tissue release as a salvage procedure for the severely arthrofibrotic knee. Am J Sports Med. 1999; 27:552–561.

22. Kniegelenkarthrodese bei ausgedehnten Knochendefekten

Kniegelenkarthrodesen werden seit mehr als 100 Jahren bei unterschiedlichen Indikationen durchgeführt. Indikationen wie Tuberkulose, Charcot-Arthropathie, Poliomyelitis und Arthrose zeigen rückläufige Fallzahlen, jedoch zeigen Erkrankungen nach Kniegelenkersatz oder onkologische Indikationen in den letzten Jahrzehnten eine deutliche Progredienz. Die Arthrodese soll vor allem Schmerzen und Instabilität des Kniegelenks beheben. Die Unterschiede zwischen onkologischen Patienten und Patienten mit Komplikationen nach Gelenkersatz sind tendenziell erheblich. Während in der ersten Gruppe überwiegend jüngere Patienten, meist ohne Komorbiditäten, vorliegen, treffen wir in der zweiten Gruppe auf ältere Patienten mit mehreren Vorerkrankungen. In beiden Gruppen können wir auf massive Knochendefekte stoßen, die zu chirurgischen Herausforderungen führen können. Die Ergebnisse der Arthrodese nach fehlgeschlagenen Endoprothesen sind auch im Hinblick auf die Lebensqualität nicht schlecht (1). (Der Kompensationsmechanismus besteht in einer erhöhten Beckenneigung, einer Abduktion im ipsilateralen Hüftgelenk und einer Dorsalflexion im ipsilateralen Sprunggelenk.)

Kontraindikationen für eine Kniearthrodese sind beidseitige Amputation, Arthrodese des kontralateralen Kniegelenks oder der Hüfte, ausgeprägte und schmerzhafte Coxarthrose auf einer Seite, ebenso Arthrose eines der Sprunggelenke, schwere und schmerzhafte Spondylose (ermöglicht keine kompensatorische Kippung des Beckens) und erhebliche Komorbiditäten, die größere chirurgische Eingriffe verhindern. Vorsichtsmaßnahmen sind für Raucher, Diabetiker und adipöse Patienten erforderlich. Es muss immer mit einem erheblichen Blutverlust gerechnet werden, daher ist bei Patienten mit kardiopulmonaler Subkompensation Vorsicht geboten.

Es hat sich eindeutig gezeigt, dass massive Knochendefekte die Erfolgsrate einer Arthrodese deutlich verringern (2). Einige Autoren raten daher sogar zur Vorsicht bei der Indikation wiederholter Kniegelenkersatzreimplantationen, sodass im Falle eines Misserfolgs keine Rettungsarthrodese bei großem Knochendefekt durchgeführt werden muss. Die Art der Osteosynthese (Nagel oder Fixateur externe) spielt bei der Arthrodese keine wesentliche Rolle. Die Erfolgsquote dieser Eingriffe nach Explantation von Knieprothesen liegt laut verschiedenen Studien zwischen 66 % und 100 %. Allerdings sinkt der Prozentsatz der Arthrodeseheilung nach Revision und Suspensionsersatz deutlich (50 % bis 75 %). Bei infektiösen Erkrankungen erhöht sich das Risiko einer Nichtheilung der Arthrodese zusätzlich. Allerdings sorgt die Arthrodese für ein schmerzfreies, stabiles Glied und ist definitiv eine bessere Lösung als die Amputation oberhalb des Kniegelenks (eine Amputation kann nur dann in Betracht gezogen werden, wenn eine Arthrodeselösung aufgrund enormer Knochendefekte nach wiederholten Revisionsersatzversuchen nicht möglich ist). Nur eine Minderheit der Patienten ist nach einer Amputation (nach Revisionsgelenkersatz) wieder gehfähig (3). Eine Resektionsarthroplastik kann nur gehunfähigen Patienten vorbehalten werden.

Für uns ist die häufigste Indikation für eine Kniearthrodese ein tiefer Spätinfekt des Gelenkersatzes bei einem alten, geschwächten Patienten mit mehreren Komorbiditäten, bei einem multiresistenten Keim. In diesen Fällen führen wir als Rettungseingriff eine Arthrodese mit einem Fixateur externe durch (Abb. 1). Nach drei Monaten entfernen wir den Rahmenfixateur, lassen den Patienten dann voll belasten und entfernen den ventralen Fixateur erst nach Heilung der Arthrodese. Unter aseptischen Bedingungen verwenden wir eine interne Osteosynthese mit einer Kombination aus zwei angeformten Platten nach dem Prinzip von Lucas und Murray – eine Platte in der Sagittalebene, die andere in der Frontalebene (Abb. 2). Patienten vertragen diese Option psychisch deutlich besser als den Fixateur externe. Bei beiden Arten der Osteosynthese kann das Knie im erforderlichen 5°-Valgus fixiert werden, was mit Nagelosteosynthese nicht möglich ist. Die Erfolgsquote dieser Operationen ist hoch und Patienten mit einem stabilen Knie führen ein diesbezüglich normales Leben.

Gliedmaßenverkürzungen nach Kniegelenkarthrodesen sind häufig. Nach Angaben verschiedener Autoren schwankt die Angabe von Beinlängendifferenzen zwischen 2,5 cm und 6,5 cm nach Eingriffen ohne vorbestehende signifikante Knochendefekte. Nach einer Kniearthrodese im Bereich ausgedehnter Knochendefekte stellt ein großer Längenunterschied der Extremitäten ein erhebliches Problem dar (wenn die Gelenkenden von Femur und Tibia direkt miteinander verbunden sind). Orthopädisches Schuhwerk kann eine Fehlstellung von weniger als 5 cm korrigieren, und das nur bei inaktiven älteren Patienten. Jüngere Patienten tolerieren einen deutlich kleineren Beinlängenunterschied. Zur präoperativen Planung und postoperativen Beurteilung erstellen wir daher orthograde Röntgenaufnahmen der gesamten unteren Extremität unter Belastung. Eine Möglichkeit, die Verkürzung zumindest teilweise zu minimieren, besteht darin, das Knie in voller Streckung zur Ausheilung zu bringen. Allerdings ist eine Arthrodese bei etwa 10° bis 15° Beugung für den Patienten angenehmer. Gehen mit einem steifen Knie erfordert etwa ein Viertel mehr Energie als das Gehen mit einem gesunden Knie. Darüber hinaus muss der Patient bei gestrecktem Knie entweder bei jedem Schritt das Becken mühsam anheben oder einen Zirkumduktionsschritt machen, der zusätzliche Energie erfordert, so dass der Patient nach einer auf diese Weise durchgeführten Arthrodese nur wenig gehen können wird. Eine leichte Beugung wirkt sich auch positiv auf die Stärke des Gastrocnemiusreflexes aus. Allerdings ist damit eine funktionelle Verkürzung der Extremität um ca. 2 cm verbunden, das Ziel sollte es jedoch sein, Verkürzungen kleiner 1 cm zu halten. Der funktionelle Längenunterschied zwischen den Gliedmaßen wird vor der Operation durch den sogenannten „Blocktest" ermittelt, bei dem wir nach und nach 1 cm hohe Holzklötze unter die betroffene Extremität legen, bis der Patient das Gefühl hat, dass sein Becken waagerecht steht. Der funktionelle Längenunterschied zwischen den Gliedmaßen entspricht nicht unbedingt dem objektiven Befund auf dem orthograden Röntgenbild – der Patient sollte die operierte Extremität nach der geplanten Längenkorrektur nicht als länger empfinden (selbst wenn sie objektiv gleich lang wäre wie die nicht operierte Seite).

Das größte Problem bei der Ausheilung einer Arthrodese sind Knochendefekte, die uns an unserem Arbeitsplatz vor allem nach der Explantation von Revisionsprothesen begegnen. Rand et al. (4) fanden bei vier von sieben Patienten eine Nichtheilung der Arthrodese nach Explantation von Hinge-Prothesen. Ähnliche Ergebnisse berichteten Brodersen et al. (5) mit Nichtheilung der Arthrodese bei vier von neun Patienten nach Explantation einer Hinge-Prothese.

Bei Notwendigkeit einer Arthrodese am Kniegelenk und ausgedehnten Knochendefekten haben wir grundsätzlich die Wahl zwischen drei Möglichkeiten der Fixierung: Fixateur, Nagel oder Platten. Als Fixateur externe kann ein Ring-, Hybrid- oder Rahmenfixateur (oder eine Kombination davon) eingesetzt werden. Der segmentale Transport des distalen Femurs oder der proximalen Tibia zum Arthrodesebereich muss jedoch ein wesentlicher Bestandteil der

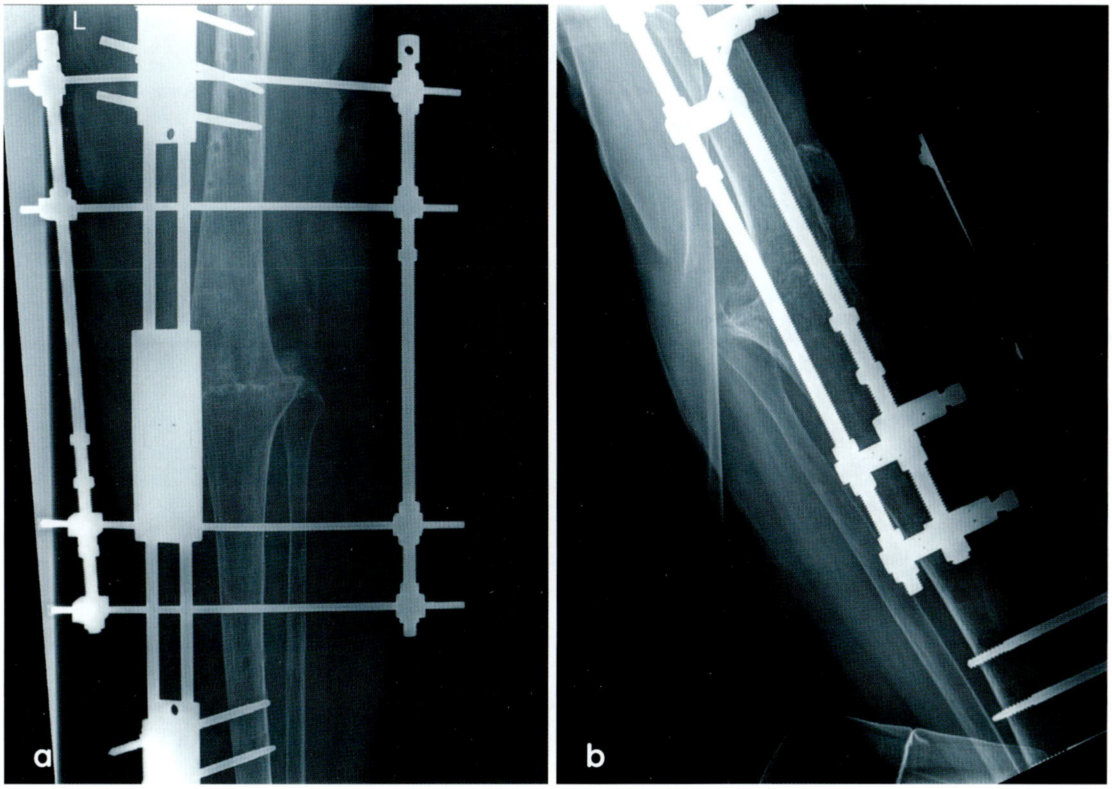

Abb. 1: Kniearthrodese mit externem Fixateur (a, b). Um den Blutverlust gering zu halten, werden initial die Pins des Fixateur eingebracht.

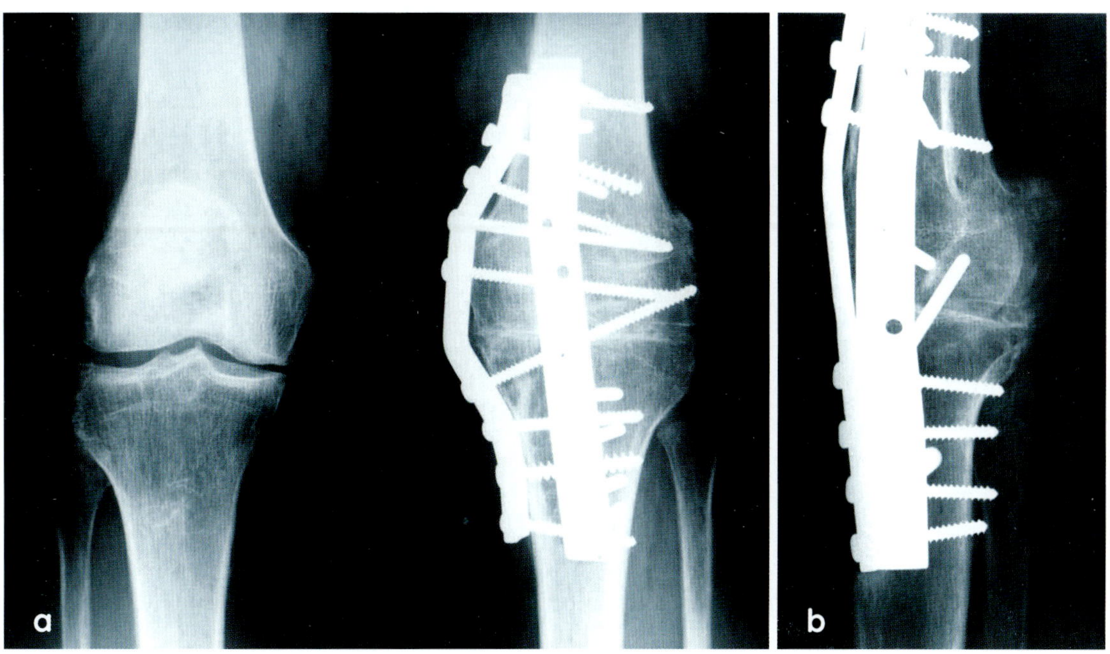

Abb. 2: Kniearthrodese mittels Doppelplattenosteosynthese (a, b).

präoperativen Planung sein. Die Kalotaxie mit einem Fixateur lässt sich am praktischsten am Femur an einem Marknagel durchführen, wie vor vielen Jahren von Herzenberg und Paley beschrieben (Abb. 3). Eine weitere Möglichkeit zur Längenkorrektur ist die Verwendung eines verlängernden Marknagels, der nach Befestigung an beiden Enden an der Kortikotomiestelle schrittweise verlängert wird, bis die geplante Länge erreicht ist. Diese Techniken setzen jedoch eine hohe Knochenqualität und eine gute Knochenheilung voraus, worauf man sich bei älteren Patienten nicht verlassen kann (6).

Daher wählen wir in diesen Fällen eine der verbleibenden Techniken – einen Marknagel oder eine Osteosynthese mit Platten. Der Knochendefekt muss dann auf andere Weise als durch Kalotaxis behoben werden. Wir haben die Wahl zwischen Zement, einem Spacer aus trabekulärem Metall oder einem Transplantat (oder Transplantaten). Mittlerweile wird über die Verwendung eines modernen kurzen zweiteiligen Nagels und die Füllung eines ausgedehnten Knochendefekts nur mit Zement (ohne Knochen-Knochen-Fusion) berichtet (7). Wir waren an der Entwicklung eines solchen Nagels beteiligt. Allerdings handelt es sich definitiv nicht um eine biologische Lösung, und die Ergebnisse sind in der Regel nur kurzfristig. Der Erfolg der Verwendung von Transplantaten aus dem Becken zur Überbrückung eines Defekts von 6 cm oder mehr kann auch bei anschließender Anwendung eines gepulsten elektromagnetischen Feldes, von dem oft berichtet wird, dass es die Knochenheilung verbessert, nicht angenommen werden. Es bleibt nur noch die Verwendung eines oder mehrerer fester Transplantate. Von den autologen Transplantaten bieten sich Transplantate aus der Fibula aufgrund ihrer hohen Vaskularisierung an. Sie können frei, d.h. in Zusammenarbeit mit einem plastischen Chirurgen (mikrochirurgische Technik), oder am Gefäßstiel der Arteria fibularis (mit 180°-Rotation des Transplantats) eingesetzt werden. Meistens werden beide Fibulae verwendet, die kontralaterale ist frei übertragbar, die ipsilaterale ist frei oder gestielt übertragbar (8).

Die Verwendung eines massiven homologen Transplantats ist für den Patienten viel weniger invasiv, was besonders für alte, geschwächte Menschen wichtig ist (und in unserem Umfeld ist dies die Mehrheit der Patienten mit Komplikationen nach Kniegelenkersatz). Zuvor verwendeten wir bei Defekten ein Transplantat der proximalen Tibia. Diese Technik nutzen wir heute nicht mehr (Abb. 4). Bei Männern verwenden wir ein Transplantat aus der Diaphyse des Femurs, bei Frauen aus der Diaphyse der Tibia. Die Krümmung dieser Transplantate sorgt für eine leichte Beugung des Knies, was für den Patienten deutlich vorteilhafter ist als eine vollständige Streckung. Wir schärfen die Kanten des Transplantats leicht an und treiben das Transplantat in die Markhöhle von Femur und Tibia ein. Wir decken den Bereich um das Transplantat mit einer sorgfältig gereinigten, getrockneten und antibiotisch gesättigten allogenen Spongiosa ab.

Bei Anwendung interner Osteosyntheseverfahren im Rahmen einer Infektion ist es neben dem radikalen Debridement unbedingt erforderlich, eine lokale Konzentration des jeweiligen Antibiotikums zu erreichen, die um ein Vielfaches höher ist als dessen minimale Hemmkonzentration. Nur so kann die Replikationsaktivität der Bakterien im betroffenen Gebiet kontrolliert werden. Um eine hohe Konzentration des Antibiotikums zu erreichen, bedarf es eines Trägers wie hochreine Knochenmatrix oder zumindest perfekt gereinigte und getrocknete allogene Spongiosa. Diese stellen einen perfekten Träger dar, der mit einer hohen Dosis Antibiotika gesättigt werden kann. Hydrogel ist ein weiterer geeigneter Träger. Knochenzement ist hierfür nicht geeignet, da daraus nur eine geringe Menge Antibiotikum freigesetzt wird. Eine sehr

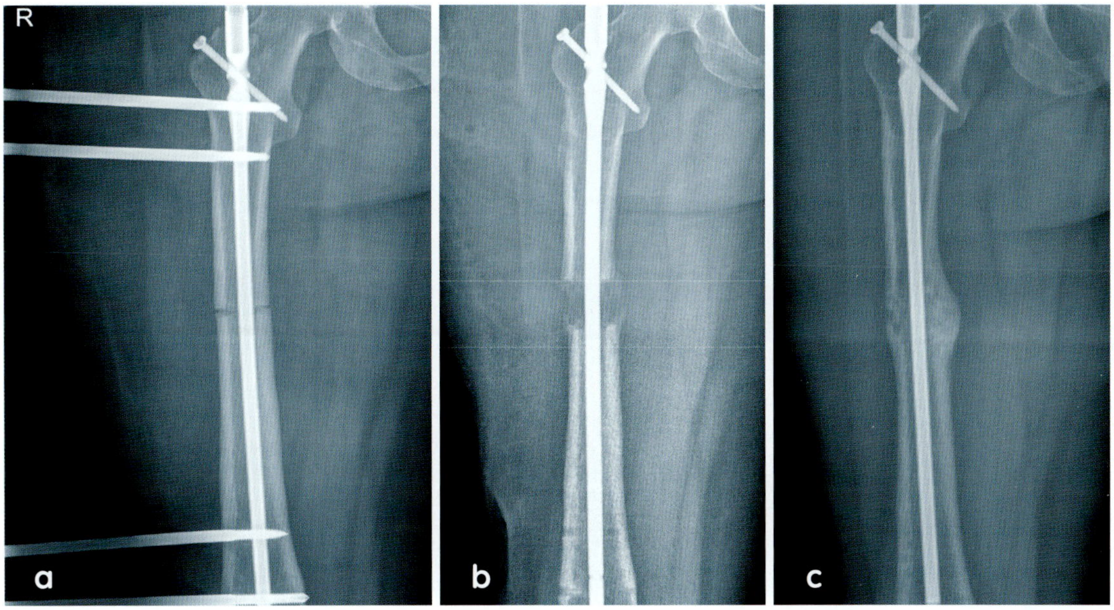

Abb. 3: Perkutane Kortikotomie, Einbringen eines Nagels (ohne distale Fixierung) und Anlegen eines externen Fixateurs (Pins ohne Kontakt zum Nagel) (a). Nach Ende der Distraktion erfolgt die Fixierung des Nagels distal und der Fixateur externe wird entfernt. (b) Die beginnende Kallusbildung ist im Bild bereits zu erkennen. Endbild nach knöcherner Fusion (c).

Abb. 4: Überbrückung eines großen Defekts der proximalen Tibia mit einem homologen Transplantat. Das Transplantat wird in diesem Fall mittels eines langen vorgebohrten Nagels fixiert (a, b).

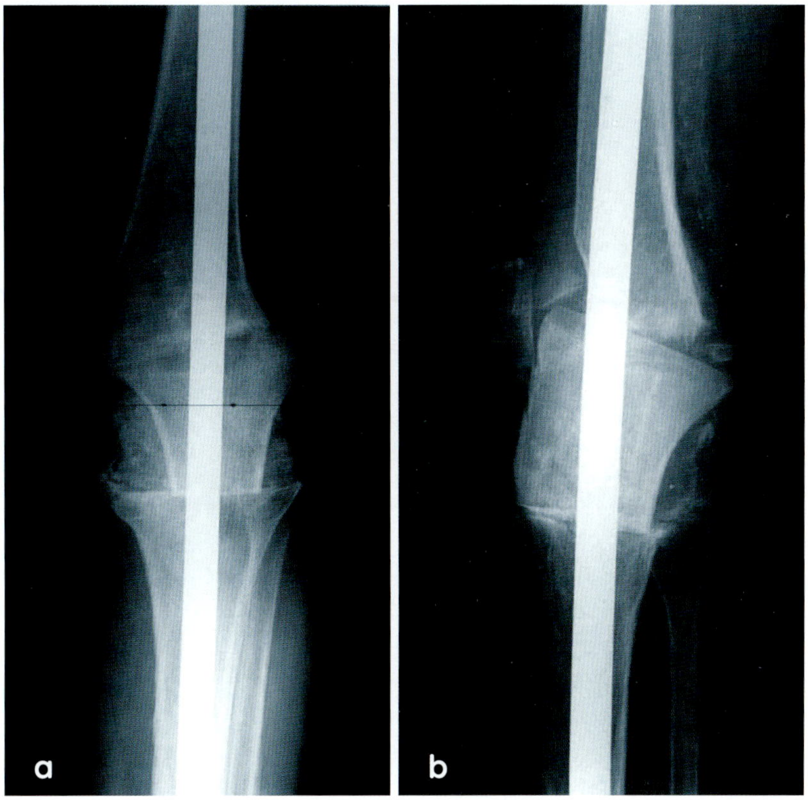

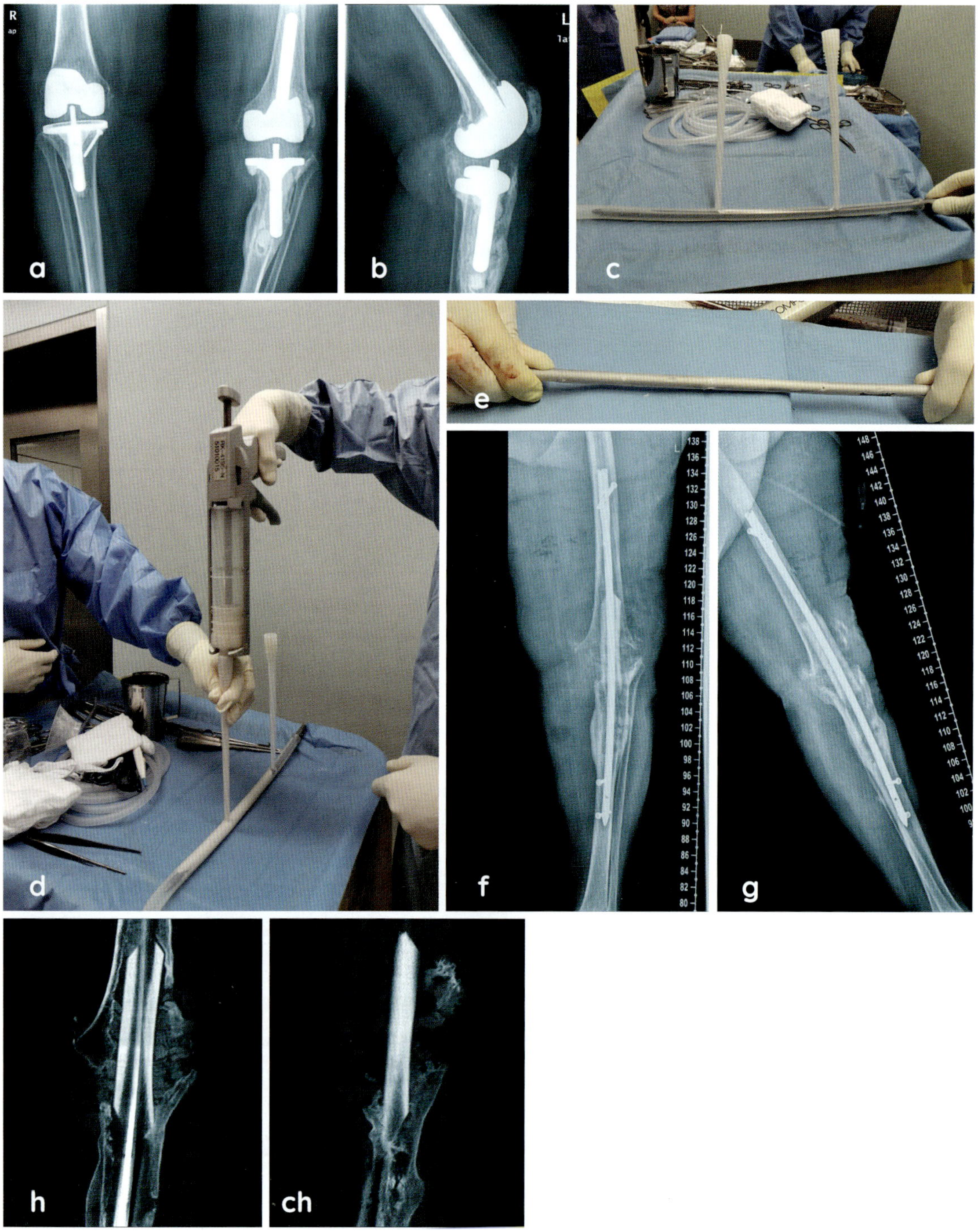

Abb. 5: Spätinfektion und anschließende Lockerung der Revisionsendoprothese des linken Knies bei einer 78-jährigen Patientin (a, b). Eine Nagelarthrodese mit einem tibialen diaphysären homologen Transplantat war indiziert. Der Nagel wurde mit antibiotischem Zements (c–e) beschichtet. Zustand nach Arthrodese, im Bild ist das diaphysäre Transplantat sichtbar (f, g). Im CT-Scan nach neun Monaten ist eine Osseointegration an den Enden des diaphysären Homotransplantats (proximal medial, distal auf beiden Seiten) sichtbar (h, ch).

hohe Konzentration des Antibiotikums verhindert die Bildung eines Biofilms auf dem Implantat. Das Antibiotikum wird über einen langen Zeitraum aus der Knochenmatrix bzw. verarbeiteten Spongiosa freigesetzt. Beide Materialien dienen auch als Gerüst für den Knochenumbau. Neuesten Studien zufolge kann die Anwendung eines bloßen Antibiotikapulvers ohne Träger die Infektion in der Wunde nicht unterdrücken. Bei internen Osteosyntheseverfahren sind weder Knochenersatzstoffe noch Kollagenschaum geeignete Träger.

Im Fall der Nagelosteosynthese fädeln wir das röhrenförmige Transplantat über den Nagel. Dies ist mit modernen zweiteiligen Nägeln, die direkt für die Kniegelenkarthrodese hergestellt werden, technisch nicht möglich (wir verschrauben die Teile nicht über das Homograft). Wir können daher einen für die Arthrodese vorgesehenen Originallangnagel verwenden, der als Standardfemurnagel aus der Trochantergrube eingeführt wird und durch das Knie und die Diaphyse des Schienbeins bis zum Sprunggelenk reicht (Abb. 4), bzw. einen Standardnagel primär retrograd in den Femur und dann antegrad in die Tibia einführen und anschließend befestigen. Im Falle einer Infektion bedecken wir den Nagel mit einer Zementschicht mit Antibiotikum, abhängig von der Empfindlichkeit gegenüber dem jeweiligen Mikroorganismus. Das Antibiotikum wird dem Zement in einer Dosis von 3 bis 4 g pro 40-g-Packung Zement zugesetzt. Die ursprünglichen antibiotikabeschichteten Zementnägel gibt es mit nur einem Antibiotikum (Gentamicin), das zudem nur in geringerer Dosis vorhanden ist. Zur Ummantelung des Nagels verwenden wir einen Silikonschlauch. Sein Innendurchmesser sollte 1,5 mm bis 2,5 mm größer sein als der Durchmesser des Nagels. Um das Lösen aus dem Zement zu erleichtern, kann Mineralöl darauf aufgetragen werden. Wir führen den vorbereiteten Nagel in den Schlauch ein und tragen Zement durch die vorbereiteten Löcher auf. Nachdem der Zement ausgehärtet ist, können wir den Schlauch einfach durchschneiden und den beschichteten Nagel daraus entfernen. Abschließend erfolgt die Verriegelung in typischer Weise (Abb. 5). Ärzte des Hospital for Special Surgery in New York stellen beispielsweise beschichtete Nägel auf ähnliche Weise her (9).

Wenn wir uns für die Stabilisierung der Arthrodese mittels Plattenosteosynthese entscheiden, müssen wir uns im Falle einer Infektion keine Gedanken über den Einsatz von Metallmaterial machen, sofern die oben genannten Grundsätze beachtet werden. Wir bedecken die Platten mit Hydrogel statt mit Zement. Dieses kann mit einem beliebigen Antibiotikum (Vancomycin, Meropenem etc.) getränkt werden und dient dann als schützende antibakterielle Beschichtung der Platten. Durch seine Barrierewirkung verhindert es, dass sich Bakterien unmittelbar nach der Operation an der Metalloberfläche festsetzen können. Die Bakterien bleiben somit dem Immunsystem des Patienten ausgesetzt, das sie mithilfe einer hohen lokalen Konzentration an Antibiotika eliminiert. Einige Autoren empfehlen, eine Platte medial und die andere lateral anzubringen; wir denken, dass die Technik von Lucas und Murray mit einer Platte medial und der anderen ventral logischer ist, um die Kräfte in beiden Ebenen besser zu neutralisieren. Hierbei handelt es sich um lange, massive, breite Platten, die sorgfältig modelliert werden müssen (was nicht einfach ist), um die Oberfläche von Femur und Tibia bestmöglich zu konturieren und gleichzeitig die Fixierung in der gewünschten axialen Position sicherzustellen. Anschließend befestigen wir sie mit möglichst vielen Schrauben an Femur und Tibia (Abb. 6).

Wenn wir uns im Rahmen eines Infekts für eine Osteosynthese mit einem Fixateur externe entscheiden, ist es notwendig, eine Halterung zu wählen, die größtmögliche Stabilität bietet. Nach unserer Erfahrung wird diese Bedingung am besten durch den Ringfixateur

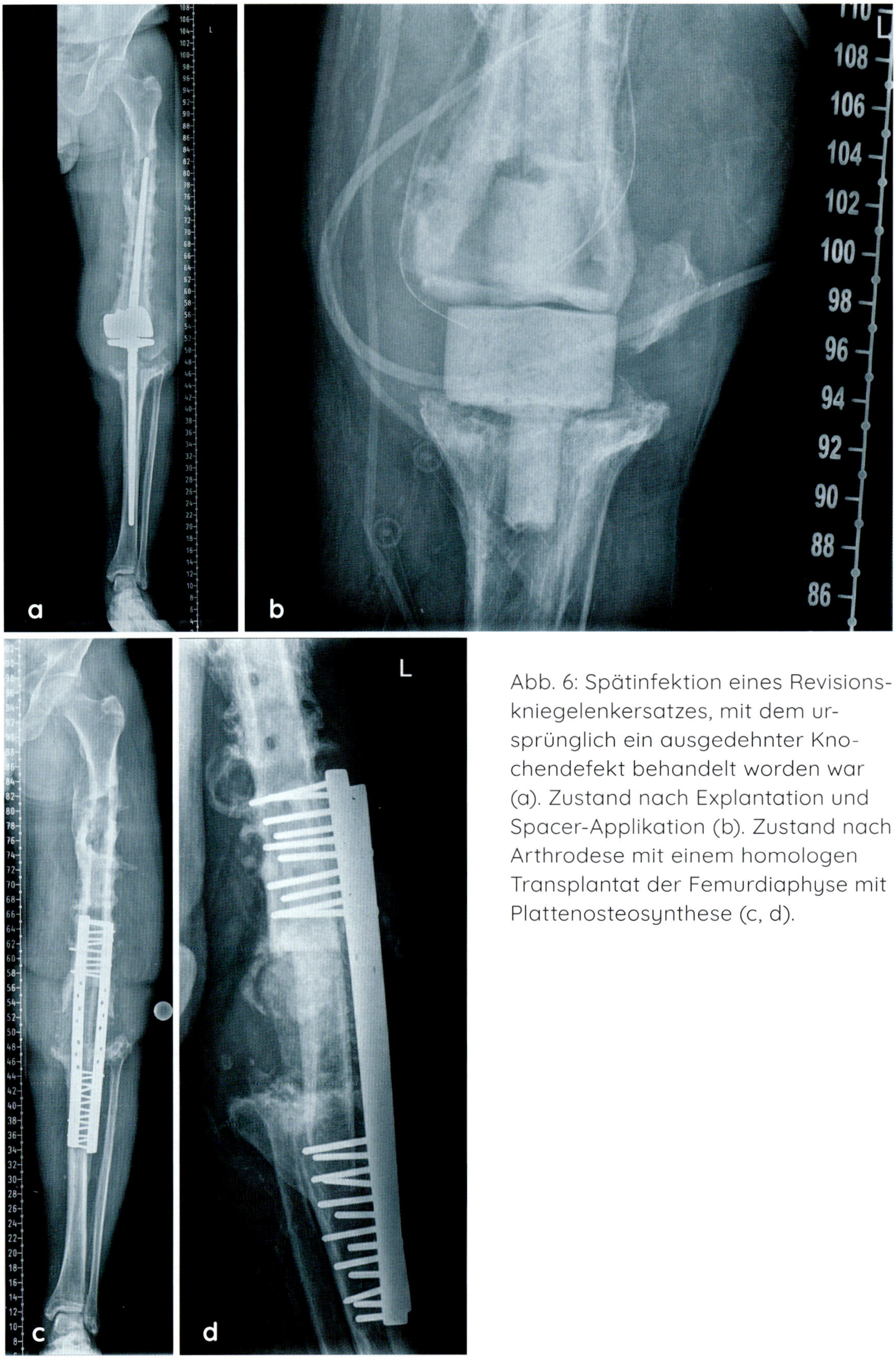

Abb. 6: Spätinfektion eines Revisionskniegelenkersatzes, mit dem ursprünglich ein ausgedehnter Knochendefekt behandelt worden war (a). Zustand nach Explantation und Spacer-Applikation (b). Zustand nach Arthrodese mit einem homologen Transplantat der Femurdiaphyse mit Plattenosteosynthese (c, d).

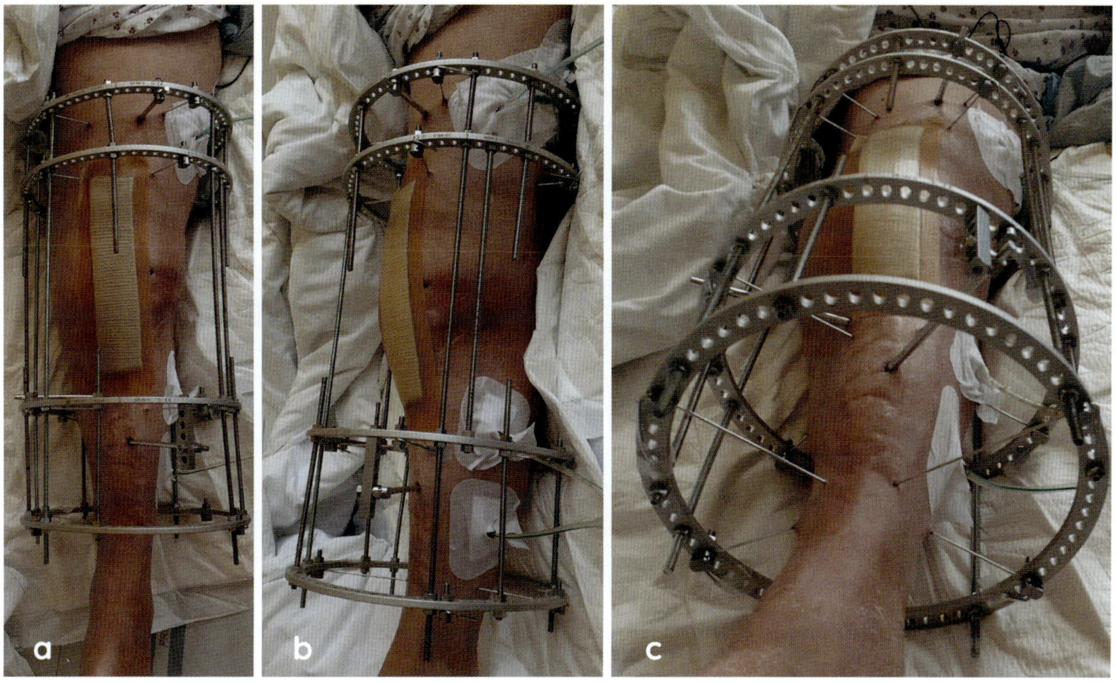

Abb. 7: Ein Beispiel für die Verwendung eines Ringfixateurs bei der Kniegelenksarthrodese (a–c). Ausführliche Beschreibung im Text.

vom Ilizaro-Typ, ergänzt durch einzelne Schanzschrauben, erfüllt. Es ist jedoch wichtig, die Ringe mit langen Elementen (Stäben oder Spiralen) zu verbinden, die durch die gesamte Anordnung verlaufen. Durch die Verbindung nur der an das Kniegelenk angrenzenden Ringe (ohne gleichmäßige Verbindung mit den weiter vom Gelenk entfernten Ringen) entsteht der sogenannte pantographische Effekt, der die Festigkeit der Baugruppe deutlich verringert – die rechteckige Struktur verformt sich unter Krafteinwirkung in eine rhombische (rautenförmige) Form (Abb. 7).

Vor der Operation versuchen wir, den Gesamtzustand des Patienten so gut wie möglich zu optimieren. Bei Diabetikern legen wir Wert auf eine bestmögliche Kompensation der Erkrankung. Praktisch alle Patienten, bei denen wir eine Arthrodese durchführen, leiden an Hypalbuminämie, Veränderungen im Ionogramm etc. Daher verbessern wir die Ernährung der Patienten stets durch Eiweißpräparate, ggf. auch durch die Gabe von Albumin. Außerdem sollten wir einen Vitamin-D-Mangel, Calciummangel, Hyperparathyreoidismus, Hypothyreose und periphere Gefäßerkrankungen ausschließen. Wir raten Rauchern, vor dem Eingriff mehrere Wochen lang auf das Rauchen zu verzichten.

Wir operieren in Rückenlage, vorzugsweise mit Abstützung des Beckens auf der operierten Seite. Wenn wir planen, körpereigene Transplantate zu gewinnen, müssen wir dies bei der Vorbereitung des Operationsfeldes berücksichtigen. Wir versuchen, bereits vorhandene Narben wieder zu verwenden und müssen scharfe Winkel zwischen den Narben vermeiden, damit es bei der Heilung nicht zu Problemen kommt. Wenn die Hautsituation kompliziert ist, müssen wir darauf vorbereitet sein, am Ende der Operation gegebenenfalls mit Lappen zu decken.

Nach der Eröffnung des Gelenks und ggf. der Entfernung einer vorliegenden Prothese debredieren wir den gesamten Bereich sehr sorgfältig und radikal. Anschließend spülen wir den entstandenen Raum mit Betadine, vernähen die Haut vorübergehend und decken die Wunde steril ab. Es erfolgt die neuerliche Desinfektion und Abdeckung des OP-Gebiets und kompletter Kleidungswechsel des OP-Teams. Der Blutverlust bei diesen Eingriffen ist in der Regel groß, daher verwenden wir routinemäßig Cell-Saver für nicht infektiöse Erkrankungen und halten Erythrozytenkonzentrate und Plasmakonserven für infektiöse Erkrankungen bereit. Eine der wichtigsten Voraussetzungen für den Erfolg einer Standardarthrodese besteht darin, möglichst viel Kontakt zwischen der Spongiosa des distalen Femurs und der proximalen Tibia herzustellen. Sie ist wichtiger als die nachträgliche Kompression (die nur bei Verwendung eines externen Fixateurs möglich ist). Diese Bedingung kann nicht durch eine Arthrodese erfüllt werden, die gleichzeitig einen ausgedehnten Knochendefekt behebt. Darüber hinaus sollten wir auch den idealen 5°-Knievalgus beachten (Varusstellung bedeutet höhere Belastung des ipsilateralen Hüftgelenks). Dies ist mit der Plattenosteosynthese einfacher; bei Verwendung eines Nagels wird die resultierende Achse der Extremität durch deren Krümmung bestimmt. Normalerweise führen wir keine Patellektomie zur Arthrodese durch. Wir verschließen die Operationswunde ähnlich wie bei einer Endoprothesenoperation. Die Nachbehandlung sieht eine Entlastung für sechs Wochen nach dem Eingriff vor, allerdings stellen ältere Patienten schnell fest, dass die Schmerzen nach der Operation geringer sind als davor, und sie beginnen, entgegen der Empfehlung, auf der operierten Seite aufzutreten.

In der internationalen Fachliteratur wird über einen hohen Prozentsatz (20–85 %) von Komplikationen nach Kniegelenkarthrodesen berichtet (Nichtheilung der Arthrodese und Versagen der Osteosynthese, Wiederauftreten einer Infektion, Peroneusparese, Thrombophlebitis usw.). Pseudarthrosen müssen nicht zwangsläufig problematisch sein. Nicht selten sind Patienten zufrieden und beschwerdefrei trotz radiologisch gesicherter Pseudarthrose. Komplikationen treten wesentlich häufiger auf, wenn durch eine Arthrodese gleichzeitig ausgedehnte Knochendefekte behoben werden. Nach einer nicht biologischen Nagelarthrodese mit Auffüllung des Defekts nur mit Knochenzement besteht neben einem Ermüdungsbruch des Metalls auch die Gefahr von Ermüdungsfrakturen des Femurs oder der Tibia. Diese Technik sollte daher Patienten mit geringen funktionellen Ansprüchen vorbehalten bleiben, die nicht mehr in der Lage sind, lange Strecken zu gehen. Die Arthrodese bei Knochendefekten des Kniegelenks stellt für den Chirurgen immer eine Herausforderung dar. Die Durchführung muss sorgfältig geplant und dann entsprechend dem Plan korrekt ausgeführt werden. Unser Lohn ist anschließend ein zufriedener Patient, der von einer schmerzfreien, stützenden unteren Extremität profitiert, ohne großen Längenunterschied zur anderen Extremität.

1. Fuchs S, Mersmann A. Ergebnisse von Arthrodesen nach infizierten Knieendoprothesen. Unter besonderer Berücksichtigung der Lebensqualität. Unfallchirurg. 2000; 103:626 631.
2. Knutson K, Hovelius L, Lindstrand A et al. Arthrodesis after failed knee arthroplasty. A nationwide multicenter investigation of 91 cases. Clin Orthop Relat Res. 1984; 191:202–211.
3. Pring DJ, Marks L, Angel JC. Mobility after amputation for failed knee replacement. J Bone Joint Surg Br. 1988; 70:770–771.
4. Rand JA, Bryan RS, Chao EY. Failed total knee arthroplasty treated by arthrodesis of the knee using Ace-Fischer apparatus. J Bone Joint Surg Am. 1987; 69:39–45.
5. Brodersen MP, Fitzgerald RH, Peterson LF et al. Arthrodesis of the knee following failed total knee arthroplasty. J Bone Joint Surg Am. 1979; 61:181–185.

6. Vidyadhara S, Rao SK. A novel approach to juxta-articular aggressive and recurrent giant cell tumors: resection arthrodesis using bone transport over an intramedullary nail. Int Orthop. 2007; 31:179–184.
7. Francesco I, Francesco RG, Danilo B et al. Arthrodesis after infected revision TKA: Retrospective comparison of intramedulary nailing and external fixation. Hospital Special Surg J. 2013; 9:229–235.
8. Conway JD, Mont MA, Bezwada HP. Arthrodesis of the knee. J Bone Joint Surg Am. 2004; 86:835–848.
9. Makhdom AM, Fragomen A, Rozbruch SR. Knee arthrodesis after failed total knee arthroplasty. J Bone Joint Surg Am. 2019; 101:650–660.

23. Tibiale Weichteildefekte

Die Weichteildeckung des Schienbeins ist vor allem bei dünnen Menschen nicht sehr ausgeprägt. Daher treten nach Traumata insbesondere auf der anteromedialen Seite häufig Weichteildefekte auf. Die Ursachen für Hautdefekte sind vielfältig, zu den häufigsten zählen offene Frakturen, Komplikationen nach Osteosynthesen und Infektionen (Osteomyelitis).

Die Behandlung dieser Verletzungen sollte in orthopädisch/traumatologisch-plastischer Zusammenarbeit erfolgen. Hierbei erfolgt das radikale Debridement primär durch den plastischen Chirurgen. Im zweiten Schritt der Operation wird die Osteosynthese durch den Orthopäden/Traumatologen vorgenommen.

Zuletzt erfolgt die Weichteildeckung durch den plastischen Chirurgen mittels lokalem Gewebetransfer, Lappentransfer oder freiem Gewebetransfer. Falls die Deckung initial nicht möglich ist, sollte der Verschluss mittels VAC erfolgen und die Deckung innerhalb von sechs bis sieben Tagen nachgeholt werden, da ansonsten das Infektionsrisiko deutlich ansteigt.

Wenn bei der primären Operation ein radikales Debridement inklusive der avitalen Knochenfragmente durchgeführt wird, sinkt die Infektionsrate um > 59 %. Damit kann die Erfolgsrate für eine knöcherne Heilung von bis zu 90 % erreicht werden.

Komplikationen nach der Osteosynthese geschlossener Frakturen sind die zweithäufigste Ursache für einen tibialen Weichteildefekt. Diese Komplikationen werden meist durch eine Kombination mehrerer Faktoren hervorgerufen, wie z.B. Diabetes, schlechte Weichteilsituation u.v.m.

Als klassisches Beispiel kann die Plattenosteosynthese einer Tibia bei einer älteren und sehr dünnen Dame mit Diabetes mellitus genannt werden.

Bei größeren Defekten kann es aufgrund der Spannung bei primärem schichtweisem Wundverschluss zu Randnekrosen kommen.

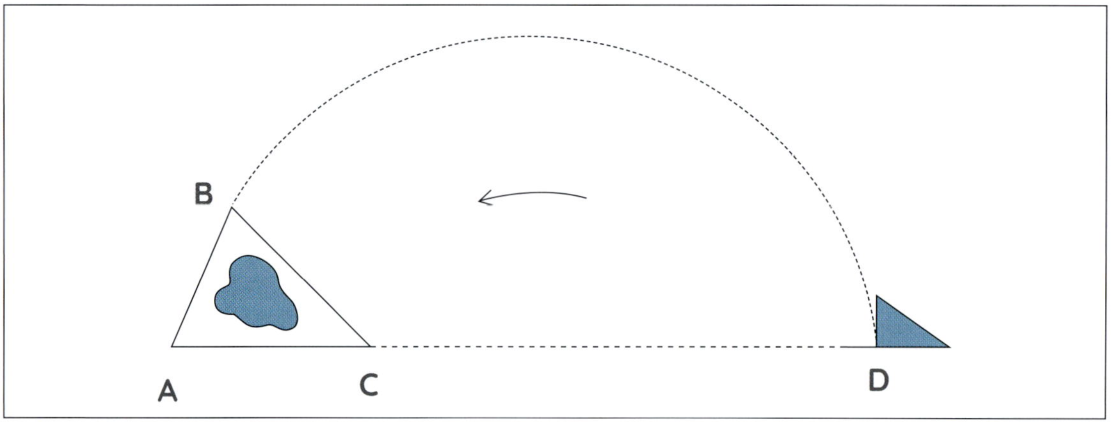

Abb. 1: Schema des Rotationskegels, ausführliche Beschreibung im Text.

Lappenplastiken können in verschiedenen Ausprägungen durchgeführt werden. Hier reicht die Spannweite von einem Transplantat aus Haut mit Subkutis bis zu einem Muskellappen mit anschließender Spalthautdeckung.

Der Lappen mit Unterhautgewebe muss behutsam vom darunterliegenden Gewebe getrennt werden, insbesondere der Stiel mit der Gefäßversorgung muss erhalten bleiben. Das Transplantat muss ausgreichend groß sein, damit die Wunde auch bei einer Vernarbung oder Schrumpfen vollständig gedeckt ist. Die Versorgung des Transplantates ist indirekt proportional zum Durchmesser des Lappenstieles. Der Lappen muss frei und ohne Spannung in den Defekt geschoben werden und sollte den gesamten Defekt abdecken. Die Basis des Lappens sollte an einer Stelle liegen, an der ausreichend bewegliches Gewebe vorhanden ist. Eine sorgfältige präoperative Überlegung und geometrische Planung des Lappens ist daher für den Erfolg des Transfers unerlässlich.

Je nach Art der Verschiebung lassen sich die Lappen in mehrere Gruppen einteilen. Die wohl einfachste ist die Längsverschiebung – der *Gleitlappen*. Der Lappen wird durch zwei parallele Schnitte angelegt, die außen durch die Vorwölbung kleiner Dreiecke (Barow) abgeschlossen werden, die es dem Lappen ermöglichen, in den Defekt zu gleiten. Für diesen Lappentyp muss jedoch ausreichend lockeres Gewebe an der Basis des Lappens vorhanden sein, was am Schienbein selten der Fall ist, so dass dieser Lappen hier wenig Verwendung findet.

Viel häufiger wird der *Rotationslappen* verwendet, bei dem das angehobene Gewebe durch Rotation in den Defekt geschoben wird. Auch relativ große Defekte können auf diese Weise gedeckt werden, allerdings muss ein relativ großes Volumen an Gewebe freigesetzt werden. Die präoperative Planung ist unerlässlich. Die Peripherie des Defekts sollte so geschnitten werden, dass ein gleichschenkliges Dreieck entsteht (die Basis kann als AB bezeichnet werden, die Spitze liegt gegenüber der Basis C). Der Arm AC wird dann etwa 2,5-mal verlängert, um den Drehpunkt des Lappens (D) zu erhalten. Die Linie der größten Spannung des Lappens verläuft dann von Punkt D zu Punkt B. In der Verlängerung der Basis AB führen wir dann den Bogenabschnitt zum Punkt D. Der Bogen muss einen ausreichenden Radius (sogar die doppelte Länge des Schenkels des Dreiecks) und Umfang (fünf- bis siebenmal die Länge der Basis des Dreiecks) haben. Nach dem Anheben des Lappens von der Basis wird er entgegen der

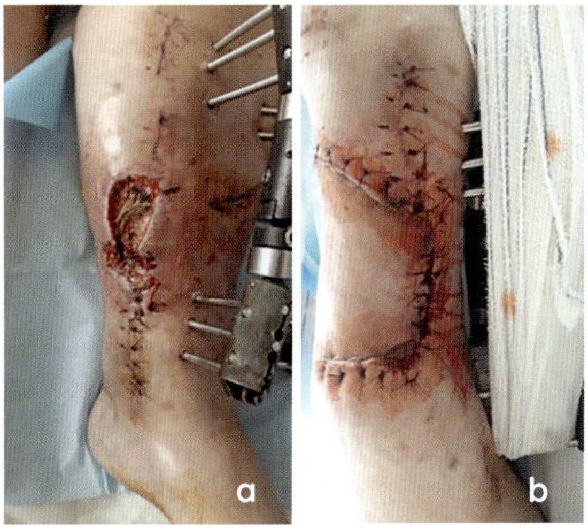

Abb. 2: Wechsel auf einen Fixateur externe nach Plattenosteosynthese der distalen Tibia bei einer 76-jährigen Diabetikerin mit tiefem Weichteildefekt (a). Versorgung mittels Rotationslappen (b).

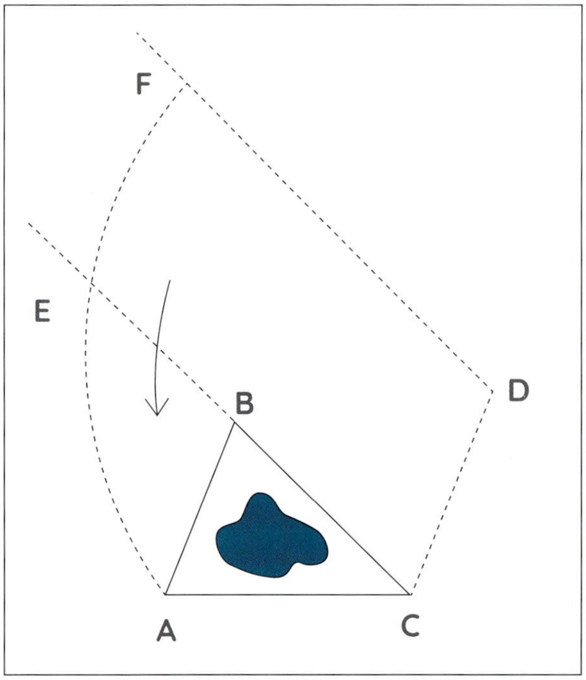

Abb. 3: Schematische Darstellung des Transpositionslappens, ausführliche Beschreibung im Text.

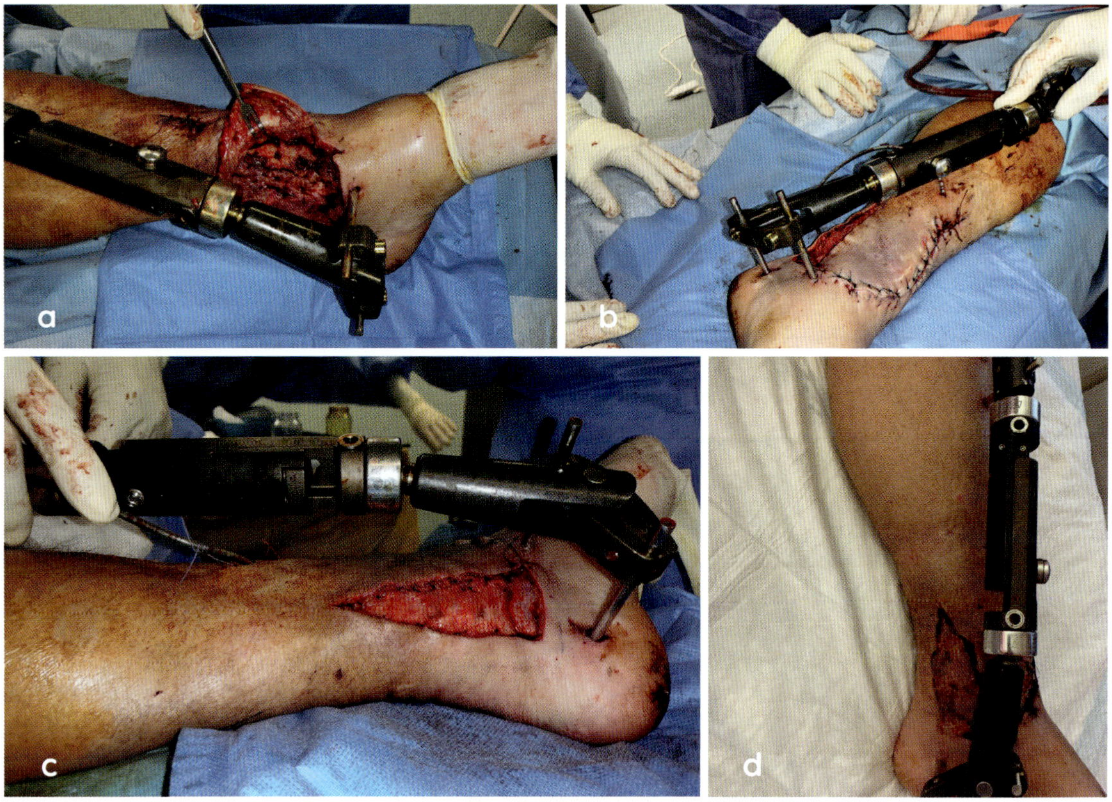

Abb. 4: Weichteildefekt an der distalen Tibia nach Plattenosteosynthese (a), Zustand nach der Deckung mit einem Transpositionslappen (b), der sekundäre Defekt (c) und seine Deckung mittels Thiersch-Plastik (d).

Schnittrichtung in den Defekt hineinbewegt. Wenn mehr Verschiebung erforderlich ist und sich am D-Punkt bereits Gewebespannung aufbaut, kann dies auf zwei Arten gelöst werden:

- Die erste Möglichkeit ist eine umgekehrte Inzision vom Punkt D entlang der DC-Linie. Diese darf jedoch nicht zu lang sein, da sie den Stiel des Lappens verkleinert.
- Die zweite Möglichkeit besteht darin, ein kleines Barow'sches Dreieck auf der anderen Seite des Punktes D zu drehen (Abb. 1, 2).

Ein weiterer Typ von Drehlappen ist der *Transpositionsdrehlappen*. Auch hier müssen die Kanten des Defekts so geschnitten werden, dass sie ein gleichschenkliges Dreieck bilden. Der Winkel zwischen den Längsachsen des Defekts und des Lappens muss kleiner als 90° sein. Das Dreieck wird bei der präoperativen Planung auf die gleiche Weise wie beim oben beschriebenen Rotationslappen angezeichnet. Von der Spitze C wird dann eine zur Basis AB parallele Linie gezogen, auf welcher der Punkt D (um den sich der Lappen drehen wird) in einem Abstand AB + 15 % AB angelegt wird. Die Linie der maximalen Spannung des Lappens wird durch die Linie AD verlaufen. Die Linie CD bildet dann die Basis des zukünftigen Lappens. Der Arm BC wird in Richtung C → B verlängert. Der Punkt D liegt parallel zur Linie CB. Der Punkt A ist der Teil des Kreises, dessen Mittelpunkt D ist. Seine Schnittpunkte mit der Linie CB und ihrer Parallelen durch D werden mit E und F bezeichnet. Diese Punkte bilden die Endpunkte des Lappens CEFD, wobei die Linie CD die Basis (den Stamm) des Lappens darstellt. Nachdem wir den Lappen von der Basis aus mobilisiert haben, schneiden wir den Raum zwischen ABE aus und drehen den Lappen in den so entstandenen Raum. Anschließend wird der Spenderbereich durch den freien Transfer einer Spalthaut verschlossen (Abb. 3, 4).

Beim *rhomboiden Lappen* (Limberg-Lappen) wird aus dem Defekt ein Rhombus mit Innenwinkeln von 60° und 120° gebildet. Die Eckpunkte werden mit ABCD benannt. Theoretisch

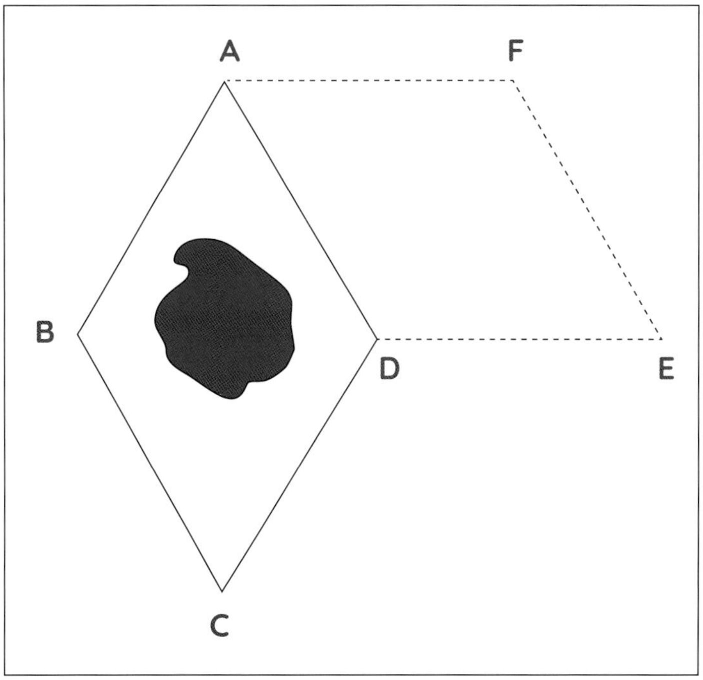

Abb. 5: Schematische Darstellung des Rautenlappens, ausführliche Beschreibung im Text.

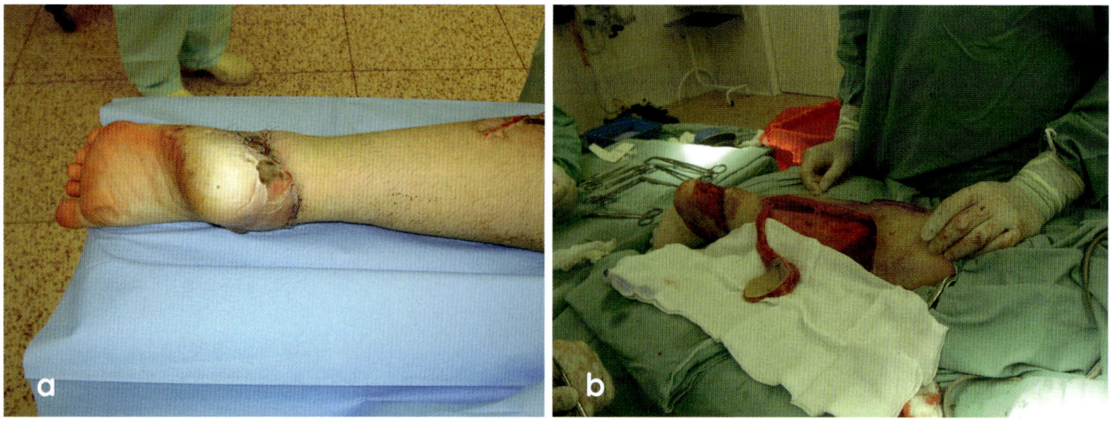

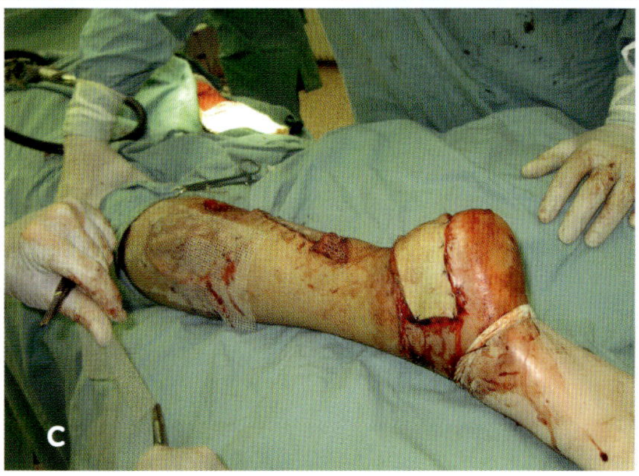

Abb. 6: Patient mit tiefen Verbrennungen durch einen Motorradauspuff oberhalb der Achillessehne (a), Konstruktion des faschiokutanen Suralis-Lappens (b) und Deckung des Defekts (c) (mit Dank an Dr. MUDr. Radek Vesely, PhD, Traumahospital Brno).

können vier Lappen in den so entstandenen Defekt hineingedreht werden; als Spenderstelle wird immer der Bereich mit der größten Gewebebeweglichkeit gewählt. Durch Verlängerung der Linie BD erhält man den Punkt E. Bei der Basis von AF wird nun eine Linie EF parallel und in identischer Länge zu AD gezogen. Der Lappen ADEF wird dann nach dem Anheben von der Basis in den Defekt gedreht, so dass Punkt A an Ort und Stelle bleibt, Punkt D zu Punkt B, Punkt E zu Punkt C und Punkt F zu Punkt D wandert. Bei dieser Art von Lappen entsteht kein sekundärer Defekt (Abb. 5).

Beim *zufallsversorgten Lappen* erfolgt die Versorgung ausschließlich über den subdermalen Gefäßplexus. Hier muss in Abhängigkeit der Lokalisation darauf geachtet werden, dass Länge und Breite des Lappens in einem bestimmten Verhältnis stehen.

Der Hautlappen an der Endarterie des Schienbeins stellt den Suralislappen dar, der für Defekte im unteren Drittel des Schienbeins und der Ferse verwendet wird. Der Lappen wird von der A. mediana suralis superficialis versorgt, die von der V. saphena parva und dem N. suralis begleitet wird. Die Operation wurde 1992 von Masquelet populär gemacht. Der Lappen kann kutan, fasziokutan (meist) oder myofasziokutan angehoben werden. Bei großen Lappen dieses Typs kann es nach der Operation zu einer Venostase kommen. Je nach Größe des Lappens wird die Entnahmestelle primär vernäht oder mit Spalthaut gedeckt. Die Vorteile dieser Technik liegen darin, dass die Gefäßversorgung der A. mediana suralis superficialis meist zuverlässig ist, vor dem Eingriff somit meist keine Angiographie durchgeführt werden muss und daher keine großen Arterien geopfert werden müssen (Abb. 6).

Die kutanen *Perforator- oder Propellerlappen* sind von den arteriellen Perforatoren an der Tibia abhängig. Sie eignen sich besonders zur Deckung kleinerer Defekte im distalen Drittel der Tibia. Die Verwendung von Perforatorlappen, die 1980 von Koshima beschrieben wurden (1), hat eine Reihe von Vorteilen: Ihre Entnahme ist relativ einfach und schnell, es ist keine mikrovaskuläre Anastomose erforderlich, sie können um bis zu 180° gedreht werden und die versorgende Arterie und die darunter liegende Muskulatur bleiben erhalten. Hierfür eignen sich die A. tibialis anterior, A. fibularis, A. tibialis posterior und A. suralis (2). Gute Ergebnisse bei kleineren Defekten im distalen Drittel der Tibia werden meist mit Lappen aus dem Gebiet der A. tibialis posterior erzielt, Lappen aus der A. fibularis weisen hier eine relativ hohe Komplikationsrate auf (3, 4). An der proximalen Tibia kann ein Propellerlappen aus dem A. suralis medialis durchgeführt werden (5).

Muskellappen können mit der Haut übertragen oder anschließend mit einem Thiersch-Dermoepidermaltransplantat oder einer Spalthaut gedeckt oder der Spontanepithelisierung überlassen werden. Ihr Zweck ist es, den freiliegenden Knochen oder das osteosynthetische Material zu bedecken und den Bereich mit Nährstoffen zu versorgen. Es ist ratsam, vor dem Transfer eine Doppleruntersuchung oder eine Angiographie der Gefäße der unteren Extremitäten durchzuführen. Hierdurch können die Gefäßversorgung der Muskeln, die Gefäßstiele und möglicherweise die entsprechenden Perforatoren dargestellt werden. Je nach der Struktur der Gefäßstiele werden die Muskeln in mehrere Gruppen eingeteilt:

- mit einem Gefäßstiel,
- mit einem dominanten Gefäßstiel und einem oder mehreren Nebenstielen,
- mit zwei dominanten Gefäßstielen,
- mit segmentalen Gefäßstielen,
- mit einem dominanten Stiel und sekundären segmentalen Stiel.

Mehrere Muskeln können zur Deckung von Weichteildefekten an der Tibia verwendet werden. Am häufigsten wird das Caput mediale des M. gastrocnemii verwendet. Dieser Muskel wird nicht nur zur Deckung posttraumatischer Defekte, sondern auch in der onkologischen Orthopädie (6) und in der Revisionsendoprothetik (hier auch zur Wiederherstellung der Funktion des Streckapparates des Knies) verwendet (7, 8). Die Technik der Anhebung des Muskels ist relativ einfach und seine Blutversorgung durch die A. suralis medialis von A. poplitea ist gut. Der Gastrocnemiuslappen hat einen Gefäßstiel. Der mediale Kopf des Muskels wird häufiger verwendet, da er länger ist und der Rotationsbogen des Muskels somit das proximale Drittel der Tibia und die mediale Seite des Knies abdecken kann. Eine größere Mobilisierung des Muskels kann durch mehrfache transversale Aponeuroseneinschnitte und/oder durch Inzision oder Freilegung des Muskelansatzes proximal am Oberschenkel unterstützt werden. Dadurch wird die Reichweite des Lappens auf das mittlere Drittel der Tibia ausgedehnt. Um eine Deckung der vorderen Seite des Knies zu erreichen, muss die Inzision proximal auf den Oberschenkels verlängert und der Muskellappen unter die Sehnen des M. semitendinosus und M. gracilis gespannt werden.

Die OP findet in Rückenlage mit der Extremität in Außenrotation und dem Knie in leichter Beugung statt. Der Hautschnitt wird in der Mitte der Wade etwa 2 cm hinter dem posteromedialen Rand des Schienbeins begonnen. Näherungsweise wird der Schnitt bis zur Höhe der Fossa poplitea geführt. Im subkutanen Bereich muss eine Verletzung der V. saphena und des N. saphenus vermieden werden. Nach dem Durchtrennen der Faszie (in der Linie des Haut-

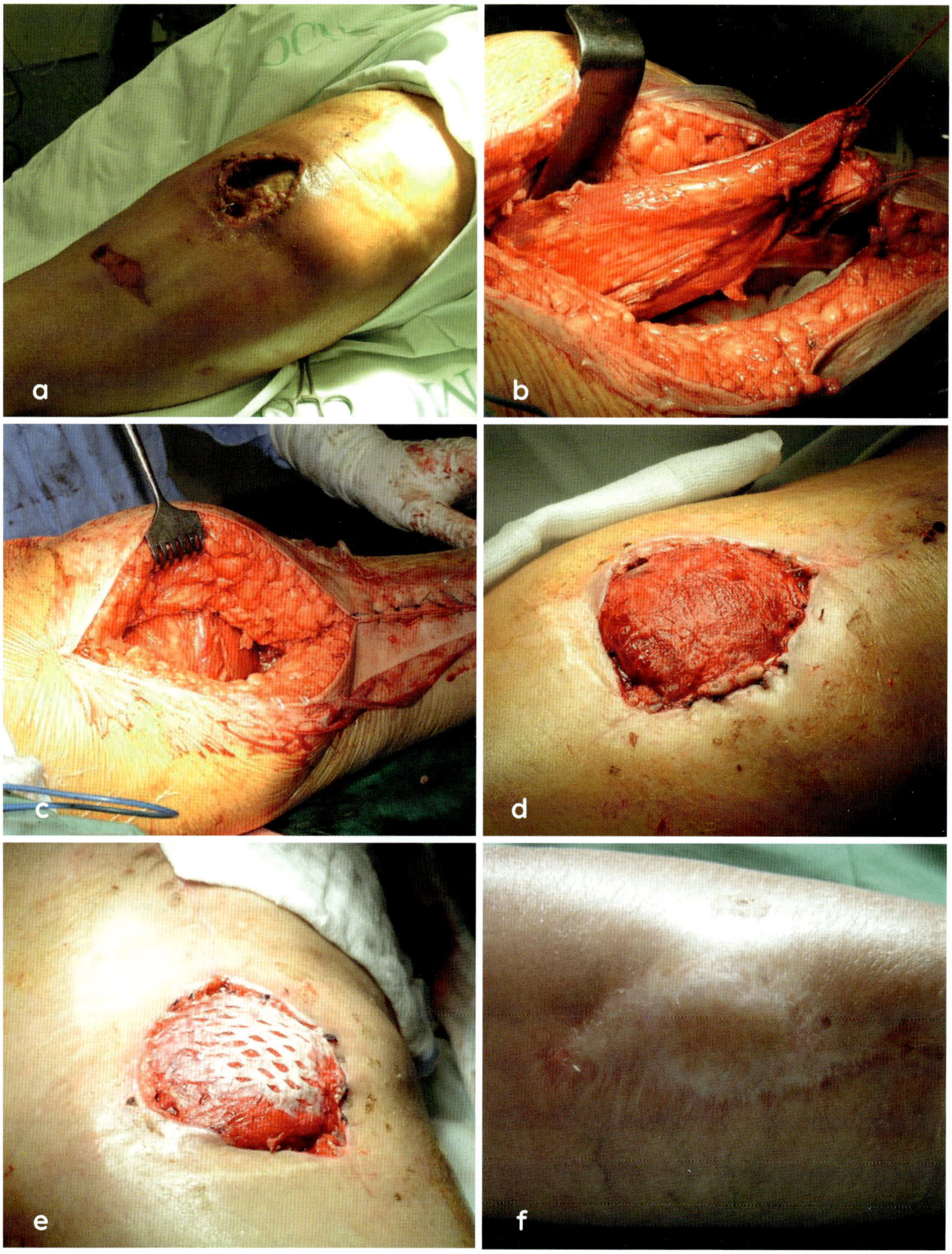

Abb. 7: Ein Patient mit einem Defekt in der Narbe an der Vorderseite des proximalen Unterschenkels (a), Hebung des medialen Kopf des M. gastrocnemius (b), der Lappen wird durch den Tunnel zur Vorderseite verlegt (c) , Annähen des Lappens an die Ränder des Defekts (d), Deckung mittels Thiersch-Lappen (e), Zustand nach Heilung (f).

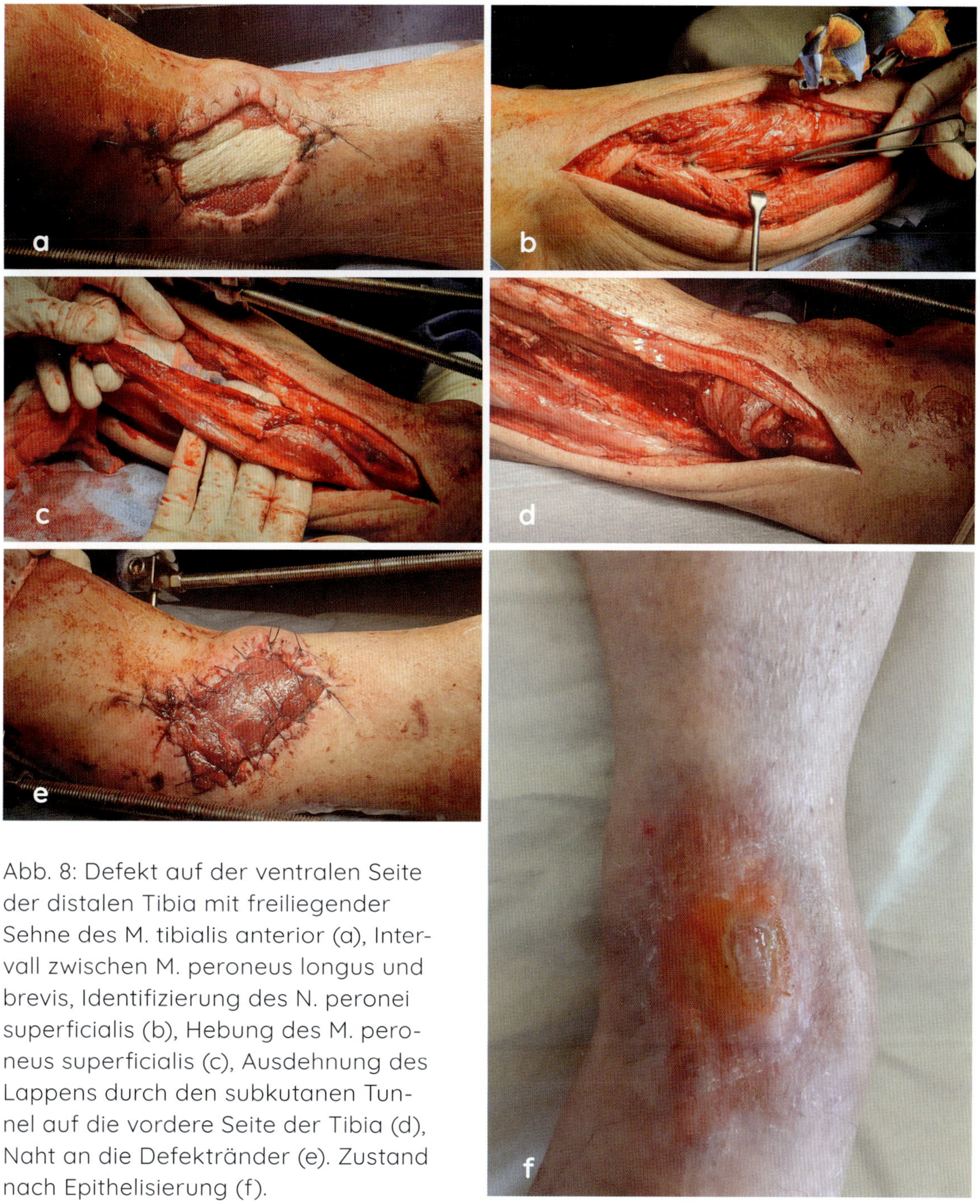

Abb. 8: Defekt auf der ventralen Seite der distalen Tibia mit freiliegender Sehne des M. tibialis anterior (a), Intervall zwischen M. peroneus longus und brevis, Identifizierung des N. peronei superficialis (b), Hebung des M. peroneus superficialis (c), Ausdehnung des Lappens durch den subkutanen Tunnel auf die vordere Seite der Tibia (d), Naht an die Defektränder (e). Zustand nach Epithelisierung (f).

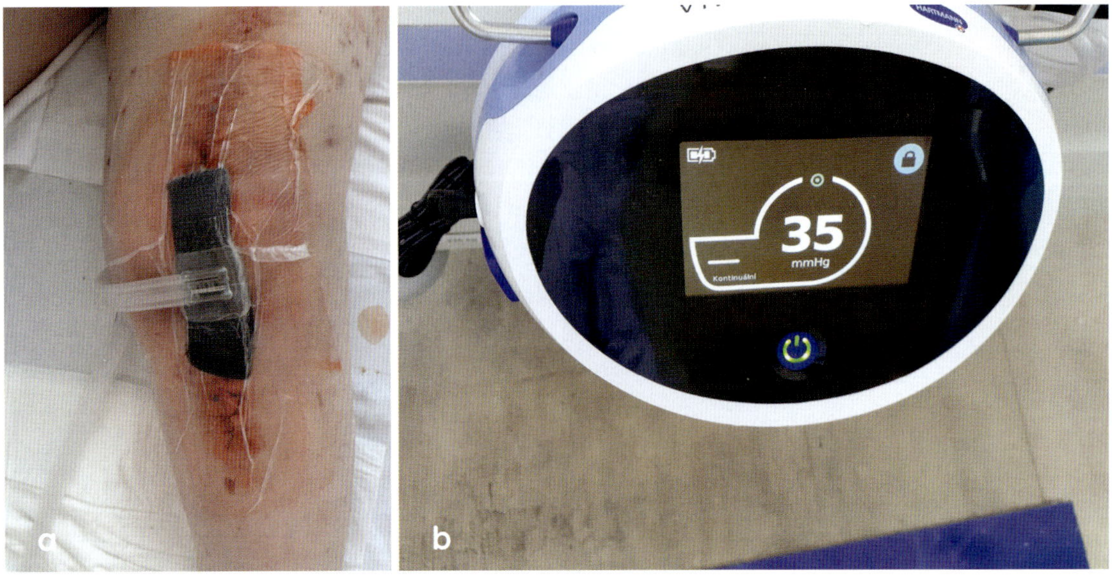

Abb. 9: Adipöse Patientin nach Revisionsoperation an der Tuberositas tibiae. Die Subkutannähte hatten sich gelöst und die Naht der empfindlichen Haut stand unter Spannung. Daher wurde bereits im Operationssaal ein VAC-System (a) mit niedrigem Vakuum (b) auf die genähte Wunde angewendet.

schnittes) muss dieser Muskel abgelöst werden. Das Intervall zwischen dem medialen Kopf des M. gastrocnemius und dem M. soleus wird stumpf dargestellt. Auf der hinteren Fläche des Muskels zwischen den beiden Köpfen des M. gastrocnemius ist der N. suralis aufzusuchen. Die Sehne des medialen Kopfes wird von seinem Abduktor abgelöst und nach proximal gehoben. Nun wird die Aponeurose zwischen den beiden Köpfen durchtrennt. Die motorische Innervation des Muskels sollte unterbrochen werden, um postoperative Schmerzen durch Kontraktion des Muskels zu vermeiden. Der Nerv begleitet den Gefäßstiel und verläuft an der Außenseite des proximalen Teils des Muskels. Schließlich wird der Muskel, meist durch einen subkutanen Tunnel, in den Defekt gestreckt und dort mit adaptiven resorbierbaren Nähten fixiert (Abb. 7).

Das Caput laterale des M. gastrocnemii wird seltener als das Caput mediale verwendet, weil es kürzer ist und weil die Fibula ein Hindernis für den Rotationsbogen des Muskels darstellt. Auch dieser Lappen hat einen dominanten Gefäßstiel. Der laterale Kopf kann zur Deckung von Defekten an der lateralen Tibia und der lateralen Seite des Knies (und der lateralen Seite des distalen Oberschenkels) verwendet werden. Der Hautschnitt wird hinter der Fibula geführt und kann bei Bedarf bis zur Fossa poplitea verlängert werden. Die Faszie wird in Längsrichtung gekreuzt und dabei der N. suralis und N. suralis lateralis identifiziert. Die Anhebung dieses Muskellappens ist ähnlich wie die des medialen Kopfes, hierbei muss jedoch der N. peroneus communis identifiziert werden.

Der dritte in der Gruppe der am häufigsten verwendeten Muskellappen in diesem Bereich ist der M. soleus. Er gehört zur Gruppe mit einem dominanten Gefäßstiel und einem Nebenstiel an. In Ausnahmefällen kann der umgekehrte Lappen des M. gracilis für eine Deckung am Knie und der proximalen Tibia verwendet werden (9).

Der letzte Muskellappen, der zur Deckung von Defekten an der distalen Tibia verwendet werden kann, ist der M.-peroneus-brevis-Lappen. Die Gefäßversorgung erfolgt duch einen dominanten Hauptstiel sowie Nebenstiele. Die Operation findet in Rückenlage statt. Der Hautschnitt erfolgt längs über der Fibula, mit Beginn 3 cm distal des Fibulakopfes und Ende 7 cm oberhalb der Außenknöchelspitze. Darstellung des N. peroneus communis und seiner Verästelungen. Eröffnung der Faszie in das Peronealkompartiment. Darstellung des N. peroneus superficialis ventral. Der M. peroneus longus liegt auf dem M. peroneus brevis. Ablösen des M. peroneus brevis von der Fibula. Der distalste Perforator, der sich meist 7 cm proximal der Außenknöchelspitze befindet, muss unbedingt erhalten bleiben. Subkutane Tunnelierung. Drehen des Muskellappens und Durchfädeln durch den Tunnel. Adaptation des Lappens im Defekt mit resorbierbaren Nähten (Abb. 8).

In einigen Fällen wurde eine zusätzliche VAC-Anlage über der verschlossenen Haut beschrieben. Dies wird bei äußerst schlecht durchblutetem Gewebe über der ventralen Tibiakante ohne subkutanes Fettgewebe angewendet. Hierbei wird ein schmaler Streifen aus dünnem Schaumstoff auf die genähte Wunde gelegt und das Vakuumsystem mit niedrigem Druck darüber angelegt (Abb. 9). Durch den Unterdruck wird Gewebeflüssigkeit aus der genähten Haut abgeleitet und eine Mazeration verhindert.

1. Koshima I, Soeda S, Yamasaki M et al. The free or pedicled anteromedial thight flap. Ann Plast Surg. 1988; 21:480–485.
2. Schaverien M, Saint-Cyr M. Perforators of the lower leg: analysis of perforators locations and clinical application for pedicle perforator flaps. Plast Reconstr Surg. 2008; 122:161–170.
3. Innocenti M, Menichini G, Baldrighi C et al. Are there risk factors for complications of perforator-based propeller flaps for lower-extremity reconstruction? Clin Orthop Relat Res. 2014; 472:2276–2286.
4. Lese I, Grobbelaar AO, Sabau D et al. The propeller flap for traumatic distal lower-limb reconstruction. J Bone Joint Surg Am. 2020; 102:510–518.
5. Ling B, Wettstein R, Staub D et al. The medial sural artery perforator flap: the first choice for soft-tissue reconstruction about the knee. J Bone Joint Surg Am. 2018; 100:211–217.
6. Buchner M, Zeifang F, Bernd L. Medial gastrocnemius muscle flap in limb-sparing surgery of malignant bone tumors of the proximal tibia: mid-term results in 25 patients. Ann Plast Surg. 2003; 51:266–272.
7. Patel NS, Ibrahim DT, Finn HA. Knee extensor mechanism reconstruction with medial gastrocnemius flap. Clin Orthop Relat Res. 2002; 398:176–181.
8. Busfield BT, Huffman GR, Nahai F et al. Gastrocnemius flap for extensor mechanism deficiency with and without total knee arthroplasty. Clin Orthop Relat Res. 2004; 428:190–197.
9. Tiengo C, Macchi V, Vigato E et al. Reversed gracilis pedicle flap for coverage of a total knee prosthesis. J Bone Joint Surg Am. 2010; 92:1640–1646.

24. Chirurgische Behandlung von tibialen Diaphysenfrakturen bei Kindern

Hierbei handelt es sich um die vierthäufigste Fraktur im Kindesalter, die dritthäufigste Röhrenknochenfraktur sowie die häufigste Fraktur der unteren Extremitäten in diesem Alter. Die meisten dieser Frakturen treten am Übergang vom mittleren zum distalen Drittel der Diaphyse auf. Unfallursache ist meist eine Rotationsbewegung des Körpers gegen das fixierte Bein, wodurch eine Schräg- oder Spiralfrakutur hervorgerufen wird.

Bei isolierten Tibiafrakturen kann durch die Spannung der Beugesehnen eine Varusabweichung oder Rotationsfehlstellung hervorgerufen werden (Abb. 1). Bei Unterschenkelfrakturen ist es besonders wichtig, die Länge der Tibia festzustellen. Aufgrund der Streckmuskulatur kann es hierbei zu einer Valgusdeformität kommen (Abb. 2). Querfrakturen durch direkte Gewalteinwirkung kommen selten vor. Aufgrund des Remodellierungspotentials der kindlichen Tibiadiaphyse kann ein großer Teil der Patienten mit konservativer Therapie ausbehandelt werden. In einer retrospektiven Studie von Weber et al. zeigte sich eine OP-Indikation in < 5 % der Fälle (1). In den letzten Jahren ist laut einer finnischen Metaanalyse der Prozentsatz der Operationen allerdings auf 25 % angestiegen (2). In Hinblick auf die Komplikationsrate zeigt sich bei der operativen Behandlung mit elastischen stabilen intramedullären Nägeln (ESIN) eine Komplikationsrate von 24 %, während sie bei konservativer Therapie bei 9 % liegt (2). Die Zahl der operativ behandelten Fälle ist in den USA zwischen 2000 und 2012 um etwa 15 % gestiegen (3).

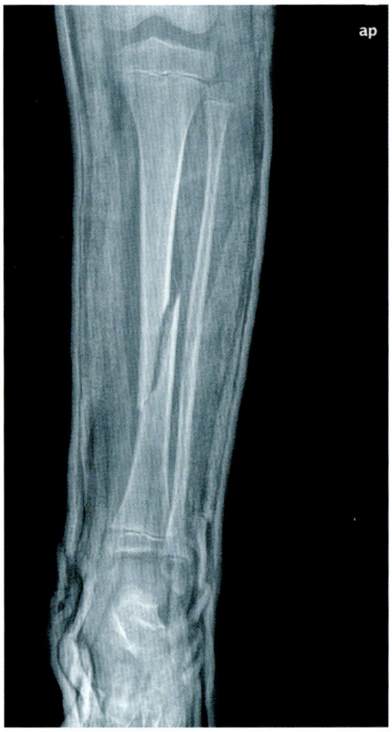

Abb. 1: Varusfehlstellung bei isolierter Tibiafraktur.

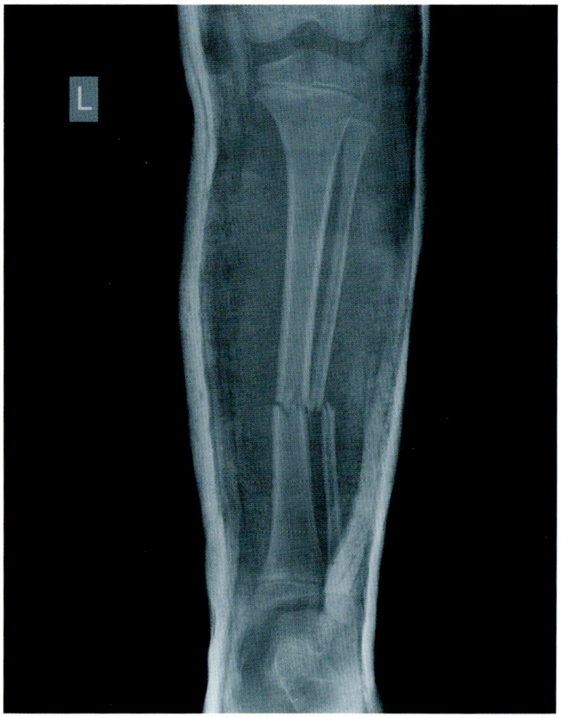

Abb. 2: Valgusfehlstellung bei Unterschenkelfraktur.

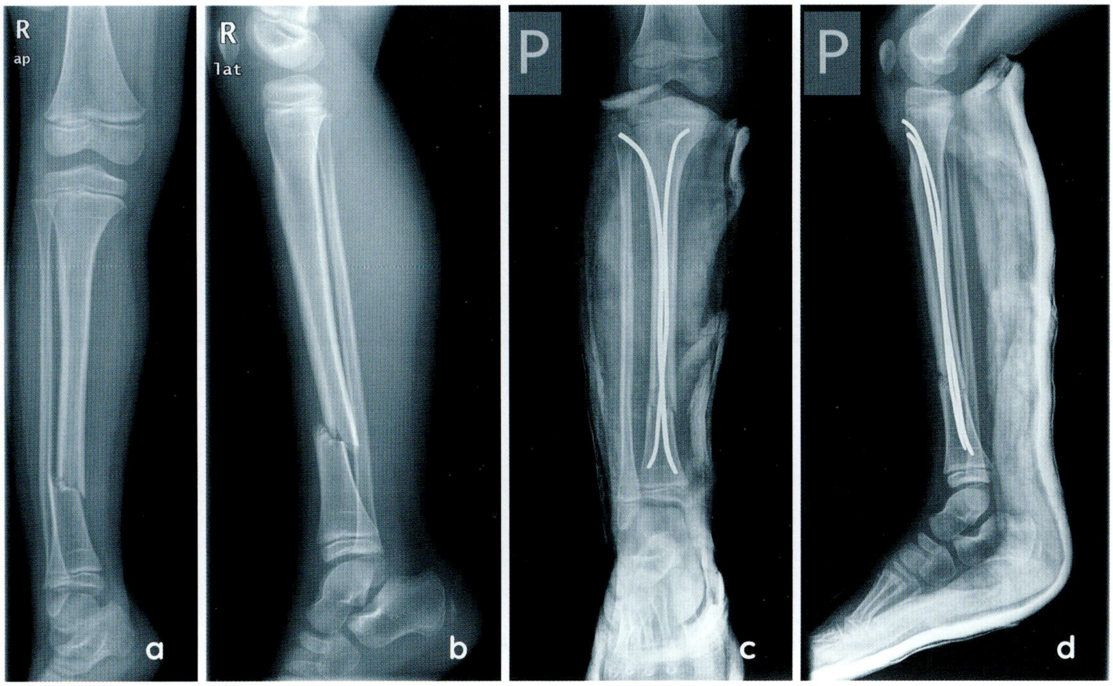

Abb. 3: Tibiafraktur bei einem fünfjährigen Mädchen (a, b) und Zustand nach ESIN (c, d).

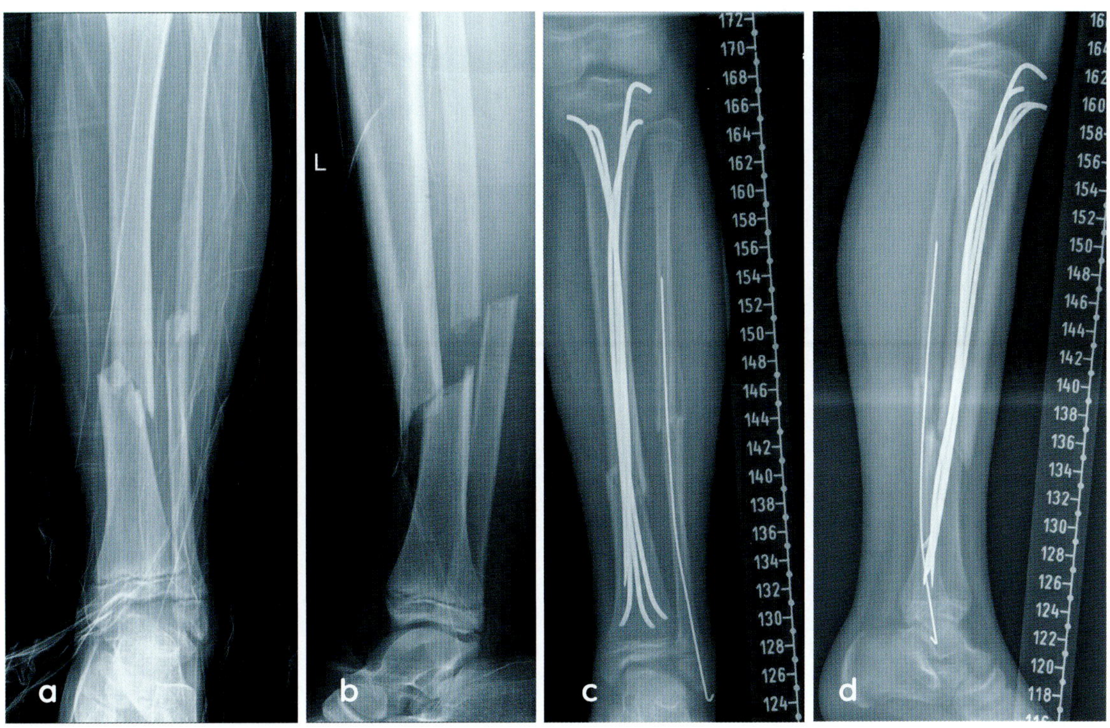

Abb. 4: Fraktur der Tibia bei einem zwölfjährigen Jungen (a, b) und postoperatives Bild nach Versorgung mit ESIN und Kirschner-Draht (c, d).

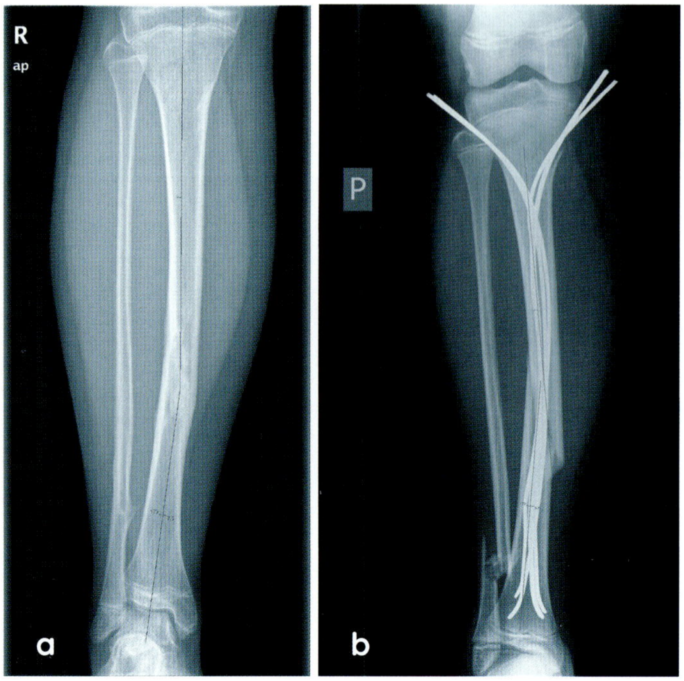

Abb. 5: Valgusdeformität von 10° bei einer instabilen Tibiafraktur trotz ESIN-Technik bei einem zehnjährigen Mädchen (a). 15 Monate nach dem Eingriff zeigt sich eine Restdeformität von 7,5°, die Remodellierung ist noch nicht abgeschlossen (b).

Bei der konservativen Therapie mit geschlossener Reposition und Gipsruhigstellung ist die knöcherne Heilung nach durchschnittlich zehn Wochen abgeschlossen. Ein Fehler in der Antekurvation kann bis zu 10° belassen werden. Eine Valgusdeformität von bis zu 5° und eine Varusfehlstellung von bis zu 10° sind tolerabel (4).

Zu den OP-Indikationen zählen die instabile Fraktur, welche durch eine Gipsruhigstellung nicht gehalten werden kann, sowie offene Frakturen oder Verletzungen mit einem Kompartmentsyndrom als Begleiterscheinung.

Die Wahl der OP-Methode richtet sich nach der Fraktur und dem Wachstumsstadium des Patienten. Zu den möglichen Techniken zählen ESIN, Transfixation mit Kirschner-Drähten, Fixateur externe, Osteosynthese mit Zugschrauben, Plattenosteosynthese und bei geschlossenen Wachstumszonen die Fixation mittels Marknagelosteosynthese.

Die ESIN ist in der Regel die Methode der ersten Wahl. Das Prinzip besteht darin, mindestens zwei elastische Prevot-Spikes aus Stahl oder Titan von der proximalen Metaphyse des Schienbeins aus in die Markhöhle einzubringen. Die Spikes sind so vorgeformt, dass ihre maximale Krümmung nach dem Einbringen auf der Höhe der Fraktur liegt. Die Größe der Nägel sollte das 0,4-fache des Durchmessers der Markhöhle betragen, also meist 2,5 oder 3 mm (5) (Abb. 3). Ein Verhältnis von Nageldurchmesser zu Pulpendurchmesser von weniger als 40 % ist mit einem deutlich

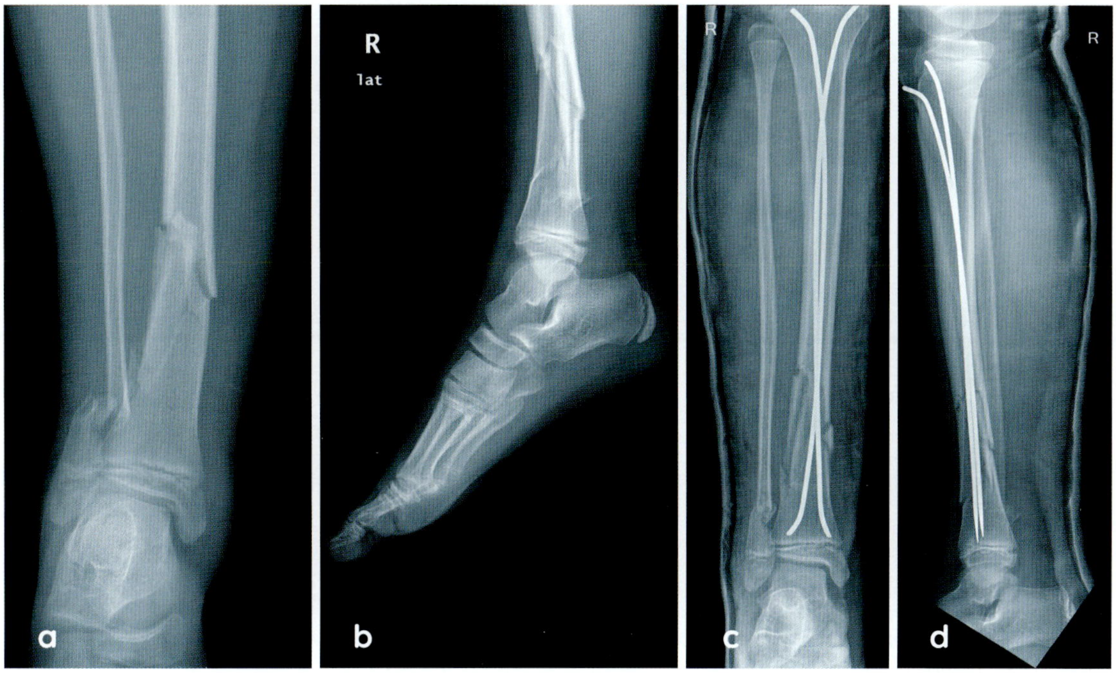

Abb. 6: Neunjähriges Mädchen mit einer distalen Tibiafraktur. Aufgrund der Frakturlokalisation und der Frakturform stellt dies eine Grenzindikation für die ESIN-Technik dar (a, b). Zustand nach der Osteosynthese (c, d).

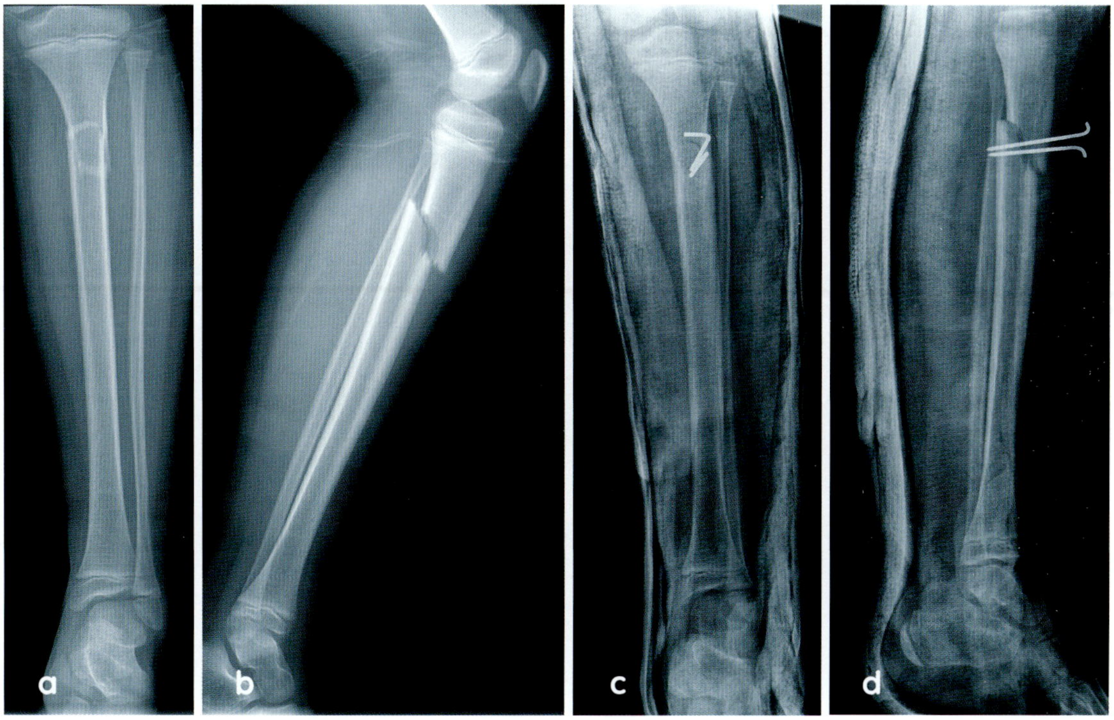

Abb. 7: Perkutane Stabilisierung mittels eingebrachter Kirschner-Drähte (a–d).

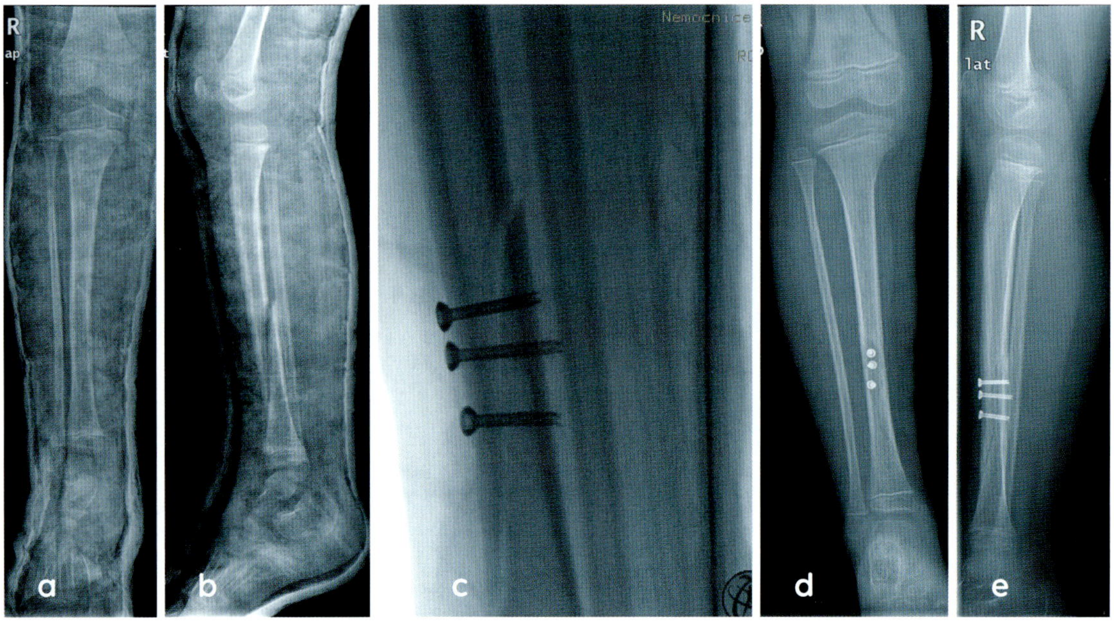

Abb. 8: Instabile Tibiafraktur bei einem fünfjährigen Mädchen (a, b). Postoperatives Bild nach perkutaner Osteosynthese mittels kanülierter Zugschrauben (c–e).

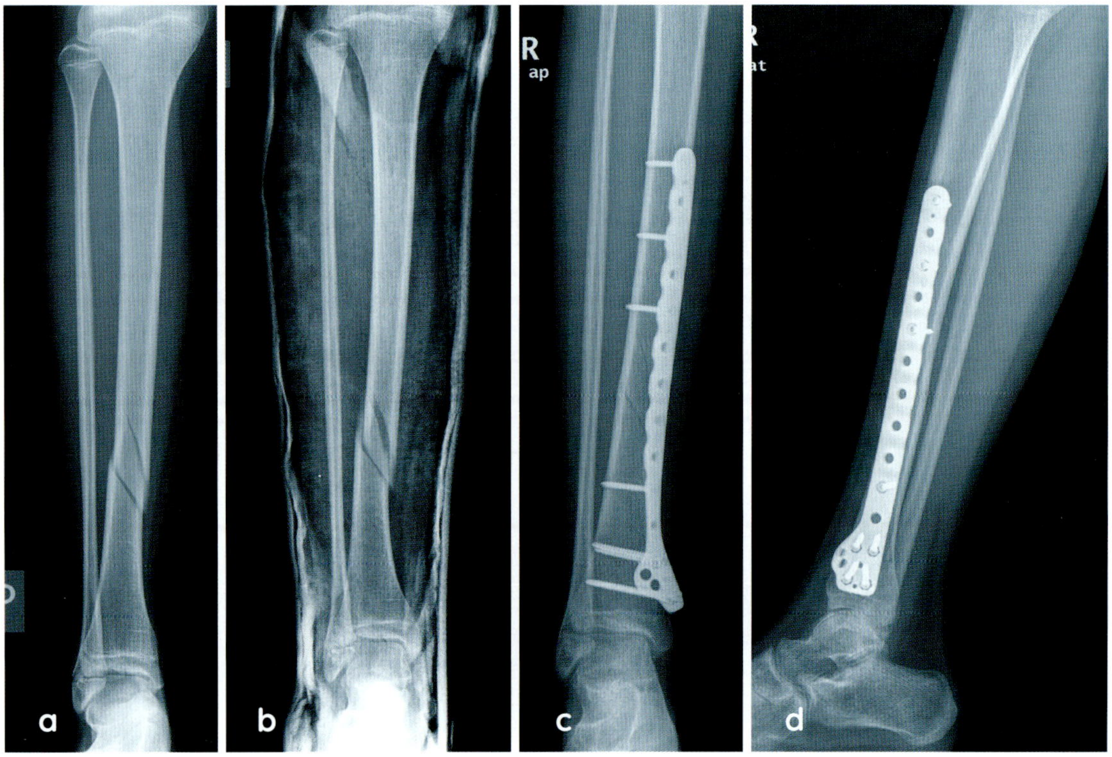

Abb. 9: Isolierte Tibiafraktur bei einem zwölfjährigen Mädchen (a), nach einer Woche im Gips zeigt sich eine Varusdeformität (b), daraufhin erfolgte die Plattenosteosynthese (c, d).

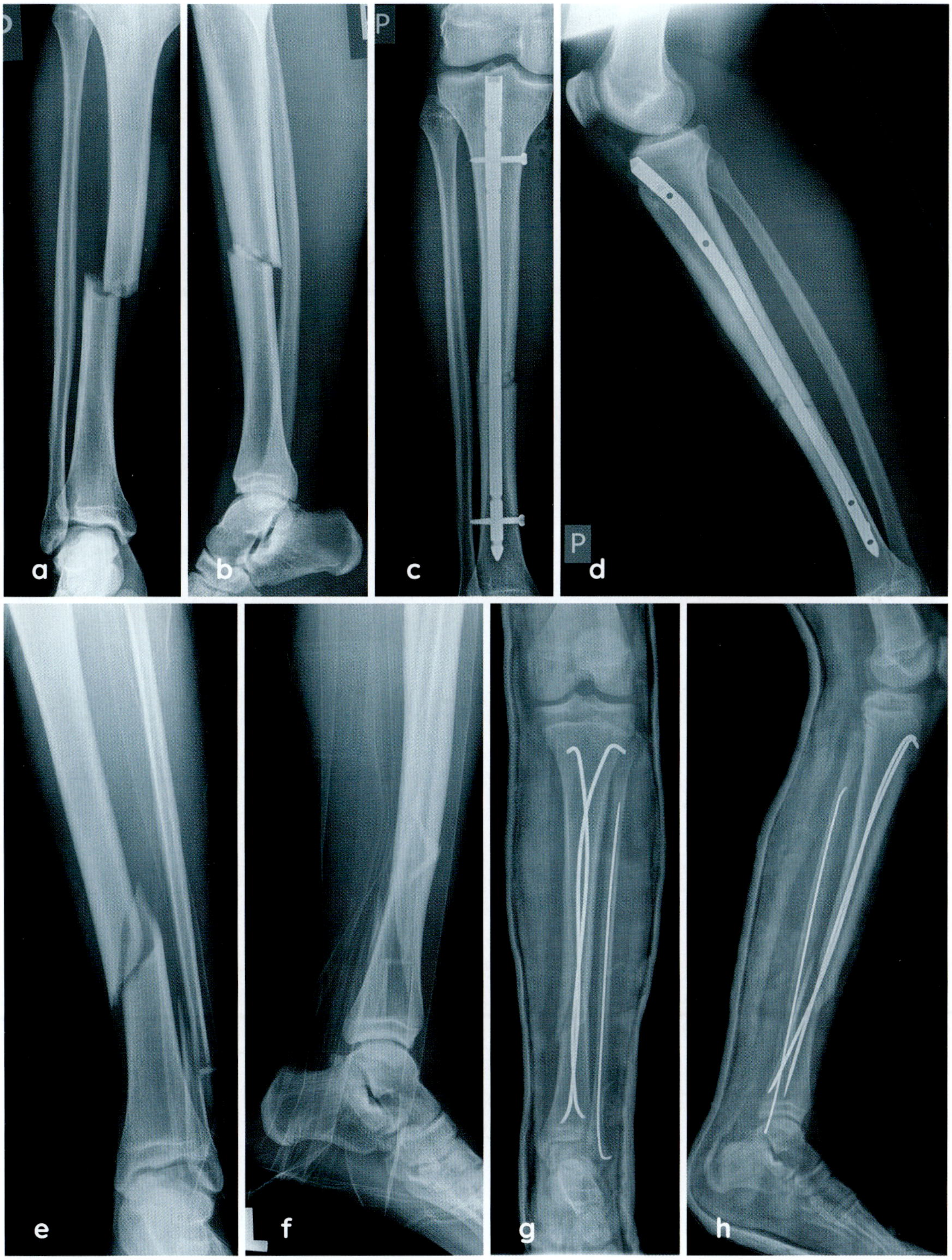

Abb. 10: Transversale diaphysäre Tibiafraktur bei einem 16-jährigen Jungen mit bereits geschlossenen Wachstumsfugen (a, b) und der postoperative Situs nach intramedullärer Nagelung (c, d).
Drei Monate alter Patient mit einer Tibiafraktur und noch offenem Epiphysenfugen (e, f), sodass als OP-Technik ESIN mit postoperativer Gipsruhigstellung gewählt wurde (g, h).

höheren Prozentsatz an Komplikationen (Achsabweichungen, Knickung) verbunden. Bei älteren Kindern kann zur Erhöhung der Stabilität auch eine Nagelosteosynthese in Betracht gezogen werden (Abb. 4). Eine axiale Abweichung der Fraktur von 5° bis 10° wird nach einer Versorgung mit ESIN für fast 60 % der Patienten berichtet, Abweichungen von 10° oder mehr in fast 15 % der Fälle (Abb. 5). Eine verlängerte Heilung kommt bei 10 % der Patienten und die Ausbildung eines Klumpfußes bei 3 % der Patienten vor (6). Wenn der Durchmesser des Markraums bei Jugendlichen mehr als 10 mm beträgt, sollte eine andere Art der Osteosynthese in Betracht gezogen werden (7). Bei offenen Frakturen ist ESIN mit einem höheren Risiko für Achsdeformitäten, einer verlängerten Knochenheilung oder Ausbildung von Klumpfüßen verbunden (6). Die Komplikationsrate der ESIN steigt mit zunehmendem Alter (8). ESIN ist in Titan oder Stahl verwendbar. Hinsichtlich der Knochenheilung, der mechanischen Stabilität, der Rückkehr zur vollen Aktivität und der Komplikationsrate gibt es keinen Unterschied zwischen diesen beiden Materialien (9). Bei transversalen oder kurzwinkligen Frakturen ermöglicht die ESIN-Technik eine rasche Rückkehr zur Vollbelastung, hierbei ist es wichtig, einen vorgebogenen Nagel mit dem 0,4-fachen Durchmesser des Markraumes zu verwenden (10, 11). Bei unkomplizierten isolierten Tibiafrakturen ist die Komplikationsrate zwischen ESIN und konservativer Gipsbehandlung identisch (12). Bei metaphysären Frakturen ist die Verwendung von ESIN grenzwertig (Abb. 6) (13).

Bei instabilen Tibiafrakturen kann die Versorgung mit perkutan eingebrachten Kirschner-Drähten erfolgen (14). Um die Scherkräfte zu minimieren, sollten die Drähte in 90° zur Frakturlinie eingebracht werden (Abb. 7).

Aufgrund des großen Durchmessers sollte auf die Verwendung von Steimann-Nägeln verzichtet werden (15).

Bei größeren Kindern können anstelle der Kirschner-Drähte auch kanülierte Schrauben verwendet werden (Abb. 8).

Pennock et al. (16) verglichen in einer Studie die postoperativen Resultate von 70 Patienten nach operativer Sanierung mittels Plattenosteosynthese (n = 26) und ESIN-Technik (n = 44). Hierbei zeigte sich bei Patienten mit einer Plattenosteosynthese eine vermehrte Rate an Wundheilungsstörungen. Jedoch konnte bei kürzerer Gipsruhigstellung eine verringerte Achsabweichung sowie eine geringere Rate an Folgeoperationen nachgewiesen werden. Die Plattenosteosynthese erfolgt minimalinvasiv und wird insbesondere bei älteren Patienten empfohlen (Abb. 9).

Bei verschlossenen Wachstumsfugen kann die operative Versorgung mittels intramedullärem Nagel erfolgen (Abb. 10).

Bei komplizierten und offenen Frakturen wird die Anwendung eines Fixateur externe und ESIN-Technik zusätzlich zu einem initialen umfassenden Wunddebridement empfohlen (17) (Abb. 11). In ausgewählten Fällen kann auch die Kombination der beiden Techniken indiziert sein (18). Eine Plattenosteosynthese sollte in diesen Fällen aufgrund des erhöhten Infektionsrisikos nicht durchgeführt werden.

Ringfixateure zeigen im Vergleich zu monolateralen Fixateuren eine verringerte Rate an Achsabweichungen und sind bei schweren pädiatrischen Verletzungen zu bevorzugen (19, 20) (Abb. 12, 13, 14).

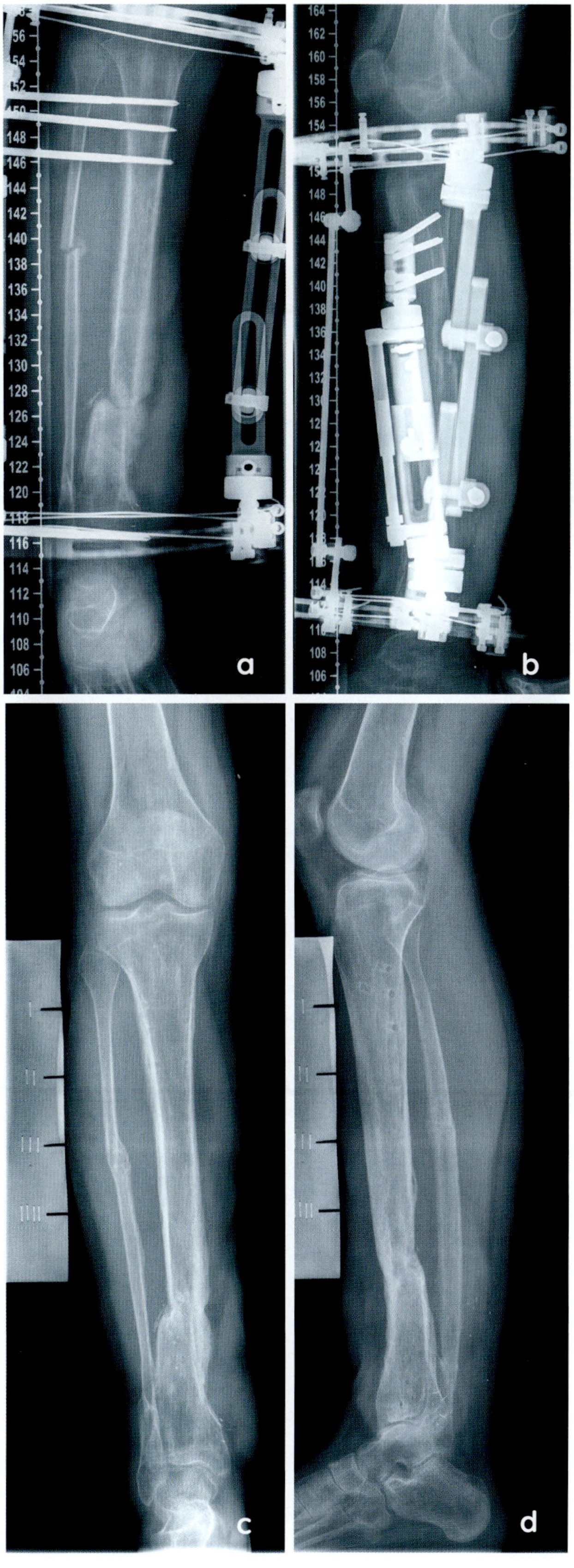

Abb. 11: Fixateur externe bei dislozierter Tibiafraktur Grad III nach Gustillo-Anderson offen (a, b). Röntgen nach Ausheilung (c, d).

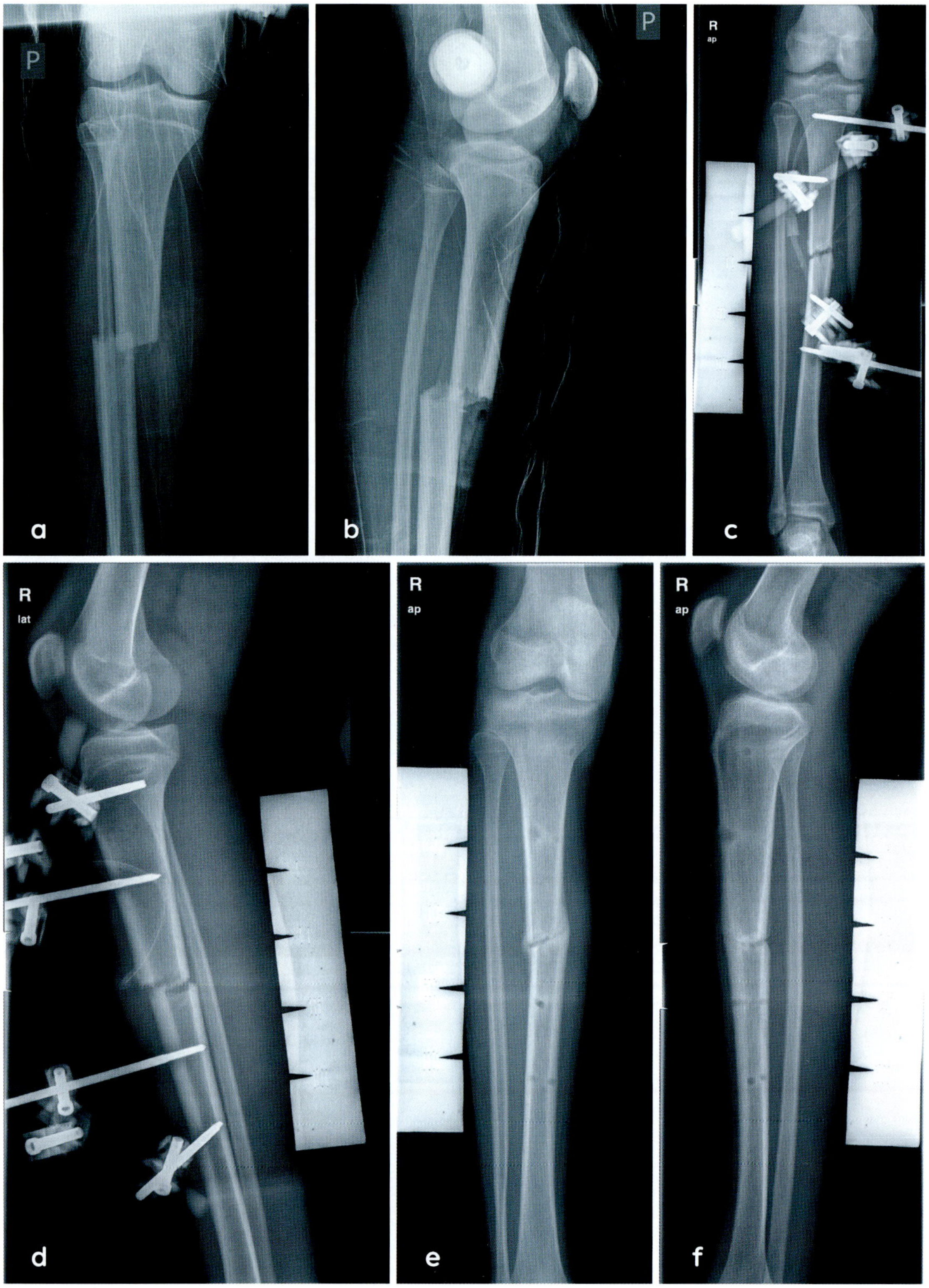

Abb. 12: Offene Tibiafraktur (Gustilo-Anderson I) bei einem 15-jährigen Jungen (a, b), die mit einem Fixateur externe behandelt wurde (c, d). Zustand nach Fixateurentfernung und Frakturheilung (e, f).

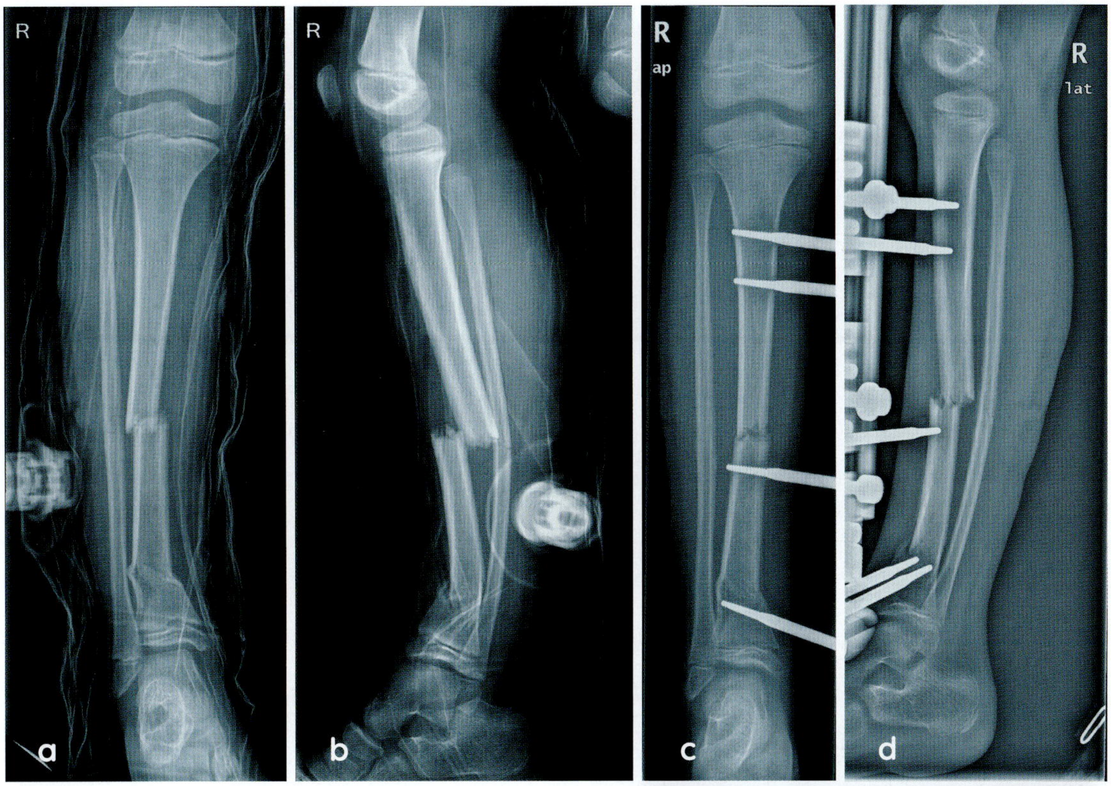

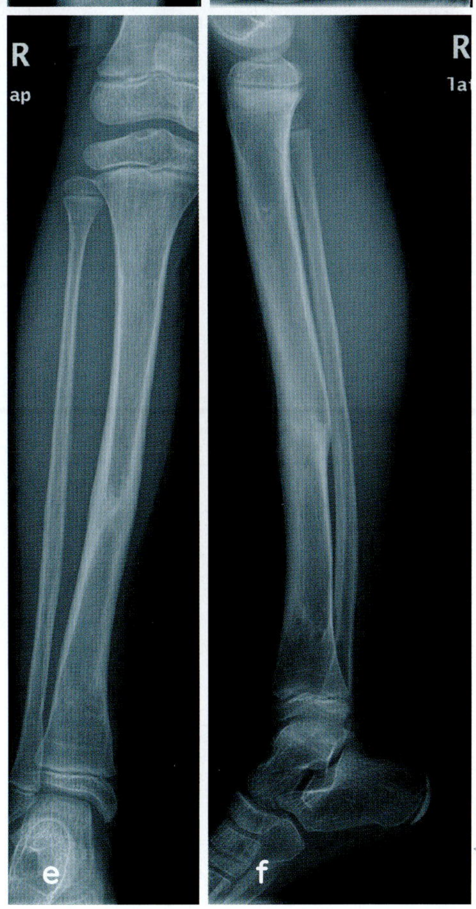

Abb. 13: Komplexe Unterschenkelfraktur bei einem achtjährigen Jungen mit großer Weichteilkontusion (a, b). Die Fraktur wurde mit einem Fixateur externe versorgt (c, d). Röntgen nach Fixateurabbau und Heilung (e, f).

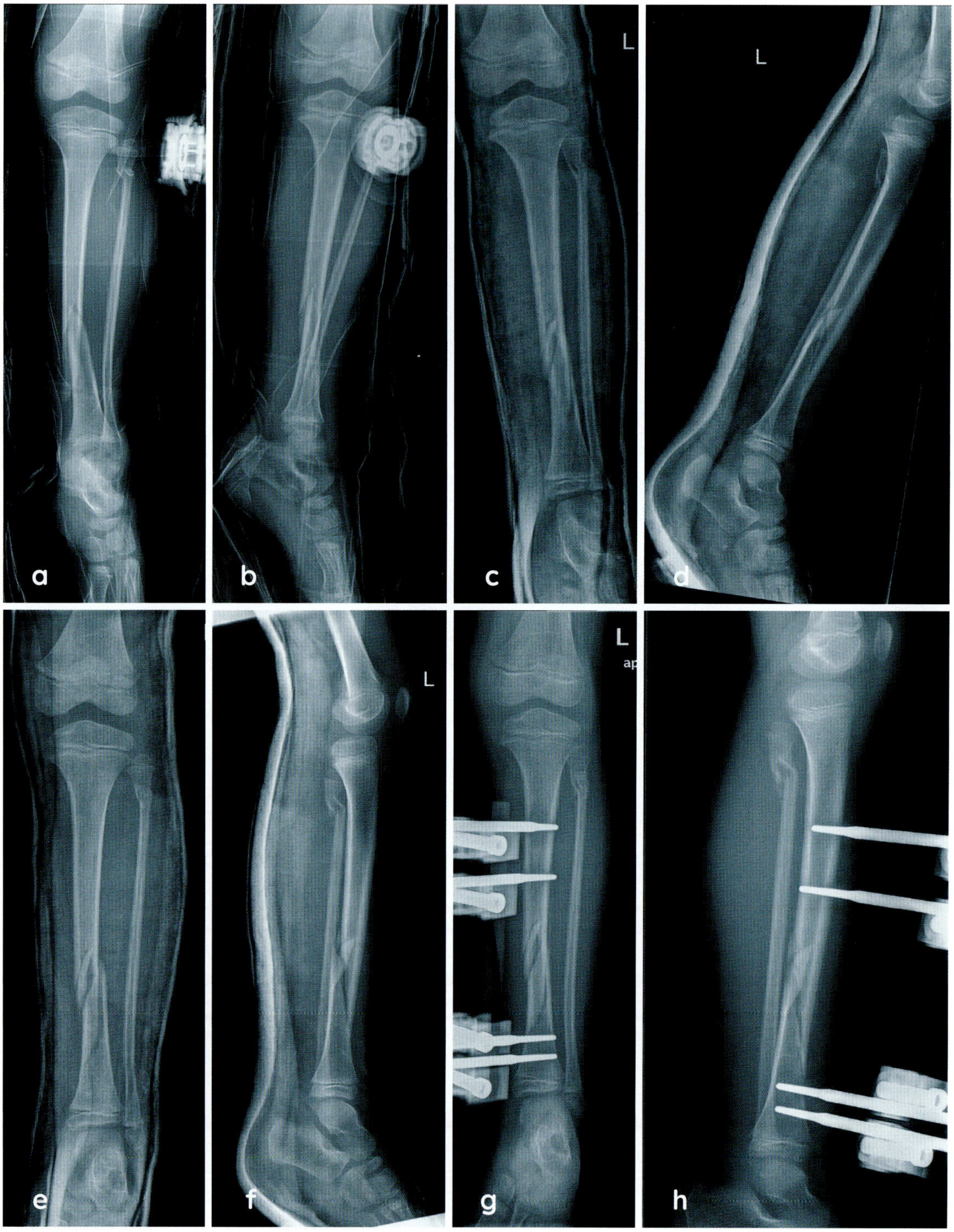

Abb. 14: Instabile Tibiafraktur bei einem sechsjährigen Jungen (a, b). Röntgenkontrolle nach Reposition und Gipsruhigstellung (c, d). Redislokation der Fraktur nach einer Woche (e, f). Anlage eines Fixateur externe (g, h).

1. Weber BG, Brunner C, Freuner F et al. Treatment of fractures in children and adolescents. Springer-Verlag, Berlin, 1980.
2. Stenroos A, Puhakka J, Nietosvaara Y et al. Treatment of closed tibia shaft fractures in children: a systematic review and meta-analysis. Eur J Pediatr Surg. 2019; 10.1055/s-0039-1693991.
3. Kleiner JE, Raducha JE, Cruz AI Jr. Increasing rates of surgical treatment for paediatric tibial shaft fractures: a national database study from between 2000 and 2012. J Child Orthop. 2019; 13:213–219.
4. Mashru RP, Herman MJ, Pizzutillo PD. Tibial shaft fractures in children and adolescents. J Am Acad Orthop Surg. 2005; 13:345–352.
5. Lascombes P, Haumont T, Journeau P. Use and abuse of flexible intramedullary nailing in children and adolescents. J Pediatr Orthop. 2006; 26:827–834.
6. Pennock AT, Huang SG, Pedowitz JM et al. Risk factors for adverse radiographic outcomes after elastic stable intramedullary nailing of unstable diaphyseal tibia fractures in children. J Pediatr Orthop. 2020; 10.1097/BPO.0000000000001565.
7. Lascombes P, Huber H, Fay R et al. Flexible intramedullary nailing in children: nail to medullary diameters optimal ratio. J Pediatr Orthop. 2013; 33:403–408.
8. Gordon JE, Gregush RV, Schoenecker PL et al. Complication after titanium elastic nailing of pediatric tibial fractures. J Pediatr Orthop. 2007; 27:442–446.
9. Marengo L, Nasto LA, Michelis MB et al. Elastic stable intramedullary nailing (ESIN) in paediatric femur and tibia shaft fractures: comparison between titanium and stainless steel nails. Injury. 2018; 49(Suppl.3):8–11.
10. Chen YN, Lee PY, Chang CH et al. Computational comparison of tibial diaphyseal fractures fixed with various degrees of prebending of titanium elastic nails and with and without end caps. Injury. 2016; 47:2339–2346.
11. Lardelli P, Frech-Dörfler M, Holland-Cunz S et al. Slow recovery of weight bearing after stabilization of long-bone fractures using elastic stable intramedullary nails in children. Medicine (Baltimore). 2016; 95:e2966.
12. Canavese F, Botnari A, Andreacchio A et al. Displaced tibial shaft fractures with intact fibula in children: non-operative management versus operative treatment with elastic stable intramedullary nailing. J Pediatr Orthop. 2016; 36:667–672.
13. Havránek P, Pešl T. Use of the elastic stable intramedullary nailing technique in non-typical pediatric fractures. Acta Chir Orthop Traumatol Cechoslov. 2002; 69:73–78.
14. Heindrich SD, Mooney JF III. Fractures of the shaft of the tibia and fibula. In: Beaty JH, Kasser JR. Rockwood and Wilkins´ Fractures in Children. Sixth edition. Lippincott Williams & Wilkins, Philadelphia, 2006.
15. Cullen MC, Roy DR, Crawford AH et al. Open fracture of the tibia in children. J Bone Joint Surg Am. 1996; 78:1039–1047.
16. Pennock AT, Bastrom TP, Upasani VV. Elastic intramedullary nailing versus open reduction internal fixation of pediatric tibial shaft fractures. J Pediatr Orthop. 2017; 37:e403-e408.
17. Nandra RS, Wu F, Gaffey A et al. The management of open tibial fractures in children: a retrospective case series of eight years´ experience of 61 cases at a paediatric specialist centre. Bone Joint J. 2017; 99-B: 544–553.
18. El-Alfy B, Ali AM, Fawzy SI. Comminuted long bone fracture in children. Could combined fixation improve the results? J Pediatr Orthop. 2016; 25:478–483.
19. Gordon JE, Schoenecker PL, Oda JE et al. A comparison of monolateral and circular external fixation of unstable diaphyseal tibial fractures in children. J Pediatr Orthop. 2003; 12:338–345.
20. Monsell FP, Howells NR, Lawniczak D et al. High-energy open tibial fractures in children: treatment with a programmable circular external fixator. J Bone Joint Surg Br. 2012; 94:989–993.

25. Seltenere tibiale Epiphysiolysen

Pädiatrische Skelettverletzungen weisen eine Reihe von Besonderheiten auf, zu denen auch die Epiphysiolyse gehört. Diese Verletzungen machen etwa 15 % der pädiatrischen Frakturen aus. Sie werden sowohl durch direkte als auch indirekte Gewalt verursacht. Am häufigsten treten Epiphysiolysen in Phasen beschleunigten Wachstums und vor dem Ende des Knochenwachstums, d.h. in der Pubertät, auf. Die Ursache liegt darin, dass in diesen Phasen der wachsende Knorpel weniger widerstandsfähig gegen Scherkräfte ist. Die Ablösung erfolgt in der Zone der hypertrophen Zellen (d.h. der Zone der vorläufigen Verkalkung). Die Prognose hängt dann davon ab, wo die Bruchlinie verläuft, oder ob die Keimzone der Wachstumsfuge unterbrochen ist oder nicht.

Die Einteilung dieser Verletzung erfolgt nach Salter-Harris bzw. Aitken. Eine Epiphysiolyse ohne Begleitfraktur liegt bei Salter-Harris I (Aitken 0) vor. Bei der Salter-Harris-II-Epiphysiolyse (Aitken I) geht die Fraktur durch die Metaphyse, die Keimzone wird hierbei nicht verletzt. Bei Verletzungen des Salter-Harris-Typs III (Aitken II) liegt zudem eine Epiphysenfraktur vor. Der Schaden ist größer – die Keimzone, die epiphysäre Gefäßversorgung und die Gelenkoberfläche sind verletzt. Um eine adäquate Heilung zu erreichen, ist eine exakte Reposition erforderlich. Bei der Salter-Harris-IV-Epiphysiolyse (Aitken III) liegt eine Epi- und Metaphysenfraktur vor. Hier ist die Prognose am schlechtesten, weil auch die Gefäßversorgung der Metaphyse geschädigt ist und zudem eine Fusionierung zwischen Metaphyse und Epiphyse in der Wachstumszone auftreten kann. Hier ist es insbesondere wichtig, die restliche Durchblutung aufrecht zu erhalten (1).

Die Epiphysiolyse des distalen Unterarmes tritt mit 50 % am häufigsten auf, gefolgt von der distalen Tibiaepiphysiolyse mit 20 %. Zu den selteren Verletzungsmustern zählen die proximale Tibiaepiphyse und die atypischen tibialen Epiphysiolysen. Diese Verletzungsmuster wurden bereits in folgenden Büchern beschrieben und dienen in diesem Kapitel als Literatur: Škvařil et al. (3), Hendrych et al. (9).

Epiphysiolysen der proximalen Tibia sind mit einer Häufigkeit von < 1 % aller kindlichen Frakturen sowie < 2 % aller Epiphysiolysen sehr selten. Die Ursache dafür liegt in der anatomischen Form dieser Epiphysenfuge sowie der Stabilierung durch die Seitenbänder und der Fibula. Sie werden häufiger durch ein energiereiches Trauma, Varus-, Valgusgewalt oder Hyperextension verursacht. In einer Untersuchungsreihe von Hart an elf Patienten betrug das Durchschnittsalter 13,6 Jahre (12–15 Jahre) mit einer deutlichen Prädisposition des männlichen Geschlechtes von 10:1.

Steiger und Ceroni (2) untersuchten dieses Verletzungsmuster in 14 Fällen und berichteten über 75 Fälle in einer internationalen Literaturanalyse über zehn Jahre. Škvařil et al. (3) behandelten in ihrer Studie 19 Patienten mit Epiphysiolysen der proximalen Tibia.

Die häufigste Ursache dieser Pathologie liegt in schnellen Stoppbewegungen in Verbindung mit exzentrischen Muskelkontraktionen sowie beim Springen (z.B. Basketball). Die Scherkräfte, die auf die proximale Tibiawachstumszone wirken, nehmen bei einem Kniebeugesprung enorm zu. Bei energiereichen Traumaursachen können begleitend Gefäßverletzun-

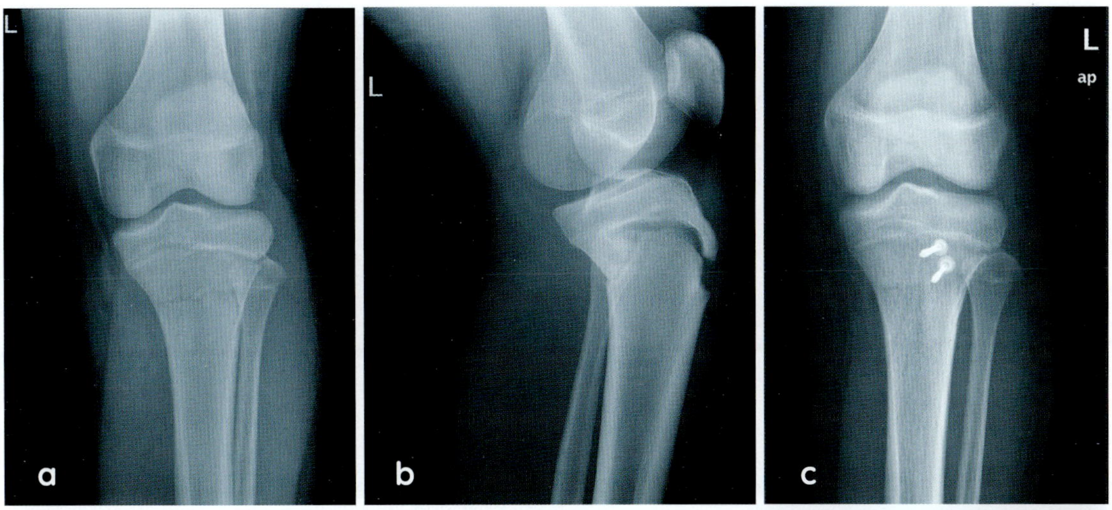

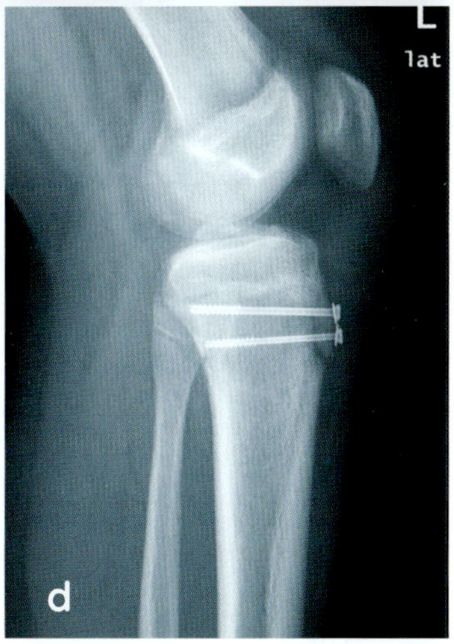

Abb. 1: Salter-Harris Typ II Epiphyseolyse mit Thurston-Holland-Fragment dorsal (a, b). Zustand nach geschlossener Reposition und perkutaner Fixierung mit zwei kanülierten Schrauben (c, d).

gen (A. poplitea bei Hyperextension in 5 % der Fälle), Nervenverletzungen (N. peroneus communis bei Varustrauma in 5 % der Fälle) und Bandverletzungen (bis zu 40 % der Fälle) vorkommen.

Die proximale Tibiawachstumsfuge ist in der Frontalebene mit einer nach kaudal auslaufenden bogenförmigen Aussackung angelegt, welche mit dem Knochenkern der Tuberositas tibiae verbunden ist. Da das Längenwachstum der unteren Gliedmaßen vorwiegend am distalen Femur (9 mm/Jahr) und an der proximalen Tibia (6 mm/Jahr) erfolgt, kann aus einer Verletzung eine ausgeprägte Wachstumsstörung resultieren. Es werden vier Typen von Wachstumsstörungen unterschieden:

- Typ I – symmetrische Wachstumsbeschleunigung (mit der Folge einer Verlängerung),
- Typ II – symmetrischer Wachstumsstillstand (mit der Folge einer Verkürzung),
- Typ III – partielle, einseitige Wachstumsbeschleunigung (mit der Folge einer Achsabweichung und Verlängerung, typisch für proximale Tibiafrakturen),
- Typ IV – partieller, einseitiger Wachstumsstillstand (mit der Folge einer Achsabweichung und Verkürzung, typisch für proximale Tibiaepiphysiolysen) (4).

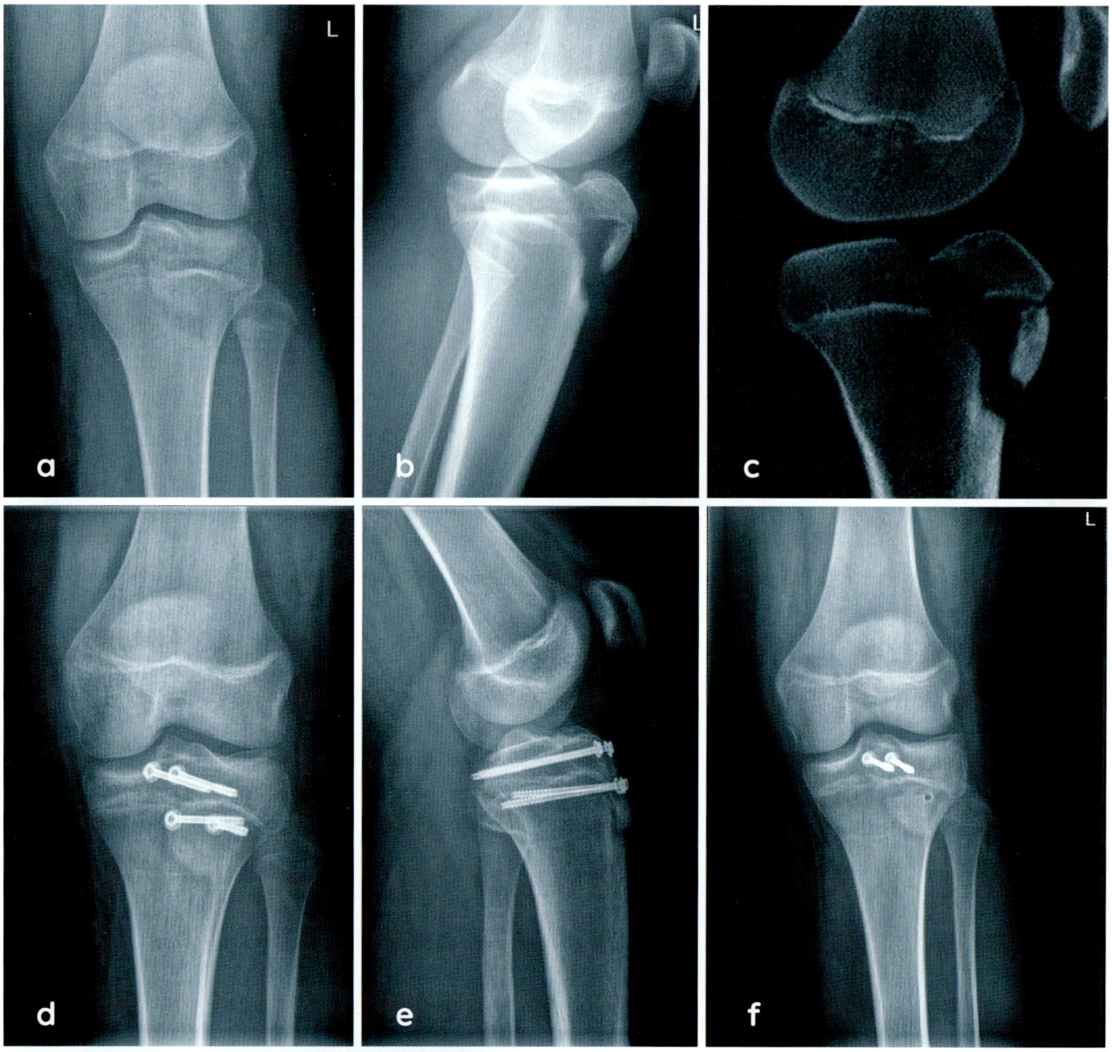

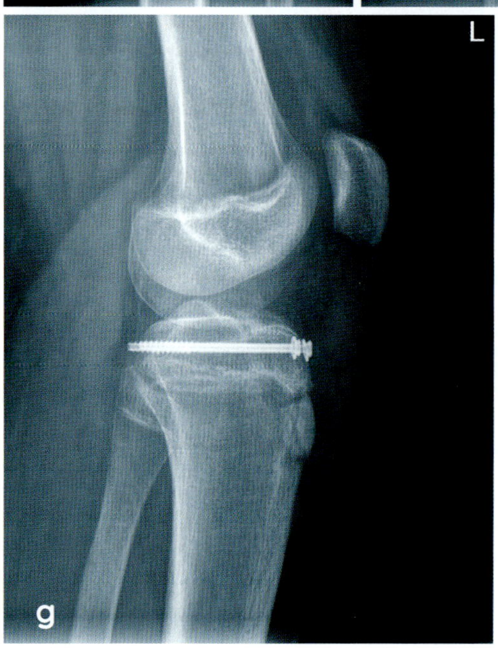

Abb. 2: Epiphysiolyse von Salter-Harris Typ III mit Avulsion der Tuberositas tibiae und Übergang der Frakturlinie in das Gelenk; zusätzlich ist der Tuberositas-tibiae-Anteil vom Rest der Epiphyse abgebrochen (a–c). Nach geschlossener Reposition und Fixierung mit Kirschner-Drähten (Joystick) wurden Schrauben perkutan in die Epiphyse und durch die Tuberositas tibiae eingebracht (d, e). Durch die Wachstumszone (durch die Tuberositas tibiae) eingebrachte Schrauben wurden nie zur Kompression verwendet und nach sechs Wochen extrahiert (f, g).

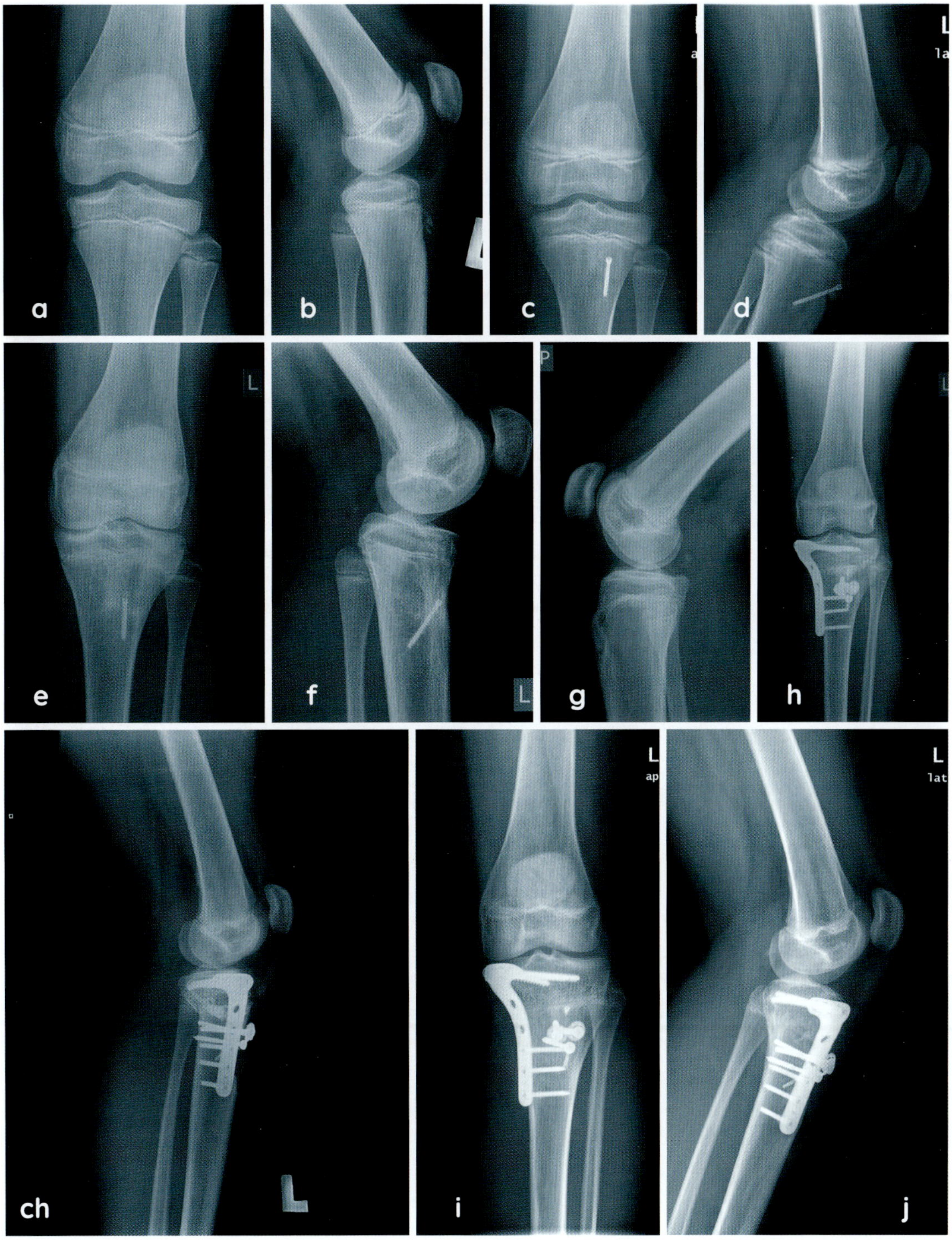

Abb. 3: Zwölfjähriger Junge mit einer Avulsion der vorderen proximalen Epiphyse, bei der die nach kranial verlaufende Frakturlinie nur einen unbedeutenden Teil der eigentlichen Epiphyse abtrennte (a, b). Die Reposition wurde mit einer Herbert-, d.h. Kompressionsschraube gesichert (c, d). Drei Jahre später stellte er sich in unserer Ambulanz wegen eines Genu recurvatum vor (e, f). Der Zustand wurde mit einer Korrekturosteotomie behandelt (g–ch). Zustand nach Heilung 18 Monate postoperativ (i, j).

Nach dem Wachstumsstillstand können diese Deformitäten durch Korrekturosteotomien oder durch den Einsatz eines Fixateur externe behandelt werden (5). Um Fehlstellungen vorzubeugen, ist die geschlossene Reposition und je nach Verletzung zusätzlich die perkutane Fixierung essentiell. Hierbei darf die Epiphysenfuge mittels Bohrdrähten überbrückt werden, kanülierte Schrauben dürfen nicht durch die Fuge gesetzt werden. Als Ausnahme hiervon kann die Fuge der Apophyse der Tuberositas tibiae gesehen werden, welche mit Schrauben fixiert werden darf. Die Metallentfernung sollte hierbei nach sechs bis acht Wochen erfolgen und im Anschluss eine weitere Gipsruhigstellung für vier bis sechs Wochen durchgeführt werden (6).

Typ-Salter-Harris I-Verletzungen treten meist bei jüngeren Patienten auf mit einem Gipfel im Alter von zwölf Jahren. In der Fallserie von Hart trat diese Verletzung in einem von elf Fällen auf. Die übrigen Fälle wiesen ein Muster von Typ II bis IV auf und die Fraktur war meist disloziert. Am häufigsten wurde die geschlossene Reposition und Osteosynthese mit kanülierten Schrauben durchgeführt. Hier lag das durchschnittliche Alter bei 14 Jahren. Bei Salter-Harris-Verletzungen vom Typ II findet man in der Regel entweder eine Anhebung der Epiphyse nach ventral (einschließlich des Anteils für die Tuberositas tibiae) mit einem Thurston-Holland-Metaphysenfragment nach dorsal (Abb. 1) oder eine Anhebung der Epiphyse nach medial mit metaphysärem Abriss nach lateral und Fraktur der proximalen Fibula. Im ersten Fall wird nach der Reposition das Einbringen von perkutanen Stellschrauben durch die Tuberositas tibiae und die Metaphyse zum dorsalen Thurston-Holland-Fragment empfohlen. Die Metallentfernung sollte nach sechs Wochen durchgeführt werden, um das Wachstum der vorderen Epiphyse nicht zu blockieren. Bei der zweiten Art dieser Epiphysiolyse wird nach geschlossener Reposition eine Osteosynthese durchgeführt, indem perkutan zwei Schrauben anterior der Fibula durch das Thurston-Holland-Fragment in die Metaphyse eingebracht werden. Als Alternative kann eine Transfixation mit Kirschner-Drähten schräg von der Epiphyse in die Metaphyse durch die Wachstumszone auf der medialen Seite durchgeführt werden.

Bei Epiphysiolysen Typ Salter-Harris III muss die Gelenkfläche gestellt und gehalten werden. Daher werden diese Fälle häufiger operativ behandelt. Die Reposition erfolgt in geschlossener Weise mit Kirschner-Drähten als Joysticks. Anschließend wird die Epiphyse selbst mit Kompressionsschrauben fixiert. Die Tuberositas tibiae wird mit Stellschrauben fixiert (Abb. 2). Kommt es nach einer solchen Verletzung zu einem vorzeitigen Verlust des vorderen Anteils der Wachstumsfuge, entsteht mit fortschreitendem Wachstum ein Genu recurvatum. Diese Deformität kann auch nach einer relativ trivialen Verletzung auftreten, wobei der Anteil der Wachstumsplatte für die eigentliche Epiphyse auf den ersten Blick nur minimal betroffen sein kann und der Großteil der Läsion im Bereich der Basis für die Tuberositas tibiae zu liegen scheint. Die Korrekturosteotomie eines Genu recurvatum wird mit einer Opening-Wedge-Osteotomie über einen anteromedialen Zugang mit ventraler Expansion durchgeführt. Hierbei darf die Korrektur der Tuberositas tibiae nicht vergessen werden, da es ansonsten zu einer Entwicklung einer Patella baja kommen kann (Abb. 3). Die zweite Art der Verletzung mit medialer Anhebung der Epiphyse und Fraktur durch das laterale Tibiaplateau ist bei Salter-Harris-III-Epiphysen wesentlich seltener. Hierbei wird ebenfalls die geschlossene Reposition und perkutane Verschraubung empfohlen (Abb. 4).

Salter-Harris-Typ-IV-Verletzungen mit einer Frakturlinie durch Epiphyse und Metaphyse kommen am seltensten vor. Sie werden in der Regel durch starke Gewalteinwirkung verursacht und können von assoziierten ligamentären oder neurovaskulären Verletzungen sowie einem

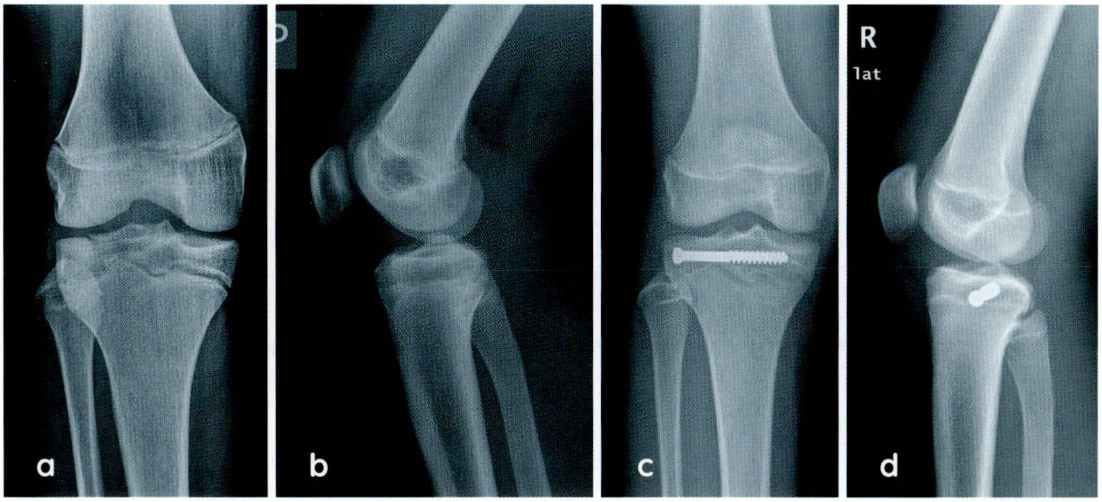

Abb. 4: Epiphysiolyse nach Salter-Harris Typ IV mit einer Frakturlinie im lateralen Teil der Gelenkfläche (a, b). Es wurde eine perkutane Osteosynthese mit einer kanülierten Kompressionsschraube durchgeführt (c, d).

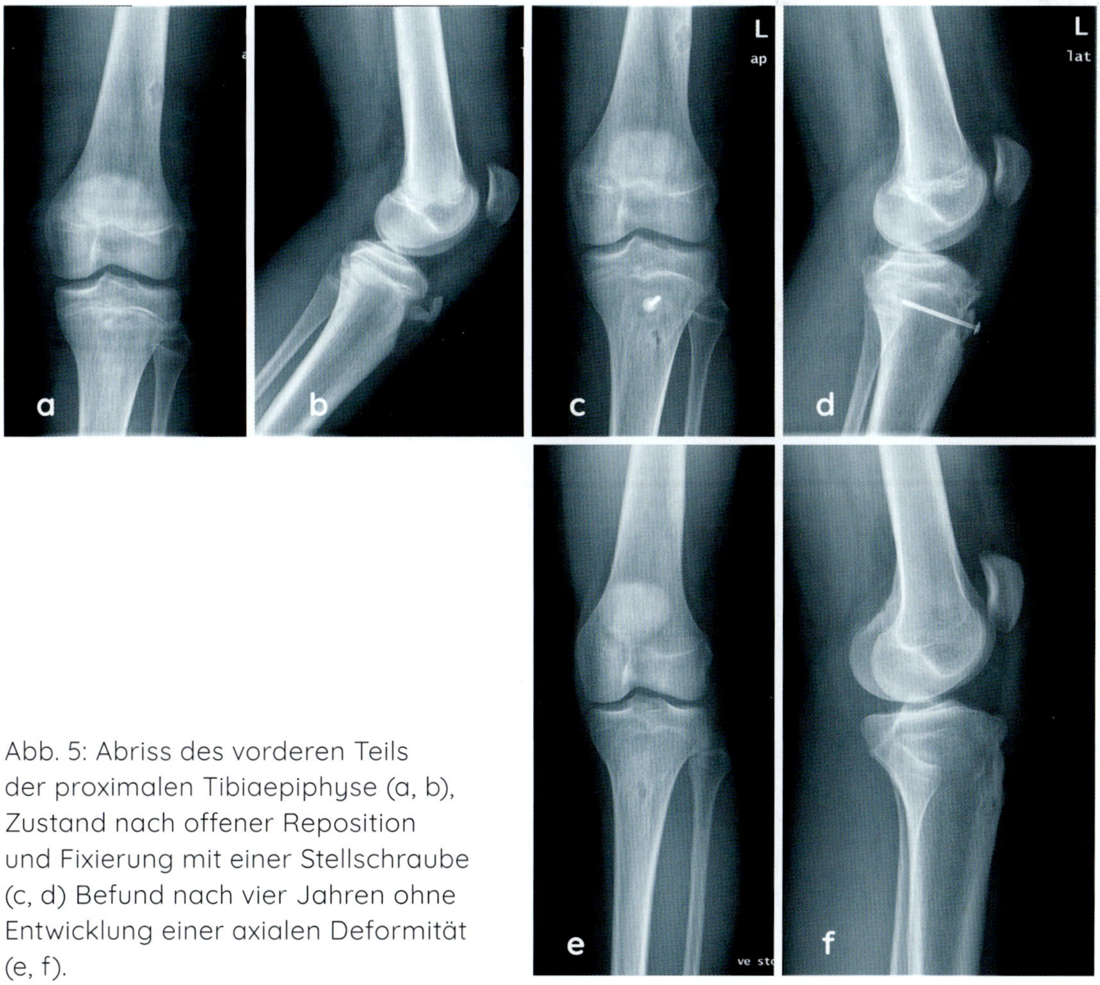

Abb. 5: Abriss des vorderen Teils der proximalen Tibiaepiphyse (a, b), Zustand nach offener Reposition und Fixierung mit einer Stellschraube (c, d) Befund nach vier Jahren ohne Entwicklung einer axialen Deformität (e, f).

Kompartmentsyndrom begleitet werden. Eine geschlossene Reposition und Osteosynthese sind in diesen Fällen nicht immer durchführbar. Standardmäßig wird ein anteriorer Zugang gewählt. Bei begleitenden Gefäßverletzungen wird hingegen der mediale Zugang empfohlen. Bei solchen Verletzungsmustern sind spätere Wachstumsstörungen (Längendiskrepanzen oder Winkeldeformitäten) häufiger zu beobachten.

Die isolierte Abtrennung des vorderen Teils der Epiphyse, die die Grundlage für die Tuberositas tibiae bildet, kann als eine besondere Einheit betrachtet werden. Diese Art von Verletzung kann je nach Schweregrad in drei Typen unterteilt werden:

- Bei der ersten Art wird nur ein kleiner Teil der vorderen Epiphyse durch Zug am Ligamentum patellae abgerissen. Hier wird das kleine Fragment in der Regel offen reponiert, und eine transossäre Refixationsnaht reicht aus.
- Bei der zweiten Art ist der gesamte verknöcherte ventrale Fortsatz der Epiphyse disloziert. Bei dieser Verletzung wird das Fragment nach Reposition (offen oder geschlossen) mit einer Stellschraube für sechs Wochen fixiert (Abb. 5).
- Beim dritten Typ bricht der Fortsatz vollständig ab und die Bruchlinie verläuft nach kranial ins Gelenk. Die Therapie wird ebenfalls mit einer geschlossenen Reposition und Schraubenosteosynthese durchgeführt.

Die **distalen tibialen Epiphysiolysen** machen weniger als 5 % aller Knöchelverletzungen aus und es sind ca. doppelt so viele Jungen wie Mädchen betroffen. Das Durchschnittsalter der Mädchen in der Fallserie von Hart beträgt 10,5 Jahre, das der Jungen 12,5 Jahre. Die meisten dieser Verletzungen können konservativ behandelt werden, wobei Wachstumsstörungen relativ selten auftreten (7). Diese Verletzungen nehmen verschiedene Formen an – Verschiebung der gesamten oder eines Teils der Epiphyse nach lateral vom Typ Salter-Harris II (Thurston-Holland-Fragment lateral, mit Fibulafraktur) oder Verschiebung der gesamten Epiphyse nach dorsal vom Typ Salter-Harris II (Thurston-Holland-Fragment dorsal, mit Fibulafraktur), mediale Subluxation der Tibia mit Verschiebung des medialen Anteils der Epiphyse vom Typ Salter-Harris III (mit Epiphysiolyse der Fibula), hintere Tibiafraktur („posterior edge") vom Typ Salter-Harris IV usw.

Sehr viel seltener sind jedoch die sogenannten Epiphysenolysen der Übergangsphase, d.h. Dreistufenfrakturen von Marmor (8). Hendrych et al. untersuchten dieses Verletzungsmuster in einer großen Fallserie (9). In ihrer Arbeit betonten sie die Notwendigkeit einer CT-Untersuchung bei der präoperativen Planung dieser Frakturen. Typisch sind Frakturen der distalen Tibiaepiphyse – die Fusion beginnt mittig, schreitet von dort nach medial fort und verschmilzt dann allmählich nach lateral. Dieser Prozess dauert eineinhalb Jahre, und in dieser Phase kann die Epiphysiolyse nach Marmor auftreten. Die Frakturlinien verlaufen bei dieser Verletzung in allen drei Ebenen. Variante eins der Marmor-Fraktur zeigt ein kleineres anterolaterales Fragment der Epiphyse (abgerissen durch den Zug des Ligamentum tibiofibulare anterius) und ein größeres mediodorsales Fragment der Epiphyse und Metaphyse. Wenn nur das anterolaterale Fragment abbricht, spricht man von einer Epiphysiolyse nach Kleiger, die der Tillaux-Chaput-Fraktur bei Erwachsenen ähnelt. Die Fibula bleibt entweder intakt (mit geringer Dislokation der Tibiafragmente), bricht schräg, verformt sich plastisch oder es kommt zu ihrer Epiphysiolyse (Abb. 6–9). Bei nicht dislozierten Verletzungen oder bei geschlossener Reposition erfolgt die konservative Therapie mittels Gipsruhigstellung für sechs Wochen. Bei Instabilität oder fehlender Rekonstruktion der Gelenkfläche erfolgt die operative Therapie. Wenn beide

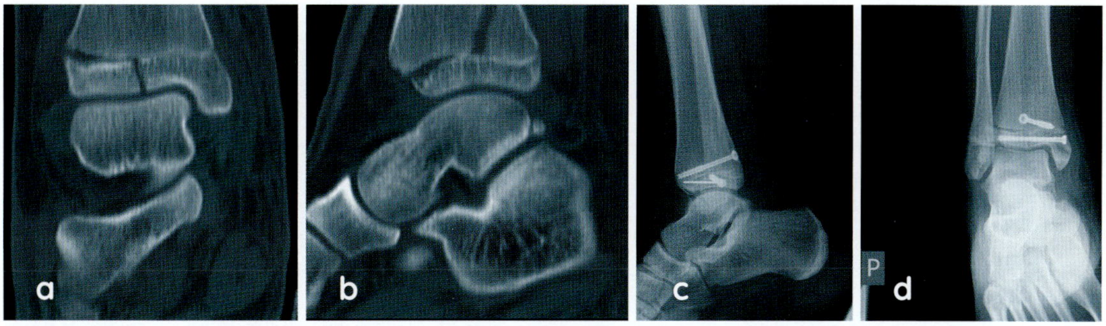

Abb. 6: Typische Form der im CT dokumentierten Epiphysiolyse (a, b) und Zustand nach geschlossener Reposition und Osteosynthese mit kanülierten Schrauben (c, d). Der Fibulainfarkt einige Zentimeter oberhalb der Syndesmose ist spontan abgeheilt.

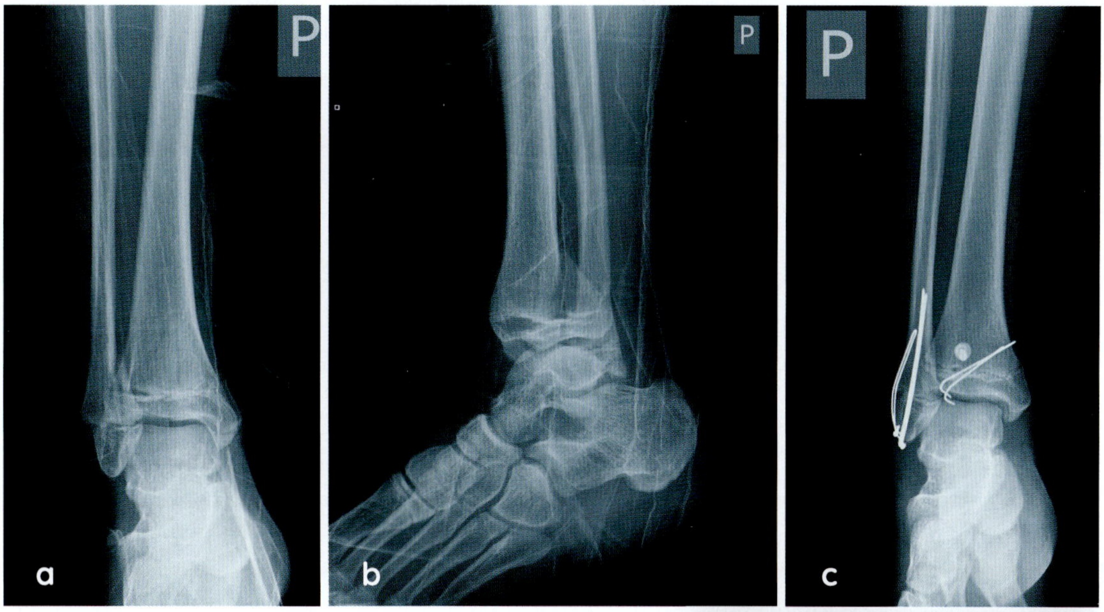

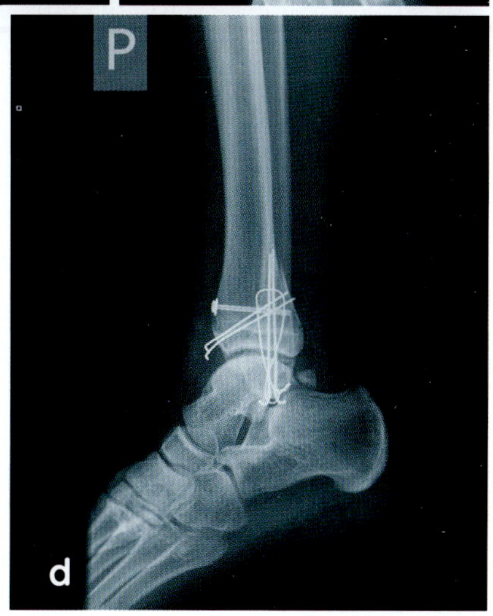

Abb. 7: Epiphyseolyse der Tibia und Fibula (a, b). Das Hauptfragment wurde geschlossen reponiert und mit einer perkutan eingebrachten Zugschraube fixiert. Das anterolaterale Fragment und die Fibula wurden offen behandelt – das kleinere anterolaterale Fragment wurde mit zwei Kirschner-Drähten von 1,5 mm transfixiert und die Epiphysiolyse der Fibula wurde adaptiv (ohne Kompression) mit einer Zugcerclage behandelt (c, d).

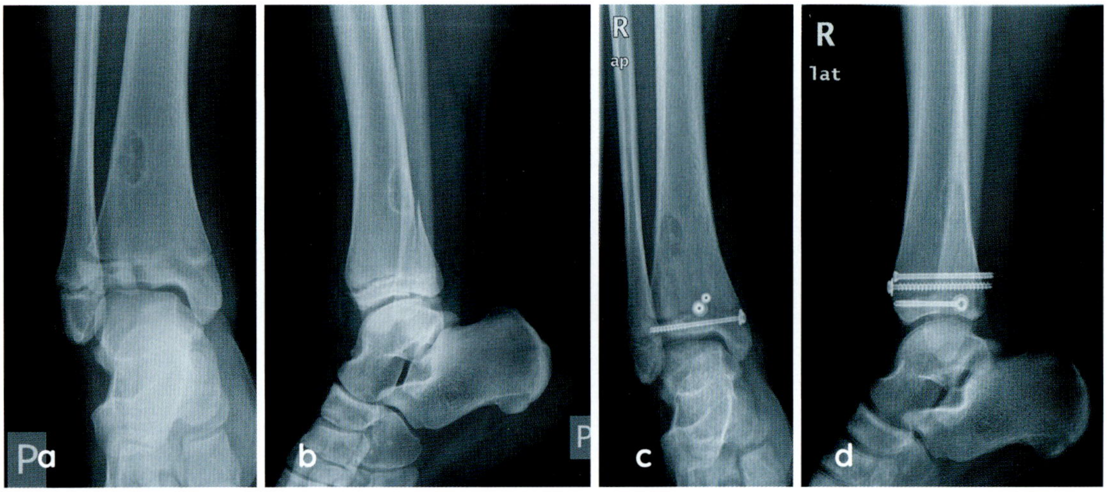

Abb. 8: Bei der Epiphyseolyse (a, b) wurde das größere posteromediale Fragment mit einer geschlossenen Reposition und einer perkutanen Osteosynthese mit zwei kanülierten Schrauben behandelt. Das kleinere anterolaterale Fragment musste offen reponiert werden und wurde mit einer kanülierten Zugschraube von der medialen Seite her fixiert (c, d). Die Längsfraktur der Fibula in der Frontalebene heilte spontan aus. Als Zufallsbefund wurde ein fibröser Kortikalisdefekt an der distalen Tibia festgestellt.

Fragmente geschlossen oder unter Verwendung von Kirschner-Drähten als Joysticks reponiert werden können, erfolgt die Osteosynthese mit perkutanen kanülierten Schrauben und postoperativer Ruhigstellung für sechs Wochen (Abb. 6). Manchmal ist die geschlossene Reposition nur eines Fragments erfolgreich und das andere muss offen repariert werden. Hierzu wird ein Längsschnitt ventral der Fibula durchgeführt, damit das anterolaterale (Kleiger-) Fragment reponiert werden kann (Abb. 7, 8). Zur Reposition des posteromedialen Fragments kann ein posteriorer Zugang verwendet werden, je nach Lage des Thurston-Holland-Fragments medial oder lateral (Abb. 9). Der Zugang erfolgt medial durch das Intervall zwischen Achillessehne und M. flexor hallucis longus oder lateral zwischen Achillessehne und Peronealsehnen.

Seltener sieht man die zweite Variante der dreifragmentigen Marmor-Fraktur, bei der der anteromediale Teil der Epiphyse in Kontakt mit der Metaphyse bleibt und nur das hintere Fragment, das sowohl aus der Metaphyse als auch aus der Epiphyse besteht, abbricht (Abb. 10, 11). Die Behandlungsprinzipien sind hier die gleichen wie bei der ersten Variante. Die atypische Form dieser Verletzung ist recht selten und wird meist durch größere Gewalteinwirkungen verursacht (Abb. 12). Bei distalen Verletzungen der Epiphysenfuge ist die Wahrscheinlichkeit einer Wachstumsstörung deutlich geringer, da das Hauptwachstum in der proximalen Fuge stattfindet. Allerdings kann auch hier eine Achsendeformität auftreten (Abb. 13). Da das Sprunggelenk sehr empfindlich auf Achsabweichungen reagiert, sollten diese Fälle nach dem Wachstumsabschluss mit Korrekturosteotomien behandelt werden (siehe separates Kapitel). Epiphysiolysen der proximalen Tibia und distale Dreifachfrakturen kommen sehr selten vor. Das Ziel der Behandlung ist die anatomische Reposition. Hierbei sollte eine weitere Schädigung der Wachstumsfugen vermieden werden.

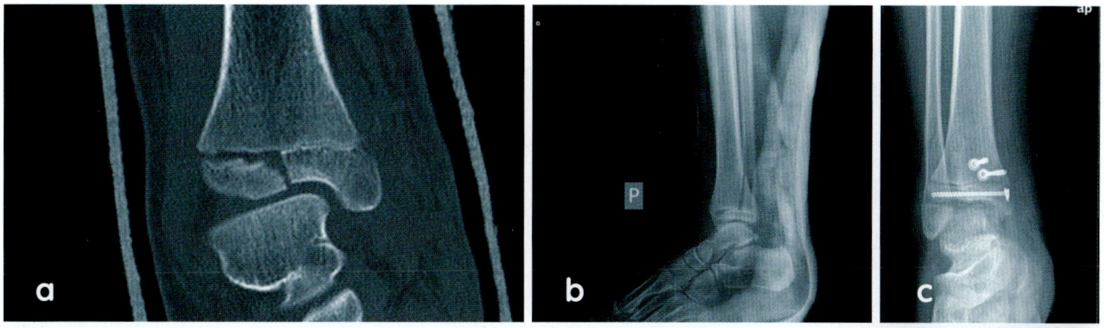

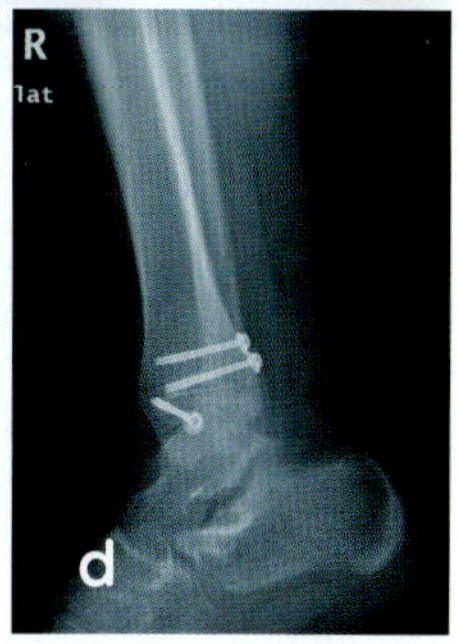

Abb. 9: Epiphyseolyse nach Marmor (a, b) mit Fraktur der Fibula. Die Reposition des posteromedialen Fragments bei geschlossenem posteriorem Thurston-Holland-Fragment war nicht möglich. Daher wurde die Reposition über einen posterioren Zugang durchgeführt und anschließend mit zwei kanülierten Zugschrauben fixiert. Die Reposition des anterolateralen Fragments war über einen geschlossenen Zugang möglich (c, d).

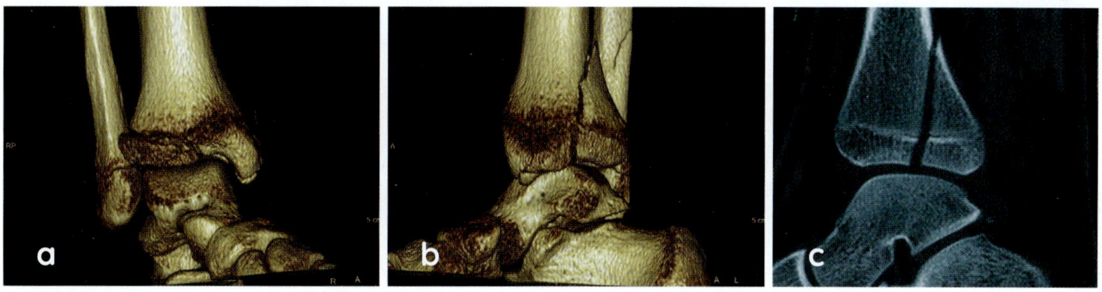

Abb. 10: Die zweite Variante der Marmor-Dreifragmentfraktur, bei der der anteromediale Teil der Epiphyse in Kontakt mit der Metaphyse bleibt und nur das hintere Fragment abbricht, welches sowohl aus der Metaphyse als auch aus der Epiphyse besteht. Um ein vollständiges Bild der Verletzung zu erhalten, ist eine 3-D-Rekonstruktion am besten geeignet (a–c).

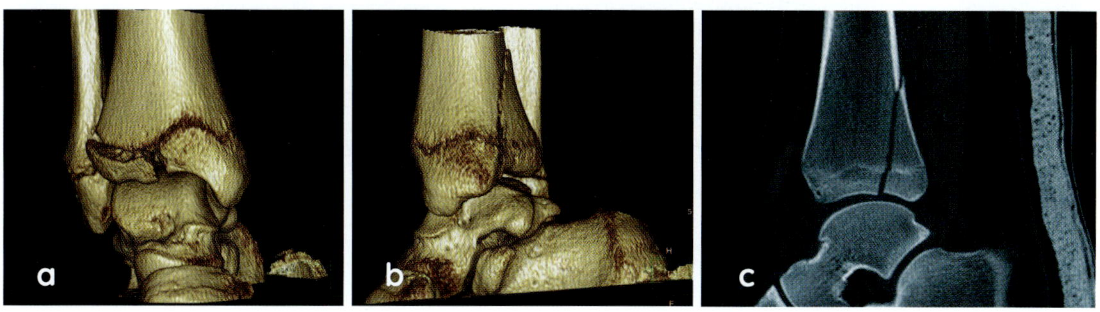

Abb. 11: Ein weiterer Fall der zweiten Variante der dreifragmentigen Marmorfraktur (a–c).

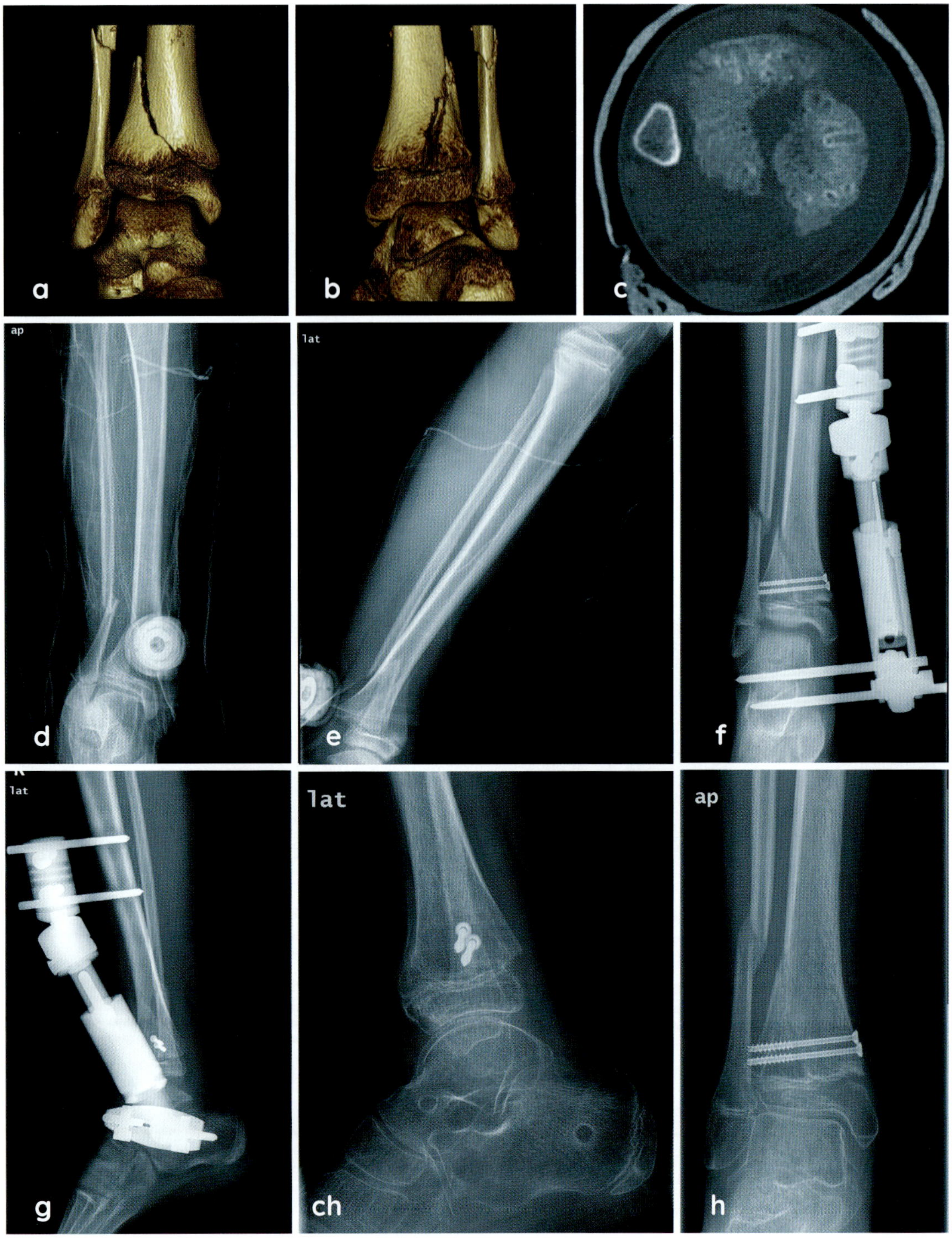

Abb. 12: Dreiseitige Fraktur mit Epiphysiolyse anteromedial, Fraktur der Tibia in zwei Ebenen, dem Thurston-Holand-Fragment anterolateral (a–c) und erheblicher Dislokation der Tibia mit begleitender Fibulafraktur (d, e). Aufgrund des ausgeprägten Schwellung war es nicht möglich, eine postoperative Gipsruhigstellung durchzuführen, weshalb ein Fixateur externe eingesetzt wurde (f, g). Zustand nach Heilung und Entfernung des externen Fixateurs (h, ch).

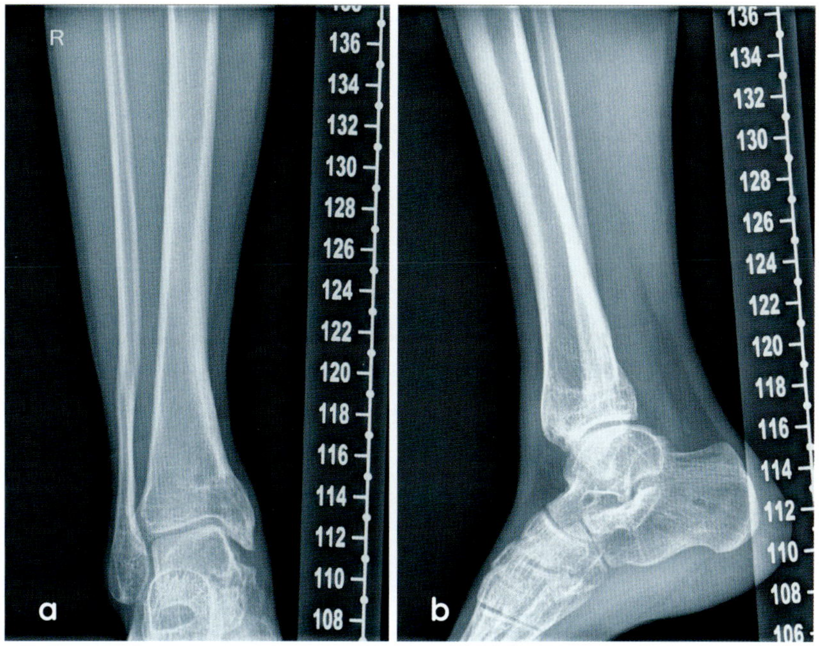

Abb. 13: Beispiel einer Achsenabweichung in beiden Ebenen bei einem jungen Mann nach einer Fraktur vom Typ Marmor im Alter von 13 Jahren (a, b).

1. Tošovský V, Stryhal F, Syrovátka A. Dětské zlomeniny. SZdN, Praha, 1961.
2. Steiger Ch N, Ceroni D. Mechanism and predisposing factors for proximal tibial epiphysiolysis in adolescents during sport activities. Int Orthop. 2019; 43:1395–1403.
3. Škvařil J, Plánka L, Jochymek J et al. Proximal tibial plate trauma in childhood and options for its management. Rozhl Chir. 2008; 87:605–608.
4. Hefti F, von Laer L, Morscher E. Principles and pathogenesis of post-traumatic malalignment in the growth years. Orthopäde. 1991; 20:324–330.
5. Kokavec M, Gajdoš M, Fristáková M, Huraj E. First experience with correction of limb-length inequality and angular and rotational deformities of the tibia using the Taylor spatial frame. Acta Chir Orthop Traumatol Cechoslov. 2008; 75:297–300.
6. Oberle M, Bonetta M, Schlickewei W. Surgical treatment of epiphysiolyses of the distal femur and the proximal tibia. Oper Orthop Traumatol. 2008; 20:387–395.
7. Hold G, Stauffer UG. Epiphysiolysis of the distal tibia. Treatment and results. Chirurg. 1982; 53:704–708.
8. Marmor L. An unusual fracture of the tibial epiphysis. Clin Orthop Relat Res. 1970; 73:132–135.
9. Hendrych J, Pešl T, Havránek P. Třírovinná zlomenina distální epifýzy tibie – přínos CT k indikaci a plánování osteosyntézy. Acta Chir Orthop Traumatol Cechoslov. 2018; 85: 336–342.

26. Dorsale Plattenosteosynthese der distalen Tibia

Das Sprunggelenk ist sehr anfällig für die Entwicklung einer posttraumatischen Arthrose. Der Knorpel des Sprunggelenks hat andere mechanische Eigenschaften und einen anderen Stoffwechsel als der Knorpel der beiden anderen gewichttragenden Gelenke der unteren Gliedmaßen. Außerdem ist er dünner und weniger elastisch (seine interzelluläre Matrix ist regelmäßiger angeordnet). Da das Sprunggelenk ein hochgradig kongruentes Gelenk ist, kann es die einwirkenden Kräfte leichter neutralisieren. Im Gegensatz zur Hüfte nimmt die Festigkeit des Sprunggelenkknorpels mit dem Alter nur allmählich ab. Beim normalen Gehen werden im Sprunggelenk Kräfte übertragen, die dem Fünffachen des Körpergewichts entsprechen, und über 75 % dieser Kräfte verteilen sich auf die obere Gelenkfläche des Talus, hauptsächlich anterolateral. Die Gelenkflächen sind in Neutralstellung und bei leichter Dorsalflexion am meisten in Kontakt. Jede Inkongruenz oder Achsenveränderung nach einer Verletzung verändert diese Verhältnisse erheblich. Schon eine Lateralisierung des Talus um 1 mm reduziert die tibiotalare Kontaktfläche um mehrere zehn Prozent und erhöht damit die Kontaktkräfte auf die übrigen Kontaktflächen enorm. Nach einem Trauma ist die Entwicklung einer Sprunggelenkarthrose recht häufig, mehr oder weniger unabhängig von der Art der Verletzung. Dies ist wahrscheinlich auch auf den hohen Anteil der betroffenen Knorpelkappenfläche bei Verletzungen zurückzuführen. Nach Angaben amerikanischer Kollegen liegt bei Frakturen des Sprunggelenks in bis zu 80 % der Fälle eine osteochondrale Läsion vor, und innerhalb von 48 Stunden nach der Verletzung sind 40 % der gesamten Chondrozyten abgestorben. Selbst eine kleine Dislokation des Wadenbeins verändert die Biomechanik des Gelenks bzw. die Verteilung der Belastungskräfte durch die Verschiebung des Talus in der Sprunggelenkgabel erheblich. Ein weiterer negativer Faktor ist der Einfluss von Abbauprodukten, die nach einer Verletzung in das Gelenk gelangen. Je komplexer die Fraktur ist, desto schlechter ist die Prognose für die Entwicklung einer Arthrose. Natürlich gilt auch: Je ungenauer die Reposition, desto schlechter die Prognose. So entwickeln mehr als ein Drittel der Frakturen vom Typ C des Schienbeins eine Arthrose. Ein weiterer negativer Faktor ist die Fraktur der hinteren Kante des Schienbeins, auch wenn sie noch so klein ist. Dies ist vor allem auf die Verkleinerung der Kontaktfläche und damit auf die Zunahme der Belastungskräfte im verbleibenden Teil des Gelenks zurückzuführen. Auch die Reposition der Fibula in der Incisura fibularis tibiae und die Syndesmosenbänder spielen eine große Rolle. Eine radiologisch nicht erkennbare Knorpelbeteiligung ist eines der wichtigsten Glieder in der pathogenetischen Degenerationskette. Auf Röntgenbildern zeigen sich arthrotische Veränderungen des Sprunggelenks relativ früh nach Knöchelfrakturen, bereits zwei Jahre nach der Verletzung. Wenn die Degeneration auf den Röntgenbildern nicht so früh zu sehen ist, ist die Wahrscheinlichkeit relativ groß, dass sie in den nächsten Jahren nicht auftritt.

In letzter Zeit sind Frakturen der hinteren Kante des Schienbeins sehr häufig, insbesondere bei Luxationsverletzungen des Schienbeins. Sie sind in der Regel das Ergebnis von Rotationsgewalt. Es wurde eindeutig nachgewiesen, dass bei Vorliegen einer Hinterkantenfraktur das Endergebnis der Behandlung tendenziell schlechter ausfällt (1). An unserer Abteilung beschäftigen wir uns seit mehr als 15 Jahren mit der Osteosynthese der hinteren Kante der distalen Tibia durch posteriore Zugänge, und wir haben sehr gute Erfahrungen mit diesem Verfahren gemacht (2). Bartonicek und Rammelt (Dresden) haben auf diesem Gebiet sehr viel geleistet und ihre Studie hat zu der heute weltweit akzeptierten CT-Klassifikation der hinteren Tibiakantenfrakturen geführt (3). In weiteren Arbeiten haben sie auf die Notwendigkeit der

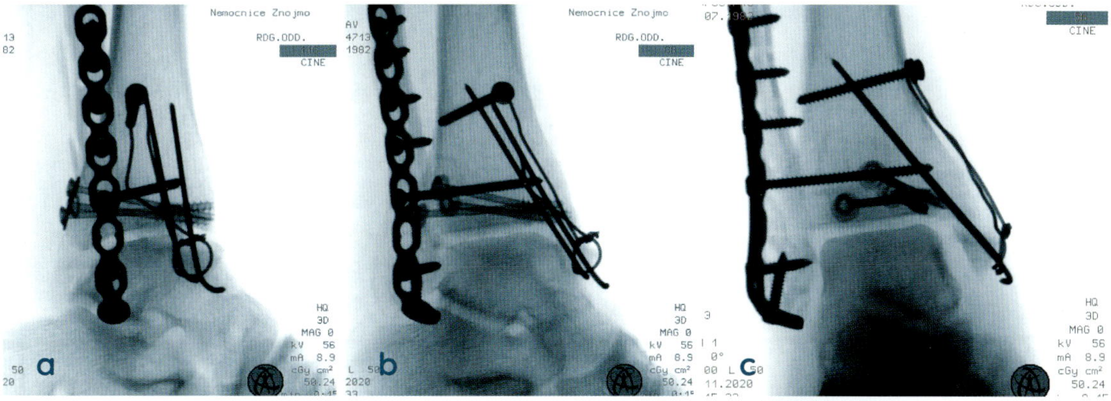

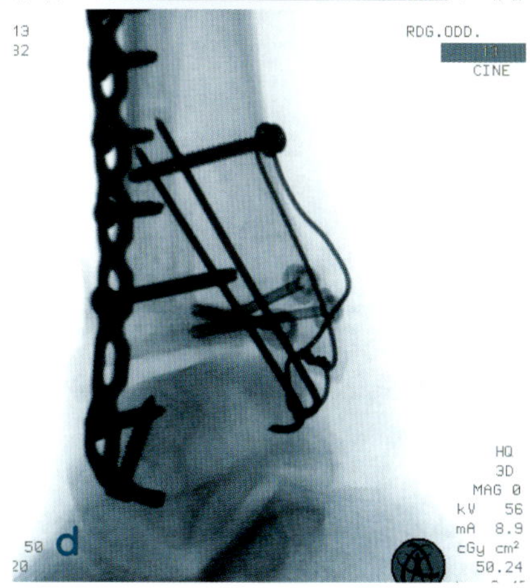

Abb. 1: Einige Sequenzen aus der 3D-Rotationsansicht der distalen Tibia nach Osteosynthese (zeigt deutlich die anatomische Reposition der Fraktur) (a–d).

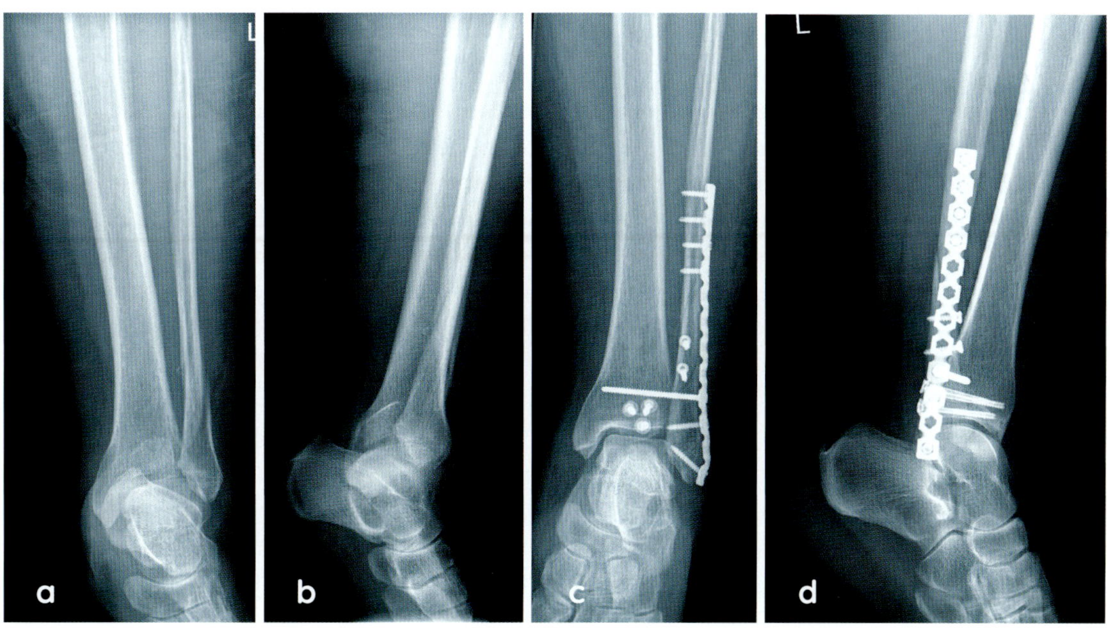

Abb. 2: Luxationsfraktur der Tibia (a, b). Zustand nach Osteosynthese mit korrekter Einbringung der dorsalen Schrauben subchondral (c, d).

CT-Untersuchung dieser Frakturen und ihrer operativen Versorgung hingewiesen (4, 5). Die früher routinemäßig akzeptierte Regel, dass nur Hinterkantenfragmente, die sich über 25 % oder mehr der anteroposterioren Dimension der Tibia erstrecken, mit Osteosynthese behandelt werden sollten, gilt nicht mehr, sondern es sollten verschiedene Arten von distalen tibialen Hinterkantenfrakturen unterschieden werden (6, 7). Dennoch gilt, dass sich eine posttraumatische Arthrose eher nach dem Bruch eines größeren Hinterkantenfragments und bei einer Gelenkinkongruenz von 1 mm oder mehr entwickelt (8, 9). Unter diesem Gesichtspunkt ist es sehr vorteilhaft, wenn bereits im Operationssaal ein 3D-Scan zur Verfügung steht (Abb. 1). Nur direkt nach der Operation ist die Möglichkeit gegeben, die Richtigkeit der Reposition durch eine CT-Aufnahme zu überprüfen (10). Vor allem eine Hinterkantenfraktur kann auf einfachen Röntgenbildern gar nicht erkennbar sein, weshalb bei schwereren Knöchelfrakturen standardmäßig eine CT-Untersuchung durchgeführt werden sollte (11).

Der Ansatz für die Behandlung von hinteren Tibiarandfrakturen hat sich im Laufe der Zeit weiterentwickelt. Früher wurden Knöchelgabelverletzungen mit einem gebrochenen hinteren Rand nur eingegipst (auch nach Osteosynthese des medialen oder lateralen Malleolus), damit das hintere Randfragment von selbst heilt. Es folgte eine Phase, in der die Chirurgen versuchten, die Hinterkante durch Dorsalflexion zu reponieren und das Fragment mit einer Schraube oder Schrauben von der Vorderseite her zu fixieren. Dies ist jedoch sicherlich keine ideale Behandlungsmethode, wie in einigen Studien gezeigt wurde (12, 13). Was jedoch weniger auf den Unterschied in der Festigkeit zwischen der Osteosynthese mit anterior oder posterior eingebrachten Schrauben zurückzuführen ist, die praktisch gleich ist (14), sondern häufig auf die nicht anatomische Reposition der Gelenkfläche (mit einem Defizit von 1 mm oder mehr) bei der anterioren Operation und die nicht anatomische Reposition der Fibula in der Incisura fibularis tibiae (der Ausriss des Ligamentum tibiofibulare posterius erfordert immer eine anatomische Reposition) (15).

In den letzten Jahren ist ein deutlicher Trend zur Versorgung von distalen Tibiahinterkantenfrakturen über den posterioren Zugang zu verzeichnen. Hier wird die Osteosynthese mit Zugschrauben oder einer Abstützplatte angeboten. Nach der Osteosynthese kommt es nicht so sehr auf den möglichen Restspalt zwischen dem Hinterkantenfragment und dem Rest der Tibia an, sondern vor allem auf die Wiederherstellung einer glatten Gelenkfläche (kein Defizit). Meijer et al. wiesen in einer Patientenkohorte nach, dass selbst eine Unregelmäßigkeit der Gelenkoberfläche von weniger als 1 mm die Schmerzen signifikant erhöht und die Funktionswerte nach der Operation verringert (16). Je größer das hintere Randfragment ist, desto robuster sollte die Osteosynthese sein (17). Obwohl eine Reihe von Studien veröffentlicht wurde, die die größere Festigkeit der Plattenosteosynthese an dieser Stelle eindeutig belegen (13, 14, 18, 19), wird diese Art der internen Fixierung nicht routinemäßig verwendet. Wir sehen den wahrscheinlichen Grund für die weitaus häufigere Wahl von Zugschrauben in der Notwendigkeit eines relativ kleinen chirurgischen Zugangs, während die Plattenosteosynthese einen weiter proximal gelegenen Zugang erfordert. Entscheidet sich der Chirurg für die Zugschraubenosteosynthese, muss er sich der Anatomie der distalen Tibia in der Sagittalebene bewusst sein. Aufgrund ihrer Konkavität sollte der Eintrittspunkt der Schraube mindestens 5 mm oberhalb der Gelenkfläche liegen, wenn die Schraube parallel zur Gelenkfläche eingebracht wird (Abb. 2). Wenn die Schraube weiter kaudal eingebracht werden muss, muss ihre Neigung steiler sein, damit sie nicht intraartikulär eindringt (20). Bei richtiger Wahl der posterioren Osteosynthese sind die klinischen Ergebnisse nach Anwendung von Zugschrauben oder einer Abstützplatte in etwa gleich (21).

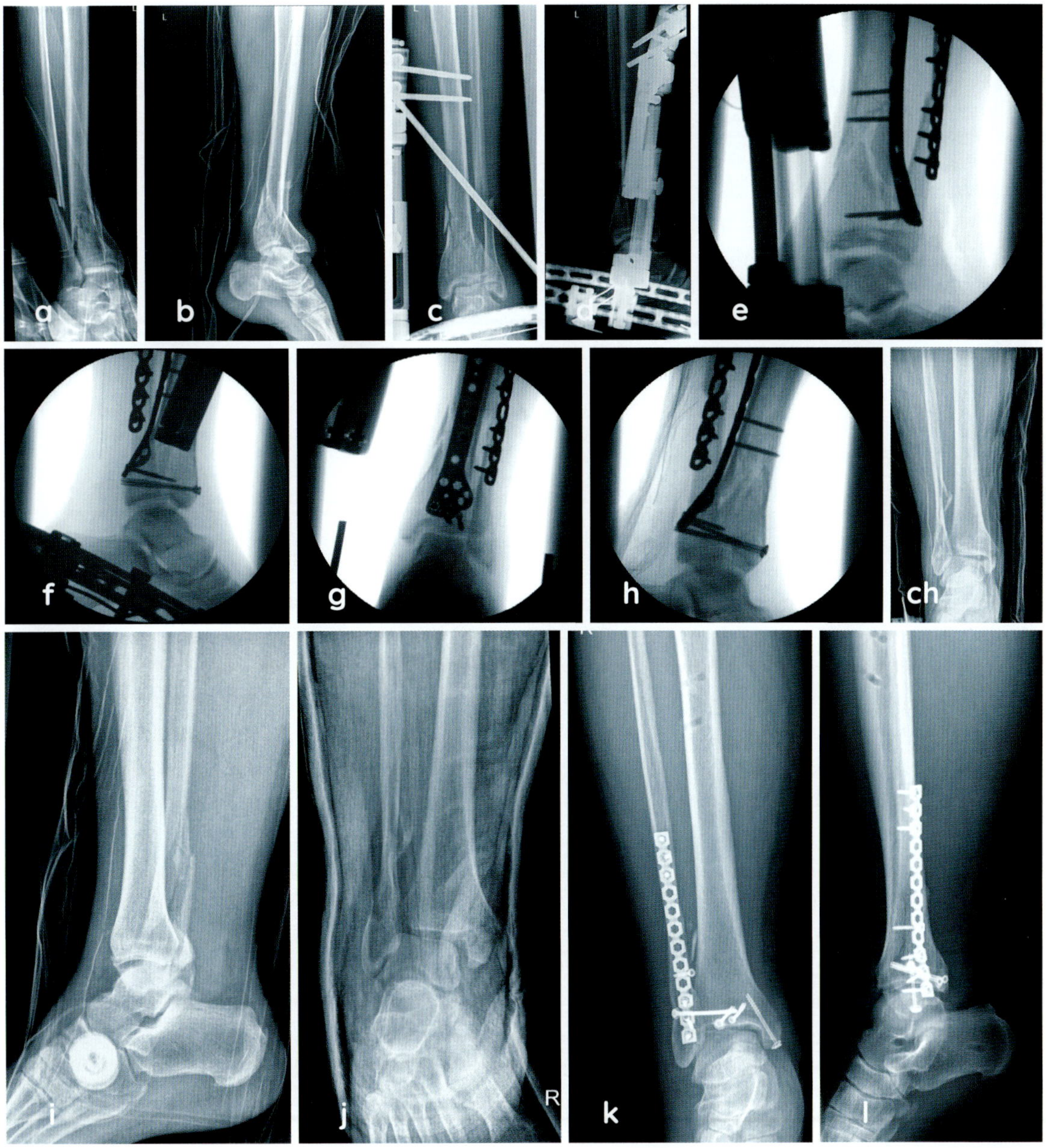

Abb. 3: Mann, 31 Jahre, Pilontrümmerfraktur im Rahmen eines Polytraumas (a, b). Aufgrund der schweren Weichteilverhältnisse und der hohen Instabilität wurde primär ein Fixateur externe angelegt (c, d). Nach Abschwellung und Abheilen der Spannungsblasen wurde eine interne Osteosynthese durchgeführt. Während des Eingriffs wurde der Fixateur externe belassen und die Fibula über einen posterolateralen Zugang versorgt (Platte wurde posterolateral angelegt), gefolgt von einer Osteosynthese der Hinterkante der distalen Tibia mit einer Abstützplatte (e). Im nächsten Schritt wurde das ventrale Fragment anterior mit zwei Schrauben perkutan fixiert und die Gelenkkongruenz wiederhergestellt (f, g). Erst am Ende des Eingriffs wurde der externe Fixateur entfernt (h).
Mann, 51 Jahre, Trimaleolarfraktur (ch, i), redisloziert in Gipsfixation (j). Anlage eines Fixateur externe, definitive Osteosynthese im Intervall über einen posterolateralen Zugang: Die Fibulaplatte wurde dorsal angelegt und der hintere Rand nach Reposition mit Schrauben fixiert (k, l).

Wir verwenden zwei Zugänge zum hinteren Rand der distalen Tibia, posterolateral und posteromedial. Seit wir die posteriore Osteosynthese der distalen Tibia durchführen, richtet sich die Wahl des Zugangs nach der Lage und Form des posterioren Fragments, wie es heute gemäß der Klassifizierung von Bartonicek und Rammelt (3) oder der zuvor veröffentlichten Klassifizierung von Haraguchi (22) empfohlen wird. Bartonicek und Rammelt teilen die posterioren Randfrakturen in vier bzw. fünf Typen ein, je nach Verlauf der Frakturlinie:

- 1 – außerhalb der Incisura fibularis tibiae,
- 2 – kleines posterolaterales Fragment (am häufigsten, 52 %),
- 3 – Hinterkantenfraktur auch posteromedial von geringem Ausmaß (28 %),
- 4 – großes posterolaterales Fragment,
- 5 – nicht klassifizierbare Frakturen (3 %).

Haraguchi teilte diese Frakturen in drei Typen ein:

- I – posterolaterales Fragment,
- II – Ausdehnung der Frakturlinie auch nach posteromedial zum hinteren Teil des Malleolus medialis,
- III – nur marginaler Bruch des hinteren Randes.

Wenn wir Sprunggelenkfrakturen von Pilonfrakturen unterscheiden wollen, ist die Definition von Haraguchi, der die transmaleoläre Linie als Grenze ansieht, wahrscheinlich die beste und einfachste Hilfe. Wenn ein so großes Fragment des hinteren Randes abgebrochen ist, dass die Frakturlinie vor dieser Linie verläuft, handelt es sich bereits um eine Pilonfraktur. In den meisten Fällen ist die Pilonfraktur jedoch auf den ersten Blick erkennbar. In diesem Fall ist unserer Meinung nach eine Plattenosteosynthese eindeutig indiziert (Abb. 3).

Wie bereits erwähnt, ist eine CT-Untersuchung für die präoperative Planung unerlässlich. An unserer Abteilung belassen wir nur Haraguchi-Typ-III-Hinterkantenfrakturen ohne Osteosynthese, d.h. Frakturen von geringem Ausmaß (einige Millimeter), die die Incisura fibularis tibiae nicht betreffen. Alle anderen Frakturen der hinteren Kante werden durch direkte Reposition und interne Osteosynthese über einen posterioren Zugang behandelt. Der Übergang der Fraktur in die Incisura fibularis tibiae ist von entscheidender Bedeutung, da es sich eigentlich um einen Ausriss des hinteren Tibiofibularbandes handelt. Ohne Behandlung dieser Verlet-

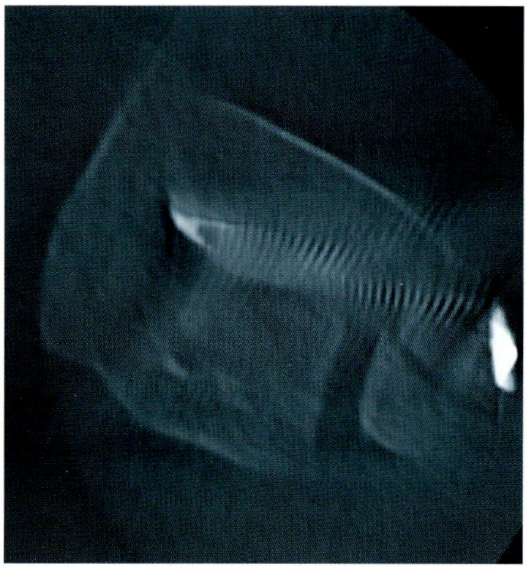

Abb. 4: Perioperative Ansicht – Transversalaufnahme mit konzentrischer Reposition der Fibula in der Incisura fibularis tibiae und der Stellschraube.

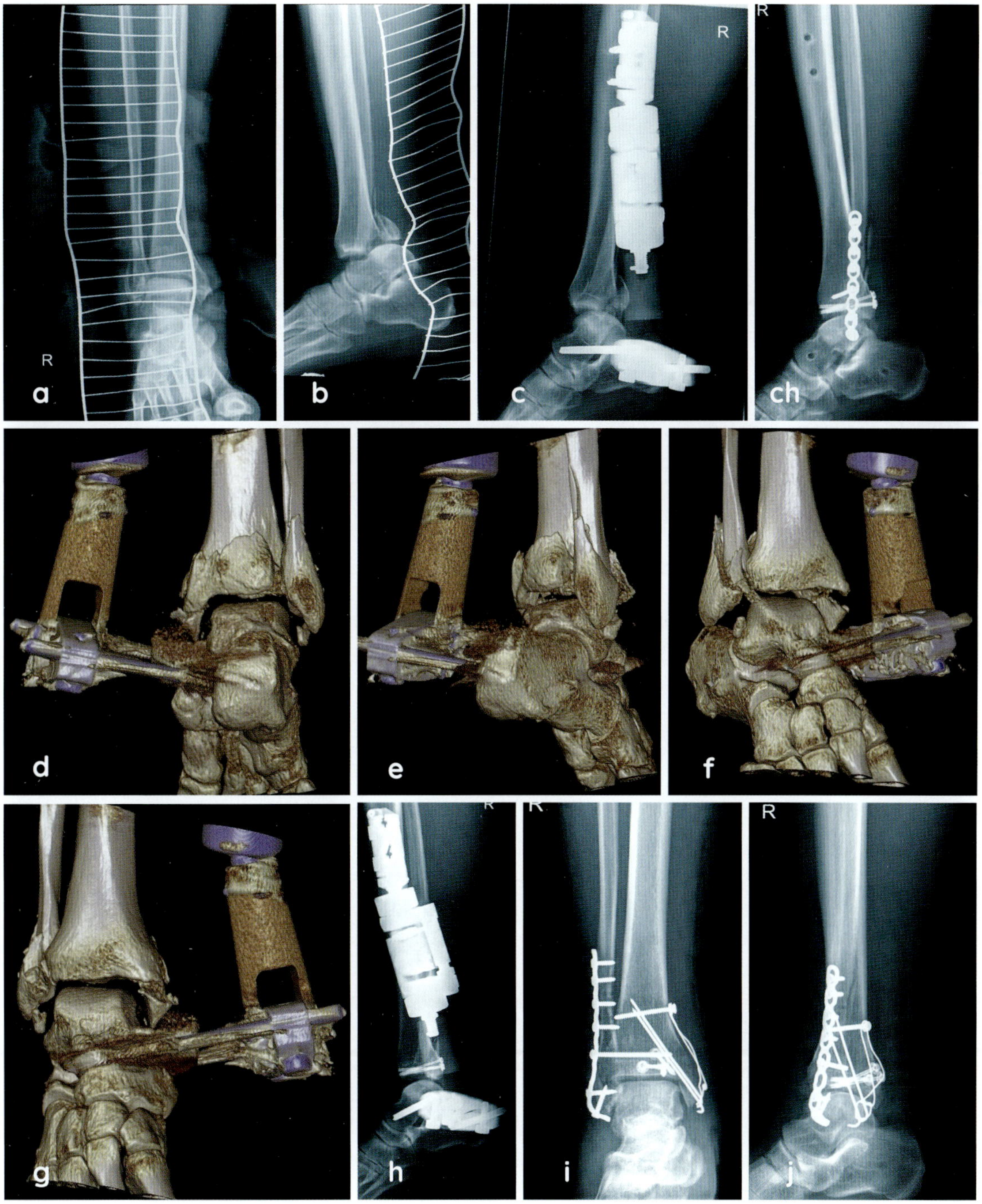

Abb. 5: Mann, 26 Jahre, Luxationsfraktur der Tibia, multiaxiale Instabilität (a, b). Es wurde primär ein Fixateur externe angelegt, trotzdem zeigte sich eine fortschreitende leichte Dorsalsubluxation (c). Die anschließende CT-Untersuchung zeigte eine Hinterkantenfraktur, eine tiefe Fibulafraktur und einen Abriss des medialen Malleolus (d–g). Nach Abklingen der Weichteilschwellung wurde die posterolaterale Tibiahinterkante mit Zugschrauben versorgt (h), die Fibula wurde osteosynthetisiert und der externe Fixateur entfernt (ch), erst nach einer weiteren Woche erlaubte der Hautzustand die Osteosynthese des medialen Malleolus (i, j).

zung ist eine Reposition der Fibula möglicherweise nicht erfolgreich und – wie in der Einleitung erwähnt – verringert selbst eine bloße Lateralisierung des Talus um 1 mm die tibiotalare Kontaktfläche um mehrere zehn Prozent, wodurch die Druckkräfte auf die verbleibenden Kontaktflächen enorm erhöht werden. Darüber hinaus verändert selbst eine kleine Dislokation der Fibula die Biomechanik des Gelenks erheblich, insbesondere durch die Verschiebung des Talus in der Tibiagabel. Die anatomische Reposition und stabile Osteosynthese des hinteren Teils der Incisura fibularis tibiae gewährleistet häufig eine spontane Reposition und Stabilität der Fibula, ohne dass eine suprasyndesmale Verschraubung erforderlich ist (23). Auch hier ist die Möglichkeit einer intraoperativen 3D-Kontrolle gegenüber einem postoperativen CT-Scan von Vorteil (Abb. 4). Bei Vorhandensein eines posterolateralen Fragments, selbst eines kleinen, wählen wir logischerweise immer den posterolateralen Zugang.

Da die Hinterkantenfraktur häufig zu den trimaleolären Luxationsfrakturen gehört, die oft in alle Richtungen instabil sind, setzen wir bei diesen Patienten in der Regel zunächst einen Fixateur externe (eine Gipsfixierung reicht nicht aus, um die reponierte Position zu halten) und operieren nach abschwellenden Maßnahmen im Verlauf. Die Osteosynthese der Hinterkantenfraktur ist in der Regel der erste Schritt der Knöchelrekonstruktion. Wenn es der Zustand der Weichteile erlaubt, kann eine direkte operative Versorgung angestrebt werden, hierbei versorgen wir die Hinterkante gleichzeitig mit der Fibulafraktur. Die Versorgung des Innenknöchels, über dem häufig Blasen vorhanden sind, ist in der Regel der letzte, separate operative Eingriff (Abb. 5). Unser Ziel ist die Wiederherstellung der Gelenkkongruenz, d.h. die möglichst exakte Reposition der Gelenkfläche der distalen Tibia, die Reposition und Stabilität der Fibula in der Incisura fibularis tibiae und eine stabile Osteosynthese, um einen frühen Beginn der Rehabilitation zu ermöglichen.

Die Entscheidung über die Art des chirurgischen Zugangs zur Behandlung der Hinterkantenfraktur sollte unbedingt auf der Grundlage der CT-Aufnahme getroffen werden (24). Die meisten posterioren Randfrakturen der distalen Tibia können mit einem posterolateralen Zugang reponiert und fixiert werden (Abb. 6). Dieser Zugang ist in der Literatur gut beschrieben und birgt für den Chirurgen keine größeren Fallstricke (25–27). Wir operieren in Bauchlage, ohne Tourniquet, über einen Längsschnitt etwa in der Mitte zwischen dem äußeren Rand der Achillessehne und dem hinteren Rand der Fibula. Wenn wir auch eine Fibulafraktur über diesen Zugang versorgen wollen, verlegen wir den Hautschnitt weiter in Richtung Fibula. Wir identifizieren und schützen den N. suralis und die V. saphena parva, die im subkutanen Gewebe verlaufen. Der N. suralis verläuft seitlich von der medialen Seite und überquert den äußeren Rand der Achillessehne etwa 10 cm oberhalb ihres Sehnenansatzes am Kalkaneus. In einer Höhe von 7 cm über der Spitze des Außenknöchels befindet sich der Nerv etwa 2,5 cm vom hinteren Rand des Wadenbeins entfernt und beginnt von diesem abzuzweigen. Es ist gut, die Anatomie des Nervs zu kennen, denn bei der Plattenosteosynthese müssen wir den Zugang weiter nach kranial verlängern. Anschließend mobilisieren wir die Peronealsehnen. Wenn wir zuerst die Fibula behandeln wollen, ziehen wir sie nach medial. Wir haben festgestellt, dass es sinnvoll ist, die Platte zuerst am distalen Fragment der Fibula anzubringen. Wenn wir mit diesem Ansatz osteosynthetisieren, befestigen wir sie eher posterolateral; sie lateral zu befestigen, würde unnötig Zug auf die Hautränder ausüben (Abb. 3). Anschließend stellen wir die Länge der Fibula wieder her. Dann fixieren wir die Platte mit einer Repositionszange am proximalen Fragment und befestigen sie dort mit Schrauben. Dieses Verfahren ist schnell, und die Fraktur heilt ohne Devitalisierung der Zwischenfragmente ebenfalls schnell.

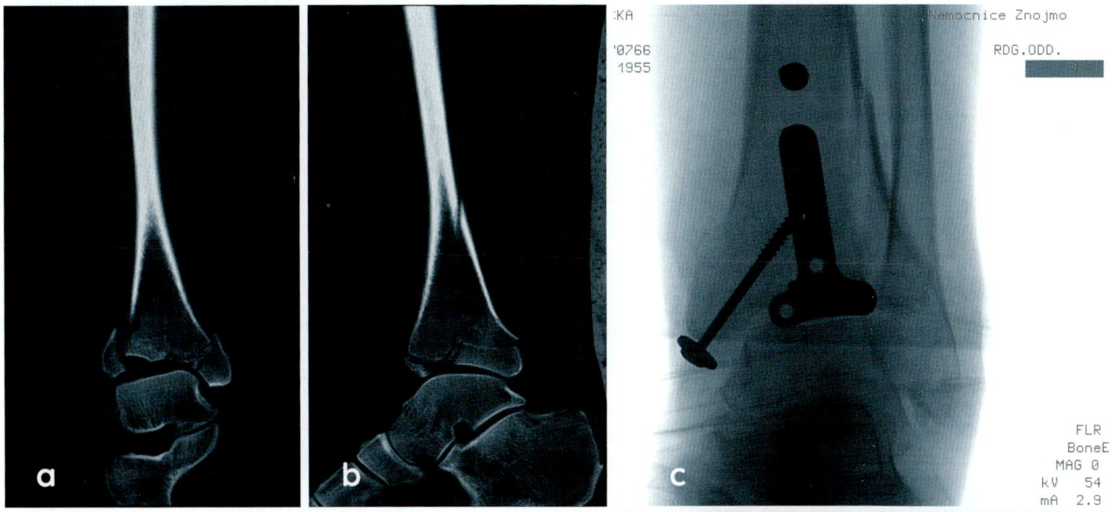

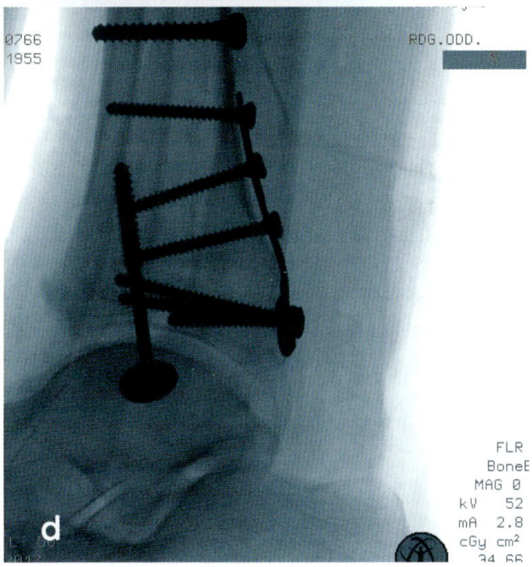

Abb. 6: Dorsale Pilonfraktur mit Fraktur des medialen Malleolus (a, b). Sie wurde mit einem posterolateralen Plattenosteosyntheseansatz behandelt, und anschließend wurde der mediale Knöchel über eine kleine Inzision reponiert und mit einer Zugschraube fixiert (c, d). Die seitliche Projektion zeigt eine perfekte Wiederherstellung der Gelenkfläche der distalen Tibia.

Um den hinteren Rand der Tibia selbst zu behandeln, ziehen wir die Peronealsehnen nach außen und gehen bis in die Tiefe zwischen ihnen und der Achillessehne. In der Tiefe medial der Achillessehne identifizieren wir den M. flexor hallucis longus und führen einen Hohmann-Haken unter ihm hinter die Tibia ein. So erhalten wir Einblick auf die gesamte distale Tibia. Am posterolateralen Fragment erkennen wir das Lig. tibiofibulare posterius. Das oder die Fragmente werden nicht devitalisiert (die Nährstoffgefäße treten 2,5–5 cm oberhalb der Gelenkfläche in den hinteren Rand der Tibia ein). Wenn ein weiter ventral gelegenes Fragment der Gelenkfläche vorhanden und in die Metaphyse eingebettet ist, kippen wir das hintere Randfragment vorsichtig, heben das Zwischenfragment auf das Niveau der Gelenkfläche und kippen das hintere Fragment zurück (Abb. 7). Wir fixieren temporär mit Kirschner-Drähten. Wenn das posterolaterale Fragment nicht groß ist, fixieren wir es mit kanülierten Titanschrauben von 4,0 mm Durchmesser. Ist das Fragment jedoch groß oder liegen mehrere, kleinere Fragmente vor, die eine stabile Schraubenosteosynthese nicht zulassen, bringen wir eine 3,5-mm-Abstützplatte an. Nach der radiologischen Kontrolle spülen wir die Wunde, überprüfen die Blutstillung, legen eine Redon-Drainage und vernähen das Unterhautgewebe und die Haut.

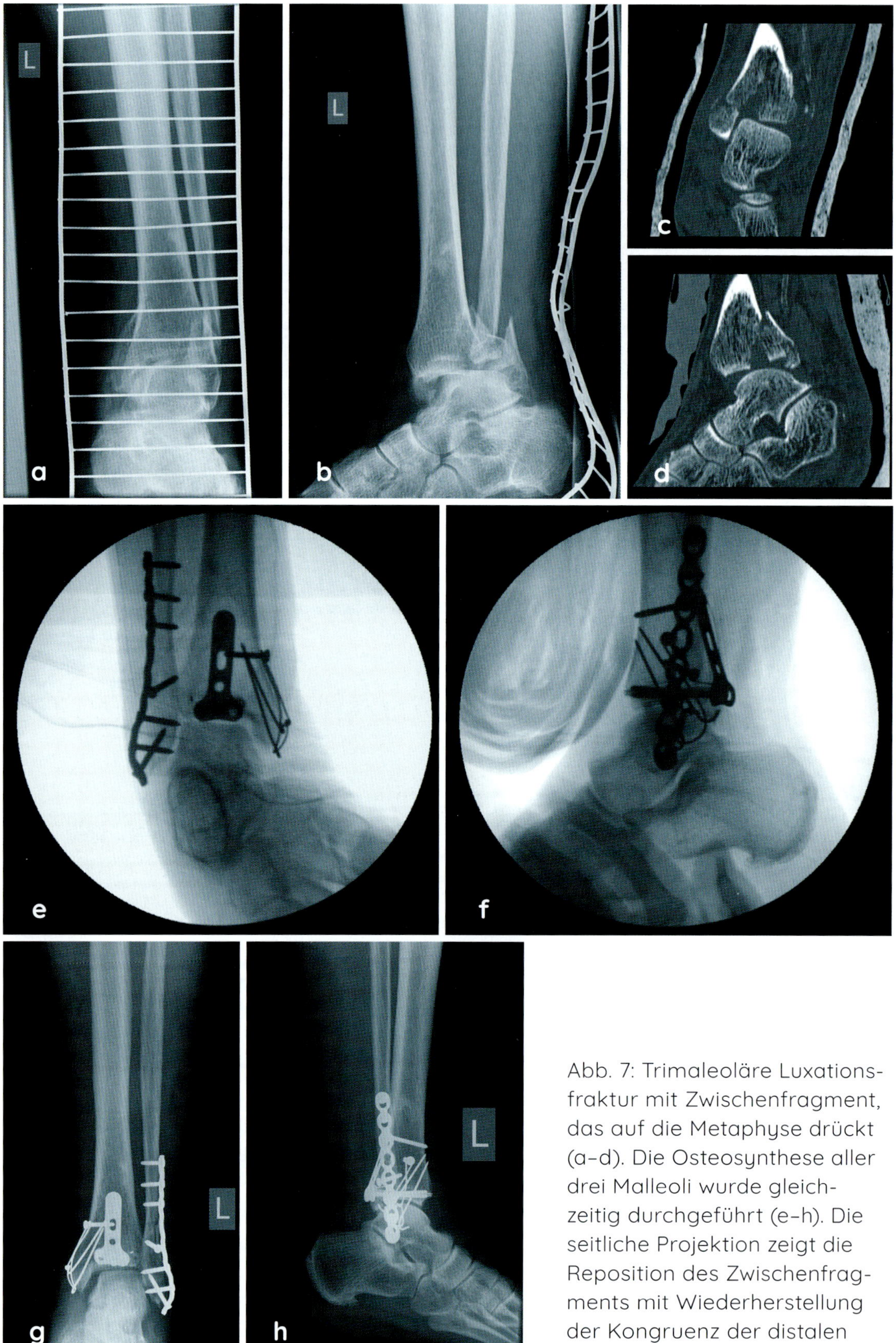

Abb. 7: Trimaleoläre Luxationsfraktur mit Zwischenfragment, das auf die Metaphyse drückt (a–d). Die Osteosynthese aller drei Malleoli wurde gleichzeitig durchgeführt (e–h). Die seitliche Projektion zeigt die Reposition des Zwischenfragments mit Wiederherstellung der Kongruenz der distalen Gelenkfläche der Tibia.

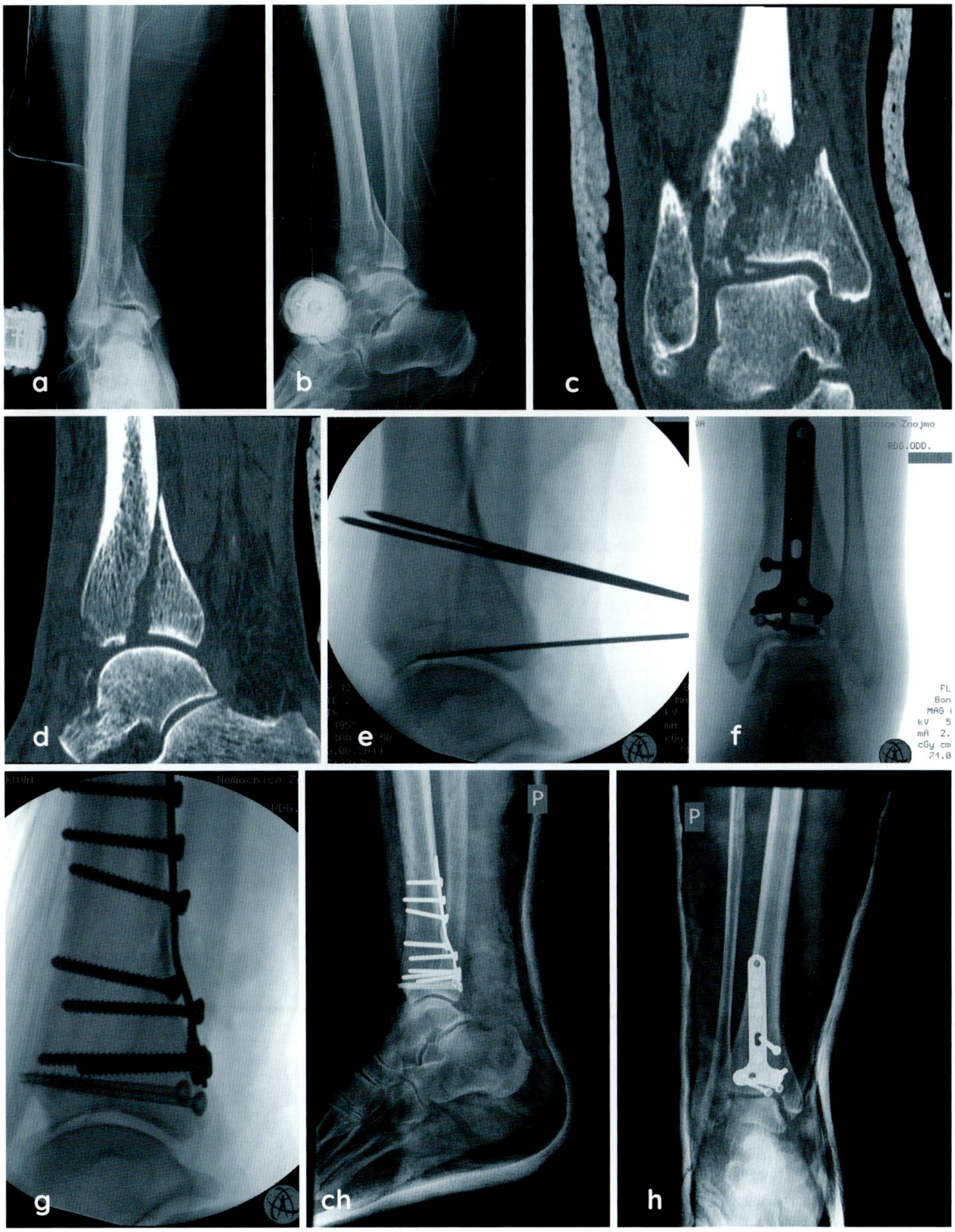

Abb. 8: Dorsomediale Pilonfraktur mit Verletzung der äußeren Kollateralbänder (a–d). Über den dorsomedialen Zugang wurde die Fraktur nach Reposition vorübergehend mit Kirschner-Drähten fixiert (e) und anschließend durch eine kombinierte Osteosynthese mit Zugschrauben und einer Abstützplatte mit vollständiger Wiederherstellung der Gelenkfläche stabilisiert (f, g). Ausnahmsweise wurde nach der Operation für sechs Wochen ein Gips angelegt, um die Bandverletzung auszuheilen (h, ch).

Bisher haben wir bei keinem der so behandelten Patienten Probleme mit der Heilung der Operationswunde beobachtet, und die Ergebnisse sind ebenfalls sehr gut, was auch durch die Arbeit anderer Autoren bestätigt wird (28).

Frakturen vom Typ Bartonicek und Rammelt 3 oder Haraguchi II, also Hinterkantenfrakturen, die in den Innenknöchel hineinreichen, oder dorsomediale Pilonfrakturen, werden mit dem posteromedialen Zugang (Abb. 8) versorgt (24). Dieser operative Zugang ist uns z.B. von Transfers des M. flexor hallucis longus für die Achillessehne routinemäßig bekannt und ist auch nicht schwierig. Der Hautschnitt erfolgt in Längsrichtung auf der Höhe von etwa der Hälfte des Abstandes zwischen dem medialen Rand der Achillessehne und dem medialen Knöchel. Sollten wir gleichzeitig mehr Zugang zum Innenknöchel benötigen, verlängern wir den Hautschnitt hockeyschlägerartig unter dem Knöchel nach dem Broomhead-Prinzip. Medial der Achillessehne durchtrennen wir die tiefe Faszie in Längsrichtung. Wir identifizieren die Sehne und den tief liegenden Muskelbauch des M. flexor hallucis longus, heben ihn mit dem Raspatorium an und führen einen Hohmann-Haken unterhalb des Schienbeins ein. Das neurovaskuläre Bündel muss in der Regel überhaupt nicht präpariert werden, da es durch den Abduktorenmuskel geschützt ist. Wenn es jedoch notwendig ist, eine längere Platte anzubringen (bei Pilonfrakturen), ist es besser, das neurovaskuläre Bündel zu identifizieren und nach medial zu ziehen. Der M. flexor hallucis longus wird dann nach lateral gezogen (Abb. 9). Die Achillessehne wird nach außen gezogen, wodurch der gesamte posteromediale Anteil der distalen Tibia zugänglich wird. Die Entscheidung zwischen Schrauben- und Plattenosteosynthese erfolgt hier nach den gleichen Regeln wie oben beschrieben. Um eine Platte anzulegen, muss lediglich der Muskelbauch des M. flexor hallucis longus, dessen Fasern die hintere Tibia schräg überlappen, weiter proximal mobilisiert werden. Das weitere Vorgehen unterscheidet sich nicht von der Versorgung der Fraktur über den posterolateralen Zugang. Nur in seltenen Fällen kann es erforderlich sein, beide posterioren Zugänge gleichzeitig zu verwenden (ein großes posterolaterales Fragment und ein großes posteromediales Fragment, das deutlich in den Innenknöchel ausläuft). Dies ist prinzipiell kein Problem, es muss nur darauf geachtet werden, dass eine ausreichend breite Hautbrücke zwischen den beiden Hautschnitten erhalten bleibt (29).

Nach der Versorgung beider Knöchel und der Hinterkante mit einer stabilen internen Osteosynthese beginnen wir bereits am nächsten Tag mit der aktiven Physiotherapie (wir stellen das Gelenk nicht ruhig). Der Physiotherapeut muss sich vor allem auf die Wiederherstellung der Dorsalflexion, die nach diesen komplexen Frakturen oft eingeschränkt ist (Dehnungsübungen), und auf die Stärkung der Schienbeinmuskulatur konzentrieren. Motorschienen werden in der Regel nicht mehr verwendet; der Patient muss sich selbst aktiv bewegen. Die volle Belastung beginnt je nach Schmerzkompensation nach zwölf Wochen.

Die Versorgung des hinteren Randes der distalen Tibiafraktur muss nicht ausschließlich der Plattenosteosynthese vorbehalten sein. In ausgewählten Fällen ist die Schraubenosteosynthese über einen minimalen hinteren Zugang vorzuziehen. Bei Haraguchi-Typ-III-Frakturen ist ein konservativer Ansatz sogar noch besser (30). Die Patientenzufriedenheit nach posteriorer Osteosynthese der distalen Tibia ist jedoch nicht nur ein Ergebnis unserer Arbeit (genaueste Reposition und stabile Osteosynthese, gefolgt von aktiver Rehabilitation). Meijer et al. haben gezeigt, dass psychosoziale Faktoren, insbesondere depressive Zustände, für das Gesamtergebnis ebenso wichtig oder vielleicht sogar wichtiger sind (31).

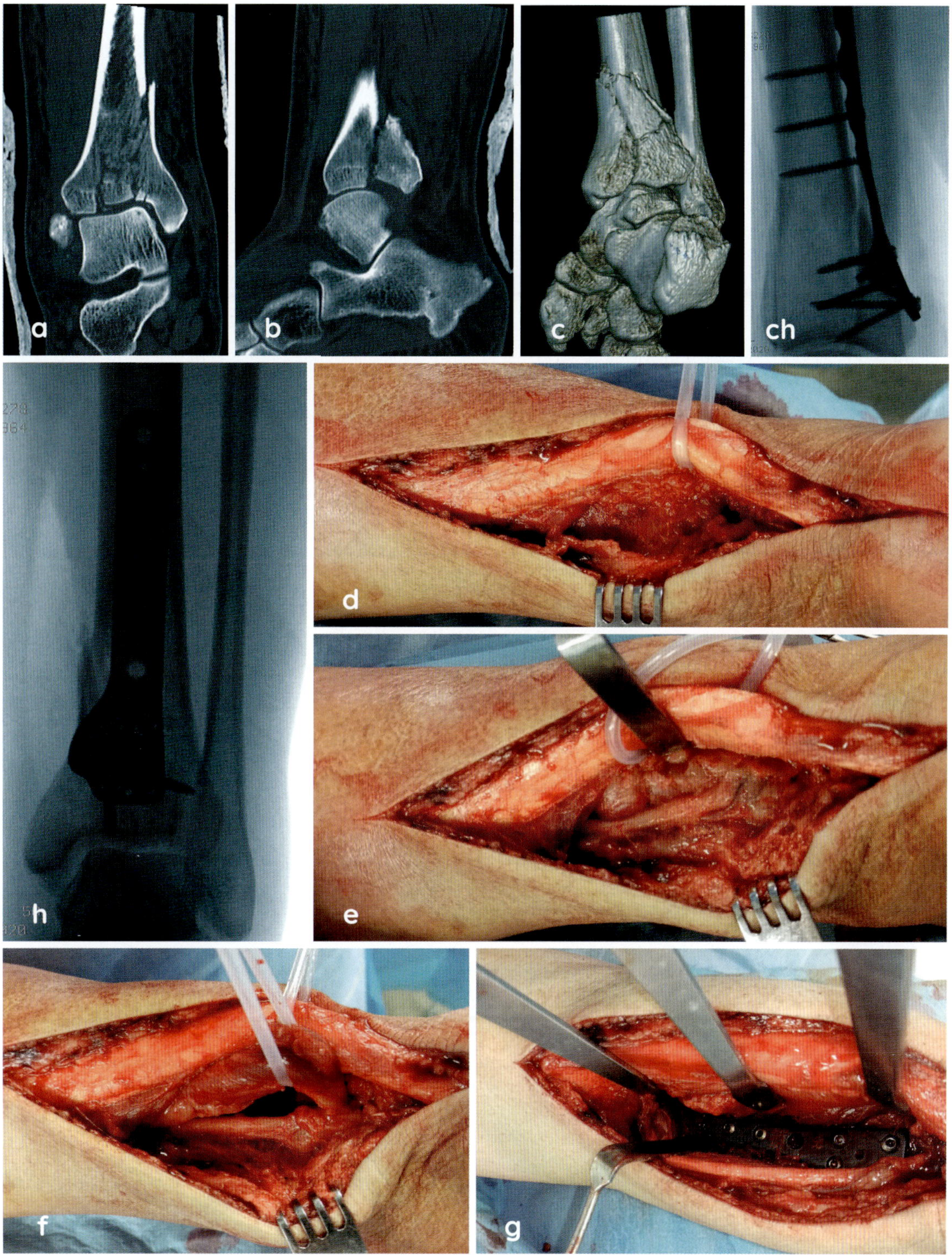

Abb. 9: Mann, 55 Jahre, Pilontrümmerfraktur (a–c). Posteromedialer Zugang – Verlagerung der Achillessehne (d), Freilegung des neurovaskulären Bündels nach Durchtrennung der tiefen Faszie (e) und Aufhängung des M. flexor hallucis longus (f). Wegen der Anwendung einer längeren Platte wurde das neurovaskuläre Bündel nach lateral verlagert (g). Zustand nach Reposition und Osteosynthese (h, ch).

1. Odak S, Ahluwalia R, Unnikrishnan P et al. Management of posterior malleolar fractures: a systematic review. J Foot Ankle Surg. 2016; 55:140–145.
2. Náhlík D, Hart R, Kozák T et al. Osteosyntéza zadní hrany tibie – ano či ne? *Úraz Chir.* 2011; 19:64–70.
3. Bartoníček J, Rammelt S, Kostlivý K et al. Anatomy and classification of the posterior tibial fragment in ankle fractures. Arch Orthop Trauma Surg. 2015; 135:505–516.
4. Bartoníček J, Rammelt S, Tuček M. Posterior malleolar fractures. Changing concepts and recent developments. Foot Ankle Clin. 2017; 22:125–145.
5. Rammelt S, Bartoníček J. Posterior malleolar fractures. A critical analysis review. J Bone Joint Surg Rewiews. 2020; 8:e19.00207.
6. Blom RP, Hayat B, Al-Dirini RMA et al. Posterior malleolar ankle fractures. Bone Joint J. 2020; 102-B:1229–1241.
7. Blom RP, Meijer DT, de Muinck Keizer RJ et al. Posterior malleolar fracture morphology determines outcome in rotational type ankle fractures. Injury. 2019; 50:1392–1397.
8. van Hooff CCh, Verhage SM, Hoogendoorn JM. Influence of fragment size and postoperative joint congruency on long-term outcome of posterior malleolar fractures. Foot Ankle Int. 2015; 36:673–678.
9. Verhage SM, Krijnen P, Schipper IG et al. Persistent postoperative step-off of the posterior malleolus leads to higher incidence of post-traumatic osteoarthritis in trimalleolar fractures. Ach Orthop Trauma Surg. 2019; 139:323–329.
10. Tuček M, Rammelt S, Kostlivý K et al. CT controlled results of direct reduction and fixation of posterior malleolus in ankle fractures. Eur J Trauma Emerg Surg. 2020; doi 10.1007/s00068-020-01309-0.
11. Kostlivý K, Bartoníček J, Rammelt S. Posterior malleolus fractures in Bosworth fracture-dislocations. A combination not to be missed. Injury. 2020; 51:537–541.
12. Vidovič D, Elabjer E, Muškardin IVA et al. Posterior fragment in ankle fractures: anteroposterior vs posteroanterior fixation. Injury. 2017; 48(Suppl.5):S65–S69.
13. Anwar A, Hu Z, Adnan A et al. Comprehensive biomechanical analysis of three clinically used fixation constructs for posterior malleolar fractures using cadaveric and finite element analysis. Scient Rep. 2020; 10:18639.
14. Anwar A, Zhang Z, Lv D et al. Biomechanical efficacy of AP, PA lag screws and posterior plating for fixation of posterior malleolar fractures: a three dimensional finite element study. Musculoskeltal Disorders. 2018; 19:73–82.
15. Bartoníček J, Rammelt S, Tuček M et al. Posterior malleolar fractures of the ankle. Eur J Trauma Emerg Surg. 2015; 41:587–600.
16. Meijer D, de Muinck Keizer RJ, Stufkens SAS et al. Quantification of postoperative posterior malleolar fragment reduction using 3-dimensional computed tomography (Q3DCT) determines outcome in a prospective pilot study of patients with rotational type ankle fractures. J Orthop Trauma. 2019; 33:404–410.
17. Anwar A, LV D, Zhao Z et al. Finite element analysis of the three different posterior malleolus fixation strategies in relation to different fracture sizes. Injury. 2017; 48:825–832.
18. O´Connor TJ, Mueller B, Ly TV et al. „A to p“ screw versus posterolateral plate for posterior malleolus fixation in trimalleolar ankle fractures. J Orthop Trauma. 2015; 29:e151–156.
19. Bennett Ch, Behn A, Daoud A et al. Buttress plating versus anterior-to-posterior lag screws for fixation of the posterior malleolus: a biomechanical study. J Orthop Trauma. 2016; 30:664–669.
20. May H, Köse Ö, Kastan Ö et al al. Is there a safe place for posterior malleolar screw fixation? An anatomic study on dry bones. Jt Dis Relat Surg. 2020; 31:476–479.
21. Erdem MN, Erken HY, Burc H et al. Comparison of lag screw versus buttress plate fixation of posterior malleolar fractures. Foot Ankle Int. 2014; 35:1022–1030.
22. Haraguchi H, Haruyama H, Toga H et al. Pathoanatomy of posterior malleolar fractures of the ankle. J Bone Joint Surg Am. 2006; 88:1085–1092.
23. Li M, Collier RC, Hill BW et al. Comparing different surgical techniques for addressing the posterior malleolus

in supination external rotation ankle fractures and the need for syndesmotic screw fixation. Foot Ankle Surg. 2017; 56:730–734.

24. Vacas-Sánchez E, Olaya-González C, Abarquero-Diezhandino A et al. How to address the posterior malleolus in ankle fractures? A decision-making model based on the computer tomography findings. Int Orthop. 2020; 44:1177–1185.
25. Verhage SM, Boot F, Schipper IB et al. Open reduction and internal fixation of posterior malleolar fractures using the posterolateral approach. Bone Joint J. 2016; 98:812–817.
26. Abdelgawad AA, Kadous A, Kanlic E. Posterolateral approach for treatment of posterior malleolus fracture of the ankle. J Foot Ankle Surg. 2011; 50:607–611.
27. von Rüden C, Hackl S, Woltmann A et al. The postero-lateral approach – an alternative to closed anterior-posterior screw fixation of a dislocated postero-lateral fragment of the distal tibia in complex ankle fractures. Z Orthop Unfall. 2015; 153:289–295.
28. Forberger J, Sabandal PV, Dietrich M et al. Posterolateral approach to the displaced posterior malleolus: functional outcome and local morbidity. Foot Ankle Int. 2009; 30:309–314.
29. Yang Y, He W, Zhou H et al. Combined posteromedial and posterolateral approaches for 2-part posterior malleolar fracture fixation. Foot Ankle Int. 2020; 41:1234–1239.
30. Mertens M, Wouters J, Kloos J et al. Functional outcome and general health status after plate osteosynthesis of posterior malleolus fractures – the quest for eligibility. Injury. 2020; 51:1118–1124.
31. Meijer D, Deynoot B, Stufkens SAS et al. What factors are associated with outcomes scores after surgical treatment of ankle fractures with a posterior malleolar fragment? Clin Orthop Relat Res. 2019; 477:863–869.

27. Distale Tibiaosteotomie

Das Sprunggelenk ist mehr Belastungen pro Quadratzentimeter ausgesetzt als jedes andere Gelenk im menschlichen Körper (etwa dreimal so viel wie das Kniegelenk). Die durchschnittliche Kontaktfläche beträgt hier 350 mm^2 (sowohl das Knie als auch die Hüfte haben etwa 1.100 mm^2). Der Knorpel des Sprunggelenks ist dünner als der des Hüft- oder Kniegelenks (seine Dicke beträgt 1,0–1,7 mm). Außerdem ist das Sprunggelenk wesentlich häufiger verletzt als das Knie oder die Hüfte. Trotz alledem ist die Entwicklung einer symptomatischen Arthrose des Sprunggelenks deutlich seltener (neunmal) als bei den beiden anderen gewichtstragenden Gelenken (1).

Eine Arthrose des Sprunggelenks schränkt die Lebensqualität der Patienten grundlegend ein. Amerikanische Kollegen haben über die Ergebnisse ihrer Forschung berichtet, wonach Schmerzen bei jedem Schritt, die durch eine Knöchelarthrose verursacht werden, die Lebensqualität stärker einschränken als beispielsweise Nierenversagen im Endstadium oder der Gesundheitszustand nach Herzinfarkten.

Die Ursachen für die Entstehung einer Knöchelarthrose sind zahlreich und ihre Aufzählung würde den Rahmen dieses Kapitels sprengen. Die häufigste Ursache ist eindeutig ein Trauma (70–80 % der Fälle). Es handelt sich jedoch nicht unbedingt nur um Tibiafrakturen, distale Tibiafrakturen, Talusfrakturen oder möglicherweise dislozierte Subtalusfrakturen. Auch Frakturen des Schienbeins, d.h. Frakturen außerhalb der distalen Gelenkfläche des Schienbeins (dies sind die Frakturen 42 und vor allem 43-A der AO-Klassifikation), müssen eindeutig berücksichtigt werden. Bei ihrer Behandlung müssen wir darauf bedacht sein, die traumatische Deformität in all ihren Ebenen zu korrigieren. Unabhängig davon, welche Osteosyntheseverfahren wir anwenden, ist die resultierende Tibiaachse absolut entscheidend für das langfristige funktionelle Ergebnis. Bei der eigentlichen Osteosynthese stellen wir in den meisten Fällen im ersten Schritt die Rotation und Länge der Fibula wieder her (Plattenosteosynthese 3,5 mm) und widmen uns erst dann der Tibia. Die Positionierung des Röntgenverstärkers ist hier entscheidend, wobei wir die distale Gelenkfläche der Tibia nur am unteren Rand des Monitors sehen müssen und dann den längstmöglichen Teil der Diaphyse auf dem restlichen Teil des Bildschirms betrachten. Nach Korrektur der Deformität in der Frontalebene ist es notwendig, auch die Sagittalebene zu kontrollieren. Hier finden wir nicht selten eine ventrale Angulation des distalen Fragments, und wir müssen in der Regel den Frakturbereich unterlegen, bevor wir das endgültige Implantat einsetzen und die Achse sperren (Abb. 1).

Für die Behandlung der Sprunggelenkarthrose kommen heute neben der konservativen Behandlung in der Regel nur noch zwei Verfahren in Frage: die Arthrodese und der Totalersatz. Beides ist bei einer Achsabweichung am Schienbein von mehr als 10° technisch nicht einfach (Abb. 2). Auf Kongressen wird immer wieder berichtet, dass der Tibiaersatz im Bereich der posttraumatischen Arthrose mit einer deutlich höheren Komplikationsrate einhergeht. Bei bis zu 60 % der Patienten mit Sprunggelenkarthrose kann eine Achsabweichung der Extremität oder des Rückfußes festgestellt werden. Die Patienten, die mit diesem Problem zu uns kommen, sind meist mittleren Alters und körperlich aktiv. Mit wenigen Ausnahmen sind sie nach einer Arthrodese oder einem Totalersatz nicht in der Lage, ihr ursprüngliches Aktivitätsniveau wieder zu erreichen.

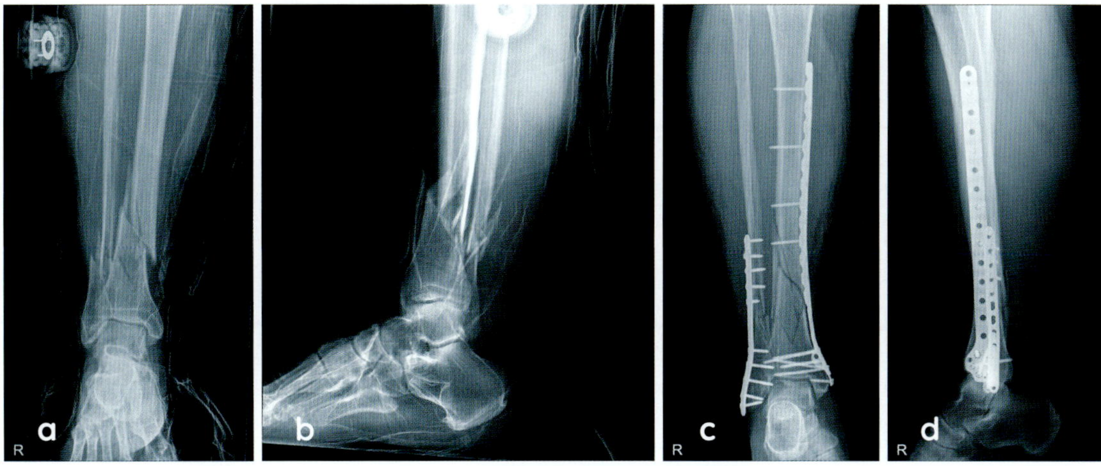

Abb. 1: Mann, 55 Jahre, Typ 43-A3-Fraktur (a, b).
Zustand nach Osteosynthese mit physiologischer Tibiaachse in beiden Ebenen (c, d).

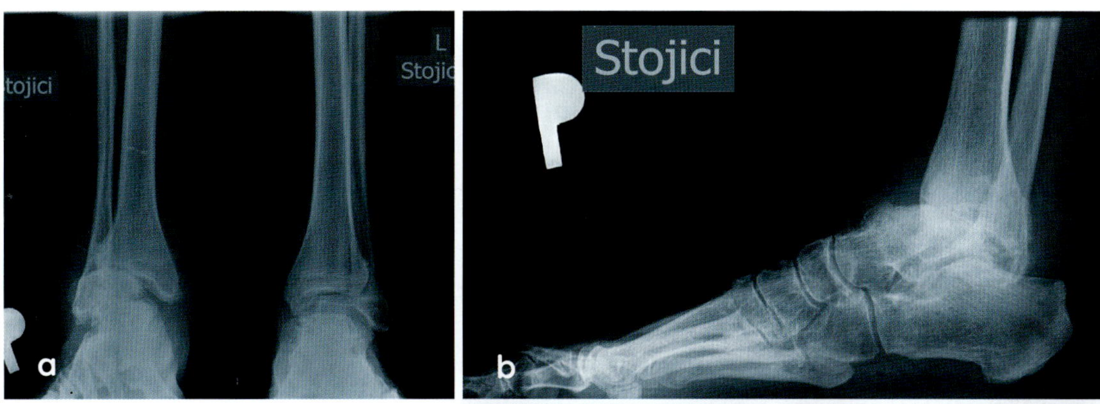

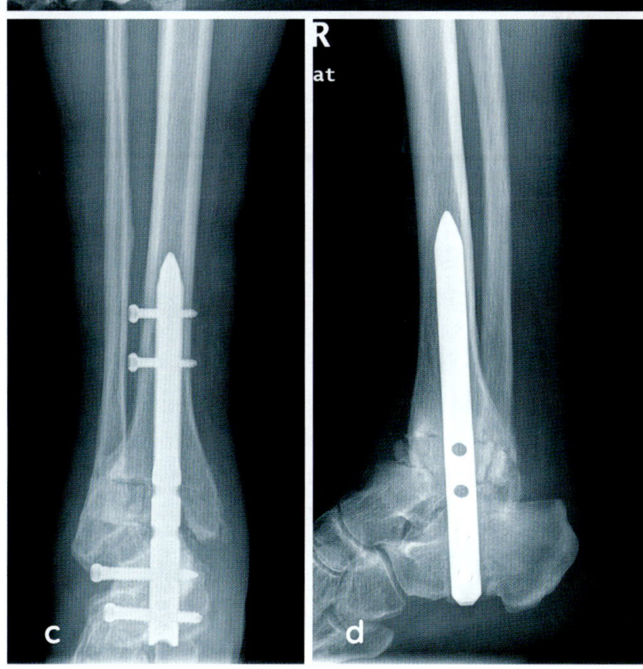

Abb. 2: Frau, 44 Jahre, Posttraumatische Deformität mit einer Valgusabweichung von 22° und fortschreitender ventrolateraler Talarluxation (a, b). Status nach korrigierender Arthrodese mit autologem trikortikalem Span und retrogradem Nagel (c, d).

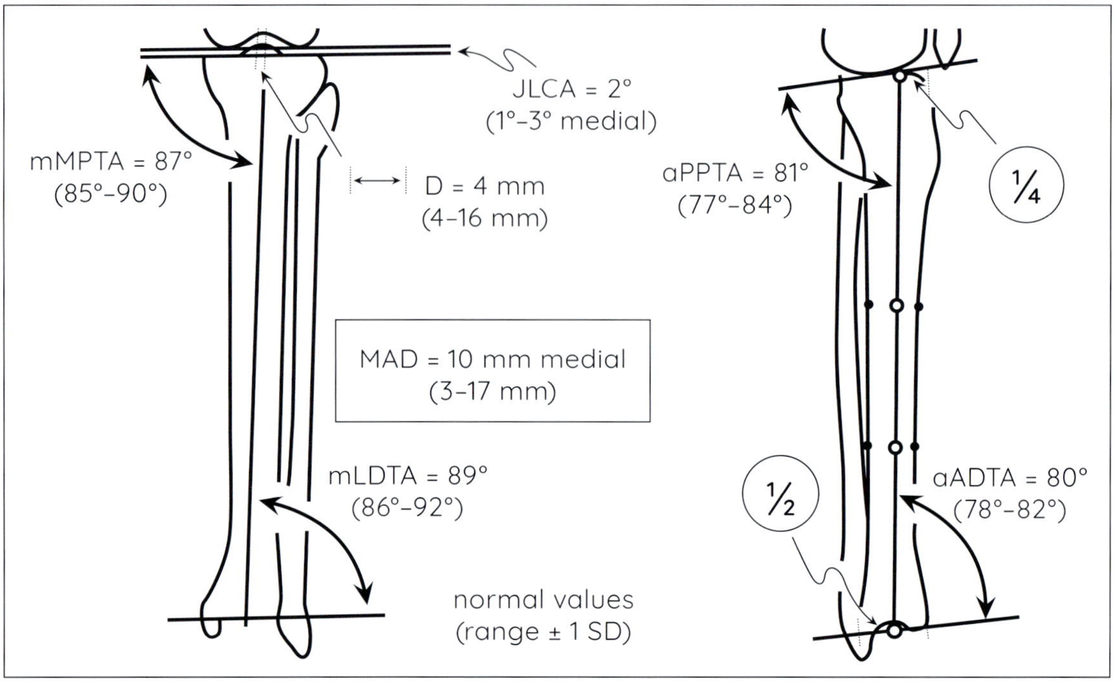

Abb. 3: Physiologische Werte der Standardmessungen nach dem Maryland Center for Limb Lengthening & Reconstruction (nähere Beschreibung im Text).

Im Gegensatz zu den anderen tragenden Gelenken hat der Knorpel des Sprunggelenks ein relativ hohes Regenerationspotenzial, wenn die Ursache des degenerativen Prozesses rechtzeitig beseitigt wird. Dies wurde bereits mit Hilfe der Belastungscomputertomographie (CT) nachgewiesen. Auch Jahre nach Eingriffen wie z.B. supramalleolären Korrekturosteotomien ist eine Erhaltung oder sogar Vergrößerung des Gelenkspaltes selbst auf einfachen Röntgenbildern zu beobachten. Während Korrekturosteotomien im Knie- und Hüftgelenk zum gängigen Repertoire orthopädischer Abteilungen gehören, ist dies bei Osteotomien im Sprunggelenk noch nicht der Fall. Selbst in der älteren Literatur gibt es nur wenige Studien über die Behandlung von Achsendeformitäten der distalen Tibia (2, 3, 4), und wenn, dann handelt es sich häufig um rheumatische Erkrankungen (5) oder hämophile Arthropathie (6) und nicht um posttraumatische Zustände.

Die Analyse der Winkelfehlstellung und die Auswahl der richtigen Methode zu ihrer Korrektur sind für die präoperative Planung von wesentlicher Bedeutung. Historisch gesehen wurden die wichtigsten Arbeiten auf diesem Gebiet in den 1980er und 1990er Jahren von Herzenberg aus Baltimore (Maryland Center for Limb Lengthening & Reconstruction, USA) durchgeführt. Seine Methode zur Konstruktion der mechanischen Achse der Gliedmaße und die Methode zur Korrektur ihrer Abweichung wurden zur Grundlage für die Lösung von Winkeldeformitäten. Zunächst konstruieren wir eine mechanische Achse der gesamten Gliedmaße, die uns über die Richtung der Deformität (Varus – Valgus) informiert. Anschließend konstruieren wir mechanische Achsen des Oberschenkels und des Schienbeins, um die Deformität zu lokalisieren und ihre Korrektur zu planen. Das Zentrum der Deformität, d.h. das Zentrum der zukünftigen Rotation der Achsabweichung, wird CORA (center of rotation of angulation) genannt. Im Bereich des Schienbeins (Abb. 3) konstruieren wir zunächst die mechanische Achse und dann die

Gelenkflächenlinie des distalen Schienbeins in beiden Ebenen. So erhalten wir den lateralen distalen Tibiawinkel (LDTA) in der Frontalebene, der einen normalen Mittelwert von 89° (86°–92°) aufweist. In der Sagittalebene erhält man den ventralen distalen Tibiawinkel (ADTA) mit einem Mittelwert von 80° (78°–82°).

Bei einer Achsendeformität in der distalen Hälfte der Tibia gehen wir wie folgt vor: Zuerst konstruieren wir die mechanische Achse proximal. Dann konstruieren wir die mechanische Achse distal, indem wir von der Mitte der distalen Gelenkfläche der Tibia aus eine Linie parallel zur Diaphyse (oder ihrer lateralen Kortikalisfläche) ziehen. Wenn der diaphysäre Anteil sehr kurz ist und eine präzise Linie nicht konstruiert werden kann, sollte man die LDTA auf dem anteroposterioren Bild und die ADTA auf dem lateralen Bild auf der gesunden Seite messen und diese zur Konstruktion der Linie verwenden. Wenn die andere Seite ebenfalls betroffen ist, wird auf dem anteroposterioren Bild eine Linie senkrecht zur Gelenkfläche und auf dem lateralen Bild eine Linie mit einem ADTA-Winkel von 80° gezogen. Der Schnittpunkt der proximalen und distalen Linie ist CORA. Der spitze Winkel wird mit α bezeichnet. Sein Wert gibt uns die Größe der Deformität an. Der Zusatzwinkel zu α halbiert die Winkelhalbierende (durch CORA).

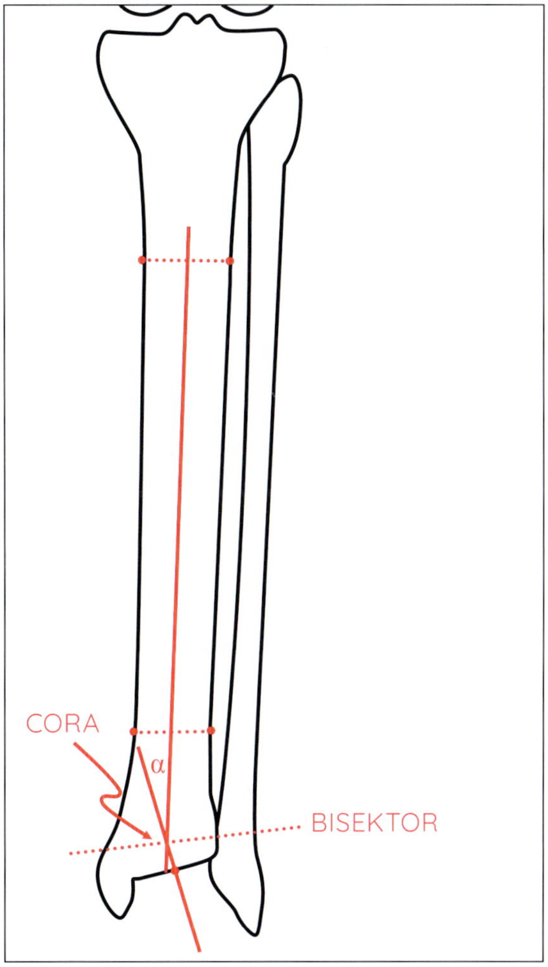

Abb. 4: Schematische Darstellung der supramaleolaren Achsabweichung (genauere Beschreibung im Text).

Als Beispiel für die präoperative Balance, die manchmal recht komplex sein kann, wählen wir eine geringe Valgusachsabweichung (20°) (Abb. 4). Die LDTA beträgt in diesem Fall 70°. Die Osteotomie sollte auf der Linie der Winkelhalbierenden durch die CORA erfolgen. Im Allgemeinen stehen drei Arten von Osteotomien zur Auswahl:

- die Keileinschubosteotomie (Öffnungskeil),
- die Keilverschiebungsosteotomie (Schließkeil) und
- die Gewölbeosteotomie (Kuppel).

Wenn die Osteotomie durch den Bisektor verläuft, wird die mechanische Achse des Schienbeins bei der Korrektur nicht verschoben und die Position der Knie- und Sprunggelenklinie bleibt unverändert. Allerdings kann das kleine distale Fragment in diesem Beispiel nicht sicher mit osteosynthetischem Material fixiert werden, so dass wir weiter oben osteotomieren müssen.

Bei einer Öffnungs- oder Schließkeilosteotomie führt dies jedoch zu einer leichten Verschiebung der Tibiaachse unterhalb der Osteotomie; das distale Fragment muss daher leicht unterschnitten (ad latus) werden, d.h., das Rotationszentrum des distalen Fragments liegt nicht auf Höhe der Osteotomie, sondern weiter distal, auf Höhe der Winkelhalbierenden. Dadurch ändert sich die Ausrichtung der Gelenklinie von Knie und Sprunggelenk nicht. Das einzige kosmetische Problem sind die durch die Translation verursachten Unebenheiten auf der Kortikalisoberfläche. Die präoperative Balance der Bogenosteotomie ist völlig anders. Hier haben wir zwei Möglichkeiten: Die eine besteht darin, dass der Osteotomiebogen durch die CORA geht. In diesem Fall liegt der Mittelpunkt des imaginären Kreises, der den Osteotomiebogen vervollständigt, weiter proximal und die Osteotomie ist distal konvex. Dadurch ändert sich jedoch zwangsläufig die Ausrichtung der Kniegelenklinie, und außerdem wäre in dem von uns vorgeschlagenen Fall das distale Fragment zu klein. Die korrekte Lösung ist daher eine Bogenosteotomie weiter proximal (distal konkav), mit dem Rotationszentrum in der CORA. Dies ist tatsächlich die einzige biomechanisch sinnvolle Korrektur, die die anatomischen Proportionen nicht verändert und keine zusätzlichen Anpassungen (ad latus shift etc.) erfordert. Natürlich gelten die gleichen Regeln für die Planung der Korrektur einer Deformität in der Sagittalebene. An dieser Stelle sei erwähnt, dass supramalleoläre Deformitäten in der Sagittalebene zwar seltener, aber klinisch bedeutsamer sind als Deformitäten in der Frontalebene.

Natürlich hat die Stellung im oberen Sprunggelenk auch einen bedeutenden Einfluss auf die Stellung und Biomechanik im unteren Sprunggelenk (Abb. 5). Im Laufe der Zeit kann das Talokalkaneargelenk die Achsabweichung in der Frontalebene des Sprunggelenks kompensieren und so die plantigrade Stellung des Beins halten. Dieser Mechanismus versagt jedoch mit der Zeit und das Bein wird einseitig überlastet (Abb. 6). In der Sagittalebene sind die biomecha-

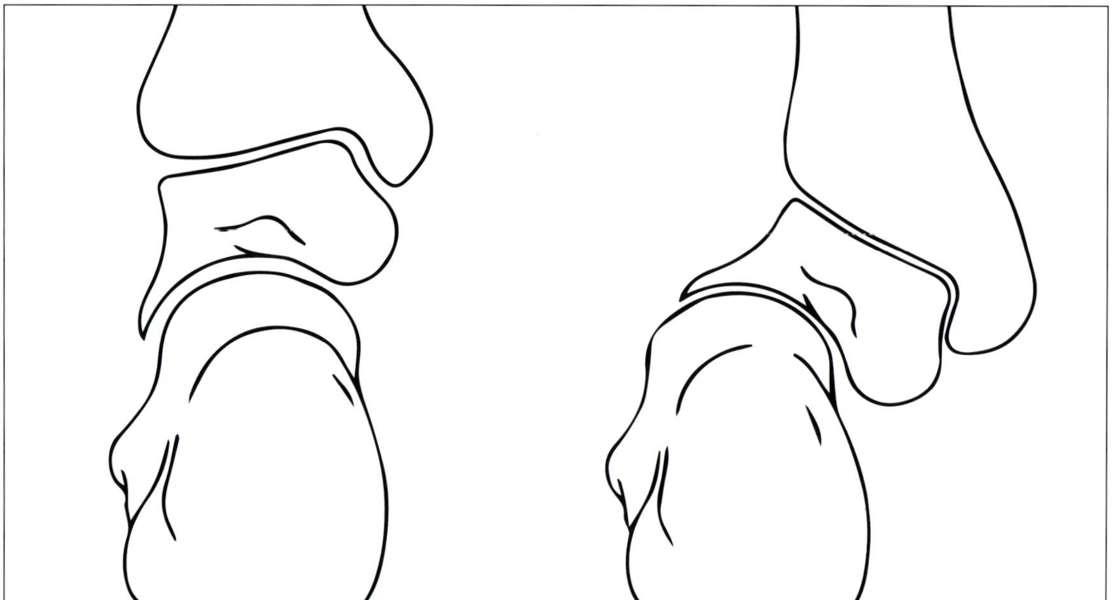

Abb. 5: Die Abbildungen zeigen die Kompensation von Eversion und Inversion.

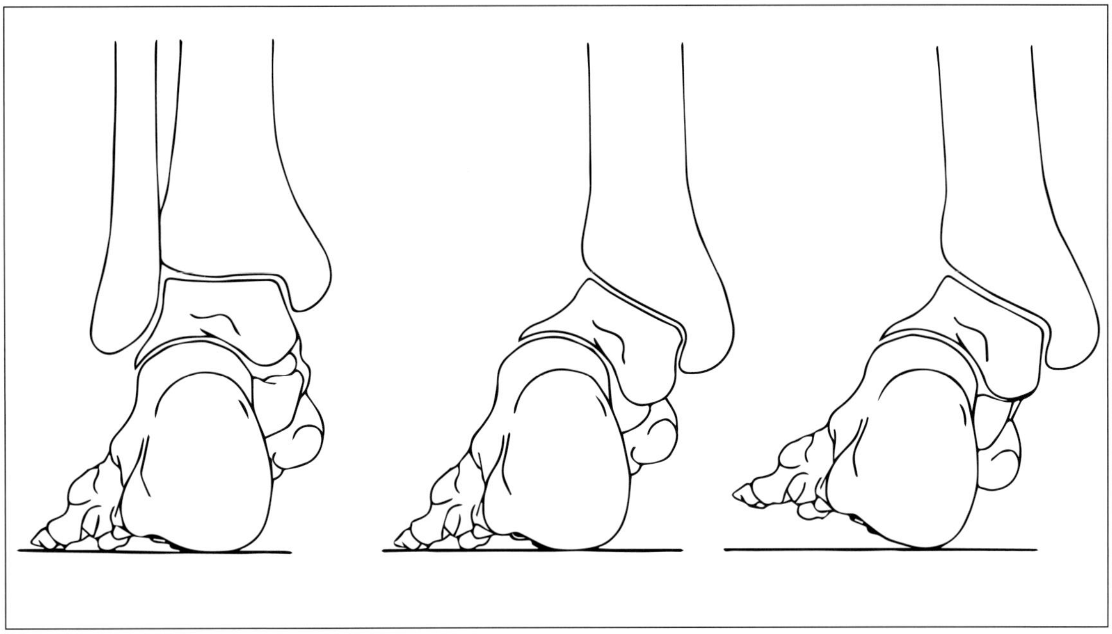

Abb. 6: In der physiologischen Stellung im Sprunggelenk sind die Tibiaachse und die Rückfußachse kollinear. In der Valgusstellung wird der Talus durch die Tibiagabel in die Eversion geführt. Dieser Zustand wird zunächst durch die Inversion des Fersenbeins kompensiert. Dieser Kompensationsmechanismus versagt im Laufe der Zeit, die Inversion des Fersenbeins nimmt ab und der Patient beginnt, auf den äußeren Rand des Fußes zu treten.

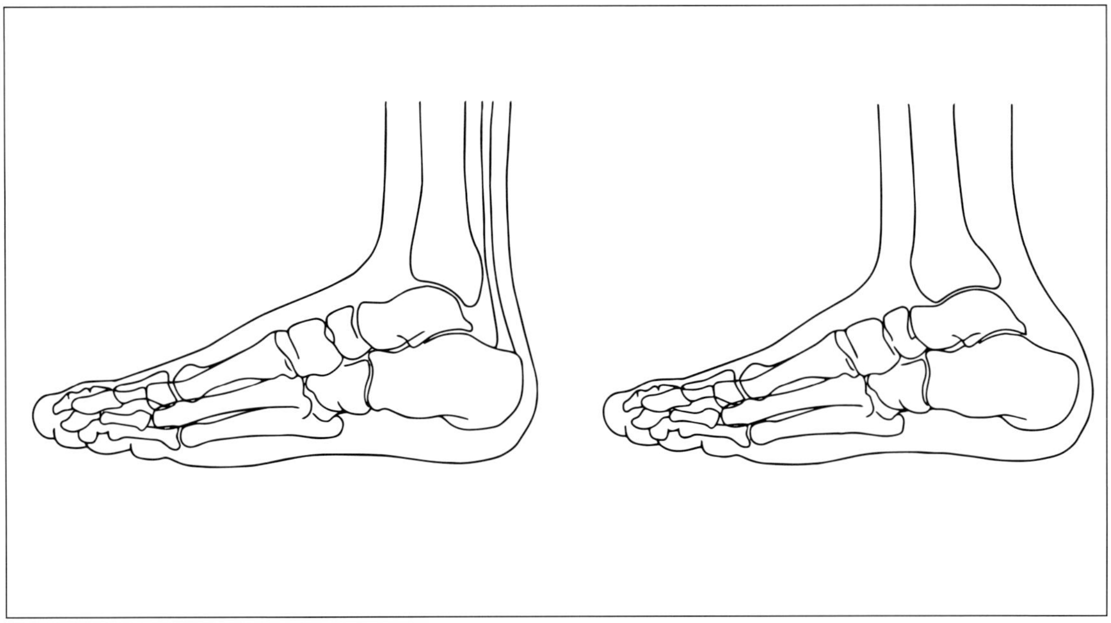

Abb. 7: Abbildungen der rekurrenten und prokurrenten Deformität des Sprunggelenks (Einzelheiten siehe Text).

nischen Folgen der Abweichung im Sprunggelenk je nach Richtung unterschiedlich. Ist die ADTA kleiner (es liegt eine tibiale Rekurvatur vor), entstehen größere Scherkräfte im Sprunggelenk mit allen Folgen für Knorpel, Bänder usw. Die Dorsalflexion ist größer, der Talus subluxiert nach ventral und die Plantarflexion ist geringer. Bei Prokrümmung (ADTA ist größer) ist die Dorsalflexion geringer, es besteht ein schmerzhaftes anteriores knöchernes Impingement und die Plantarflexion ist größer (Abb. 7).

Daher sollten der Ort der Deformität, ihre Ausrichtung und ihr Ausmaß sowie das mögliche Vorhandensein einer Arthrose, ihr Ausmaß und ihr Umfang bei der präoperativen Planung berücksichtigt werden. Der heutige Standard ist eine einformatige anteroposteriore Röntgenaufnahme beider unteren Extremitäten in stehender Belastung und eine seitliche Röntgenaufnahme des gesamten Schienbeins. Bei Unsicherheit über das Vorhandensein einer Arthrose sub talo wird zusätzlich eine CT-Untersuchung durchgeführt. Die SPECT/CT-Untersuchung zeigt den Ort der Gelenküberlastung. Eine Magnetresonanztomographie oder eine arthroskopische Untersuchung helfen, den Grad und das Ausmaß der Arthrose im Sprunggelenk zu bestimmen. Eine Standardröntgenuntersuchung unter Belastung ist jedoch nach wie vor unerlässlich. Die Takakura-Klassifikation der Sprunggelenkarthrose (7) kann vorteilhaft eingesetzt werden:

- Grad 0 dieser Klassifikation zeigt ein paralleles Gelenk ohne Talusneigung und ohne Anzeichen einer Arthrose an.
- Bei Grad 1 beobachten wir eine subchondrale Sklerose oder beginnende Osteophyten.
- Bei Grad 2 finden wir eine Talusneigung.
- Bei Grad 3 besteht bereits ein Kontakt zwischen dem subchondralen Talus und der Tibia.
- Und bei Grad 4 ist bereits eine vollständige Zerstörung des Gelenks vorhanden.

Eine Osteotomie kann auch bei mittelgradiger Arthrose (Takakura 1–3), insbesondere bei asymmetrischer Arthrose, angezeigt sein, wenn der Knorpel in der unbelasteten Gelenkhälfte erhalten bleibt.

Heute neigt man eindeutig dazu, selbst geringfügige Deformitäten zu behandeln, um die Entwicklung degenerativer Veränderungen zu verhindern. Liegt eine Achsabweichung unter 10° vor, wird eine gleichzeitige Osteotomie der Fibula vermieden. Ist die Deformität jedoch größer als 10°, müssen wir auch eine Fibulaosteotomie planen. Wenn die Hautverhältnisse es zulassen, ist es biomechanisch ratsam, die Fibula so nah wie möglich an der CORA zu osteotomieren. In diesem Fall ist auch eine Osteosynthese erforderlich. Wenn die Fibula ausreichend proximal osteotomiert wird, ist eine schräge Osteotomie ohne Osteosynthese völlig ausreichend. Dieses theoretische Schema lässt sich jedoch nicht in allen Fällen anwenden; wir müssen für jeden Patienten eine individuelle Lösung planen.

Liegt eine Valgusdeformität von bis zu 10° vor, wählen wir in der Regel eine schräge mediale Schließkeilosteotomie (ohne Fibulaosteotomie) nach den oben genannten Regeln. Liegt eine kleinere Varusdeformität vor, wählen wir eine schräge mediale Öffnungskeilosteotomie. Bei einer Deformität von mehr als 10° entscheiden wir häufig nach dem Zustand des Hautmantels und fügen in der Regel eine Fibulaosteotomie hinzu, vorzugsweise auf Höhe der CORA. Dabei kann zwischen einer Öffnungs- und einer Schließkeilosteotomie gewählt werden. Wenn auf der medialen Seite eine dünne, narbige Haut vorhanden ist, die fest an der Tibia haftet, entscheiden wir uns definitiv nicht für eine Keilosteotomie nach medial, da das Risiko von

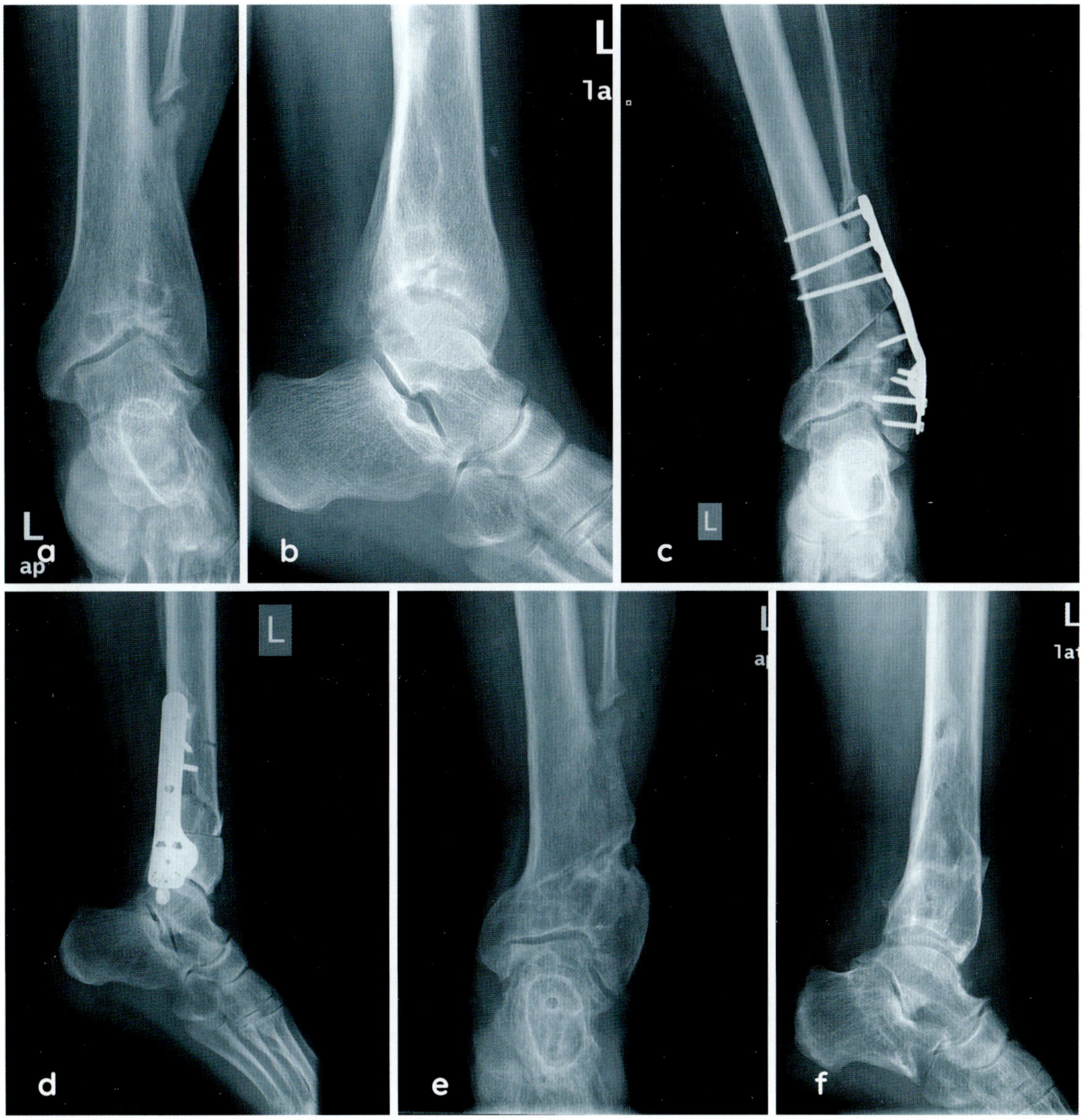

Abb. 8: Posttraumatische Valgusdeformität bei einer 52-jährigen Patientin (a, b), der Zustand unmittelbar nach der Osteotomie (c, d) und 12 Jahre nach dem Eingriff (e, f).

Problemen bei der Heilung der Hautdecke enorm ist. Öffnungskeilosteotomien stellen höhere Anforderungen an die Hautheilung als Schließkeilosteotomien. Bei Valgusdeformität können wir eine mediale Schließkeilosteotomie mit leichter Fibulaverlängerung oder eine seitliche Öffnungskeilosteotomie (Abb. 8) durchführen, in der Regel mit stärkerer Fibulaverlängerung (meist eine „Z"-Osteotomie). Bei einer Varusdeformität ist die Situation umgekehrt – es kann eine mediale Öffnungskeilosteotomie ohne (Abb. 9) oder nur mit einer „adaptiven" Fibulaosteotomie oder eine laterale Schließkeilosteotomie mit Fibulaverkürzungsosteotomie durchgeführt werden. Es ist auch wichtig zu wissen, dass die Öffnungskeilosteotomie die Gliedmaße leicht verlängert (daher wird sie eher bei einer vorbestehenden Verkürzung gewählt), während die Schließkeilosteotomie die Gliedmaße leicht verkürzt (normalerweise bis zu 1 cm). Was die

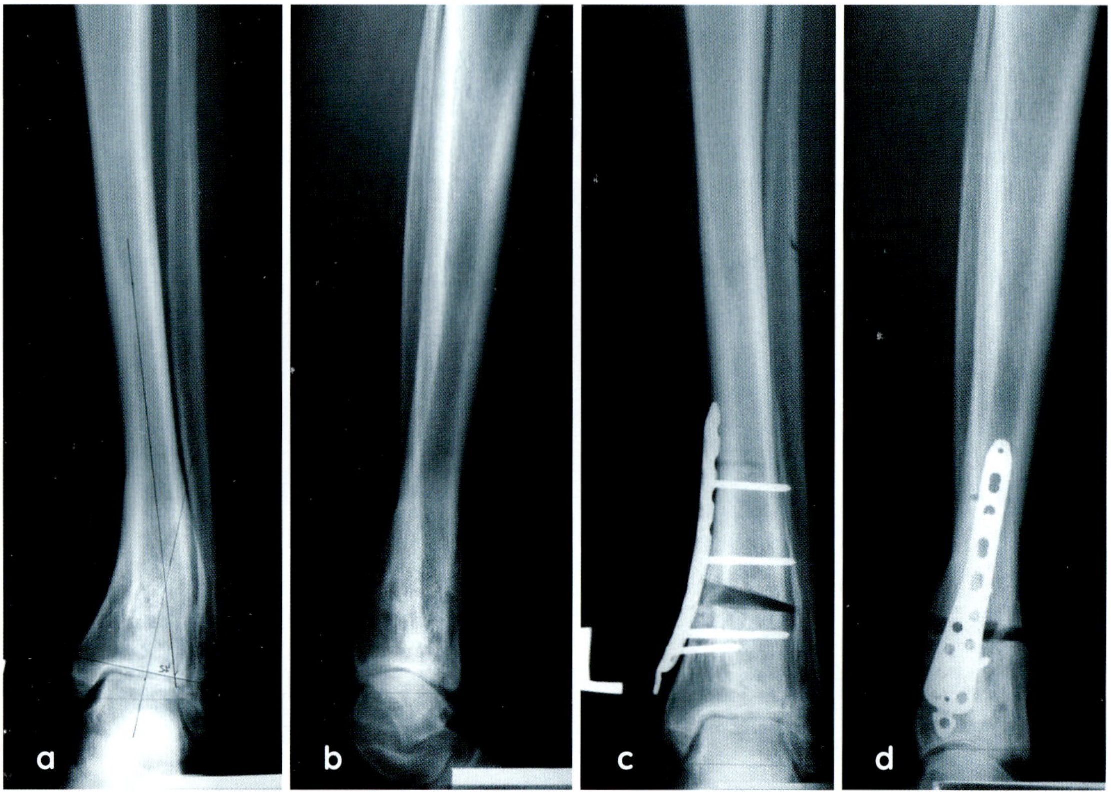

Abb. 9: Posttraumatische Varusdeviation der distalen Tibia um 20° (a, b) und die Korrektur (c, d).

präoperative Bilanz betrifft, so sind die einfachsten Fälle diejenigen mit einer Achsabweichung höher am Schienbein und gleichzeitiger degenerativer Beteiligung des Schienbeins – hier führen wir eine Kortikotomie an der Stelle der Deformität und die Einführung eines retrograden Marknagels durch (Abb. 10). Bei Deformitäten in der Sagittalebene ist zu erwähnen, dass das Verfahren tendenziell schwieriger ist, unabhängig davon, ob es sich um eine Korrektur der Deformität oder eine anschließende stabile Osteosynthese handelt (Abb. 11).

Was die Technik der Operation selbst betrifft, so operieren wir immer ohne Blutsperre. Ziel der Operation ist es, die Stellung des Fersenbeins in der Frontalebene und die Gelenklinie parallel zur Basis zu korrigieren. In der Sagittalebene versuchen wir, den Drehpunkt des Schienbeins (durch den Processus lateralis tali) unter die mechanische Achse des Schienbeins zu bringen. Es ist ratsam, das Gelenk zunächst mit einem Arthroskop zu untersuchen und gegebenenfalls Nanofrakturen durchzuführen, Osteophyten zu entfernen usw. Wenn wir die Fibula osteotomieren, tun wir dies als nächsten Schritt. Für die Heilung ist es besser, den Knochen durch eine Reihe von Löchern in der geplanten Linie zu bohren und ihn zu meißeln. Dieses Verfahren muss bei niedrigen Osteotomien vorsichtiger durchgeführt werden, da die Gefahr besteht, dass das distale Fragment in Richtung Gelenkfläche bricht. Wenn wir mit einer Säge osteotomieren, müssen wir ein neues Sägeblatt verwenden und es ausreichend kühlen. Es ist immer ratsam, den kortikalen Knochen auf der kontralateralen Seite des jeweiligen Keils zu erhalten (wir brechen ihn nur). Zur Eröffnung der Öffnungskeilosteotomie kann vorzugs-

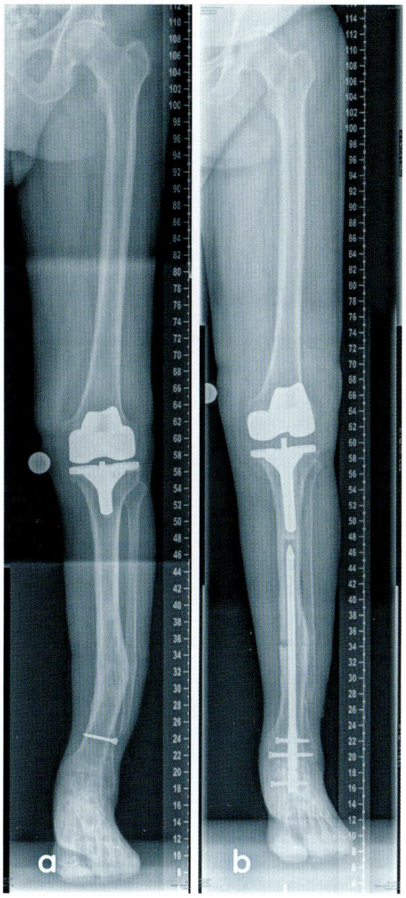

Abb. 10: Mann, 67 Jahre, Varusdeformität in der Diaphyse der Tibia (a). Die Tibiakomponente des Knieersatzes lockerte sich und musste reimplantiert werden. Aufgrund der bereits starken degenerativen Veränderungen im oberen und unteren Sprunggelenk entschied man sich für eine perkutane Kortikotomie und eine retrograde Nagelung (b).

weise die bekannte „Drei-Meißel-Methode“ oder der Lamina-Spreizer aus dem Wirbelsäuleninstrumentarium verwendet werden. Wir überkorrigieren die Osteotomie leicht (bis zu 5°, LDTA > ± 5° birgt das Risiko eines unbefriedigenden Ergebnisses). Anschließend bringen wir meist trikortikale Transplantate aus dem Becken in den Osteotomieraum ein (seltener Knochenersatzmaterial oder allogene Spongiosa). Es muss eine stabile Plattenosteosynthese durchgeführt werden, mit Standard- oder anatomisch vorgeformten Platten (mit Verriegelungsschrauben im distalen Fragment). Schließlich führen wir eine Plattenosteosynthese der Fibula durch. Die Haut über der Tibia muss spannungsfrei vernäht werden. Nicht selten fügen wir eine Fersenbeinosteotomie hinzu (mediale Myerson-Osteotomie oder laterale Schließkeilosteotomie nach Dwyer), und zwar nicht nur aus den oben genannten biomechanischen Gründen, sondern auch, um die richtige Zugrichtung der Achillessehne wiederherzustellen. Bei der medialen Schließkeilosteotomie ist der Zug des M. tibialis posterior und damit seine wesentliche Funktion für das Fußgewölbe reduziert, weshalb wir manchmal eine Medialisierung des Fersenbuckels hinzufügen. Wenn die seitliche Bandlaxität nach der Korrektur fortbesteht, kann eine seitliche Bandrekonstruktion (normalerweise nach Broström) ergänzt werden. Bei ausgeprägter talokalkanealer Arthrose fügen wir eine Arthrodese dieses Gelenks hinzu. Bei Bedarf verlängern wir die verkürzte Achillessehne. Nach der Operation verordnen wir sechs Wochen volle Entlastung und während der nächsten sechs Wochen erlauben wir eine Belastung von einem Drittel des Gewichts. Dieses Schema muss vom Patienten strikt eingehalten werden. Da die Patienten nach supramalleolären Osteotomien eine relativ schnel-

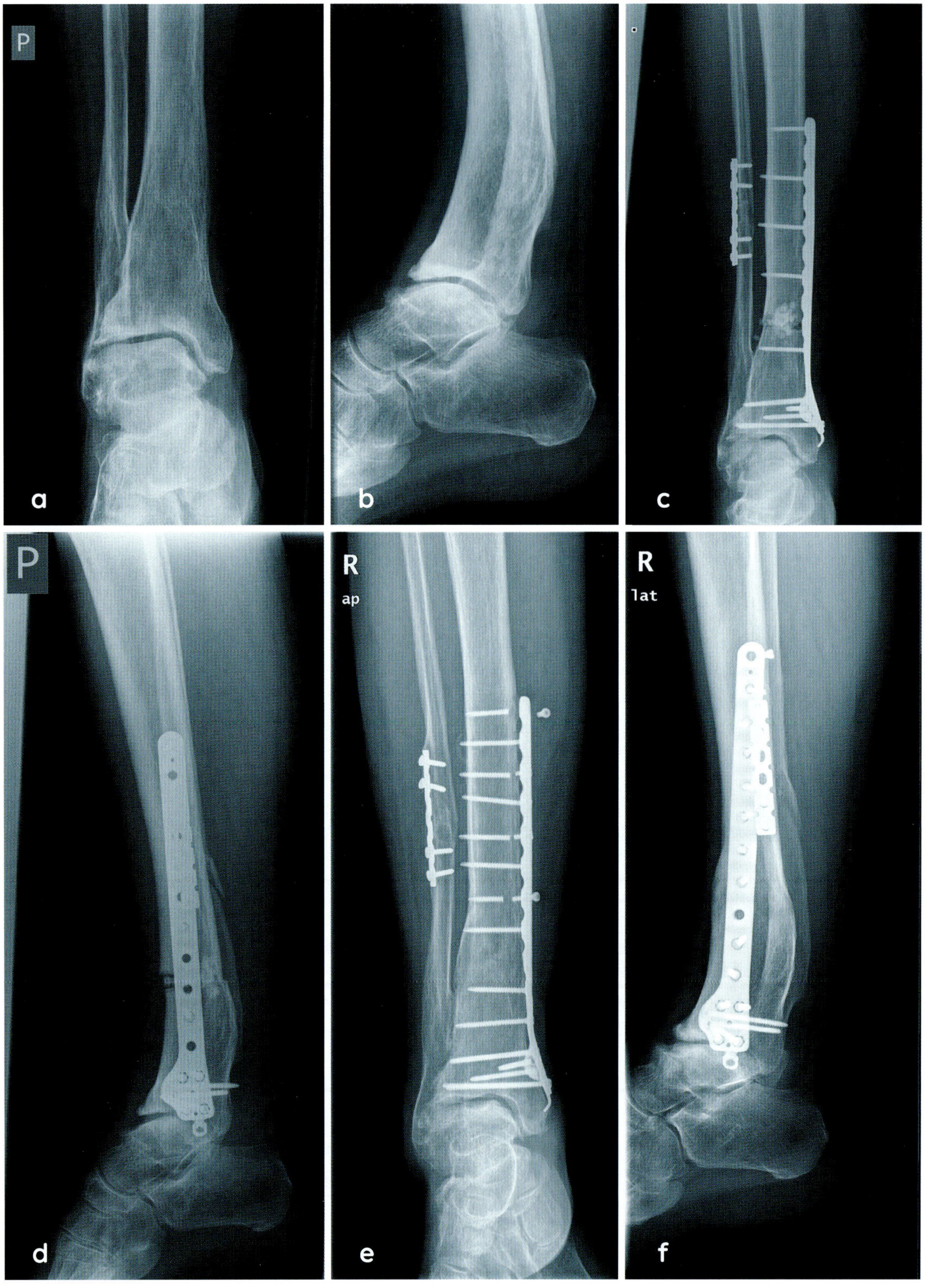

Abb. 11: Mann, 48 Jahre, posttraumatische biplanare Deformität mit einer ausgeprägteren Abweichung in der Sagittalebene (a, b). Zustand unmittelbar nach der korrigierenden Operation (c, d) und elf Jahre nach der Operation (e, f).

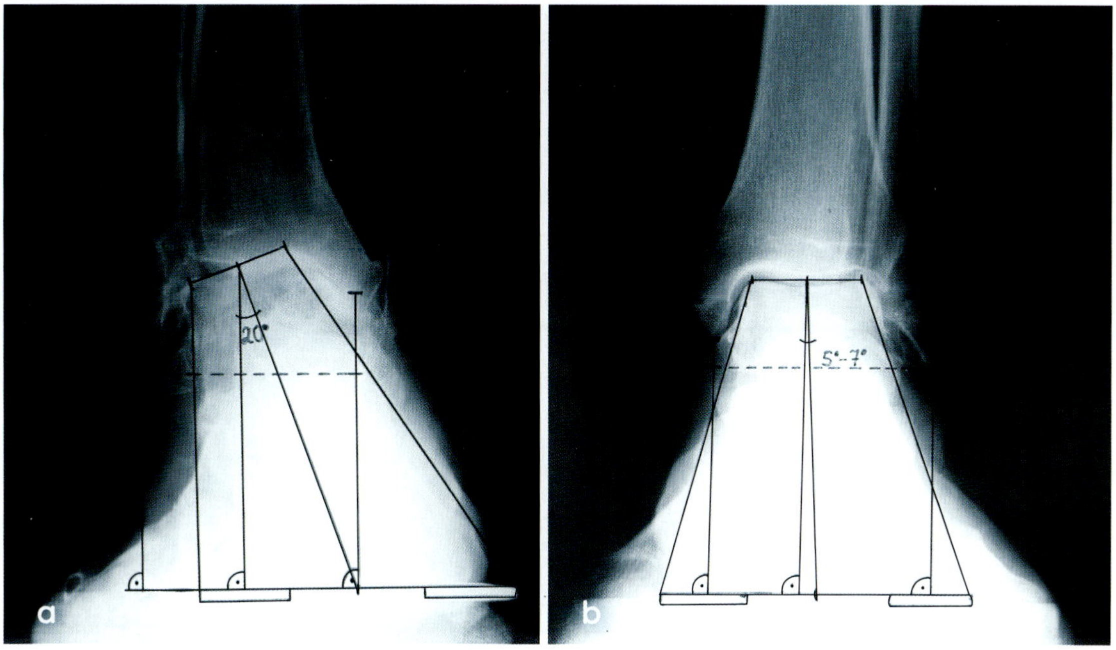

Abb. 12: Meary-Projektionen der betroffenen (a) und der gesunden (b) Seite desselben Patienten (Einzelheiten siehe Text).

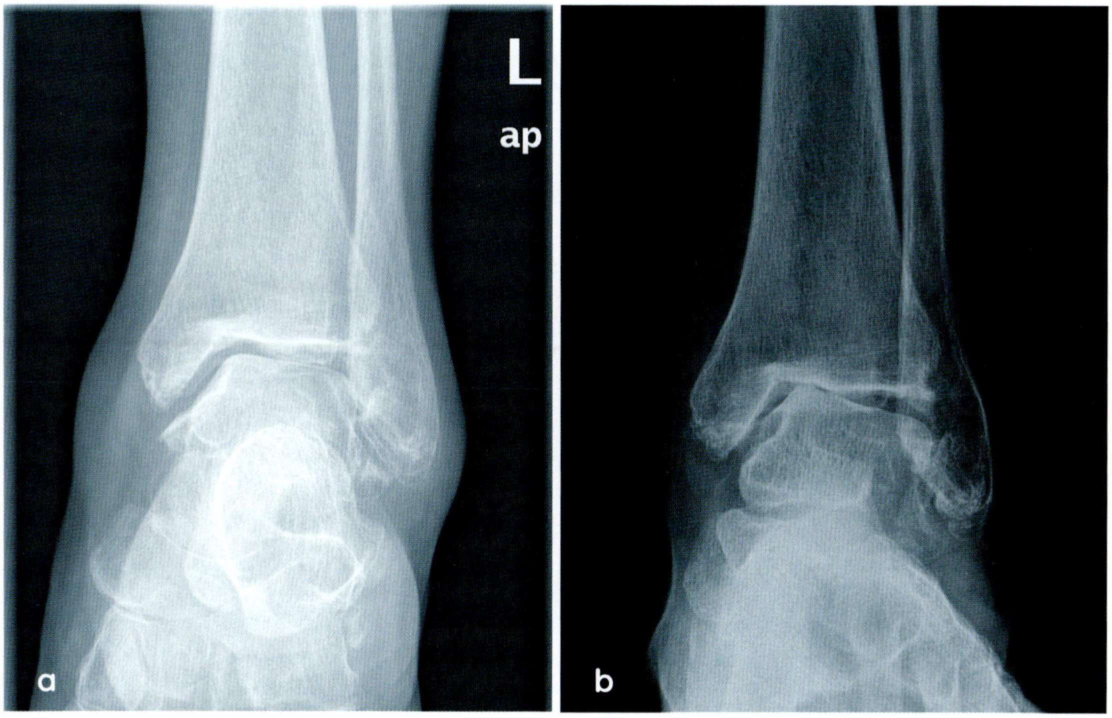

Abb. 13: Das Standardröntgenbild zeigt keine signifikante Asymmetrie des Sprunggelenks (a), jedoch eine signifikante Talarneigung und asymmetrische Arthrose (b) unter Belastung.

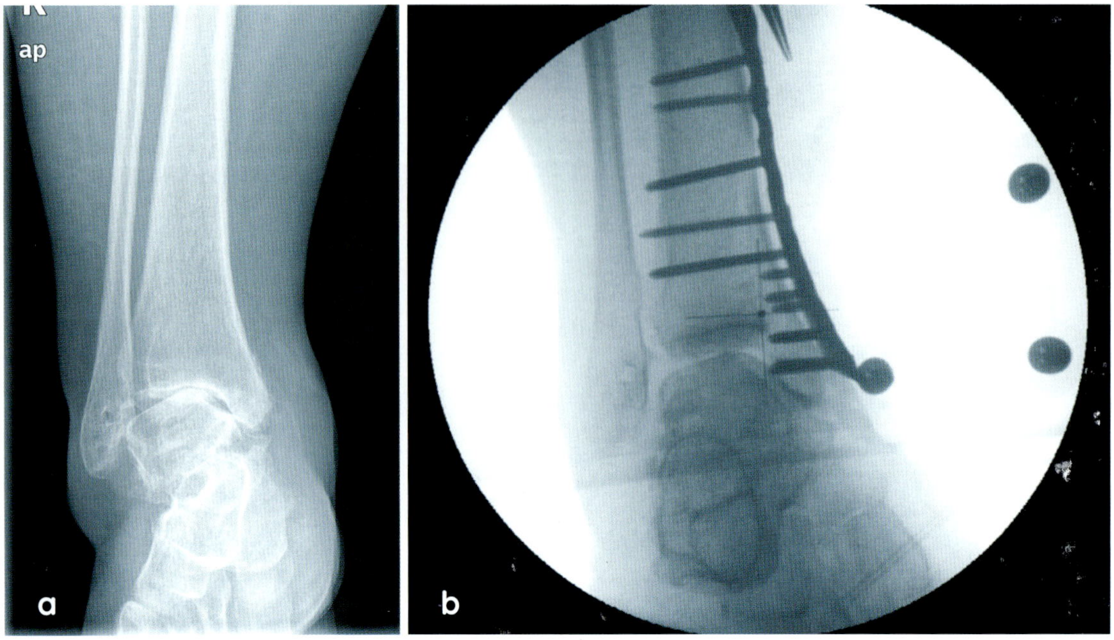

Abb. 14: Erhebliche Asymmetrie des Sprunggelenks (a) und die Korrektur während der Operation (b).

le Schmerzlinderung erfahren, neigen sie dazu, die Gliedmaße früher zu belasten, was auch nach einem korrekt durchgeführten Eingriff zu einem frühen Versagen des osteosynthetischen Materials führen kann.

Wenn der Chirurg die Technik der supramaleolären Osteotomie (einschließlich der präoperativen Planung) beherrscht, sind die postoperativen Ergebnisse in der Regel sehr gut. Einer der führenden Experten auf diesem Gebiet ist Hintermann aus Basel (Schweiz) was durch eine Reihe von Studien (zu verschiedenen Arten von Deformitäten) aus seiner Abteilung in angesehenen Fachzeitschriften belegt wird (8–11). Hintermann gibt auch asymmetrische Arthrosen des Grades 3 für supramalleoläre Osteotomien an, und viele Jahre später haben viele seiner Patienten immer noch sehr gute funktionelle Ergebnisse. Nach zwei Jahren versagen nur etwa 10 % dieser Osteotomien, und in den folgenden Jahren gibt es in der Regel keine unzufriedenen Patienten mehr. In einer 2007 von Hintermann, Pagenstert et al. (12) verfassten Arbeit diskutieren die Autoren das Thema der korrigierenden supramalleolären Osteotomien ausführlich. Lee et al. (13) weisen darauf hin, dass das Ergebnis nach einer supramalleolären Korrektur schlechter sein kann, wenn die aktuelle präoperative Talarneigung in der Riemenscheibe (siehe unten) größer als 7° ist.

Supramalleoläre Osteotomien sind lose mit intraartikulären Osteotomien der distalen Tibia verwandt. Ihre klassische Indikation ist, wie bei anderen Gelenken auch, die Heilung der Gelenkfläche nach einer intraartikulären Fraktur in Inkongruenz. Intraartikuläre Osteotomien werden eingesetzt, um die ursprünglich nicht reparierte Gelenkfläche in einem Zweiteingriff zu verbessern. Am häufigsten handelt es sich dabei um den Bereich des hinteren Schienbein-

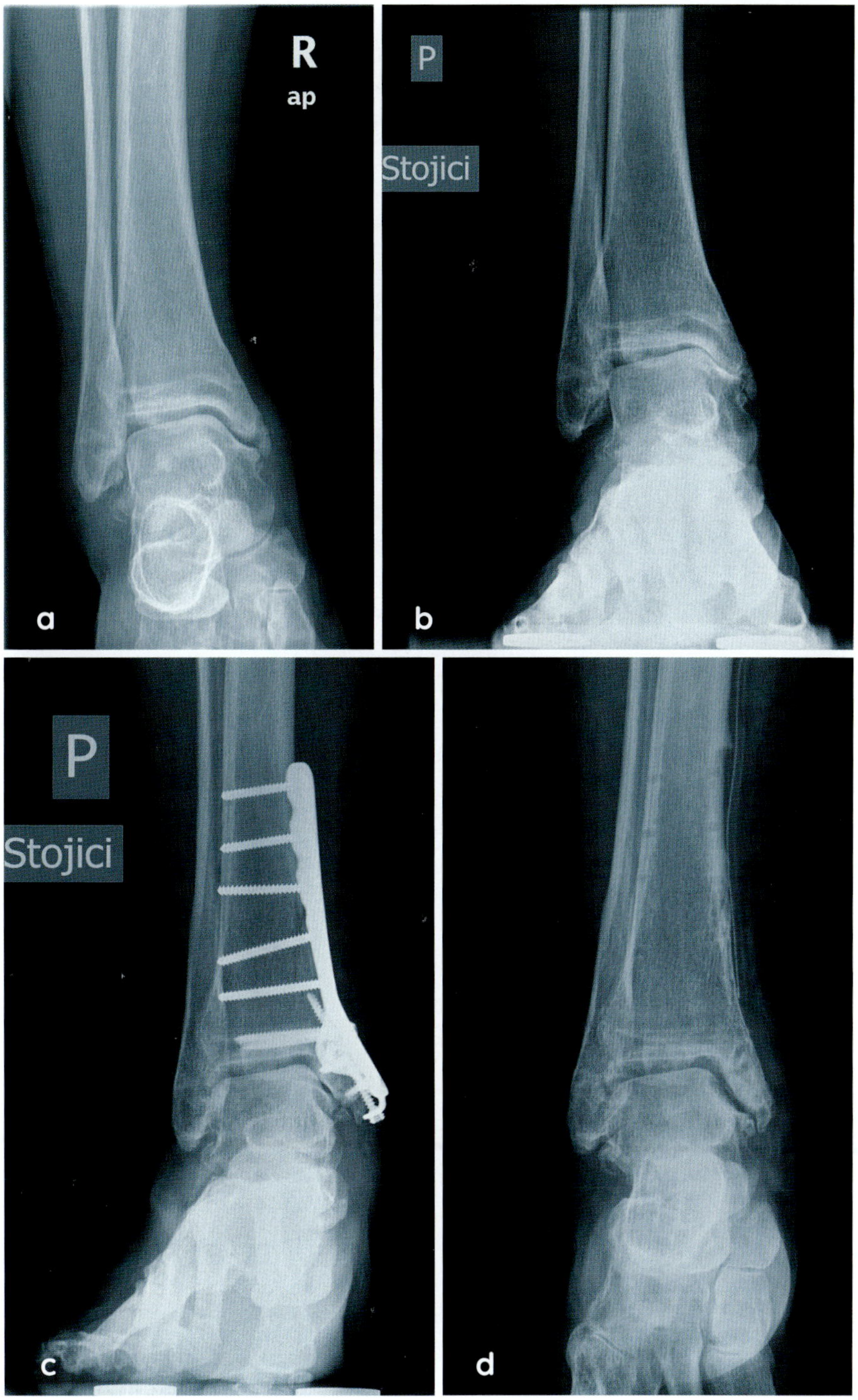

Abb. 15: Patientin, 63 Jahre, Standardröntgenbild ohne signifikante Pathologie (a), die Belastungsaufnahme (Meary-Projektion) zeigt eine signifikante Gelenkasymmetrie mit Translation und Talusneigung (b), die Belastungsaufnahme (Meary-Projektion) nach Gleitosteotomie, ergänzt durch Dwyer-Osteotomie, zeigt einen nahezu symmetrischen Gelenkspalt und eine physiologische Stellung des Rückfußes (c). Patientin sieben Jahre nach der Operation, Bild nach Metallentfernung (d).

randes oder der Tuber Chaput. Die zweite Indikation für eine intraartikuläre Osteotomie ist eine unebene Gelenklinie, die bei einigen Patienten auch ohne intraartikuläre Ausbreitung der ursprünglichen Fraktur beobachtet werden kann. Auf dem anteroposterioren Bild hebt sich der laterale Anteil der Gelenkfläche leicht von der Mittelebene in Richtung Fibula ab. In diesen Fällen führt Hintermann eine schräge intraartikuläre Osteotomie durch und flacht die Gelenkfläche ab, wodurch eine gleichmäßige Verteilung der Belastungskräfte erreicht wird. Liegt eine gleichzeitige supramalleoläre Deformität vor, führt er eine doppelte Osteotomie durch, um beide Pathologien zu beheben. Der korrigierte Teil der Gelenkfläche wird mit einer Platte und 2,7-mm-Schrauben fixiert. Die dritte Art der intraartikulären Osteotomie ist die Durchtrennung des medialen Malleolus als Teil des Zugangs zum Talus. Hierbei handelt es sich um ein Standardverfahren, dessen detaillierte Beschreibung den Rahmen dieses Kapitels sprengen würde. Die letzte Variante der intraartikulären Osteotomie ist die Gleitosteotomie des Malleolus medialis.

Wenn wir bei der Tibiadeformität keine Achsabweichung der distalen Tibia finden, müssen wir nach einer Pathologie im Sprunggelenk selbst suchen. Hierfür sind anteroposteriore Röntgenaufnahmen unerlässlich: in Rückenlage, bei Belastung und in Meary-Projektion (Cobey- oder Saltzman-Projektion kann eine Alternative sein). Die Meary-Projektion wird zum Vergleich immer auf der gesunden Seite aufgenommen. Wir legen zwei Münzen an den Rand der Ferse des Patienten, um ihre Position zu bestimmen. Von der Ebene der Pelotte aus richten wir eine Senkrechte zum Zentrum der Talusrolle auf und konstruieren eine Verbindungslinie zwischen dem Zentrum der Talusrolle und dem Zentrum zwischen den beiden Münzen. Der spitze Winkel zwischen diesen Linien mit dem Scheitelpunkt in der Mitte der Talusrolle sollte seitlich sein und 5° bis 7° betragen. Ist er kleiner als 5°, handelt es sich um eine Varusdeformität des Rückfußes, ist er größer als 7°, um eine Valgusdeformität (Abb. 12).

Deformitäten im Sprunggelenk lassen sich in knöchern-translatorische (Verschiebung der Talusrolle in der Tibiagabel mit Knochenzerstörung), ligamentäre (Kippung/Subluxation, Kippung des Talus in der Gabel, ohne Knochenzerstörung) und gemischte, knöchern-ligamentäre (Kippung des Talus in der Gabel mit seinem Impingement auf der distalen Gelenkfläche der Tibia) unterteilen (Abb. 13) Die Behandlung von varusartigen Banddeformitäten umfasst Ligamentoplastiken (Chrisman-Snook-Tenodese) oder Sehnentransfers (Tibialis posterior zum Os cuboideum). Die Slip-Osteotomie des Malleolus medialis kann die Lösung für eine asymmetrische Arthrose aufgrund einer Knochenpathologie sein. Durch Distalisierung des Malleolus medialis bringen wir den Talus von der Inversion in eine neutrale Position und entlasten so die betroffene mediale Hälfte des Gelenkspalts (Abb. 14).

Die Technik zur Durchführung einer gleitenden Maleolarosteotomie ist nicht schwierig. Wenn es sich um einen eigenständigen Eingriff handelt, operieren wir von einem erweiterten anteromedialen Colonazugang zum Malleolus medialis. Wir bestimmen den Winkel des Übergangs der distalen Gelenkfläche der Tibia in den medialen Malleolus und führen die vertikale Osteotomie von diesem Punkt aus. Es muss darauf geachtet werden, dass mit dem Sägeblatt keine Strukturen verletzt werden, die hinter dem medialen Knöchel verlaufen. Eine intensive Kühlung des Sägeblattes ist selbstverständlich. Dann erfolgen das Einbringen der Platte und distale Besetzen der Schrauben. Anschließend führen wir die Osteotomie durch, distalisieren das Sprunggelenk entsprechend dem präoperativen Plan und fixieren die Platte proximal an der Tibiadiaphyse. Patienten müssen sechs Wochen lang mit zwei Krücken entlasten und dürfen dann mit dem Belastungsaufbau starten. Die Ergebnisse nach dieser Art von Eingriff sind gut. Die Patienten schätzen besonders die Schmerzlinderung bei medialem talomaleolärem Impingement (Abb. 15).

Zusammenfassend lässt sich sagen, dass die distale Tibiaosteotomie ein relativ wirksames Instrument in der Hand des orthopädischen Chirurgen bei der Behandlung der Arthrose des Sprunggelenks (insbesondere der asymmetrischen) ist. Wenn wir eine Achsabweichung am Schienbein oder eine knöcherne Deformität direkt im Sprunggelenk feststellen, ist es sicherlich angebracht, dem Patienten diese Art von Eingriff vorzuschlagen. Die Erfahrung zeigt deutlich, dass sich der Zustand in den meisten Fällen zumindest für einige Jahre bessert.

1. Cushnaghan J, Dieppe P. Study of 500 patients with limb joint osteoarthritis. Analysis by age, sex, and distribution of symptomatic joint sites. Ann Rheum Dis. 1991;50:8–13.
2. Cheng YM, Huang PJ, Hong SH et al. Low tibial osteotomy for moderate ankle arthritis. Arch Orthop Trauma Surg. 2001;121:355–358.
3. Stamatis ED, Cooper PS, Myerson MS. Supramaleolar osteotomy for the treatment of distal tibial angular deformities and arthritis of the ankle joint. Foot Ankle Int. 2003;24:754–764.
4. Takakura Y, Takaoka T, Tanaka Y et al. Results of opening-wedge osteotomy for the treatment of a post-traumatic varus deformity of the ankle. J Bone Joint Surg Am. 1998;80:213–218.
5. Heywood AW. Supramaleolar osteotomy in the management of the rheumatoid hindfoot. Clin Orthop. 1983;177:76-81.
6. Pearce MS, Smith MA, Savidge GF. Supramaleolar tibial osteotomy for haemophilic arthropathy of the ankle. J Bone Joint Surg Br. 1994;76:947–950.
7. Takakura Y, Tanaka Y, Kumai T et al. Low tibial osteotomy for osteoarthritis of the ankle: results of a new operation in 18 patients. J Bone Joint Surg Br. 1995;77:50–54.
8. Hintermann B, Zwicky L, Schweizer Ch et al. The use of supramalleolar osteotomies in posttraumatic deformity and arthritis of the ankle. J Bone Joint Surg (Essent Surg Tech). 2017;28:7(4):e29.
9. Krähenbühl N, Akkaya M, Deforth M et al. Extraarticular supramaleolar osteotomy in asymetric varus ankle osteoarthritis. Foot Ankle Int. 2019;40:936–947.
10. Scheidegger P, Horn Lang T, Schweizer C et al. A flexion osteotomy for correction of distal tibial recurvatum deformity: a retrospective case series. Bone Joint J. 2019;101-B:682–690.
11. Krähenbühl N, Susdorf R, Barg A, Hintermann B. Supramaleolar osteotomy in post-traumatic valgus ankle osteoarthritis. Int Orthop. 2020;44:535–543.
12. Pagenstert GI, Hintermann B, Barg A et al. Realignment surgery as alternative treatment of varus and valgus ankle osteoarthritis. Clin Orthop Relat Res. 2007;462:156–168.
13. Lee WC, Moon JS, Lee K et al. Indications for supramalleolar osteotomy in patients with ankle osteoathritis and varus deformity. J Bone Joint Surg Am. 2011;93:1243–1248.

28. Distraktionsarthroplastik des Sprunggelenks

Bereits bei jüngeren Patienten treten Sprunggelenkarthrosen immer häufiger auf, vermutlich durch eine Zunahme der körperlichen Aktivität der Menschen, die auch das Risiko von Verletzungen und Überbeanspruchungen mit sich bringt. Die Einschränkung der Lebensqualität dieser betroffenen Patienten ist erheblich und viele von ihnen suchen nach einer chirurgischen Lösung, da die Möglichkeiten einer konservativen Behandlung begrenzt sind. Die häufigsten angebotenen Behandlungsmethoden sind entweder Arthrodese oder Totalersatz. Die bipolare Transplantation des Sprunggelenks wird weltweit selten eingesetzt (vorwiegend USA, Italien), ihre Ergebnisse sind jedoch laut Konferenzberichten keineswegs überzeugend. Die Arthrodese des Sprunggelenks führt zwar zu einer Schmerzlinderung, stellt den aktiven Patienten jedoch nicht zufrieden und macht ihn darüber hinaus nach Jahren durch schmerzhafte Degeneration der angrenzenden Fußwurzelgelenke wieder handlungsunfähig. Moderne Totalendoprothesen liefern heute bessere Ergebnisse als Ersatzprothesen früherer Generationen, sind jedoch aufgrund des relativ hohen Versagensrisikos immer noch nicht ideal für junge aktive Patienten.

Das Sprunggelenk gehört zu den Gelenken mit einer einzigen Rotationsachse. Diese verläuft durch die Spitzen beider Knöchel (Inman-Linie). Die Talusrolle stellt einen Teil eines Kegels (Frustrum) dar, dessen Spitze medial liegt. Der Gelenkknorpel verfügt über keine Gefäß- oder Nervenversorgung oder Lymphdrainage, er wird aus der Gelenkflüssigkeit ernährt. Er schützt den subchondralen Knochen und ermöglicht die reibungslose Bewegung der Gelenkenden. Der Knorpel wird im Allgemeinen durch lokale Einflüsse und mechanische Kräfte, denen er ausgesetzt ist, beeinflusst. Diese Kräfte sind sowohl Druck- als auch Scherkräfte. Chondrozyten reagieren auf intermittierenden hydrostatischen Druck mit einer erhöhten Produktion des Kollagen-II-Typs und Aggrecan (Proteoglycan), die die Hauptproteine des hyalinen Knorpels darstellen.

Die Schädigung des Knorpels durch ein schweres Trauma oder wiederholte kleinere Verletzungen erfolgt sowohl durch die eigentliche Kraft, die durch das traumatische Ereignis erzeugt wird, als auch durch die anschließende Entzündungsreaktion, hauptsächlich durch die Freisetzung von katabolen Stoffen (proinflammatorische Zytokine). Die traumatische Kraft kann makroskopische chondrale (oder osteochondrale) Läsionen verursachen, führt aber auch zu einer Dysfunktion der Chondrozyten und Apoptose (1). Nach der Verletzung nimmt der Wassergehalt des Knorpels allmählich zu, der Proteoglykangehalt sinkt und das Kollagennetz wird schwächer. Vieles hängt von der Intensität der Gewalteinwirkung oder der Tiefe des Knorpelschadens ab. In den tieferen Schichten des Knorpels befinden sich sogenannte ruhende Chondrozyten, die anschließend aktiviert werden und sich vermehren, wodurch die anabolen Umbauprozesse im Knorpel verstärkt werden.

Wenn die gesamte Knorpeldicke geschädigt und der subchondrale Knochen freigelegt ist, ist die anschließende Knorpelheilung stark beeinträchtigt. Wenn der subchondrale Knochen gleichzeitig verletzt wird, werden pluripotente mesenchymale Stammzellen mit dem Blut in das Gelenk geschwemmt. Die Umgebung, in der sie sich befinden, ist jedoch entscheidend für ihre Differenzierung. In einer sauerstoffreichen Umgebung differenzieren sie sich zu Osteoblasten, in einer sauerstofffreien Umgebung differenzieren sie sich zu den notwendigen Chondroblasten.

Obwohl der Knorpel des Kniegelenks über ein ungewöhnlich hohes Regenerationspotenzial verfügt (er hat einen anderen Stoffwechsel und andere mechanische Eigenschaften – die interzelluläre Matrix ist regelmäßiger angeordnet), spielen die perfekte Wiederherstellung der Kongruenz des verletzten Gelenks und die Abwesenheit von Verformungen darunter und darüber eine wesentliche Rolle.

Eine Möglichkeit, die Regenerationsfähigkeit des Knorpels und damit die Funktion des Gelenks bei Arthrosen zu erhöhen, besteht darin, es vorübergehend zu entlasten. Diese These ist allgemeingültig und wurde z.B. am Kniegelenk bereits verifiziert (2). Eine Entlastung wird durch eine langfristige Distraktion des Gelenks an einem Fixateur externe erreicht, bei der wir dem Patienten eine Belastung nach Toleranz erlauben, die den für die Knorpelernährung notwendigen intermittierenden Druckwechsel auf die Gelenkflächen bewirkt. Dieses Verfahren wird als Distraktionsarthroplastik bezeichnet, die auch Arthrodiastase genannt wird (oder von englischen Autoren „ankle reservation arthroplasty"). Niederländische Autoren (2) berichteten, dass diese Entlastungsmethode zu einer erneuten Erhöhung der Proteoglykankonzentration im Knorpel und zu einer Verringerung der lokalen Entzündungsreaktion führt. Gute Erfahrungen mit diesem Verfahren werden für das Kniegelenk berichtet. Der Nachteil ist jedoch, dass es noch keinen externen Fixateur gibt, der die Rotationsachse des Knies während der Bewegung (Flexion-Extension) nachahmen kann, so dass der Aufbau starr ist und die Patienten das Gelenk nach seiner Entfernung lange Zeit unter Anleitung remobilisieren müssen (Abb. 1).

Die Situation für die Distraktionsarthroplastik ist für das Sprunggelenk wesentlich günstiger, da die Drehachse des Gelenks viel leichter greifbar ist (siehe oben). Da die posttraumatische Arthrose des Sprunggelenks meist bei jüngeren und aktiven Patienten auftritt, ist die Lösung der Arthrodese oder der Endoprothetik oft nicht angemessen, und die Distraktionsarthroplastik ist eine relativ schonende Option, um zumindest einen dieser radikalen Eingriffe hinauszuzögern. In der internationalen Fachliteratur finden sich zahlreiche Arbeiten zu diesem Thema, und die meisten Autoren stimmen darin überein, dass die Ergebnisse nach einer Distraktion tendenziell gut sind – die Erfolgsraten sind relativ hoch (75–80 %), wenn die Indikationskriterien erfüllt sind (3).

Vielleicht mehr als anderswo ist hier eine sorgfältige Patientenauswahl erforderlich. Für die Distraktionsarthroplastik kommen jüngere Patienten mit symptomatischer, primärer oder meist posttraumatischer Arthrose in Frage, bei denen eine nicht operative Behandlung über mindestens sechs Monate keine Wirkung gezeigt hat. Zusätzliche Voraussetzung ist eine noch ausreichende Knorpelüberdeckung an Tibia und Talus (d.h. überwiegend Chondromalaziegrad 2 bis 3), die durch eine arthroskopische Untersuchung oder zumindest eine Magnetresonanztomographie bestätigt wird. Die radiologische Untersuchung in stehender Belastung (anteroposteriore und laterale Projektion) ist selbstverständlich. Außerdem muss die Stellung des Fersenbeins beurteilt werden (in unserer Abteilung in Meary-Projektion), um Achsabweichungen des Schienbeins und des Fersenbeins auszuschließen, die ebenfalls eine Kontraindikation für die eigentliche Distraktion darstellen (sie müssen im Voraus oder zumindest gleichzeitig mit der Distraktion behandelt werden). Die seitliche Instabilität sollte vor der Distraktion durch eine geeignete Bandplastik behoben werden. Die mediale Instabilität (Ligamentum deltoideum) muss ebenfalls vor der Distraktion durch Korrektur der Planovalgusdeformität oder des distalen Tibiavalgus behoben werden. Das Ligamentum deltoideum kann gleichzeitig mit einer nicht resorbierbaren Naht aus der medialen Arthrotomie gestrafft werden.

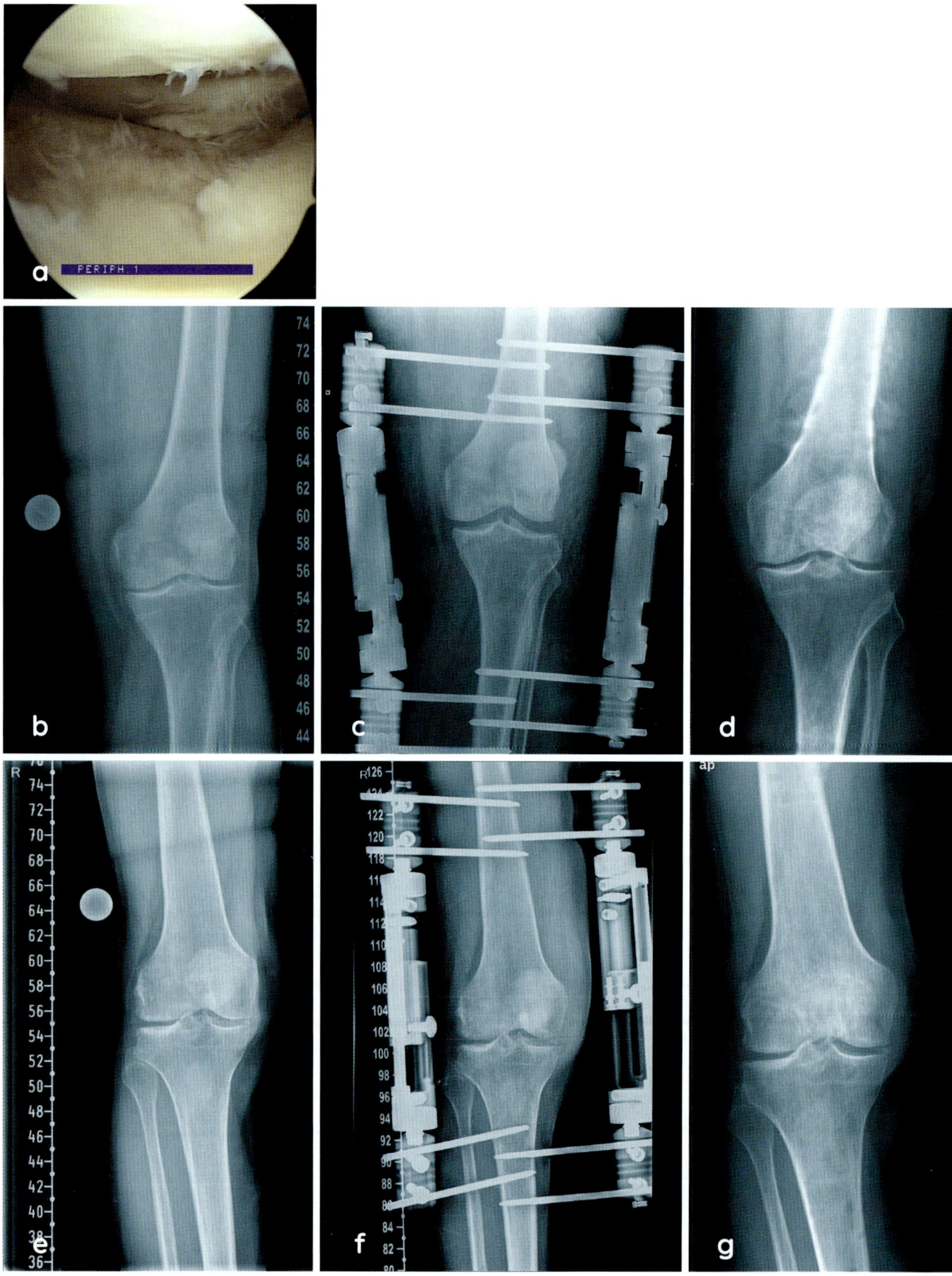

Abb. 1: Männlich, 42 Jahre, posttraumatische Chondromalazie bei der Arthroskopie (a), beginnende Gonarthrose im Röntgenbild (b). Zustand bei der Gelenkdistraktion (c), mit leichter Erweiterung des Gelenkspalts, die auch vier Jahre später noch erkennbar ist (d). Männlich, 37 Jahre, Befund einer beginnenden medialen Gonarthrose (e). Zustand bei der Distraktion (f) und fünf Jahre nach der Operation (g).

Wenn wir auf dem seitlichen Bild eine anteriore Arthrose (Verengung des Gelenkspalts und anteriores Knochenimpingement – Osteophyten) finden, sollten wir auch keine Distraktionsarthroplastik ohne Behandlung dieses Bereichs indizieren. Ähnlich verhält es sich bei gleichzeitiger Nekrose der Talusrolle oder großen subchondralen Zysten, massiven Osteophyten, Arthrose der Fußwurzel und großen Vorfußdeformitäten. Umgekehrt ist eine asymmetrische Arthrose keine Kontraindikation.

Eine Kontraindikation für die Distraktion ist auch ein eingeschränkter Bewegungsumfang, vor allem die Dorsalflexion. Es ist notwendig, vor oder während der Distraktion mit zusätzlichen Verfahren eine Dorsalflexion von mindestens 7° bis 10° zu erreichen, da sonst das Ergebnis möglicherweise nicht zufriedenstellend ist. Extraartikuläre Ursachen für die Einschränkung der Dorsalflexion sind bei Knöchelarthrose seltener. Wenn eine Kontraktur des M. triceps surae festgestellt wird, kann sie leicht durch eine perkutane Achillessehnenverlängerung behoben werden. Fällt der Silfverskjöld-Test positiv aus, erfolgt die Entlastung nach Strayer oder Vulpio über den hinteren Zugang. Ist die Einschränkung der Dorsalflexion jedoch auf eine Gelenkkapselkontraktur zurückzuführen, sollte vor dem Anlegen des Fixateurs ein posteriores Release (Kapsulektomie) über einen dorsalen Zugang durchgeführt werden. Die zweite Option ist die Verwendung eines Ringfixateurs, der eine Distraktion und gleichzeitige allmähliche Überführung des Beins in Dorsalflexion ermöglicht.

Eine relative Kontraindikation ist höheres Alter des Patienten mit geringem körperlichen Aktivitätsbedarf. Weitere Kontraindikationen sind Osteoporose, komplexes regionales Schmerzsyndrom, infektiöse Erkrankungen, deutlich schlechtere Durchblutung der Extremitätenperipherie, Charcot-Neuroarthropathie oder systemische Erkrankungen.

Die Distraktionsarthroplastik wurde erstmals 1978 von den Gebrüdern Judet beschrieben (4), wobei der genaue Mechanismus der Schmerzlinderung nach diesem Verfahren noch nicht geklärt ist. Sicher ist jedoch, dass die Grundvoraussetzungen für die Knorpelregeneration (intermittierende Belastung ohne Überlastung, Bewegung und Stabilität) durch den Fixateur externe gegeben sind. Er verhindert auch die Entstehung von Scherkräften. Neben der Knorpelregeneration führt dieser äußere Schutz zu einer Verringerung der subchondralen Sklerose und des Knochenödems, was sich wiederum positiv auf die biomechanischen Eigenschaften der untrennbaren Einheit von Knorpel und subchondralem Knochen auswirkt.

Es wurden zwei wesentliche Distraktionstechniken beschrieben. Die erste ist eine sequentielle 6-mm-Distraktion mit einer Rate von 1 mm pro Tag; d.h. sechs Tage lang, beginnend am ersten postoperativen Tag (Abb. 2). Die zweite ist eine einmalige 6-mm-Distraktion unmittelbar während der Operation. Beide Techniken haben Vor- und Nachteile. Die einfache Distraktion ermöglicht es dem Chirurgen, den Grad der Streckung genau zu überprüfen oder die Drehachse des Gelenks während der Plantarflexion und Dorsalflexion zu korrigieren. In unserer Abteilung bevorzugen wir die Methode der schrittweisen Distraktion, um eine mögliche Schädigung des Bandapparats durch einen einzigen Eingriff zu vermeiden. Es hat sich gezeigt, dass eine Distraktion von mehr als 5 mm die Übertragung von Belastungskräften auf den Knorpel bei voller Gewichtsbelastung verringert. Im Allgemeinen kann entweder ein zirkulärer Ilizarov-Fixateur oder ein Rahmen- oder Klammerfixateur verwendet werden.

Die wahrscheinlich häufigste Komplikation bei Vernachlässigung der lokalen Pflege des Fixateurs ist eine Oberflächeninfektion um die Fixateurelemente herum. Ihre Inzidenz wurde in verschiedenen Studien mit 15 % bis 100 % angegeben. Wenn sie auftritt, ist sie in den meisten Fällen durch intensive Asepsis und allgemeine Antibiotika beherrschbar. Nur selten ist eine vorzeitige Entfernung des Fixateurs erforderlich. Wir tun dies, wenn wir den Verdacht haben, dass eine oberflächliche Infektion in die Tiefe gehen und eine Osteomyelitis verursachen könnte, was besonders im Fersenbein gefürchtet ist. Eine vorzeitige Lockerung des Fixateurs kann auch dadurch entstehen, dass die korrekte Technik zum Einbringen des Fixateurs nicht eingehalten wird. Wird das Loch für die Schrauben oder Bolzen nicht mit einem Bohrer des richtigen Durchmessers gebohrt, kann es durch lokale thermische Nekrosen zu einer Lockerung kommen. Eine weitere mögliche Komplikation, die nur bei Ringfixateuren auftritt, ist der Bruch von Kirschner-Drähten, die einer langfristigen zyklischen Belastung nicht standhalten. Eine Verletzung der neurovaskulären Strukturen während der Belastung des Fixateurs kann ein potenzielles perioperatives Risiko darstellen. Daher ist eine gründliche Kenntnis der topographischen Anatomie der distalen Tibia, Fibula und des Beins unerlässlich.

Die Operation beginnt in der Regel mit einer Arthroskopie, bei der wir den Knorpel untersuchen, lose Knorpelfragmente entfernen, ventrale Osteophyten entfernen oder eine Nanofrakturierung durchführen. Anschließend legen wir den Fixateur an. Der erste und wichtigste Schritt besteht darin, das Rotationszentrum des Sprunggelenks mit Hilfe eines Röntgenverstärkers zu bestimmen. Dann bringen wir die originalen 6 mm hydroxyapatitbeschichteten Schrauben in den Talarhals und den oberen Teil des medialen Teils des Tuberculum calcanei ein. Dann bringen wir drei ähnliche Schrauben von der medialen Seite her in die Diaphyse der Tibia in der üblichen Weise ein und konnektieren sie mit einer geraden Standardbacke. Wir klemmen die Kompressions-Distraktions-Einheit auf den Fixateurkörper und spannen sie leicht vor. Wenn anstelle von Schrauben Bolzen verwendet werden, können zwei identische Backenfixateure als ein Rahmenfixateur belastet werden, was die Festigkeit der Einheit erhöht. Am Ende des Eingriffs kann zur Förderung des Knorpelstoffwechsels plättchenreiches Plasma intraartikulär injiziert werden.

Am ersten postoperativen Tag machen wir eine Röntgenaufnahme und distrahieren dann das Gelenk schrittweise 2 x 0,5 mm pro Tag für sechs Tage (Abb. 3). Danach kontrollieren wir die Distraktion erneut radiologisch und können fortan den Patienten ambulant weiterbehandeln. Der Patient wird sorgfältig instruiert, wie er den Fixateur zu pflegen hat. Wir erlauben die Belastung je nach Toleranz. In der Regel beginnen die Patienten nach zwei Wochen, die operierte Gliedmaße zu belasten. Bis zu diesem Zeitpunkt lassen wir das distale Fixateurgelenk gesperrt. Wenn die Schmerzen nachlassen und der Patient beginnt, die Gliedmaße voll zu belasten, geben wir die Bewegung in der Klemme frei. Zu diesem Zeitpunkt wird auch mit der Therapie zur Erhaltung des Bewegungsumfangs begonnen. Nach drei Monaten erfolgt die Wiederaufnahme zur Entfernung des Fixateur externe (es hat sich gezeigt, dass eine Verlängerung der Distraktionszeit über zwölf Wochen hinaus die Knorpelregeneration nicht weiter verbessert) und weiterführende Rehabilitation.

Die Distraktionsarthroplastik des Sprunggelenks an einem Fixateur externe ist mit einem relativ geringen Prozentsatz möglicher Komplikationen belastet und stellt dennoch eine vielversprechende Methode dar, um das komplexe Problem der Sprunggelenkarthrose bei entsprechend ausgewählten Patienten zu lösen. Je nach den örtlichen Gegebenheiten sollte sie durch

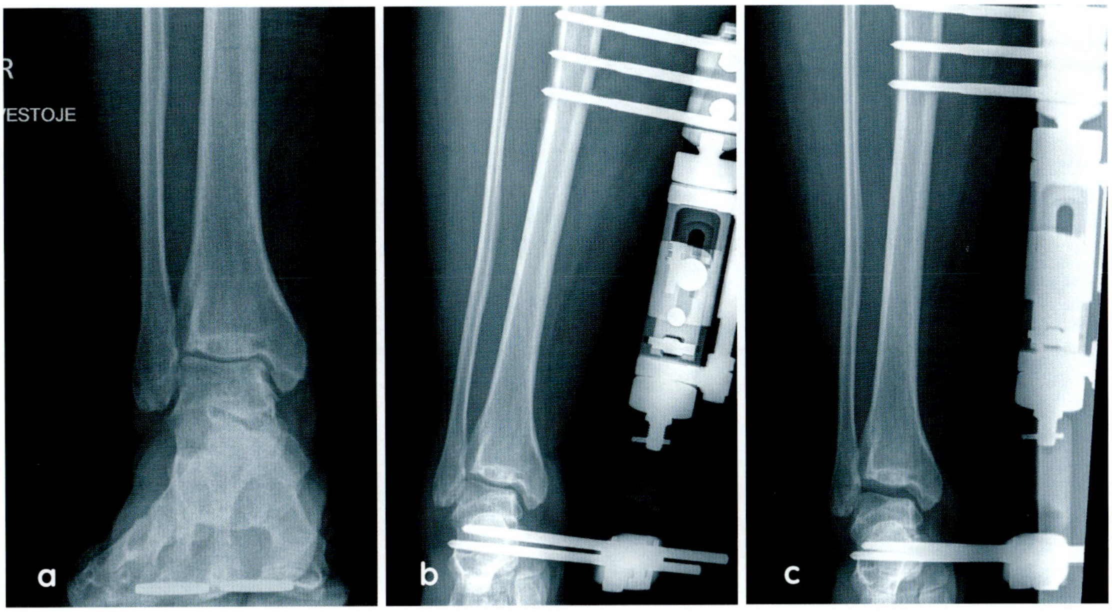

Abb. 2: Patientin, 26 Jahre, aktive Tänzerin und Ballerina, mit radiologisch beginnender Arthrose des Sprunggelenks und arthroskopisch nachgewiesener Chondromalazie Grad 2–3 (a). Zustand nach Belastung mit Fixateur externe (b) und Gelenkdistraktion (c).

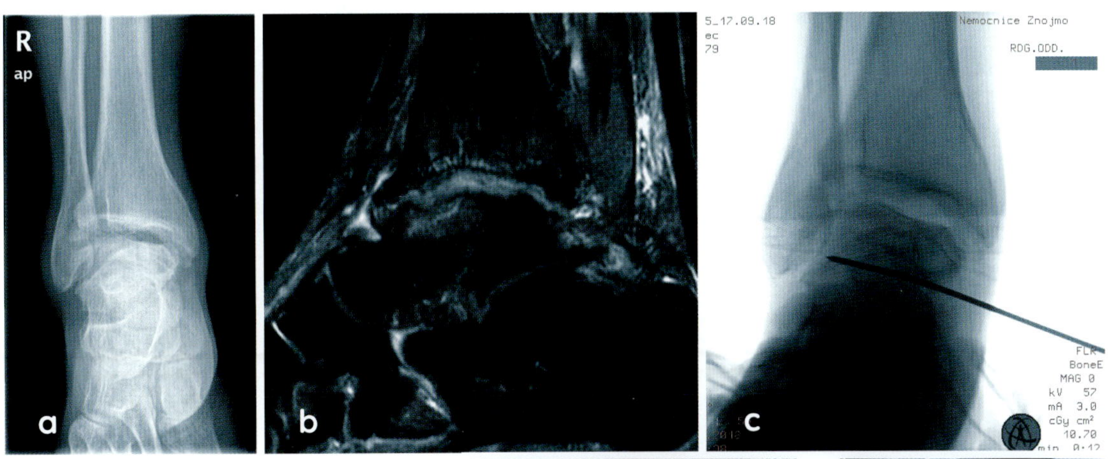

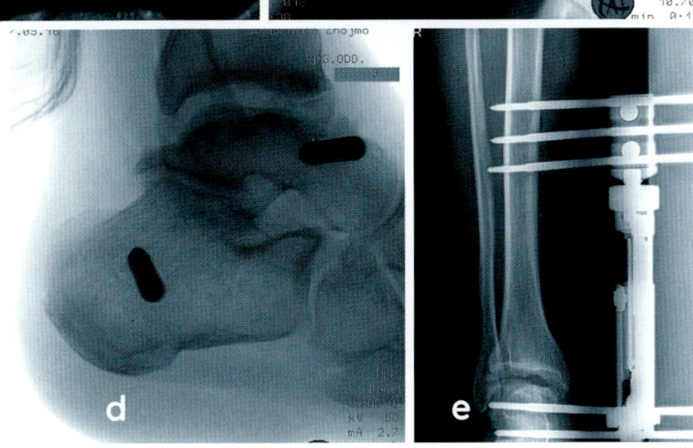

Abb. 3: Männlich, 51 Jahre, Arthrose des Sprunggelenks (a), Bestätigung in der Magnetresonanztomographie (b). Einbringen eines Führungsdrahtes (c) und anschließende Verschraubung von Talus und Calcaneus (d). Gelenkdistraktion nach sechs Tagen am Fixateur (e).

geeignete ergänzende Verfahren ergänzt werden. Sie ist eine mögliche Alternative zu Techniken, bei denen das Gelenk geopfert wird (Arthrodese oder Totalendoprothese). Sie reduziert die Schmerzen, verbessert den funktionellen Status des Sprunggelenks und erweitert in einigen Fällen den Gelenkspalt durch die Regeneration von Knorpel. Die kurz- und mittelfristigen Ergebnisse sind gut, wobei die Methode in der langfristigen Nachbeobachtung häufiger versagt, aber sie ermöglicht es aktiven Patienten, unerwünschte radikalere Operationen zumindest für viele Jahre hinauszuzögern.

1. D´Lima DD, Hashimoto S, Chen PC et al. Human chondrocyte apoptosis in response to mechanical injury. Osteoarthritis Cartilage. 2001; 9:712–719.
2. Wiegant K, van Roermund PM, Intema F et al. Sustained clinical and structural benefit after joint distraction in the treatment of severe knee osteoarthritis. Osteoarthritis Cartilage. 2013; 21:1660–1667.
3. Bernstein M, Reidler J, Fragomen A et al. Ankle distraction arthroplasty: indications, technique, and outcomes. J Am Acad Orthop Surg. 2016; 0:1–11.
4. Judet R, Judet T. The use of a hinge distraction apparatus after arthrolysis and arthroplasty. Rev Chir Orthop Reparatrice Appar Mot. 1978; 64:353–365.

29. Sprunggelenkprothesen im traumatischen Setting

Die Arthrose des Sprunggelenks tritt vor allem in den letzten Jahren häufiger auf, als man erwarten würde. Ein erheblicher Prozentsatz der Patienten mit Gonarthrose hat auch degenerative Veränderungen des Sprunggelenks. Die Arthrose des Sprunggelenks schränkt die Lebensqualität der Patienten erheblich ein. Dies ist auf die Schmerzen bei jedem Schritt zurückzuführen, die es unmöglich machen, längere Strecken zu gehen. Obwohl der degenerative Prozess im Sprunggelenk im Vergleich zu den anderen gewichttragenden Gelenken viel seltener auftritt, nimmt die Zahl der Patienten mit dieser Behinderung zu. Dabei gilt: Je höher der Arthrosegrad, desto schlimmer die subjektiven Beschwerden.

Der Knorpel des Sprunggelenks hat andere mechanische Eigenschaften und einen anderen Stoffwechsel. Außerdem ist er dünner und weniger elastisch (die interzelluläre Matrix ist regelmäßiger angeordnet). Da das Sprunggelenk ein sehr kongruentes Gelenk ist, kann es die einwirkenden Kräfte leichter neutralisieren. Anders als bei der Hüfte nimmt die Festigkeit des Knorpels im Sprunggelenk mit zunehmendem Alter nur allmählich ab. Beim normalen Gehen werden im Sprunggelenk Kräfte übertragen, die dem Fünffachen des Körpergewichts entsprechen. Mehr als 75 % dieser Kräfte verteilen sich auf die obere Gelenkfläche des Talus, hauptsächlich anterolateral. In der Neutralstellung und in Dorsalflexion sind die Gelenkflächen am meisten in Kontakt (1, 2). Jede posttraumatische Inkongruenz oder Achsenveränderung verändert diese Verhältnisse erheblich. Schon eine Lateralisierung des Talus um 1 mm reduziert die tibiotalare Kontaktfläche um mehrere zehn Prozent, wodurch die Kontaktkräfte auf den verbleibenden Oberflächen enorm ansteigen.

Die häufigste Ursache für die Entwicklung einer Knöchelarthrose ist ein Trauma, seltener sind entzündliche Arthropathien, Infektionen oder M. Charcot. Die unangenehme Tatsache ist, dass nach einem Trauma die Entwicklung einer Knöchelarthrose recht häufig ist, mehr oder weniger unabhängig von der Art der Verletzung. Dies ist wahrscheinlich auf den hohen Prozentsatz der betroffenen Knorpelkappenfläche bei Verletzungen zurückzuführen. Nach Angaben amerikanischer Kollegen liegt bei Frakturen des Sprunggelenks in bis zu 80 % der Fälle eine osteochondrale Läsion vor, und innerhalb von 48 Stunden nach der Verletzung sind 40 % der gesamten Chondrozyten abgestorben. Selbst eine kleine Dislokation des Wadenbeins verändert die Biomechanik des Gelenks bzw. die Verteilung der Belastungskräfte durch die Verschiebung des Talus in der Tibiagabel erheblich. Ein weiterer negativer Faktor ist der Einfluss der katabolen Faktoren, die durch die Verletzung im Gelenk freigesetzt werden. Je komplexer die Fraktur ist, desto schlechter ist die Prognose für die Entwicklung einer Arthrose. Natürlich ist die Prognose umso schlechter, je unpräziser die Reposition ist. So entwickelt sich bei Frakturen vom Typ C in mehr als einem Drittel der Fälle eine Arthrose. Ein weiterer negativer Prediktor ist eine zusätzliche Fraktur der hinteren Kante des Schienbeins, unabhängig von der Größe des Fragments. Dies ist auf die Verkleinerung der Kontaktfläche und damit auf die Zunahme der Belastungskräfte im verbleibenden Teil des Gelenks zurückzuführen. Die distale tibiofibuläre Instabilität nach einer Syndesmoseverletzung ist ebenfalls ein Risikofaktor.

Posttraumatische Arthrosen treten in einem hohen Prozentsatz auch nach Pylonfrakturen auf, was auf deren oft hochenergetischen Verletzungsmechanismus zurückzuführen ist. Diese Verletzungen umfassen eine Kombination von pathogenetischen Ursachen wie direkte

Knorpelschäden, Nekrose kleiner Gelenkflächenfragmente, Gelenkflächeninkongruenz und Heilung in Achsabweichung, welche allesamt eine Präarthrose darstellen. Die radiologisch inapparente Knorpelbeteiligung scheint eines der wichtigsten Glieder in der pathogenetischen Degenerationskette zu sein. Auf Röntgenbildern zeigen sich arthrotische Veränderungen des Sprunggelenks sowohl nach Sprunggelenk- als auch nach Pylonfrakturen relativ früh, bereits zwei Jahre nach der Verletzung. Wenn bis dahin kein radiologischer Nachweis einer Degeneration zu sehen ist, besteht eine relativ hohe Wahrscheinlichkeit, dass keine Arthose im weiteren Verlauf auftritt.

Aber nicht nur Frakturen des Schien- und Wadenbeins sind für die Entwicklung einer Arthrose prädisponiert. Frakturen des Sprungbeins sind viel seltener, aber in den meisten Fällen tritt nach ihnen eine Arthrose auf. Der degenerative Prozess entwickelt sich auch nach eher banalen Verletzungen wie bei wiederholten Distorsionen. Ein weiterer Risikofaktor ist die seitliche Instabilität des Sprunggelenks. Diese kann sich objektiv deutlich äußern (sogenannte mechanische Instabilität, nachweisbar auf gehaltenen Röntgenbildern) oder es kann sich um eine Mikroinstabilität handeln, die nur durch eine partielle Läsion der seitlichen Bänder verursacht wird (auf gehaltenen Röntgenbildern nicht nachweisbar). In diesen Fällen entwickelt sich eine Varusdeformität, und wir sehen mehr Osteophyten, insbesondere an der Außenseite des Gelenks, mit denen der Körper versucht, die Instabilität zu beheben. Die Entwicklung einer posttraumatischen Arthrose kann auch bei größeren chondralen und insbesondere osteochondralen Läsionen an der Talusrolle auftreten.

Die konservativen Behandlungsmöglichkeiten bei Arthrose im Sprunggelenk sind begrenzt. Schmerzen bei jedem Schritt schränken die Patienten ein und mindern so ihre Lebensqualität erheblich. Wenn der Knorpel des Sprunggelenks bereits vollständig zerstört ist, stehen drei chirurgische Optionen zur Verfügung. Die erste ist der Ersatz des Schienbeins und Sprungbeins durch ein frisches massives Allotransplantat (distale Tibia und Talus). Diese Eingriffe werden in geringem Umfang durchgeführt, vor allem wegen der begrenzten Verfügbarkeit von Allotransplantaten im normalen Transplantationsschema. Studien, die sich mit dieser Methode befassen, werden vor allem aus den USA und Italien berichtet. Das Hauptaugenmerk liegt dabei auf der Einheilung der Transplantate, die in der Regel innerhalb eines halben Jahres erfolgt. Allerdings überleben nur etwa 70 % dieser bipolaren Allografts nach fünf Jahren, ein Ergebnis, das schlechter ist als bei anderen Alloplastiken. Bei posttraumatischen Zuständen ist die Arthrodese heute wahrscheinlich das häufigste Verfahren. Bei Patienten mit rheumatoider Arthritis kommt in den meisten Fällen weltweit eine totale Endoprothese zum Einsatz. Hier sind sich die meisten Autoren einig, dass die klinischen Ergebnisse nach Arthrodese und moderner Knöcheltotalendoprothese ähnlich sind, ebenso wie der Prozentsatz der Revisionseingriffe nach diesen beiden Eingriffen (3). Der wesentliche Unterschied liegt jedoch in den Auswirkungen dieser Eingriffe auf die Gangkinematik, die nach der Totalendoprothese eindeutig besser ist.

Bei posttraumatischen Zuständen stellt sich die Situation oft ganz anders dar. Die pathologischen Befunde sind oft komplex. Wir finden Achsabweichungen des Schienbeins oder des Fersenbeins, Bandinstabilitäten, Knochendefekte etc. Die Durchführung einer korrigierenden Arthrodese und eines Totalersatzes in einem derartig veränderten Terrain ist erheblich schwieriger, und das Ergebnis ist möglicherweise nicht so zufriedenstellend wie bei rheumatoider Arthritis oder gewöhnlicher Arthrose (Abb. 1). Die Entscheidung zwischen Ersatz und Arthrodese richtet sich hier neben dem Lokalbefund auch stark nach den Wünschen des

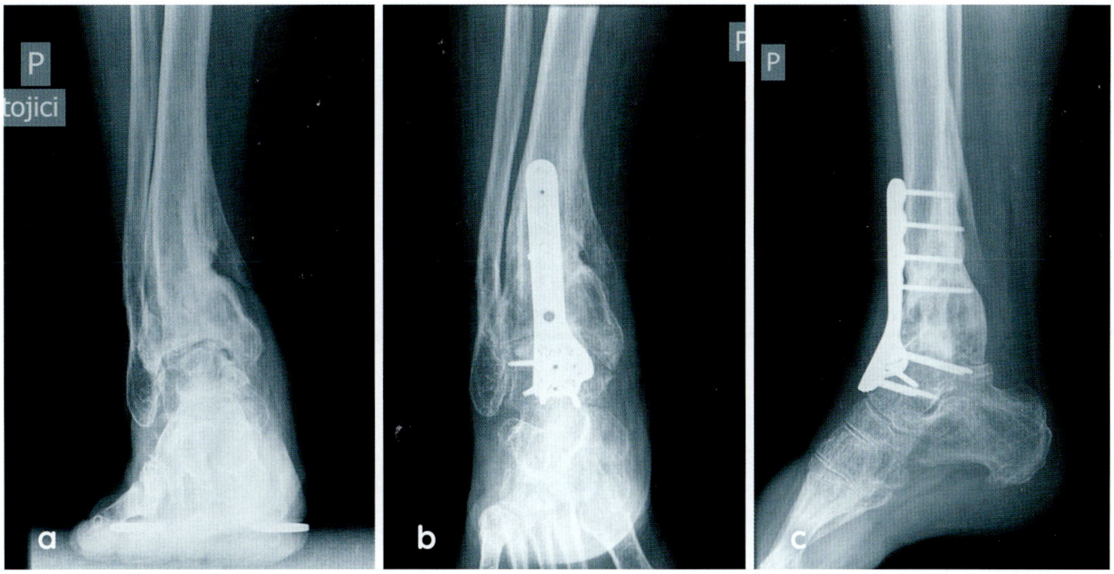

Abb. 1: Frau, 46 Jahre, posttraumatische Arthrose des Sprunggelenks bei Achsabweichung der distalen Tibia (a). Zustand nach korrigierender Distraktionsarthrodese mit trapezförmigem Transplantat mit Basis nach medial (b, c).

Patienten. Oft handelt es sich um aktive Patienten mittleren Alters, die keine „Versteifung" des Sprunggelenks wünschen. Außerdem lassen sich mit der Arthrodese Zustände bei gewöhnlicher Arthrose zufriedenstellend beheben, während die funktionellen Ergebnisse bei komplexer Arthrose eher schlechter sind. Es ist auch bekannt, dass sich schmerzhafte Arthrosen der Fußwurzel Jahre später (17 Jahre oder mehr) entwickeln und die Patienten dann wieder erheblich einschränken (4). Die funktionellen Ergebnisse nach einem Ersatz sind bei posttraumatischen Zuständen tendenziell besser als nach einer Arthrodese.

Die Ergebnisse nach einem Totalersatz bei posttraumatischen Zuständen sind im Allgemeinen schlechter als bei rheumatoider Arthritis, einschließlich eines höheren Prozentsatzes an postoperativen Komplikationen (5). Allerdings wird der Ersatz hier häufig bei jüngeren Patienten durchgeführt, und paradoxerweise berichten diese über eine größere Verbesserung nach der Operation als ältere Patienten, denen ein Ersatz bei normaler Arthritis oder rheumatischer Zerstörung implantiert wurde. Alle diese Aspekte sollten immer sorgfältig mit dem Patienten besprochen werden.

Für ein gutes Ergebnis einer Totalendoprothese bei posttraumatischer Arthritis des Sprunggelenks müssen zwei wesentliche Bedingungen erfüllt sein:

- Kenntnisse der Anatomie und
- präzise Operationstechnik.

Dabei ist auch zu berücksichtigen, dass es sich häufig um Zustände nach früheren Operationen handelt, die hinsichtlich der Narbenbildung und der späteren Heilung der Operationswunde oder postoperativer infektiöser Komplikationen ein Problem darstellen können. In einem erheblichen Prozentsatz der Fälle ist das Sprunggelenk bereits eingesteift oder sehr stark im

Bewegungsausmaß eingeschränkt. Außerdem muss eine (auch partielle) Nekrose des Talus ausgeschlossen werden, entweder mittels SPECT/CT oder MRT (eine Nekrose von einem Drittel der Talusrolle kann toleriert werden). Der mögliche Befund einer Arthrose sub talo ist ebenfalls wichtig. Wenn eine CT-Untersuchung eine talokalkaneale Arthrose oder eine Chopart-Arthrose zeigt, sollte dies bei der präoperativen Planung berücksichtigt werden. Eine posttraumatische Bandlaxität sollte immer ausgeschlossen werden, vorzugsweise durch gehaltene Röntgenbilder, ebenso wie eine Instabilität der distalen tibiofibulären Syndesmose. Auch die sorgfältige Untersuchung des Vorfußes darf nicht vernachlässigt werden, da sich der gesamte Fuß nach der Operation in einer plantigraden Stellung befinden muss.

Wie bei den meisten anderen chirurgischen Eingriffen ist auch hier die richtige Auswahl des Patienten das A und O. Zu den allgemeinen Kontraindikationen gehören Osteoporose (meist *ex inactivitate* bei posttraumatischen Zuständen), das komplexe regionale Schmerzsyndrom (ehemals Sudeck'sche Algoneurodystrophie), Veränderungen des Haut-/Weichteilmantels (Hautdefekte, multiple Narben, oberflächliche Hautnarben usw.), erhebliche infektiöse Komplikationen aus früheren Eingriffen, unzureichende Blutversorgung der Gliedmaßenperipherie und inkompliante Patienten.

Die präoperative Untersuchung der Gliedmaßenachse und des Fersenbeins ist unerlässlich. Eine Achsabweichung des Schienbeins in der Frontalebene ist relativ häufig. Eine Achsabweichung von bis zu 10° können wir durch die Prothese sicher korrigieren, eine Abweichung von mehr als 15° im Sinne von Varus oder Valgus ist grenzwertig und eine Abweichung von mehr als 20° sollte eine Kontraindikation darstellen (6). Ist der Wert höher, müssen wir zusätzlich eine Korrekturosteotomie, gegebenenfalls kombiniert mit Bandplastiken, ergänzen. Wird eine größere Achsabweichung belassen, ist die Prothese nicht ausbalanciert, es kommt zu einer marginalen Überlastung mit deutlich höheren Belastungskräften, die auf den Polyethyleneinsatz übertragen werden, und es droht eine vorzeitige Lockerung der Endoprothese. Darüber hinaus besteht bei Abweichungen von 15° oder mehr die Gefahr einer Luxation des Polyethylen-Inlays. Wenn wir eine Deformität in der Sagittalebene feststellen, kommt es zu einer anterioren Translation des Talus. Bleibt diese Abweichung bestehen, würde die talare Komponente nach der Implantation einer Totalendoprothese nach ventral subluxieren, es bestünde die Gefahr einer Luxation des Inlays, einer Überlastung des Polyethylens mit anschließender Entwicklung einer fokalen Osteolyse und eines möglichen Versagens der Prothese. Ziel ist es daher, sowohl die tibiale als auch die talare Komponente nach der Operation senkrecht zum Körperlot zu positionieren, d.h. parallel zur Basis, wenn der Patient steht. Wenn dies gelingt, sind die postoperativen Ergebnisse in Fällen mit präoperativen Achsabweichungen die gleichen wie bei Sprunggelenken in ursprünglicher Neutralstellung (7, 8). Die Korrektur einer Varusdeformität ist in der Regel schwieriger als die einer Valgusdeformität, da größere Knochendefekte und eine seitliche Instabilität der Patella vorliegen. Axiale Deformitäten, die am Subtalargelenk diagnostiziert wurden, müssen ebenfalls in die präoperativen Überlegungen einbezogen werden.

Aus den obigen Ausführungen wird deutlich, dass bei posttraumatischen Zuständen häufig ein zusätzlicher Korrektureingriff erforderlich ist, um sicherzustellen, dass die Prothese unter Belastung ausbalanciert ist, dass der gesamte Fuß plantigrad ist und dass der Patient keine Schwierigkeiten aufgrund einer anderen Begleitpathologie hat. Mit anderen Worten, es ist wichtig, die ursprüngliche Anatomie des Schienbeins und des Unterschenkels wiederherzustellen. Wenn wir bei der präoperativen Untersuchung Einschränkungen der Dorsalflexion

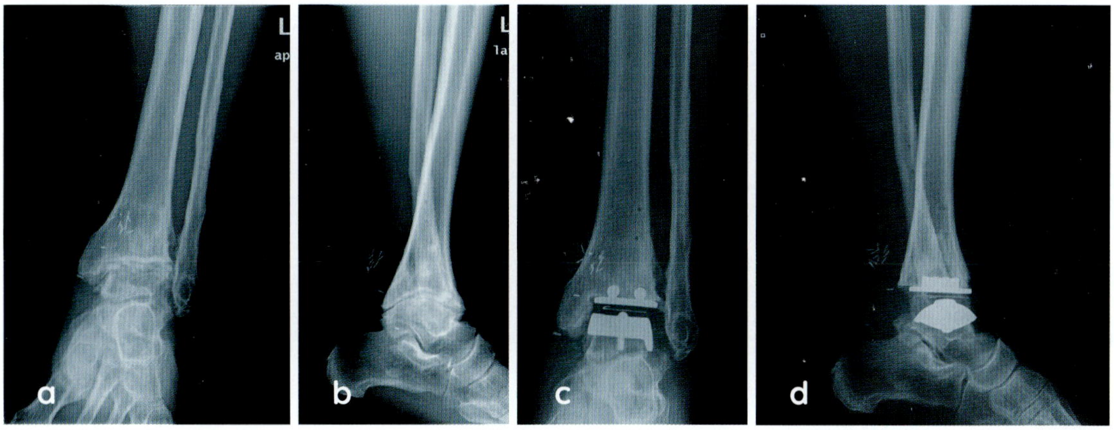

Abb. 2: Posttraumatische Arthrose (a) mit deutlicher Einschränkung der Dorsalflexion, das seitliche Bild zeigt einen deutlichen „Überhang“ der Tibiahinterkante (b). Zustand nach Ersatz und Entfernung des hinteren Randes über einen separaten dorsalen Zugang (gleichzeitig wurde ein umfangreiches posteriores Release durchgeführt) (c, d).

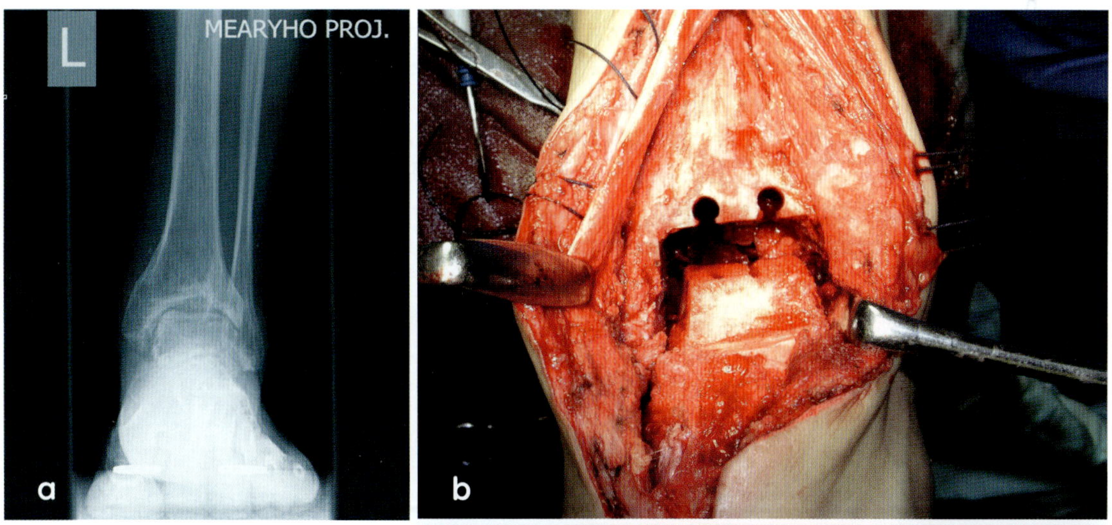

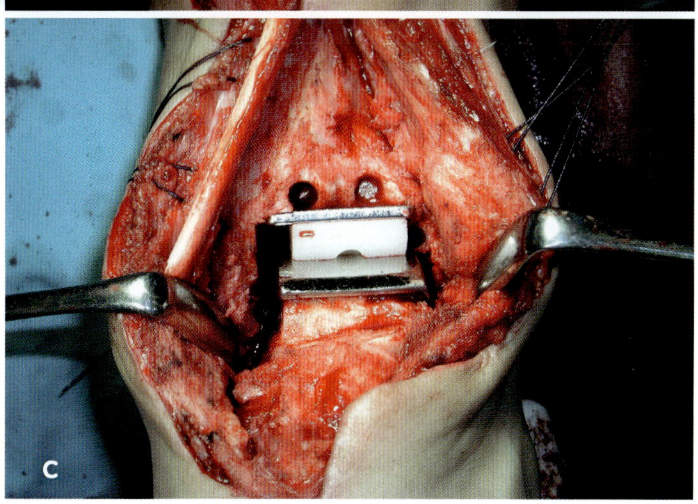

Abb. 3: Wiederherstellung des Gelenkgleichgewichts bei posttraumatischer Arthrose (a), einschließlich Verkleinerung der Innenseite des Innenknöchels zur Vermeidung eines talomaleolären Impingements (b). Zustand nach Implantation der Prothese (c).

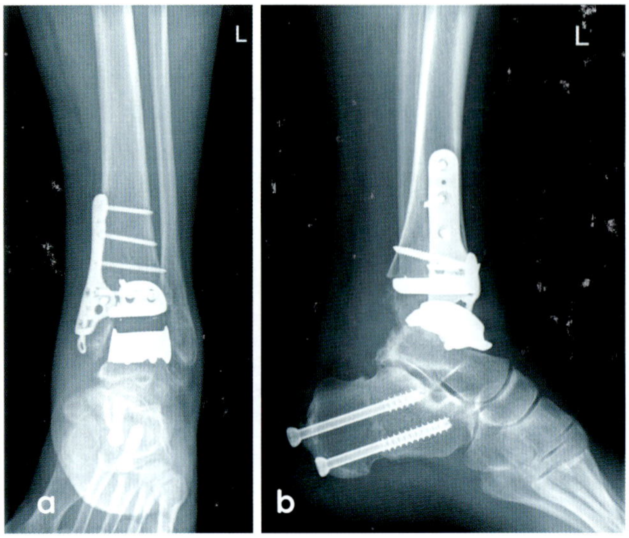

Abb. 4: Gleichzeitige Behebung der Varusdeformität von Schienbein und Rückfuß durch Implantation einer Prothese, Ausgleich des Gelenks durch mediale Malleolarosteotomie und Korrektur der Fersenachse durch Dwyer-Osteotomie (a, b).

feststellen, führen wir in der Regel in der ersten Phase des Eingriffs eine dorsale Entlastung über den hinteren Zugang durch. Die Achillessehnenverlängerung allein reicht in der Regel nicht aus, und wir müssen eine Arthrolyse des Sprunggelenks durchführen. Nachdem wir die Achillessehne z-förmig gekreuzt haben (in der Frontalebene, um keine Verwachsungen mit der Haut zu erzeugen), gehen wir in einem sicheren Intervall zwischen der Sehne des M. flexor hallucis longus medial und der Sehne des M. peroneus brevis lateral weiter und führen eine Kapsulektomie von einem Knöchel zum anderen durch. Der posteriore Zugang ist auch bei einem größeren Überstand des hinteren Schienbeinrandes von Vorteil. Wir können diesen einfach posterior unter direkter Sicht resezieren (Abb. 2).

Nach dem Vernähen der Achillessehne und der Haut erfolgt die eigentliche Implantation der Prothese über den üblichen anterioren Zugang. Liegt eine Achsabweichung des Schienbeins vor, müssen wir uns im Vorfeld darüber im Klaren sein, ob wir diese mit einer Osteotomie korrigieren oder ob wir die Achse durch die Implantation der Prothese selbst korrigieren können. Beide Methoden haben ihre Vorteile und Risiken. Entscheiden wir uns für eine Achsenkorrektur durch die Endoprothese, bringen wir die Gelenkfläche des distalen Schienbeins in eine Ebene, die senkrecht zur Längsachse des Schienbeins über der Deformität liegt. Anschließend erfolgt in der Regel eine Bandentlastung – bei Varusdeformität lösen wir das Ligamentum deltoideum, bei Valgusdeformität das Ligamentum fibulocalcaneare (Abb. 3). Dabei muss die Gefäßversorgung des Talus beachtet werden, damit deren Schädigung nicht zu einer späteren Nekrose des Talus führt (9). Ist von vornherein klar, dass eine Bandentlastung nicht ausreicht, kann bei einer anfänglichen Varusdeformität eine gleitende distalisierende Osteotomie des medialen Malleolus (Abb. 4, 5) oder bei einer Valgusdeformität eine verlängernde Osteotomie der Fibula durchgeführt werden. Nach dem Ausbalancieren des Gelenks wird die obere Gelenkfläche des Talus parallel zur Ebene der Tibiaresektion reseziert. Sollte bei der ursprünglichen Varusdeformität eine Laxität der Außenbänder bestehen, sollte am Ende des Eingriffs eine Broström-Bandstabilisierung durchgeführt werden. Wenn sich herausstellt, dass die Broström-Plastik nicht ausreicht, wird der Patient postoperativ nachuntersucht, und wenn die Instabilität ein Problem darstellt, wird eine laterale (peroneale) Tenodese (Chrisman-Snook-Operation) zu einem zweiten Zeitpunkt hinzugefügt. Darüber hinaus sollte bei diesem

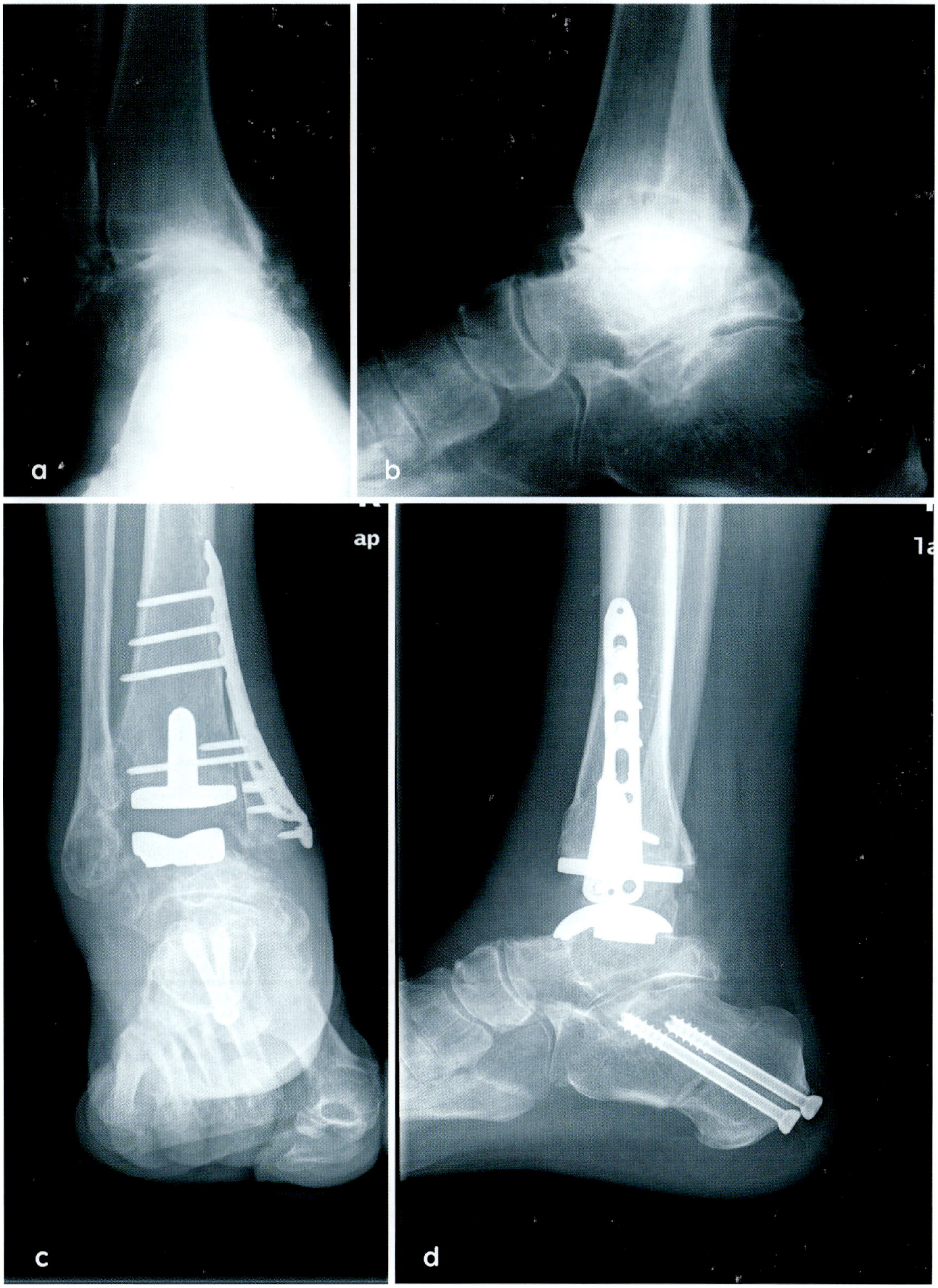

Abb. 5: Schwere posttraumatische Varusdeformität (a, b), postoperativer Zustand – Implantation einer Prothese, Ausgleich mit einer Gleitknöchelosteotomie und Korrektur der Rückfußstellung mit einer Dwyer-Osteotomie (c, d).

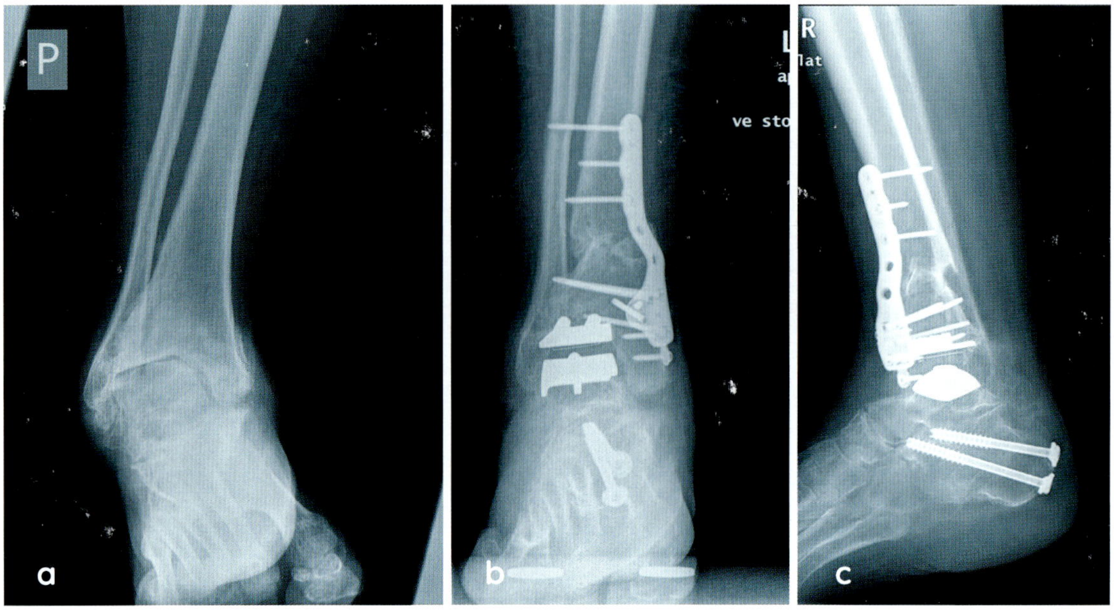

Abb. 6: Posttraumatischer distaler Tibiavarus von 40° (a). Implantation einer Prothese, Tibiakorrekturosteotomie und schließlich Kalkaneusosteotomie nach Dwyer – postoperativer Status mit zufriedenstellend korrigierter Rückfußachse und tolerablem Restvarus von 10° im Sprunggelenk (b, c).

Verfahren das mögliche thalomaleoläre Impingement berücksichtigt werden, das die Ursache für die späteren Schwierigkeiten des Patienten sein kann (laterales Impingement bei der Korrektur von Varusdeformitäten, mediales Impingement bei der Korrektur von Valgusdeformitäten). Ein thalomaleoläres Impingement ist auch ein Risiko, wenn Osteophyten zurückbleiben, insbesondere laterale, die sich am häufigsten bei chronischer lateraler Instabilität bilden.

Wenn das komplexe Ausbalancieren der Versorgung vermieden werden soll oder wenn die Achsabweichung groß ist, kann ein Verfahren mit einer supramalleolären Korrekturosteotomie gewählt werden. Diese Technik erfordert ein hohes Maß an Geschicklichkeit des Chirurgen, da zunächst die Prothese implantiert (d.h. ohne Zielgerät, mit der „Freihand"-Technik) und in einem zweiten Schritt die Korrekturosteotomie durchgeführt wird (Abb. 6).

Es ist wichtig, auf die Lage der talaren Komponente in der Sagittalebene zu achten. Das Zentrum der talaren Komponente sollte in Verlängerung der Längsachse der Tibia liegen. Bei posttraumatischen Zuständen ist dies manchmal schwer zu erreichen, schon allein deshalb, weil das ursprüngliche Rotationszentrum des Talus durch das Trauma und den nachfolgenden degenerativen Prozess verändert sein kann. Eine mehr ventrale oder dorsale Platzierung der talaren Komponente kann, wie die Autoren der Studie aus der Klinik von Hintermann zeigten (10), aufgrund der veränderten Biomechanik des Gelenks, insbesondere der daraus resultierenden Anisometrie der lateralen Bänder, zu postoperativen Schmerzen und einem schlechteren funktionellen Ergebnis führen. Der Bewegungsumfang ist am stärksten reduziert (Plantarflexion und Dorsalflexion), wenn wir die talare Komponente vor die Längsachse der Tibia stellen.

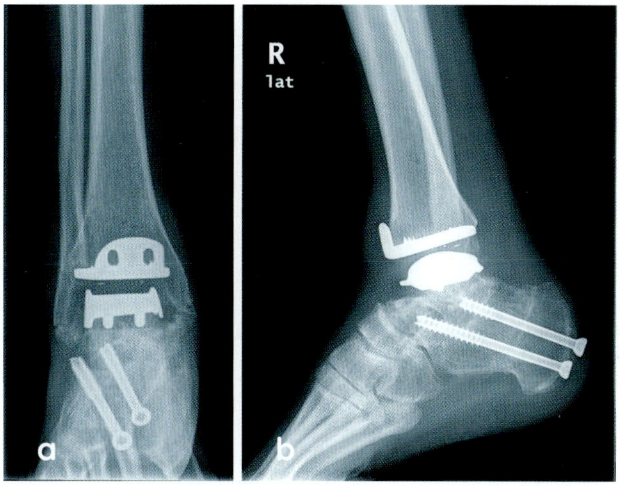

Abb. 7: Posttraumatische Arthrose, auswärts mehrfach vorbehandelt. Die Patientin stellte sich bei uns mit anhaltenden Knöchelschmerzen, eingeschränkter Dorsalflexion und Valgusstellung des Rückfußes vor. Wir führten ein umfangreiches posteriores Release, die Implantation einer Sprunggelenkprothese und die gleichzeitige Korrektur des Rückfußvalgus mit einer Myerson-Gleitosteotomie durch (a, b).

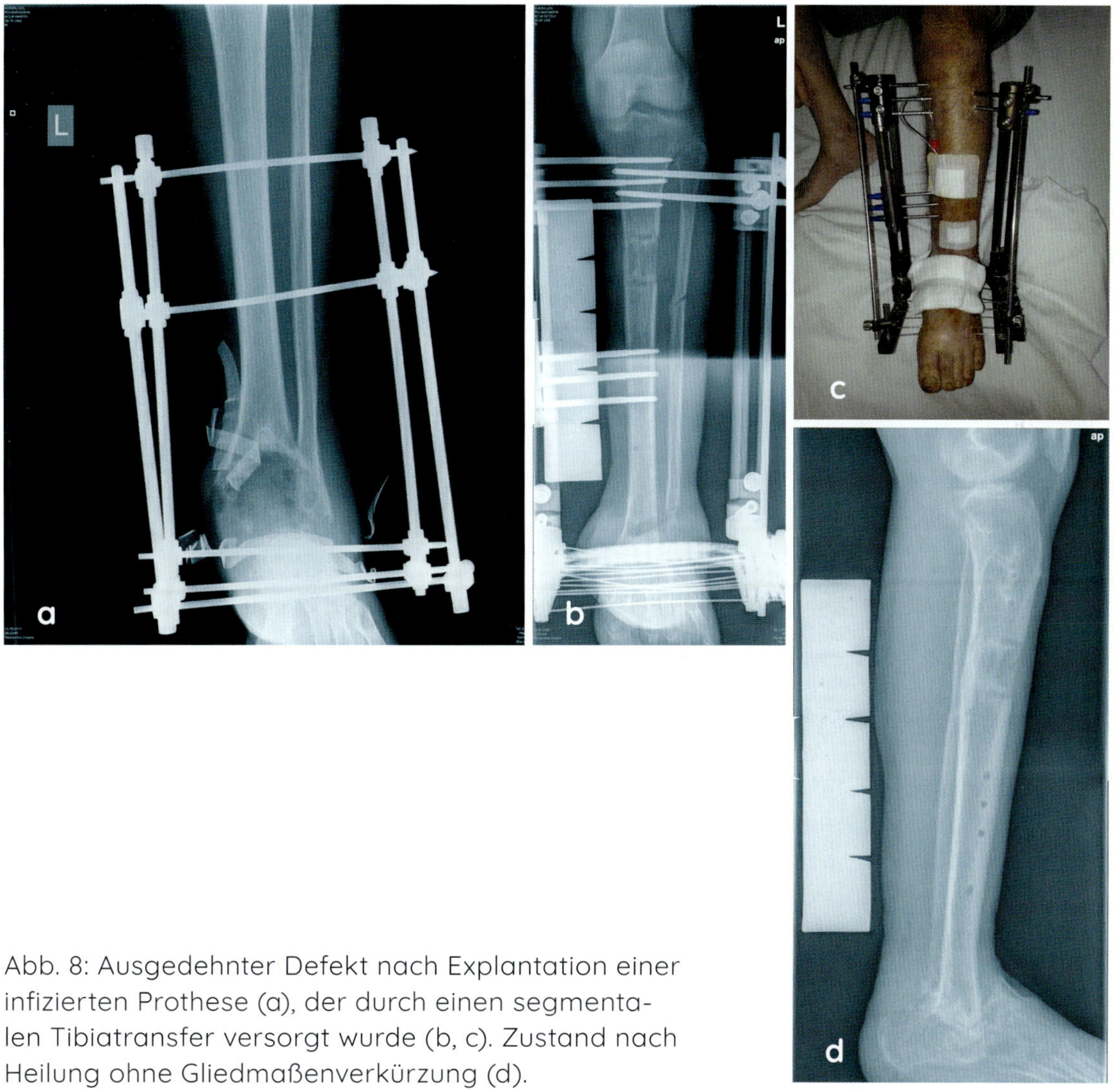

Abb. 8: Ausgedehnter Defekt nach Explantation einer infizierten Prothese (a), der durch einen segmentalen Tibiatransfer versorgt wurde (b, c). Zustand nach Heilung ohne Gliedmaßenverkürzung (d).

Ist die Endoprothese implantiert und ligamentär ausbalanciert, der Bewegungsumfang im Sprunggelenk wiederhergestellt und die distale Tibiaachse korrigiert, müssen noch die axiale Stellung des Rückfußes und die plantigrade Stellung des Vorfußes überprüft werden. Das „obere" Sprunggelenk ist nur ein Teil des Sprunggelenk-Hinterfuß-Komplexes. Bei Erkrankungen des Tibiotalargelenks kommt es häufig zu einer kompensatorischen Fehlstellung des unteren Sprunggelenks, d.h. des Talokalkanealgelenks. Daher ist es bei posttraumatischen Zuständen oft notwendig, diese Deformität gleichzeitig zu korrigieren, um eine asymmetrische Überlastung der Endoprothese und des Talokalkanealgelenks zu vermeiden und die physiologische Richtung des Achillessehnenzugvektors wiederherzustellen. Bei Varusdeformitäten verwenden wir zu diesem Zweck die seitliche Schließkeilosteotomie des Kalkaneus nach Dwyer. Seltener sehen wir eine valgische Fersenstellung, die wir (auch gleichzeitig mit der Endoprothese) mit einer gleitenden Fersenbeinosteotomie nach dem Myerson-Prinzip behandeln (Abb. 7). Wenn eine talokalkaneale Arthrose vorliegt, untersuchen wir sorgfältig, ob sie symptomatisch ist. Wir versuchen, eine talokalkaneale Arthrodese zu vermeiden, da sie die Standzeit der Prothese im oberen Sprunggelenk negativ beeinflusst, insbesondere bei jüngeren aktiven Patienten. Das funktionelle Ergebnis ist tendenziell schlechter, da die subtalare Bewegung eingeschränkt ist, was insbesondere für das Gehen auf unebenem Gelände gilt (11, 12).

Am Mittelfuß untersuchen wir die Bewegung im Chopart-Gelenk nach Implantation der Prothese. Wenn sie eingeschränkt ist, führen wir eine Entlastung der talonavikulären Gelenkkapsel durch. Am Vorfuß beobachten wir vor allem den ersten Strahl, der für die Kraftübertragung in der Schritt- und Standphase wichtig ist. Wenn nach der Protheseninplantation der mediale Fußstrahl in Plantiflexion steht und somit überlastet wäre, ist eine Korrektur durch eine Dorsalflexionsosteotomie des ersten Mittelfußknochens noch notwendig. Bleibt dagegen der erste Strahl im Verhältnis zum lateralen Teil des Vorfußes erhöht, fügen wir die Plantiflexionsöffnungskeilosteotomie am Os cuneiforme mediale nach Cotton hinzu, die ein sehr wirksames Instrument für diese Korrektur ist.

Nach der Operation legen wir in der Regel für sechs Wochen einen Gips an, um den unzementierten Komponenten die Einheilung zu ermöglichen. Zusätzliche Eingriffe werden immer mit einer stabilen Osteosynthese durchgeführt, die keiner weiteren Ruhigstellung bedarf. Nach der Gipsabnahme werden weitere sechs Wochen Belastung mit einem Drittel des Körpergewichts verordnet. Parallel dazu beginnen wir mit aktiven physiotherapeutischen Übungen. Nach drei Monaten können die Patienten schrittweise von den Krücken entwöhnt werden.

In den meisten Fällen haben die Patienten nach diesen chirurgischen Eingriffen eine deutliche Schmerzlinderung und neigen dazu, die Gliedmaße viel stärker zu belasten als vor der Operation. Wir erlauben Radfahren, Schwimmen und Gehen, raten aber von sehr anstrengenden Aktivitäten (vor allem Laufen) und von Aktivitäten, die mit schierer Gewalt verbunden sind (Tennis, Ballspiele), ab. Wir haben immer wieder Patienten erlebt, die zum aktiven Bergsteigen oder Golfspielen zurückgekehrt sind.

Komplikationen nach diesen Eingriffen treten wahrscheinlich häufiger auf als nach der Implantation von Prothesen bei gewöhnlicher Arthritis oder rheumatoider Arthritis. Dabei handelt es sich weniger um Frühkomplikationen als um Spätkomplikationen. Frühkomplikationen

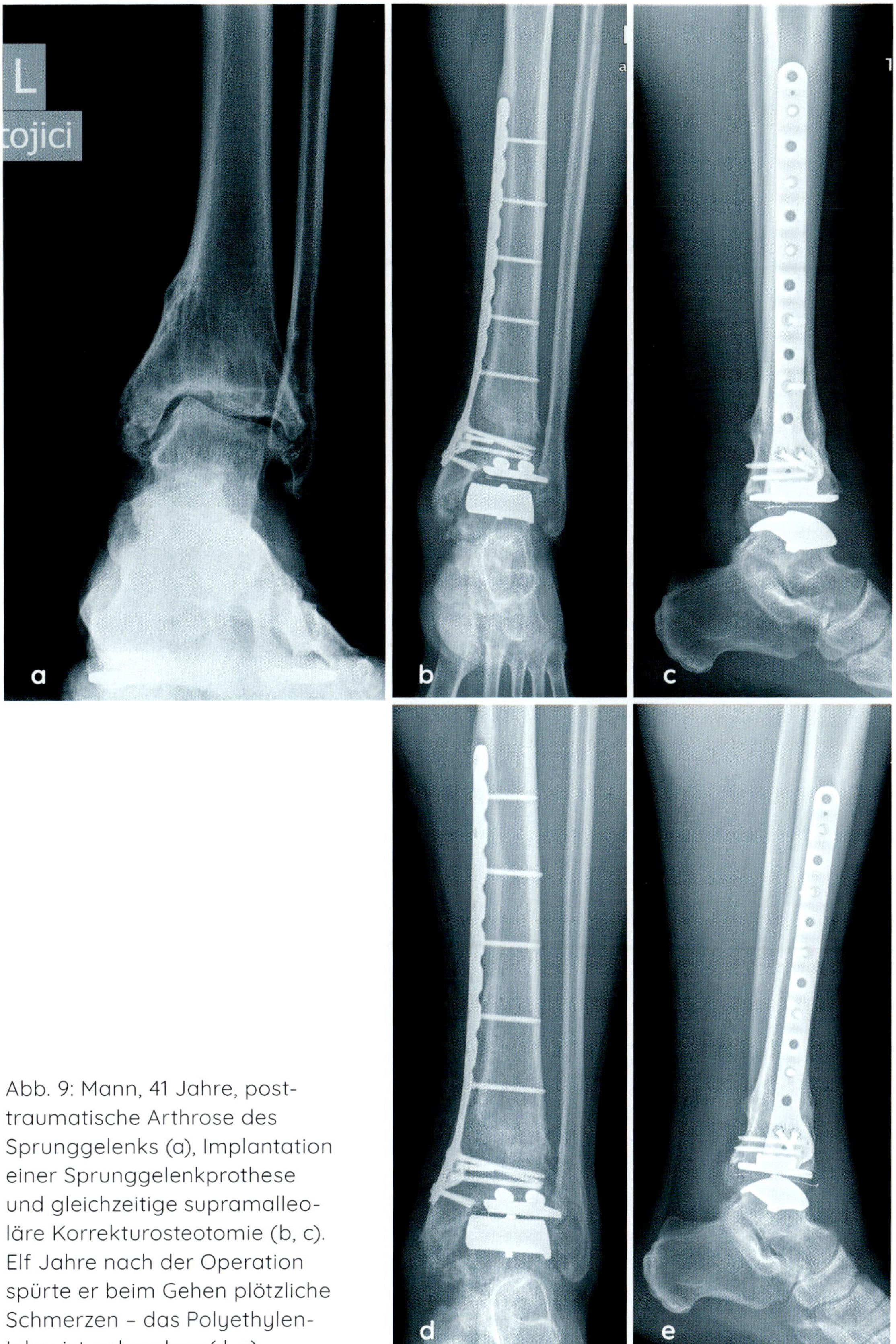

Abb. 9: Mann, 41 Jahre, posttraumatische Arthrose des Sprunggelenks (a), Implantation einer Sprunggelenkprothese und gleichzeitige supramalleoläre Korrekturosteotomie (b, c). Elf Jahre nach der Operation spürte er beim Gehen plötzliche Schmerzen – das Polyethylen-Inlay ist gebrochen (d, e).

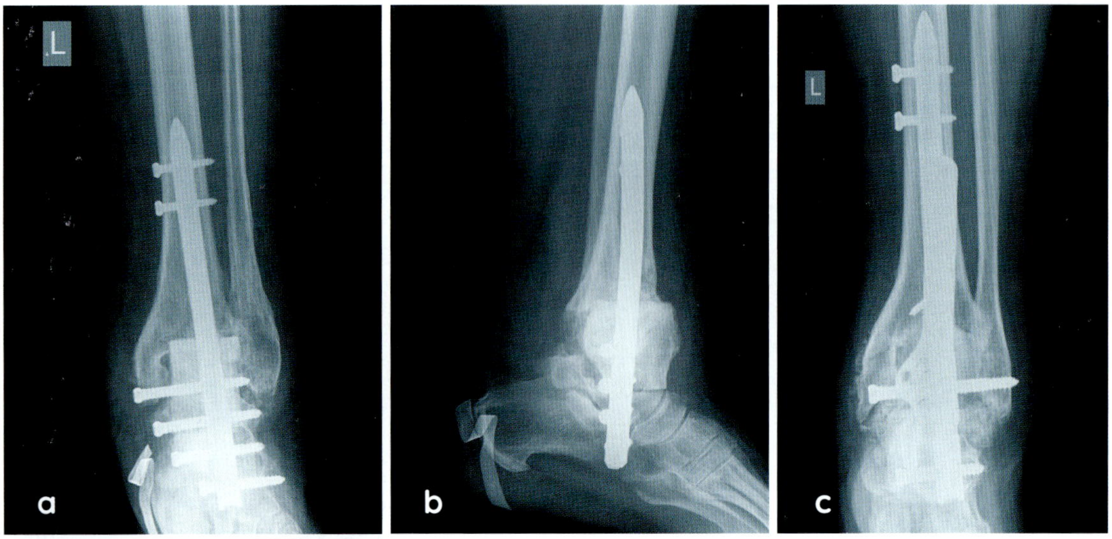

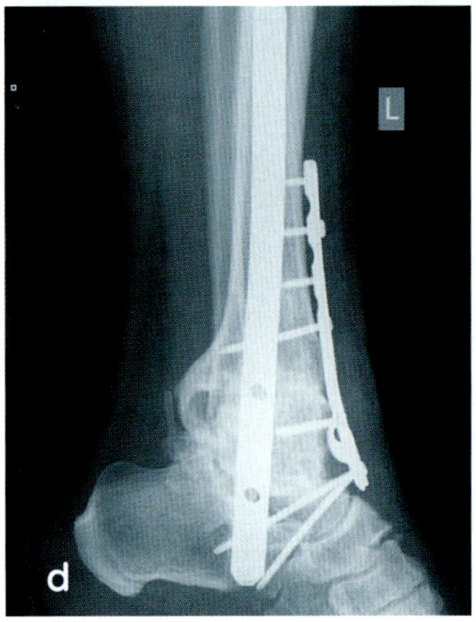

Abb. 10: Neun Jahre postoperativ Lockerung der talaren Komponente bei Talusnekrose. Um die Gliedmaßenlänge erhalten zu können, wurde ein großes Allotransplantat eingebracht und eine tibiotalokalkaneale Arthrodese durchgeführt (a, b). Ein ähnlicher Fall wurde in der gleichen Technik mit einer ventralen Plattenosteosynthese behandelt (c, d).

wie Wundheilungsstörungen, Frühinfektionen, Phlebothrombosen usw. werden nicht beobachtet. Die Operation muss sorgfältig geplant, präzise und schnell bis ins letzte Detail durchgeführt werden.

Was die Spätkomplikationen betrifft, so können bei implantierten Prothesen im posttraumatischen Bereich die gleichen Bedingungen auftreten wie nach der Implantation bei anderen Indikationen. Zum Beispiel fokale Osteolysen, die in extremen Fällen zu einer Lockerung der Komponenten führen können. Infektiöse Komplikationen treten häufiger bei posttraumatischen Zuständen mit vorangegangenen Eingriffen auf. Diese Zustände lassen sich unter Umständen nicht so leicht beheben und erfordern möglicherweise anspruchsvollere Rekonstruktionen (Abb. 8). Eine weitere schwerwiegende Komplikation kann ein Bruch des Polyethylen-Inlays (Abb. 9) oder eine aseptische Lockerung sein, am häufigsten der talaren Komponente bei aseptischer Nekrose der Talusrolle (Abb. 10). Eine weniger bedeutende Komplikation ist die Entwicklung heterotoper Verknöcherungen. Zu den Risikofaktoren gehören hier sicherlich posttraumatische Zustände, aber auch bereits vor der Operation vorhandene Verknöcherun-

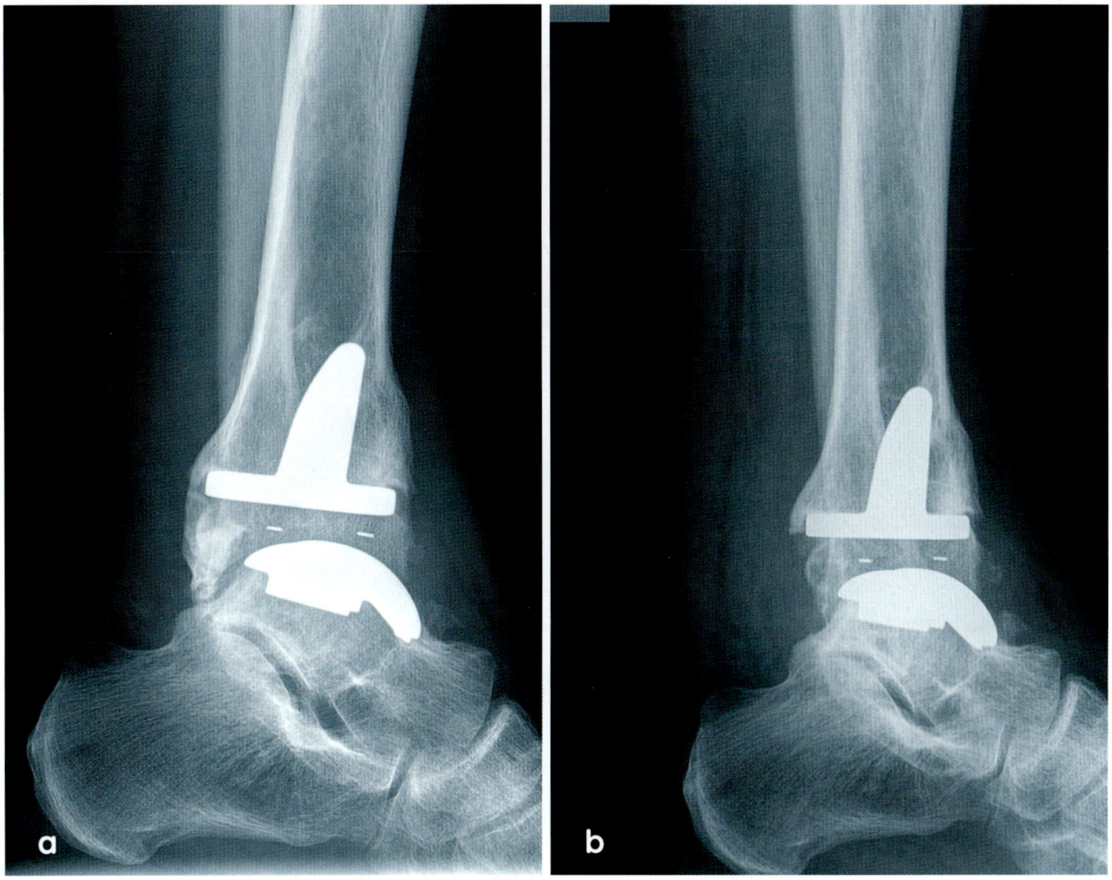

Abb. 11: Befund von heterotopen Verknöcherungen im hinteren Teil des Gelenks bei einem Mann (56 Jahre) vier Jahre nach der Operation (a), Status nach ihrer Entfernung durch einen hinteren Zugang (b).

gen, eine nicht schonende Operationstechnik, eine verlängerte Operationszeit, männliches Geschlecht oder M. Bechterew. Heterotope Verknöcherungen finden sich in etwa einem Viertel der Fälle nach Implantation bei posttraumatischen Zuständen, vorwiegend im hinteren Kompartiment. Wenn sie symptomatisch sind und eine Einschränkung des ursprünglich größeren Bewegungsumfangs verursachen, empfehlen wir ihre Resektion. Dies erfolgt über den oben beschriebenen posterioren Zugang (Abb. 11).

Zusammenfassend lässt sich sagen, dass die Implantation eines totalen Knöchelersatzes im posttraumatischen Bereich kein einfaches Verfahren ist. Die Grundvoraussetzung für den Erfolg ist die perfekte Kenntnis der Anatomie und ihre vollständige Wiederherstellung durch einen chirurgischen Eingriff. Dabei handelt es sich in der Regel nicht nur um die Implantation der Endoprothese, sondern oft müssen weitere Verfahren hinzukommen. Daher sind eine sorgfältige präoperative Untersuchung des Schienbeins, des Sprunggelenks und des Beins sowie die Erstellung eines detaillierten Operationsplans sehr wichtig. Es ist eindeutig von Vorteil, die meisten Korrekturen gleichzeitig durchzuführen, ohne das Risiko von Komplikationen zu erhöhen.

1. Stauffer RN, Chao EY, Brewster RC. Force and motion analysis of the normal, diseased, and prosthetic ankle joint. Clin Orthop Relat Res. 1977; 127:189–196.
2. Calhoun JH, Li F, Ledbetter BR et al. A comprehensive study of pressure distribution in the ankle joint with inversion and eversion. Foot Ankle Int. 1994; 15:125–133.
3. Haddad SL, Coetzee JC, Estok R et al. Intermediate and long-term outcomes of total ankle arthroplasty and ankle arthrodesis. J Bone Joint Surg Am. 2007; 89:1899–1905.
4. Coester LM, Saltzman ChL, Leupold J et al. Long-term results following ankle arthrodesis for post-traumatic arthritis. J Bone Joint Surg Am. 2001; 83:219–228.
5. Bai LB, Lee KB, Song EK et al. Total ankle arthroplasty outcome comparison for post-traumatic and primary osteoarthritis. Foot Ankle Int. 2010; 31:1048–1056.
6. Haskell A, Mann RA. Ankle arthroplasty with preoperative coronal plane deformity: short-term results. Clin Orthop Relat Res. 2004; 424:98–103.
7. Queen RM, Adams SB, Viens NA et al. Differences in outcomes following total ankle replacement in patients with neutral alignment compared with tibiotalar joint malalignment. J Bone Joint Surg Am. 2013; 95:1927–1934.
8. Trajkovski T, Pinsker E, Cadden A et al. Outcomes of ankle arthroplasty with preoperative coronal-plane varus deformity of 10° or greater. J Bone Joint Surg Am. 2013; 95:1382–1388.
9. Tennant JN, Rungprai Ch, Pizzimenti MA et al. Risk to the blood supply of the talus with four methods of total ankle arthroplasty. J Bone Joint Surg Am. 2014; 96:395–402.
10. Barg A, Elsner A, Anderson AE et al. The effect of three-component total ankle replacement malalignment on clinical outcome: pain relief and functional outcome in 317 consecutive patients. J Bone Joint Surg Am. 2011; 93:1969–1978.
11. Buechel FF Sr, Buechel FF Jr, Pappas MJ. Ten-year evaluation of cementless meniscal bearing total ankle replacement. Foot Ankle Int. 2003; 24:462–472.
12. Valderrabano V, Hintermann B, Dick W. Scandinavian total ankle replacement: a 3,7-year average followup of 65 patients. Clin Orthop Relat Res. 2004; 424:47–56.

30. Sehnentransfers an der unteren Extremität

Sehnenübertragungen an der unteren Extremität sind eines der wichtigsten Verfahren in der rekonstruktiven Orthopädie. Einige werden häufig, andere weniger häufig durchgeführt. Ziel des vorliegenden Kapitels ist es, Sehnentranfers an Schienbein, Wadenbein und Fuß zusammenzufassen und unsere eigenen Erfahrungen mit diesen Operationen zu teilen.

Das Bein besteht aus 28 Knochen, der Bewegungsspielraum der meisten Gelenke, die durch starke Bänder und intrinsische Muskeln gestärkt werden, ist nicht groß. Die extrinsischen (langen) Muskeln haben neben ihrer Bewegungsfunktion auch eine sekundäre Stabilisierungsfunktion. Die langen Beuger sind viermal so stark wie die langen Strecker, die Supinatoren sind doppelt so stark wie die Pronatoren. Ziel des Transfers ist es, entweder die Funktion der betroffenen Sehne zu ersetzen oder das muskuläre Gleichgewicht des Fußes wiederherzustellen. Theoretisch kann man sagen, dass man fast jede Sehne an verschiedene Stellen verlagern kann. Es empfiehlt sich zum Beispiel, den Gang des Patienten auf Video aufzunehmen und die Aufnahme in Zeitlupe abzuspielen, um den Funktionsverlust des betroffenen Muskels und die Funktion der anderen Muskeln zu beobachten. Es ist wichtig, dass der transferierte Muskel funktionsfähig ist und dass der Kraftverlust nach dem Transfer nicht größer ist als der Nutzen des Transfers selbst. Der transferierte Muskel muss eine Kraft von mindestens Grad vier haben. Ist die Muskelkraft nicht ausreichend, funktioniert der Transfer nur als Tenodese. Daher sind vor dem Transfer eine MRT- und eine EMG-Untersuchung angezeigt. Eine fettige Degeneration des für den Transfer vorgesehenen Muskels im MRT betrachten wir als klare Kontraindikation für den Eingriff. Ebenso sehen wir von einem Eingriff ab, wenn die EMG-Untersuchung eine Denervierung des übertragenen Muskels zeigt (am häufigsten sind dies Läsionen der Rückenmarkwurzel, periphere Nervenläsionen oder Zustände nach einem Trauma oder Kompartmentsyndrom). Auch bei fortschreitenden neurologischen Erkrankungen (z.B. M. Charcot-Marie-Tooth) raten wir mit wenigen Ausnahmen von Transfers ab. Wenn wir planen, eine Deformität mit einem Transfer zu korrigieren, darf es sich nicht um eine Deformität handeln, die bereits fixiert und damit unkorrigierbar ist. Für den Transfer sollte ein Muskel ausgewählt werden, dessen Sehne nach Möglichkeit einen direkten Verlauf zur Stelle des neuen Ansatzes hat. Die Sehne kann dauerhaft oder nur vorübergehend verlegt werden. Nicht selten werden die Korrekturen mit Arthrodesen oder Osteotomien kombiniert. Zur Fixierung der übertragenen Sehne können verschiedene Techniken angewandt werden, z.B. transossäre Fixierung, Interferenzschrauben, Anker, Vernähung mit dem Rest der ursprünglichen Sehne (Pulvertafttechnik) usw.

Sehentransfers zur Wiederherstellung des muskulären Gleichgewichts lassen sich grob in vier Gruppen einteilen, je nachdem, welche Funktion wir stärken wollen. Zur Stärkung der Streckkraft (Dorsalflexion) können wir die Sehne M. tibialis posterior, M. peroneus brevis, M. extensor hallucis longus oder M. extensor digitorum longus verwenden. Die erste dieser Optionen wird am häufigsten verwendet. Die Insertionsstelle ist in der Regel das Os cuneiforme intermedium. Wenn das Ziel darin besteht, die Plantarflexion des Fußes zu verstärken, wird die Sehne des M. flexor hallucis longus in der Regel auf den Fersenbeinhöcker verlegt. Auf ähnliche Weise kann die Sehne des M. peroneus longus oder des M. peroneus brevis auf den Kalkaneus übertragen werden. Eine weitere Variante des Transfers kann die Verlegung der Sehne des M. flexor hallucis longus zum ersten Mittelfuß sein. Wenn es notwendig ist, die Pronation des Fußes (d.h. die Innenrotation um die „Coxa pedis“) zu verstärken, wird die Sehne des M. tibialis anterior am häufigsten auf das Os cuneiforme laterale oder das Os cuboideum verlegt. Es ist auch möglich, die Sehne des M. flexor hallucis longus auf die Sehne des M. peroneus brevis oder den M. peroneus longus auf den M. peroneus brevis zu übertragen. Zur Stärkung der Supination wird in der Regel der Transfer der Sehne des M. flexor digitorum longus auf das Os cuneiforme mediale oder des M. tibialis anterior auf das Os naviculare (Operation nach Young) gewählt. Auch die Verlegung der Sehne des M. peroneus brevis auf die Sehne des M. peroneus longus kann in Betracht gezogen werden.

Umgekehrt ist es möglich, Sehne für Sehne zu betrachten und anzugeben, für welche Art von Verfahren sie verwendet werden kann bzw. für welche Art von Transfer sie am häufigsten verwendet wird. Auf der Streckerseite ist der stärkste Muskel der M. tibialis anterior. Er wird hauptsächlich zur Korrektur der Supination des Vorfußes eingesetzt. Er wird auf das Os cuboideum oder Os cuneiforme laterale übertragen, entweder die ganze Sehne oder nur die Hälfte davon, dauerhaft oder vorübergehend. Von den Streckern wird noch die Sehne des M. extensor hallucis longus verlegt. Hierfür kann es mehrere Indikationen geben: Ruptur der M.-tibialis-anterior-Sehne (Verlagerung des M. extensor hallucis longus auf den distalen Stumpf der M.-tibialis-anterior-Sehne), Metatarsalgie des ersten Strahls und Pes cavovarus (meist Jones-Operation). Auf der Beugeseite ist der stärkste Muskel der M. tibialis posterior. Dieser wird bei einer Peronaeusparese in das Os cuneiforme intermedium oder, häufiger, in das Os laterale verlegt (Operation nach Bridle). Der Transfer des M. flexor digitorum longus wird am häufigsten bei der Behandlung des Pes planus (Funktionsstörung des M. tibialis posterior) eingesetzt. Darüber hinaus können einzelne Sehnen des M. flexor digitorum longus zur Streckung bei flexiblen Hammerzehen verwendet werden (Girdlestone-Taylor-Operation). Das Verfahren kann mit einer Arthrodese des proximalen Interphalangealgelenks oder einer Osteotomie des entsprechenden Mittelfußes kombiniert werden. Es ähnelt dem Pisani-Transfer des M. flexor digitorum brevis für den Strecker, der vom Autor 1993 erstmals beschrieben wurde. Der M. flexor hallucis longus wird am häufigsten bei Rupturen der Achillessehne oder bei Tendinopathien der Achillessehne eingesetzt. Die zweite Verwendungsmöglichkeit der Sehne des M. flexor hallucis longus ist die sogenannte umgekehrte Jones-Operation, bei der sie auf den Kopf des ersten Mittelfußknochens übertragen wird. Sie dient der Korrektur einer Flexionskontraktur mit dorsaler Vorwölbung des ersten Mittelfußknochengelenks („dorsaler Ballen"), wobei gleichzeitig die Supination des Vorfußes korrigiert wird. Tachdjian beschrieb diesen Transfer in Kombination mit einer Flexionsosteotomie des ersten Mittelfußknochens. Die Peronaeussehnen werden am wenigsten für Transfers verwendet. Eine weitere Option ist die Bardot-Operation. Hierbei wird eine proximale Tenotomie der Sehne des M. peroneus brevis durchgeführt, der proximale Sehnenstumpf wird seitlich an die Sehne des M. peroneus longus angenäht, der distale Stumpf wird am Abduktor belassen, durch einen subkutanen Tunnel zur Vorderseite der Tibia gezogen, und hier wird die Pulvertaftnaht in die Sehne des M. tibialis anterior eingebracht. Das Verfahren sollte durch eine leichte Verlängerung der Achillessehne ergänzt werden. Die Sehne des M. peroneus longus kann zur Tenodese des Fußes in Pronation bei Peroneusparese verwendet werden, wenn der Transfer des M. tibialis posterior aus irgendeinem Grund nicht verwendet werden kann. Die Sehne wird nach Ablösung vom Abduktor durch einen subkutanen Tunnel auf die Dorsalseite des Beins gezogen und am Os cuneiforme laterale fixiert.

Das Thema der Sehnentransfers bei nicht progressiven neurologischen Erkrankungen, meist bei Zerebralparese, wäre ein eigenes Kapitel wert. Hier werden drei Ziele angestrebt:

1. die Wiederherstellung der ursprünglichen Anatomie, d.h. der plantigraden Stellung des Fußes,
2. die Gewährleistung der Stabilität des Fußes (meist durch Arthrodese) und
3. die Herstellung des muskulären Gleichgewichts bei spastischen oder schlaffen Deformitäten.

Am Rückfuß kann es sich um eine Varus- oder Valgusfehlstellung handeln, häufig sind Gleichgewichts- oder Pes-cavus-Fehlstellungen und am Mittelfuß Supinations- oder Pronationsfehlstellungen. Der Ansatz muss von Patient zu Patient gewählt werden, wobei ein kraniokaudaler Ansatz und skelettale Verfahren die primäre Behandlung darstellen und Transfers in der Regel das komplexe Verfahren ergänzen. Sie sind jedoch wichtig, da auch nach einer Arthrodese deformierende Kräfte ausgeschlossen werden müssen. Auch bei diesen Indikationen werden Transfers des M. tibialis posterior, seltener des M. flexor digitorum longus oder des M. peroneus longus, zur Wiederherstellung der Streckung durchgeführt. Transfers des M. peroneus longus, des M. extensor digitorum longus oder des M. tibialis posterior können zur Wiederherstellung der Pronation eingesetzt werden. Die spastischen Muskeln sollten jedoch immer zuerst tenotomiert werden. Bei einer Varusfehlstellung des Talus in der Sprunggelenkgabel kann der M. tibialis posterior oder der M. tibialis anterior transferiert werden. Bei Deformitäten vom Pes-cavus-Typ richtet sich das Vorgehen immer nach der Beweglichkeit. Die Spannung des M. tibialis posterior und des M. peroneus longus wird in der Regel erhöht und die Spannung des M. tibialis anterior und des M. peroneus brevis verringert. Daher kann bei den meisten dieser Deformitäten ein Transfer des M. peroneus longus für den M. peroneus brevis hinzugefügt werden. Wenn der M. peroneus longus nicht ausreicht, kann auch ein Transfer der M.-tibialis-posterior-Sehne zum Os cuneiforme laterale mit Fixierung durch eine Interferenzschraube in einem Knochenkanal verwendet werden.

Im nächsten Teil des Kapitels werden wir die am häufigsten verwendeten Sehnentransfers besprechen.

Der Transfer des M. tibialis posterior (Bridle-Operation) stellt den „Goldstandard" bei der Behandlung der Peroneusparese dar. Voraussetzung ist eine gute Funktion beider Peronealmuskeln, sonst besteht die Gefahr der fortschreitenden Entwicklung eines Pes planus nach dem Transfer. Der M. tibialis posterior führt unter anderem eine aktive Umkehrung beim Absetzen der Zehen durch. Die Abschwächung seiner Kraft nach der Abduktion muss berücksichtigt werden. Wir führen vor dem Eingriff immer eine EMG-Untersuchung und eine MRT-Untersuchung durch, um den physiologischen Zustand des Muskels nachzuweisen. Wenn das EMG einen Defekt in der Innervation des Muskels und/oder die MRT eine fettige Degeneration zeigt, ist der Transfer kontraindiziert. Dann kann die Sehne des M. flexor digitorum longus für den Transfer verwendet werden, oder es kann die oben erwähnte Tenodese unter Verwendung der Sehne des M. peroneus longus durchgeführt werden, oder es kann eine Lambrinudi-Korrekturarthrodese vorgenommen werden (Abb. 1). Der Bridle-Transfer beginnt mit einer perkutanen Achillessehnenverlängerung. Anschließend durchtrennen wir von der kurzen Inzision aus die M.-tibialis-posterior-Sehne. Danach identifizieren wir die Sehne über eine kurze dorsomediale Inzision an der Tibia und ziehen sie in diese Operationswunde. Dann machen wir eine dritte kurze Inzision weiter distal ventral an der Fibula. Von dieser Inzision aus fenestrieren wir die Membrana interossea auf mindestens 4 cm (ein bloßer Einschnitt ist nicht ausreichend) und ziehen die Sehne in

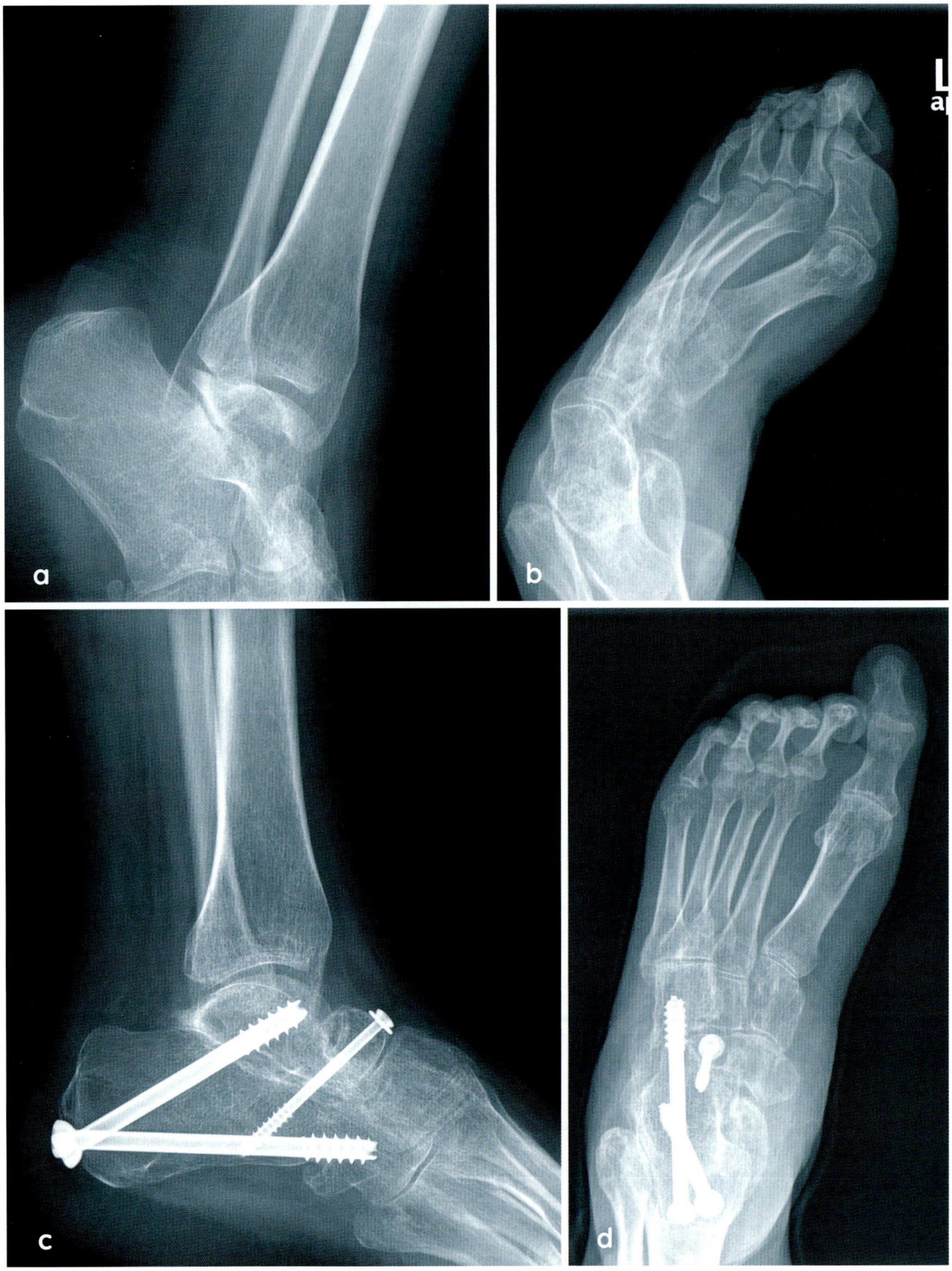

Abb. 1: Frau, 36 Jahre, mit deutlicher Äquinusdeformität des Fußes drei Jahre nach Schädelhirntrauma, ansonsten ohne wesentliche Restbehinderung (a, b). Aufgrund einer fettigen Degeneration des M. tibialis posterior war ein Sehnentransfer kontraindiziert, so dass eine perkutane Achillessehnenverlängerung und eine Lambrinudi-Korrekturarthrodese durchgeführt wurden (c, d).

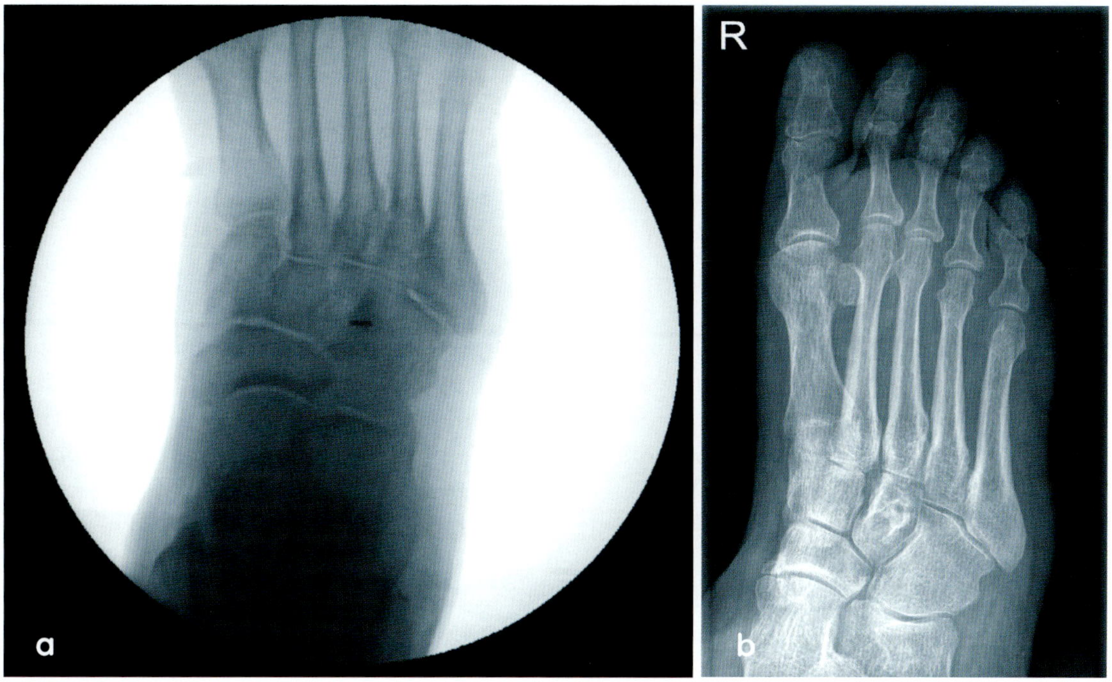

Abb. 2: Identifizierung des Os cuneiforme laterale mit einer Nadel vor der Hautinzision (a). Ein Jahr nach der Operation zeigt sich die resorbierbare Interferenzschraube bereits vollständig aufgelöst (b).

diese Wunde zurück. Schließlich identifizieren wir mit Hilfe eines Röntgenverstärkers das Os cuneiforme laterale, bohren von der kurzen Inzision aus einen Kanal hinein, in den wir die Sehne einführen und mit einer Interferenzschraube unter Spannung in Dorsalflexion fixieren (Abb. 2). Obwohl der Transfer der Sehne anterior des Schienbeins (nicht durch die Membrana interossea) einfacher ist, verläuft der Muskel dann nicht direkt von seinem Ursprung zur Stelle des neuen Ansatzes. Anschließend wird für zehn Wochen ein Gips in Dorsalflexion angelegt, danach wird der Gips durch eine Schiene ersetzt, die der Patient mindestens sechs Monate lang nach der Operation trägt. Im motorischen Kortex muss dann der M. tibialis posterior von einem Plantiflexor zu einem Dorsiflexor umgestellt werden, ein Prozess, der viele Wochen bis Monate dauert. Die Aufrechterhaltung einer neutralen Position im Sprunggelenk, ohne dass ein Peroneusband oder eine Schiene getragen werden muss, kann hier als Erfolg gewertet werden; eine aktive Dorsalflexion ist nach diesem Eingriff nicht zu erwarten. Bei komplexen Nervenstörungen wie z.B. M. Charcot-Marie-Tooth, ist es ratsam, zusätzlich eine korrigierende Arthrodese oder Osteotomie durchzuführen. Der Transfer des M. tibialis posterior behebt auch die Äquinuskomponente der Deformität unter diesen Bedingungen zufriedenstellend (1).

Der Transfer des M. tibialis anterior ist Teil der Ponseti-Behandlung des Pes equinovarus. Die Indikation für den Transfer ist eine Supination des Fußes, die besonders beim Gehen auffällt. Über einen kurzen Schnitt wird die Sehne des M. tibialis anterior durchtrennt, dann wird über einen kurzen Schnitt dorsolateral das Os cuneiforme laterale oder Os cuboideum

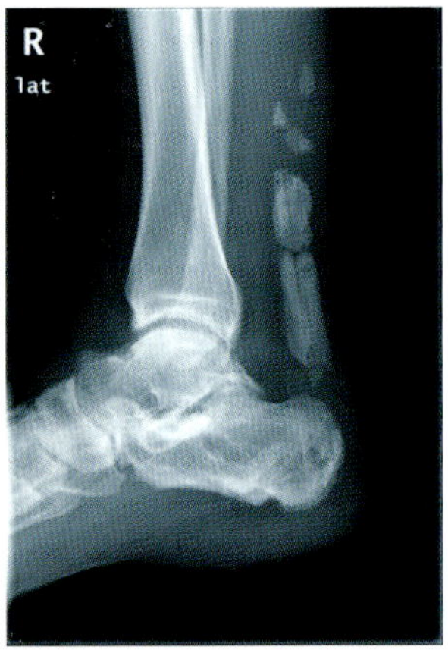

Abb. 3: „Fraktur" einer stark verkalkten Achillessehne, aufgrund mangelnder Alternativen wurde als Rekonstruktion der Transfer des M. flexor hallucis longus gewählt.

identifiziert, die Sehne durch das subkutane Gewebe in diese Operationswunde geführt und in Dorsalflexion und Eversion am entsprechenden Knochen fixiert. Eine Gipsfixierung wird für sechs Wochen angelegt. Es kann auch nur die Hälfte der M.-tibialis-anterior-Sehne für den Transfer verwendet werden. Durch dieses einfache Verfahren werden das Eversions-Inversions-Kraftgleichgewicht und die plantigrade Stellung des Fußes wiederhergestellt (2).

Der Transfer des M. flexor hallucis longus für die Achillessehne ist ein sehr effektives Verfahren und wird häufig durchgeführt. Er wird im Kapitel Achillessehnentendinopathie näher erläutert. An dieser Stelle soll zumindest der Einsatz bei Rupturen der Achillessehne oder bei schwerer Nonuniontendinopathie erwähnt werden (3, 4). Französische Kollegen berichten, dass der erstuntersuchende Arzt in mehr als 20 % der Fälle eine Achillessehnenruptur nicht erkennt. Die Patienten kommen dann mit einem Hinken und einem Gefühl der Schwäche der Gliedmaße in die Ambulanz und sind nicht in der Lage, normale tägliche Aktivitäten auszuführen. Bei der Operation muss dann berücksichtigt werden, dass sich die Enden der Sehne nach einigen Wochen nicht mehr annähern lassen. Es wurden viele chirurgische Lösungen vorgeschlagen. Einige verwenden das Gewebe des M. triceps surae (Bosworth, Lindholm oder Abraham und Pankovitch), andere die umliegenden Sehnen (M. plantaris – Lynn, M. peroneus brevis – Teuffer oder Turco und Spinella). Die Ergebnisse vieler dieser Verfahren werden durch häufige Fehlheilungen des Hautweichteilmantels beeinträchtigt, da die Rekonstruktion das Gewebevolumen vergrößert und die Haut dann unter unangemessener

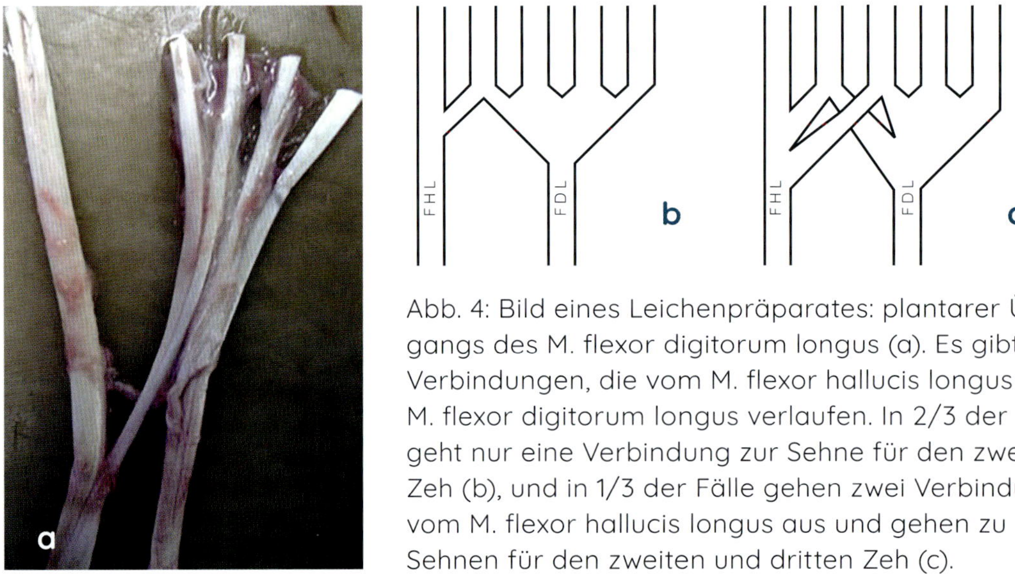

Abb. 4: Bild eines Leichenpräparates: plantarer Übergangs des M. flexor digitorum longus (a). Es gibt nur Verbindungen, die vom M. flexor hallucis longus zum M. flexor digitorum longus verlaufen. In 2/3 der Fälle geht nur eine Verbindung zur Sehne für den zweiten Zeh (b), und in 1/3 der Fälle gehen zwei Verbindungen vom M. flexor hallucis longus aus und gehen zu den Sehnen für den zweiten und dritten Zeh (c).

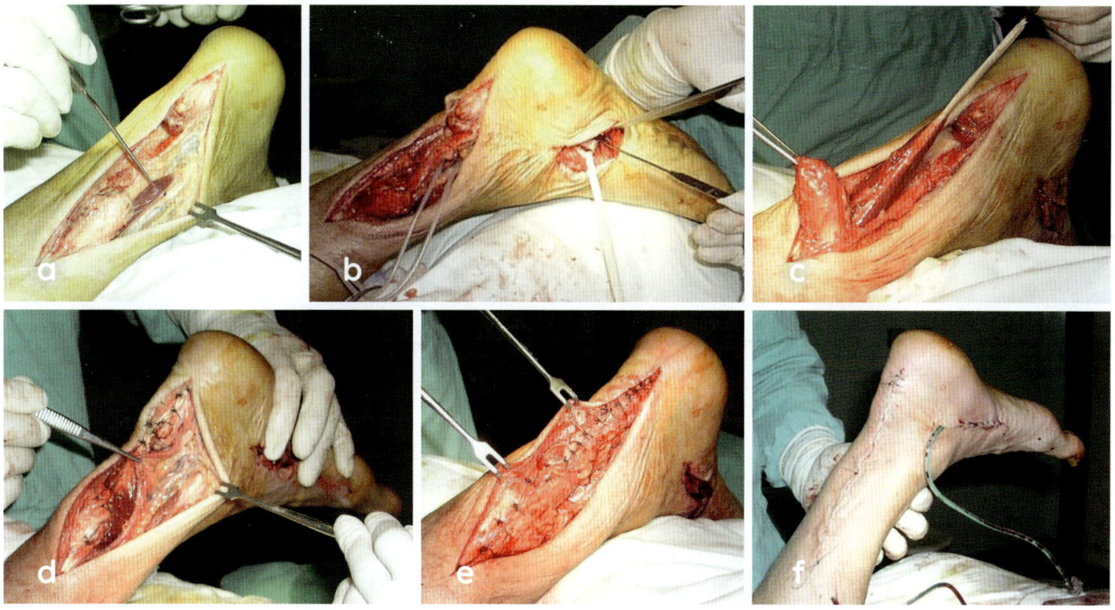

Abb. 5: Freigelegter großer Achillessehnendefekt und dissezierter M. flexor hallucis longus (a), Sehne des M. flexor hallucis longus im Henry-Knoten aufgehängt (b), anschließend bis zur proximalen Operationswunde gedehnt (c). Halbierte Sehne des Großzehenbeugers an den distalen Achillessehnenstumpf genäht (neurovaskuläre Strukturen in der Nähe der Achillessehne sind sichtbar) (d). Zustand nach Naht des Peritendineums (e) und der Haut ohne Spannung (f).

Spannung vernäht wird. Die Langzeitergebnisse von künstlichen Ersatzmaterialien (Marlex, Dexon) sind nicht gut. Der Hansen-Transfer des M. flexor hallucis longus ist eine rationelle Beseitigung der genannten Nachteile. In unserer Abteilung verwenden wir am häufigsten die sogenannte lange Sehnenentnahme und die Wapner'sche Modifikation der Hansen-Operation (5). Der M. flexor hallucis longus ist ein starker Plantarflexor mit einer langen Sehne und einem distalen Muskelbauch. Sein Verlauf ist fast identisch mit dem des M. triceps surae und er wird beim Gehen praktisch in der gleichen Phase des Schritts aktiviert. Er ermöglicht die Überbrückung großer Defekte, während der distal gelegene Muskelbauch die notwendige Ernährung an die Rekonstruktionsstelle bringt. Sie eignet sich daher auch bei schweren dystrophischen Veränderungen der Achillessehne (Abb. 3) und bei älteren Patienten (6). Ein anatomischer Fallstrick dieses Verfahrens ist die von Gauthier 1987 beschriebene „Kopplung" der Plantarflexoren („attelage des fléchisseurs plantaires") (7). Henry (1995) beschrieb daraufhin die Kreuzung des M. flexor hallucis longus und des M. flexor digitorum longus auf dem Plantaris genauer und nannte sie „den Meisterknoten". In den klassischen Anatomielehrbüchern (Gray oder Netter und Frank) wird diese Kreuzung nicht als eigenständige Struktur erwähnt. Später haben sich mehrere Autoren mit dem Beugerübergang am Plantaris befasst, aber immer mit einer anderen Schlussfolgerung (O'Sullivan 2005, LaRue 2006). Deshalb haben wir diesen Bereich und unsere eigene Studie an beiden Beinen an dreißig Kadavern untersucht bzw. überprüft und die tatsächliche Anatomie der Sehnenübergänge beider Beuger beschrieben (Abb. 4) (8). Unsere Ergebnisse zeigen, im Gegensatz zu den Arbeiten einiger anderer Autoren, dass bei der Entfernung einer Sehne

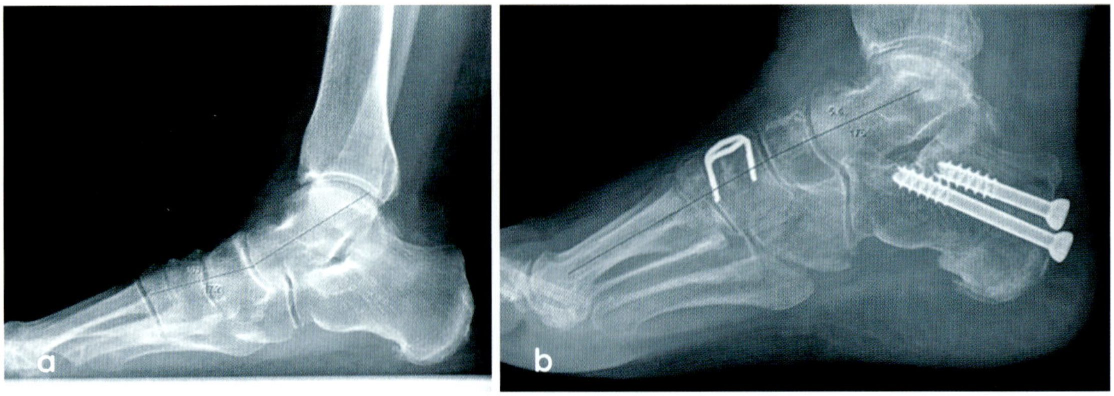

Abb. 6: Pes planovalgus (a), Korrektur durch Achillessehnenverlängerung, Myerson-Osteotomie, Federbandrekonstruktion, Cotton-Osteotomie und schließlich Transfer des M. flexor digitorum longus (b).

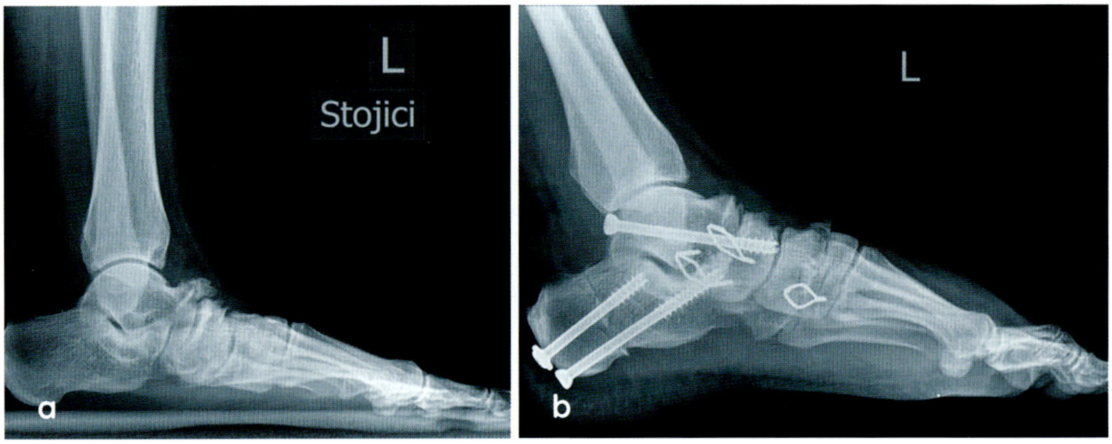

Abb. 7: Pes planovalgus (a), Korrektur durch Achillessehnenverlängerung, Myerson-Osteotomie, talonavikuläre Arthrodese, Cotton-Osteotomie und Transfer des M. flexor digitorum longus (b).

deren distaler Stumpf immer mit jenem einer anderen Sehne vernäht werden sollte. Wird der distale Sehnenstumpf bei der Verlegung des M. flexor digitorum longus nicht mit der Sehne des M. flexor hallucis longus vernäht, ist die Großzehe zum Verlust der Beugekraft und zum Fehlen der Beugung im Interphalangealgelenk verurteilt. Wir führen Transfers des M. flexor hallucis longus seit fast 20 Jahren durch und haben damit die besten Erfahrungen (9). In Pronationsstellung, ohne Verwendung eines Tourniquets, identifizieren wir zunächst den Achillessehnendefekt über den medialen Längsschnitt, durchtrennen dann die tiefe Faszie nach medial und finden den M. flexor hallucis longus (wir müssen das eng verlaufende neurovaskuläre Bündel schützen). Dann schneiden wir den Henry'schen Knoten aus der medioplantaren Inzision heraus, nähen die Sehnen darunter zusammen und schneiden die Sehne für die Großzehe oberhalb der Naht durch und ziehen sie in die proximale Wunde. Wenn der distale Stumpf der Achillessehne lang genug ist, brauchen wir die Sehne

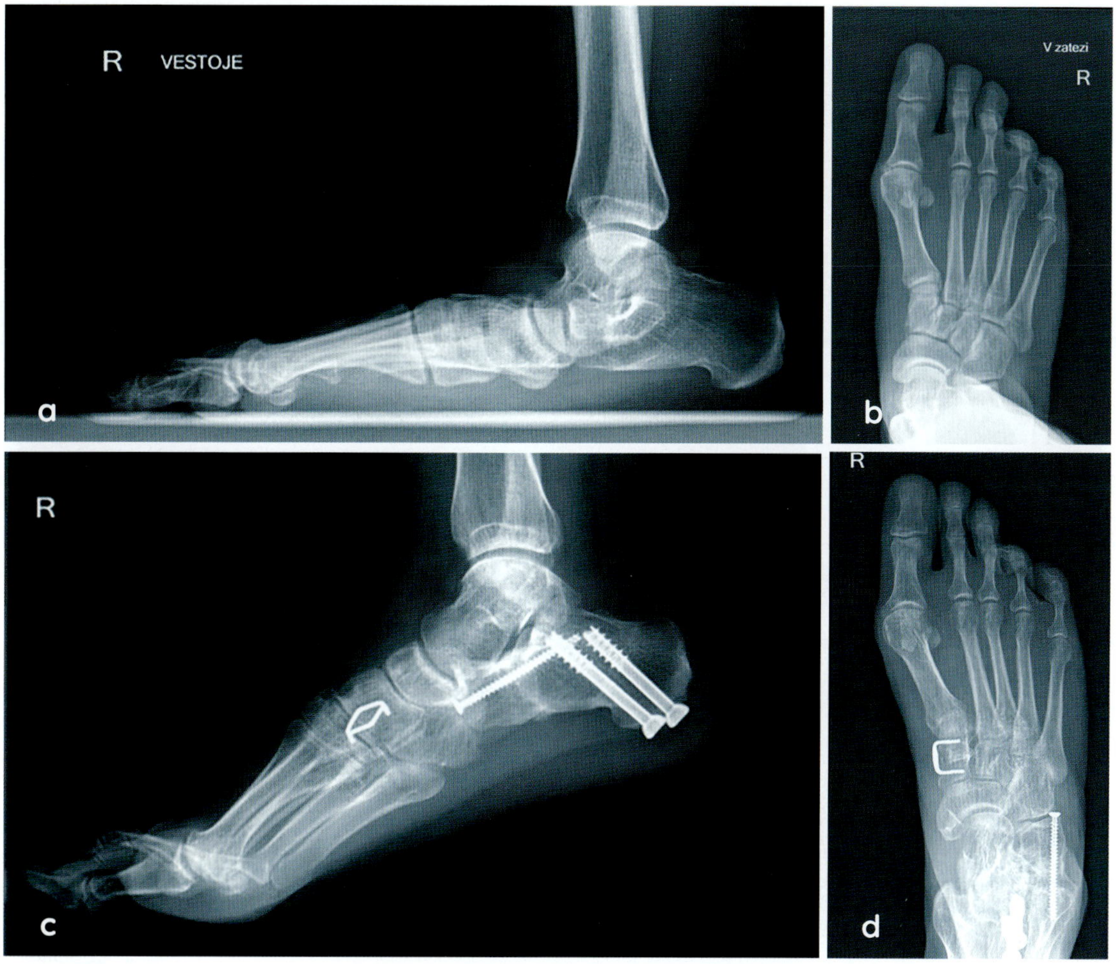

Abb. 8: Schwere Form des Pes planovalgus (a) mit einer deutlichen Verletzung der Kyma-Linie (b). Korrektur durch Achillessehnenverlängerung, Myerson-Osteotomie, Federbandrekonstruktion, Cotton-Osteotomie, Kalkaneusverlängerungsosteotomie und Transfer des M. flexor digitorum longus (c). Postoperativ zeigt die anteroposteriore Projektion die Wiederherstellung einer glatten Kyma-Linie (d).

des Großzehenbeugers nicht durch den Kanal im Kalkaneus zu ziehen; es genügt, sie der Länge nach zu spalten und beide Arme seitlich an den Stumpf zu nähen (Abb. 5). Nach der Operation legen wir für drei Wochen einen Gips in leichtem Spitzfuß an, der dann für weitere drei Wochen in einen Gips in Neutralstellung umgestellt wird. Danach wird der Patient noch sechs Wochen lang an Krücken entlastet. Die volle Belastung beginnt drei Monate nach der Operation. Komplikationen treten nach diesen Eingriffen nicht auf.

Ein weiterer häufig durchgeführter Transfer ist der Transfer des M. flexor digitorum longus bei der Behandlung des Pes planovalgus, der den insuffizienten M. tibialis posterior ersetzt. Er wird in der Regel gleichzeitig mit der Myerson-Medialisierung des Fersenbuckels oder mit anderen Verfahren – Achillessehnenverlängerung, Cotton-Osteotomie des Os cuneiforme mediale, Federbandrekonstruktion usw. – durchgeführt (Abb. 6, 7). Selten kombinieren

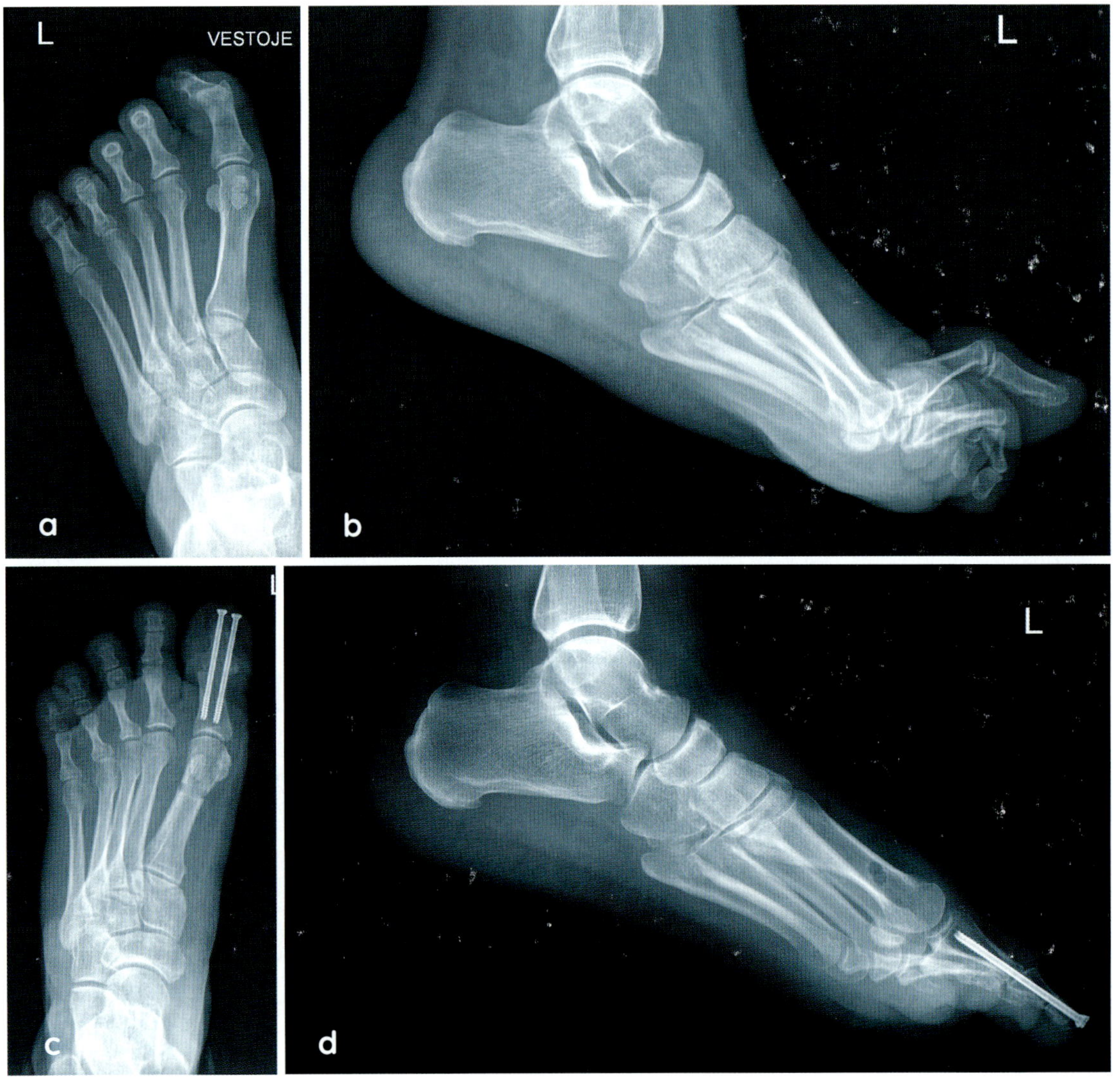

Abb. 9: Patient mit ausgeprägten Krallenzehen (a, b). Zustand nach Jones-Operation und Korrektur der Zehen III-V (c, d).

wir den Transfer und die anderen oben genannten Verfahren mit der Fersenbeinverlängerung nach Evans (Abb. 8). (Die Fersenbeinverlängerung führt bei Erwachsenen zu einer seitlichen Überlastung, Steifheit und anschließender Degeneration des Kalkaneo-Kuboid-Gelenks. Daher wird sie nur in seltenen Fällen bei ausgeprägter Abduktion des Vorfußes und einem deutlich verkürzten Fersenbein mit Verletzung der Kymalinie durchgeführt – siehe dazu das Kapitel Morbus Charcot für weitere Einzelheiten. Wenn wir eine Verlängerungsosteotomie des Kalkaneus durchführen, osteotomieren wir den Kalkaneus nach Evans nicht intraartikulär 1 cm vom Kalkaneokuboidgelenk entfernt, sondern in der Modifikation von Hintermann extraartikulär im Sinus tarsi unter Einbringung eines keilförmigen Transplantates mit der Basis nach kranial. Die plantare Kortikalis bleibt intakt und erhöht somit nicht den Druck im Kalkaneokuboidgelenk. Anmerkung des Autors). Ähnlich wie beim

Transfer des M. flexor hallucis longus bereiten wir einen Henry-Knoten vor, vernähen beide Sehnen und entfernen dann die Beugesehne der Zehen oberhalb der Naht. Würden wir beim Transfer den distalen Sehnenstumpf des M. flexor digitorum longus nicht an die Sehne des M. flexor hallucis longus anschließen, würde der Patient die Beugekraft der zweiten oder sogar der dritten Zehe verlieren (Abb. 4). Wie bereits erwähnt, ersetzt dieser Transfer den insuffizienten M. tibialis posterior, der die Mittelfußgelenke, insbesondere die Talonavikulargelenke, während der Schrittphase stabilisiert. Eine Unterbrechung seiner Funktion führt zu einem Verlust der talaren Unterstützung und zu einer allmählichen Abnahme des medialen Längsgewölbes des Fußes. Hinzu kommen Flexion und Adduktion des Fersenbeins, Supination des Vorfußes, Abduktion des Mittelfußes und Verlust des Fußgewölbes – Versagen des Ligamentums calcaneonaviculare plantare (Federband). Der Grad der Beteiligung des M. tibialis posterior lässt sich am besten durch eine Magnetresonanztomographie diagnostizieren. Diese Frage wurde in den 1990er Jahren und um die Jahrtausendwende vor allem von Myerson (10, 11) aufgegriffen. Bei Anwendung der ursprünglichen Technik, die Sehne des M. flexor digitorum longus in einen durch den Axis naviculare gebohrten Kanal zu verlegen, geht jedoch die Funktion des komplexen Ansatzes der Sehne des M. tibialis posterior, insbesondere ihrer plantaren Bänder, verloren. Daher wird heute empfohlen, den ursprünglichen Sehnenansatz des M. tibialis posterior zu schonen und die Sehne des M. flexor digitorum longus seitlich daran anzunähen, wodurch die biomechanische Wirkung des ursprünglichen M. tibialis posterior vollständig erhalten bleibt. Dies ist eine zuverlässige und zudem einfachere Technik. Der proximale Teil der M.-tibialis-posterior-Sehne wird reseziert. Der Transfer des M. flexor digitorum longus für den M. tibialis posterior ist vorteilhaft, insbesondere, weil beide Muskeln einen parallelen Verlauf haben. Die Ergebnisse des Transfers des M. flexor digitorum longus für den M. tibialis posterior in Kombination mit der medialen Fersenbeinosteotomie nach Myerson und möglicherweise anderen Verfahren sind bei flexiblem Pes planovalgus tendenziell gut (12).

Der letzte regelmäßig durchgeführte Transfer, der hier ausführlicher erwähnt werden soll, ist der Transfer der Sehne des M. extensor hallucis longus zusammen mit einem interphalangealen Débridement zur Korrektur der Krallenstellung der Großzehe (Jones-Operation), meist am Ende der Korrektur des Pes cavovarus (Dwyers kalkaneale laterale Schließkeilosteotomie, Steindlers plantare Fasziotomie, Japas oder Coles tarsale Osteotomie oder Dorsalflexionsosteotomie I.–III. Mittelfußknochen usw.). Der Girdlestone-Taylor- oder Pisani-Transfer kann zur gleichzeitigen Korrektur der Stellung der Zehen IV und V verwendet werden. Zunächst wird von einem kurzen Querschnitt über dem Interphalangealgelenk aus die Sehne des M. extensor hallucis longus gekreuzt und das Interphalangealgelenk durchtrennt. Dann ziehen wir von der dorsalen Längsinzision aus die durchtrennte Sehne nach proximal, bohren einen Kanal in den Mittelfußhals, durch den wir die Sehne von der lateralen Seite nach medial dehnen, und vernähen sie mit einer nicht resorbierbaren Naht in Dorsalflexion von Seite zu Seite. Nach dem Eingriff müssen wir die Dominanz der Großzehenbeuger und den Verlust ihrer aktiven Streckung im Großzehengrundgelenk berücksichtigen, was Patienten jedoch in der Regel nicht stört.

Sehnenübertragungen am Fuß sind bei richtiger präoperativer Abwägung sehr effektive Operationen und sollten zum Repertoire des orthopädischen Chirurgen gehören. Ihre Variabilität macht sie zu interessanten Eingriffen, die unsere operative Praxis auf angenehme Weise bereichern.

1. Dreher T, Wolf SI, Heitzmann D et al. Tibialis posterior tendon transfer corrects the foot drop component of cavovarus foot deformity in Charcot-Marie-Tooth disease. J Bone Joint Surg Am. 2014; 96:456–462.
2. Gray K, Burns J, Little D et al. Is tibialis anterior tendon transfer effective for recurrent clubfoot? Clin Orthop Relat Res. 2014; 472:750–758.
3. Schon LC, Shores JL, Faro FD et al. Flexor hallucis longus tendon transfer in treatment of Achilles tendinosis. J Bone Joint Surg Am. 2013; 95:54–60.
4. Schmidtberg B, Johnson JD, Kia C et al. Flexor hallucis longus transfer improves Achilles tendon load to failure in surgery for non-insertional tendinopathy. J Bone Joint Surg Am. 2019; 101:1505–1512.
5. Wapner KL, Pavlock GS, Hecht PJ et al. Repair of chronic Achilles tendon rupture with flexor hallucis longus transfer. Foot Ankle. 1993; 14:443–449.
6. Wan Nar Wong M, Wan Sing V. Modified flexor hallucis longus transfer for Achilles insertional rupture in elderly patients. Clin Orthop Relat Res. 2005; 431:201–206.
7. Gauthier G. Le syndrome d´attelage des fléchisseurs plantaires. Rev Chir Orthop. 1987; 73(Suppl.II): 262–265.
8. Filan P, Hart R. Spojení šlach M. flexor hallucis longus a M. flexor digitorum longus na plantě: anatomická studie na kadaverech. Acta Chir Orthop Traumatol Cechoslov. 2011; 78:71–76.
9. Filan P, Hart R, Štipčák V et al. Rekonstrukce zastaralých a rozsáhlých ruptur Achillovy šlachy transferem šlachy musculus flexor hallucis longus. Úraz chir. 2008; 16: 87–94.
10. Myerson MS, Corrigan J, Thompson F et al. Tendon transfer combined with calcaneal osteotomy for treatment of posterior tibial tendon insufficiency: a radiological investigation. Foot Ankle. 1995; 16:712–716.
11. Myerson MS, Badekas A, Schon LC. Treatment of stage II posterior tibial tendon deficiency with flexor digitorum longus tendon transfer and calcaneal osteotomy. Foot Ankle. 2004; 25:445–450.
12. Migues A, Slullitel G, Astoul Bonorino J et al. Flexor digitorum longus transfer and medial displacement calcaneal osteotomy for posterior tibial tendon dysfunction: A clinical and radiological analysis. Foot Ankle Surg. 2007; 13:167-170.

31. Achillessehnentendinopathie

In der griechischen Mythologie war der kleine Achilles dazu bestimmt, entweder berühmt, aber jung zu sterben, oder ein hohes Alter zu erreichen, aber als Mann ohne Bedeutung. Um das schlechte Omen umzukehren, tauchte seine Mutter Thetis den kleinen Achilles in den mythischen Fluss Styx, was seine Unverwundbarkeit garantieren sollte. Sie hielt ihn jedoch an seinem kleinen Fuß fest, der vom Wasser des magischen Flusses nicht benetzt wurde. Der Fuß wurde so nicht nur dem mythischen Achilles zum Verhängnis, sondern auch vielen Sportlern, sowohl im Leistungs- als auch im Freizeitbereich.

Die Achillessehnentendinopathie wird in der Regel durch Überlastungsschäden verursacht. Nach einem Bericht amerikanischer Kollegen macht sie weniger als ein Fünftel der Probleme bei Läufern und 5 % der Probleme anderer Sportler aus. Achillessehnenprobleme treten typischerweise (außer bei Leistungssportlern) bei Männern mittleren Alters auf, die Freizeitsport treiben, und zwar meist an den Wochenenden. Die hohe Prävalenz ist auf eine Reihe an Faktoren zurückzuführen. Der M. triceps surae besteht aus drei Muskeln und überbrückt drei Gelenke. Die Blutversorgung der Achillessehne selbst ist schlecht. Dies sind die wichtigsten internen Ursachen für die Entwicklung des degenerativen Prozesses an der Sehne. Der wichtigste externe Faktor ist die körperliche Überbelastung, die zur Entwicklung pathologischer adaptiver Veränderungen der Sehne (Tendinopathie) führt.

Um das pathologische Bild und die spezifische Behandlung besser zu differenzieren, wurde 1992 eine Unterteilung in Tendinopathien des nicht poplitealen und des poplitealen Typs eingeführt (1). Die nicht popliteale Tendinopathie (Abb. 1) ist doppelt so häufig und spricht sehr gut auf eine konservative Behandlung an, die heute hauptsächlich in Form einer exzentrischen Kräftigung erfolgt, wie sie 1998 von Alfredson veröffentlicht wurde. Kurz gesagt handelt es sich dabei um das Absenken und Heben eines Fußes an der Kante einer Stufe. Eine genauere Beschreibung des spezifischen Sechswochenprogramms würde den Rahmen dieses Kapitels sprengen, ebenso wie eine Diskussion der Techniken der operativen Behandlung. Es kann hier nur darauf hingewiesen werden, dass die Behandlung der Nonunion-Tendinopathie der Achillessehne langfristig angelegt ist und der Patient erst nach vollständigem Verschwinden des Problems (zwischen zwei und zwölf Monaten) wieder zum Sport freigegeben werden kann.

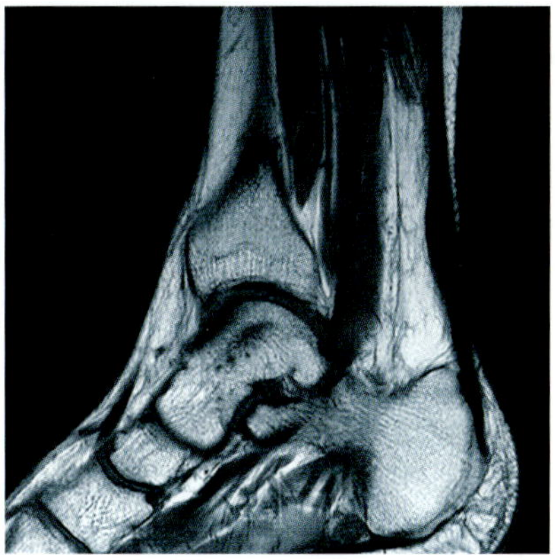

Abb. 1: Typische spindelförmige Schwellung der Achillessehne in der Kernspintomographie.

Die Tendinopathie der Achillessehne äußert sich durch Schmerzen im hinteren Bereich der Ferse. Die Tendinopathie lässt sich zeitlich in eine akute und eine chronische (länger als sechs Wochen andauernde) Form einteilen. Puddu (1976) unterscheidet zwischen drei Entitäten: Peritendinitis, Peritendinitis mit Tendinopathie und Tendinopathie. Der hintere Teil des Fersenbeins kann in Tuber superior und Tuber posterior unterteilt werden. Das Tuber superior wird als Pseudoexostose nach Haglund bezeichnet (nach dem schwedischen Arzt Patrik Haglund, der sie 1928 beschrieb). Das Tuber posterior dient der Befestigung der Achillessehne. Die Entwicklung einer Degeneration der Sehne ist in den meisten Fällen auf eine direkte mechanische Überbelastung und eine wiederholte Mikrotraumatisierung zurückzuführen, die durch ein Missverhältnis zwischen dem biomechanischen Potenzial der Sehne und einer erheblichen Belastung verursacht wird. Die Folge sind dystrophische Veränderungen im Bereich des Sehnenansatzes am Kalkaneus. Eine Degeneration der Sehne im Bereich des Sehnenansatzes kann sich auch einfach durch eine Veränderung des Gangbildes oder durch direkte mechanische Reizung, zum Beispiel durch ungeeignetes Schuhwerk, entwickeln. In anderen Fällen kann sie durch die mechanische Einwirkung (Impingement) der Haglundschen Deformität (Haglund-Syndrom) entstehen. Einige Autoren versuchen, das Haglund-Syndrom von der Tendinopathie abzugrenzen, aber die meisten gehen heute von einem fließenden Übergang zwischen den beiden Pathologien aus. Ursprünglich wurde das Haglund-Syndrom als eine posterolaterale Vorwölbung des Fersenbeins beschrieben, die eine oberflächliche Schleimbeutelentzündung und möglicherweise eine anschließende Reizung des retrokalkanealen Schleimbeutels verursacht, aber keine Reizung der Achillessehne. Eine Tendinopathie kann sich auch bei Achsabweichungen wie Tibia vara, Rückfußvalgus oder Hyperpronation des Fußes entwickeln. Läufer müssen bei Langstreckenläufen, Bergaufläufen, plötzlichen Steigerungen der Trainingsintensität oder beim Training nach einer längeren Pause vorsichtig sein. Kommt es zu einer chondralen Metaplasie der Tenozyten, entwickelt sich ein dorsaler Sporn des Kalkaneus (Kalksehnentendinopathie). Im Gegensatz zur gewöhnlichen Sehnentendinopathie ist die kalzifizierende Tendinopathie nur in etwa 15 % der Fälle symptomatisch. Stoffwechselerkrankungen, insbesondere Diabetes, und hormonelle Störungen, insbesondere der Schilddrüse, können ebenfalls eine Rolle spielen.

Im klinischen Befund muss die Achillessehnentendinopathie z.B. von einem posterioren Impingement des Sprunggelenks oder von einer Bursitis (oberflächlich oder retrokalkaneal) unterschieden werden. Wir betrachten Symptome als tendinopathisch, wenn die Sehnenveränderungen und Schmerzen innerhalb von 3 cm um die Stelle des Sehnenimpingements lokalisiert sind. Der Patient berichtet in der Regel über einen schmerzhaften Zehenstand, aber in einigen Fällen kann der Schmerz so stark sein, dass er das Gehen und normale tägliche Aktivitäten unmöglich macht. Klinisch finden wir Schwellungen und Ödeme am Achillessehnenansatz. Die Palpation ist am Fersenbein schmerzhaft, insbesondere posterolateral. Seltener, bei fortgeschrittenen Erkrankungen, können Längsdefekte am Achillessehnenansatz getastet werden. Die Dorsalflexion ist tendenziell eingeschränkt.

Auf einem einfachen Röntgenbild können Verkalkungen im Sehnenansatz oder ein Sporn zu einem späteren Zeitpunkt gefunden werden. Eine Reihe von radiometrischen Winkeln des Fersenbeins und des Rückfußes sind beschrieben worden. Einer davon ist der Inklinationswinkel des Fersenbeins oder Pitch-Winkel, der von englischen Autoren beschrieben wird. Der Begriff Pitch-Winkel wurde hier aus der Luftfahrt übernommen, wo er den Winkel zwischen der Längsachse des Flugzeugs und der Horizontalen bezeichnet. Andere Bezeichnungen sind talocalcaneal angle, lateral talocalcaneal angle, talar declination angle, Böhler angle etc. Die meisten Autoren sind sich jedoch inzwischen einig, dass die Radiometrie bei einer Achillessehnenerkrankung nicht unbedingt erforderlich ist. Die Magnetresonanztomographie ist für uns viel wichtiger, um nicht nur die mögliche Überwucherung eines der Schleimbeutel, sondern vor allem die Struktur der Achillessehne zu beurteilen. Wenn wir eine Signalveränderung feststellen, die typisch für eine Degeneration des Sehnenansatzes ist, beurteilen wir ihr Ausmaß auf Querschnitten.

Wie bereits erwähnt, ist die konservative Behandlung der chronischen Tendinopathie nicht annähernd so erfolgreich wie bei der akuten Tendinopathie. Exzentrische Übungen oder Dehnungen des M. triceps surae helfen seltener. Fersenerhöhende Einlagen, eine Fersenerhöhungsorthese, ein nicht steroidales Antirheumatikum oder physikalische Behandlungen (Vereisung, Stoßwellen, Ultraschall, Laser, Iontophorese) können versucht werden. Die topische Anwendung von Kortikosteroiden wird definitiv nicht empfohlen, da sie die Sehne weiter schwächen und einen Abriss der Sehne vom Sehnenansatz verursachen können.

Wenn die konservative Behandlung über einen Zeitraum von mindestens sechs Monaten versagt und die Beschwerden des Patienten erheblich sind, wird eine chirurgische Behandlung empfohlen. Es gibt eine Reihe von chirurgischen Techniken zur Behandlung dieser Krankheit. Unser Leitfaden für die Wahl des chirurgischen Eingriffs ist der Grad der Achillessehnenbeteiligung. Bei allen Patienten mit Schmerzen im Bereich des Achillessehnenansatzes führen wir routinemäßig eine MRT-Untersuchung durch, um festzustellen, wie viel des Sehnenquerschnitts degeneriert ist. Wenn weniger als die Hälfte des Sehnenquerschnitts betroffen ist, wählen wir weniger aggressive Techniken und greifen nicht in den Sehnenansatz ein. Nur der oberflächliche oder retrokalkaneale Schleimbeutel kann entfernt werden. Dadurch wird jedoch die Ursache des Problems nicht beseitigt. Darüber hinaus können Längstenotomien des zentralen Teils der Sehne durchgeführt werden (2). Dieses Verfahren kann Fällen vorbehalten werden, in denen keine signifikante Degeneration der Sehne vorliegt. Ähnlich verhält es sich wahrscheinlich mit der häufigsten Operation, die bei Tendinopathien der Achillessehne indiziert wird, bei der Abtragung der Haglund-Exostose. Die Abtragung kann offen oder arthroskopisch durchgeführt werden, offene Verfahren werden routinemäßig über einen seitlichen Zugang durchgeführt, jedoch in letzter Zeit wird für diesen Eingriff ein horizontaler Cincinnati-Schnitt empfohlen. Die zweite Option ist die arthroskopische Kalkaneoplastik, bei der wir über einen Port eine Optik einführen und die Exostose unter Sichtkontrolle mit einer über den anderen Port eingeführten Knochenfräse schrittweise entfernen. Dabei muss der Grad der Resektion kontinuierlich mit einem Röntgenverstärker kontrolliert werden. Eine geringere Dosis ionisierender Strahlung wird erreicht, indem ein Steinmann-Nagel von der dorsokaudalen Region des Tuberculum calcanei in ventrokranialer Richtung unter radiologischer Kontrolle eingeführt wird, so dass die Spitze des Nagels auf dem oberen Teil des Kalkaneus hinter der Achillessehne hervorsteht. Dieser wird dann mit dem Arthroskop aufgesucht und mit der Knochenfräse wird der dorsokraniale Vorsprung des Kalkaneus schrittweise bis zum Nagel abgetragen, der dann wiederum entfernt wird. Wir führen die arthroskopische Fersenbeinplastik in unserer Abteilung nicht mehr durch, da die Operationszeit deutlich länger ist, der Einsatz eines Röntgenverstärkers notwendig ist (jede zusätzliche Dosis ionisierender Strahlung wird abgelehnt) und die Ergebnisse nicht besser sind als nach einer offenen Operation.

Eine indirekte Lösung für die Achillessehnentendinopathie ist die Fersenbeinosteotomie, die 1939 von Zadek beschrieben wurde. Es handelt sich um ein elegantes Verfahren, das in Fällen angewendet werden kann, in denen die Sehne nicht zu sehr degeneriert ist, d.h. noch das Potenzial zur Regeneration hat. Die Achillessehne selbst wird bei diesem Verfahren nicht angegriffen, lediglich die Neigung des Fersenbeinhöckers in der Sagittalebene wird verändert. Dadurch wird die posterolaterale Vorwölbung des Fersenbeins verringert und die Zugrichtung der Achillessehne verändert, was sich auf die Biopathologie der Sehne auswirkt. Einige Chirurgen halten an der radiologischen Indikation für diese Osteotomie fest, die auf der Messung

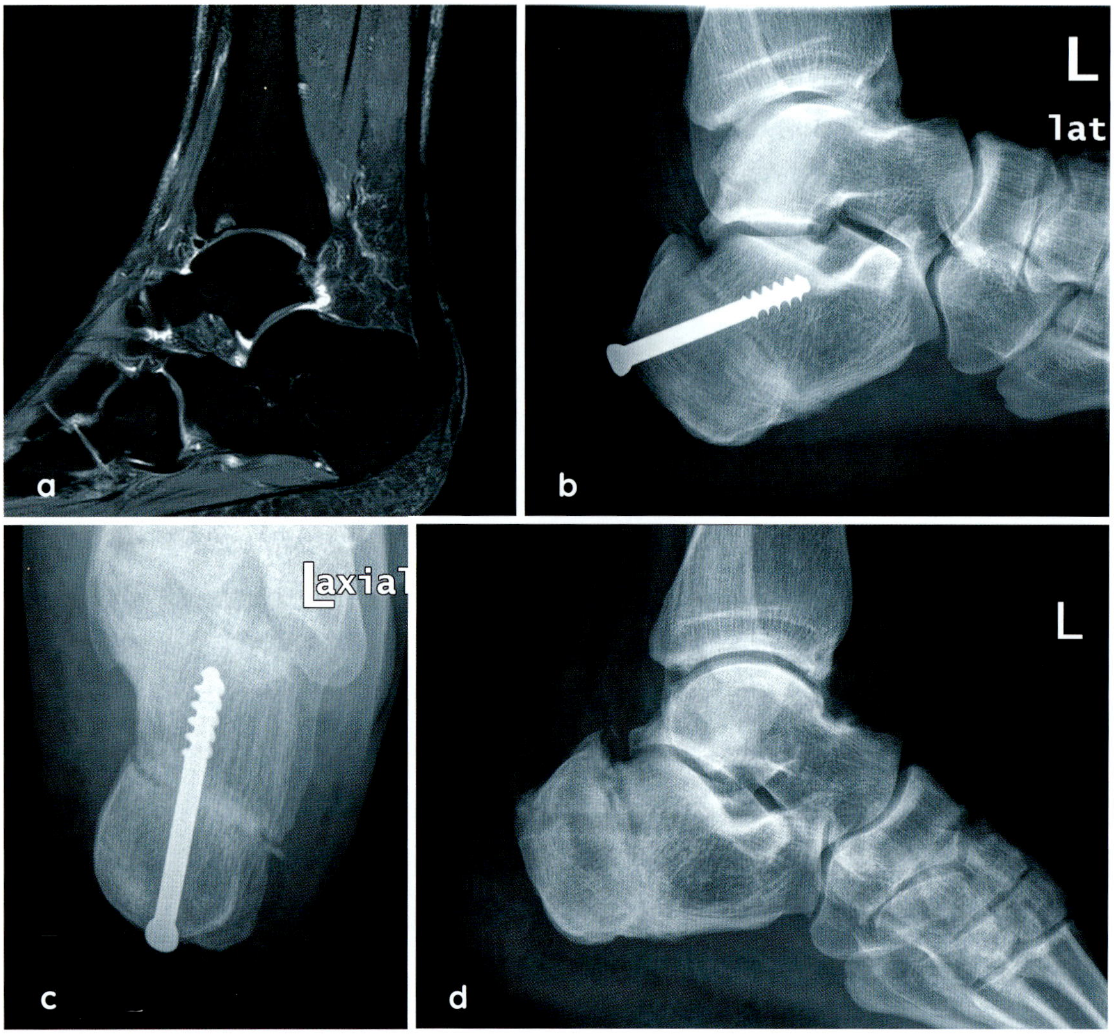

Abb. 2: Magnetresonanztomographie der Achillessehne ohne Anzeichen signifikanter Degeneration, signifikante Haglund-Exostose (a), Zustand nach Osteotomie nach Zadekova (b, c) und nach Abheilung der Osteotomie und Entfernung der Schrauben (d).

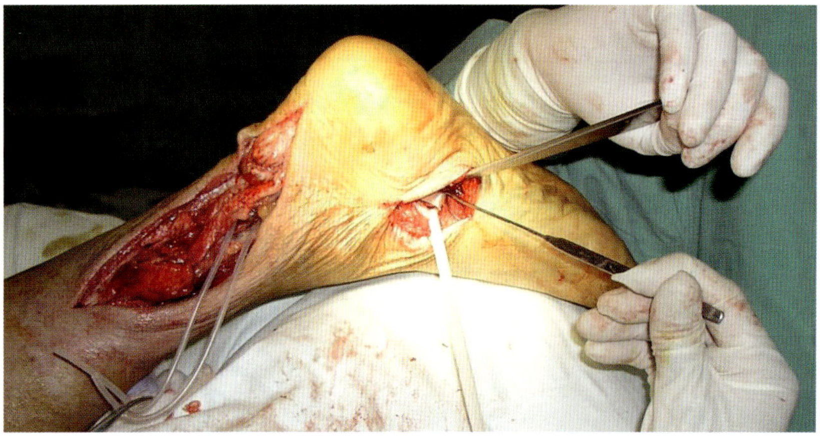

Abb. 3: Das Bild zeigt einen posteromedialen Zugang mit exzidiertem M. flexor hallucis longus und einen medioplantaren Schnitt mit der Sehne des Muskels.

der relevanten Winkel im Stehen unter Belastung beruht (morphologische Prädisposition), aber die meisten sind sich einig, dass die Radiometrie nicht unbedingt erforderlich ist. Wir operieren ohne Blutsperre über einen kurzen, schrägen Schnitt in der Hautfalte an der Außenseite der Ferse. Wir schneiden einen Keil aus dem Fersenbein mit der Basis nach kranial (hinter der Achillessehne), wobei wir die plantare Kortikalis (Scharnier) sorgfältig schonen und nur delamieren. Anschließend bringen wir perkutan eine Spongiosaschraube mit kurzem Gewinde unter die Achillessehne ein, die die Osteotomie verschließt und bis zur Heilung fixiert (Abb. 2). Der Eingriff ist schnell und komplikationslos, die Osteotomie heilt gut ab, eine frühe Rehabilitation ist möglich, und nach drei Monaten ist eine volle Belastung erlaubt.

Bei einer Tendinopathie der Achillessehne ist außerdem der Tonus des M. gastrocnemius und des M. triceps surae zu beachten. Wenn der M. gastrocnemius kontrahiert ist, sollte seine Verlängerung in Betracht gezogen werden, entweder offen (Vulpius, Strayer, Baumann), perkutan (Hoke) oder arthroskopisch. Die perkutane Verlängerung hat die kürzeste Operationszeit, ermöglicht aber den geringsten Grad an Korrektur. Die Ergebnisse der verschiedenen Verlängerungsarten sind in der Regel ähnlich. Der Patient muss nach der Operation mit einer geringen Kraftminderung in der Wade rechnen.

Wenn wir bei der präoperativen MRT degenerative Veränderungen in mehr als der Hälfte des Querschnitts der Achillessehne finden, greifen wir auch in die betroffene Sehne ein. In der Folge muss die Achillessehne augmentiert werden. Die Augmentation kann mit M. plantaris, M. peroneus brevis, M. tibialis posterior, M. flexor digitorum longus, M. flexor hallucis longus oder einem freien autologen Sehnen-Knochen-Transplantat erfolgen. Die beiden letztgenannten Varianten werden in unserer Abteilung verwendet. Die erste ist der Transfer des M. flexor hallucis longus. Dies ist unser bevorzugtes und seit vielen Jahren angewandtes Verfahren (3). Wir können entweder eine lange oder eine kurze Sehnenentnahme durchführen. Eine lange Entnahme ist eine Tenotomie auf der Höhe des Henry-Knotens am Plantaris, eine kurze Entnahme ist eine Tenotomie hinter dem Innenknöchel. Das Verfahren wurde erstmals 1991 von Hansen beschrieben. Wapner änderte seine Technik zwei Jahre später – er verwendete nicht mehr eine lange Inzision, sondern eine Technik mit zwei Inzisionen (eine Inzision an der Tibia medial entlang der Achillessehne und eine zweite kurze medialplantare Inzision zur Abduktion der Sehne). Bis heute sind mehrere Modifikationen dieser Technik beschrieben worden (4). Um die chirurgischen Eingriffe zu minimieren, führen beispielsweise Ärzte in Singapur den Transfer heute bereits vollständig arthroskopisch durch (Entfernung der Sehne, Bohren eines Docks in den Kalkaneus und Fixierung mit einer Interferenzschraube), jedoch ohne Débridement der Achillessehne selbst. Wir führen den Transfer des M. flexor hallucis longus nach wie vor offen durch, in den meisten Fällen mit langer Entnahme in einer Zweischnitttechnik (Abb. 3). Der Grund dafür ist einfach: Wir haben eine längere Sehne für die Rekonstruktion zur Verfügung. Der M. flexor hallucis longus hat eine Reihe von Vorteilen für den Transfer der Achillessehne. Er ist ein starker Beuger mit einer langen Sehne, die in der gleichen Richtung wie der M. triceps surae verläuft. Er hat auch den Vorteil, dass er im Vergleich zu einem freien Transplantat besser heilen kann. Die Verbindung mit dem M. flexor digitorum longus am Henry-Knoten ermöglicht seine Entfernung ohne größeren Funktionsverlust. Das Verfahren erfordert jedoch Kenntnisse über die Anatomie des Henry-Knotens. Wir haben diese Struktur zuvor einer eigenen Leichenuntersuchung unterzogen (5) und festgestellt, dass es immer besser ist, den distalen Stumpf der M.-flexor-hallucis-longus-Sehne mit der M.-flexor-digitorum-longus-Sehne auf plantarer Höhe zu vernähen.

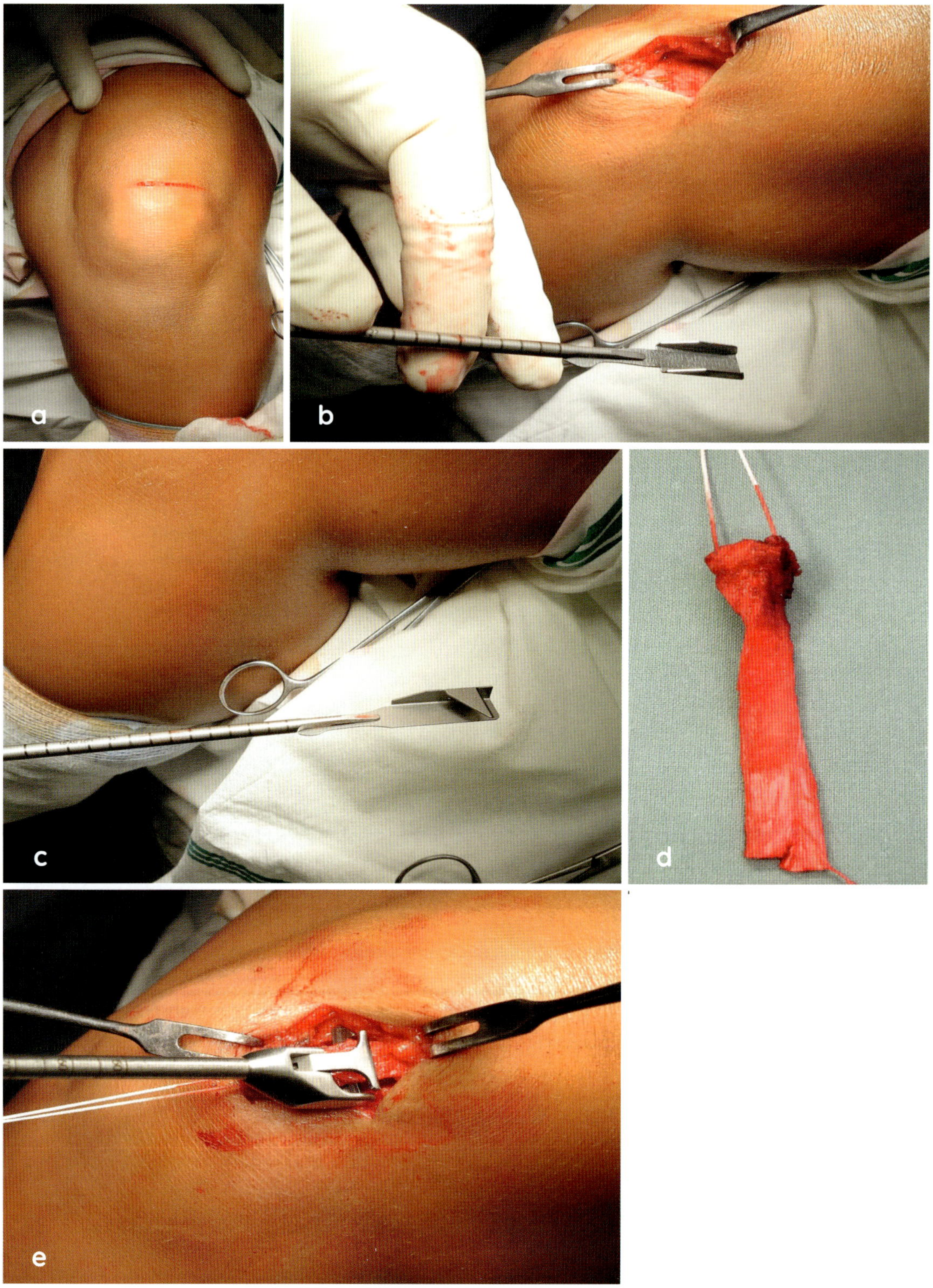

Abb. 4: Ein Sehnen-Knochen-Transplantat (e) wird aus einem kurzen Querschnitt oberhalb der Kniescheibenbasis (a) mit einer oszillierenden Säge und Spezialwerkzeugen (b–d) entfernt.

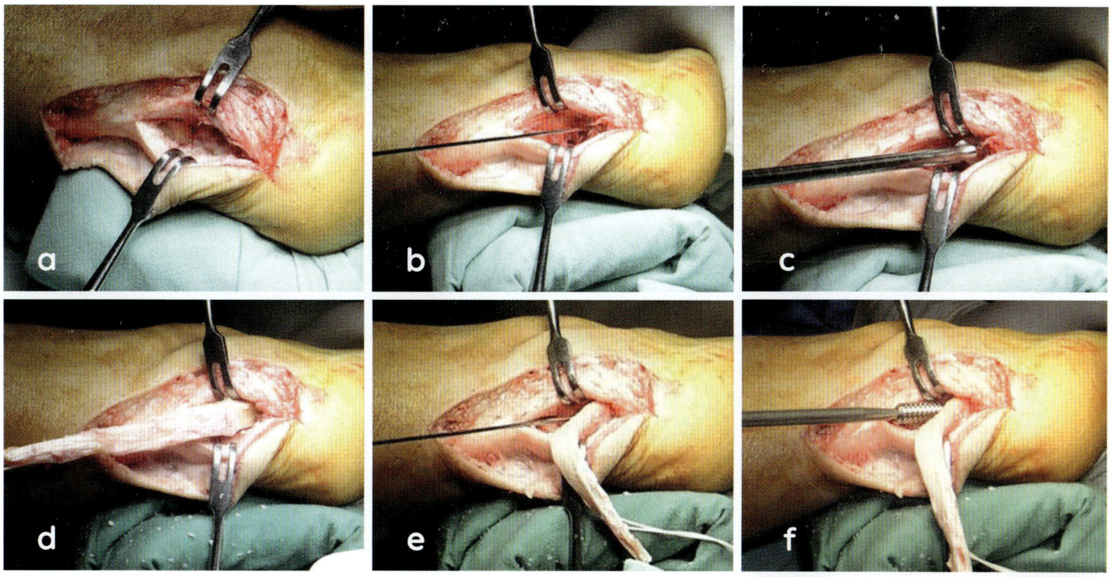

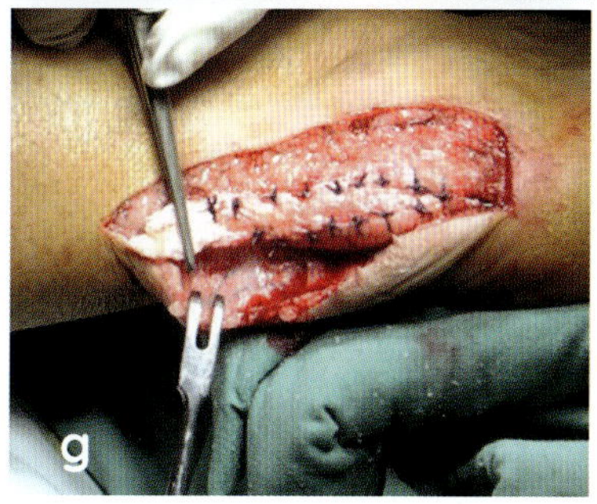

Abb. 5. Zustand nach Débridement des zentralen Teils der Achillessehne (a), Einbringen des Führungsdrahts in den Kalkaneus (b), gefolgt vom Bohren des Docks (c), Einbringen des Knochenblocks des Transplantats in das Dock (d), Einbringen des Führungsdrahts für die Interferenzschraube (e), Anbringen der Interferenzschraube (f) und Vernähen des Transplantats seitlich an den Rest der Achillessehne (g).

Wir operieren in Bauchlage, ohne Verwendung eines Tourniquets, über einen dorsomedialen, ausreichend kaudalen Schnitt. Aus dem Bereich des Achillessehnenansatzes entfernen wir alles makroskopisch veränderte amorphe Gewebe, Verkalkungen und Verknöcherungen (dies führt oft zu einer erheblichen Schwächung des Sehnenansatzes). Es verbleibt nur gesundes Gewebe, meist an der Peripherie der Sehne. Wir führen eine Fersenplastik durch. Anschließend ziehen wir die Achillessehne nach lateral und durchtrennen die tiefe Faszie des medialen Kompartiments in Längsrichtung. Wir schützen das neurovaskuläre Bündel und präparieren den M. flexor hallucis longus, unter den wir einen Silikonschlauch einführen. Dann identifizieren wir die Kreuzung der Sehnen des M. flexor hallucis longus und des M. flexor digitorum longus von der medioplantaren Inzision aus, nähen die Sehnen zusammen und kreuzen die Großzehenbeugesehne proximal der Naht und führen sie in die proximale Operationswunde ein. Anschließend fixieren wir die Sehne am Kalkaneus an der Ansatzstelle der Achillessehne. Eine alleinige Fixierung der übertragenen Sehne am Kalkaneus mit Ankern, wie sie z.B. von Den Hartog (4) beschrieben wird, wird als nicht ausreichend angesehen. Wir fixieren die Sehne im Dock auch nicht mit einer Interferenzschraube, da die Spongiosa im Kalkaneus sehr spärlich und die Fixierung der Sehne nicht stark genug ist. Außerdem ist es schwierig, auf diese Weise eine maximale Spannkraft der Sehne zu erreichen. Daher wählen wir die ursprünglich beschriebene Technik und bohren einen transversalen Fersenkanal mit einem Durchmesser von 6 mm etwa 1 cm distal und 1 cm ventral des Achillessehnenansatzes (6). Wir führen das Ende der übertragenen Sehne mediolateral durch den Kanal und nähen es mit einem nicht resor-

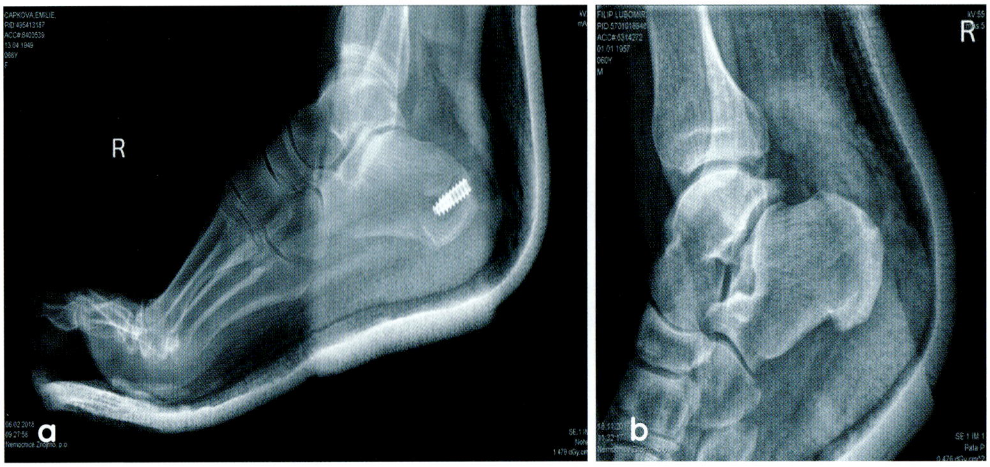

Abb. 6: Fixierung des Transplantats mit metallischer (a) und resorbierbarer (b) Interferenzschraube.

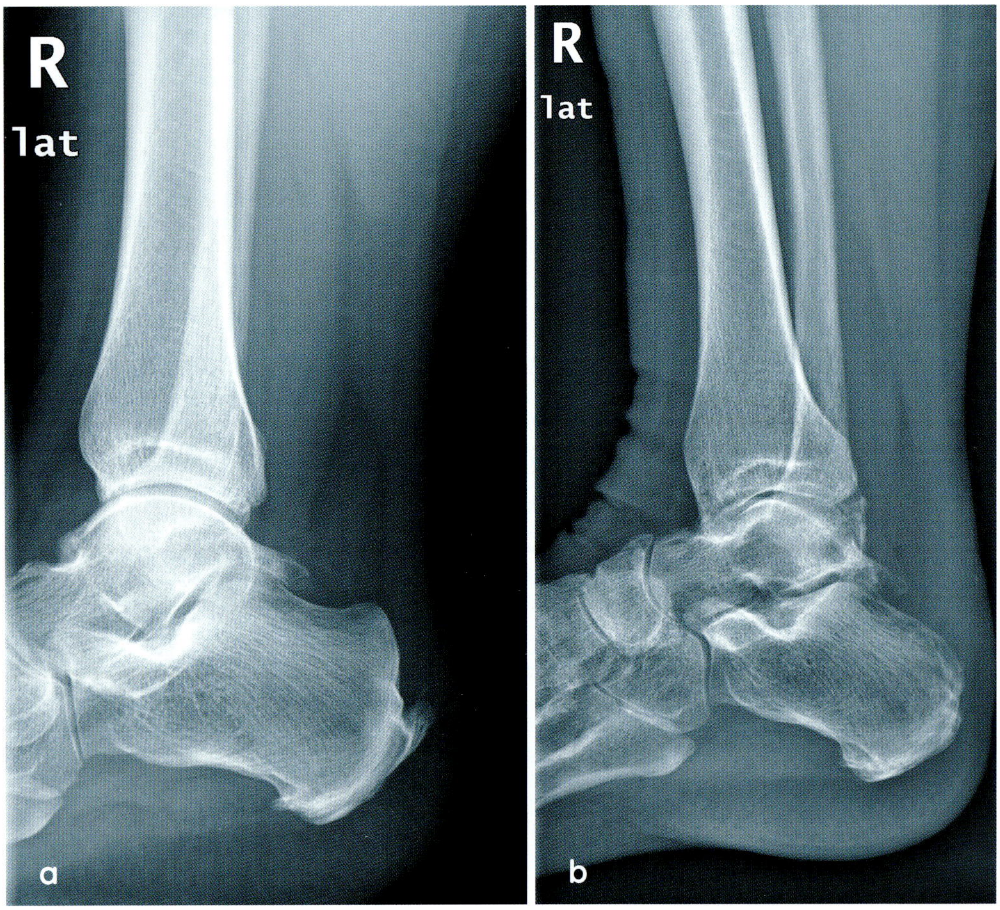

Abb. 7: Patient mit fortgeschrittener Tendinopathie und Fersensporn (a). Zustand nach Sehnen-Knochen-Transplantataugmentation mit gleichzeitiger Entfernung des dorsalen Sporns (b).

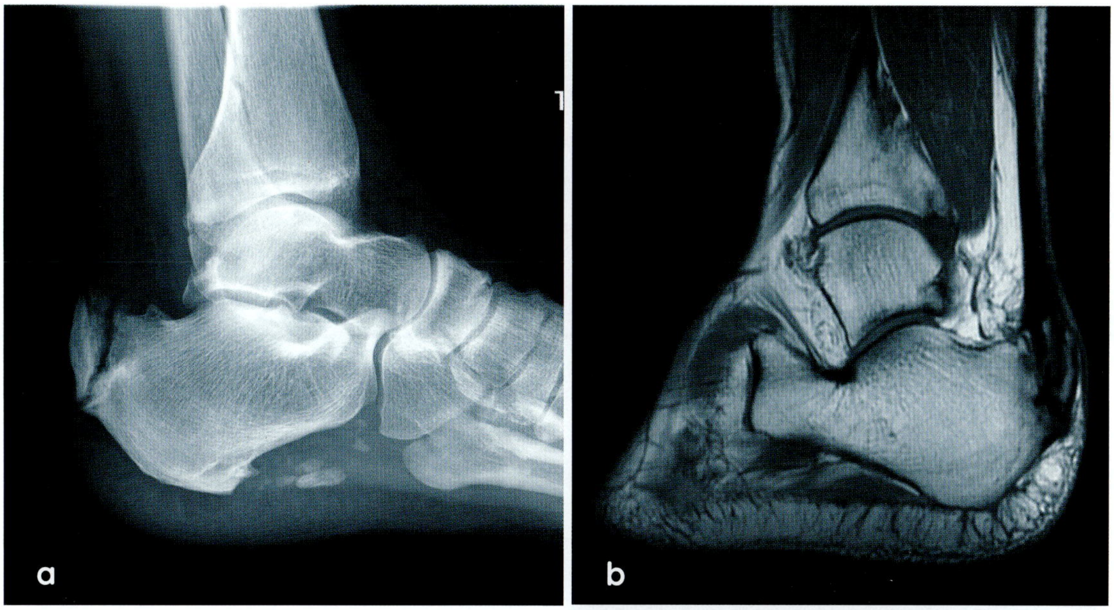

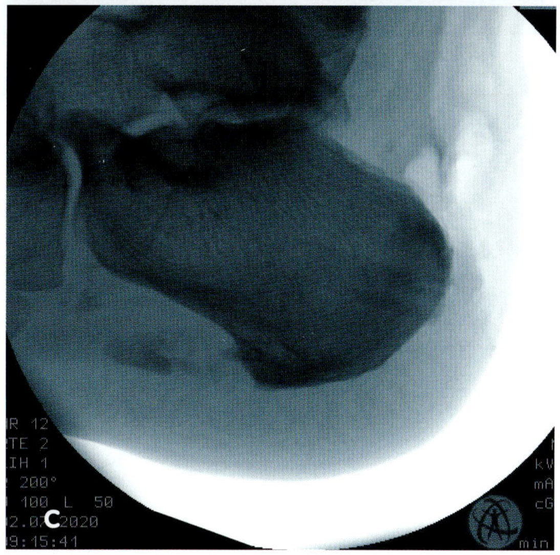

Abb. 8: Signifikante Pathologie am hinteren Aspekt des Fersenbeins bei einem jungen Mann (a), Befund in der Magnetresonanztomographie (b) und Zustand nach Sehnendébridement und Augmentation (Fixierung des Sehnen-Knochen-Transplantats mit einer resorbierbaren Interferenzschraube) (c).

bierbaren Faden in leichter Plantarflexion bei maximaler Spannung seitlich an den proximalen Teil derselben Sehne. Wir nähen den Muskelbauch des M. flexor hallucis longus adaptiv an den proximalen Anteil der Achillessehne. Wir spannen den Transfer ausreichend, da das postoperative Risiko einer abgeschwächten Plantarflexion größer ist als das einer Hypertonisierung. Postoperativ legen wir einen Gips für drei Wochen in leichter Plantarflexion und für weitere drei Wochen bei 90° an. Dann lassen wir den Patienten weitere sechs Wochen lang maximal mit einem Drittel seines Gewichts auftreten. Dann beginnt der Patient allmählich mit der Vollbelastung je nach Toleranz.

Als zweite Option für die Behandlung einer fortgeschrittenen Tendinopathie der Achillessehne verwenden wir unsere eigene Technik der Augmentation mit einem freien autologen Sehnen-Knochen-Transplantat aus dem M. quadriceps femoris. Die Ergebnisse haben wir bereits veröffentlicht (7). Zwischen 2013 und 2016 haben wir 18 Patienten mit dieser Technik

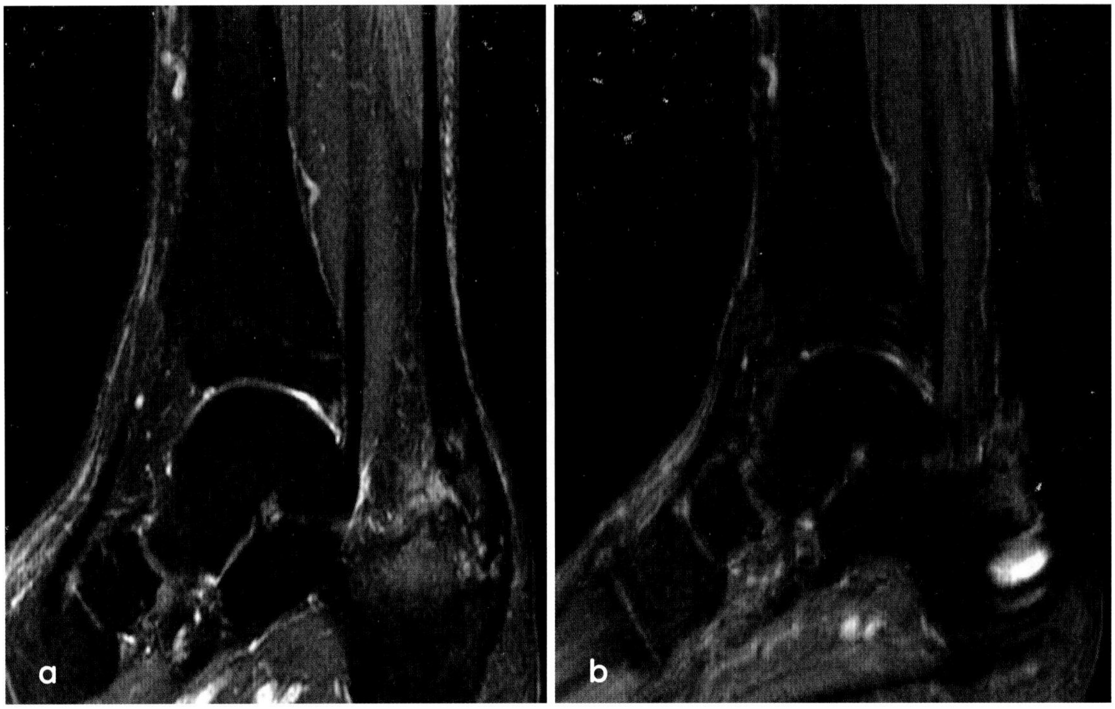

Abb. 9: Befund einer signifikanten Tendinopathie vor der Operation (a) und zwei Jahre nach der Operation integriertes Transplantat vom M. quadriceps femoris (b).

operiert. Wir verwenden eine minimalinvasive Technik zur Entnahme des Sehnen-Knochen-Transplantats aus dem M. quadriceps femoris (Abb. 4). Anschließend debridieren wir die degenerativ veränderte Achillessehne über einen Längsschnitt. Die Sehne bleibt in der Regel erheblich geschwächt. Liegt eine Haglundsche Pseudoexostose vor, entfernen wir diese mit einem Meißel. Posterior führen wir einen Kirschner-Führungsdraht in das Tuber hinter der Tuberositas des Kalkaneus ein und bohren ein Loch von 8 mm Durchmesser entlang des Tubers. Darin bringen wir den Knochenblock des Transplantats ein und fixieren ihn mit einer Interferenzschraube. Schließlich nähen wir das Transplantat seitlich an den verbleibenden Teil der Achillessehne (Abb. 5). Zur Fixierung können sowohl resorbierbare als auch metallische Interferenzschrauben verwendet werden (Abb. 6). Ein dorsaler Fersensporn kann reseziert werden (Abb. 7). Wir müssen uns keine Sorgen um die Radikalität des Débridements machen, wenn eine Augmentation eingesetzt wird (Abb. 8). Wir legen drei Wochen lang eine Gipsschiene in leichter Plantarflexion an und wechseln sie dann für drei Wochen gegen einen Gips in Neutralstellung aus. In den nächsten sechs Wochen dürfen Patienten mit einem Drittel des Körpergewichts belasten. Drei Monate nach der Operation beginnt die volle Gewichtsbelastung. Wir begleiten diese Patienten mindestens zwölf Monate lang. Nach der Operation sind die Patienten in der Regel völlig beschwerdefrei und die Funktionswerte (FAOS, Kitaoka) verbessern sich deutlich. An der Entnahmestelle des Transplantats oberhalb des Knies verlieren die Patienten innerhalb von drei Wochen nach dem Eingriff ihre Beschwerden. Es gibt keine Komplikationen bei der Heilung der Operationswunde im Bereich der Achillessehne. Wir werten die Befunde (mindestens zwei Jahre nach der Operation) immer auch radiologisch und

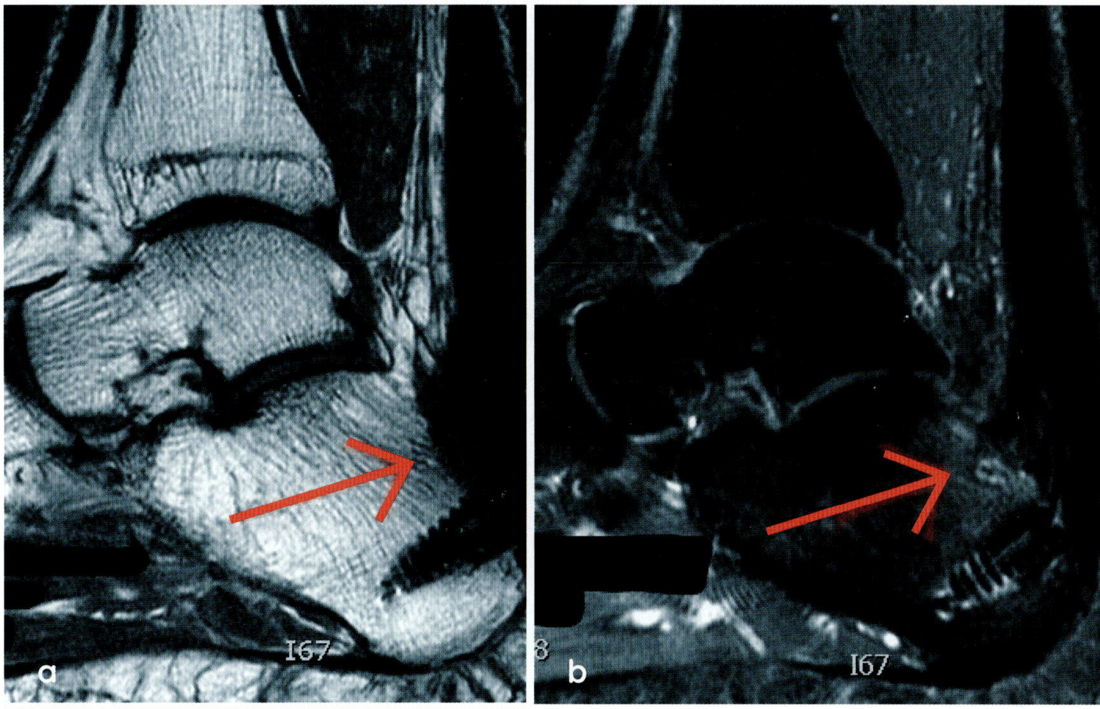

Abb. 10: Beispiel eines Patienten mit residuellem Knochenmarksödem zwei Jahre nach der Operation in T1 (a) und T2 (b) gewichteten Bildern. Subjektiv ist der Patient unter Vollbelastung beschwerdefrei.

kernspintomographisch aus. Die Transplantate integrieren sehr gut (Abb. 9). Im Röntgenbild beobachten wir manchmal die Bildung von postoperativen Verkalkungen. Sie werden in etwa der Hälfte der Fälle gefunden. Sie sind selten größer als 1 cm und haben keinen Einfluss auf das klinische Ergebnis. In der Magnetresonanztomographie beobachten wir immer eine Vergrößerung der Achillessehne. Eine Schwellung der Sehne wird von den Radiologen in etwa einem Viertel der Fälle beschrieben, eine Schwellung im Bereich des Fersenbeins bei einem von fünf Patienten (Abb. 10). Auch diese Befunde im MRT haben keinen Einfluss auf das klinische Ergebnis nach der Operation.

Ein vollständiges Débridement der Achillessehne und ihre Wiederbefestigung mit Ankern nach dem Débridement, wie von einigen Autoren vorgestellt (8), wird von unserer Seite nicht empfohlen.

Die Achillessehnentendinopathie ist eine Erkrankung, die in den letzten Jahren immer häufiger auftritt. Dies ist vor allem auf die zunehmende sportliche Betätigung der Bevölkerung zurückzuführen. Konservative Behandlungen bei chronischen Erkrankungen sind seltener erfolgreich. Die Magnetresonanztomographie ist für die Wahl der richtigen Operationstechnik unerlässlich. Wenn der Sehnenansatz stärker von degenerativen Prozessen betroffen ist, sind Augmentationsverfahren (Sehnentransfer des M. flexor hallucis longus oder Sehnen-Knochen-Transplantat vom M. quadriceps femoris) eindeutig die Methode der Wahl. Die Ergebnisse sind sehr gut und können die Patienten zu ihren ursprünglichen Aktivitäten zurückführen.

1. Clain MR, Baxter DE. Achilles tendonitis. Foot Ankle. 1992; 13:482–487.
2. McGarvey WC, Palumbo RC, Baxter DE et al. Insertional Achilles tendinosis: surgical treatment through a central tendon splitting approach. Foot Ankle Int. 2002; 23:19–25.
3. Filan P, Hart R, Štipčák V et al. Rekonstrukce zastaralých a rozsáhlých ruptur Achillovy šlachy transferem šlachy musculus flexor hallucis longus. Úraz chir. 2008; 16: 87–94.
4. Den Hartog BD. Flexor hallucis longus transfer for chronic Achilles tendonosis. Foot Ankle Int. 2003; 24:233–237.
5. Filan P, Hart R. Spojení šlach M. flexor hallucis longus a M. flexor digitorum longus na plantě: anatomická studie na kadaverech. Acta Chir Orthop Traumatol Cechoslov. 2011; 78:71–76.
6. Wilcox DK, Bohay DR, Anderson JG. Treatment of chronic Achilles tendon disorders with flexor hallucis longus tendon transfer/augmentation. Foot Ankle Int. 2000; 21:1004–1010.
7. Sanalla H, Hart R, Komzák M et al. Augmentace BT štěpem z m. quadriceps femoris při řešení úponové tendinopatie Achillovy šlachy. Acta Chir Orthop Traumatol Cechoslov. 2018; 85:266–270.
8. DeVries JG, Summerhays B, Guehlstorf DW. Surgical correction of Haglunds triad using complete detachment and reattachment of the Achilles tendon. J Foot Ankle Surg. 2009; 48:447–451.

32. Morbus Charcot

Die Charcot-Neuroarthropathie ist eine Systemerkrankung, die sich in erster Linie durch eine Schwächung des Bewegungsapparats, insbesondere der Bänder und Knochen, vor allem in den Beinen, äußert. Jean-Martin Charcot (1825–1893) beschrieb diese Krankheit 1868 bei tertiärer Syphilis als eine fortschreitende degenerative Behinderung der tragenden Gelenke mit deren anschließender Zerstörung, Brüchen, Zusammenbruch, Resorption und daraus resultierender Deformierung. Wenn die Krankheit ohne angemessene Behandlung fortschreitet, entwickeln sich Geschwüre, die sich infizieren und oft zu Amputationen führen, und in extremen Fällen ist das Leben des Patienten bedroht. Die Ursache der Krankheit ist eine periphere Neuropathie und die damit verbundene Beeinträchtigung von Gefühl, Propriozeption und Feinmotorik. Es gibt viele Ursachen für Neuropathie, die häufigste ist Diabetes, gefolgt von alkoholischer Neuropathie. Weitere Ursachen sind neurologische Behinderungen wie Rückenmarkverletzungen, Syringomyelie, Zerebralparese, M. Charcot-Marie-Tooth oder idiopathische Neuropathien.

Die grundlegende und immer noch am häufigsten verwendete Klassifizierung der Entwicklung von Behinderungen ist die Eichenholtz-Klassifizierung, die drei oder vier Stufen beschreibt:

- Stadium 0 – früh (klinisch): Es gibt noch keine radiologischen Veränderungen, nur eine leichte Schwellung des Gelenks.
- Stadium 1 – akut: Schwellung, Rötung, warme Haut, erste Anzeichen einer periartikulären Aufhellung (Infraktion, Fragmentierung) auf dem Röntgenbild.
- Stadium 2 – Knochenveränderungen: Die Schwellung geht zurück, die Extremität beruhigt sich klinisch, auf dem Röntgenbild sind Frakturen, Luxationen und Knochenresorption zu erkennen, die Gelenke sind instabil, Deformierungen verursachen häufig Geschwüre.
- Stadium 3 – Konsolidierung: Klinisch gibt es keine lokalen Symptome mehr, es kommt zu einer radiologisch ausgedrückten Remodellierung der Knochen und Fixierung der Deformitäten (die Extremität ist nicht mehr instabil) sowie zum Fortschreiten der Ulzerationen.

Erkrankungen im Knöchel- und Fußbereich wurden 1998 von Schon (1) detailliert nach der Lokalisation der Veränderungen und im Hinblick auf die Behandlung klassifiziert.

Die Diagnose der Krankheit ist selbst im Frühstadium nicht schwierig, wenn daran gedacht wird. Zusätzlich zu den oben beschriebenen klinischen Befunden sollten neurologische und vaskuläre Untersuchungen durchgeführt werden. Nicht heilende Blasen oder Wunden am Bein können ein Hinweis sein. Es ist nicht ungewöhnlich, dass Patienten über eine Anamnese von kleineren Traumata ohne Schmerzen berichten. Eine frühzeitige Diagnose ist entscheidend für eine erfolgreiche Behandlung. Spätere radiologische Befunde können manchmal schwer von einer Osteomyelitis zu unterscheiden sein (Laborbefunde geben Hinweise, selten ist eine Biopsie erforderlich). Eine CT-Untersuchung zeigt den genauen Zustand der Gelenke und Knochen. Eine szintigraphische Untersuchung (Talusnekrose) ist ebenfalls angebracht; die Gallium-Szintigraphie hilft bei der Diagnose einer Osteomyelitis. Eine Magnetresonanztomographie kann helfen, das Ausmaß der infektiösen Beteiligung zu klären. Bei der Podoskopie finden wir eine pathologische Verteilung der Belastungskräfte auf der Fußsohlenoberfläche (Bereiche erhöhten Drucks).

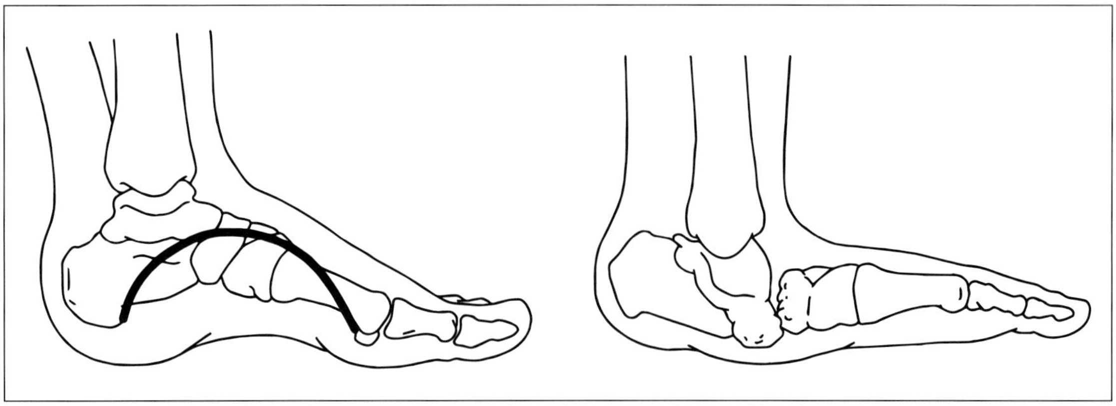

Abb. 1: Schematische Darstellung der Entwicklung einer Deformität des Fußes bei einer Destruktion vom Typ Charcot.

Die Ätiologie der Entstehung von Ulzerationen ist komplex: direkter Druck auf die Haut durch ungeeignetes Schuhwerk, der nach der Bildung von Knochenvorsprüngen oder der Entwicklung von Instabilität zunimmt, der Patient hat keine Schmerzen, so dass er dem Zustand keine Bedeutung beimisst, die Gefäßversorgung der Peripherie ist schlecht. Am häufigsten sind die Tarsometatarsalgelenke betroffen (in 60 % der Fälle), insbesondere die medialen Gelenke. Bei weniger als einem Drittel der Patienten finden wir Veränderungen an den Zehengrundgelenken und nur in 10 % der Fälle am Sprunggelenk.

Die Behandlung wird kurz unter dem Akronym VIP (aus dem Englischen vascular, infection, pressure) zusammengefasst. Die Behandlung des betroffenen Gefäßsystems wird dem Gefäßchirurgen übertragen. Die Aufgabe des Orthopäden besteht darin, die plantigrade Stellung des Fußes und die Stabilität der Gelenke zu erhalten oder in späteren Stadien wiederherzustellen. In den Stadien 0 und 1 verordnen wir individuelle orthopädische Schuhe. Wenn das Stadium 1 bereits deutlich ausgeprägt ist (Schwellung, Rötung) oder wenn die erste plantare Ulzeration zu Beginn der Deformität auftritt, zögern wir nicht, einen TCC („total contact cast") anzulegen, d.h. einen Gipsverband, der das gesamte Bein perfekt umschließt. Da der TCC nicht oft angewandt wird (die meisten Patienten im Frühstadium der Krankheit werden von Allgemeinärzten an chirurgische Zentren überwiesen), ist es immer sinnvoll, das Verfahren zu wiederholen. Kontraindikationen für den TCC sind bereits tiefe und unterminierte sezernierende Ulzerationen, große Schwellungen des Beins oder Adipositas und insbesondere infektiöse Prozesse am Bein. Der Gips wird nur im Bereich der knöchernen Vorsprünge (Ferse, vorderer Rand des Schienbeins und Knöchel) wattiert. Der TCC sollte immer spätestens nach einer Woche gewechselt werden. Die Behandlung dauert im Durchschnitt acht Wochen. Der Verband wird in Bauchlage mit 90° Beugung im Kniegelenk angelegt. Wir legen einen Tupfer zwischen die Zehen, decken die Ulzeration mit einer dünnen Schicht ab, unterlegen die Knochenvorsprünge und ziehen einen Strumpf an. Dann legen wir in wenigen Umdrehungen einen Gipsverband an, den wir sorgfältig an das Bein anpassen. Nach dem Aushärten wird eine dünne Gipslonguette in der Sagittalebene von der Wadenrückseite bis zur Tuberositas tibiae angelegt, die wiederum sorgfältig modelliert wird. Anschließend wird in gleicher Weise eine Gips-U-Longuette in der Frontalebene angelegt. Es ist wichtig, dass der Patient das Bein nicht bewegt, bis es ausgehärtet

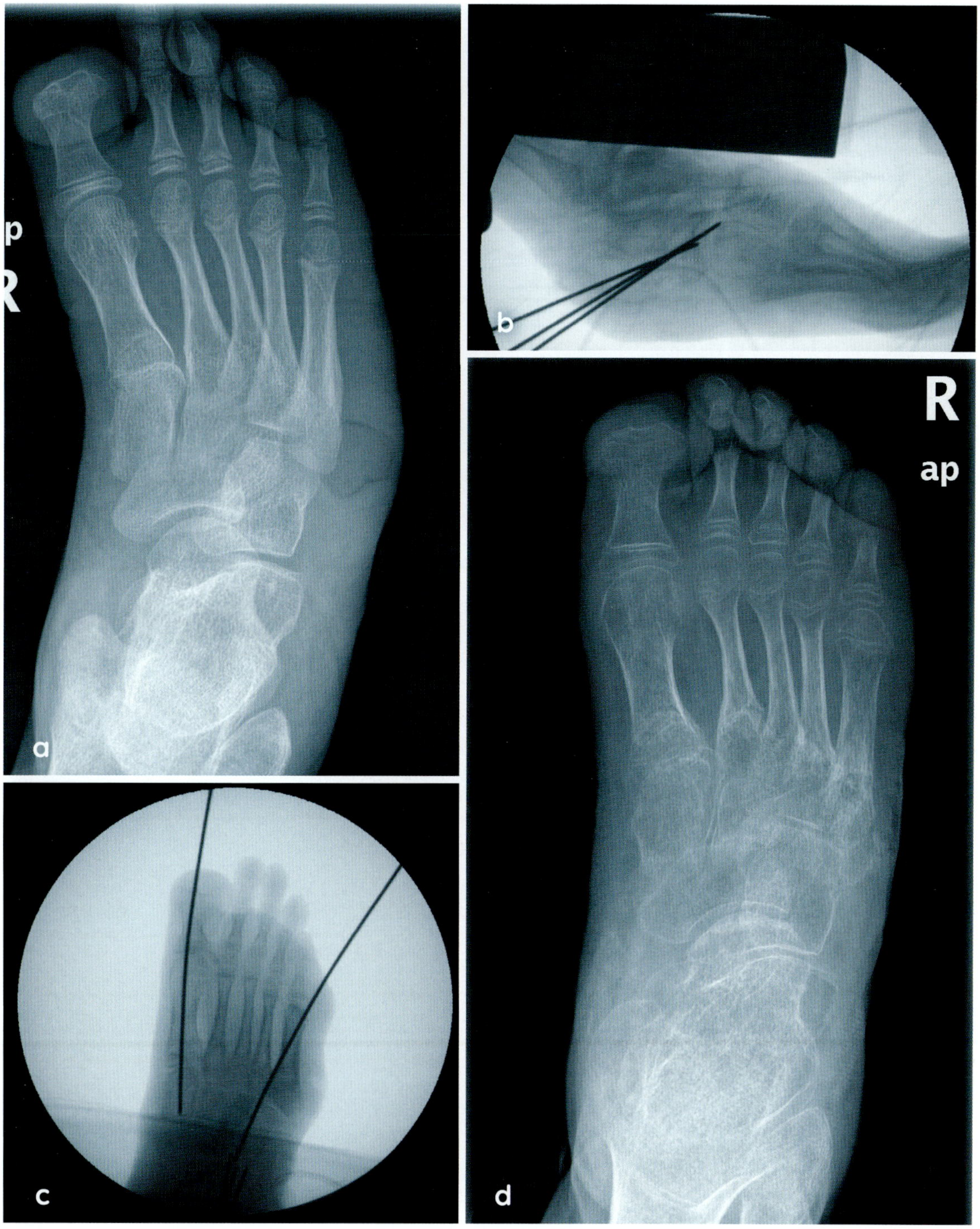

Abb. 2: Pes cavovarus bei einem zehnjährigen Mädchen mit idiopathischer Neuropathie mit nicht heilender Ulzeration am Scheitelpunkt einer Varusdeformität des Vorfußes (oberhalb der Basis des V-Metatarsus) (a). Plantarfasziotomie nach Steindler, Dwyer-Osteotomie des Kalkaneus und Korrektur des Vorfußes mit Osteotomien der Mittelfußknochen im Prinzip nach Berman und Gartland wurden durchgeführt (b, c). Zustand nach Korrektur der Deformität mit Abheilung des Ulcus an der Außenseite des Fußes (d).

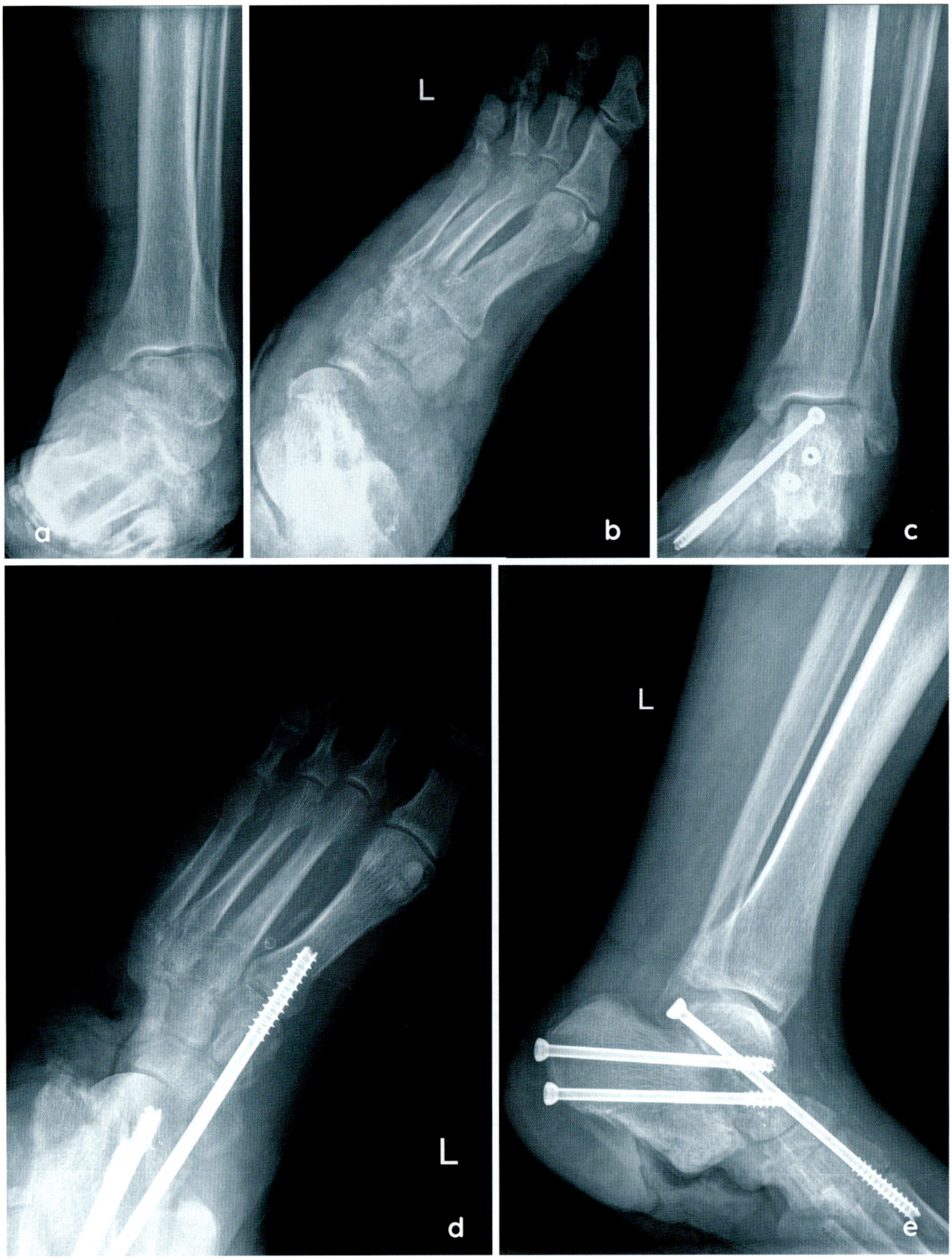

Abb. 3: Ein Mann mit ausgedehnten Weichteildefekten an der Außenseite des Fußes, mit ausgeprägter Instabilität und fortschreitender Entwicklung einer Fußdeformität (a, b). Die perkutane Stabilisierung mit Schrauben (c–e) ermöglichte eine ausreichende Korrektur des Fußes und durch die Stabilisierung eine schnellere Heilung der Hautdefekte an der Außenseite.

ist. An der Fußsohle wird dann eine Kunststoffplatte angebracht und der Raum zwischen ihr und dem Gips nach und nach mit Gipsstreifen aufgefüllt. Nach dem Trocknen wird der gesamte TCC mit einer Lage Kunststoffgips umwickelt. Danach ist das Konstrukt voll belastbar. Durch die so angelegte Fixierung werden die auf das Bein wirkenden Druckkräfte umverteilt (die gesamte Fußsohle wird gleichmäßig belastet) und auf das Schienbein übertragen, was eine Regeneration und Heilung im betroffenen Bereich des Beins ermöglicht. Es können statt Gips auch Zwei-Schalen-Orthesen zur Anwendung kommen.

Wenn die Erkrankung bereits ins Stadium 2 oder 3 fortgeschritten ist, gehen wir aktiver an die Behandlung heran, was in der Regel eine chirurgische Maßnahme bedeutet. Dies ist jedoch von Patient zu Patient grundverschieden. Die entscheidenden Faktoren, die wir berücksichtigen müssen, sind die Größe und Tiefe der Ulzerationen, die Qualität des Knochens, die Stabilität der Gelenke, die Verformung des Beins usw. Wenn das Bein noch nicht deformiert ist, sollten wir ein weiteres Fortschreiten verhindern (Abb. 1). Die Planovalgusdeformität (Senkfuß) ist die häufigste und erfordert einen chirurgischen Eingriff. Die Cavovarusdeformität ist weniger häufig (Abb. 2). Im Allgemeinen können wir bei M. Charcot alle Arten von Deformitäten oder deren Kombinationen sehen (Varus-Valgus-Rückfuß, Supinations-Pronations-Mittelfuß, Adduktions-Aduktions-Vorfuß). Es ist immer ratsam, den Zustand des anderen Beins zu überprüfen und frühzeitig vorbeugende Maßnahmen zu ergreifen, wenn auf der anderen Seite eine Erkrankung vermutet wird.

Ulzerationen werden, wenn sie unterminiert und tiefer sind, radikal von nekrotischem Gewebe befreit. Eine bessere Heilung kann dann z.B. durch eine Behandlung in einer Überdruckkammer unterstützt werden (der erhöhte Druck erhöht die Löslichkeit des Sauerstoffs und weitet zudem die Arteriolen). Sind die Ulzerationen bereits bakteriell besiedelt, können zusätzlich zum radikalen Débridement antibiotische Tabs eingesetzt oder ein VAC-System angewendet werden. Auch eine Behandlung mit gewöhnlichem Kristallzucker ist möglich (das entstehende hyperosmolare Milieu zerstört direkt die bakterielle Zellwand). Befinden sich die Ulzerationen im Plantarbereich des Vorfußes, sollte eine perkutane Achillessehnenverlängerung erwogen werden. Befindet sich das Geschwür über einem knöchernen Vorsprung im Mittelfußbereich, kann der Vorsprung in einem frühen Stadium abgetragen werden. Wenn die Erkrankung chronisch wird (wenn die Ulzeration länger als drei Monate andauern), wird eine Schließkeilosteotomie mit Sockel im Bereich der Ulzeration oder ein anderer Korrektureingriff (mit gleichzeitiger Entfernung der Ulzeration) durchgeführt. In Ausnahmefällen, wenn die Ulzeration bereits ausgedehnt ist, kann die Weichteilheilung, mit temporären Arthrodesen durch perkutan gesetzte Schrauben, gefördert werden (Abb. 3).

Probleme am Sprunggelenk können bei M. Charcot in der Regel konservativ nicht erfolgreich gelöst werden, außer vielleicht bei unverschobenen Brüchen, die nach langer Zeit in einem Gipsverband ausheilen. Anfänglich dislozierte Brüche, auch wenn sie gut reponiert sind, dislozieren sekundär in der Regel im Gips und müssen operativ behandelt werden, so dass wir primär bei M. Charcot an eine operative Versorgung denken sollten. Die Unterschätzung dieser Zustände kann zu erheblichen Deformitäten des Sprunggelenks führen, die nur mit einer komplexen korrigierenden Arthrodese behandelt werden können (Abb. 4). Die tatsächliche Durchführung selbst einer einfach aussehenden Sprunggelenkarthrodese ist in diesen Fällen mit großer Vorsicht zu betrachten, da die Ausheilung oft nur verzögert und nicht selten gar nicht eintritt (oft geht der Zustand mit einer Talusnekrose einher) (Abb. 5).

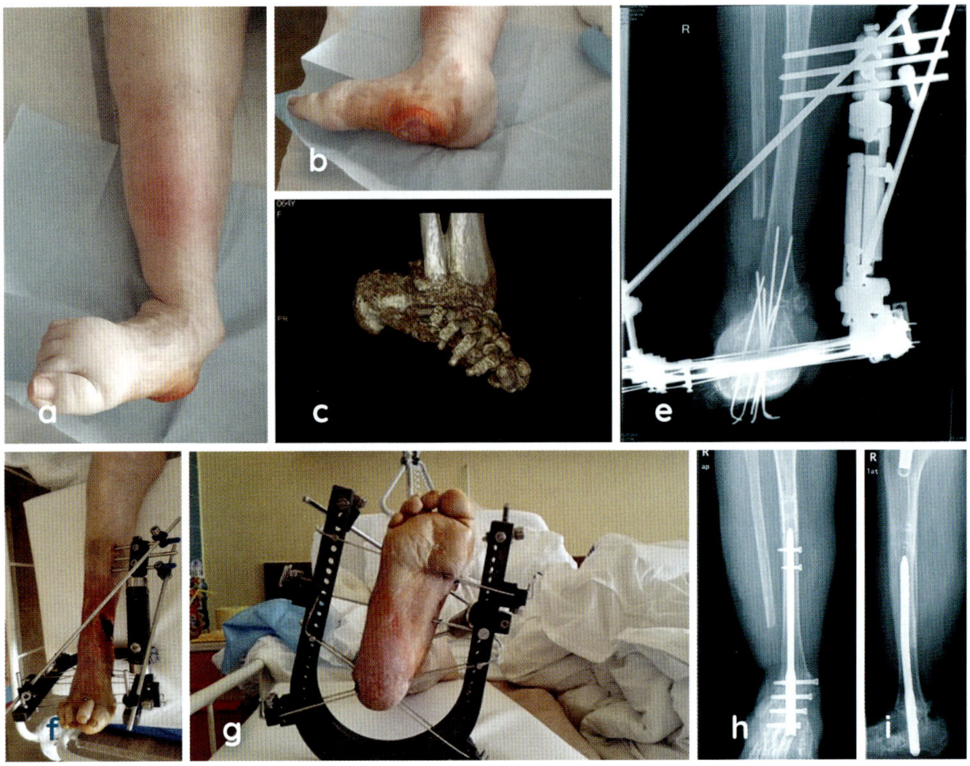

Abb. 4: Schwere Knöcheldeformität bei einer Diabetikerin mit M. Charcot nach konservativ behandelter Fraktur mit Bildung eines infizierten Ulcus (a, b). 3D-CT-Rekonstruktion vor der Operation (c). Eine korrigierende Arthrodese wurde über einen transfibulären Zugang durchgeführt und mit Hybridfixateur stabilisiert (d) – mit Korrektur des Fußes in eine neutrale Position (e, f). Nach Ausheilung des Defekts erfolgte die Umstellung auf eine intramedulläre Osteosynthese (g, h). Heute kann die Patientin die Gliedmaße ohne Schmerzen und ohne Unterstützung voll belasten.

Der Zweck der Arthrodese im Stadium 2, wenn die Deformitäten noch nicht signifikant sind, besteht darin, die Instabilität des betreffenden Gelenks zu beheben (das Gelenk wird in seiner anatomischen Position gehalten). Korrekturosteotomien im Stadium 2 dienen hauptsächlich der Behebung von Exostosen unter Ulzerationen. Im Stadium 3, wenn die Deformitäten bereits deutlich ausgeprägt sind, verwenden wir Korrekturarthrodesen (seltener Osteotomien bei stabilen Füßen mit extraartikulärer Deformität), um die ursprüngliche Form des Fußes wiederherzustellen. Die genaue Lage der Deformität und die Technik zu ihrer Korrektur sollten immer während der präoperativen Planung festgelegt werden. Für die anschließende Fixierung ist das Vorhandensein oder Fehlen eines Infektes entscheidend. Wenn wir eine interne Osteosynthese durchführen wollen und eine Infektion vorliegt, müssen wir diese zunächst beseitigen (wiederholtes Débridement, allgemeine und lokale antibiotische Behandlung, VAC-Therapie usw.).

Am häufigsten ist der Mittelfuß betroffen, da es dort mehr Knochen und Gelenke gibt. Die Knochen sind nur von einer dünnen Weichteilschicht bedeckt, was mit Heilungsstörungen

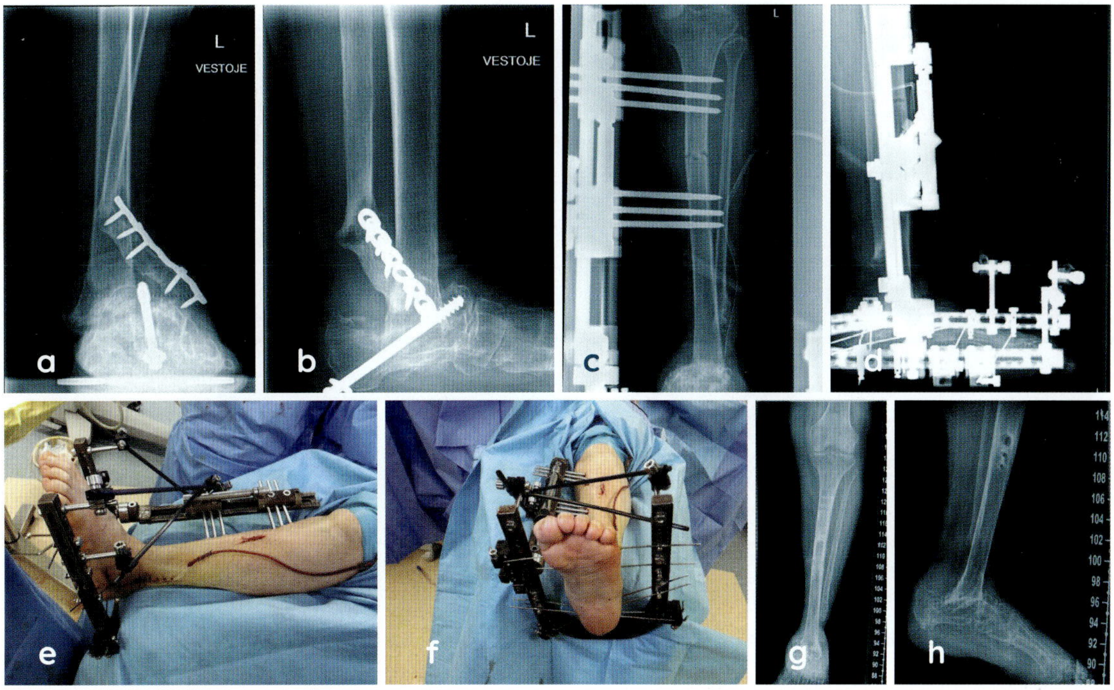

Abb. 5: Diabetikerin mit M. Charcot nach wiederholten Versuchen einer Knöchelversteifung (a, b). Der Zustand wurde durch eine erneute Arthrodese an einem Hybridfixateur mit gleichzeitiger Tibiaverlängerung durch Calotaxis behandelt (c–f). Der Zustand nach Ausheilung des tibiotalaren Defekts (g, h).

des Hautmantels einhergeht. Die Gefäßversorgung ist schwach ausgebildet, daher ist die Knochenheilung langsamer, insbesondere bei M. Charcot. Um eine Fusion zu erreichen, sollte eine stabile Osteosynthese verwendet werden, da das Bein bei Belastung einer erheblichen Biegebeanspruchung ausgesetzt ist. Die chirurgische Planung ist aufgrund der schlechten Übersichtlichkeit der Röntgenbilder nicht einfach (CT ist eine große Hilfe). Der mediale Pfeiler ist physiologisch gerade und muss nach der Operation wieder gerade sein, außerdem darf er nicht verkürzt werden. Varianten der Arthrodese, die den medialen Pfeiler nicht verkürzen, sind Impaction Grafting des Arthrodesenraums, strukturelles Transplantat (auto- oder allogen) und Slot Grafting (Schneiden einer Rille in den benachbarten Knochen und Einbringen eines überbrückenden strukturellen Transplantats über den Arthrodesenraum).

Wie bereits erwähnt, ist die häufigste Deformität der Pes planovalgus, begleitet von Ulzerationen auf der medialen Seite der Fußsohle. Wenn eine interne Osteosynthese möglich ist, ist dies definitiv die Methode der Wahl, um die mediale Säule des Fußes zu begradigen und somit die neutrale Position der Fußsohle wiederherzustellen. In einigen Fällen fügen wir auch eine translatorische mediale Fersenbeinosteotomie nach Myerson hinzu. In der Regel müssen wir alle drei Gelenke des medialen Pfeilers (talonavikulär, medial naviculocuneiform und medial cuneometatarsal) korrigieren und debridieren. Wir gehen bei der Osteosynthese immer individuell vor und entscheiden oft erst während der Operation. Der mediale Pfeiler ist für den Fuß von zentraler Bedeutung, und seine Versteifung ist unerlässlich. Die Arthrodese

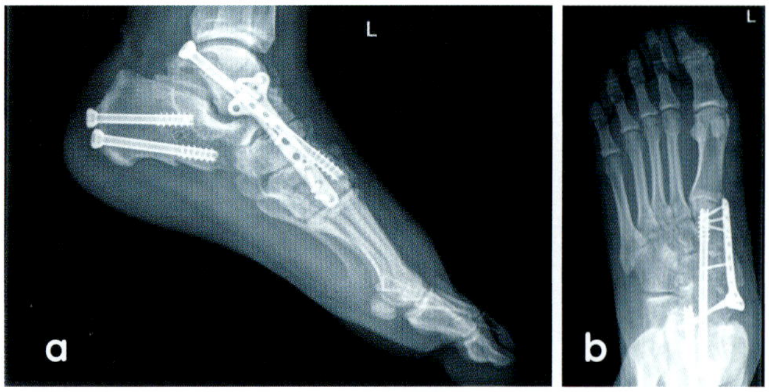

Abb. 6: Beispiel einer Arthrodese des medialen Pfeilers, ergänzt durch eine Myersonsche Fersenbeinosteotomie (a, b).

des medialen Pfeilers ist schwierig zu erreichen, bei M. Charcot gilt dies doppelt. Seit vielen Jahren verwenden wir eine axiale Kompressionsschraube in der medialen Säulenachse und ergänzen manchmal durch eine Neutralisationsplatte, die ventromedial über die genannten Gelenke angelegt wird (Abb. 6). Bei der alleinigen Plattenosteosynthese ist es ratsam, die Platte plantar, d.h. auf der Zugseite, zu platzieren (was in der Praxis jedoch nicht einfach ist). Entscheiden wir uns für eine laterale Stabilisierung, können sowohl die Platte als auch eine zweite axiale Kompressionsschraube über dem Kalkaneokuboidgelenk verwendet werden (Abb. 7). Es ist unbedingt darauf zu achten, dass der mediale Pfeiler nicht verkürzt bzw. seine Länge wiederhergestellt wird, d.h. dass beide Pfeiler nach dem Eingriff gleich lang sind. Ebenso muss das Chopart-Gelenk in der anteroposterioren Projektion wiederhergestellt werden – der Übergang der Achsenlinie der distalen Gelenkfläche des Kalkaneus und des Talus muss glatt sein (die sogenannte Kyma-Linie). Wenn wir größere Resektionen am medialen Pfeiler planen (Gelenkdeformitäten, Nekrose des Os naviculare), müssen wir die Verwendung von Knochentransplantaten in Betracht ziehen. Wenn der mediale Pfeiler verkürzt wird und der laterale Pfeiler in seiner ursprünglichen Länge verbleibt, kann es sein, dass die Arthrodese der medialen Pfeilergelenke versagt (die gewünschte Kompression kann ohne Operation am lateralen Pfeiler nicht erreicht werden) – es muss ein Transplantat eingesetzt werden (Abb. 8). Manchmal ist der Befund grenzwertig reparabel, aber wenn der mediale Pfeiler wiederhergestellt werden kann, profitiert der Patient anschließend langfristig (Abb. 9). In extremen Fällen nicht reparabler Deformitäten führen wir Verfahren wie die Astragalektomie und die tibiokalkaneale Arthrodese (meist mit einem Nagel) durch (Abb. 10).

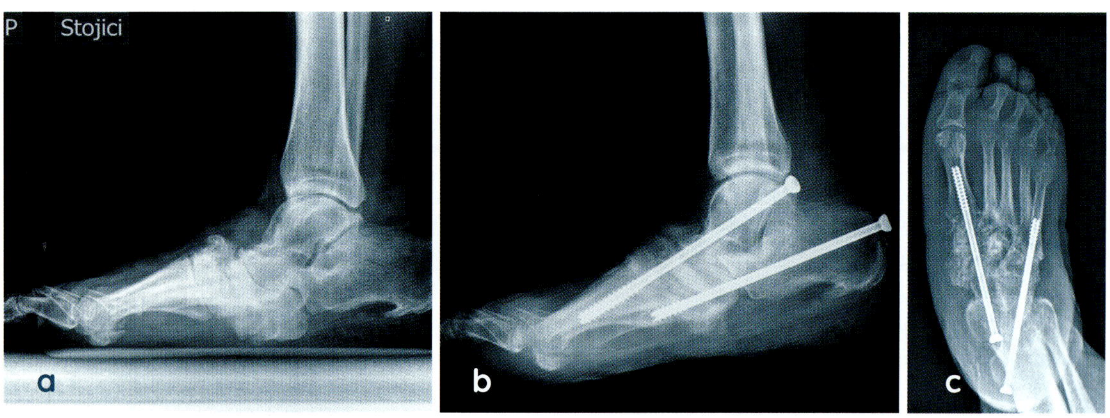

Abb. 7: Luxation des Os cuboideum bei M. Charcot (a), daher wurde die Arthrodese des medialen Pfeilers um eine Reposition und Arthrodese des lateralen Pfeilers ergänzt (b, c).

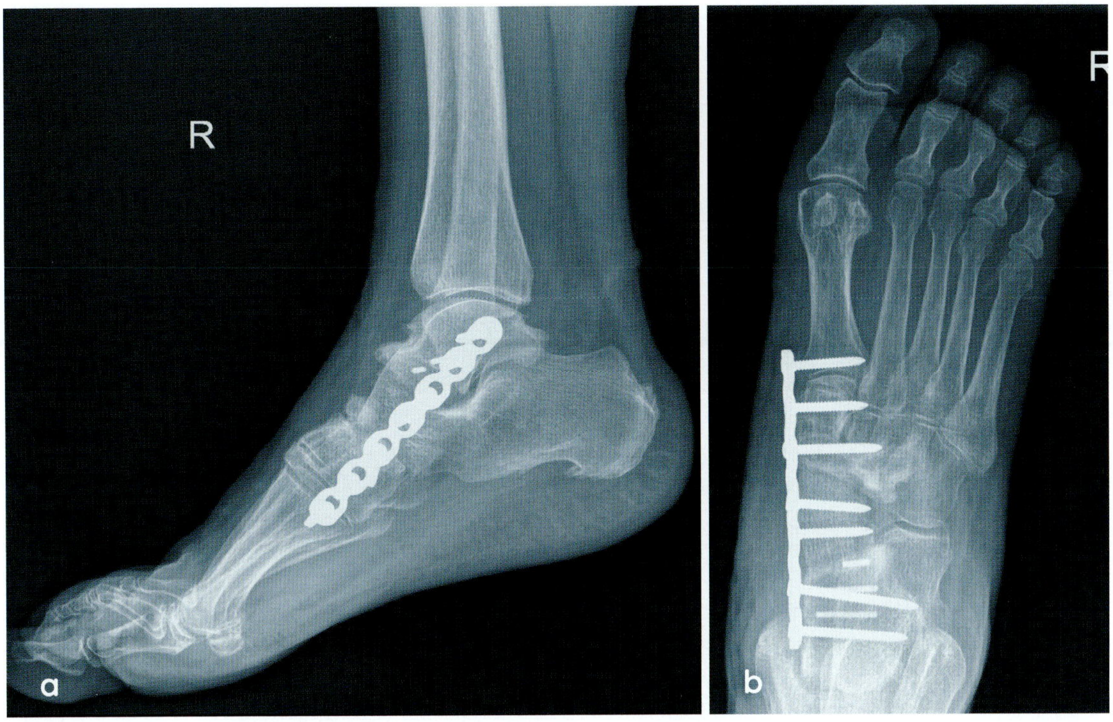

Abb. 8: Talonaviculocuneiforme Dehiszenz, die durch Einsetzen eines massiven Homograft zwischen dem Talus und dem Os cuneiforme mediale mit Wiederherstellung der medialen Säulenlänge behoben wurde (a, b).

Wir operieren in Rückenlage mit Beckenaufpolsterung an der betroffenen Seite und ohne Tourniquet. Wenn eine Ulzeration vorhanden ist, decken wir sie nach dem Abdecken sorgfältig mit einem sterilen Tuch ab. Der Hautschnitt befindet sich auf der medialen Seite des Fußes, beginnend einen Finger unterhalb des Innenknöchels und endet in der Mitte des ersten Mittelfußknochens. Bei der Annäherung an das Skelett müssen wir die Sehnen des M. tibialis posterior und des M. tibialis anterior im medialen Teil des Operationsfeldes und die Sehnen des M. flexor hallucis longus und des M. flexor digitorum longus im dorsalen Teil des Zuganges schützen. Zur besseren Orientierung ist es gut, einen Röntgenverstärker zur Hand zu haben. Der Axis naviculare kann erheblich luxiert sein, und seine Reposition ist möglicherweise nicht einfach (Abb. 9). Auch die Anhebung des Talus aus dem Plantarraum ist nicht einfach (Abb. 11). Die Gelenkflächen werden mit einem breiten Meißel nur so weit wie nötig von Knorpel befreit (um den subchondralen Knochen freizulegen). Bei Defekten setzen wir Knochentransplantate (in der Regel solide) ein. Anschließend wird eine 7,5 mm axial kanülierte Titankompressionsschraube (mind. 130 mm lang) unter Kontrolle des Röntgenverstärkers von der posterioren Seite in den medialen Pfeiler eingebracht. Der Führungsdraht für die Schraube wird perkutan am medialen Rand der Achillessehne eingebracht. Die zweite Möglichkeit besteht darin, die Schraube zunächst retrograd dorsal und dann wieder ventral in die richtige Position einzubringen (2). Die Kompression muss sehr mild sein, da der Knochen zu starker Porosität neigt. Wenn wir mit der Stabilität der Osteosynthese nicht zufrieden sind, bringen wir eine Platte auf der medialen Seite des Tarsus an und fixieren sie mit 2,7- oder 3,5-mm-Schrauben. Falls erforderlich, führen wir dann über einen separaten Ollier-Zugang ein Kal-

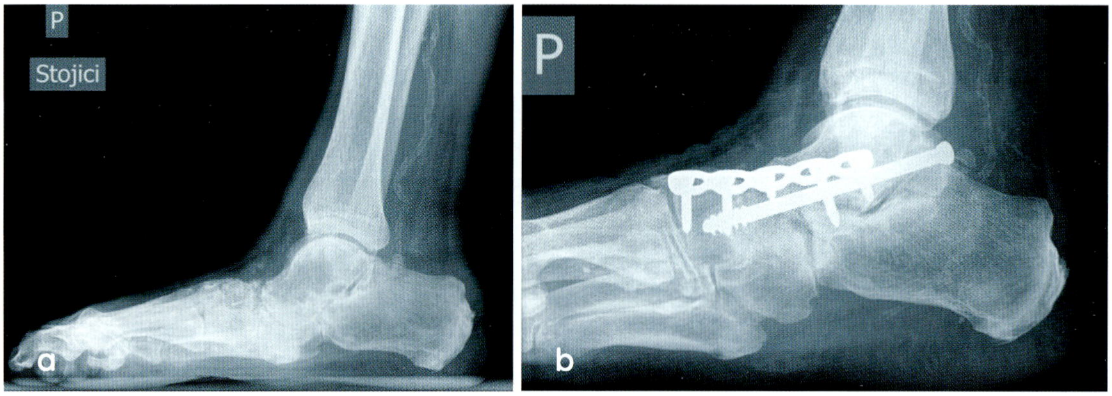

Abb. 9: Schwere Deformität mit Luxation des Axis naviculare (a). Zustand nach Reposition, medialer Pfeilerarthrodese (Wiederherstellung des Längsgewölbes) und Osteosynthese mit axialer Kompressionsschraube und Neutralisationsplatte (b).

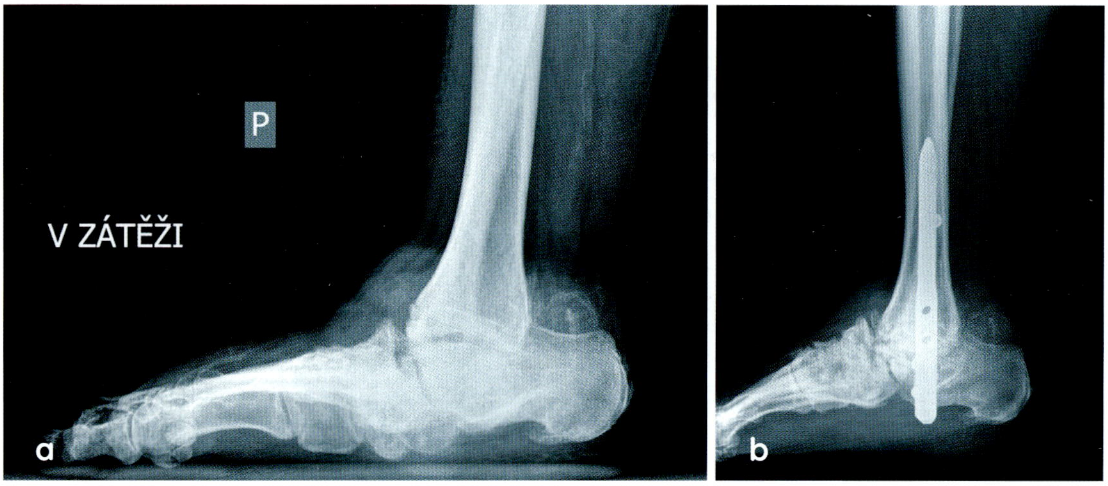

Abb. 10: Schwere Planovalgusdeformität bei M. Charcot praktisch mit Enukleation des Talus medioplantar (a). Eine Reposition des Talus war nicht möglich, ohne die Gefäßversorgung zu beeinträchtigen, daher wurde der Zustand mit einer Astragalektomie und Nagelarthrodese behandelt (b).

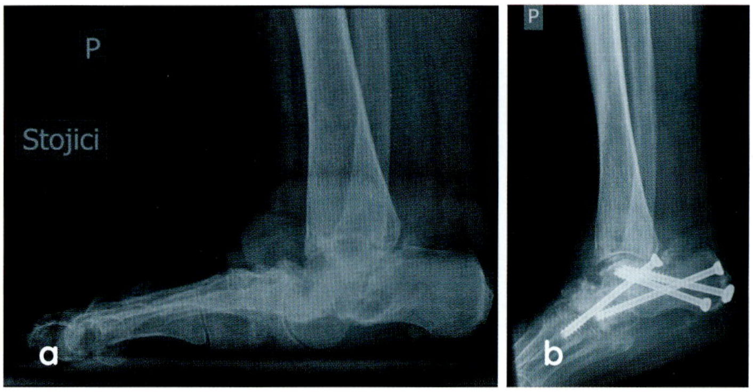

Abb. 11: Signifikantes Absinken des Taluskopfes in die Plantarregion bei schwerer Plantardeformität (a). Zustand nach Reposition und anschließender korrigierender Triple-Arthrodese, die mit kanülierten Schrauben fixiert wurde (b).

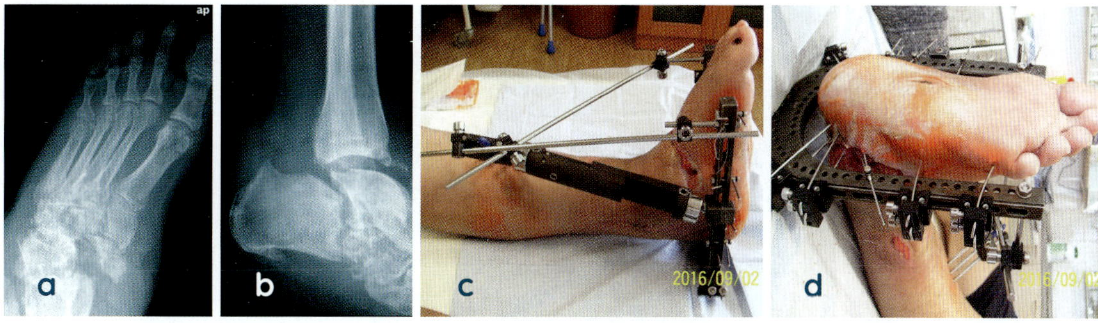

Abb. 12: Infizierte Osteolyse des Fußes bei M. Charcot (a, b). Nach Ruhigstellung in einem Fixateur externe (c, d) heilten die ursprünglich ausgedehnten Hautdefekte nach einigen Monaten ab und der Tarsus versteifte sich in plantigrader Stellung.

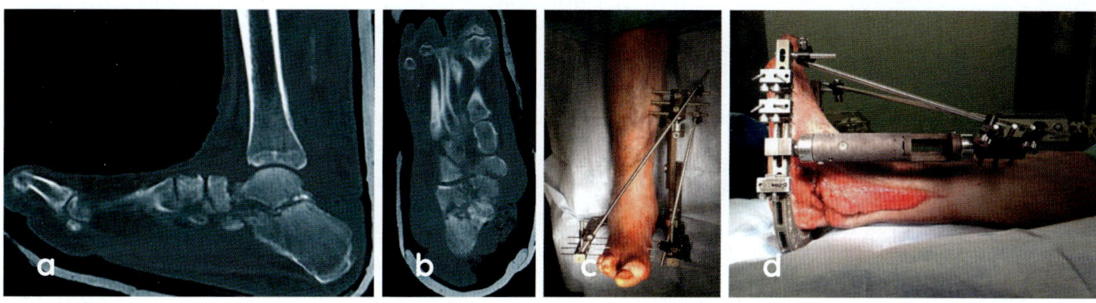

Abb. 13: Ein Fall von fortgeschrittenem Stadium eines M. Charcot mit Osteolyse der Fußwurzelknochen (a, b) und Zustand nach Fixierung mit einem Fixateur externe (c, d).

kaneokuboiddébridement durch und fixieren es entweder mit einer ähnlichen axialen Schraube (Abb. 7) oder mit einer Platte. Wir verwenden vorzugsweise autologe Transplantate; bei Reoperationen bleibt uns manchmal keine andere Wahl, als ein massives allogenes Homotransplantat zu verwenden (Abb. 8). Anschließend vernähen wir die Operationswunde in Schichten. Zunächst vernähen wir das Unterhautgewebe sorgfältig mit breit angelegten Nähten (an der Oberfläche bis zur Lederhaut). Diese Nähte müssen die Wundränder perfekt zusammenbringen und die Spannung der Wunde halten. Die Hautnähte passen nur die Wundränder an, sie dürfen auf keinen Fall unter Spannung stehen. Nach der Operation legen wir für zwölf Wochen einen Gips an, es herrscht striktes Belastungsverbot. Für weitere zwölf Wochen wird eine Schiene angelegt und Teilbelastung erlaubt. Ein halbes Jahr nach der Operation lassen wir orthopädische Schuhe anfertigen und der Patient beginnt allmählich mit der vollen Belastung.

Wenn ein Infekt vorliegt und wir keine Zeit auf eine langfristige Eradikation der Infektion verschwenden wollen oder können, müssen wir eine externe Osteosynthese durchführen. Wir entscheiden uns auch für eine externe Fixierung, wenn tiefe Ulzerationen oder ausgedehnte Weichteildefekte vorhanden sind. Patienten mit einem längeren Krankheitsverlauf haben oft eine schlechte Knochenqualität, was ebenfalls einer der Faktoren ist, die unsere Indikation zur externen Fixierung beeinflussen. Nicht selten handelt es sich um Patienten mit fortgeschrittenem Diabetes mit Organbeteiligung, bei denen eine interne Osteosynthese problematisch

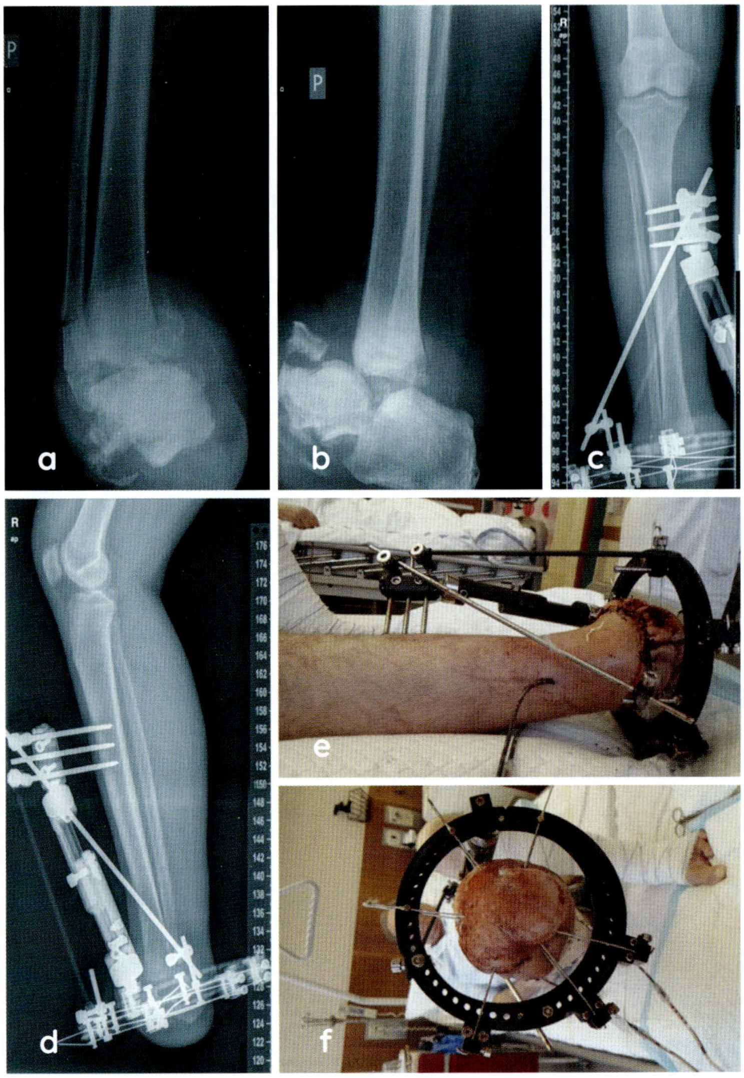

Abb. 14: Erhebliche Zerstörung durch Infekt von Schienbein und Fußwurzel bei M. Charcot mit erhaltenem Kalkaneus (a, b). Die Amputation wurde nach Pirogov durchgeführt und mit einem Hybridfixateur fixiert (c–f).

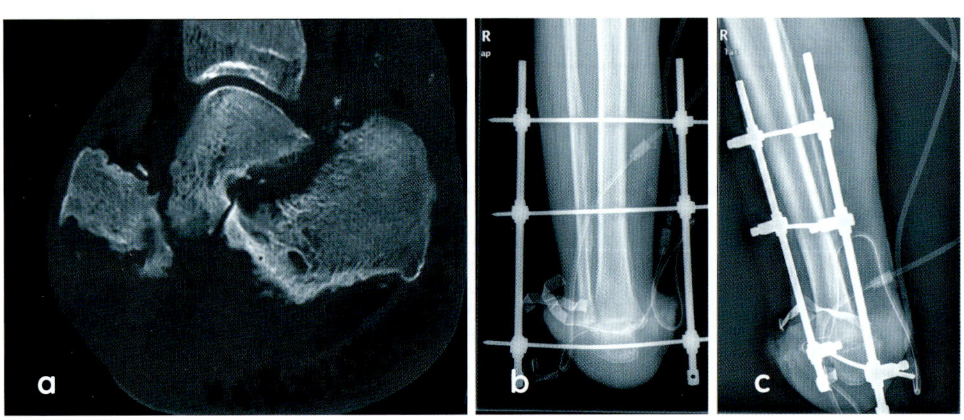

Abb. 15: Schwere Destruktion durch Infekt von Schienbein und Fußwurzel mit Beteiligung des vorderen Teils des Fersenbeins bei M. Charcot (a). Zustand nach Boyd-Amputation unter Verwendung eines Kompressionsrahmenfixateurs (b, c).

sein kann. In diesen Fällen ist eine Ruhigstellung zur Eradikation der Infektion und zur Heilung der Weichteile notwendig. Eine Gipsfixierung ist nicht geeignet, da sie die Pflege erschwert und bei Patienten mit eingeschränktem Empfinden und geringerer Gewebevitalität das Risiko eines Dekubitus erhöht. Bei einigen Patienten ermöglicht ein Fixateur externe eine langfristige „palliative" Fixierung, die ihre Lebensqualität deutlich verbessert. Externe Fixateure können auch wiederkehrende Amputationen verhindern. In diesen Fällen eignet sich entweder ein Ringfixateur vom Typ Ilizarov oder ein Hybridfixateur. Der Vorteil dieser Fixateure gegenüber der internen Osteosynthese ist die minimale Schädigung der Weichteile durch Kirschner-Drähte. Wir versuchen, sie durch die Haut einzubringen, aber bei großen Weichteildefekten vermeiden wir es manchmal, sie durch Bereiche ohne Hautbedeckung einzubringen. Nach der Gelenkresektion oder Osteotomie über eine minimale Inzision wird der Fixateur angelegt, welcher eine ausreichend stabile und vor allem langfristige Fixierung ermöglicht (Abb. 12, 13).

Die letzte Option für den Umgang mit fortgeschrittenen Stadien von M. Charcot sind Amputationen. Wenn die Knochen und Gelenke der Fußwurzel infiziert sind, raten wir definitiv nicht sofort zur Amputation des Schienbeins. Wir untersuchen das Bein klinisch und bildgebend (CT, MRT, Gallium-Szintigraphie oder markierte Leukozyten) und entscheiden dann nach dem Zustand des Hautmantels, der Gefäßversorgung und dem Ausmaß der Skelettbeteiligung. Schon Frejka schreibt in seinem Lehrbuch (3): „Auch am Bein versuchen wir, so viel wie möglich von der Gliedmaße zu erhalten ..." Klassische Amputationen nach Lisfranc oder Chopart werden bei M. Charcot nicht oft angewendet. Die Amputation nach Syme führen wir nicht durch, weil die Verkürzung der Gliedmaße dann erheblich und der Stumpf nur schwer prothesenfähig ist. Hingegen werden Amputationen nach Pirogov (4) oder Boyd auch heute noch verwendet. Ihr klarer Vorteil ist der volle Kontakt mit der erhaltenen Haut unter dem Fersenbeinhöcker, der eine einzigartige, an die Belastung angepasste Struktur aufweist. Ein weiterer Vorteil ist die akzeptable Verkürzung der Extremität, die mit orthopädischem Schuhwerk behoben werden kann. Sowohl bei der Pirogov- als auch bei der Boyd-Amputation handelt es sich um eine kalkaneotibiale Arthrodese, wobei bei der ersten Amputation praktisch der gesamte Kalkaneus (nur sein Processus anterior ist reseziert) nach einer Astragalektomie um 90° zur distalen Tibia gedreht wird (Abb. 14) und bei der zweiten Amputation nur der Tuber calcanei um 90° zur Tibia gedreht wird (Abb. 15). Die Pirogovsche Amputation wird häufiger bei Vorfußbeteiligung angewandt. Der russische Chirurg Nikolai Pirogov (1810–1881) beschrieb sie im Jahr 1854. Sie wurde mehrfach modifiziert; in unserer Abteilung führen wir sie nach dem Lehrbuch von Frejka durch. Die Boyd-Amputation wird seltener durchgeführt, nämlich dann, wenn der Mittelfuß betroffen ist, möglicherweise auch das Chopart-Gelenk und der vordere Teil des Fersenbeins. In beiden Fällen muss die Länge des Hautlappens richtig gewählt werden. Bei kurzen Lappen steht die Haut unter Spannung, was insbesondere bei M. Charcot zu Wundheilungsstörungen führen kann. Überschüssiges Haut- und Unterhautgewebe kann die Bildung von Hämatomen ermöglichen, die sich anschließend infizieren können.

M. Charcot ist eine häufige Erkrankung, insbesondere bei Diabetikern, und ihrer Diagnose und Behandlung sollte große Aufmerksamkeit gewidmet werden. Eine frühzeitige Erkennung und Behandlung im Frühstadium der Krankheit erspart dem Patienten viel Ungemach, verringert das Risiko wiederholter Operationen und erhält eine zufriedenstellende Lebensqualität.

1. Schon LC, Easley ME, Weinfeld SB. Charcot neuroarthropathy of the foot and ankle. Clin Orthop Relat Res. 1998; 349:116–131.
2. Assal M, Ray A, Stern R. Realignment and extended fusion with use of a medial column screw for midfoot deformities secondary to diabetic neuropathy. J Bone Joint Surg Am. 2010; 92(Suppl 1): 20–31.
3. B. Frejka. Základy ortopedické chirurgie. Avicenum, Praha 1970.
4. Langeveld ARJ, Meuffels DE, Oostenbroek RJ et al. The Pirogoff amputation for necrosis of the forefoot. J Bone Joint Surg Am. 2011; 93(Suppl1):21–29.

33. Der mediale subtalare Zugang

Das Subtalargelenk kann über einen lateralen, posterioren oder medialen Zugang erreicht werden. Der traditionelle Zugang zum subtalaren (talokalkanealen) Gelenk ist der laterale Zugang von Louis Léopold Ollier (1830–1900). Edwin W. Ryerson (1872–1961) verwendete diesen Zugang in Kombination mit dem medialen Zugang (zum Talonavikulargelenk) für die dreifache Arthrodese des subtalaren Gelenks, die er 1923 beschrieb und mit der Fußdeformitäten korrigiert wurden (1). Nach und nach wurde die Ryersonsche Dreifacharthrodese zur Korrektur verschiedener Pathologien des Rückfußes eingesetzt, am häufigsten jedoch zur Korrektur von Planovalgusdeformitäten. Für diese wird im Gegensatz zur ursprünglichen Ryerson-Technik manchmal nur der separate Ollier-Zugang verwendet, über den auch das Talonavikulargelenk erreicht werden kann (Abb. 1). Das Problem bei der Korrektur der Planovalgusdeformität ist jedoch, dass die Keile mit den Basen auf der medialen Seite und nicht auf der lateralen Seite extrudiert werden, wie bei der Pes-cavovarus-Korrektur, für die Ryerson das Triple Débris beschrieben hat. Daher ist die Korrektur des Pes planovalgus über den lateralen Zugang logischerweise schwieriger (der Chirurg neigt immer dazu, auf der benachbarten Seite mehr Knochen zu verdrängen als auf der kontralateralen Seite). Außerdem muss der Ollier-Zugang nach ventromedial erweitert werden, um das Talonavikulargelenk zu erreichen. Was das Talokalkanealgelenk selbst betrifft, so ermöglicht der Ollier-Zugang eine gute Sicht auf das hintere Gelenk, jedoch weniger auf das mediale und vordere Gelenk. Das Risiko des Ollier-Zugangs besteht neben der unvollständigen Korrektur der Planovalgusdeformität in der Nekrose der chirurgischen Wundränder und der Verletzung der Peronealsehnen und der Sehne des M. extensor digitorum longus. Die Nekrose oder Dehiszenz der Hautränder stellt ein Risiko dar, weil die Hautränder bei dem Versuch, das kalkaneokuboidale Gelenk und insbesondere das Talonavikulargelenk zu erreichen, schonungslos manipuliert werden können.

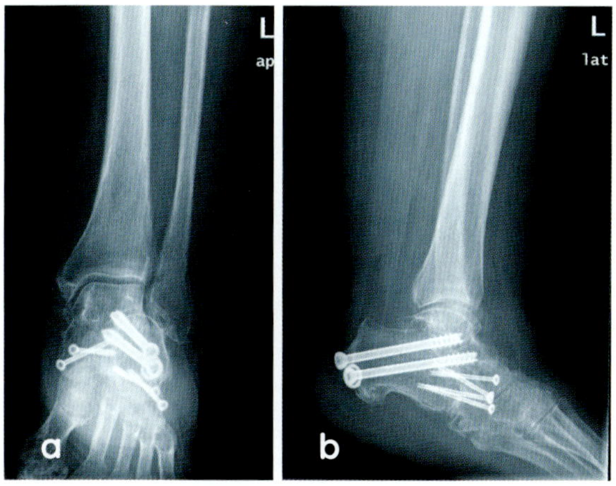

Abb. 1: Standard-Ryerson-Dreifacharthrodese bei Pes planovalgus über einen lateralen Zugang (a, b).

In den letzten Jahren haben mehrere Studien gezeigt, dass die Arthrodese des Talokalkaneal- und des Talonavikulargelenks zu ähnlichen Ergebnissen führt wie eine Tripplearthrodese, zumal die Arthrodese des Talonavikulargelenks allein die Bewegung sowohl des Subtalar- als auch des Kalkaneokuboidgelenks deutlich reduziert (auf nur 2°) (2). Kollegen in Motol (Tschechien) haben gezeigt, dass auch eine alleinige talonavikuläre Arthrodese ausreicht, um gute Ergebnisse bei der Korrektur von Planovalgusdeformitäten bei Rheumatikern zu erzielen (3).

Diese Tatsachen sind der Grund dafür, dass der mediale Zugang zum Subtalargelenk in den letzten Jahren vor allem bei Korrekturen des Pes planovalgus (nicht des Pes cavovarus) wei-

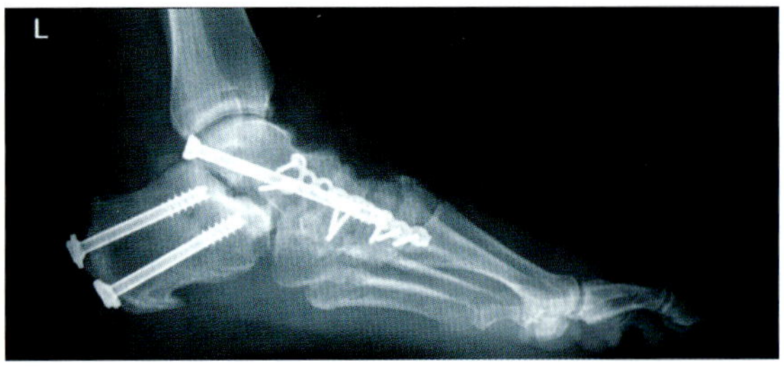

Abb. 2: Beispiel für eine komplexe Rekonstruktion eines Pes planovalgus schweren Grades mit medialem Zugang.

terhin gerne Anwendung findet, wobei zunehmend nur noch eine Double-Arthrodese durchgeführt wird (4). Die Behandlung des Subtalargelenks über den medialen Zugang kann theoretisch problemlos ergänzt werden, durch Sehnentransfers, durch Osteotomien (Cotton) oder Arthrodesen am medialen Pfeiler. Dies macht den medialen Zugang zu einem attraktiven Ansatz für die Rekonstruktion des gesamten medialen Pfeilers (Abb. 2). Für isolierte talokalkaneale Arthrodesen ist der Ollier-Ansatz vorzuziehen. Dies gilt insbesondere für die Distraktionsarthrodese, da die Transplantatapplikation über den medialen Zugang sehr schwierig ist.

Vor der Anwendung des medialen Zugangs ist es ratsam, die grundlegende Anatomie bzw. die topographische Anatomie des Bereichs zu überprüfen. Talus und Kalkaneus sind über drei Gelenkflächen miteinander verbunden (Facies articularis anterior, media et posterior), deren Form und Ausrichtung sehr individuell sind. Die Hauptlast wird von der hinteren Gelenkfläche übertragen. Bei der überwiegenden Mehrheit der Menschen hat die Facies articularis posterior eine bogenförmige Form und eine Valgusausrichtung, in seltenen Fällen ist die hintere Gelenkfläche gerade und varusförmig ausgerichtet. Ein Team unter der Leitung von Myerson (einem der führenden amerikanischen Experten für Fußchirurgie) hat nachgewiesen (5), dass 90 % der subtalaren, talonavikulären und sogar kalkaneokuboidalen Gelenke über einen medialen Zugang behandelt werden können.

Medial am Kalkaneus trägt das Sustentaculum tali die Facies articularis media. Dieser Fortsatz stützt den Talus, und wichtige Strukturen verlaufen darunter. Galli et al. (6) untersuchten den Abstand zur Facies articularis media. Die Sehne des M. tibialis posterior (über 7 mm im Durchmesser) verläuft weniger als 2 mm von dieser Gelenkfläche entfernt, die Sehne des M. flexor digitorum longus (über 4 mm im Durchmesser) liegt in einem Abstand von 5,3 mm, die Sehne des M. flexor hallucis longus (weniger als 6 mm im Durchmesser) verläuft etwa 20 mm und das neurovaskuläre Bündel verläuft knapp über 21 mm von der Facies articularis media entfernt. Die letzte Zahl ist für den Chirurgen am wichtigsten – das neurovaskuläre Bündel liegt mehr als 2 cm unterhalb des Sustentaculum tali. Ein größeres Problem im Hinblick auf Gefäßverletzungen kann die Schädigung der Gefäßversorgung des Talus durch den medialen Zugang sein. Phisitkul et al. (7) wiesen an Leichen nach, dass in den meisten Fällen eine Verletzung der Arterie, die den Talus versorgt, sowohl durch das Lig. deltoideum als auch durch den Canalis tarsi erfolgt. Die klinische Bedeutung einer solchen signifikanten Schädigung der Gefäßversorgung des Talus ist fraglich, jedoch wurde in der Literatur über avaskuläre Nekrosen des Talus nach medialem Zugang berichtet (8). Eine Insuffizienz des Lig. deltoideum nach diesen Operationen ist klinisch nicht erkennbar (8, 9).

Wir operieren in Rückenlage, ohne Tourniquet, mit der Ferse frei von der Tischkante. Knapp unterhalb des Malleolus medialis führen wir einen länglichen Hautschnitt distal über das Talonavikulargelenk zum naviculocuneiformen Gelenk (um eine übermäßige Traktion an den Wundrändern während der Talonavikulararthrodese zu vermeiden). Die tiefe Fascia wird vorsichtig durchtrennt und die Sehne des M. tibialis posterior identifiziert. Kaudal lokalisieren und schützen wir auch die Sehnen des M. flexor digitorum longus und des darunterliegenden M. flexor hallucis longus (Abb. 3). Das neurovaskuläre Bündel liegt direkt unter diesen Sehnen. Wir ziehen die Sehnen weg und dringen direkt zum Sustentaculum tali und dorsal weiter zur hinteren Gelenkfläche vor (nachdem wir das Ligamentum interossum und das Ligamentum bifurcatum durchschnitten haben). Wir versuchen, das Lig. deltoideum nicht zu verletzen, nicht nur wegen der Gefäßversorgung des Talus, sondern auch um einer möglichen postoperativen Valgusinstabilität vorzubeugen (falls die Korrektur der Fersenstellung nicht ausreicht). Wenn die hintere Gelenkfläche bogenförmig ist (in den meisten Fällen), verwenden wir einen großen Meißel mit der entsprechenden Form, um die Gelenkflächen zu resezieren (den Keil mit der Basis nach medial treiben), so dass die resezierten Flächen am Talus und am Kalkaneus beim Schließen der Arthrodese glatt und frei von Toträumen sind (Abb. 4). Der extrahierte Keil muss nicht groß sein, da der Kalkaneus in der Regel zusätzlich medial unter dem Talus unterminiert wird. Die resezierten Bereiche heilen in der Regel gut ein, und es besteht keine Notwendigkeit, die verbleibenden Räume mit Transplantaten oder Ersatz aufzufüllen. Bei einer ausgeprägten Valgusdeformität neigen die lateralen Strukturen zur Kontraktion, und es ist oft notwendig, sie durch den Subtalarraum freizulegen, um eine perfekte Reposition zu ermöglichen, oder wir müssen das Sustentaculum tali abnehmen (was über den lateralen Zugang nicht möglich ist). Im Anschluss

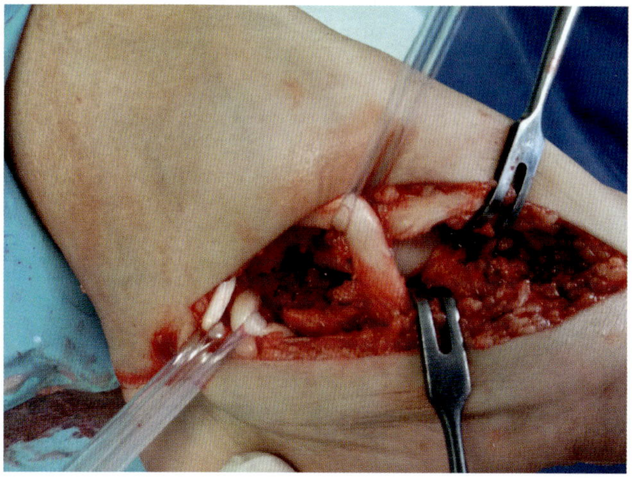

Abb. 3: Medialer Zugang, Sehne M. tibialis posterior ventral und die Sehnen M. flexor digitorum longus und M. flexor hallucis longus dorsal. Dies ermöglicht den Zugang zum Sustentaculum tali in der Tiefe. Ventral ist das Talonavikulargelenk eröffnet.

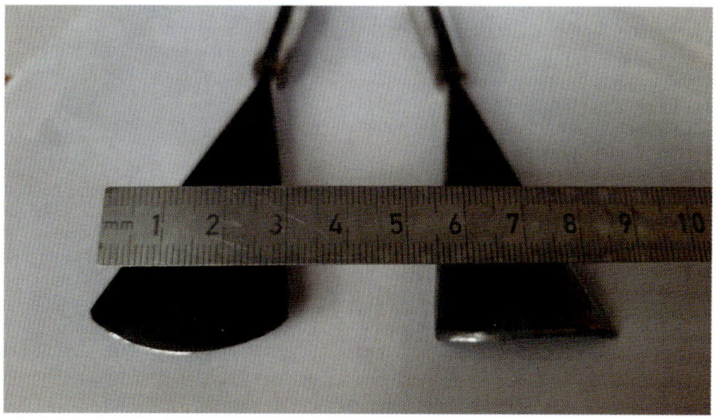

Abb. 4: Großer Hohlmeißel für subtalare Resektionen.

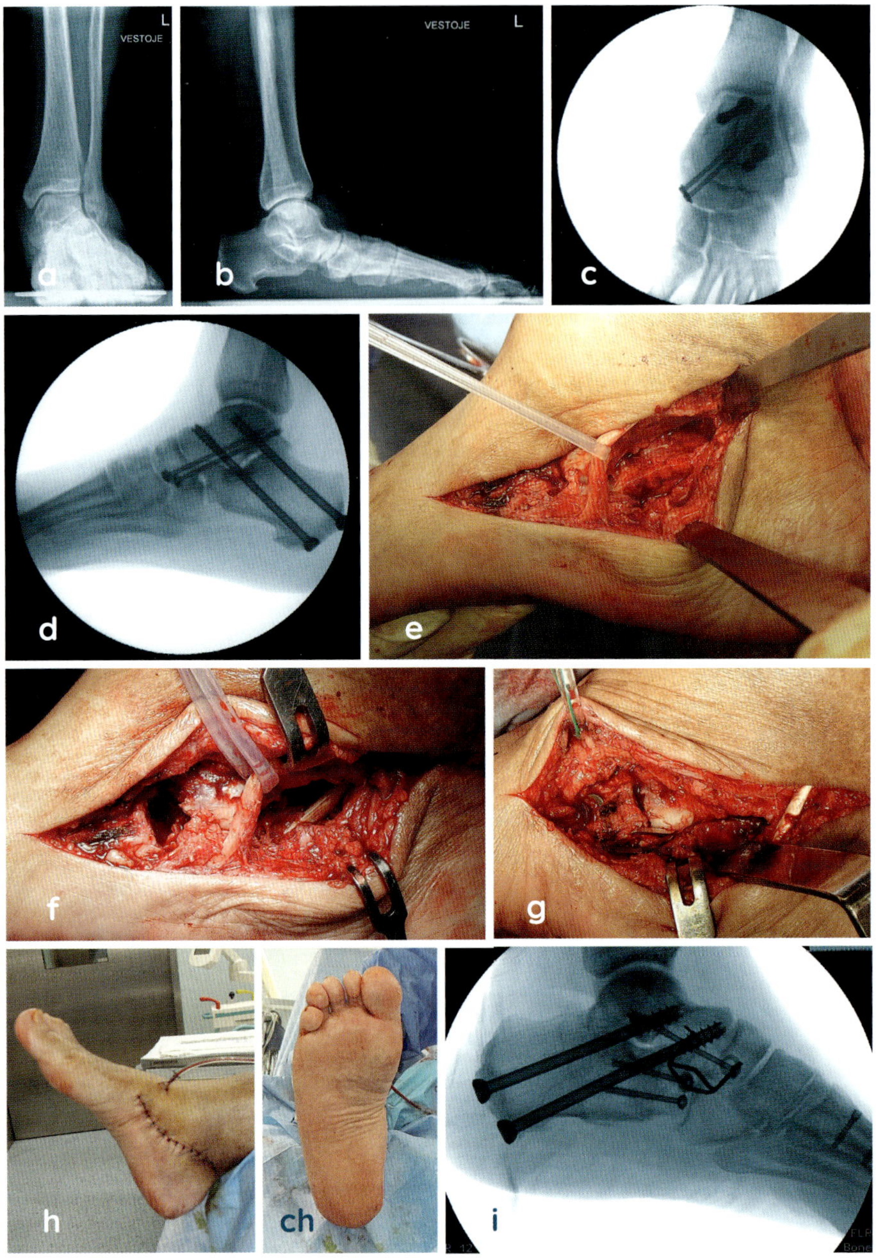

Abb. 5: Planovalgusdeformität des Fußes – Fersenvalgus auf der Meary-Stress-projektion (a), fast 30° im Chopart-Gelenk auf dem lateralen Stressbild (b). Es wurde eine Doppelarthrodese mit Zugschraubenfixation durchgeführt – die anteroposteriore Projektion zeigt die Schraubeninsertion außerhalb der lateralen Hälfte der Talusrolle, riskant aufgrund einer möglichen avaskulären Nekrose des Talus (c), die laterale Projektion zeigt die Schraubeninsertion in der Sagittalebene (d).
Rezidiv einer Planovalgusdeformität nach Osteotomie des Kalkaneus – medialer Zugang (e), Status nach Keilresektion des Talokalkaneal- und Talonavikulargelenks (f), Schluss beider Arthrodesenstellen (Fixierung des Talonavikulargelenks mit einer Zugschraube und einer Klammer) (g), korrigierter Fuß postoperativ (h, ch) und Röntgenbefund (st. P. Evans-Osteotomie vor 15 Jahren) (i).

gehen wir zum Talonavikulargelenk über, wo wir in der Regel mit demselben Meißel die Gelenkflächen keilförmig resezieren (mit der Basis nach medial und plantar auskeilen) und die resezierten Flächen mit einem dünnen Bohrer anbohren. Anschließend bringen wir den Fuß in eine physiologische Position und transfixieren vorübergehend mit Kirschner-Drähten. Anschließend werden standardmäßig zwei 7,5-mm-Zugschrauben vom Kalkaneus zum Talus eingebracht. Die talonavikuläre Arthrodese wird in der Regel mit 4,5-mm-Schrauben fixiert (Abb. 5). Nach einer Spülung legen wir ein Redon-Drain ein und vernähen das Unterhautgewebe und die Haut spannungsfrei. Wir legen für sechs bis acht Wochen einen Gips an und danach für weitere vier bis sechs Wochen eine Schiene.

Die Gruppe um Hintermann (Basel, Schweiz) verwendet einen modifizierten medialen Zugang zur talokalkanealen Arthrodese, bei dem die Inzision dorsal in der Mitte des Malleolus medialis beginnt und nach distal und medial zum Talonavikulargelenk verläuft. Über diesen Zugang erreichen sie das Sustentaculum tali, in das sie einen Kirschner-Draht einbringen. Einen zweiten Kirschner-Draht führen sie in den Talarhals ein. Sie setzen einen Hintermann-Distraktor auf die Drähte und distrahieren das Subtalargelenk. Sie durchtrennen die Kapsel und versuchen, die vorderen Fasern des Lig. deltoideum nicht zu beschädigen – die gesamte Knochenresektion erfolgt vor der Mitte des medialen Malleolus, um die Ernährung des Talus durch das Lig. deltoideum nicht zu beschädigen. Nach der Reposition des Kalkaneus werden standardmäßig zwei schräge Zugschrauben nach dorsal in die Talusrolle und eine weitere Schraube wird weiter ventral in den Talushals eingebracht (8). Von 97 auf diese Weise durchgeführten subtalaren Arthrodesen wurden drei avaskuläre Nekrosen des Talus festgestellt (eine blieb asymptomatisch). In allen drei Fällen wurden die Schrauben zur Fixierung der Arthrodese zu posterolateral eingebracht. Daher empfahlen sie, die Schrauben zentral oder eher leicht medial in die Talusrolle einzubringen. Eine Nichtheilung der Arthrodese wurde in 7 % der Fälle beobachtet, was mit den Ergebnissen anderer Studien übereinstimmt (10).

Die breite Anwendung des medialen Zugangs zur Behandlung der Planovalgusdeformität erfolgte dank der Arbeitsgruppe von Hintermann im deutschsprachigen Raum zunächst in der Schweiz (8, 11–13), in Frankreich (Besse, ehemaliger Präsident der französischen Gesellschaft für Fußchirurgie) (14), in Großbritannien (15) und in anderen europäischen Ländern. Den Ursprung findet diese Bewegung jedoch in den USA (Myerson, Baltimore) (5, 16–19). Einige Arbeiten zeigten, dass es sinnvoll ist, von der Dreifacharthrodese zur Doppelarthrodese überzugehen. In ihrer Studie verglichen Hyer et al. (9) die postoperative Valgustendinose nach einer standardmäßigen Dreifacharthrodese und nach einer Doppelarthrodese mit medialem Zugang und stellten fest, dass das Risiko, eine Valgustendinose zu entwickeln, nach einer Dreifacharthrodese mehr als dreimal so hoch war. DeVries et al. (20) verglichen die radiologisch erzielte Rückfußkorrektur nach Dreifach- und Doppelarthrodese und stellten fest, dass die Ergebnisse dieser Methoden statistisch nicht signifikant unterschiedlich waren.

Hart lernte den medialen Zugang bei der Behandlung von Fersenbeinfrakturen zum ersten Mal in der Orthopädischen Klinik der 1. Medizinischen Fakultät des Krankenhauses der Karlsuniversität Na Bulovce und des IPVZ kennen, wo auf diese Weise intraartikuläre dislozierte Frakturen behandelt wurden. Das posterolaterale Fragment (Tuber calcanei), das zur Dislokation nach ventral und lateral neigt, wurde unter dem sustentakulären Fragment, das mit dem

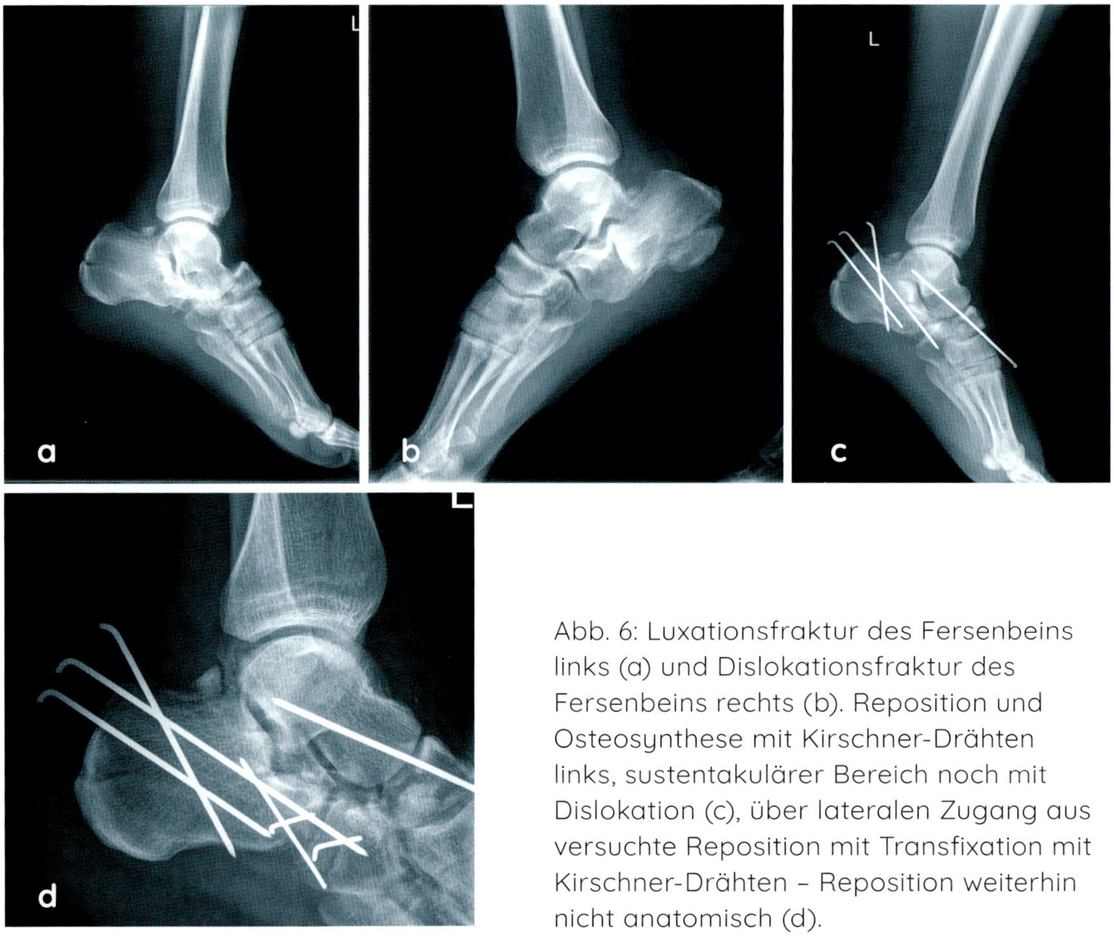

Abb. 6: Luxationsfraktur des Fersenbeins links (a) und Dislokationsfraktur des Fersenbeins rechts (b). Reposition und Osteosynthese mit Kirschner-Drähten links, sustentakulärer Bereich noch mit Dislokation (c), über lateralen Zugang aus versuchte Reposition mit Transfixation mit Kirschner-Drähten – Reposition weiterhin nicht anatomisch (d).

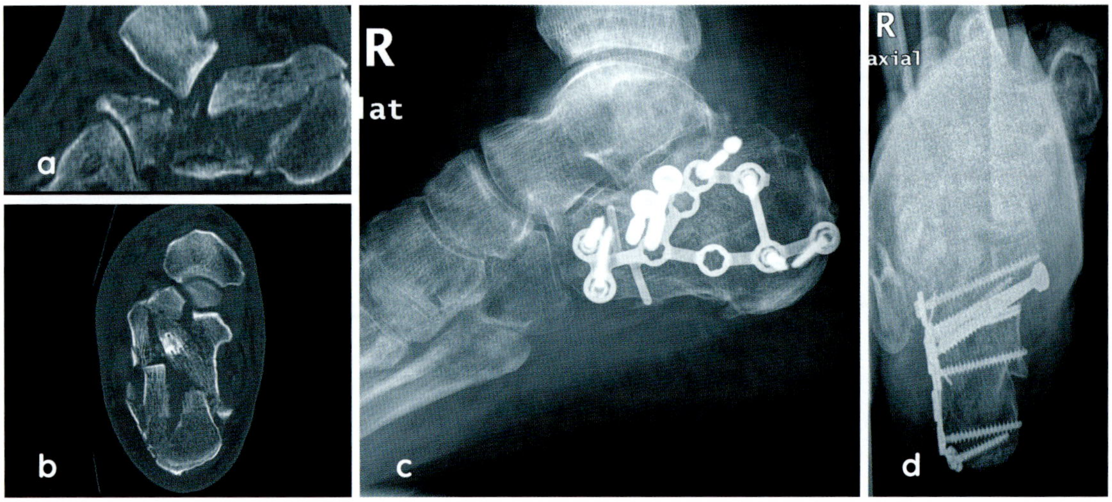

Abb. 7: Trümmerfraktur des Fersenbeins, einschließlich Fraktur des Sustentaculums (a, b). Zustand nach Reposition und Plattenosteosynthese durch erweiterten lateralen Zugang (Seattle) und indirekte Reposition des Sustentaculums durch medialen Zugang nach McReynolds (Schraubenosteosynthese) (c, d).

Talus in Verbindung bleibt, wiederhergestellt (die Spitze des sustentakulären Fragments diente als Hypomochlion für das Raspatorium) (21). Dabei handelte es sich jedoch nicht um einen Zugang zum Subtalargelenk, sondern um einen McReynolds-Zugang zur medialen Oberfläche des Kalkaneus. Ein ähnliches Verfahren zur Reposition von Fersenbeinfrakturen über den medialen McReynolds-Zugang wurde von Burdeaux 1983 (22) und 1987 (23) beschrieben und später im Jahr 2004 berichtet. Über den medialen Zugang bei Fersenbeinfrakturen ist jedoch in der Fachliteratur nicht viel berichtet worden. Im Jahr 1987 schrieb Stephenson über den medialen Zugang bei der Behandlung von Fersenbeinfrakturen (24). Das Sustentaculum tali ist ein sehr wichtiger Teil des Fersenbeins in Bezug auf die Prognose. Eine Inkongruenz der Faciei articularis mediae bedeutet in der Regel große Schwierigkeiten für den Patienten, und es ist sehr schwierig, diese Gelenkfläche über den lateralen Zugang zu adressieren (Abb. 6). Der mediale Zugang zur Behandlung dislozierter sustentakulärer Frakturen wurde in unserer Literatur nur am Rande von Rak et al. (25) erwähnt. In all diesen Arbeiten wurde der mediale McReynolds-Zugang zum Kalkaneus verwendet, der sich wesentlich von dem oben beschriebenen

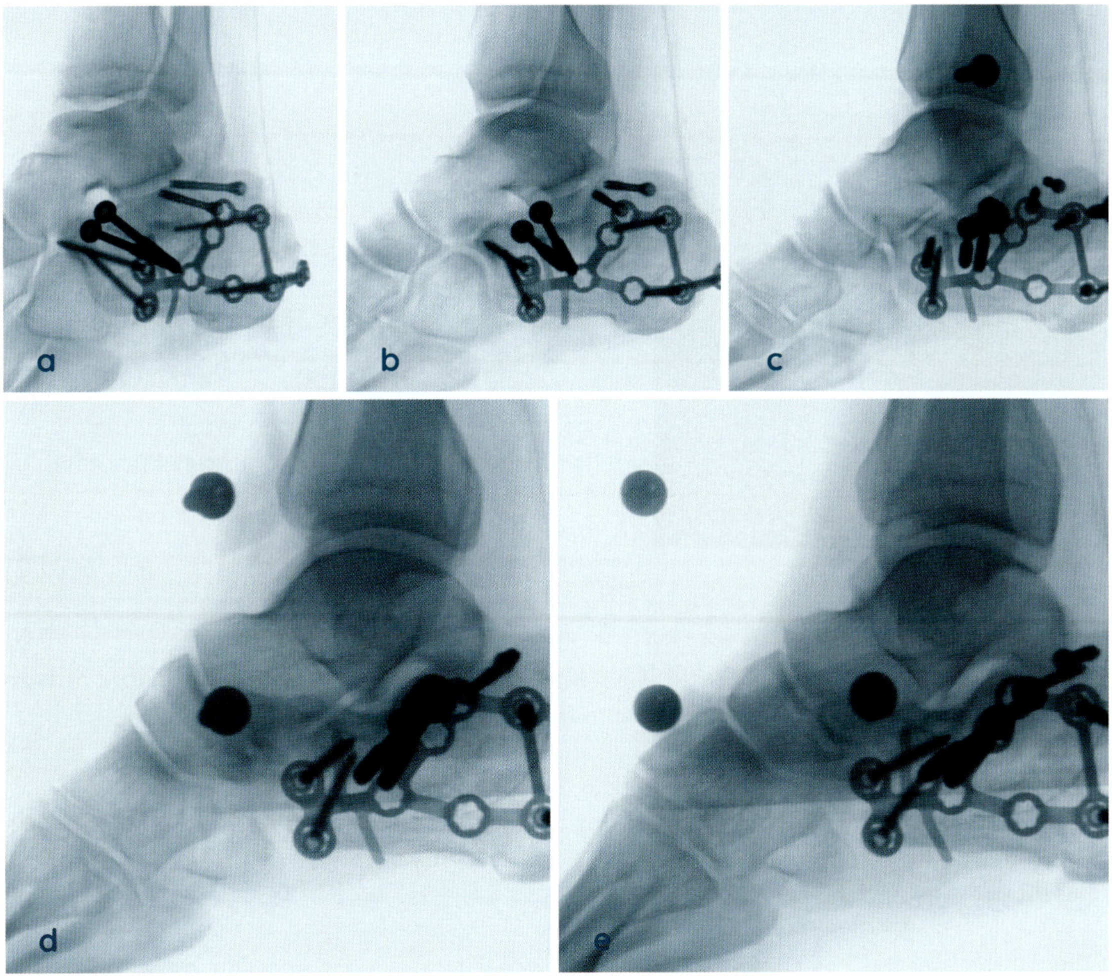

Abb. 8: Einige Bilder der kontinuierlichen (rotatorischen) 3D-Rekonstruktion des Fersenbeins nach der Osteosynthese im Operationssaal, die die Kongruenz aller drei Gelenkflächen bestätigen (a–e).

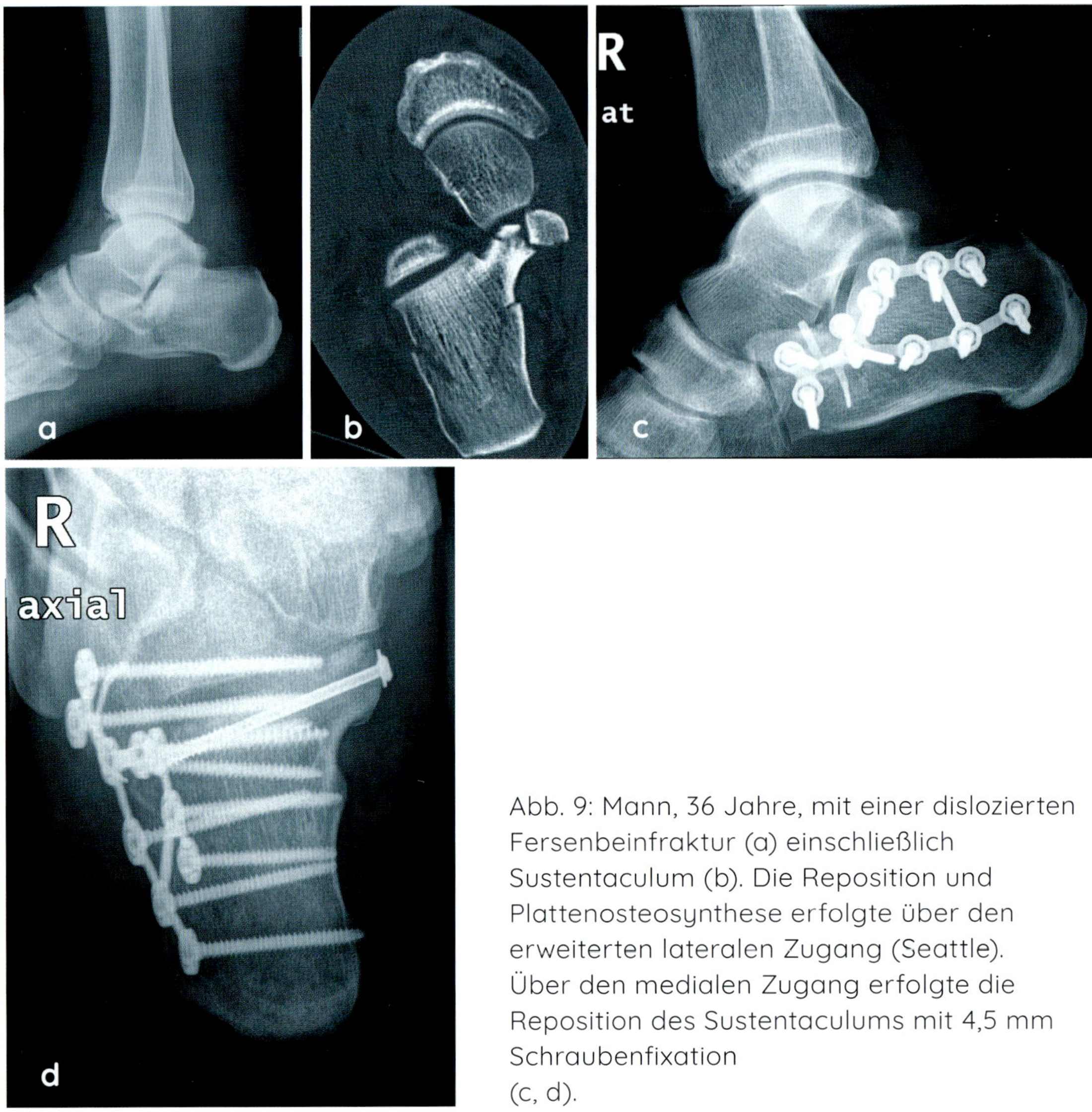

Abb. 9: Mann, 36 Jahre, mit einer dislozierten Fersenbeinfraktur (a) einschließlich Sustentaculum (b). Die Reposition und Plattenosteosynthese erfolgte über den erweiterten lateralen Zugang (Seattle). Über den medialen Zugang erfolgte die Reposition des Sustentaculums mit 4,5 mm Schraubenfixation (c, d).

talokalkanealen Zugang unterscheidet. Der Hautschnitt erfolgt horizontal auf halber Strecke zwischen dem medialen Malleolus und dem medialen Rand des plantaren Fußes. In der Tiefe sollte das neurovaskuläre Bündel (N. tibialis und darüber die A. et V. tibialis posterior) identifiziert und geschützt werden, ebenso wie alle drei Beugesehnen und der M. abductor hallucis. Unmittelbar über dieser Sehne wird das Sustentaculum tali nach seiner Retraktion sichtbar. Eine Reposition der Faciei articularis mediae auf dem Sustentaculum ist jedoch nur indirekt über diesen Zugang möglich (Abb. 7).

Obwohl die meisten Fersenbeinfrakturen über den lateralen oder dorsalen Zugang versorgt werden können, kann das Sustentaculum tali anatomisch nur über den medialen Zugang adressiert werden. Dislozierte Frakturen des Sustentaculum tali treten in weniger als 10 % der Fersenbeinfrakturen auf, aber wenn sie auftreten und die Facies articularis media unreponiert gelassen wird, handelt es sich um eine eindeutige Präarthrose. Der McReynolds-Zugang, der

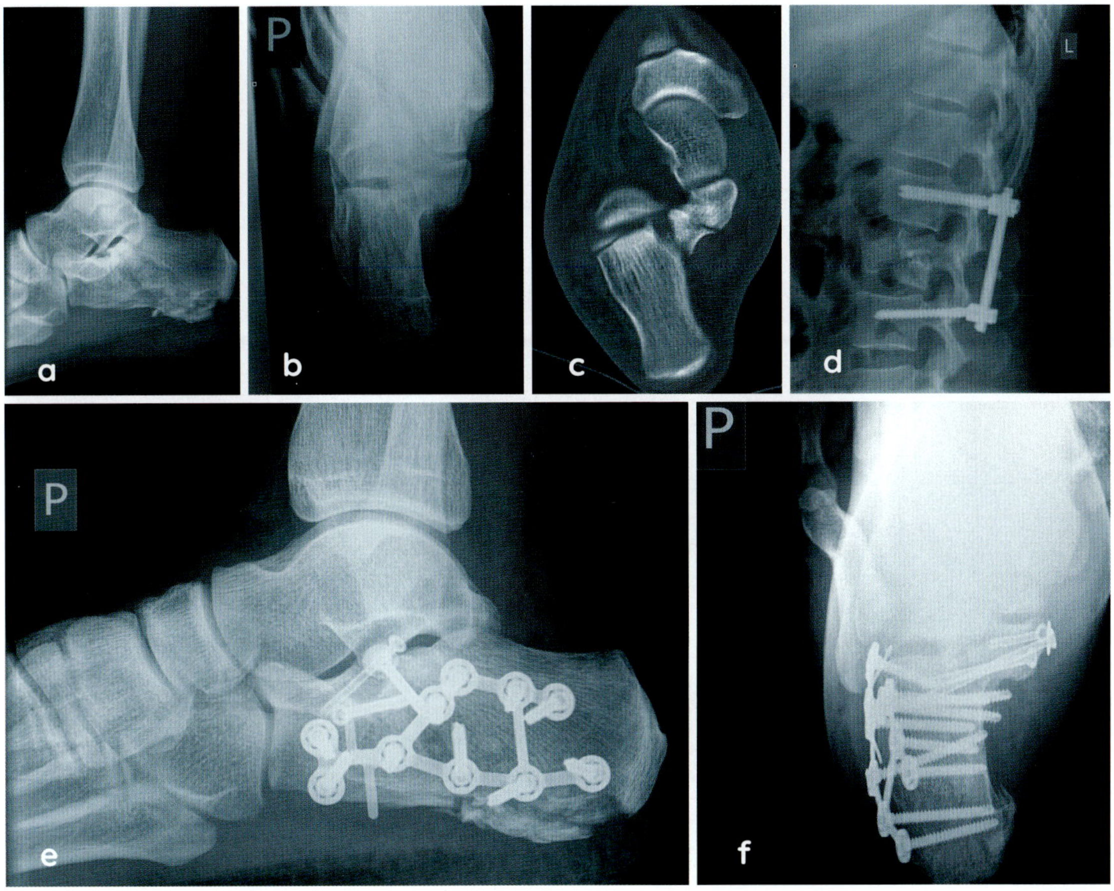

Abb. 10: Dislozierte Fersenbeinfraktur mit Sustentaculumfraktur (a–c) im Rahmen einer Mehrfachverletzung (L2-Fraktur, Ellbogenluxation, Patellafraktur) (d). Über einen erweiterten lateralen Zugang (Seattle) wurde die Reposition und Osteosynthese durchgeführt, und über einen medialen Zugang wurde das Sustentakulum reponiert und mit 4,5-mm-Schrauben fixiert (e, f).

auch im Rahmen der AO gelehrt wird, erlaubt keine Sicht auf die Gelenkfläche am Sustentaculum und kann somit nur zur indirekten Reposition (23) und zur Unterfütterung unter das Sustentaculum (Abb. 7) herangezogen werden. In diesem Fall ist es von großem Vorteil, wenn wir bereits im Operationssaal über einen 3D-Bildwandler verfügen und die Operation in dem Wissen verlassen, dass die Gelenkfläche gut reponiert ist (Abb. 8), da man sich auf Brodén-Projektionen oftmals nicht verlassen kann. Ansonsten gibt erst eine postoperative Nachuntersuchung im CT eine Auskunft darüber, ob eine anatomische Reposition vorliegt oder ob eine Revisionsoperation erwogen werden muss.

Wenn wir den oben beschriebenen Zugang des Tibialis-posterior-Sehnenbetts, der für die subtalare Arthrodese verwendet wird, zur Behandlung einer dislozierten sustentakulären Fraktur verwenden, erhalten wir eine direkte Sicht auf die Facies articularis media, die Gelenkfläche kann unter Sichtkontrolle reponiert und die Reposition mit subchondral eingebrachten

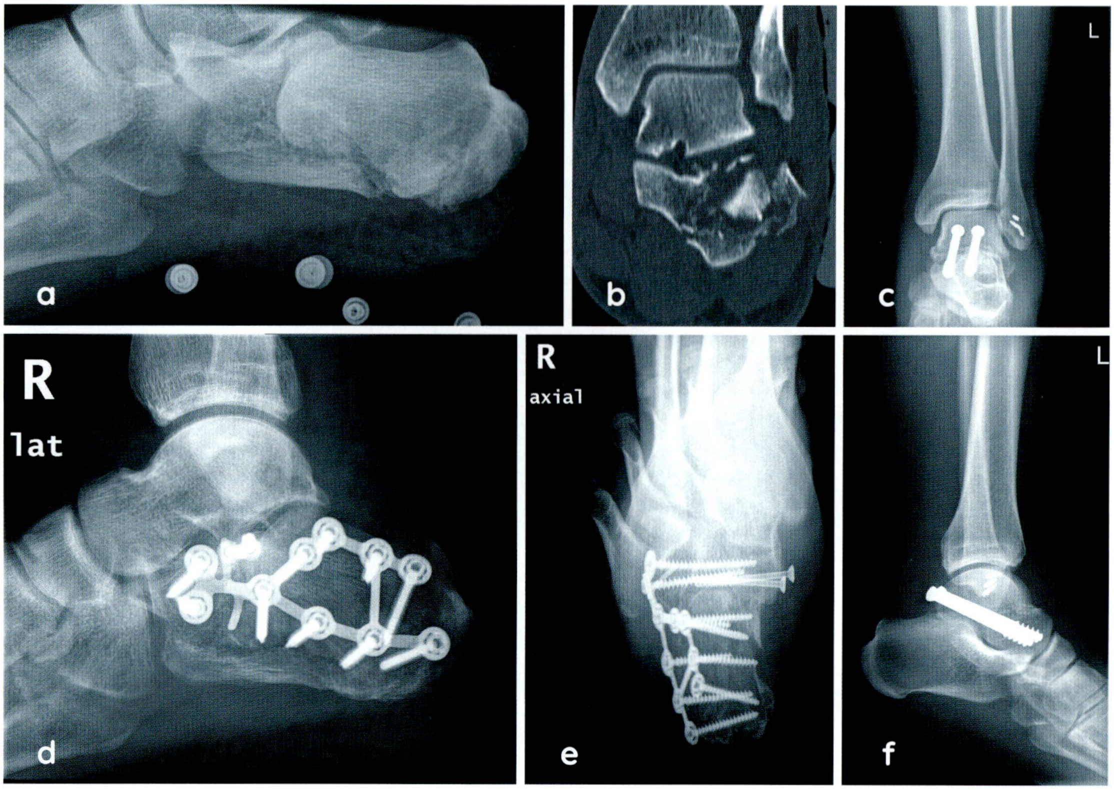

Abb. 11: Dislozierte Fersenbeinfraktur mit sustentakulärer Fraktur (a, b) im Rahmen eines Mehrfachtraumas (L1-Fraktur, Fraktur des Unterarms, Schienbeinfraktur) (c, d). Die Reposition und Plattenosteosynthese erfolgte über einen erweiterten lateralen Zugang (Seattle). Die Reposition des Sustentaculums mit Fixierung durch 4,5-mm-Schrauben wurde über den medialen Zugang durch das Tibialis-posterior-Bett durchgeführt (e, f).

Schrauben mit kleinerem Durchmesser gesichert werden. Wir haben in unserer Abteilung sehr gute Erfahrungen mit diesem Verfahren gemacht (Abb. 9–11).

Der mediale Zugang sub talo ermöglicht eine gute Sicht auf das Sustentaculum tali und in das talokalkaneale Gelenk. In der Traumaindikation ist er praktisch die einzige Möglichkeit, die gebrochene Facies articularis media am Sustentaculum tali des Kalkaneus zuverlässig anatomisch zu reponieren und zu fixieren und damit die Entstehung einer posttraumatischen Arthrose zu verhindern. Bei orthopädischen Indikationen erlaubt der mediale Zugang eine einfachere Korrektur der Planovalgusdeformität als der laterale Ollier-Zugang, sowohl im Subtalargelenk als auch im Chopart-Gelenk (Korrektur der Vorfußabduktion). Die Ausheilung der Subtalararthrodese erfolgt bei dem medialen Zugang in etwa gleichem Prozentsatz wie bei dem lateralen Zugang, allerdings gibt es deutlich weniger Probleme mit der Wundheilung. Die natürliche Sorge des Chirurgen um das hinter dem Innenknöchel verlaufende neurovaskuläre Bündel erübrigt sich, wenn das oben erwähnte chirurgische Verfahren angewandt wird.

1. Ryerson EW. Arthrodesing operations on the feet. J Bone Joint Surg Am. 1923; 5:453–471.
2. Astion DJ, Deland JT, Otis JC et al. Motion of the hindfoot after simulated arthrodesis. J Bone Joint Surg Am. 1997; 79:241–246.
3. Popelka S, Hromádka R, Vavřík P et al. Isolated talonavicular arthrodesis in patients with rheumatoid arthritis of the foot and tibialis posterior tendon dysfunction. BMC Musculoskelet Disord. 2010; 11:38–47.
4. Widnall J, Mason L, Molloy A. Medial approach to the subtalar joint. Foot Ankle Clin. 2018; 23:451–460.
5. Jeng CL, Tankson CJ, Myerson MS. The single medial approach to triple arthrodesis: a cadaver study. Foot Ankle Int. 2006; 27:1122–1125.
6. Galli MM, Scott RT, Bussewitz B et al. Structures at risk with medial double hindfoot fusion: a cadaveric study. J Foot Ankle Surg. 2014; 53:598–600.
7. Phisitkul P, Haugsdal J, Vaseenon T et al. Vascular disruption of the talus: comparison of two approaches for triple arthrodesis. Foot Ankle Int. 2013; 34:568–574.
8. Knupp M, Zwicky L, Lang TH et al. Medial approach to the subtalar joint: anatomy, indications, technique tips. Foot Ankle Clin. 2015; 20:311–318.
9. Hyer CF, Galli MM, Scott RT et al. Ankle valgus after hindfoot arthrodesis: a radiographic and chart comparison of the medial double and triple arthrodesis. J Foot Ankle Surg. 2014; 53:55–58.
10. Anand P, Nunley JA, Deorio JK. Single-incision medial approach for double arthrodesis of hindfoot in posterior tibialis tendon dysfunction. Foot Ankle Int. 2013; 34:338–344.
11. Knupp M, Schuh R, Stufkens SAS et al. Subtalar and talonavicular arthrodesis through a single medial approach for the correction of severe planovalgus deformity. J Bone Joint Surg Br. 2009; 91:612–615.
12. Knupp M, Stufkens SAS, Hintermann B. Triple arthrodesis. Foot Ankle Clin. 2011; 16:61–67.
13. Fuhrmann RA, Pillukat T. Subtalar arthrodesis. Oper Orthop Traumatol. 2016; 28:177–192.
14. Philippot R, Wegrzyn J, Besse JL. Arthrodesis of the subtalar and talonavicular joints through a medial surgical approach: a series of 15 cases. Arch Orthop Trauma Surg. 2010; 130:599–603.
15. Saville P, Longman ChF, Srinivasan SCM et al. Medial approach for hindfoot arthrodesis with a valgus deformity. Foot Ankle Int. 2011; 32:818–821.
16. Jeng CL, Vora AM, Myerson MS. The medial approach to triple arthrodesis. Indications and technique for management of rigid valgus deformities in high-risk patients. Foot Ankle Clin. 2005; 10:515–521.
17. Lee MS. Medial approach to the severe valgus foot. Clin Podiatr Med Surg. 2007; 24:735–744.
18. Weinraub GM, Schuberth JM, Lee M et al. Isolated medial incisional approach to subtalar and talonavicular arthrodesis. J Foot Ankle Surg. 2010; 49:326–330.
19. Catanzariti AR, Adeleke AT. Double arthrodesis through a medial approach for end-stage adult-acquired flatfoot. Clin Podiatr Med Surg. 2014; 31:435–444.
20. DeVries JG, Scharer B. Hindfoot deformity corrected with double versus triple arthrodesis: radiographic comparison. J Foot Ankle Surg. 2015; 54:424–427.
21. Vaněček L, Malkus T, Dungl P. Léčba zlomenin patní kosti otevřenou repozicí z mediálního přístupu. Acta Chir Orthop Traumatol Cechoslov. 2003; 70:100–107.
22. Burdeaux BD. Reduction of calcaneal fractures by the McReynolds medial approach technique and its experimental basis. Clin Orthop Relat Res. 1983; 177:87–103.
23. Burdeaux BD. Calcaneus fractures: rationale for the medial approach technique of reduction. Orthopedics. 1987; 10:177–187.
24. Stephenson JR. Treatment of displaced intra-articular fractures of the calcaneus using medial and lateral approaches, internal fixation, and early motion. J Bone Joint Surg Am. 1987; 69:115–130.
25. Rak V, Buček P, Ira D et al. Operační metoda léčby nitrokloubních zlomenin patní kosti. Rozhl Chir. 2006; 85:311–317.

34. Talusfrakturen

Talusfrakturen sind seltene Verletzungen, die weniger als 1 % aller Frakturen und weniger als 5 % aller Frakturen der unteren Extremitäten ausmachen. Meistens werden Talusfrakturen durch Verkehrsunfälle oder Stürze aus großer Höhe, also durch Hochenenergietraumata, verursacht. Aufgrund dieses Mechanismus liegen sie daher nicht selten als offene Frakturen vor. Sie können im Allgemeinen in zentrale und periphere Frakturen unterteilt werden. Zentrale Frakturen sind Frakturen des Talushalses und des Taluskörpers (die Frakturlinie verläuft zwischen dem oberen und unteren Sprunggelenk), während periphere Frakturen Frakturen des Taluskopfes und -vorsprungs sowie osteochondrale Frakturen an der Umlenkrolle darstellen, die mehr oder weniger eine eigene Art von Läsion sind. Eine Reihe von tschechischen Autoren hat sich mit Talusfrakturen befasst (1–4), aber es fehlt an umfassenderen Arbeiten, die sich auf die chirurgische Behandlung konzentrieren.

Drei Fünftel des Talus sind von Knorpel bedeckt und es gibt keine Muskel- oder Sehnenansätze. Die chirurgische Anatomie des oberen Sprunggelenks ist nicht kompliziert, aber die Anatomie des unteren Sprunggelenks ist viel komplizierter, was der Hauptschwerpunkt der Arbeit von Bartoníček war (5, 6). Die Gefäßversorgung des Talus ist grazil und sehr verletzlich und verläuft für verschiedene Teile des Talus vom Sinus oder Canalis tarsi (durch das Lig. talocalcaneare interosseum) durch das Lig. deltoideum, von der A. dorsalis pedis zum Talushals (Abb. 2g) und von der A. fibularis zum Proc. posterior. Die Arteriolen in der Gelenkkapsel sind ebenfalls sehr bedeutsam. Es ist wichtig, dass der Taluskörper vom Sinus oder Canalis tarsi versorgt wird, wobei die Rolle selbst im medialen Drittel noch von Gefäßen im Lig. deltoideum versorgt wird. Bei einer Fraktur des Halses ist die Versorgung des Körpers aus dem Sinus tarsi und dem Canalis tarsi oft unterbrochen. Ist der Bruch disloziert, ist auch die Versorgung aus der A. dorsalis pedis (für den Kopf und den Hals) und

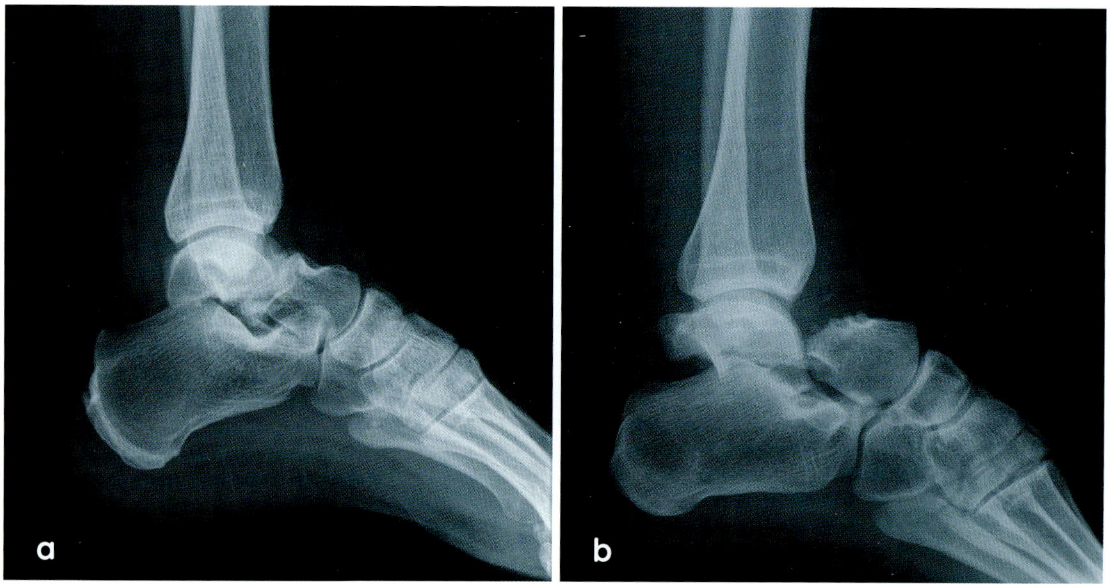

Abb. 1.: Beispiel für Frakturen des Sprungbeinhalses vom Typ II-A (a) und II-B (b).

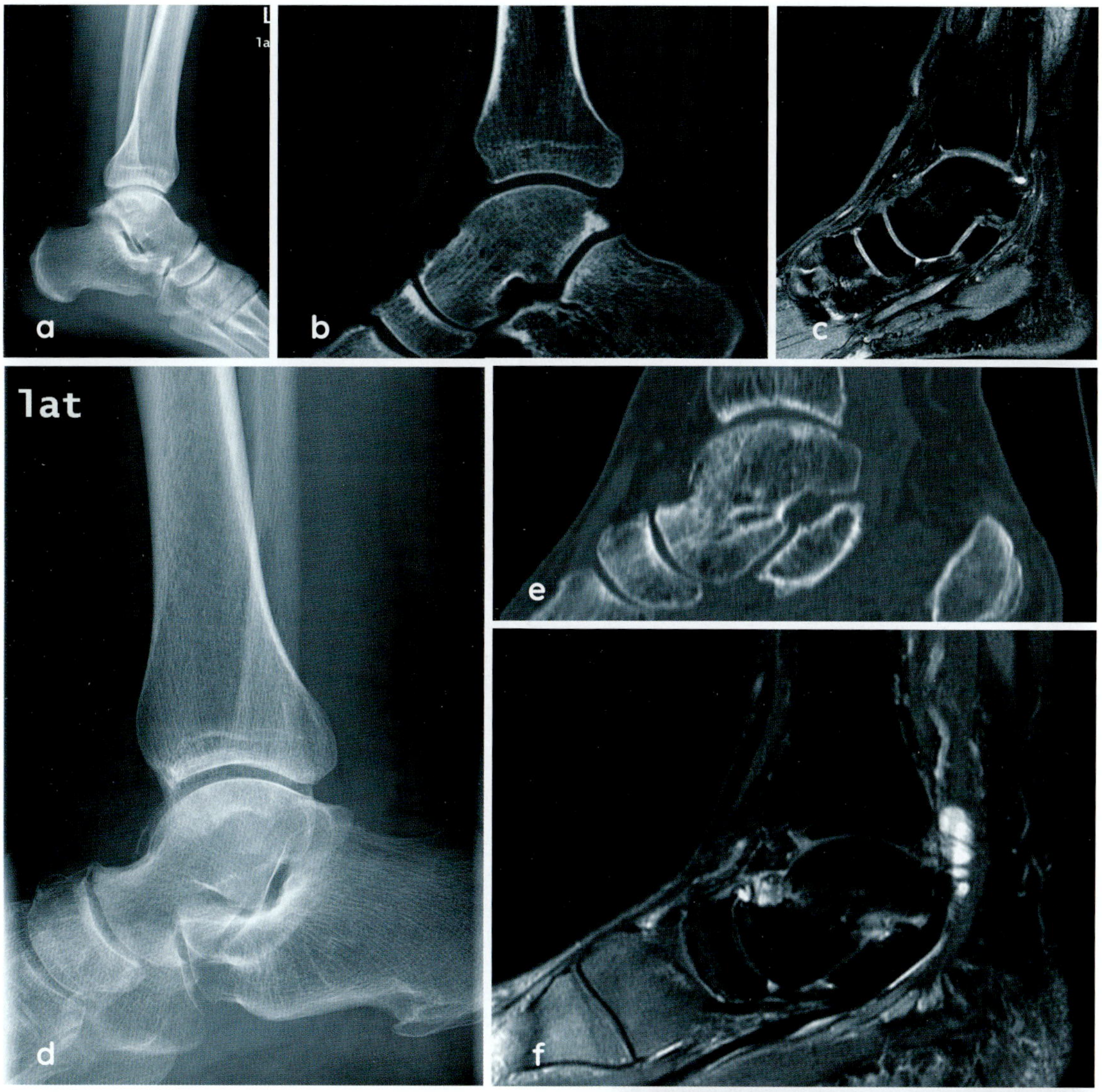

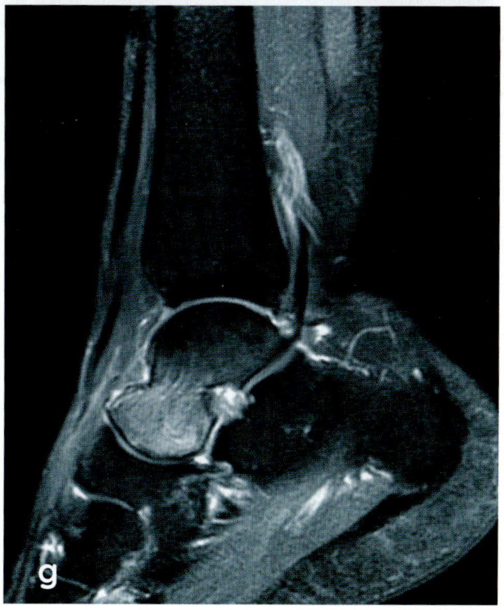

Abb. 2: Beispiele für Frakturen des Sprunggelenks, die auf Röntgenbildern nicht zu sehen sind: männlich, 27 Jahre alt, negativer Röntgen- und CT-Befund (a, b), Fraktur wurde erst im MRT entdeckt (c); weiblich, 42 Jahre alt, negativer Röntgen- und CT-Befund (d, e), Fraktur wurde erst im MRT entdeckt (f). Die Magnetresonanztomographie ist auch die empfindlichste Untersuchung für avaskuläre Nekrosen – ein Beispiel für eine Nekrose des Taluskopfes und -halses, d.h. innerhalb der Verteilung der in den Hals eintretenden Gefäße (von der A. dorsalis pedis) (nach scheinbar unbedeutendem Schuhdruck auf den Talus) (g).

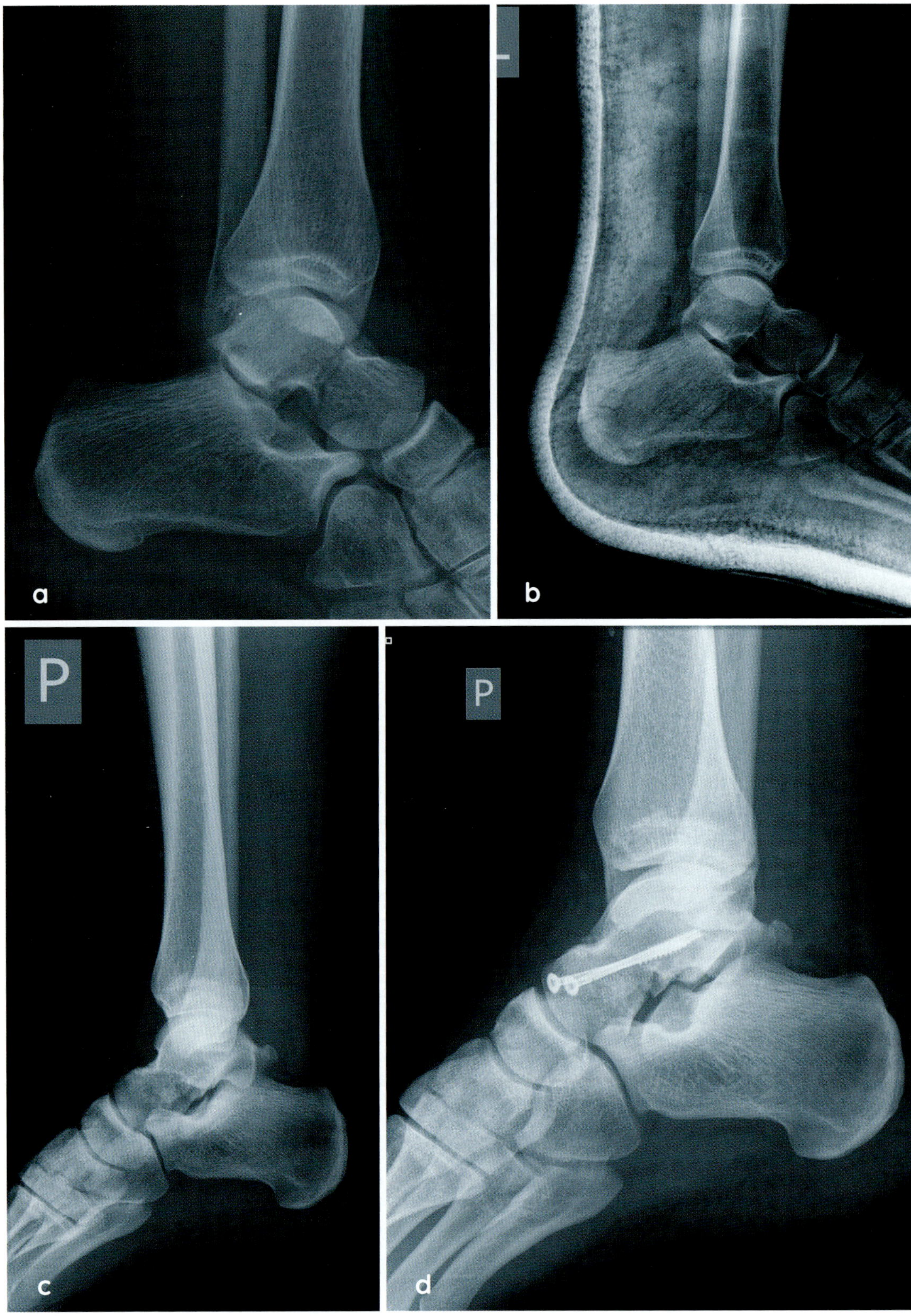

Abb. 3: Fraktur Typ I (a), Gipsfixierung (b). Fraktur vom Typ I (c), perkutane Osteosynthese mit zwei kanülierten Schrauben (d).

möglicherweise aus dem Lig. deltoideum unterbrochen, und es kann sich eine avaskuläre Nekrose entwickeln.

Die chirurgische Behandlung von dislozierten Talusfrakturen ist in der Regel selbst für einen erfahrenen Traumatologen eine schwierige Aufgabe, da eine unvollständige Wiederherstellung der ursprünglichen Anatomie, insbesondere der Gelenkflächen, in der Regel die Entwicklung einer späteren Arthrose nicht nur im oberen Sprunggelenk, sondern vor allem in der Subtalarregion bedeutet. Eine lange präoperative Planung ist bei dislozierten Verletzungen in der Regel nicht möglich, da es in diesen Fällen meist notwendig ist, den Patienten so schnell wie möglich in den Operationssaal zu bringen und die Fraktur zu reponieren und zu stabilisieren (insbesondere unter Berücksichtigung des Zustands des Hautmantels). Offene Frakturen sollten ebenfalls so schnell wie möglich radikal debridiert werden.

Am häufigsten sind **Frakturen des Sprungbeinhalses**. Die Hawkins-Klassifikation ist allgemein anerkannt:

- Typ I – keine Luxation,
- Typ II – Verschiebung im unteren Sprunggelenk (II-A Subluxation, II-B Luxation) (Abb. 1),
- Typ III – Verschiebung sowohl im unteren als auch im oberen Sprunggelenk,
- Typ IV – Verschiebung im oberen Sprunggelenk mit Subluxation bis talonavikulärer Luxation.

Mit zunehmender Dislokation steigt das Risiko einer späteren avaskulären Nekrose (der Zeitpunkt der Reposition oder der definitiven Behandlung ist in dieser Hinsicht nicht entscheidend) (7, 8). Bei den Typen I und II-A entwickelt sich keine Nekrose. Bei Typ II-B ist sie in 25 % der Fälle zu erwarten, bei Typ III zu 40 % und bei Typ IV zu 50 % (8, 9). Die Entwicklung einer posttraumatischen Arthrose ist wesentlich häufiger. Sie wird im Allgemeinen in mehr als der Hälfte der Fälle beobachtet (8), wobei das Risiko mit dem Grad der Hawkins-Klassifikation zunimmt. Eine anatomische Reposition, auch wenn sie erst mit Verzögerung erfolgt, ist wichtiger als eine frühe nicht anatomische Reposition. Eine Arthrose des oberen Sprunggelenks entwickelt sich nach Frakturen vom Typ I in 25 % der Fälle. Nach Frakturen vom Typ II tritt in 40 % der Fälle eine Arthrose des oberen Sprunggelenks auf, und in 55 % der Fälle kommt eine Arthrose des unteren Sprunggelenks hinzu. Nach Frakturen vom Typ III ist in 55 % der Fälle das obere und in 45 % der Fälle das untere Sprunggelenk betroffen. Bei den seltenen Frakturen vom Typ IV kommt es in fast 75 % der Fälle zu einer Arthrose des oberen Sprunggelenks und in 45 % der Fälle zu einer Arthrose des unteren Sprunggelenks (9).

Nicht verschobene Frakturen des Sprungbeinhalses können auf Röntgenbildern sichtbar sein oder auch nicht. Selbst eine CT-Untersuchung kann sie nicht mit Sicherheit zeigen, und der Befund ist meist nur im MRT eindeutig (Abb. 2). Sie werden in der Regel mit einer Gipsfixierung für sechs bis acht Wochen oder in Absprache mit dem Patienten perkutan mit zwei 4,0-mm-Zugschrauben, meist von der medialen Seite, behandelt (Abb. 3). Bei dislozierten Frakturen reponieren wir. Wir versuchen zunächst eine geschlossene Reposition, und nur wenn die geschlossene Reposition fehlschlägt, reponieren wir offen (in der Regel bei Frakturen vom Typ III, bei denen der Taluskörper nach der Rotation um das Lig. deltoideum dazu neigt, sich dorsomedial zu verkeilen). Für die Reposition ist es manchmal besser, eine tibiokalkaneale Distraktion mit einem Fixateur externe oder einem Steinmann-Nagel zu verwenden. Wenn die geschlossene Reposition erfolgreich ist (anatomisch), können wir konservativ vorgehen und einen

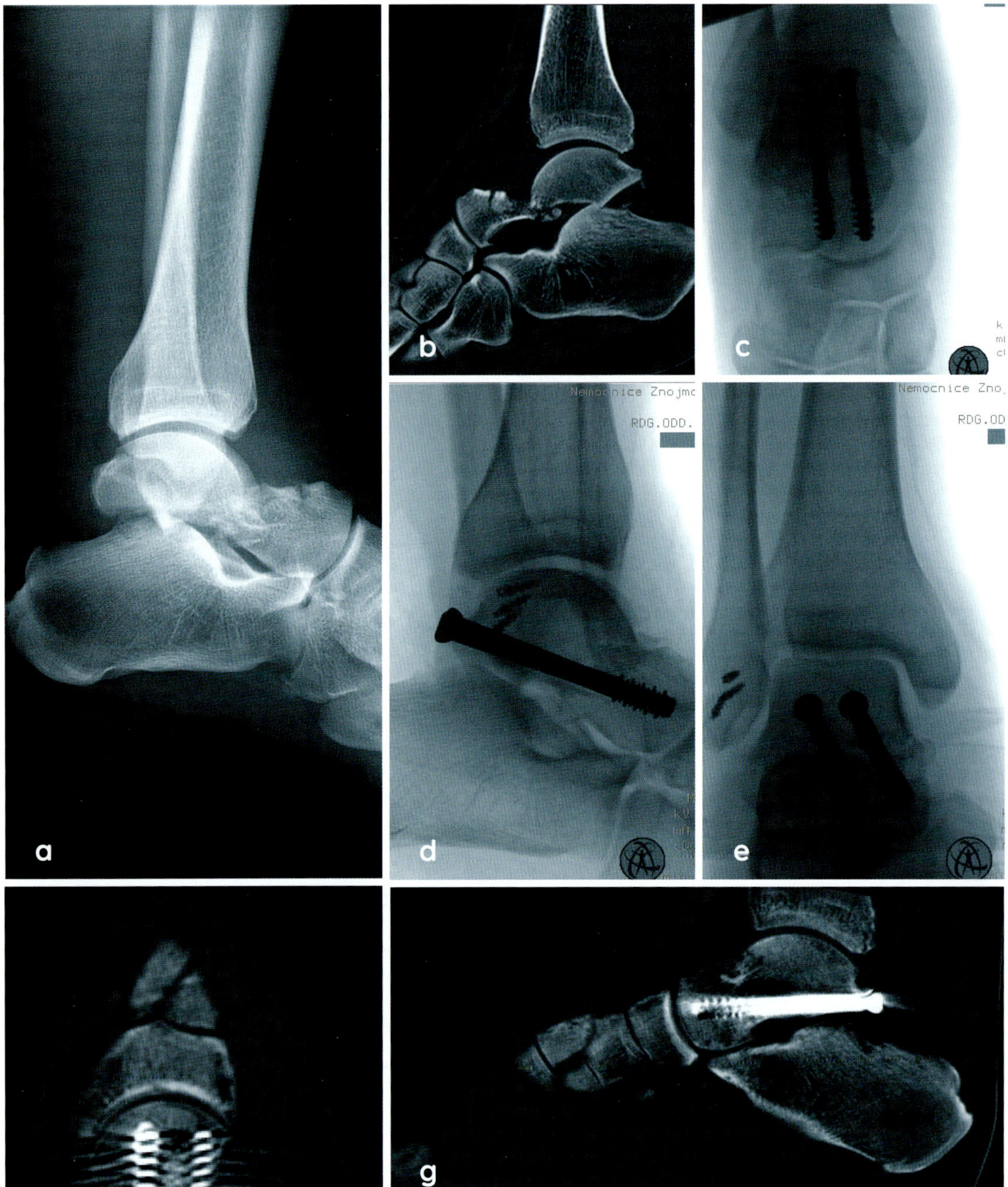

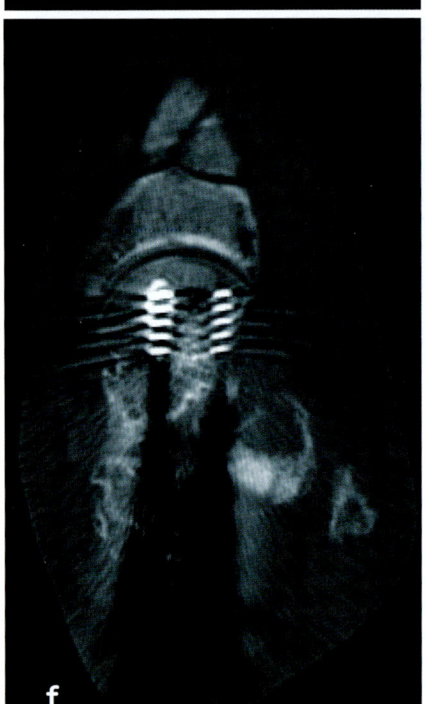

Abb. 4: Halsfraktur Typ II-B (mit gleichzeitiger Luxation der Peronealsehne) (a, b). Erfolgreiche geschlossene Reposition und anschließende perkutane Osteosynthese mit 7,5-mm-kanülierten Schrauben (c–e). Die Fraktur heilte in anatomischen Position in sechs Wochen aus (f, g).

Gipsverband anlegen oder operieren. Wenn wir uns für eine Operation entscheiden, bringen wir in der Regel zwei kanülierte Schrauben perkutan ein (4, 10). Wenn wir sie von vorne nach hinten einbringen, tun wir dies immer nur über punktuelle Inzisionen, meist auf der medialen Seite. Wir verwenden kanülierte Zugschrauben von 3,5 oder 4,0 mm, die unter dem „Äquator" des Kopfes verlaufen sollten, um eine maximale Stabilität der Osteosynthese zu gewährleisten, und wir sollten den Schraubenkopf immer versenken (7). Häufiger entscheiden wir uns jedoch für kanülierte Zugschrauben von 6,0 oder 7,5 mm, die von posterior nach anterior eingebracht werden (Abb. 4). Es werden punktuelle Inzisionen an den Rändern der Achillessehne (medial und lateral) vorgenommen, Führungsdrähte unter Kontrolle eines Röntgenverstärkers eingeführt und die Schrauben anschließend eingebracht. Wenn wir ihren Eintritt in der lateralen Projektion auf die Mitte des Proc. posterior tali anvisieren, stört selbst der relativ große Schraubenkopf von 7,5 mm die Patienten nicht und die Stabilität der Osteosynthese ist absolut gegeben.

Problematisch wird es, wenn die geschlossene Reposition fehlschlägt und wir offen operieren müssen. Es ist immer ratsam, eine präoperative CT-Aufnahme zu machen, vorzugsweise mit 3D-Rekonstruktion. Sollte eine definitve Frakturversorgung in der ersten Phase nicht möglich sein, ist es besser, die Fraktur nur zu reponieren und vielleicht mit Kirschner-Drähten zu transfixieren und sie in der zweiten Phase definitiv zu versorgen. Der chirurgische Zugang muss sehr sorgfältig gewählt werden, um keine andere, noch funktionierende Gefäßversorgung zu verletzen. Beim lateralen Zugang muss unbedingt darauf geachtet werden, dass zumindest ein Teil der Gefäße des Plexus im Sinus tarsi und bei einem posteromedialen Zugang vor allem der A. canalis tarsi (vom A. tibialis posterior) und die von ihm in das Lig. deltoideum ziehenden Äste nicht verletzt werden. Der direkte anteriore Zugang ist nicht geeignet, weil er die dritte Hauptquelle der Gefäßversorgung des Talus verletzt, nämlich die Gefäße, die von der A. dorsalis pedis in den Hals eintreten. Anstatt über einen Zugang zu operieren, ist es immer besser, über zwei Zugänge gleichzeitig zu operieren, wie es heute empfohlen wird (11–14). Von der medialen Seite operieren wir über den anteromedialen Zugang. Ein besserer Zugang zum Talus kann eine Osteotomie des medialen Malleolus erfordern, was wir im Voraus wissen und den Hautschnitt entsprechend anpassen müssen (15). (Für eine spätere stabile Osteosynthese des osteotomierten Malleolus sollte eine Chevron- oder Stufenschnittosteotomie verwendet werden.) Lateralseitig operieren wir über den anterolateralen Ollier-Zugang (Abb. 5).

Wir operieren in Supinationsstellung, vorzugsweise in Vollnarkose mit kompletter Muskelentspannung. Der Hautschnitt des anteromedialen Zugangs erfolgt vom vorderen Rand des Malleolus medialis bis zum dorsalen Rand des medialen Vorsprungs des Os naviculare (wenn wir eine Osteotomie des Malleolus planen, müssen wir den Zugang entsprechend anpassen). In der Tiefe gehen wir dann am dorsalen Rand der M.-tibialis-posterior-Sehne vor. Eine Verletzung des Lig. deltoideum muss unbedingt vermieden werden, um die bereits geschädigte Gefäßversorgung des Talus nicht zu verschlimmern. Wir setzen keine Hohmann-Haken auf der dorsalen Seite des Talushalses ein, um die Äste der A. dorsalis pedis, die hier in den Talus eintreten, nicht zu verletzen. Anschließend wechseln wir auf die laterale Seite und operieren mit einem leicht modifizierten Ollier-Zugang. Der Hautschnitt erfolgt vom vorderen Rand des Außenknöchels etwa bis zur Basis des Mittelfußes IV. Die Sehnen des M. extensor digitorum longus und des M. peroneus tertius werden nach dorsal abgezogen. Dann wird der Muskelbauch des M. extensor digitorum brevis angehoben. Der Sinus-tarsi-Raum sollte mit

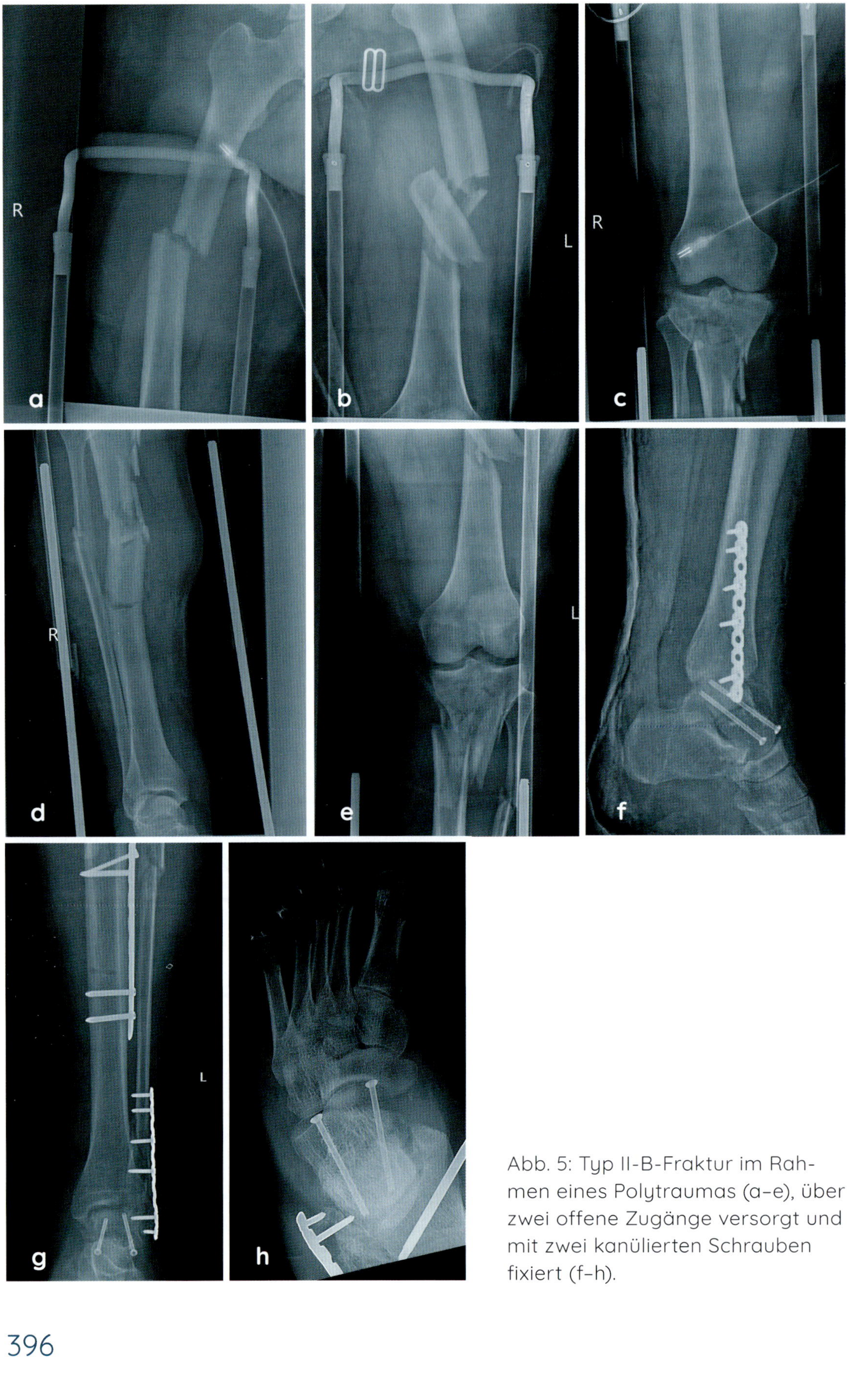

Abb. 5: Typ II-B-Fraktur im Rahmen eines Polytraumas (a–e), über zwei offene Zugänge versorgt und mit zwei kanülierten Schrauben fixiert (f–h).

scharfen Instrumenten ausgespart werden. Wir revidieren das Subtalargelenk nur mit einer geschlossenen Peanschen Klemme und spülen es aus. Nur die visuelle Kontrolle der Frakturreposition von beiden Seiten garantiert die Wiederherstellung der ursprünglichen anatomischen Position. Auf der medialen Seite kommt es häufig zu einer Fragmentierung, die den Chirurgen zu einer nicht anatomischen Repositionierung in Supination verleiten kann, und daher gibt nur die gleichzeitige seitliche Inspektion des kortikalen Kontakts beider Fragmente Sicherheit. Wir verwenden starke Kirschner-Drähte, die in die Hauptfragmente als Joysticks für die Reposition eingeführt werden. Auch die tibiokalkaneale Distraktion kann unsere Arbeit erleichtern. Nachdem die anatomische Reposition erreicht ist, werden die Hauptfragmente vorübergehend mit Kirschner-Drähten fixiert. Anschließend überprüfen wir die Konfiguration des Fußes klinisch (der Vorfuß darf sich nicht in Varus oder Supination befinden) und führen eine sorgfältige radiologische Kontrolle durch (anteroposteriore und laterale Projektionen oder Brodén-Projektionen). Idealerweise verfügen wir über einen Röntgenverstärker, der eine 3D-Rekonstruktion ermöglicht (und einen Karbonoperationstisch). Sobald wir sicher sind, dass die Reposition korrekt ist, führen wir die endgültige Osteosynthese durch. Wenn wir beide Ansätze nutzen wollen, können die Schrauben von vorne nach hinten eingebracht werden. Heute werden in der Regel kanülierte Titanschrauben von 4,0 oder 3,5 mm verwendet. Bei medialer Fragmentierung werden sie nur lateral als Zugschraube verwendet, medial werden sie nur als Spacer (Retention) eingesetzt. Beim Einbringen der lateralen Schraube sollte die Eintrittsstelle nicht zu dorsal gewählt werden, um die im posterolateralen Teil des Halses einmündenden Gefäße nicht zu verletzen. Es ist ratsam, die Schraubenköpfe zu versenken. Auch die lateralen Schrauben dürfen nicht zu fest angezogen werden, um den Talus nicht durch Kompression zu deformieren. Allerdings bieten dickere Schrauben, die von posterior nach anterior eingebracht werden, eine größere biomechanische Stabilität. Indessen ist ihr Einbringen vom posterioren Talus aus etwas schwieriger. Wenn wir uns für diese Option entscheiden, verfahren wir ähnlich wie bei der perkutanen Osteosynthese nach geschlossener Reposition, wie oben beschrieben. Bei starker Fragmentierung wird inzwischen die laterale Plattenosteosynthese mit 3,5 oder 2,7 mm anstelle von Schrauben empfohlen (11, 13, 15). Laut Literatur können hier Platten verwendet werden, die ursprünglich für die Osteosynthese von Frakturen des distalen Radius vorgesehen waren (16). Anschließend vernähen wir beide Operationswunden.

Bei Frakturen vom Typ III, bei denen der Taluskörper nach posteromedial luxiert ist, ist es notwendig, den Zugang nach dorsal zu erweitern. In diesem Fall müssen wir die A. canalis tarsi und den Ast, der von ihr zum Lig. deltoideum führt, strikt schonen. Wir finden den Taluskörper nach Spreizung des subkutanen Gewebes zwischen der hinteren Oberfläche des Schienbeins und der Achillessehne. Selbst eine offene Reposition ist schwierig (wenn der Innenknöchel abgebrochen ist, ist es einfacher). Bei guter Distraktion ist die Reposition in der Regel erfolgreich. Wenn der Malleolus medialis nicht debridiert wird, kann eine Osteotomie zur Reposition erforderlich sein. Vor der Osteotomie sollten immer zwei Schraubenkanäle vorgebohrt werden, um sicherzustellen, dass die Reposition und Osteosynthese des Malleolus am Ende des Eingriffs schnell und präzise erfolgen kann. Ventral müssen wir die Gelenkkapsel lösen, dorsal schützen wir die Sehne des M. tibialis posterior. Wenn wir uns für eine stufenförmige Maleolarosteotomie entscheiden, führen wir einen horizontalen Schnitt etwa 8–10 mm proximal der Gelenkfläche der Tibia, gefolgt von einem vertikalen geraden Sägeschnitt im Winkel zwischen der medialen und distalen Tibiagelenkfläche. Anschließend wird das abgetrennte Sprunggelenk nach distal gedreht, wobei das Lig. deltoideum geschont wird. Nach Reposition des Talus fixieren wir das ursprünglich luxierte Fragment mit Zugschrauben. Anschließend reponieren

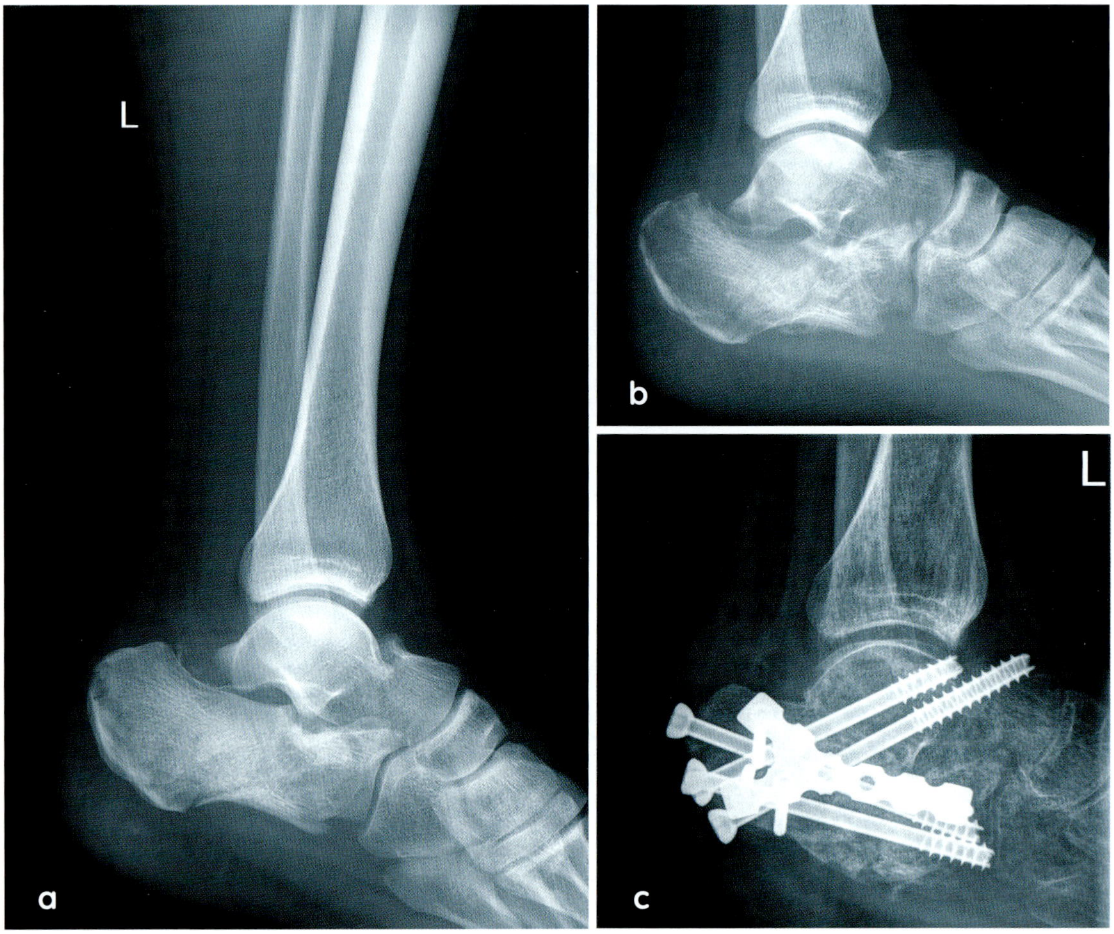

Abb. 6: Typ-II-Fraktur des Sprungbeinhalses mit deutlicher Zertrümmerung und Deformierung des Fersenbeins (a). Eine Primärbehandlung wurde aufgrund des schlechten Gesamtzustands (Polytrauma bei einem Autounfall) nicht durchgeführt. Die Deformität (b) wurde mit einer Korrekturosteotomie des Kalkaneus (Platte und Zugschraubenosteosynthese) und einer talokalkanealen Arthrodese (Zugschraubenosteosynthese) (c) sekundär behandelt.

und fixieren wir den medialen Maleolus mit zwei Schrauben. Abschließend vernähen wir das subkutane Gewebe und die Haut.

Auch wenn wir uns der Stabilität der Osteosynthese sicher sind, legen wir oft für zwei bis drei Wochen (bis zur Entfernung der Fäden) eine Schiene oder eine Gipsfixierung an, um die Hautheilung zu verbessern. Danach beginnen wir mit aktiven Bewegungsübungen unter Anleitung eines Physiotherapeuten. Die vollständige Entlastung des Patienten dauert in der Regel zehn bis zwölf Wochen. Eine allmähliche Belastung wird erst bei Anzeichen einer Frakturheilung freigegeben. Im Zweifelsfall ist es ratsam, eine CT-Untersuchung durchzuführen. Selbst wenn wir eine Heilung des Bruchs in anatomischer Stellung erreichen, haben viele Patienten aufgrund einer schweren Weichteilverletzung eine eingeschränkte Beweglichkeit im unteren und

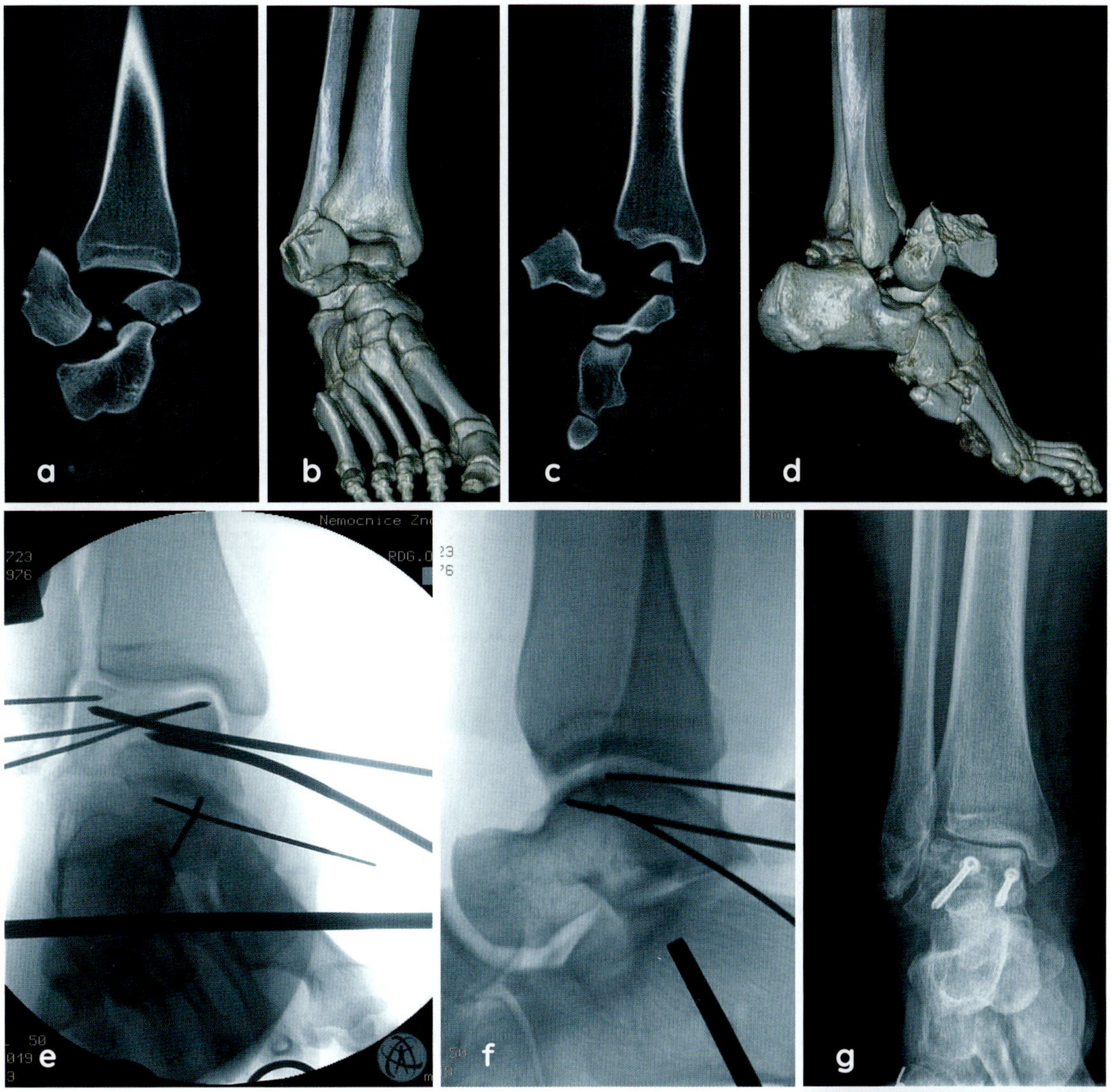

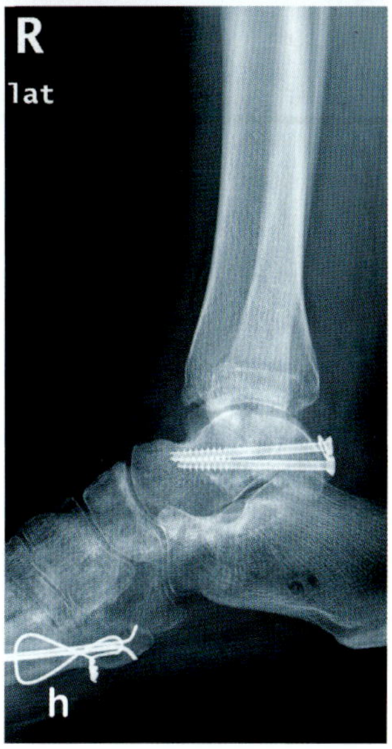

Abb. 7: Offene Luxationsfraktur des Talus, der posteromediale Anteil der Talusrolle verblieb in der Tibiagabel (a, b), der verbleibende Talusanteil war offen luxiert (c, d). Ein Steinmann-Nagel wurde zur Extension und Reposition in den Kalkaneus eingeführt. Unter Verwendung von Kirschner-Drähten als Joysticks wurde der Talus zurück in die Gabel zum posteromedialen Fragment reponiert (e, f) und in der reponierten Position mit Kirschner-Drähten über die Fibula gesichert. Das Chopart-Gelenk wurde aufgrund der Instabilität ebenfalls mit Kirschner-Drähten transfixiert. Der Zustand der Weichteile ließ zunächst keine größere Bewegung zu. In einer zweiten Phase wurde die Drahttransfixation durch eine perkutane Osteosynthese mit Zugschrauben ersetzt und eine Osteosynthese der Basis des V. metatarsus mit Cerclage hinzugefügt (g, h).

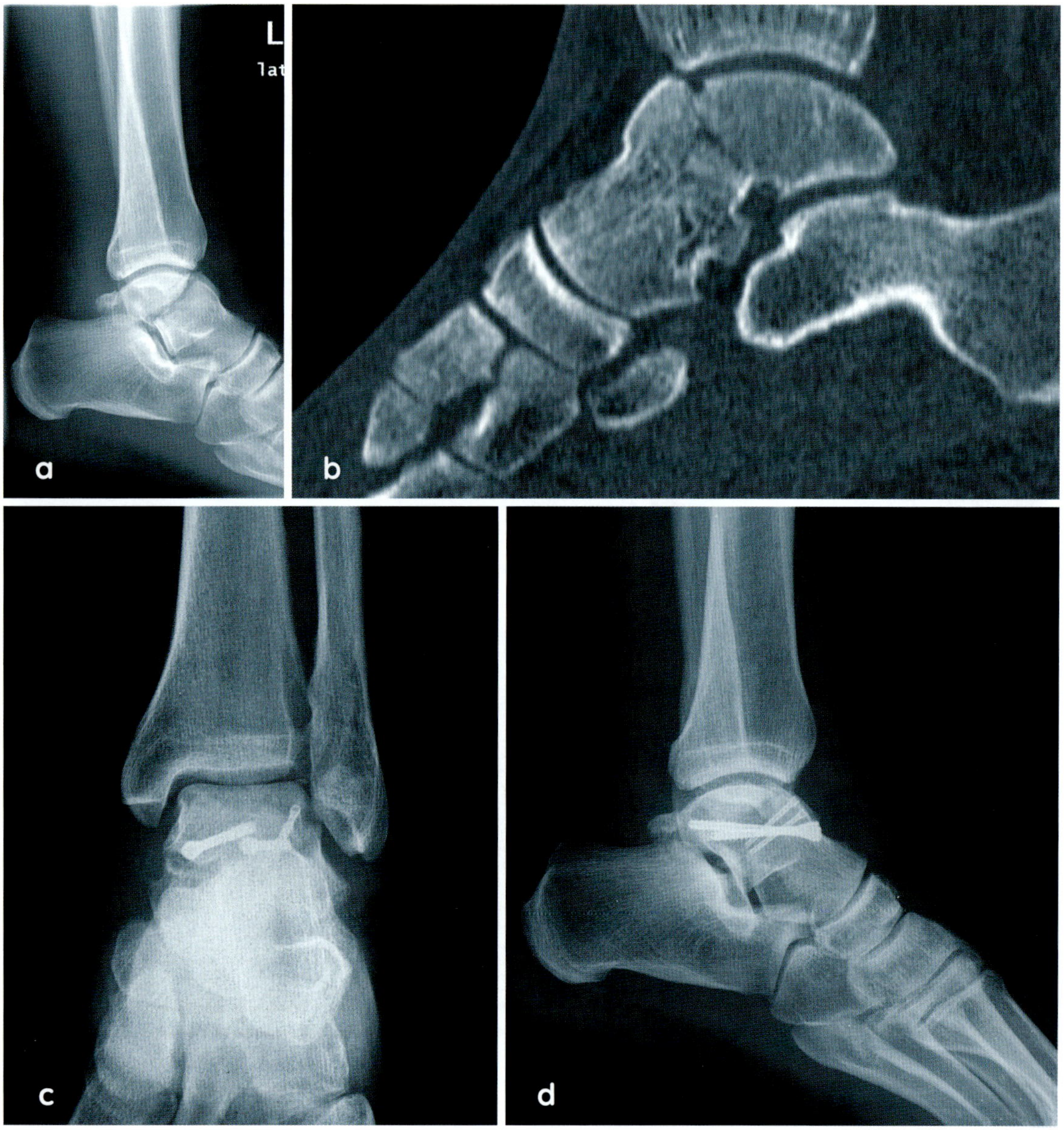

Abb. 8: Fraktur des Taluscorpus in der Frontalebene (a, b), Zustand nach Reposition und Osteosynthese mit Zugschrauben (c, d).

manchmal auch im oberen Sprunggelenk. Daher ist es ratsam, die Patienten von Anfang an darauf hinzuweisen, dass sie möglicherweise nicht in der Lage sind, alle früheren motorischen Aktivitäten wiederaufzunehmen. Die Komplikationen, die mit dieser schweren Verletzung des Beins einhergehen, können von einer gestörten Wundheilung über Gelenksteifigkeit, Klumpfuß und avaskuläre Nekrose bis hin zu Arthrose reichen.

Das Hawkins-Zeichen ist wichtig für den Ausschluss einer avaskulären Nekrose, wenn sechs bis acht Wochen nach der Verletzung eine subchondrale Aufhellung auf dem anteroposterioren Röntgenbild der Talusrolle zu sehen ist. Hierbei handelt es sich um einen aktiven Prozess

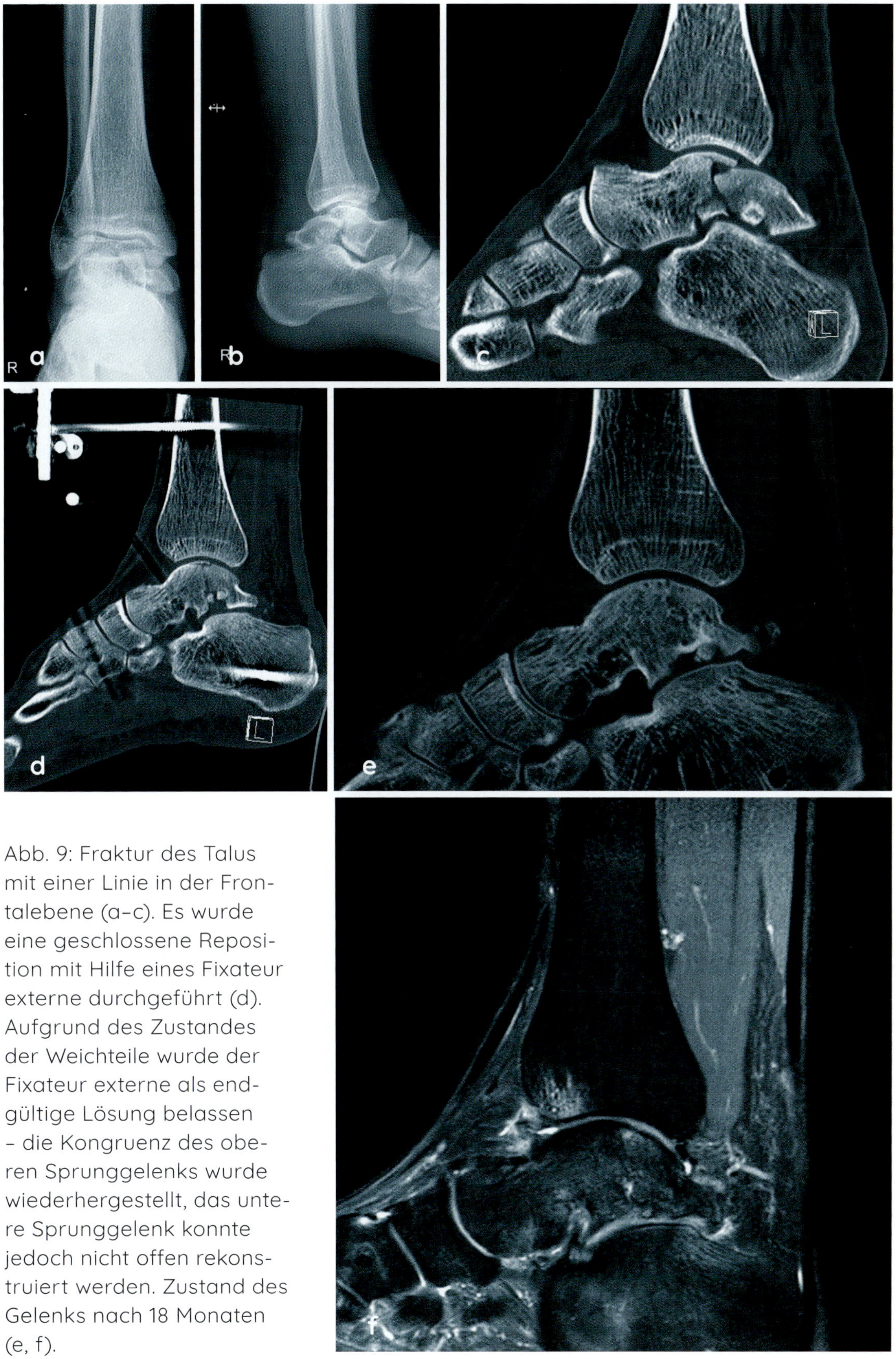

Abb. 9: Fraktur des Talus mit einer Linie in der Frontalebene (a–c). Es wurde eine geschlossene Reposition mit Hilfe eines Fixateur externe durchgeführt (d). Aufgrund des Zustandes der Weichteile wurde der Fixateur externe als endgültige Lösung belassen – die Kongruenz des oberen Sprunggelenks wurde wiederhergestellt, das untere Sprunggelenk konnte jedoch nicht offen rekonstruiert werden. Zustand des Gelenks nach 18 Monaten (e, f).

des Knochenumbaus, der nur bei erhaltener Blutversorgung stattfinden kann. Das Fehlen des Hawkins-Zeichens bedeutet jedoch nicht unbedingt, dass sich eine avaskuläre Nekrose entwickelt. Avaskuläre Nekrosen des Oberschenkelkopfes oder des Oberarmkopfes können erfolgreich durch Gelenkersatz behoben werden, während Talusnekrosen ein Problem darstellen (die Implantation eines Talusersatzes ist bei Talusrollennekrosen kontraindiziert). Es gibt nicht viele Lösungen für diese Komplikation und keine kann zu 100 % empfohlen werden (17). Wenn die Nekrose asymptomatisch ist, kann ohne weitere therapeutische Maßnahmen eine Revaskularisierung abgewartet werden. Der Talus braucht zwei Jahre, um sich vollständig zu regenerieren. Es ist ratsam, die ursprünglich eingesetzten Schrauben beizubehalten, um einen unnötigen Kollaps des nekrotischen Bettes zu vermeiden. Ein Kollabieren der Talusrolle bedeutet immer ein schlechtes Ergebnis. Er kann zwei oder mehr Jahre nach der Verletzung auftreten. In den frühen Stadien ist eine Subchondroplastik angezeigt, in einem späteren Stadium kann ein gestielter Knochenspan an die A. dorsalis pedis in Erwägung gezogen werden (es wurde eine Reihe von Spenderstellen veröffentlicht, z.B. von der Crista iliaca). Die Arthrodese (tibiotalar oder auch tibiotalokalkaneal) wird als Rettungsmaßnahme angesehen. Hier ist es ratsam, zunächst das nekrotische Knochengewebe zu entfernen, es durch ein autologes solides Transplantat zu ersetzen und erst dann das Gelenk oder die Gelenke zu debridieren. Wenn nur eine tibiotalare Arthrodese durchgeführt wird, verwenden wir in der Regel eine Plattenosteosynthese über einen anterioren Zugang. Wenn zusätzlich das talokalkaneale Gelenk in die Arthrodese einbezogen werden muss, können wir eine Bohrdrahtosteosynthese oder eine anatomisch vorgeformte Platte über einen posterioren Zugang verwenden, um die Gefäßversorgung zu erhalten, die durch den Talushals eintritt. Bei der Positionierung der Arthrodese darf der physiologische Valgus des Rückfußes nicht vergessen werden. Eine partielle avaskuläre Nekrose tritt bei praktisch allen zentralen Frakturen auf (sie wird in der Regel nur in der Magnetresonanztomographie gefunden). Wenn sie bis zu einem Drittel der Größe des Taluskörpers beträgt, beobachten wir sie nur und warten das weitere Fortschreiten (Progression oder Remodeling) ab.

Die Heilung einer Fraktur des Sprungbeinhalses in Fehlstellung ist ein Problem. Vorbeugung ist natürlich eine präzise Reposition und eine stabile Osteosynthese. Dieser Befund tritt heute nur noch auf, wenn die Fraktur nicht akut versorgt werden konnte. Tritt diese Komplikation, aus welchen Gründen auch immer, auf, so kommt es zu einer Inkongruenz des subtalaren Gelenks und der anschließenden Entwicklung einer Arthrose. Die einzige Lösung ist meist eine korrigierende Arthrodese (Abb. 6). Eine verzögerte Heilung ist häufiger und kann bei etwa 10 % der Patienten beobachtet werden.

Frakturen des Taluskörpers sind seltener. Sie entstehen am häufigsten durch axiale Kompression bei einem Sturz. Sie können Teil von schwereren Luxationsverletzungen sein (Abb. 7). Manchmal sehen wir gleichzeitige Frakturen des Malleolus. Auf den Röntgenbildern finden wir in der Regel eine Scherfraktur. Sie kann in der Frontalebene (Abb. 8, 9), in der Sagittalebene oder als Multifragmentfraktur (Abb. 10) auftreten. Auch hier ist eine anatomische Reposition und, wenn möglich, eine stabile Osteosynthese mit Zugschrauben erforderlich. Manchmal kann jedoch der Zustand der Weichteile ein modifiziertes Vorgehen erfordern (Abb. 9, 10). Für einen medialen chirurgischen Zugang zum Talus kann eine Malleolarosteotomie bei abduziertem, nach distal aufgedrehtem Sprunggelenk erforderlich sein. Nach diesen Verletzungen entwickelt sich in der Regel eine posttraumatische Arthrose, und auch avaskuläre Nekrosen sind nicht selten. Ihre Behandlung ist nicht immer einfach, und die Arthrodese kann eine Rettungsoperation sein (Abb. 11).

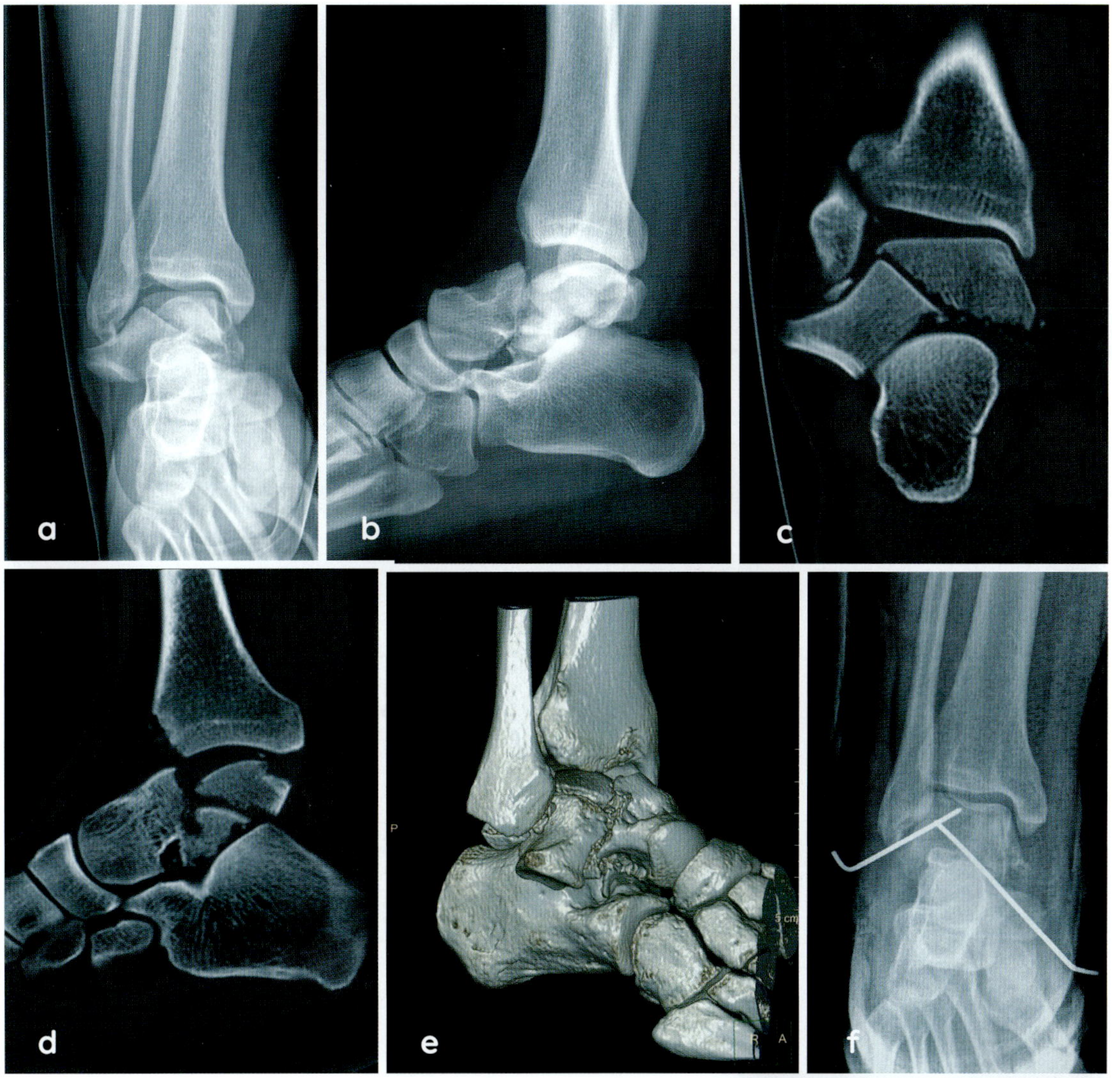

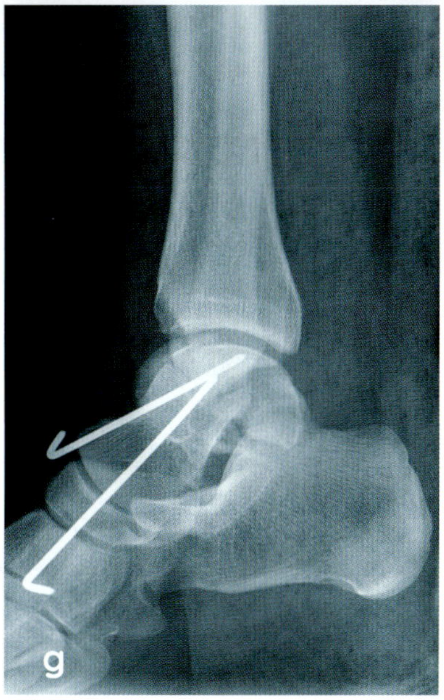

Abb. 10: Offene multiple Frakturen des Talus mit Ausriss des Außenknöchels (a–e). Aufgrund des desaströsen Weichteilzustands wurde nur eine Reposition und Transfixation mit Kirschner-Drähten durchgeführt und eine Gipsfixation angebracht (f, g).

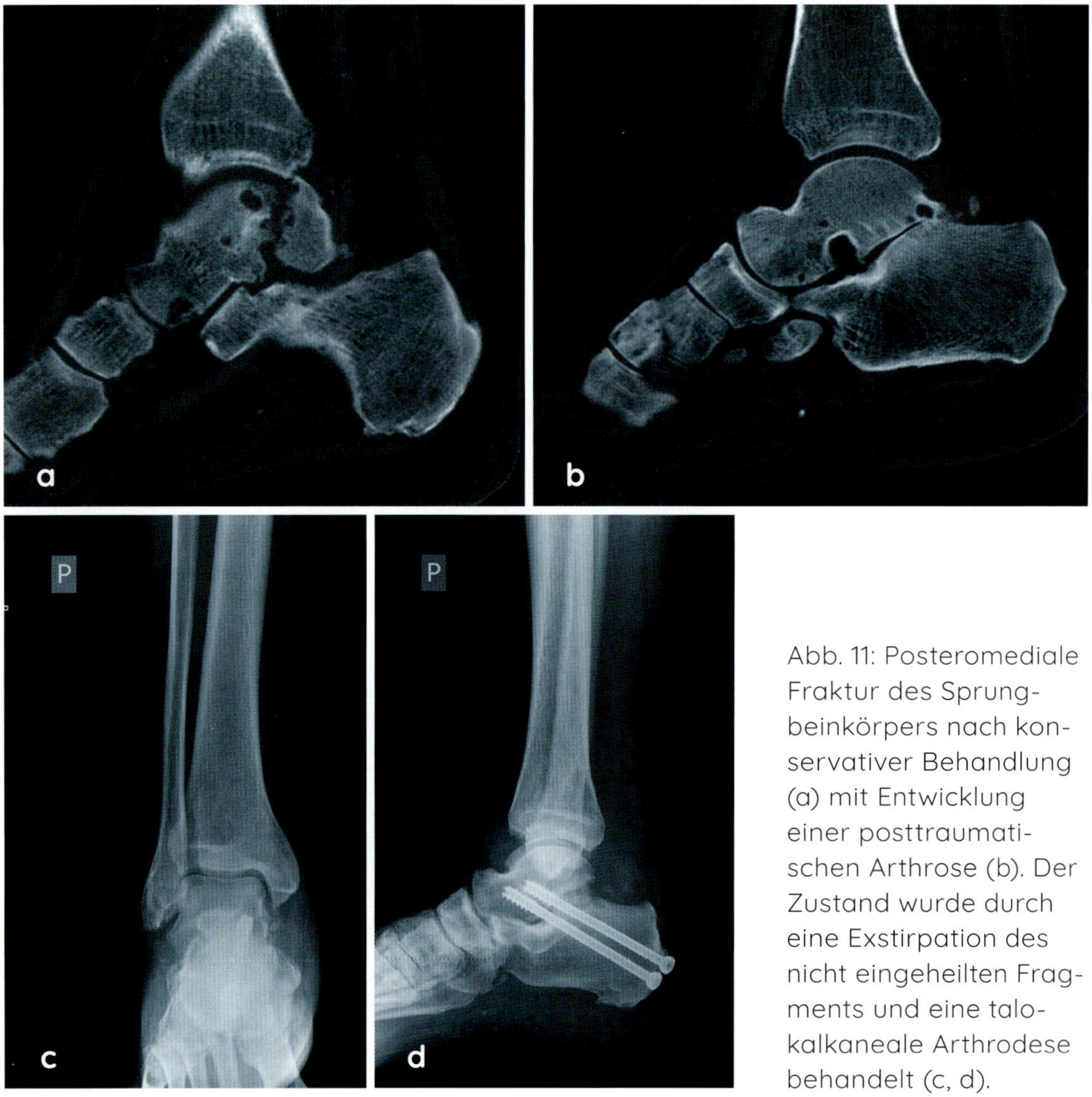

Abb. 11: Posteromediale Fraktur des Sprungbeinkörpers nach konservativer Behandlung (a) mit Entwicklung einer posttraumatischen Arthrose (b). Der Zustand wurde durch eine Exstirpation des nicht eingeheilten Fragments und eine talokalkaneale Arthrodese behandelt (c, d).

Bei der Nachbehandlung oder späten Rekonstruktion zentraler Talusfrakturen lassen sich im Allgemeinen fünf Arten der Beteiligung unterscheiden:

1. Subluxation,
2. Heilung in Fehlstellung,
3. Heilung in Subluxation oder Fehlstellung + partielle Nekrose,
4. Heilung in Subluxation oder Fehlstellung + vollständige Nekrose,
5. Heilung in Subluxation oder Fehlstellung + Infarkt.

Bei den Läsionen 1–3 sind ein Débridement der ursprünglichen Frakturlinie (im Falle einer Fraktur) oder eine Osteotomie (im Falle einer Malunion), eine Spongioplastik und eine stabile Osteosynthese angezeigt. Im Falle einer vollständigen Nekrose des Talus besteht die Lösung in einer Arthrodese (siehe oben), im Falle einer Osteomyelitis des Talus nur in einer Astragalektomie und einer tibiokalkanealen Arthrodese.

Von den peripheren Frakturen sind die Frakturen des Sprungbeinkopfes am wenigsten häufig. Es handelt sich meist um unbedeutende Brüche an der Peripherie des Kopfes, die durch eine Distorsion des Chopart-Gelenks verursacht werden, manchmal in Kombination mit einer Fraktur des Os naviculare. Die Behandlung erfolgt in der Regel konservativ mit einer Gipsfixierung für sechs Wochen.

Frakturen der Eminenzen des Sprungbeins sind häufiger. In der Literatur wird eine ungefähr gleiche Häufigkeit ihres Auftretens angegeben, wir sehen jedoch häufiger Frakturen des Processus lateralis. In Skigebieten ist die Häufigkeit aufgrund der Popularität des Snowboardens gestiegen (weiche Schuhe bieten keinen ausreichenden Schutz vor den extremen Bewegungen des Subtalargelenks, die bei dieser Sportart auftreten). Diese Frakturen sind häufiger, als man erwarten würde, auch weil sie auf Röntgenbildern leicht übersehen werden, wenn man nicht an sie denkt. Sie können Begleitverletzungen von Sprungbeinhalsfrakturen sein und werden auch in diesen Fällen nicht selten übersehen. Der Processus lateralis ist eine wichtige Struktur. Seine Unterseite wird teilweise von der lateralen Region der Facies articularis calcanea(ris) posterior eingenommen und ist mit wichtigen Bändern verbunden (Lig. talocalcaneale laterale und der hintere Teil des Lig. fibulotalare anterius). Aus praktischer Sicht lassen sich diese Frakturen in Frakturen, die die Gelenkfläche sub talo nicht betreffen (kleines Fragment), in Frakturen, die die Gelenkfläche sub talo betreffen (großes Fragment), und in Trümmerfrakturen unterteilen (Abb. 12). In seltenen Fällen kann die Fraktur höher in die Facies malleolaris lateralis reichen (Abb. 13). Kleine und nicht dislozierte Frakturen können konservativ mit einer Gipsfixierung behandelt werden. Dislozierte Frakturen, die bis in die subtalare Gelenkfläche reichen, sollten offen versorgt und mit Schrauben fixiert werden. Wir operieren mit dem Ollier-Zugang, indem wir leicht oberhalb des Sinus tarsi eindringen, eine laterale subtalare Arthrotomie durchführen und bis zum Fragment knapp unterhalb des Lig.

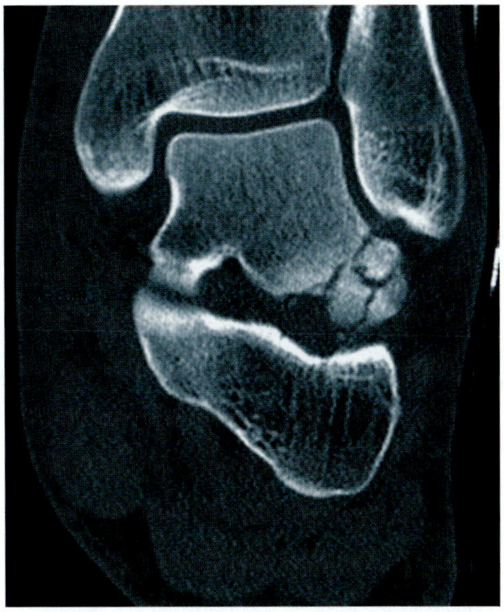

Abb. 12: Beispiel einer Trümmerfraktur des Proc. lateralis tali ohne signifikante Dislokation, konservativ versorgt.

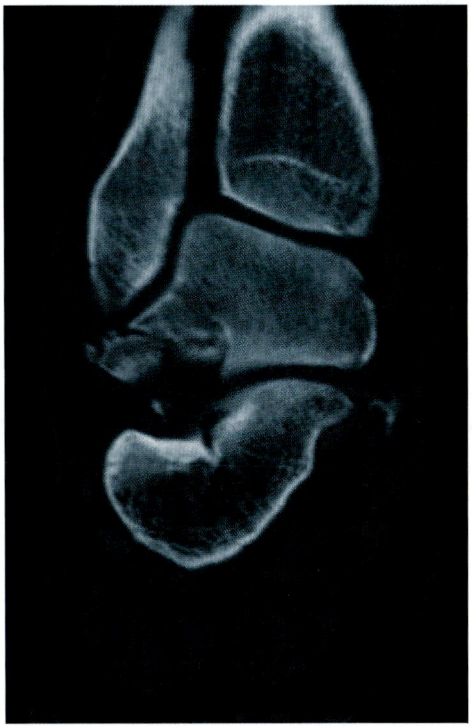

Abb. 13: Beispiel für eine „hohe“ Fraktur des Querfortsatzes, die sich bis zur lateralen Gelenkfläche der Talusrolle erstreckt.

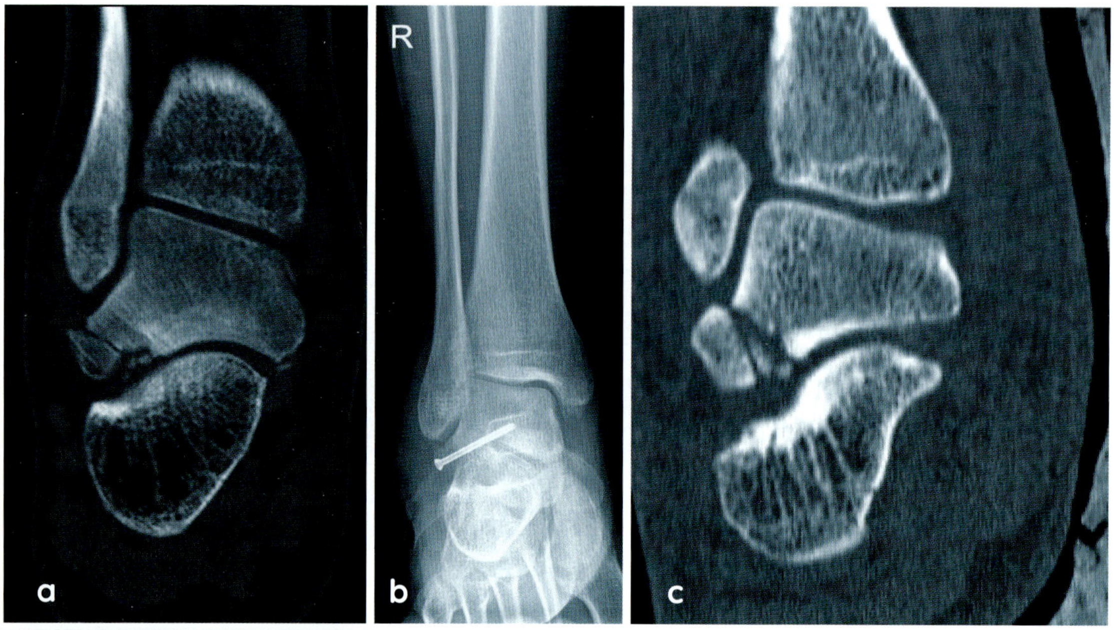

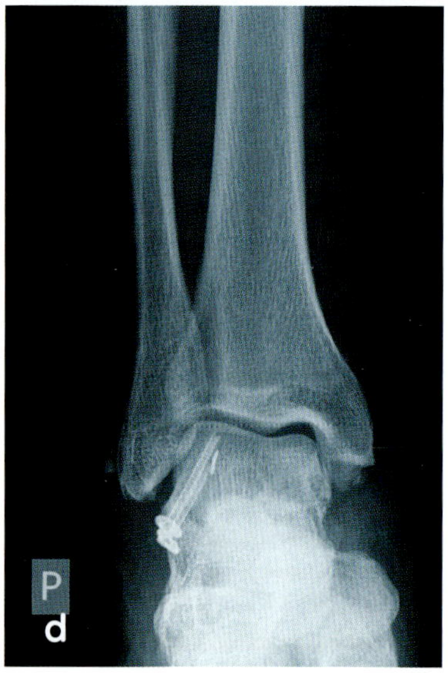

Abb. 14: Beispiele für Frakturen der lateralen Talareminenz, die durch offene Reposition und Osteosynthese mit Schrauben behandelt wurden (a–d).

fibulotalare anterius vordringen. Auf diese Weise erreichen wir die subtalare Gelenkfläche und schließlich das Fibulotalargelenk. Bei der Reposition ist Vorsicht geboten, da die Inkongruenz der subtalaren Gelenkfläche eine deutliche Präarthrose darstellt. Wir fixieren das reponierte Fragment vorübergehend mit einem Kirschner-Führungsdraht und bringen anschließend eine kanülierte Schraube oder Schrauben von 2,7 oder 3,5 mm ein (Abb. 14). Die Brodén-Projektionen ermöglichen zumindest eine indikative Röntgenkontrolle im Operationssaal. Im Falle einer nicht rekonstruierbaren Fragmentierung bleibt keine andere Wahl, als die kleinen Fragmente zu exstirpieren.

Frakturen des Processus posterior tali sind auf die Lage des Processus posterior tali zwischen dem hinteren Rand des Schienbeins und dem Fersenbein zurückzuführen (die Verletzung

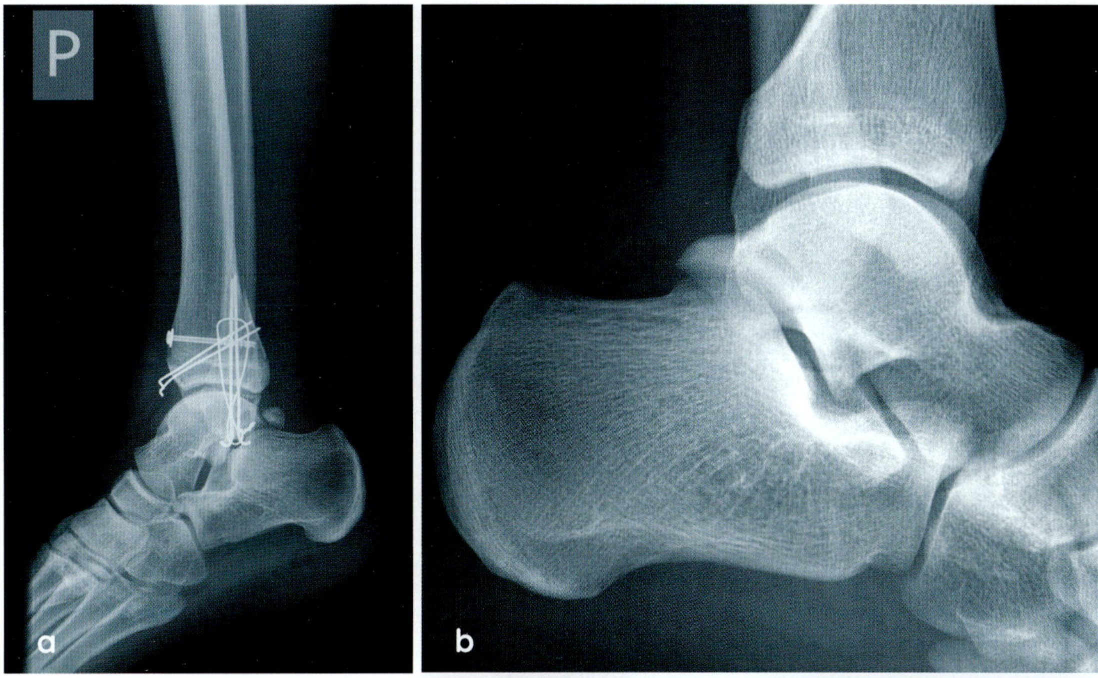

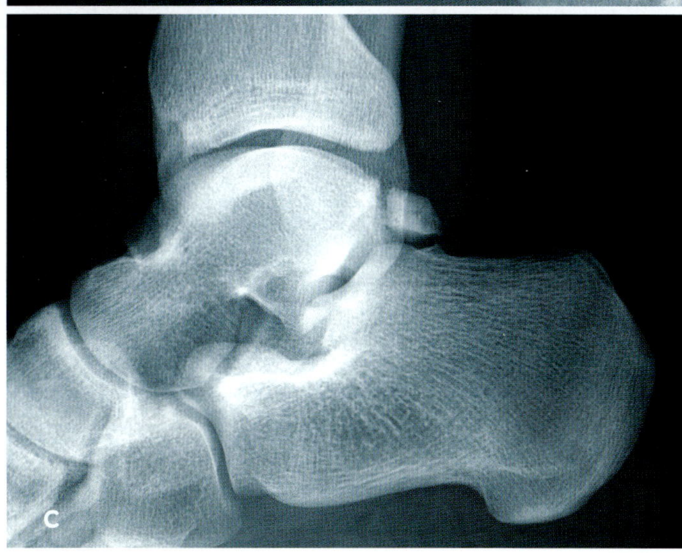

Abb. 15: Zufallsbefund eines Os trigonum bei dislozierter distaler Tibiaepiphysiolyse (a).
Bei einem anderen Patienten ist links der schnabelartige Proc. posterior (b) und rechts das Os trigonum zu sehen, wobei die „akzessorische" Gelenkfacette am Kalkaneus für das Os trigonum zu erkennen ist (c).

erfolgt durch gewaltsame Plantarflexion). An der Unterseite des Processus posterior tali befindet sich der hintere Teil der Facies articularis calcanea(ris) posterior. Das Lig. fibulotalare posterius setzt am Processus an. Medial davon verläuft die Sehne des langen Großzehenbeugers (im Sulcus tendinis M. flexoris hallucis longi tali). Der Vorsprung ist in Größe und Form recht variabel, außerdem ist in dieser Region häufig ein akzessorisches Os trigonum (Os trigonum, einseitig in 40 % der Fälle) vorhanden (Abb. 15). Die Unterscheidung zwischen einer frischen Fraktur des Processus posterior und des Os trigonum erfolgt häufig durch eine CT-Untersuchung, bei der die Frakturlinie bei frischen Frakturen deutlich sichtbar ist (die klinische posttraumatische Symptomatik kann in beiden Fällen ähnlich sein). Eine Processus-posterior-Fraktur oder eine Stressfraktur (z.B. bei Fußballspielern) ist auch im CT nicht von einem Os trigonum zu unterscheiden (die Ränder sind glatt). Es gibt einen

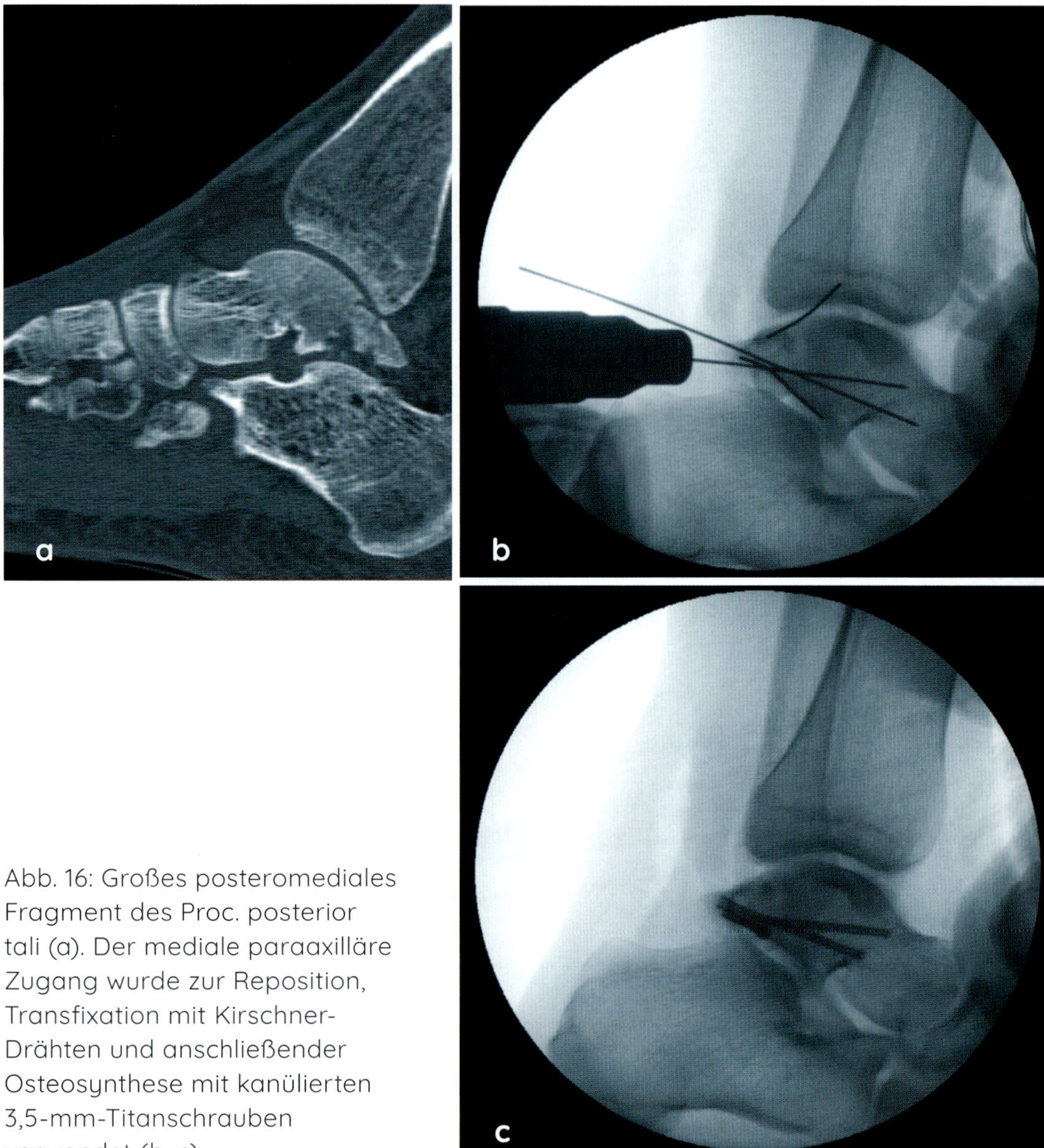

Abb. 16: Großes posteromediales Fragment des Proc. posterior tali (a). Der mediale paraaxilläre Zugang wurde zur Reposition, Transfixation mit Kirschner-Drähten und anschließender Osteosynthese mit kanülierten 3,5-mm-Titanschrauben verwendet (b, c).

direkten Übergang von Processus-posterior-Frakturen zu Frontalfrakturen des Taluskörpers (abhängig von der Größe des Fragments). Wenn das Fragment kleiner ist, müssen wir nicht einmal versuchen, die Fraktur von einem eventuellen Impingement des Os trigonum zu unterscheiden, da wir beide Pathologien durch eine mehrwöchige Ruhigstellung behandeln. Im Falle eines großen Fragments operieren wir. In Supinationsstellung können wir über den longitudinalen, lateralen oder medialen paraaurikulären Zugang (je nach Frakturtyp) leicht den hinteren Aspekt der Sprunggelenke oder die hintere Talareminenz erreichen. Der laterale Zugang wird häufiger verwendet, bietet eine gute Sicht und beeinträchtigt nicht die Gefäßversorgung. Das Fragment wird reponiert und mit kanülierten 3,5-mm-Zugschrauben fixiert. Eine besondere Gruppe stellen die posteromedialen Frakturen dar, bei denen das Fragment größer ist und immer zwei Gelenke betroffen sind; die Notwendigkeit einer ana-

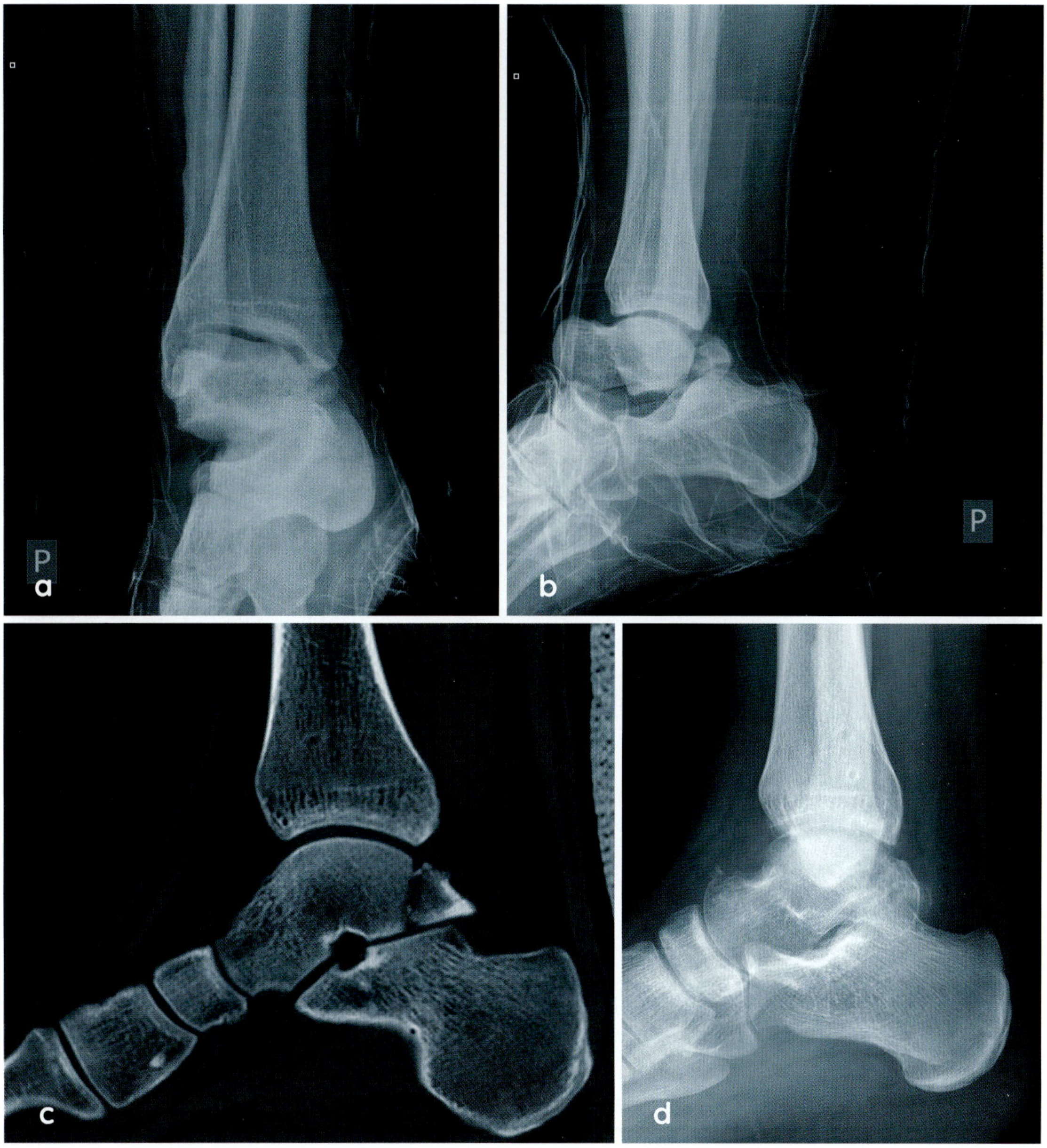

Abb. 17: Peritalare Luxation mit Abbruch des hinteren Talusfortsatzes (a, b). Nachuntersuchung im CT nach Reposition (c) (Gipsfixierung für acht Wochen) und Befund zwei Jahre nach der Verletzung (d).

tomischen Reposition ist dann besonders zwingend (Abb. 16). Frakturen des Processus posterior tali können auch Teil von komplexeren Verletzungen wie Luxationen sein (Abb. 17). In diesen Fällen behandeln wir primär die Hauptverletzung und lassen die Processusfraktur im ersten Schritt unbehandelt. Kommt es nach konservativer Behandlung zu einer hinteren Talareminenzfraktur (Abb. 18), hängt es oft davon ab, ob auch das Tuberculum mediale betroffen ist (eine Fraktur des lateralen Tuberculums ist viel häufiger). Die Sehne des langen Großzehenbeugers verläuft in unmittelbarer Nähe des Tuberculum mediale. Dann kann das

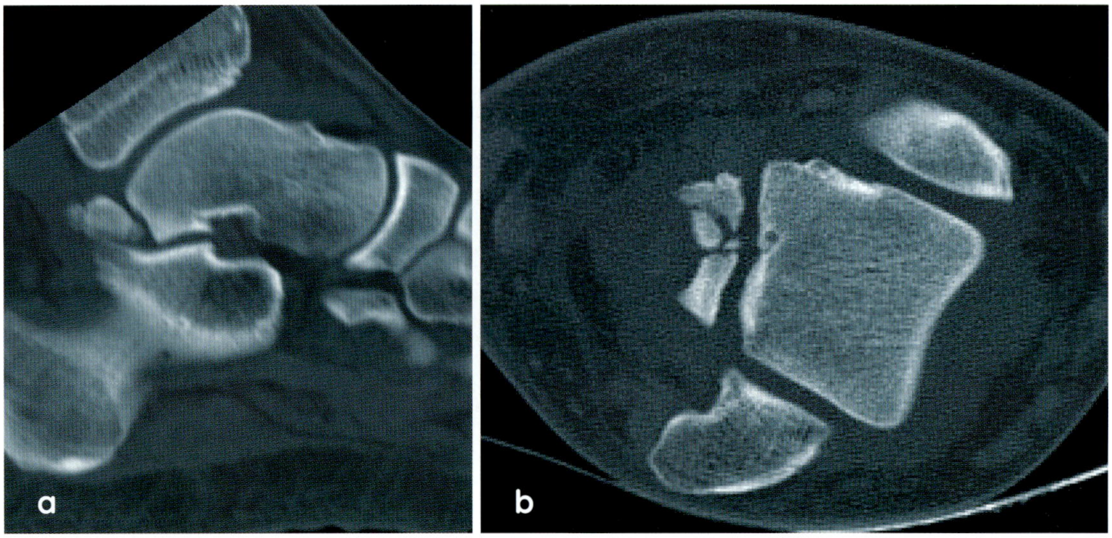

Abb. 18: Symptomatische Proc. posterior tali Fraktur mit Beteiligung des Tuberculum laterale und mediale (a, b).

Tuberculum symptomatisch sein (Schmerzen bei aktiver Großzehenbeugung) und die Exstirpation des Fragments ist angezeigt. Es ist jedoch Vorsicht geboten, da die Exstirpation eines größeren Fragments zu Instabilität und schneller Entwicklung einer Arthrose führen kann. Frakturen des Talusfortsatzes sind recht selten und können übersehen werden. Ein relativ hoher Prozentsatz der Talarfrakturen wird konservativ behandelt. Eine anatomische Reposition und eine stabile interne Osteosynthese können diese Spätkomplikationen verhindern (18).

Wie bereits erwähnt, sind osteochondrale Frakturen der Talusrolle mehr oder weniger ein eigenes Kapitel (Abb. 19). Sie sind von nicht traumatischen idiopathischen chronischen Läsionen auf der medialen Seite zu unterscheiden, die tendenziell tiefer („kuppelförmig") sind (Abb. 20). Wenn die osteochondrale Fraktur zertrümmert oder das Fragment klein ist, führen wir ein arthroskopisches Débridement durch (Abb. 21) und erwägen einen Ersatz (Mosaikplastik oder Knochentransplantat, das mit einem chondralen Transplantat oder einem Stammzellen-Scaphold bedeckt ist). Wenn der Defekt größer ist, wird er mit einer Herbert-Schraube refixiert (Abb. 22). Eine detailliertere Erörterung osteochondraler Läsionen des Talus (Berndt-Harty-Klassifikation, Behandlungsvorschriften usw.) würde den Rahmen dieses Kapitels sprengen.

Auch wenn Talusfrakturen eine seltene Verletzung sind, muss ihnen die gebührende Aufmerksamkeit geschenkt werden, da ihre Spätkomplikationen dem Patienten bei jedem Schritt erhebliche Schmerzen bereiten und somit seine Lebensqualität erheblich einschränken. Bei dislozierten Frakturen gilt der Grundsatz der frühzeitigen Reposition unter Berücksichtigung des Zustands der Weichteile und des Hautmantels (auf die Entwicklung einer möglichen avaskulären Nekrose hat der Zeitpunkt des Eingriffs keinen Einfluss). Da drei Fünftel des Talus von Gelenkknorpel bedeckt sind, muss die endgültige Behandlung der meisten Frakturen in einer anatomischen Reposition bestehen.

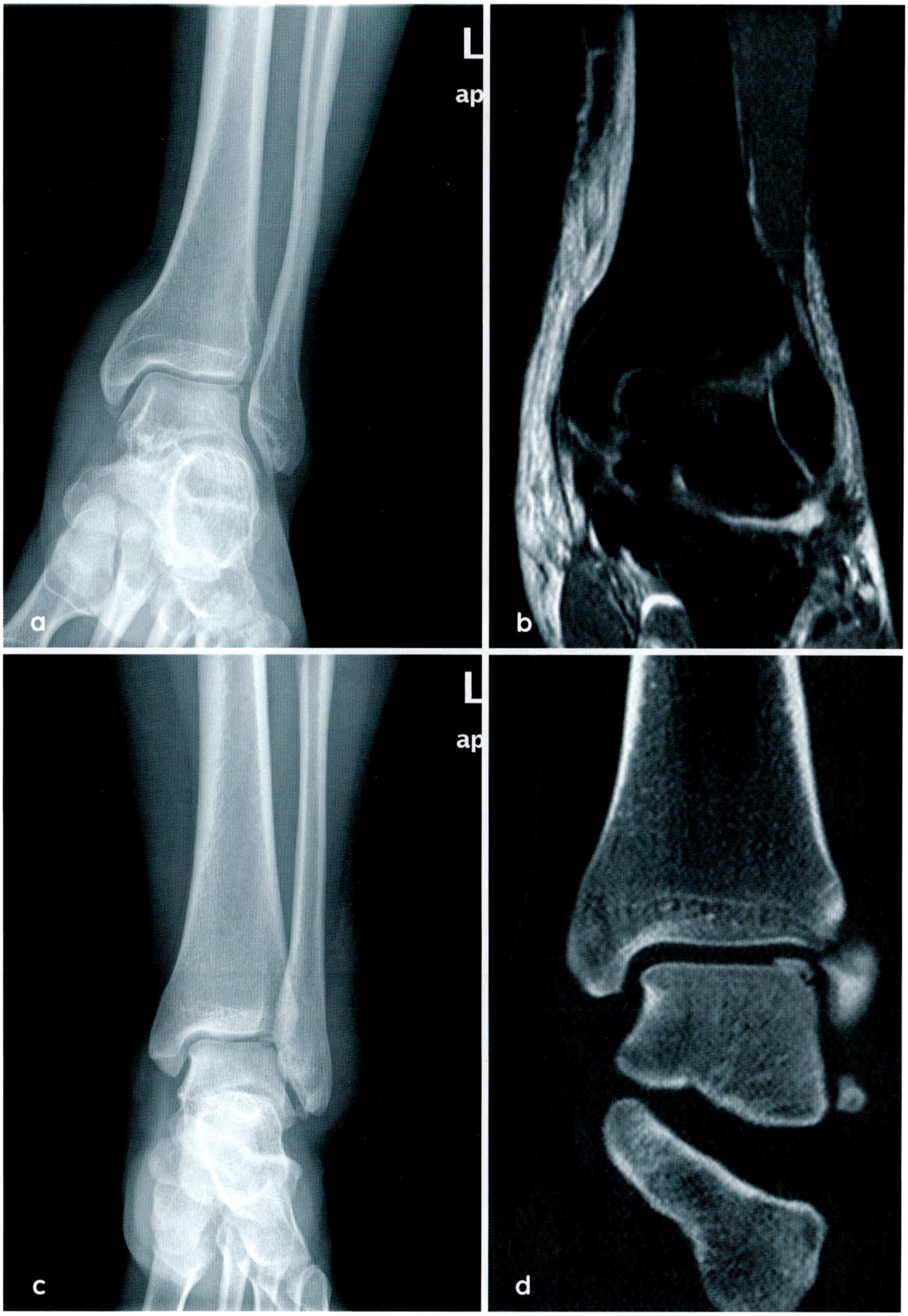

Abb. 19: Zwei Beispiele für osteochondrale Frakturen der Talusrolle (a–d).

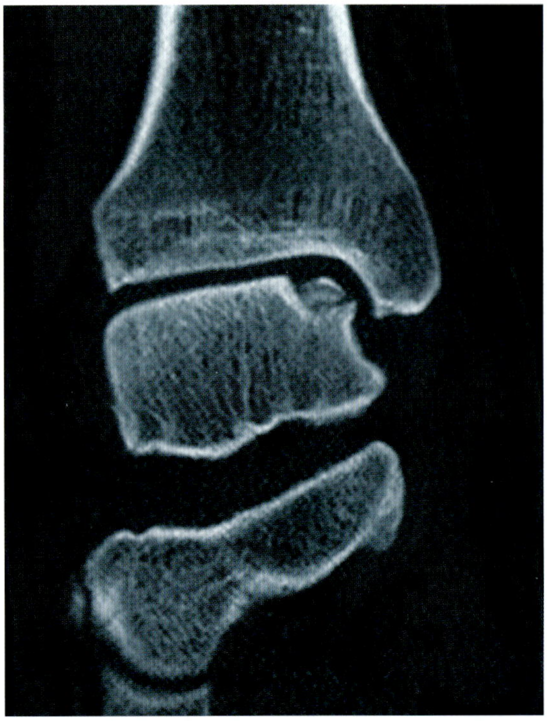

Abb. 20: Typische nicht traumatische Osteochondrosis-dissecans-Läsion auf der medialen Seite der Talusrolle.

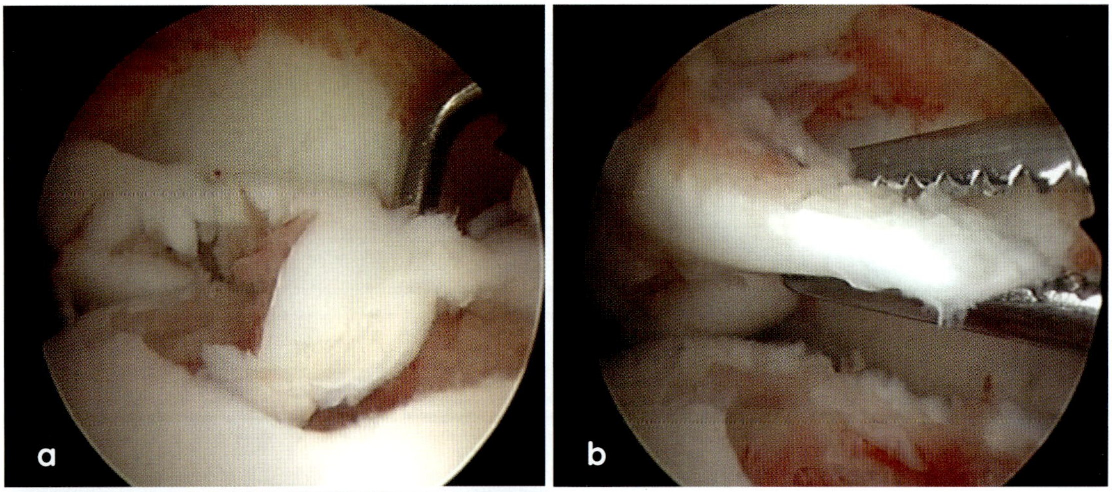

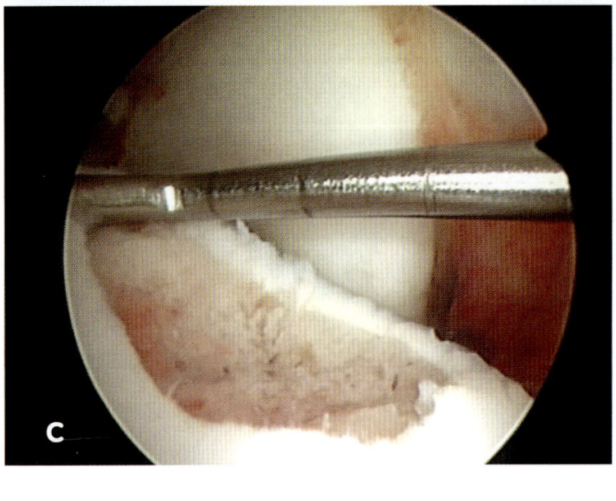

Abb. 21: Arthroskopischer Befund einer multifragmentären osteochondralen Fraktur (a), kleine Fragmente wurden entfernt (b). Defekt nach Débridement (c).

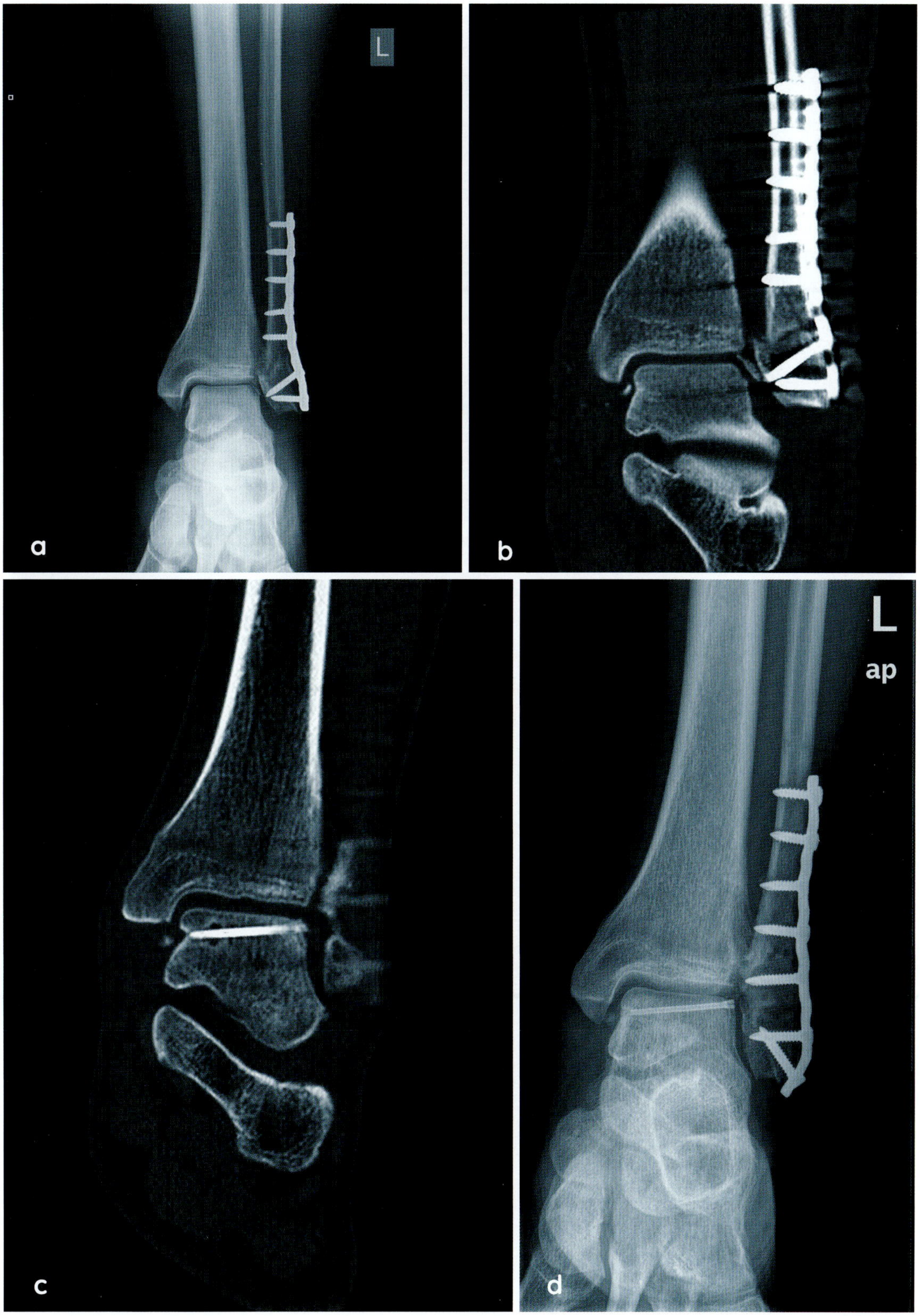

Abb. 22: Osteochondrale Fraktur der Talusrolle bei einer Knöchelfraktur (a, b). Zustand nach Refixation des Fragments (c), CT-Scan (d).

1. Zeman J, Matějka J, Pavelka T. Chirurgické léčení zlomenin krčku a těla talu. Acta Chir Orthop Traumatol Cechoslov. 2012; 79:119–123.
2. Kopp L, Obruba P, Riegle J et al. Chirurgická léčba zlomenin talu: střednědobé funkční a rentgenové výsledky. Acta Chir Orthop Traumatol Cechoslov. 2013; 80:165–170.
3. Peml M, Kálal P, Kopačka P et al. Periferní zlomeniny talu – střednědobé výsledky operační léčby. Acta Chir Orthop Traumatol Cechoslov. 2016; 83:399–404.
4. Veselý R, Kelbl M, Kacián J et al. Zlomeniny krčku talu léčené perkutánně zavedenými šrouby. Acta Chir Orthop Traumatol Cechoslov. 2017; 84:120–124.
5. Bartoníček J, Rammelt S, Naňka O. Anatomy of the subtalar joint. Foot Ankle Clin. 2018; 23:315–340.
6. Rammelt S, Bartoníček J, Park KH. Traumatic injury to the subtalar joint. Foot Ankle Clin. 2018; 23:353–374.
7. Clare MP, Maloney PJ. Prevention of avascular necrosis with fractures of the talar neck. Foot Ankle Clin. 2019; 24:47–56.
8. Vallier HA, Reichard SG, Boyd A et al. A new look at the Hawkins classification for talar neck fractures: which features of injury and treatment are predictive of osteonecrosis? J Bone Joint Surg Am. 2014; 96:192–197.
9. Jordan RK, Bafna KR, Liu J et al. Complications of talar neck fractures by Hawkins classification: a systematic review. J Foot Ankle Surg. 2017; 56:817–821.
10. Abdelgaid SM, Ezzat FF. Percutaneous reduction and screw fixation of fracture neck talus. Foot Ankle Surg. 2012; 18:219–228.
11. Buza 3rd JA, Leucht P. Fractures of the talus: current concepts and new developments. Foot Ankle Surg. 2018; 24:282–290.
12. Kwaadu KY. Management of talar fractures. Clin Podiatr Med Surg. 2018; 35:161–173.
13. Shakked RJ, Tejwani NC. Surgical treatment of talus fractures. Orthop Clin North Am. 2013; 44:521–528.
14. Vallier HA. Fractures of the talus: state of the art. J Orthop Trauma. 2015; 29:385–392.
15. Rammelt S, Winkler J, Zwipp H. Operative treatment of central talar fractures. Oper Orthop Traumatol. 2013; 25:525–541.
16. Xue Y, Zhang H, Pei F et al. Treatment of displaced talar neck fractures using delayed procedures of plate fixation through dual approaches. Int Orthop. 2014; 38:149–154.
17. Gross ChE. Haughom B, Chahal J et al. Treatment for avascular necrosis of the talus: a systematic review. Foot Ankle Spec. 2014; 7:387–397.
18. Shank JR, Benirschke SK, Swords MP. Treatment of peripheral talus fractures. Foot Ankle Clin. 2017; 22:181–192.

35. Distraktionsarthrodese des Metatarsophalangealgelenks

Die Arthrodese des Großzehengrundgelenks ist ein relativ häufiger chirurgischer Eingriff. Sie ist indiziert bei fortgeschrittener Arthrose (Hallux rigidus Grad 3), bei schweren Formen des Hallux valgus, bei rheumatoider Arthritis, als Revisionseingriff nach fehlgeschlagener Operation des Hallux valgus (z.B. Hallux varus) oder nach fehlgeschlagenem Ersatz des Großzehengrundgelenks. Es werden verschiedene Techniken zur Fixierung der Arthrodese verwendet: zwei senkrechte Klammern (dorsal und medial), zwei gekreuzte Kirschner-Drähte und Gipsfixierung (Kontraindikation bei schlechter Knochenqualität, heute obsolet), zwei gekreuzte Schrauben (von medial eingebracht), Kombination aus einem speziellen Titannagel und Klammer (Frankreich), Plattenosteosynthese, Kombination aus Zugschraube und Neutralisationsplatte usw. Die letztgenannte Variante, Zugschraube und dorsal angebrachte Neutralisationsplatte, ist die solideste Konstruktion. Andere Techniken weisen einen relativ hohen Prozentsatz an Arthrodesenmisserfolgen auf (bis zu 10 %). Risikofaktoren sind

- rheumatoide Arthritis,
- Nikotinabusus (bei Rauchern werden in 30 % der Fälle Knochenheilungsstörungen festgestellt),
- weibliches Geschlecht,
- Begleiterkrankungen (Diabetes, Bluthochdruck, Kortikosteroidbehandlung, ischämische Erkrankungen der unteren Gliedmaßen usw.) und
- ein langer erster Strahl.

Drei Viertel der Patienten schätzen das Ergebnis nach der Arthrodese als sehr gut und 15–20 % als gut ein. Eine Spätkomplikation nach einer Halluxarthrodese kann die Entwicklung eines symptomatischen Hallux valgus interphalangeus sein. In diesen Fällen kann eine Interpositionsinterphalangealarthroplastik mit einer Sehne des M. extensor hallucis longus angezeigt sein. Dieser wird am Widerlager abgeschnitten und nach Resektion eines Teils des proximalen Gelenkkopfes mit der Sehne des M. flexor hallucis longus vernäht. Die interphalangeale Arthrodese nach Arthrodese des Grundgelenks ist mit einem hohen Risiko der Nichtheilung verbunden und kann für den Patienten ein erhebliches Handicap darstellen (Abb. 1).

Nach einer ordnungsgemäß durchgeführten Arthrodese des Großzehengrundgelenks stellt sich unter den Köpfen des ersten bis vierten Mittelfußknochens die normale Verteilung der Kräfte unter Belastung wieder ein. Es ist eine leichte Abnahme der Kraftbelastung unter dem Kopf des ersten Strahls und eine leichte Zunahme unter dem Kopf des fünften Mittelfußknochens zu beobachten, was einer leichten Tendenz der Patienten entspricht, nach der Arthrodese auf die Außenseite des Fußes zu treten. Die konvergente Rotation der Mittelfußknochen in der Querebene bleibt ebenfalls erhalten. Das Ergebnis der Operation wird durch eine Reihe von Faktoren beeinflusst, von denen einer die Erhaltung der Länge des ersten Strahls ist. Daher verwenden wir vorzugsweise sphärische Fräser (konkav-konvex), bei denen nur ein Minimum an subchondralem Knochen entnommen wird. Ein weiterer Vorteil der Verwendung dieser Fräser besteht darin, dass die Präzision der Resektion der Gelenkenden nicht so sehr erforderlich ist wie bei geraden Schnitten. Wenn wir die Enden der beiden Gelenkknochen gerade schneiden, kommt es zwangsläufig zu einer Verkürzung des ersten Strahls. Außerdem müssen

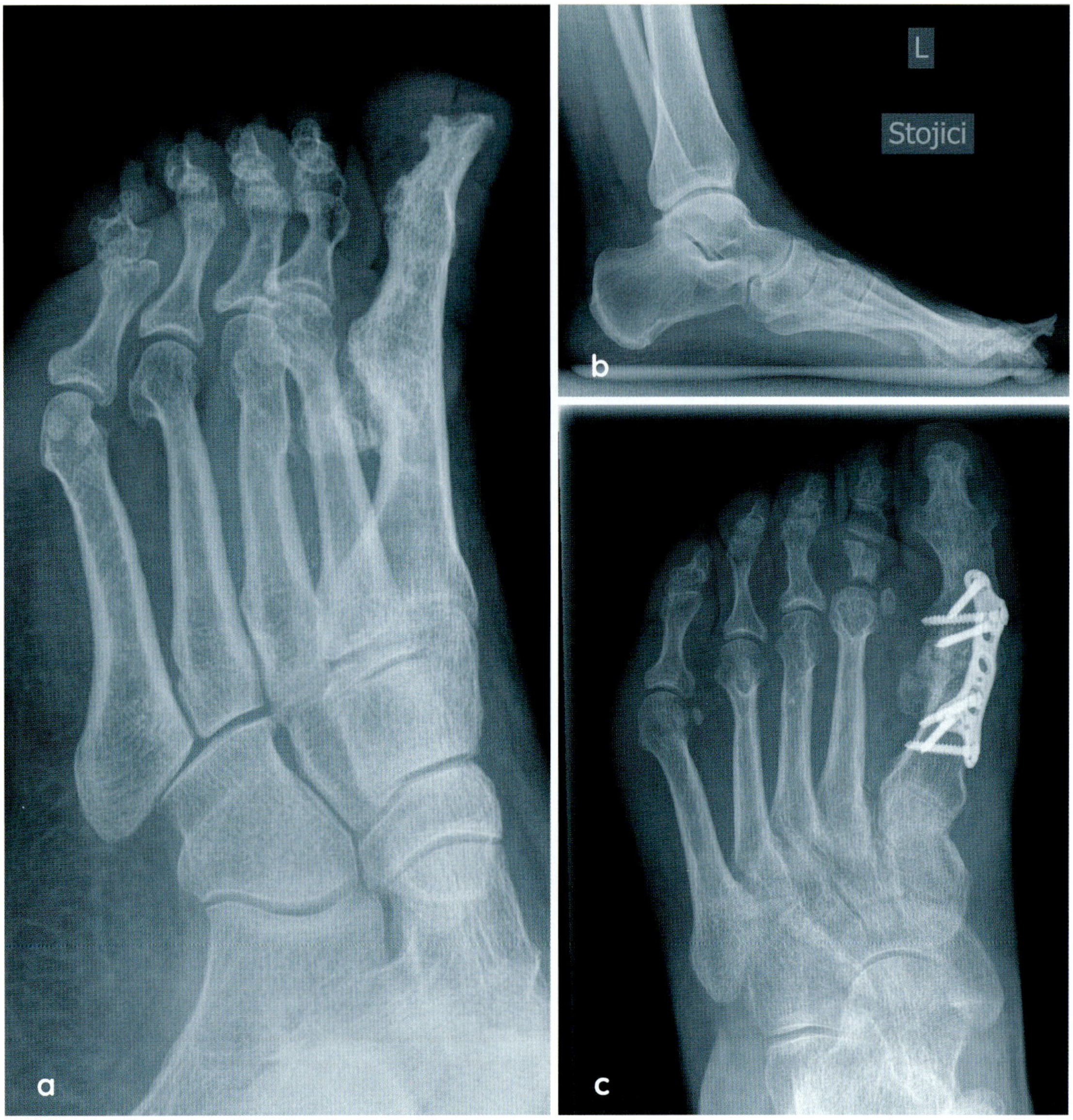

Abb. 1: Zustand nach Arthrodese der Daumengrund- und Interphalangealgelenke (a, b). Die seitliche Projektion zeigt die Dorsalflexion der Großzehe, die eine Korrekturosteotomie erforderte (gleichzeitig wurde die Operation nach Gocht am zweiten Strahl durchgeführt) (c).

unsere Schnitte entsprechend dem präoperativen Plan präzise sein, um die gewünschte postoperative Position der Großzehe zu erreichen. Daher empfehlen die französischen Kollegen bei der Operation der Arthrodese des Hallux rigidus dieses Verfahren: Wir platzieren eine Platte mit 2–3 cm Überhöhung unter der Ferse, drücken die Platte in Richtung der Längsachse des Schienbeins (Imitation der Belastung), transfixieren das Grundgelenk vorübergehend mit einem Kirschner-Draht in der Belastungsposition, führen dann mit einer oszillierenden Säge parallele Schnitte an den Gelenkenden bis zum Draht durch, ziehen dann den Draht heraus und schließen die Schnitte ab (dabei bleibt die Großzehe in der Position, die der Pa-

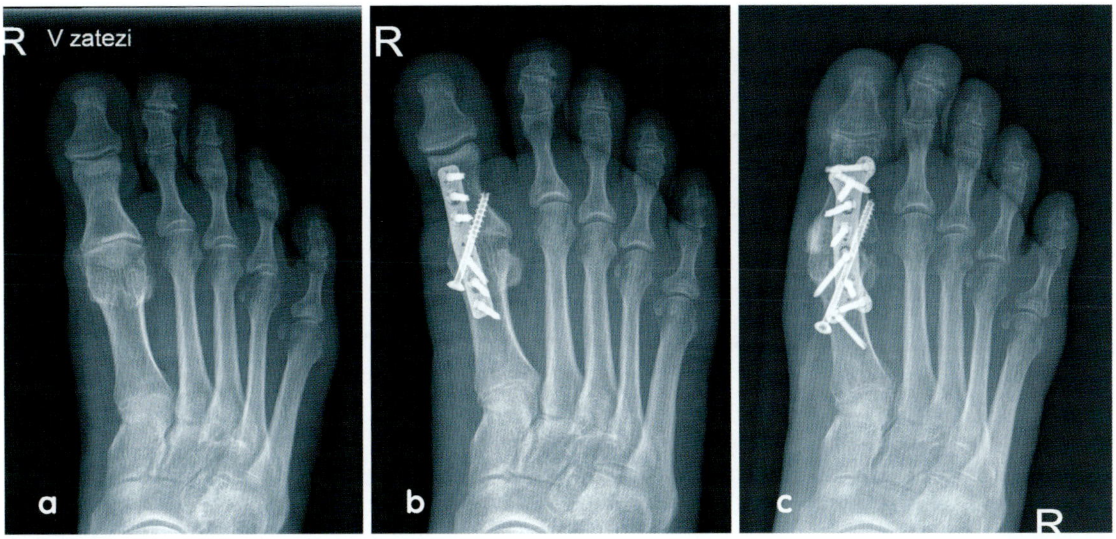

Abb. 2: Hallux rigidus (a). Zustand nach Arthrodese mit einer leichten Varusstellung des Hallux (b), die der Patient nicht tolerierte. Daher wurde nach einem Jahr eine Distraktionskorrekturosteotomie an der Stelle der ursprünglichen Arthrodese mit Einbringung eines keilförmigen Transplantats durchgeführt (c).

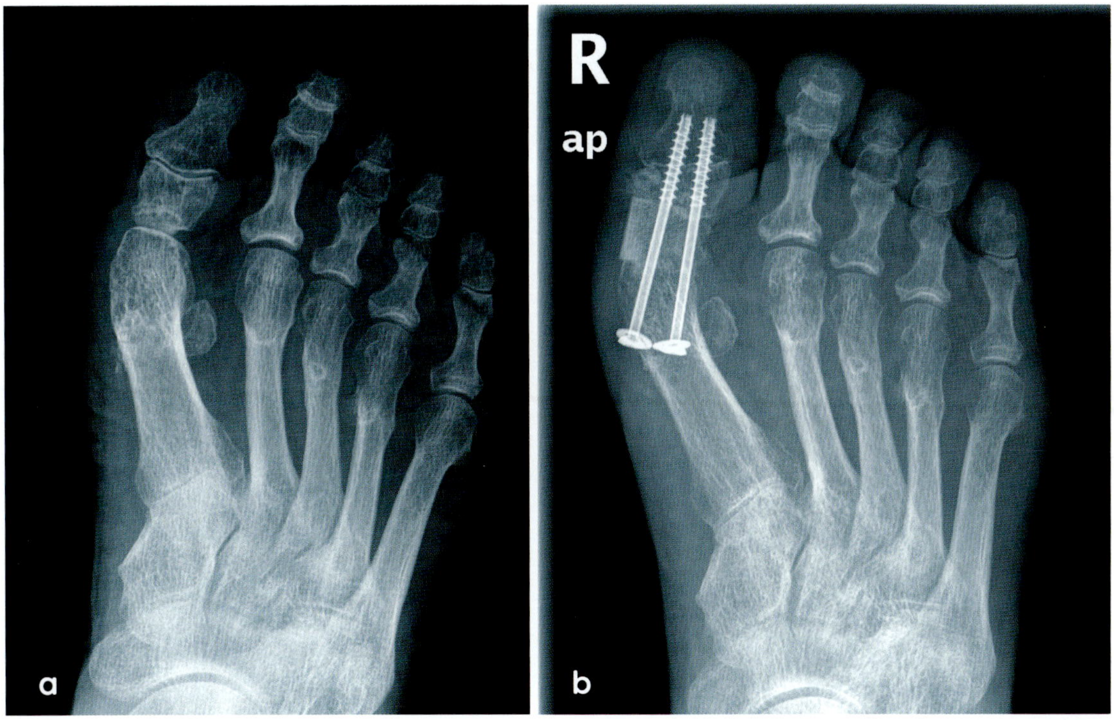

Abb. 3: Frau, 37 Jahre, Zustand nach Brandes-Keller-Resektionsarthroplastik (a). Ergebnis nach Distraktionsarthrodese (b). Die Osteosynthese mit zwei Zugschrauben durch das Interphalangealgelenk wurde aufgrund der schlechten Knochenqualität des proximalen Restgelenks gewählt. Nach Ausheilung der Arthrodese wurden die Schrauben entfernt.

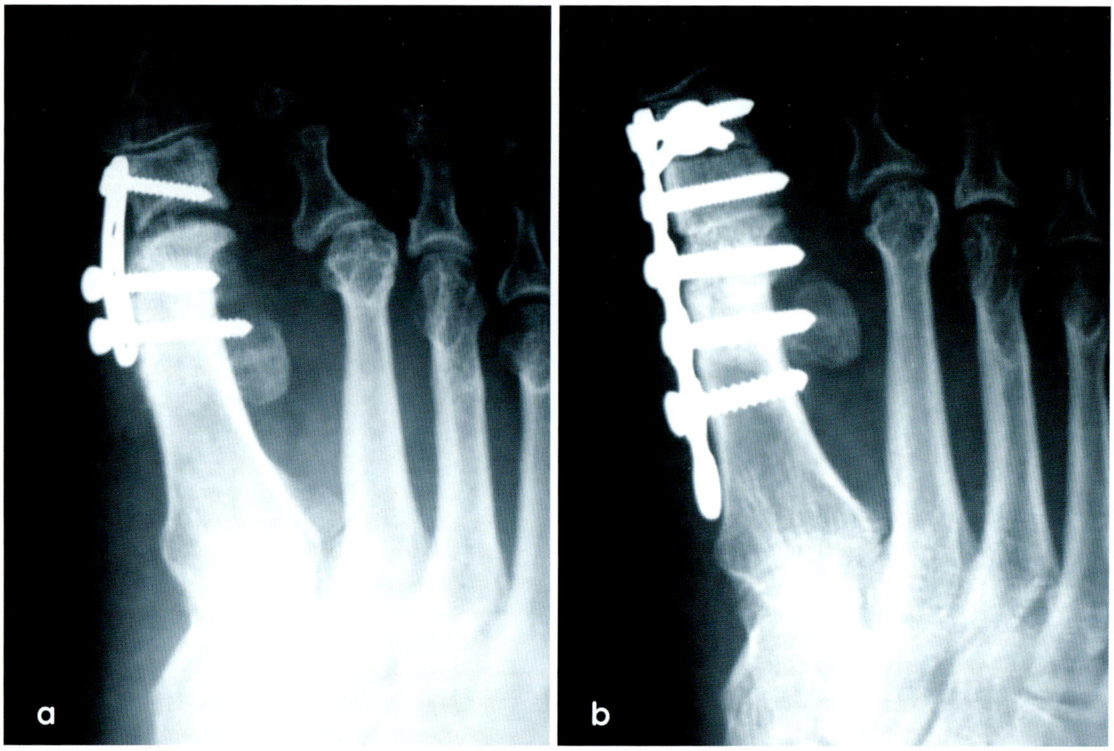

Abb. 4: Misslungene Arthrodese nach Brandes-Keller-Operation (a). Zustand nach Distraktionsrearthrodese, als noch keine vorgeformten Low-Profile-Platten verfügbar waren (b).

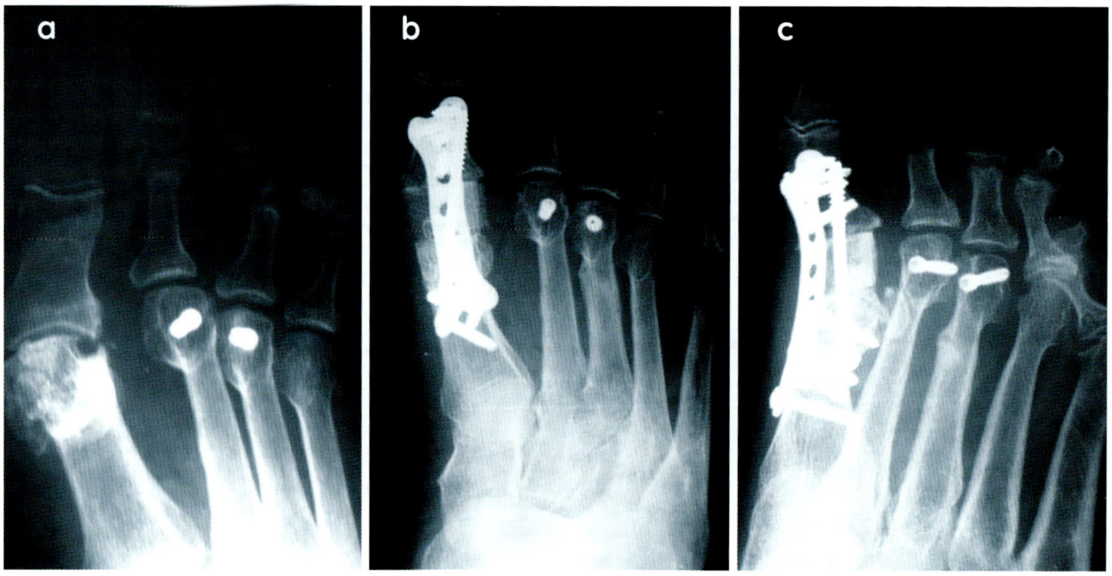

Abb. 5: Nicht ausgeheilte Austin-Osteotomie mit Nekrose des ersten Metatarsalköpfchens (a). Zustand nach Distraktionsarthrodese zu einer Zeit, als noch keine vorgeformten Low-Profile-Platten verfügbar waren (b, c).

tient vor der Operation gewohnt war). Die Stellung der Großzehe nach der Arthrodese hat einen erheblichen Einfluss auf das Ergebnis der Operation. Bei Frauen wird eine Dorsalflexion von 15°, bei Männern eine Dorsalflexion von 10° empfohlen. Bei der Operation ist zu bedenken, dass eine Dorsalflexion von 5° auf der Dorsalfläche des ersten Mittelfußknochens und der Großzehenbasis, in der die Platten vieler Hersteller vorgeformt sind, einer Dorsalflexion von 20° in den Längsachsen dieser Knochen entspricht. Wir passen den Valgusgrad entsprechend der Interphalangealstellung an, immer in leichter Valgusstellung. Eine Null- oder gar leichte Valgusstellung wird von den Patienten nicht toleriert, so dass häufig eine Reoperation erforderlich ist (Abb. 2). Die Reoperation (Korrekturosteotomie) einer fehlerhaft durchgeführten Arthrodese ist immer schwieriger, da eine Korrektur in mehreren Ebenen erforderlich ist. Eine erhöhte Dorsalflexion der Großzehe und/oder eine Verkürzung oder Instabilität (wie z.B. früher nach Brandes-Keller-Operationen) bedeutet zwangsläufig eine Lastverlagerung auf die Seitenstrahlen mit anschließender Entwicklung einer Metatarsalgie. Die Lösung ist entweder die Korrektur der Großzehengrundgelenkarthrodese oder die Anhebung der schmerzhaften Mittelfußknochen durch deren proximale Osteotomie. Neben der Stellung in der Sagittal- und Frontalebene sollte auch auf die postoperative Stellung der Großzehe in der Transversalebene (Rotation) geachtet werden. Die Beseitigung der Pronation ist dabei unerlässlich.

Wenn der erste Strahl deutlich verkürzt ist, kommt es nicht zu der notwendigen Belastung der Großzehe in der Abrollphase des Schritts. In der Folge entwickelt sich eine Metatarsalgie. Dieser Zustand kann jedoch nicht durch eine Arthrodese des Grundgelenks *in situ* behoben werden, da sich die Verkürzung dadurch noch verschlimmern würde. Die häufigsten Ursachen sind Resektionsarthroplastik (Abb. 3), nicht verheilte Arthrodesen (Abb. 4), Zustände nach wiederholten Eingriffen bei Hallux valgus, z.B. Nekrose des Mittelfußköpfchens nach Resektionsosteotomie (Abb. 5) usw. Seltener ist die Insuffizienz des ersten Strahls auf eine angeborene oder erworbene Brachymetatarsie des ersten Strahls zurückzuführen (Abb. 6). Hier operieren wir nicht nur wegen der Funktionsstörung, sondern auch aus kosmetischen Gründen (1) (Abb. 7).

In all diesen Fällen muss nicht nur die Pathologie, sondern auch die Länge des ersten Strahls behandelt werden. Im Allgemeinen gibt es zwei Möglichkeiten, sie wiederherzustellen. Die erste ist die Arthrodese in situ in Kombination mit einer Distraktionsosteogenese an der Basis des ersten Mittelfußknochens mit einem externen Minifixateur. Der Vorteil dieses Verfahrens ist die Möglichkeit, die gewünschte Länge schrittweise zu erreichen, ohne vom Zustand der Weichteile zum Zeitpunkt der Operation abhängig zu sein. Der Nachteil ist der Eingriff in den ursprünglich gesunden Teil des Mittelfußes mit dem Risiko einer verlängerten Heilung. Außerdem bleibt der neu gebildete Knochen viele Wochen lang weich und erlaubt keine volle Belastung, selbst wenn die Arthrodese bereits verheilt ist. Eine vorzeitige Belastung kann zu einer Fraktur im Regenerat führen. Die Distraktion, die hier nur uniplanar erfolgt, kann zu einer unbefriedigenden Positionierung der ursprünglich gut stehenden Großzehe nach der Arthrodese führen. Die Langzeitdistraktion erfordert die Mitarbeit des Patienten, insbesondere bei der Pflege des Fixateur externe.

Die zweite Option ist eine einfache Distraktionsarthrodese mit einem durch eine Plattenosteoynthese fixierten Knochentransplantat. Der Vorteil dieser Methode ist die Möglichkeit einer sofortigen Korrektur der Länge je nach den Bedürfnissen des Falles. Es handelt sich um einen einzigen chirurgischen Eingriff. Der Nachteil ist die begrenzte Strahllängenkorrektur

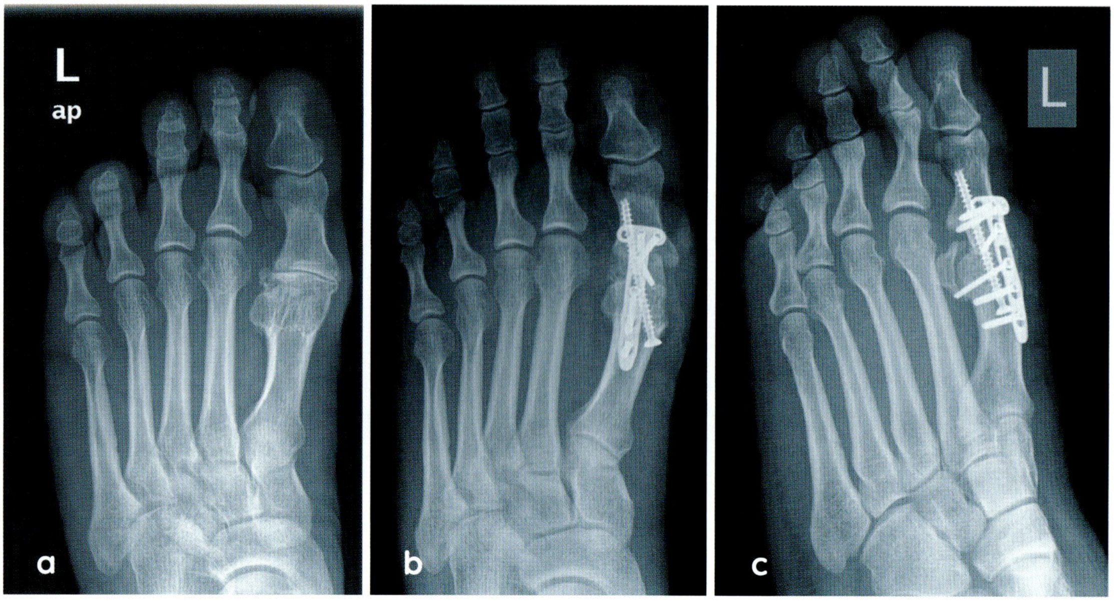

Abb. 6: Mann, 27 Jahre, mit Hallux ridigus bei angeborener Brachymetatarsie des ersten Strahls (a). Der Zustand wurde mit einer Distraktionsarthrodese behandelt, als es noch keine vorgeformten Low-Profile-Platten gab. Die Weichteilkontraktion ließ nicht mehr Einzeldistraktion zu (b, c).

(vor allem in fortgeschrittenen Stadien des Hallux rhigidus) (Abb. 6) – die Weichteile (oft bereits vorhandene Narben) schränken die Verlängerung ein, ebenso wie die neurovaskulären Strukturen (Risiko der Beeinträchtigung der Vitalität). Darüber hinaus können die Gewebespannung und die Platte selbst den Weichteilverschluss problematisch gestalten, selbst bei Verwendung von Implantaten mit niedrigem Profil. Dieser Nachteil kann durch die von Núñez-Samper et al. (2) beschriebene schrittweise Distraktion des Gelenks mit einem externen Minifixateur vor der eigentlichen Arthrodese beseitigt werden, so dass ein Transplantat in der erforderlichen Größe bequem in den entstandenen Raum eingebracht werden kann, ohne dass die neurovaskuläre Versorgung oder die Heilung des Haut-/Weichteilmantels beeinträchtigt wird. Ein Nachteil der Distraktionsarthrodese mit Transplantat ist die zweite Operationsstelle, d.h. die Entnahmestelle für das Transplantat. Außerdem stellt diese Technik höhere Anforderungen an das räumliche Vorstellungsvermögen des Chirurgen und die Genauigkeit der Knochenresektion – die endgültige Position der Großzehe wird durch die Knochenschnitte am Ende des Mittelfußes und des Grundgelenks sowie durch die Form des Knochentransplantats bestimmt (die Position der Zehe nach dem Einsetzen des Transplantats in die Arthrodese bleibt gleich – die Gewebespannung lässt keine wesentliche zusätzliche Korrektur zu). In Hinblick auf die Einheilung muss ein perfekter Kontakt zwischen den angrenzenden Flächen erreicht werden, da die Arthrodese an zwei Stellen einheilen muss (Integration des avaskulären Transplantats sowohl vom Mittelfußknochen als auch von der Basis) (Abb. 8). Die Nichtheilung der Arthrodese in diesen Fällen wird in 13 % bis 31 % der Fälle berichtet (3, 4), wobei der Anteil auf der proximalen und distalen Seite der Arthrodese ungefähr gleich groß ist. Easley (einer der führenden amerikanischen Experten auf dem Gebiet der Fußchirurgie) und

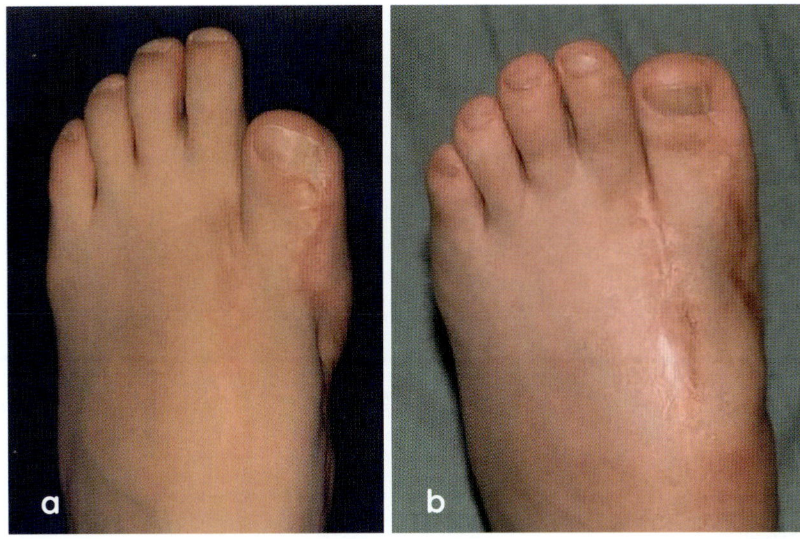

Abb. 7: Eine junge Frau mit erworbener Brachymetatarsie des ersten Strahls (a). Zustand nach Distraktionsarthrodese mit deutlich verbessertem kosmetischen Ergebnis(b).

Trnka aus Wien haben die Distraktionsarthrodese mit Knochentransplantation modifiziert, um bei beiden Methoden so viele Nachteile wie möglich zu beseitigen – sie verwenden sphärische Fräsen (Cup-and-Cone-Konfiguration), um beide Seiten der Arthrodese, d.h. Knochen und Transplantat, zu bearbeiten (5) (Abb. 9).

Die Wahl des Transplantats für die Distraktionsarthrodese der Großzehe ist ein viel diskutiertes Thema. Das autologe trikortikale Crista-iliaca-Transplantat gilt aufgrund seiner Festigkeit als der „Goldstandard" (6). Das Transplantat wird mit der kortikalen Seite plantar in die Arthrodese eingebracht, gegenüber der Platte. Bei der Entnahme des Transplantats aus dem Becken muss man sich jedoch genau an den präoperativen Plan halten, denn die Form des Transplantats bestimmt eindeutig die postoperative Position der Zehe in beiden Ebenen. Um dem Patienten Schmerzen am Beckenkamm nach der Entnahme des Transplantats zu ersparen, sind einige dazu übergegangen, trikortikale (7) oder nur bikortikale (8) Transplantate aus dem gleichseitigen Kalkaneus zu entnehmen. Die Festigkeit der kalkanealen Transplantate und damit des gesamten Konstrukts ist definitiv geringer, aber die Ergebnisse sind Berichten zufolge immer noch sehr gut. Am anderen Ende des imaginären Spektrums von Transplantaten stehen ausschließlich spongiöse Transplantate (autologe Spongioplastik). Loewy und Clare (9) entnehmen sie aus der proximalen Tibia. Der unbestreitbare Vorteil dieser Technik besteht darin, dass die Position der Zehe nach dem Einbringen der Transplantate in die Arthrodese noch in beliebiger Weise angepasst werden kann. Allerdings liegt die gesamte Kraft dieses Aufbaus auf der Platte, so dass bereits geringe Patientenincompliance zu einem Implantatversagen führen kann. Von den sechs Patienten, die auf diese Weise operiert wurden, berichten die Autoren über eine Heilung der Arthrodese in allen Fällen innerhalb von acht Wochen (mit einer durchschnittlichen Distraktion von etwa 10 mm). Myerson et al. (3) verwenden strukturelle Allotransplantate von Femurköpfen.

Die Plattensteosynthese der Distraktionsarthrodese des Hallux ist die bevorzugte Methode, um eine ausreichende Stabilität zu erlangen. Viele Autoren verwenden eine Platte; wir setzen in der Regel zunächst eine plantare Zugschraube ein, um eine Kompression über den Osteotomiespalt zu erlangen, und implantieren dann eine neutralisierende vorgeformte 2,7-mm-Low-profile-

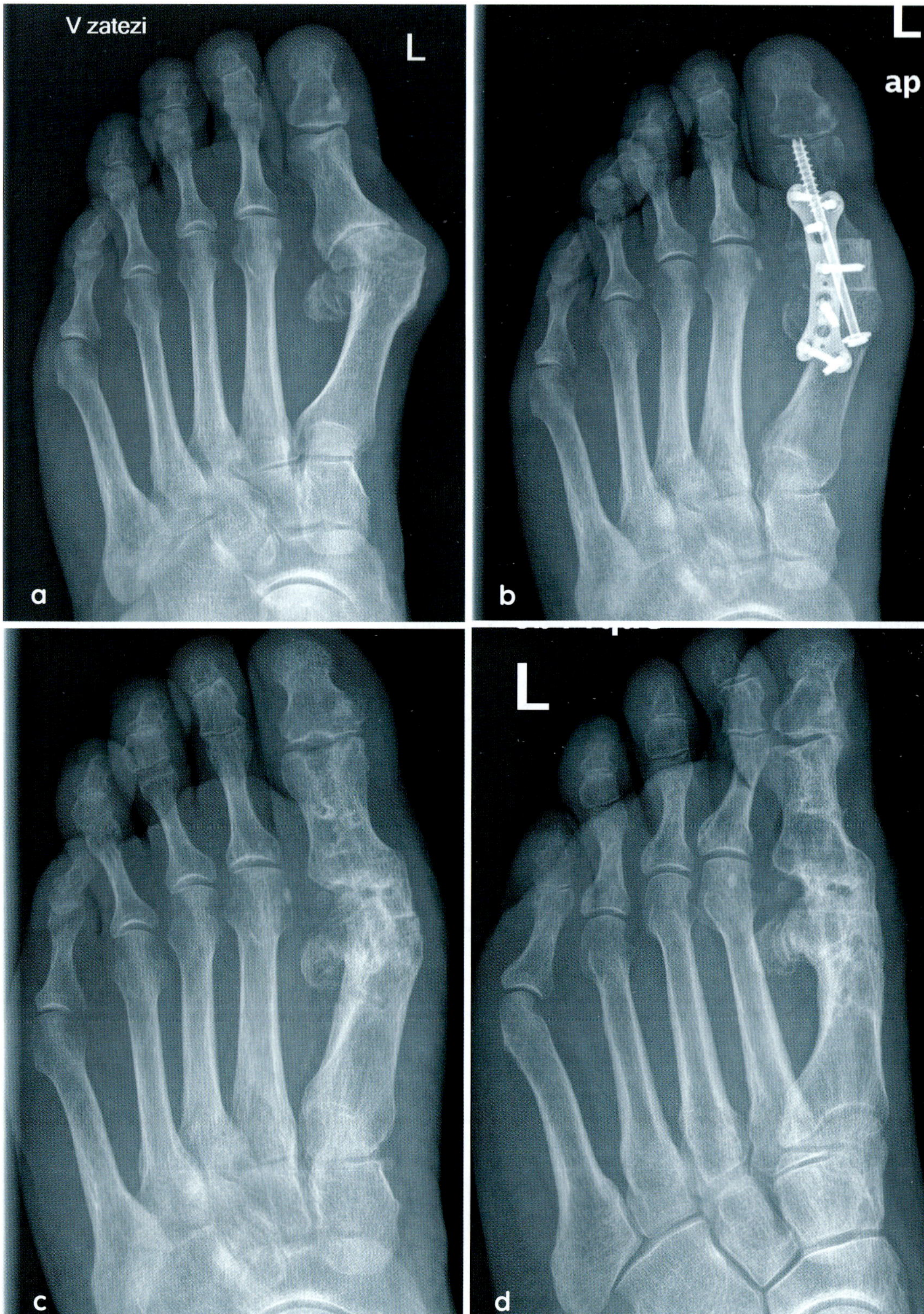

Abb. 8: Zustand der Großzehe nach drei Operationen (a). Behoben durch korrigierende Distraktionsarthrodese (b). Zustand nach Heilung und Metallentfernung (c, d).

Platte (Abb. 10), Winkelstabilität ist nicht zwingend erforderlich. Wenn nur ein kleiner Knochenteil proximal des Gelenks verbleibt, der Knochen nicht von guter Qualität ist und die Fixierung der Platte dort nicht ausreichen würde, können zwei parallele Zugschrauben verwendet werden (Abb. 3). Wie bereits erwähnt, ist es bei einer starken Verkürzung der Weichteile manchmal notwendig, vor der eigentlichen Arthrodese durch einen externen Minifixateur die Weichteile allmählich zu distrahieren (mit einer Rate von 1 mm pro Tag) (Abb. 11).

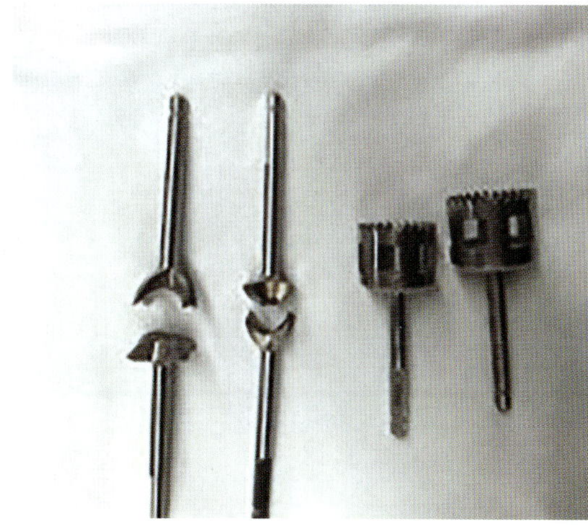

Abb. 9: Fräseninstrumentarium

Wir operieren ohne Blutsperre über den üblichen dorsomedialen Zugang. Vor dem dorsalen Zugang, der in einigen Büchern erwähnt wird, wird gewarnt, da er nicht genügend Platz für das Einsetzen der plantaren Zugschraube bietet und die Hautränder stark gequetscht werden, was die Wundheilung beeinträchtigt. Wir mobilisieren die lange Strecksehne der Großzehe, führen eine Kapsulektomie durch und lösen die Plantarplatte und die Sesambeine, um eine ausreichende Distraktion zu ermöglichen. Mit einem feinen Sägeblatt sägen wir das Gelenkende des Mittelfußes und die Großzehenbasis zurück, wobei wir die Schnitte senkrecht zu ihrer Längsachse durchführen. Wenn die Schnittenden nicht bluten, bohren wir sie mit einem dünnen Bohrer auf. Anschließend kann ein Distraktor (Lamellenspreizer) verwendet oder einfach manuell getestet werden, ob sich das Gelenk ausreichend distrahieren lässt. Falls nicht, ist eine weitere Lockerung der periartikulären Weichteile erforderlich, vor allem seitlich. Anschließend entnehmen wir ein trikortikales Transplantat aus dem Beckenkamm, das so geformt ist, dass sich die Zehe nach dem Einsetzen in die Arthrodese in der gewünschten Position befindet (siehe oben). Ist dies nicht der Fall, kann das Transplantat angepasst werden (allerdings um den Preis des Verlustes der Verlängerung). Der Hautschnitt proximal muss lang genug sein, um das Einbringen einer Zugschraube (4,5 mm) von der medioplantaren Seite durch das Mittelfußköpfchen und das Transplantat in die Großzehenbasis zu ermöglichen. Nach dem Anziehen der Schraube überprüfen wir erneut klinisch die Position der Zehe, die unverändert bleiben sollte, eventuell kann auch

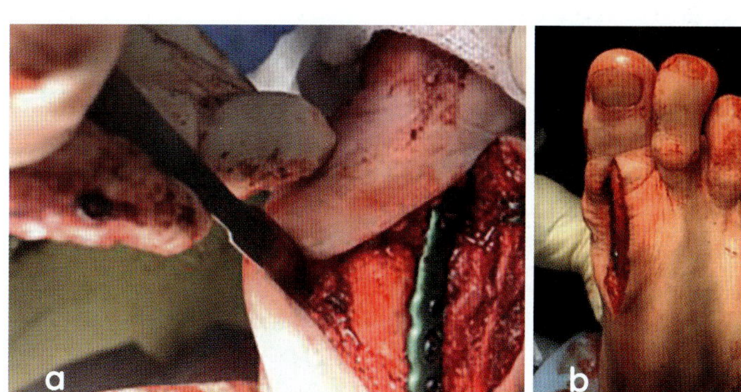

Abb. 10: Zustand nach Arthrodese (a, b). Im ersten Bild (a) ist der Kopf der Zugschraube sichtbar.

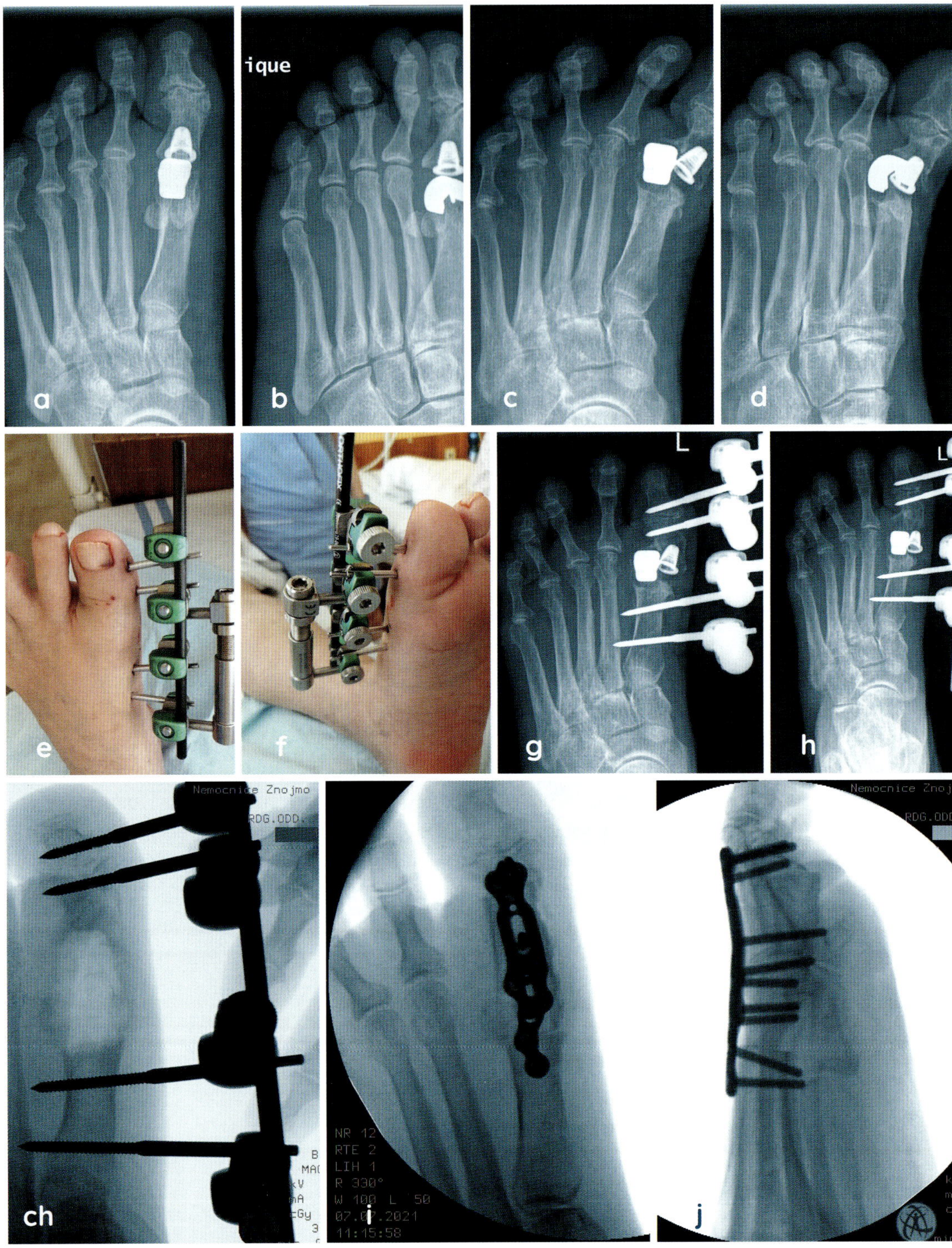

Abb. 11: Frau, 49 Jahre, Zustand nach MTP-Prothese (a, b). Die Patientin nahm die Nachsorgetermine nicht wahr und kam erst 14 Jahre nach der Operation zu uns (c, d). Die Weichteilverkürzung war erheblich, so dass ein externer Minifixator eingesetzt wurde (e–g). Mit einer Rate von 1 mm pro Tag wurde die erforderliche Distraktion allmählich erreicht (h). Der Defekt war großflächig (ch), und es wurde eine Distraktionsarthrodese durchgeführt (i, j).

eine radiologische Kontrolle sinnvoll sein. Von plantar aus kann Druck auf die Plantarfläche ausgeübt werden, um eine Belastung zu simulieren und zu beurteilen, ob die Zehenposition tatsächlich zufriedenstellend ist. Anschließend bringen wir die vorgeformte Platte auf der dorsalen Seite der Arthrodese an und befestigen sie (Abb. 8b). Besonderes Augenmerk muss auf die Schraubenlänge im Bereich der Metatarsalköpfchen gelegt werden, da sonst die Schraubenspitzen, die in die Plantarfaszie eindringen, dem Patienten bei jedem Schritt Schmerzen bereiten. Anschließend werden das subkutane Gewebe und die Haut vernäht.

Der Patient darf sechs bis acht Wochen lang nur auf der Ferse gehen, danach kann für vier bis sechs Wochen eine spezielle Orthese („Rocker Bottom") angelegt werden. Nach Abnahme der Orthese und radiologischer Kontrolle wird allmählich eine volle Gewichtbelastung erlaubt.

Die Distraktionsarthrodese des Halluxmetatarsophalangealgelenks ist in der Regel ein Rettungseingriff nach erfolglosen Voroperationen. Die Patienten schätzen das Ergebnis dieser Operation, vor allem im Vergleich zum vorherigen unbefriedigenden Zustand. Wir betrachten das trikortikale Transplantat und die kombinierte Osteosynthese mit Zugschraube und Neutralisationsplatte als Voraussetzung für eine erfolgreiche Operation. Die Form des entnommenen Transplantats ist entscheidend für die Positionierung der Großzehe. Die Fehlstellung der Zehe nach einer Arthrodese stellt für den Patienten ein erhebliches Problem dar, was für die Verhältnisse nach einer Distraktionsarthrodese doppelt gilt.

1. Janeček M, Hart R, Kučera J et al. Vzácné zkrácení prvního paprsku nohy a řešení distrakční artrodézou. Acta Chir Orthop Traumatol Cechoslov. 2004; 71:115–118.
2. Núñez-Samper M, Kubba MN, Llanos Alcázar LF. Metatarsophalangeal arthrodesis of the first toe by distraction and bone interposition for the treatment of severe first ray deficiency. Foot Ankle Surg. 2001; 5:227–233.
3. Myerson MS, Schon LC, McGuigan FX et al. Results of arthrodesis of the hallux metatarsophalangeal joint using bone graft for restoration of length. Foot Ankle Int. 2000; 21:297–306.
4. Malhotra K, Nunn T, Qamar F et al. Interposition bone block arthrodesis for revision hallux metatarsophalangeal joint surgery: a case series. Foot Ankle Int. 2015; 36:556–564.
5. Petroutsas J, Easly M, Trnka H-J. Modified bone block distraction arthrodesis of the hallux metatarsophalangeal joint. Foot Ankle Int. 2006; 27:299–302.
6. Brodsky JW, Ptaszek AJ, Scott MG. Salvage first MTP arthrodesis utilizing ICBG: clinical evaluation and outcome. Foot Ankle Int. 2000; 21:290–296.
7. McAlister JE, Hyer ChF, Black TE. Distraction first metatarsophalangeal arthrodesis with tricortical calcaneus autograft: technique tips. Foot Ankle Spec. 2016; 9:522–526.
8. Kindred KB, Wavrunek MR, Blacklidge DK et al. First metatarsophalangeal joint distraction arthrodesis with bicortical calcaneal autograft. J Foot Ankle Surg. 2020; 59:568–576.
9. Loewy EM, Clare MP. First MTP joint distraction arthrodesis with cancellous autograft and bridge plating: a novel surgical technique to restore maximum length. Tech Foot Ankle Surg. 2016; 15:103–107.

Anhang

REGISTER

ABKÜRZUNGSVERZEICHNIS

AAOS . . . . American Association of Orthopaedic Surgeons
ACL . . . . vordere Kreuzbandruptur
ADTA . . . . ventraler distaler Tibiawinkel
ALL . . . . anterolateraler Bandkomplex
AO . . . . Arbeitsgemeinschaft für Osteosynthesefragen
APP . . . . vordere Beckenebene (anterior pelvic plane)
APT . . . . Neigung des vorderen Beckens (anterior pelvic tilt)
ARCO . . . . Association Research Circulation Osseous
ARIF. . . . . arthroskopische Reposition und interne Fixation
BCR . . . . bicruciate retaining
BLOKS . . . . Boston Leeds Osteoarthritis Knee Score
BMC. . . . . Knochenmarkkonzentrat
BME. . . . . Knochenmarködem
BML. . . . . strukturelle Veränderung des Knochens (bone marrow lesion)
CCD. . . . . caput-collum-diaphyseal
CORA . . . . center of rotation of angulation
CORR . . . . Clinical Orthopaedics and Related Research
CT . . . . Computertomographie
CTA . . . . kondylärer Verdrehungswinkel
DHS . . . . dynamische Hüftschraube (dynamic hip screw)
EFORT . . . . European Federation of National Associations of Orthopaedics and Traumatology
EMG. . . . . Elektromyographie
ESIN. . . . . elastische stabile intramedulläre Nagelosteosynthese
ESSKA. . . . . European Society for Sports Traumatology, Knee Surgery and Arthroscopy
FABER (test) . . . . flexion, abduction and external rotation
FAOS . . . . foot and ankle outcome score
FOA . . . . femoral oblique angle
FPA . . . . Fußprogressionswinkel
FTI. . . . . tibiofemoraler Index
HSS . . . . Hüft-Wirbelsäulen-Syndrom
HTEP . . . . Totalendoprothese des Hüftgelenks
ICRS . . . . International Cartilage Regeneration Society
IMAST . . . . International Meeting on Advanced Spine Techniques
KRBS . . . . komplexes regionales Schmerzsyndrom (früher M. Sudeck)
LCA . . . . ligamentum cruciatum anterius (englisch ACL)
LDTA . . . . lateraler distaler Tibiawinkel
LL . . . . lumbale Lordose
MIPO . . . . minimalinvasive Plattenosteosyntheseverfahren
MRT. . . . . Magnetresonanztomographie
OLIF . . . . oblique lateral interbody fusion
PCCP . . . . percutaneous compression plate

PCL . . . . hinteres Kreuzband (posterior cruciate ligament)
PD . . . . Protonendichte (proton density)
PI. . . . . pelvic incidence
PLIF . . . . posterior lumbar interbody fusion
POL . . . . hinteres Schrägband
PPR . . . . platelet-rich plasma
PT . . . . Beckenneigung (pelvic tilt)
S2AI . . . . S2 alar-iliac (Schrauben)
SAA . . . . Sakro-Acetabulum-Winkel
SI. . . . . Iliosakralgelenk
SIFK . . . . subchondrale Insuffizienzfraktur des Knies
SONK . . . . spontane Osteonekrose des Knies
SPECT . . . . Einzelphotonen-Emissionscomputertomographie
SS . . . . Winkel zwischen einer horizontalen Referenzlinie und einer Linie parallel zur Endplatte des Sacrums (sacral slope)
SVA . . . . sagittale vertikale Achse
TCC . . . . total contact cast
TEP . . . . Totalendoprothese
TGF-ß . . . . transformierender Wachstumsfaktor Beta
TLIF . . . . OP-Technik zur Versteifung der Wirbelsäule (transforaminal lumbar interbody fusion)
TT-TG. . . . . Abstand zwischen der Facies patellaris femoris und der Tuberositas tibiae (tibial tubercle-trochlear groove)
VAC . . . . vakuum-assisted closure
VIP . . . . vascular, infection, pressure
WORMS . . . . Whole-Organ MRI Score